Zwischen Wahn und Wirklichkeit

Kunst – Psychose – Kreativität

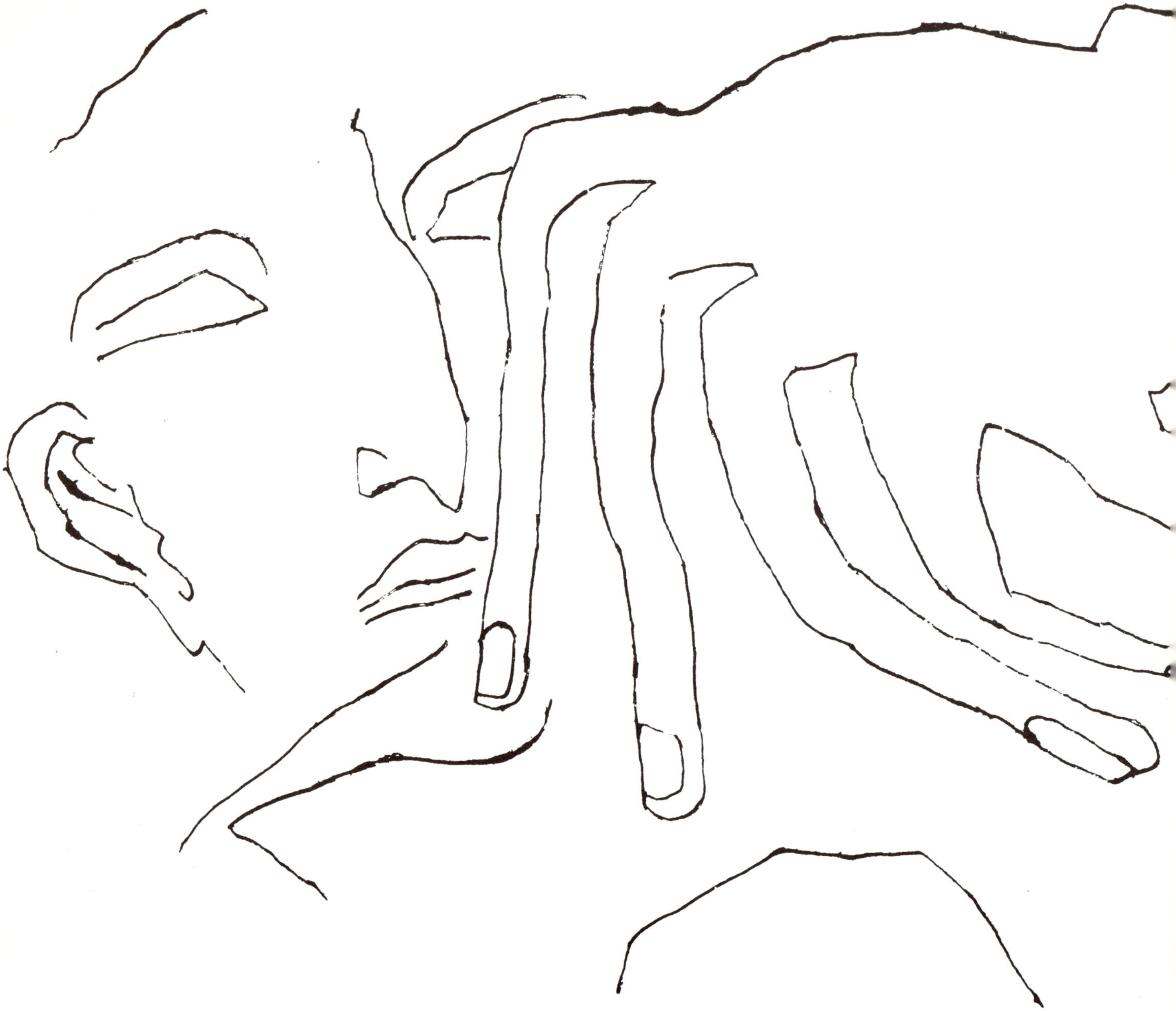

Kunst - Psychose - Kreativität

Alfred Bader Leo Navratil

Zwischen Wahn und Wirklichkeit

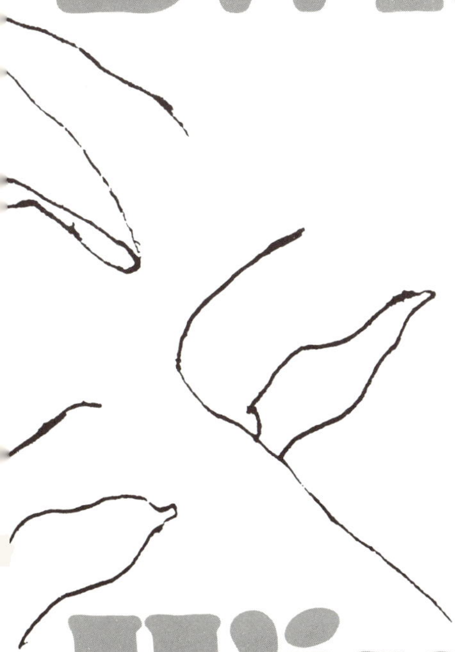

Bucher

Lektorat: Axel Schenck
Graphische Gestaltung: Hans F. Kammermann

Printed 1976 in Switzerland
ISBN 3 7658 0227 1

Inhaltsverzeichnis

Einführung

In diesem Buch versuchen wir eine Standortbestimmung im Hinblick auf bestimmte Entwicklungstendenzen des Themenkreises «Psychopathologie und Kunst», die vor rund einem halben Jahrhundert in Gang gesetzt worden sind. Wir wollten dieses Buch nicht nur für unsere ärztlichen Kollegen, sondern für eine breitere kunstinteressierte Öffentlichkeit schreiben und haben uns deshalb bemüht, allgemeinverständlich zu sein. Dennoch sollte die wissenschaftliche Problematik unseres Themas ausführlich behandelt werden. Vor allem aber will das Buch durch seine Bebilderung ein «imaginäres Museum» dessen sein, was wir heute «Kunst in der Psychose» nennen. Wenn uns dieses Vorhaben geglückt ist, dann haben wir das besonders dem Verleger, den Leihgebern und den verschiedenen Institutionen, die unsere Arbeit unterstützt haben, zu verdanken. Wir sind uns bewußt, daß wir nur eine persönliche Auswahl an Bildern vorzulegen und nur einen kleinen Teil der namhaften Autoren und der unzähligen wissenschaftlichen Arbeiten auf unserem Gebiet zu berücksichtigen vermögen. Es konnte von Anfang an nicht unsere Absicht sein, Vollständigkeit anzustreben. Um ein derartig weitgestecktes Ziel zu erreichen, würde heute selbst ein von einem größeren Autorenteam verfaßtes mehrbändiges Werk nicht mehr genügen.

Hans PRINZHORN und Walter MORGENTHALER haben an verschiedenen Orten, aber ungefähr zur gleichen Zeit über ihr engeres psychiatrisches Fachgebiet hinaus auf viele Künstler und Kunstinteressierte einen bestimmenden Einfluß ausgeübt. PRINZHORN, ein geborener Westfale, hat in Wien Kunstgeschichte gelernt und in diesem Fach promoviert. Im Anschluß daran studierte er Medizin, wandte sich der Psychiatrie zu und wurde 1918 Assistent an der Psychiatrischen Universitätsklinik in Heidelberg. Dort stellte er in drei Jahren die erste umfassende Sammlung bildnerischer Arbeiten psychiatrischer Patienten zusammen und veröffentlichte die Ergebnisse seiner Untersuchungen 1922 in dem grundlegenden Werk «Bildnerei der Geisteskranken» (176).

Die Zeichnungen, Malereien und Schnitzwerke, die PRINZHORN bearbeitet hat, stammen in der überwiegenden Zahl von ungelernten und ungeübten Patienten – meist Schizophrenen –, die im Verlauf einer psychotischen Erkrankung erstmalig künstlerisch tätig waren. PRINZHORN stellte die unbestreitbare Kunstleistung dieser Kranken fest. Er fand überraschende Parallelen zu den Bildwerken von Kindern, exotischen Kulturen und Primitiven. Die interessanteste Beziehung schien ihm aber in der Ähnlichkeit der Erzeugnisse der Kranken mit Werken der zeitgenössischen, besonders der damaligen expressionistischen Kunst zu bestehen. PRINZHORN verglich das Weltgefühl der Schizophrenen mit dem Weltgefühl seiner Zeit, was ihm von seiten seiner Fachkollegen viele Verunglimpfungen eingetragen hat.

Schon 1921 ist das Buch «Ein Geisteskranker als Künstler» (140) von Walter MORGENTHALER erschienen. Der Autor war Privatdozent für Psychiatrie an der Universität Bern. Sein Buch handelt von Adolf WÖLFLI, der – ungebildet und aus ärmlichen Verhältnissen stammend – wegen einer schizophrenen Psychose seit 1895 in der Anstalt Waldau (Bern) dauernd interniert war und dort in ununterbrochener spontaner künstlerischer Arbeit ein riesiges graphisches und schriftstellerisches Werk schuf. MORGENTHALERS Verdienst besteht vor allem darin, die Welt mit einem Mann bekannt gemacht zu haben, der während einer langdauernden Psychose als reiner Autodidakt eine Leistung vollbrachte, der heute allgemein hoher künstlerischer Rang zuerkannt wird. Professionelle Künstler haben seinerzeit WÖLFLI in der Anstalt aufgesucht, sein Werk bewundert und ihn als einen der Ihrigen betrachtet. Rainer Maria RILKE (zit. n. 22) schrieb nach der Lektüre von MORGENTHALERS Buch begeistert: «der Fall Wölfli's wird dazu helfen, einmal über die Ursprünge des Produktiven neue Aufschlüsse zu gewinnen...». Wie das Buch von PRINZHORN, das heute mit Recht noch als ein Standardwerk gilt, wurde die Monographie eines schizophrenen Künstlers von MORGENTHALER seinerzeit in psychiatrischen Fachkreisen mißverstanden und belächelt. In der «Geschichte der Psychiatrie» werden PRINZHORN und MORGENTHALER bisher überhaupt nicht erwähnt (1, 2).

Im Anschluß an die beiden Bücher wurden aber doch etliche Publikationen veröffentlicht, die positiv Stellung zum Phänomen psychopathologischer Kreativität nahmen, unter anderem auf den Gebieten der Sprache und Dichtung (137) sowie der technischen Leistungen (222). Der Wiener Nervenarzt Arthur KRONFELD (zit. n. 141) vertrat die Ansicht, daß der Psychotiker nicht immer nur ein minderwertiger, sondern oft auch ein seelisch reicherer Mensch sei als der sogenannte Normale, der ja meist ein Kompromißgebilde und ein Anpassungsopfer ist. Er fand eine «tiefe psychologische Analogie zwischen dem Schöpferischen der psychotischen Gegebenheitsgestaltung und demjenigen der künstlerischen Gestaltung». Er glaubte, daß unser Verstehen des psychotischen Geschehens durch die Erkenntnis des künstlerischen Gestaltungsvorganges vertieft werde und daß ein einfühlendes Erfassen des krankhaften Erlebens und Gestaltens nach Analogie des künstlerischen Schaffens der Psychiatrie neue Aufschlüsse geben könne. Diese Erwartungen erfüllten sich zunächst nicht. Nach einem starken Interesse an den schöpferischen Werken der psychisch Kranken in den zwanziger Jahren erfolgte deren neuerliche Ablehnung und Ignorierung.

PRINZHORN war von der Ähnlichkeit der Bildnereien Schizophrener mit der Kunst seiner Zeit tief berührt. Die damalige «moderne» Kunst war aber jene Kunst, die wenig später vom Nationalsozialismus als «entartet», «jüdisch», «dem gesunden Volksempfinden zuwiderlaufend» klassifiziert und verdammt wurde. In der Ausstellung «Entartete Kunst», die aus propagandistischen Gründen in allen größeren deutschen Städten zu sehen war, stellte man Werke von Kokoschka, Klee, Kirchner, Nolde, Schwitters, Dix und vielen anderen neben den Bildnereien Geisteskranker zur Schau. Hier zeigt sich, wie sehr einerseits die Bewertung der Kunst und andererseits die Haltung gegenüber psychopathologischen Phänomenen auf Voraussetzungen beruht, die von ideologischen und politischen Momenten abhängig sind.

Die amerikanische Kreativitätsforschung der Nachkriegsjahre hat ihre entscheidenden Impulse aus dem wirtschaftlichen Konkurrenzkampf erhalten (223). Unsere persönliche Beschäftigung mit dem Problem der Kreativität beruht einerseits auf unserer positiven Einstellung zur Kunst unserer Zeit, andererseits auf einer Neubewertung des inneren Erlebens und der Ausdrucksleistungen psychotischer Menschen. Dabei sind wir uns darüber im klaren, daß zwischen einer nur kreativen und einer künstlerischen Leistung ein Unterschied besteht.

Kreativität

Kreativ kann jeder Mensch sein, aber nur wenige vermögen für die Allgemeinheit wichtige Entdeckungen zu machen oder Kunstwerke zu schaffen. Wir beobachten in der Psychose eine Eruption von Kreativität, die unter bestimmten Voraussetzungen zu Kunst führen kann. Zu diesen Voraussetzungen gehört auch die Einstellung der Gesellschaft, die das Auftreten neuer künstlerischer Äußerungsweisen ermöglicht oder verhindert.

Seit den fünfziger Jahren wird die innere Verwandschaft zwischen psychotischer Produktion und zeitgenössischer Kunst durch einen weitaus größeren Kreis von Menschen gesehen und anerkannt als zur Zeit PRINZHORNS. Besonders zwei Ereignisse zeigen nicht nur die Wiederbelebung seiner Gedanken, sondern haben noch weiterreichende Wirkungen: Einmal, 1959, die Gründung der «Société Internationale de Psychopathologie de l'Expression» (S.I.P.E.) mit Sitz in Paris, die heute in vielen Ländern Tochtergesellschaften besitzt und die wissenschaftliche Arbeit auf dem Gebiet der Psychopathologie des Ausdrucks fördert und organisiert, ohne sich auf psychiatrische Fachkreise zu beschränken. Zum anderen die Konzeption der «Art brut» durch den französischen Maler Jean DUBUFFET. Damit hat dieser Künstler die Situation seit Ende der vierziger Jahre durchgreifend verändert. «Art brut» heißt «rohe Kunst», Kunst ohne jede kulturelle Verbrämung. DUBUFFET versteht darunter eine von äußeren Einflüssen unabhängige, von jeder gelehrten Technik freie, an kein bestimmtes Material gebundene Kunst unvoreingenommener Autodidakten. Seine große Sammlung, die er der Stadt Lausanne gestiftet hat und die seit dem Jahre 1976 als «Collection de l'Art brut» in einem außergewöhnlichen Museum dort zu sehen ist, umfaßt eine Vielzahl hervorragender Werke künstlerisch unausgebildeter psychiatrischer Patienten. Dabei spielt die Herkunft dieser Werke, die psychische Verfassung ihrer Schöpfer für DUBUFFET überhaupt keine Rolle; für ihn ist nur ihre künstlerische Qualität maßgebend. Durch seine persönliche Auswahl hat er für diese Kunst einen qualitativen Standard geschaffen, mit dem andere Werke psychotischer Autodidakten verglichen werden können. Dank dieser Bemühungen DUBUFFETS, denen zunächst nur wenige andere Künstler und Fachleute folgten, ist es heute bereits möglich, daß Bildwerke schizophrener Kranker auch in traditionelle Museen Eingang finden. Die Zukunft wird zeigen, wie groß der Beitrag ist, den die psychotische Entfremdung zur Kunst leistet.

Wir halten Kreativität für ein psychologisches Phänomen, dem gewisse funktionelle Veränderungen des zerebralen Substrates zugrundeliegen. Diese Auffassung verdanken wir vor allem der Lehre von der Zustandsgebundenheit («state-boundness») des kreativen Erlebens und Handelns, die der amerikanische Neurophysiologe Roland Fischer entwickelt hat. Nach seiner Auffassung (64) ist Kreativität mit einem höheren Grad zentralnervöser Erregung verknüpft und an eine Bewußtseinslage gebunden, die gegenüber dem normalen Bewußtsein des Alltags verändert ist. Wir sprechen deshalb von einem «hyperphrenen» Zustand, in dem sich sowohl der Gesunde als auch der Schizophrene befinden kann (15), wogegen der normale Zustand des Bewußtseins für uns ein nichtkreativer Zustand ist. Das will nicht heißen, daß der «normale Mensch» nicht kreativ sein kann, aber der geringste kreative Akt auch innerhalb des Alltagslebens erfordert nach unserer Ansicht eine seelische Aktivierung, eine erhöhte Gefühlsamplitude, eine Verschiebung von der normalen in eine mehr oder weniger hyperphrene Bewußtseinslage. Der normale, nicht-kreative Bewußtseinszustand ist beherrscht von den erlernten Konventionen, angefangen von den Konstanten unserer Wahrnehmung, unseres Denkens, unseres ästhetischen Empfindens und Urteilens, bis zu den stereotypisierten Wünschen und Bedürfnissen unseres sozialen Lebens innerhalb einer gegebenen Gesellschaftsordnung. Er entspricht der vollständigen Anpassung, was jede Veränderung und jeden Neuanfang ausschließt. Im Gegensatz dazu erlaubt der kreative Bewußtseinszustand eine autonome Bearbeitung der übernommenen Schemata, eine unbedingte Voraussetzung jeglicher Innovation.

In unserem technisierten Zeitalter wird das logisch-deduktive Denken gegenüber der von der Norm abweichenden kreativen Denkweise überbewertet. Die daraus entstehende Sehnsucht der Menschen nach «magischen» Kompensationen tritt in vielen Zeiterscheinungen zutage. Es ist zu hoffen, daß der kreativen Normüberschreitung in der Zukunft ein größerer Spielraum zugestanden wird.

Die Publikationen von Prinzhorn und Morgenthaler sind seinerzeit auf dem Boden des Expressionismus entstanden, einer Kunstrichtung, die sich dem idealistischen Kunstverständnis und dem Kulturrationalismus der bürgerlichen Welt entgegenstellte und auch zur Entdeckung der Kunst der Naturvölker geführt hat. Dieser antibürgerliche Irrationalismus sei aber, wie Wolfgang Rothe (185) schreibt, bloß Reaktion auf die bürgerliche Weltanschauung gewesen, habe die historische Dimension nicht berücksichtigt und sei mit dem Blick auf ein Allgemeinmenschliches in der Geschichtslosigkeit stekken geblieben. Der bekannte Kunstsoziologe Peter Gorsen spricht im Hinblick auf das gegenwärtige Interesse an psychopathologischer Kunst von einer «grenzüberschreitenden spätbürgerlichen Ästhetik» (84), die trotz ihres pathophilen, ideologiekritischen und auf sich selbst reflektierenden Charakters an den bestehenden Herrschaftsverhältnissen nichts verändere.

Um falschen Interpretationen unserer Absichten entgegenzuwirken wollen wir hier folgendes betonen: Es geht in diesem Buch nicht um eine «Ästhetisierung der Psychose» (worin jemand gar einen «Ästhetizismus» suchen wird [213]), die letztlich dazu dienen könnte, Krankheit als erwünscht hinzustellen und so die psychisch Kranken weiter von den Gesunden zu isolieren. Wir sind der Ansicht, daß die psychischen Störungen gewissermaßen die «Kehrseite unsererselbst» (19), «unsere verschwiegene Rückseite» (104) in Erscheinung treten lassen, und wir glauben, daß die gesamte Sozietät in die Entstehung psychischer Störungen verstrickt ist. Wir alle sind deshalb für das Auftreten, den Verlauf, die Verhütung und Behandlung seelischer Erkrankungen in viel höherem Maße, als man bisher angenommen hat, mitverantwortlich. Die Psychose des einzelnen ist eine «gemeinsame Veranstaltung», wie Siirala (196) sagt; Sullivan (215) sprach schon 1940 von der Psychiatrie als einer «Wissenschaft von den menschlichen Beziehungen». Wer heute noch Psychiater genannt werden möchte, hat die Frage, ob die Psychiatrie mehr Emanzipations- oder mehr Integrationswissenschaft ist, ob die Befreiung der psychisch Leidenden oder die Disziplinierung der bürgerlichen Gesellschaft ihre Aufgabe ist, im Umgang mit sich selbst und seinen Kranken täglich zu reflektieren (Dörner [55]). Befreiung der psychisch Leidenden kann unter Umständen auch heissen: «den Kranken beim Kranksein helfen» (Müller-Suur [150]). Der Problemkreis um Sozialisierung und Repression hat für die Psychiatrie grundsätzlich längst – in der Praxis noch lange nicht – seine Lösungen gefunden. In diesem Buch wollen wir zeigen, daß es Kranke gibt, denen die Psychose besondere künstlerische Fähigkeiten verliehen hat. Ist aber ein Kranker imstande, in irgendeiner Form des Ausdrucks und der Gestaltung etwas mitzuteilen, das für die Kunst und damit für die Allgemeinheit von Interesse ist, dann muß das auch soziale Rückwirkungen auf diesen Menschen und schließlich auf alle psychisch Kranken haben.

I. Historischer Überblick

1. Zur Geschichte der Psychiatrie

Auch in einem kurzen Abriß kann man die Geschichte der Psychiatrie heute nicht mehr als einen allmählichen Fortschritt von rohen Anfängen zu humaner und rationaler Höhe betrachten. Die Geschichte der Psychiatrie erscheint uns vielmehr als eine Geschichte der Inhumanität, der Illusionen und Irrtümer, und es wäre besser, von «Psychiatrie in der Krise» oder «Konfusion in der Psychiatrie» als von ihrer Geschichte zu sprechen.

Kaiser Josef II., der das gesamte Humanitätswesen in Österreich reorganisierte, ließ auch den Wiener Irrenturm erbauen, der 1784 seiner Bestimmung übergeben wurde. Es ist ein Handschreiben Josef II. erhalten (128), das «die Sorgfalt erkennen läßt, welche dieser menschenfreundliche Herrscher auch den Details seiner Schöpfungen angedeihen ließ.» Darin heißt es: «Die hundertneun Irren sind demnach folgendermaßen einzuteilen: 1. In die achtundzwanzig Zimmer des oberen Stockwerkes des Irrenhauses kommen aus dem Spanischen Spitale die drei Unreinen und die zehn von St. Marx zu zwei und zwei, also in sieben Kammern, jeder angeschmiedet. In den übrigen der einundzwanzig Kammern kommen von den achtundvierzig Unruhigen einundzwanzig hinaus, jeder einzelweis... In den beiden oberen Stöcken bleiben die Irren versperrt, können also nicht zusammenkommen und werden nicht herausgelassen. Von den unteren Stökken, wo zwei und zwei beisammen liegen, werden wechselweise Männer und Weiber zu unterschiedlichen Stunden in den Hof hinabgelassen... Wien, den 10. April 1784. Josef.»

Der Irrenturm war der Direktion des Wiener Allgemeinen Krankenhauses unterstellt. Mit der Behandlung der Geisteskranken waren jeweils die beiden jüngsten Primarärzte dieses Spitals betraut, wobei dem einen die Männer, dem anderen die Frauen zugewiesen waren. Der Irrenturm, der sich – wenn auch als solcher nicht mehr in Verwendung – heute noch im Allgemeinen Krankenhaus befindet, ist ein kreisrundes fünfstöckiges Gebäude mit 139 Zellen. Die Zellen waren mit einer dicken Holztüre und mit einem Gitter gegen den Gang zu verschlossen, in 170 cm Höhe befand sich ein kleines vergittertes Fenster. Ihr Boden war gegen die Türe zu leicht geneigt, damit Urin und Wasser abfließen konnten, in einer Ecke befand sich eine Latrine. In den Mauern oder im Fußboden der Zellen waren starke eiserne Ringe eingelassen, an sie wurden die Tobsüchtigen angekettet. Die Kranken lagen auf Stroh, mit oder ohne Leintuch. Da der kostspielige Bau weder über eine Wasserleitung noch über einen Brunnen verfügte, mußte das Wasser aus dem nahen Hauptspital geholt werden, wozu die ruhigeren Geisteskranken unter der Aufsicht von Wartepersonen verwendet wurden. Die Nahrung erhielten die Kranken portioniert in Blechschalen, das Fleisch bereits zerkleinert, in die Kammern. Eine gemeinsame Mahlzeit mehrerer Kranker fand nicht statt.

Der Irrenturm wurde schon bald nach seiner Erbauung heftig kritisiert. Die Wiener wunderten sich, daß man zur Unterbringung der Narren so viel Geld ausgeben konnte. «Josephus II. Augustus, hic primus» soll damals mit Kreide an die Mauern des Turmes geschrieben worden sein (191). Mahir (zit. n. 107), der den Irrenturm im Jahre 1843 besichtigte, schildert die Zustände folgendermaßen: «Die größte Unreinlichkeit, ein scheußlicher, unerträglicher Gestank, Heulen und Brüllen, ein entsetzendes, schauderhaftes Jammergeschrei vieler, noch an schweren Ketten und eisernen Reifen, an den Beinen und Armen, selbst am Halse auf die grauenhafteste Weise gefesselter Irren sind Objekte, die dem besuchenden Arzt in diesem Turm entgegentreten... Auf allen Gesichtern und in der ganzen Haltung der Irren sind gräßlicher Jammer, Schmerz und Verzweiflung ausgeprägt; bei magerer Kost und unter unaufhörlichen Schmerzen des Körpers, die durch gewalttätige Heilversuche mittels perpetueller Vesicatorien und der Pustelsalbe hervorgerufen werden, wird diesen beweinenswerten Kranken nicht einmal zuteil, worüber sich selbst die schwersten Verbrecher und Mörder wenigstens von Zeit zu Zeit erfreuen, denn nie scheint auf diese Unglücklichen ein Strahl der Sonne oder das volle Tageslicht...»

Im Jahre 1918 konnte Emil KRAEPELIN (107), Professor der Psychiatrie in München, schreiben: «Und doch darf auch die Psychiatrie mit Stolz auf den Weg zurückblicken, den sie bisher gegangen ist, und daraus das Vertrauen schöpfen, daß die Zukunft ihr weitere Erfolge nicht versagen wird.» Als jedoch ein halbes Jahrhundert später der Senator Robert KENNEDY einige Anstalten für geistig Behinderte in den Vereinigten Staaten besichtigte, war er schockiert, seine Enthüllungen erregten einen Sturm in der Öffentlichkeit. Die umstrittenen Äußerungen des Senators veranlaßten den Professor Burton BLATT, derzeit Massachusetts Department of Mental Health und damals schon seit 18 Jahren in der Behindertenbetreuung tätig, gemeinsam mit dem Fotografen Fred KAPLAN im Jahre 1967 den aufsehenerregenden Fotoband «Christmas in the Purgatory» zu veröffentlichen. Darin werden die Mißstände in den staatlichen Anstalten aufgezeigt, was den beiden Verfassern viele Anfeindungen eingetragen hat. In einem späteren Artikel, veröffentlicht von The President's Committee on Mental Retardation, schreibt BLATT (32) über die amerikanischen Anstalten für geistig Behinderte: Die Gebäude furchterregend, mit vergitterten Fenstern und vielen Schlössern, ein ekelerregender Gestank beim Betreten der Innenräume, in den Toiletten abgerissene Urinbecken, zerbrochene Ausgüsse, ein unglaublicher Überbelag, die Betten oft so dicht beieinander stehend, daß es unmöglich ist, die hinteren zu erreichen, ohne über die vorderen hinwegzuklettern, Schutzjacken, Isolierzellen. «Nach langen Diskussionen mit dem Pflegepersonal und anderen Verantwortlichen», fährt er fort, «bin ich zu der Überzeugung gelangt, daß einer der Hauptgründe für den häufigen Gebrauch von Isolierzellen und Fesseln in der außerordentlichen Personalknappheit in fast allen diesen Abteilungen zu suchen ist. Der Pfleger z.B., der sich die zusätzlichen Isolierzellen gewünscht hatte, war mit einer einzigen Hilfskraft verantwortlich für eine Station, in der über 100 schwer geistig behinderte, gehfähige Menschen untergebracht waren. Fast verzweifelt fragte er mich: 'Was kann man denn tun mit solchen Patienten, die nicht gehorchen? Wir müssen sie einschließen oder sie festbinden, wir müssen sie sedieren oder sie entsprechend einschüchtern.' – Ich konnte darauf keine Antwort mehr geben.»

In der gleichen Publikation des President's Committee on Mental Retardation heißt ein Kapitel «Amerikanische Anstalten, wie sie ein Besucher aus Skandinavien sieht». Dort schreibt Bengt NIRJE (166), Swedish Association for Retarded Children, Stockholm, folgendes: «Seit meinem ersten Besuch in den USA ist das Buch von Burton BLATT und Fred KAPLAN 'Christmas in the Purgatory' erschienen. Im Augenblick kann ich verhältnismäßig wenig zu dieser Beschreibung hinzufügen. Ich kann lediglich bestätigen, daß das, was dort geschildert wird, meinen Beobachtungen entspricht. Ich habe jedoch Einwände gegen den Ausdruck 'Fegefeuer'.» NIRJE nennt die Zustände, die er gesehen hat, die «Hölle»: «Sie repräsentieren ein sich selbst vernichtendes System schockierend unmenschlicher Effekte. Hier bleibt der Hunger nach Erlebnis und Erfahrung ungestillt, hier herrscht lebenslängliche Armut, hier wird kulturelle Entpersönlichung getrieben – und das alles mit Zustimmung der Mediziner und nach Entscheidungen der verantwortlichen politischen Gremien der Gesellschaft.» Das also die gegenwärtige Situation in den USA, wie sie von einem staatlich eingesetzten Komitee bekanntgegeben wird.

Im Mittelalter und zu Beginn der Neuzeit wurde Geisteskrankheit in mancher Hinsicht als ein Teil des Alltagslebens betrachtet. Narren und Wahnsinnige wanderten auf den Straßen etwa so, wie sie in den Stücken Shakespeares oder im Don Quixote auftreten. Etwa in der Mitte des 17. Jahrhunderts änderte sich in der westlichen Zivilisation die Haltung diesen Menschen gegenüber. Man fühlte sich plötzlich von ihnen bedroht, Asyle wurden geschaffen und die psychisch Kranken wurden aus der Gesellschaft verbannt. Es wurde eine Mauer errichtet zwischen denen, die als geistig krank betrachtet wurden, und dem Rest der Menschheit. Der Wahnsinn, dem es früher zu reden erlaubt war, wurde zum Schweigen gebracht (73).

Ketten und Peitschen sind bei der Behandlung der Geisteskranken bis in das vorige Jahrhundert hinein überall noch in Gebrauch gewesen (107). Es nimmt deshalb nicht wunder, daß der Arzt Philippe PINEL als eine Art Heros in die Geschichte der Psychiatrie eingegangen ist. Die französische Revolution, die viele seiner Freunde an die Macht brachte, erhob ihn zu hohen Stellungen (1). Im Jahre 1793 wurde ihm das zur Anstalt umgewandelte Strafgefängnis Bicêtre und 1795 das Irrenhaus Salpétrière anvertraut, wo er sein berühmtes Befreiungswerk vollbrachte. Die Legende berichtet, daß PINEL mit Bewilligung der Nationalversammlung 49 Irren die Ketten abgenommen habe. Im Jahre 1801 erschien sein «Traité médico-philosophique sur l'aliénation mentale», welcher die Regeln enthält, nach denen man künftig moderne Irrenanstalten organisieren und leiten sollte. Das Anketten und Schlagen der Kranken sei zu unterlassen. Mit Schlägen dürfe man höchstens drohen und statt des Anschmiedens nur die Zwangsjacke verwenden. PINEL ist der Schöpfer einer Methode, welche er die «moralische Behandlung der Irren» nannte. Sie müsse sich auf die Autorität und Überlegenheit des Arztes stützen, der manchmal auch List anwenden dürfe. Rechtzeitige Isolierung von der Familie, Arbeitstherapie und kalte Duschen hielt er für nutzbringend. «Wenn sich der Geisteskranke einer Kraft gegenüber sieht, die ihm offensichtlich und eindeutig überlegen ist, dann unterwirft er sich ohne Gegenwehr oder Aggressivität», heißt es im «Traité» und weiter: «Bei den vorgeschrittenen Fällen von Geisteskrankheit können wir die günstigen Effekte der Einschüchterung unschwer feststellen, der Beherrschung ohne Zwang und der Überlegenheit ohne Gewaltanwendung.» (216)

Es heißt, daß mit PINEL eine humane Behandlung der Irren und eine medizinisch-wissenschaftliche Durchdringung der psychischen Störungen begonnen habe. Dagegen läßt sich manches einwenden. So entwickelte man in der ersten Hälfte des 19. Jahrhunderts viel Scharfsinn, um die abgeschafften Ketten durch andere mechanische Zwangsmittel zu ersetzen. Das Drehbett, der Drehstuhl, das hohle Rad, der fixe Badewannendeckel wurden erfunden. Schlimmer noch als die mechanische Unterdrückung war jedoch die moralische Zensur, die von nun an über die Kranken ausgeübt wurde. Nach der Ansicht Michel FOUCAULTS (73) hat PINEL seinen Kranken schwerere Ketten angelegt als abgenommen. Unter dem Vorwand einer Therapie hat er sie abhängig, ergeben, schuldbewußt und dankbar gemacht. Strafen, Nahrungsentzug und Demütigungen jeder Art wurden zur «psychischen Behandlung» angewendet. Die Irrenanstalt ist eine Welt der strafenden Moral geworden. Geisteskrankheit wurde als Schuld der von ihr Betroffenen angesehen und Sühne für notwendig gehalten. Der Wahnsinn ist so in den Bereich der Innerlichkeit verlegt und, wie FOUCAULT sagt, zum erstenmal in der abendländischen Kultur psychologisch geworden. Diese Psychologisierung war eine Folge der Moralisierung. Die Absonderung der Geisteskranken, ihre ständige Reglementierung und Unterdrückung ist nach FOUCAULT die geschichtliche Voraussetzung der wissenschaftlichen Psychologie. «Diese ganze Psychologie würde nicht bestehen,» schreibt er, «ohne den Moralsadismus, in dem die ‹Philanthropie› des 19. Jahrhunderts den Wahnsinn unter dem heuchlerischen Anschein einer ‹Befreiung› eingeschlossen hat.» Und: «Niemals wird die Psychologie die Wahrheit über den Wahnsinn sagen können, weil im Wahnsinn die Wahrheit der Psychologie beschlossen liegt.» «Bis in ihre Wurzeln hinabgetrieben, wäre die Psychologie des Wahnsinns nicht Bemeisterung der Geisteskrankheit und damit Möglichkeit ihres Verschwindens, sondern Zerstörung der Psychologie selbst und Zutagefördern jenes wesentlichen, nicht psychologischen, weil nicht moralisierbaren Verhältnisses zwischen der Vernunft und der Unvernunft.»

Um die Mitte des vorigen Jahrhunderts setzte aber auch eine Entwicklung ein, die bis heute fortdauert und die die Psychiater in der Überzeugung festigte, daß seelischen Störungen körperliche Krankheiten zugrundeliegen und daß deshalb die Ärzte zu deren Erkennung und Behandlung berufen und befähigt seien. Im Jahre 1845 erschien Wilhelm GRIESINGERS Buch «Die Pathologie und Therapie der psychischen Krankheiten» (85); darin heißt es: «Das Irresein... ist ein Symptom; die Aufstellung der ganzen Gruppe der psychischen Krankheiten ist aus einer symptomatologischen Betrachtungsweise hervorgegangen... Der erste Schritt zum Verständnis der Symptome ist ihre Lokalisation. Welchem Organ gehört das Phänomen des Irreseins an? – Welches Organ muß also überall und immer notwendig erkrankt sein, wo Irresein vorhanden ist? – Die Antwort auf diese Frage ist die erste Voraussetzung der ganzen Psychiatrie.» «Zeigen uns physiologische und pathologische Tatsachen, daß dieses Organ nur das Gehirn sein kann, so haben wir vor allem in den psychischen Krankheiten jedesmal *Erkrankungen des Gehirns* zu erkennen.»

Dieser Satz bedeutet den Beginn der naturwissenschaftlichen Psychiatrie. In der zweiten Hälfte des 19. Jahrhunderts machten die Hirnanatomie und -physiologie große Entdeckungen; so fand P. BROCA 1861 in der linken unteren Stirnwindung das sogenannte «Sprachzentrum», eine Stelle, an der das Sprechvermögen lokalisiert zu sein schien. Lokalisationen anderer psychischer Funktionen (besser gesagt, die Feststellung bestimmter Funktionsausfälle bei lokalisierten Störungen) folgten, so daß man die Ansicht, geistige Störungen seien Gehirnkrankheiten, allenthalben bestätigt glaubte. Auch die Erkennung der syphilitischen Verursachung der progressiven Paralyse (einer zu geistigem Abbau führenden Gehirnerkrankung) stützte diese Auffassung. Bei der großen Mehrzahl aller psychischen Störungen konnten allerdings – bis heute – die postulierten Hirnkrankheiten nicht nachgewiesen werden. Dazu gehören neben der großen Zahl jener leichteren seelischen Störungen, die man als Neurosen bezeichnet, die manisch-depressiven Krankheiten und die Gruppe der Schizophrenien.

Eugen BLEULER (33) prägte 1911 das Wort und den Begriff Schizophrenie. Kennzeichnend für diese Psychose schien ihm eine eigentümliche Dissoziation seelischer Vorgänge, die oft den Eindruck einer Spaltung der Persönlichkeit erweckt. Als Ursache der Schizophrenie nahm er ein noch unbekanntes körperliches Krankheitsgeschehen an, ließ aber – schon im Jahre 1911 – die Möglichkeit einer reinen Psychogenese offen. Er war davon überzeugt, daß Erlebnisse den Krankheitsverlauf beinflussen können, und führte die einzelnen Symptome auf ein Zusammenwirken körperlicher und seelischer Vorgänge zurück.

Während noch Emil Kraepelin und seine weit verbreitete Schule die Schizophrenie für einen «Verblödungsprozeß» infolge einer organischen Erkrankung des Gehirns gehalten haben («Dementia praecox»), ist für Manfred Bleuler, den großen Nachfolger seines Vaters in der Schizophrenieforschung, die schizophrene Psychose keine körperliche Krankheit. Er erblickt darin eine seelische Störung, die durch die Wechselwirkung einer ungünstigen konstitutionellen Veranlagung und eines ungünstigen Milieus entsteht (27).

Das 20. Jahrhundert brachte revolutionierende Methoden in der somatischen Therapie psychotischer Störungen. Im Jahre 1928 wurde die Cardiazolschock-, 1933 die Insulinschock- und 1938 die Elektroschockbehandlung in die Psychiatrie eingeführt. Besonders die Elektroschockbehandlung fand breiteste Anwendung und hat bei akuten Psychosen, hauptsächlich bei Depressionen, alle früheren Behandlungsmethoden an Wirksamkeit übertroffen. Im Jahre 1935 entwickelte Egas Moniz in Lissabon die präfrontale Lobotomie, eine Durchschneidung von Faserzügen des Stirnhirns, zur Behandlung der Schizophrenie; 1955 wurde ihm für die Entdeckung dieses Verfahrens, das in Rußland von Anfang an verboten war und das auch bei uns heute nicht mehr angewendet wird, der Nobelpreis verliehen.

Bei Kriegsausbruch 1939 befahl Hitler die Durchführung des nationalsozialistischen «Euthanasie-Programms»: «Unheilbar kranken Personen soll der Gnadentod gewährt werden.» In den folgenden zwei Jahren wurden etwa 50.000 psychisch Kranke mit Kohlenmonoxydgas getötet, in Räumen, die als Dusch- und Baderäume verkleidet waren (216). Insgesamt sind 120.000 (25), nach anderen Angaben (184) 270.000 Kranke auf diese Weise gemordet worden.

Im Jahre 1952 wurden die Neuroleptica und 1957 die Thymoleptica oder Antidepressiva in der Psychiatrie zum erstenmal angewendet, chemische Stoffe, die eine antipsychotische bzw. antidepressive Wirkung entfalten und die Schockbehandlungen allmählich verdrängten. Eine neue Disziplin, die «Psychopharmakologie», entstand. Man kann seither schwere Angst- und Erregungszustände, ja sogar Sinnestäuschungen und Wahnideen, medikamentös beseitigen oder zumindest mildern und so auf Isolierung und mechanische Beschränkungsmaßnahmen verzichten. Im psychiatrischen Krankenhaus findet man heute eine Atmosphäre vor wie in jedem anderen Spital. Es ist besonders wertvoll, daß man auch depressive Zustände mit Arzneimitteln wirksam behandeln kann.

Das intensive Studium dieser Medikamente bestärkte viele Psychiater in der Hoffnung, daß psychische Störungen im Grunde doch körperliche Krankheiten seien und durch geeignete Medikamente geheilt werden könnten. Aber die biologische Psychiatrie nimmt nicht selten groteske Formen an. Da sich die Schuldgefühle der Melancholiker einer verstehenden Interpretation oft entziehen, glaubt man, daß sie durch den «zur Zeit noch hypothetischen Morbus» verursacht seien. Auch dem Neurotiker will man klarmachen, daß die Symptome der Neurose nur deshalb entstünden, weil «mit seinem automatischen Servomechanismus im Gehirn» (199) etwas nicht stimmt. Mit Recht spricht Kisker (103) vom «diabolischen Metabolismus» des Gehirns, den die Somatiker in der Psychiatrie in immer wieder neuen Anläufen aufzudecken versuchen.

Das «medizinische Modell» hat jedoch als universelle theoretische Leitkonzeption in der Psychopathologie seine Gültigkeit verloren und ist in eine «Paradigmakrise» getreten (Kuhn zit. n. 50). Der medizinische Krankheitsbegriff in der Psychiatrie wird als Mythos bezeichnet und in Frage gestellt (99). Sigmund Freud hat den ersten entscheidenden Vorstoß gegen die rein somatisch orientierte Seelenheilkunde unternommen. Man kann seine Kühnheit ermessen, wenn man bedenkt, daß wenige Jahre zuvor die Hysterie noch mit chirurgischer Entfernung der Eierstöcke und die Masturbation mit Kauterisation des Rückgrates und der Genitalien behandelt wurden. Wenn auch die Hauptarbeit Freuds den Neurosen galt, so war er doch auch der erste, der die Psychosen psychologisch zu deuten wagte. Er war der Ansicht, daß die Schizophrenie nicht nur eine Krankheit, sondern auch der Versuch einer Heilung sei. Aus der schmerzlichen Wirklichkeit flüchte der Kranke in die Wunscherfüllung des Wahnes. Der Wahn sei Verzweiflung, Trost und Selbstheilung zugleich.

Nach Ansicht des amerikanischen Psychiaters H.S. Sullivan (215) liegen nicht im Gehirn, nicht im Nervensystem, nicht im Stoffwechsel, aber auch nicht im isolierten menschlichen Individuum die Ursachen seelischer Störungen. Seelische Störungen entstünden durch Schwierigkeiten im Zusammenleben der Menschen. Angst sei die Wurzel aller psychischen Erkrankungen. Sie vernichte das Vertrauen zu den Mitmenschen und zu sich selbst. Die Starre des Schizophrenen sei nichts anderes als ein Versuch, die Angst abzuwehren.

Es ist durchaus möglich, daß die Psychiatrie, wie wir sie bis heute sahen, in der Geschichte der Medizin einst als ein kurzdauerndes Epiphänomen aufscheinen wird. Die Psychiatrie ist nicht alt. Johann Christian Reil (1759–1813) hat das Wort Psychiatrie geprägt (203). Kann sein, daß es Psychiater – ohnehin stets Außenseiter unter den Ärzten – bald nicht mehr geben wird.

Die Psychiatrie ist nicht nur an dem Versagen des medizinischen Modells «körperliche Krankheit», sondern auch an der Größe der Aufgabe, die sie sich selbst gestellt hat, gescheitert. Man schätzt, daß heute etwa 100 Millionen Menschen oder 3 bis 4% der Weltbevölkerung an Depressionen leiden. Etwa ebensoviele sind geistig behindert. Mit zunehmender Lebenserwartung nimmt auch die Zahl der seelischen Störungen des höheren Alters ein ungeheures Ausmaß an. Nahezu 1% der Weltbevölkerung erkrankt an Schizophrenie. Wo sind die Psychiater, die alle diese psychisch Kranken behandeln werden?

Wenn wir am Schluß dieses historischen Überblicks fragen, ob es für unsere nicht-normalen, psychisch anders-seienden und leidenden Mitmenschen auch Lichtblicke gibt, dann möchte ich zwei Erscheinungen nennen, die in der Gegenwart meiner Ansicht nach vor allem positiv zu bewerten sind: Erstens das weltweite Bemühen, die psychisch Kranken aus ihrer Isolierung zu befreien und in die Gesellschaft wieder einzugliedern, wie es zum Beispiel besonders wirkungsvoll im «Normalisierungsprinzip» Bengt NIRJES (167) und besonders radikal in den Sozialisierungsprinzipien Franco BASAGLIAS (173) zutage tritt. Es geht dabei nicht um eine Normalisierung durch Zwang, Autorität und Einschüchterung, sondern im Gegenteil, um Toleranz, den Abbau aller Beschränkungen und die Vermittlung einer Lebensweise und aller Erlebnismöglichkeiten, die auch die Gesunden haben. Zweitens die Erforschung der veränderten Zustände des Bewußtseins, worauf in diesem Buch mehrfach näher eingegangen wird. Wenn wir in den veränderten Zuständen des Bewußtseins nicht mehr bloß Dysfunktion, Entordnung, Regression, Krankhaftes und Minderwertiges, sondern auch deren kreative Möglichkeiten, erkenntnis- und gemeinschaftsfördernden Werte sehen (CROMBACH [50]), dann werden auch die psychisch Kranken aus dem ihnen auferlegten Schweigen herausgelangen. In diesem Buch wollen wir uns ihrer Sprache nähern, die wir in ihrer Kunst seit geraumer Zeit bereits zu vernehmen meinen.

2. Die Beschäftigung mit dem bildnerischen Schaffen der psychisch Kranken

Der erste Hinweis auf zeichnerische Betätigung von Patienten aus psychiatrischen Anstalten liegt nur rund hundert Jahre zurück. Er findet sich in der gerichtsmedizinischen Studie (218), die Auguste Ambroise TARDIEU (1818–1879) im Jahre 1872 in Paris veröffentlichte. TARDIEU ging zwar nicht sehr weit, doch ist seine Stellungnahme von historischer Bedeutung. Nachdem er mehrere Beispiele von schriftlichen Erzeugnissen geistig kranker Menschen in Hinsicht auf ihre gerichtliche Verwertbarkeit untersucht hatte, erwähnte er die Zeichnungen mehr nebenbei:

«Obwohl bisher nur die Schriften von Verrückten Beachtung gefunden haben, scheue ich mich nicht zu erwähnen, daß man oft ein wirkliches Interesse fände, die Zeichnungen und Malereien der Geisteskranken zu untersuchen. Selbst wenn man sich in Gedanken oder durch freies Gehenlassen der Phantasie die unmöglichsten Dinge vorstellen würde, so könnte man doch niemals die Art von Wahnwelt erreichen, die durch die Hand eines Verrückten auf dem Papier entsteht. Das sind wirklich Schöpfungen, die uns schwindlig werden lassen wie durch einen Alpdruck. Ich hatte während langen Jahren einen Irren vor meinen Augen, der nie das geringste Talent besaß, aber sein Leben mit Malen verbrachte. Ich habe mehr als fünfhundert solcher Bilder gesehen, einige von großer Dimension, worin die tollsten Farbkombinationen, grüne oder scharlachrote Köpfe, gelbe Himmel, unmögliche Proportionen, ungewohnte Lichteffekte, Monstren, phantastische Tiere, entfremdete Landschaften, unbekannte Architekturen, höllische Flammen, in unnachahmlichen Formen ganz unbeschreibliche Träume verwirklichten. Der Mannigfaltigkeit dieser Bilder entsprach die Fruchtbarkeit ihres Autors, der von einer kompletten und bestens charakterisierten chronischen Verrücktheit befallen war. Im Gegensatz zu diesem könnte ich auch Maler anführen, die, nachdem sie sich in der Kunst eine gerechtfertigte Berühmtheit erworben hatten, während Anfällen von Melancholie wenn nicht die Unversehrtheit ihres Talentes, so doch die Möglichkeit und Gewohnheit recht befriedigende Bilder zu malen, behielten. Im allgemeinen bevorzugen die Geisteskranken in ihren Zeichnungen erotische und zuweilen obszöne Motive.»

Neben diesen Angaben kann man bei TARDIEU auch die erste Wiedergabe einer Zeichnung finden, die mit Sicherheit von einem Schizophrenen stammt (Abb. 1), auch wenn sie der damaligen Reproduktionstechnik entsprechend von dritter Hand in die Platte graviert und dabei vielleicht etwas «verschönert» wurde. Der Zeichner war ein Kranker, der 1854 in Paris ein dreibändiges Werk (der dritte Band sei nur gesetzt, aber nicht gedruckt worden) über Religion veröffentlicht haben soll. TARDIEU erwähnt aus Gründen der Diskretion den Namen des Autors nicht, gibt aber an, die von ihm reproduzierte Zeichnung sei dem erwähnten Werk entnommen. Er zitiert eine ganze Seite des unbekannten Autors, auf der dieser beschreibt, wie er drei Wochen lang seine Feder auf dem Papier dem Willen Gottes überlassen habe.

Einige charakteristische Sätze aus dem Kommentar des Zeichners mögen das verdeutlichen: «Da geschah es, daß ich Aromen *sah*. Da der wohlriechende Magnetismus der Frau H. von einer Zusammensetzung war, die auf der Erde außer bei ihr und bei mir nicht existiert, konnte die Erd-Seele das Fluidum nicht dazu bewegen, ihren Kopf zu verlassen, es sei denn in meiner Richtung. (...) Solche Instrumente eines übernatürlichen Denkens sind beinahe selbst-denkend (...), so mußte ich auf dem Papier den Kopf von Octavia zeichnen, um dem Fluidum zu bedeuten, sich zu manifestieren (...). Die Seele der Erde zwang mich, der Bewegung des Fluidums auf dem Papier mit der Feder zu folgen und die Elektrizität der Tinte absorbierte das Fluidum (...). Wenn man die Zeichnung untersucht (...), so wird man sehen, daß sich das weibliche Aroma noch in einigen Streuungen, die vom Kopf und der Brust von Octavia ausgehen, erkennen läßt (...). Diese Gruppen von Ringen geben mehr oder weniger

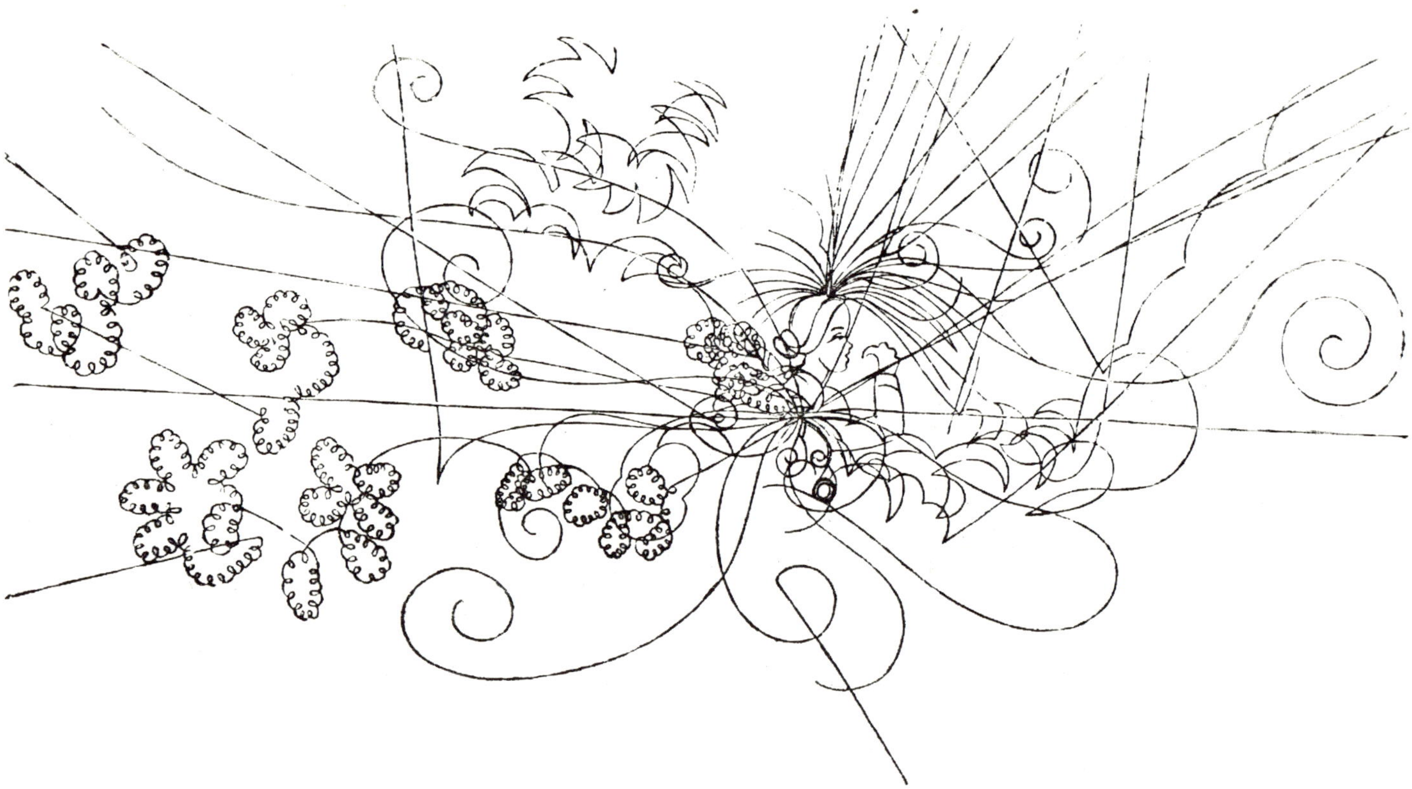

1 Die erste, mit Sicherheit von einem Schizophrenen stammende Zeichnung, die vor einem Jahrhundert durch Tardieu veröffentlicht wurde.

getreu immer zehn Finger eines Gottstrahls der Seelen wieder (...). Fast das ganze Fluidum, das von Octavia auf der Zeichnung ausgestrahlt wird, behält von seinem feminin titrierten Aroma nur die gerade Linie, die nach sechs Gruppen kleiner Ringel seinem brüsken Entweichen entspricht (...). Anderes Fluidum drängt sichtbar danach, die neutrale Elektrizität aufzurollen. Doch dieses verlor sich in meinem Papier. Was das restliche Fluidum betrifft (...), war ich oft gezwungen, seine Bewegung mit meinen Armen bis außerhalb meines Schreibtisches nachzuvollziehen; ich richtete es – gemäß den Anweisungen der Erd-Seele – in das Kaminfeuer, wo es sich in der elektrischen Glut verlor. Das am besten konservierte von all diesen Aromen, die ich da gezeichnet habe, ist der wohlriechende Magnetismus, eine Garbe von Halbmonden, die aufspringen. Das kam von der Reduktion, die man der Spirale meiner Frau aufzwang, damit der Deckel in ihrem Kopf festsaß. Die wiedergegebene Zeichnung stellt eine meiner am wenigsten belasteten geruchstherapeutischen Sitzungen dar. Es kam auch vor, daß ich bei dieser Arbeit ein Blatt total mit Tinte ausfüllte, es mit meiner Feder zerschliß und mein Arm mich im Stiche ließ.»

Es darf wohl aus diesem Kommentar geschlossen werden, daß es sich bei der abgebildeten Zeichnung sehr wahrscheinlich um die unmittelbare Wiedergabe von Gesichtshalluzinationen («C'est alors que je *vis* des arômes»), vielleicht verbunden mit Geruchshalluzinationen handelt. Das ist nach meinen persönlichen Erfahrungen wie nach der Literatur ein äußerst seltenes Ereignis. Noch in einer Arbeit von 1966 behaupten VOLMAT und ROBERT, «niemals werde die Halluzination bildnerisches Schaffen befruchten können» (229). Ich werde später noch auf dieses Problem zurückkommen (S. 31). Jedenfalls liegt in der beschriebenen Zeichnung mit ihrem Gegensatz zwischen der vereinfachten und doch recht naturnahen Profilansicht von Octavia und den manieristisch dargestellten aromatischen Wellen ein außergewöhnliches Dokument vor, das mehr als nur historisches Interesse beanspruchen darf.

Vier Jahre nach TARDIEUS Buch erschien 1876 die Arbeit «L'imagination dans la folie» (197) des Franzosen P. MAX SIMON, worin er die schriftlichen Erzeugnisse, die Zeichnungen und auch die Kostüme von Irren untersucht und sich darum bemüht, Beziehungen zwischen dem Krankheitsbild und der entsprechenden Produktion aufzuzeigen. Bei den Zeichnungen (deren Abbildungen leider fehlen) läßt er sich vor allem vom Inhaltlichen leiten. Er erwähnt ihren oft symbolischen Gehalt bei Verfolgungswahn, die bevorzugte Darstellung von Palästen bei Größenwahnsinnigen, die Diskrepanz zwischen Anspruch und dem erreichten kümmerlichen

Resultat bei der (syphilitischen) progressiven Paralyse, die Anzeichen von Zerfall bei zunehmender Demenz sowie die Ähnlichkeit der Zeichnungen von Schwachsinnigen mit solchen, die von Kindern stammen. Dabei stößt man bei SIMON allgemein auf abwertende Beurteilungen: er sieht im untersuchten Material vor allem negative Krankheitszeichen und kaum viel Originalität. Immerhin kommt ihm das Verdienst zu, den Weg für die Psychiater bereitet zu haben, welche durch das Studium des bildnerischen Ausdrucks ihrer Kranken eine Verfeinerung der diagnostischen Mittel finden wollten.

Die Arbeiten von TARDIEU und SIMON eilten ihrer Zeit voraus: aus den folgenden dreißig Jahren sind nur etwas über ein Dutzend Publikationen bekannt, die unser Thema meist lediglich streiften. Der deutsche Psychiater Fritz MOHR, der sich auf SIMON bezieht, veröffentlichte 1906 im «Journal für Psychologie und Neurologie» erstmals eine systematische Arbeit «Über Zeichnungen von Geisteskranken und ihre diagnostische Verwertbarkeit» (139), die sich in der Folge besonders für die Entwicklung von Zeichen-Testmethoden anregend auswirken sollte. MOHR stellt die Zeichnungen «in das große Gebiet der Ausdrucksbewegungen im weiteren Sinne des Wortes» und zieht Parallelen zum Sprechen und Schreiben. Wie SIMON läßt auch er sich hauptsächlich vom Inhaltlichen beeindrucken und stellt bei der Dementia preacox (der späteren Schizophrenie) Vergleiche mit der Sprachverwirrtheit an. Die diagnostischen Möglichkeiten, die ihm, wie aus dem Titel hervorgeht, am Herzen liegen, überschätzt er allerdings sehr, wenn er zum Beispiel glaubt, die Analyse von Zeichnungen erlaube eine Unterscheidung verschiedener Formen von Dementia praecox. Der Vergleich mit Kinderzeichnungen führt ihn zu einer Bewertung des Schwachsinnsgrades bei Oligophrenen. MOHR grenzt diesen differentialdiagnostisch vom «erworbenen Schwachsinn» bei Epilepsie, Dementia praecox und progressiver Paralyse ab, was wir heute als etwas grundsätzlich Anderes ansehen. Mehr noch als SIMON sieht MOHR nur das negativ Krankhafte in den Zeichnungen: bei der Beschreibung eines Bildes, auf dem ein geflügeltes Weib, Bismarck und Amor einander begegnen, schließt er mit den Worten: «Irgend etwas Produktives wird man nicht finden.» Die abwertende Grundhaltung, die wir bei MOHR antreffen, entsprach der Einstellung der damaligen Psychiatrie und behielt noch jahrzehntelang Geltung bei vielen Ärzten.

Und doch erschien schon ein Jahr später, 1907, ein wahrhaft revolutionäres Buch des Franzosen Marcel RÉJA, das ich als Ausgangspunkt der modernen Psychopathologie des Ausdrucks betrachte (15). Der Titel dieses Werkes «L'art chez les fous» (178) lautet wörtlich übersetzt «Die Kunst bei den Verrückten» und distanziert sich damit von vornherein von einer abschätzigen Beurteilung. Auf die überwertende Bedeutung des Wortes «Kunst» und die daraus entstehenden Mißverständnisse werde ich in einem anderen Abschnitt noch zurückkommen (siehe S. 132). RÉJAS Buch wird in der späteren Literatur überall zitiert, aber es sind nur wenige Exemplare erhalten, und es dürfte sehr selten gelesen worden sein. Auch die Angaben über den Autor sind dürftig: meine Nachforschungen ergaben nur, daß er 1873 geboren wurde und nie eine medizinische Doktorarbeit geschrieben hat; sehr wahrscheinlich war er überhaupt kein Arzt. Seine erste Arbeit über Zeichnungen von Geisteskranken publizierte er in der «Revue Universelle» (177) im Jahre 1901, und sein Buch kam im Verlag «Mercure de France» heraus, der nicht auf medizinische Werke spezialisiert war. Jedenfalls aber enthält seine Arbeit vieles, was heute geradezu als prophetisch angesehen werden muß.

In seiner Literaturübersicht von 1919 (175) würdigte Hans PRINZHORN das Buch von RÉJA folgendermaßen: «Hier wird zum ersten (und überhaupt bisher einzigen) Male nicht von engem klinischen Gesichtspunkte ein Symptom verfolgt und auf diagnostische Verwertbarkeit geprüft, sondern das Phänomen, daß ein für das Leben verlorener Geisteskranker Werke von unbestreitbarer künstlerischer Qualität schaffen kann, deren Wirkung auf den Beschauer in allen wesentlichen Teilen der eines echten Kunstwerkes entspricht – dieses abgesehen von aller Psychiatrie erschütternde Phänomen ist RÉJA zum Bewußtsein gekommen und bestimmt seine Einstellung. Infolgedessen ist er fähig, einige feine Bemerkungen über die Verwandtschaft des echten künstlerischen Schaffens mit der Produktion der Geisteskranken zu machen.»

Schon im ersten Satz seines Buches stellt RÉJA fest, daß die Untersuchung der künstlerischen Werke der Verrückten sich nicht auf das Sammeln eigenartiger Dokumente beschränken dürfe, denn gerade diese Werke erlaubten es, die inneren Bedingungen einer künstlerischen Tätigkeit wirklich zu erforschen. Es sei zwar überspitzt, bei solchen Dokumenten das Wort «Kunstwerk» zu gebrauchen, doch handle es sich um mehr oder weniger embryonale Formen der Kunst, bei denen der Wille, ein Kunstwerk zu erschaffen, fehle.

RÉJA ist der Ansicht, daß die Verrücktheit in gewissen Fällen schöpferische Tätigkeit begünstige, und glaubt, dies sei dem Verlust der rationalen Kontrolle zuzuschreiben. Der Geisteskranke werde zum Opfer seiner eigenen Ideen, die er nicht mehr rational ordnen könne. Zwar meint RÉJA, die psychischen Bedingungen schöpferischen Wirkens zeigten oft beim Gesunden analoge Mechanismen, wie auch der Begriff «Inspiration» andeute. Doch würde sich beim Gesunden – und dies ist für RÉJA ein wesentlicher Unterschied – das vernünftige Ich nie sehr weit entfernen, nur «sich klein machen» im Feuer des schöpferischen Arbeitens. Diese Art Ausnahmezustand sei indessen beim Verrückten von Dauer, und gerade deshalb lasse sich bei ihm die Genese der schöpferischen Tätigkeit besonders gut beobachten.

Für RÉJA besteht die Kunst nicht nur aus Meisterwerken. Neben diesen, die per definitionem vollkommen seien, gebe es eine Vielzahl mehr oder weniger elementarer Produktionen. Dazu gehörten auch die Werke, die von Kindern, von Wilden, von Gefangenen und von Geisteskranken geschaffen würden. Interessant ist dabei, daß RÉJAS Kapitel über die Zeichnungen von Wilden und Kindern sowie das Kapitel über Zeichnungen von Geisteskranken annähernd gleich lang sind. Für die letzteren sei es wesentlich, daß sie als erwachsene Menschen, meist ohne irgendwelche technische Schulung, durch eine in ihrer Krankheit liegende Notwendigkeit zum Zeichnen getrieben würden. Die ungeübten Züge ihrer Werke dürften nicht dazu verführen, ihre Beziehung zur Norm zu übersehen. Es gebe in unserer Welt kein Monstrum, das nicht eine Übersteigerung oder Karikatur des Normalen wäre. Der Sinn des Monstrums sei es, das Wesen des Normalen besser erkennbar werden zu lassen.

RÉJA meint, dem Genie sei es gegeben, uns die Seinsweisen und die Hintergründe des menschlichen Geistes zu offenbaren, während es das Privileg der Verrückten sei, uns dieselben Einsichten in ihrer nackten Ursprünglichkeit, auf wohl ungeschickte, aber unschuldige Weise nahezubringen. Wir werden sicherlich weniger von den Werken der Verrückten geblendet als von denen der Genies, sagt RÉJA, aber wir haben dafür auch eine größere Chance, das Wesentliche ganz klar zu sehen!

In seinen Schlußfolgerungen drückt RÉJA sich noch moderner aus. Einerseits betrachtet er den übermäßigen Gebrauch von Symbolen als typisch für diese Werke, andererseits das Ornamentale, die Betonung des Dekorativen ohne direkte Aussage. Die Tendenz zum Geometrischen und zur Symmetrie versteht er noch hauptsächlich als Kompensation fehlender Übung. Der Symbolismus und das Ornamentale aber seien in allen embryonalen Kunstformen besonders ausgeprägt. Die Kunst sei dann der Ausdruck einer «conscience obscure», einer dunklen Bewußtheit des Individuums, und stelle ein konkretes Schema dar, worin der Mensch sich zum Ausdruck bringen könne, ohne das logisch-rationale Mittel der geistigen Abstraktion zu Hilfe nehmen zu müssen. So sei die Kunst – und besonders die embryonale Irrenkunst – ein «raccourci expressif de l'état actuel des affaires», was man als «eine ausdrucksgeladene Kurzformel des jeweiligen Standes der Dinge» übersetzen darf.

Dazu führt RÉJA noch aus: «Beim künstlerischen Bemühen handelt es sich um nichts anderes als um die Geschicklichkeit, die ins Werk gesetzt wird, um dieser Kurzformel eine intensive Ausdrucksqualität zu verleihen. Doch erhält das in seiner Art konkrete und nur der Sensibilität zugängliche Kunstwerk gerade dadurch eine weit größere Tragweite als die rationalen, wissenschaftlichen Verfahren. Es wirkt direkt, unmittelbar.» Und: «In der Tat, unsere Intelligenz ist uns fremder, sie liegt ferner als unsere Sensibilität. Wir verstehen zwar rational viele Dinge, doch ohne unser Verhalten diesem Verständnis entsprechend anzupassen. Nur dann durchdringt uns eine Sache wirklich, wenn wir sie fühlen, wenn wir sie erleben. Das Verständnis bleibt immer etwas an der Oberfläche haften: die Intelligenz ist ja nur das Vorzimmer unserer wahren Persönlichkeit.»

Soweit der Pionier Marcel RÉJA. Da es mir darum geht, in großen Zügen die historische Entwicklung aufzuzeigen und nicht darum, eine möglichst große Anzahl von Autorennamen zu zitieren, darf ich andere Arbeiten, die bis zum Ende des ersten Weltkrieges erschienen sind, unberücksichtigt lassen und auf die Literaturübersicht von PRINZHORN (175) verweisen.

Einen wichtigen Schritt tat 1921 der schweizer Psychiater Walter MORGENTHALER (1882–1965) mit seiner 154 Seiten umfassenden Monographie über den chronisch schizophrenen Adolf WÖLFLI (Abb. 2). Schon im Titel des Buches – «Ein Geisteskranker als Künstler» (140) – bezog MORGENTHALER deutlich Stellung: zum ersten Mal wurde die Ansicht vertreten, daß eine schwere Geistesstörung den von ihr betroffenen Menschen dazu bringen kann, Kunstwerke zu schaffen, oder ihn doch zumindest nicht daran hindert. Das war eine mutige Tat für einen Psychiater jener Zeit, und MORGENTHALER selbst hat mir in den fünfziger Jahren zugegeben, daß sein Buch damals in Fachkreisen mißverstanden und belächelt worden sei und ihm mehr Schwierigkeiten als Anerkennung eingebracht habe. Daß aber seine künstlerische Wertung richtig war, zeigt sich heute, wo WÖLFLIS Bilder in Museen hängen und auf dem Kunstmarkt hohe Preise erzielen.

MORGENTHALER sagt im Vorwort: «Es soll erstens einmal der Versuch gemacht werden, reiches und interessantes psychiatrisches Material kritisch gesichtet vorzulegen, in größere Zusammenhänge hineinzustellen und dadurch für die Psychologie und für andere Wissenschaften fruchtbar zu machen... Zweitens aber wurde gerade dieser Fall ausgewählt, weil er außerdem Licht zu bringen scheint in Probleme, die beim Gesunden noch im Dunkeln liegen.» Es geht MORGENTHALER darum, «Bausteine zu liefern für ein Fundament, auf dem sich eine Psychologie der Kunst aufbauen lassen wird».

Neben der sorgfältigen Beschreibung von WÖLFLIS Leben, Krankheit und Werk, enthält die Monographie eine Fülle interessanter Bemerkungen zu allgemeinen Fragen

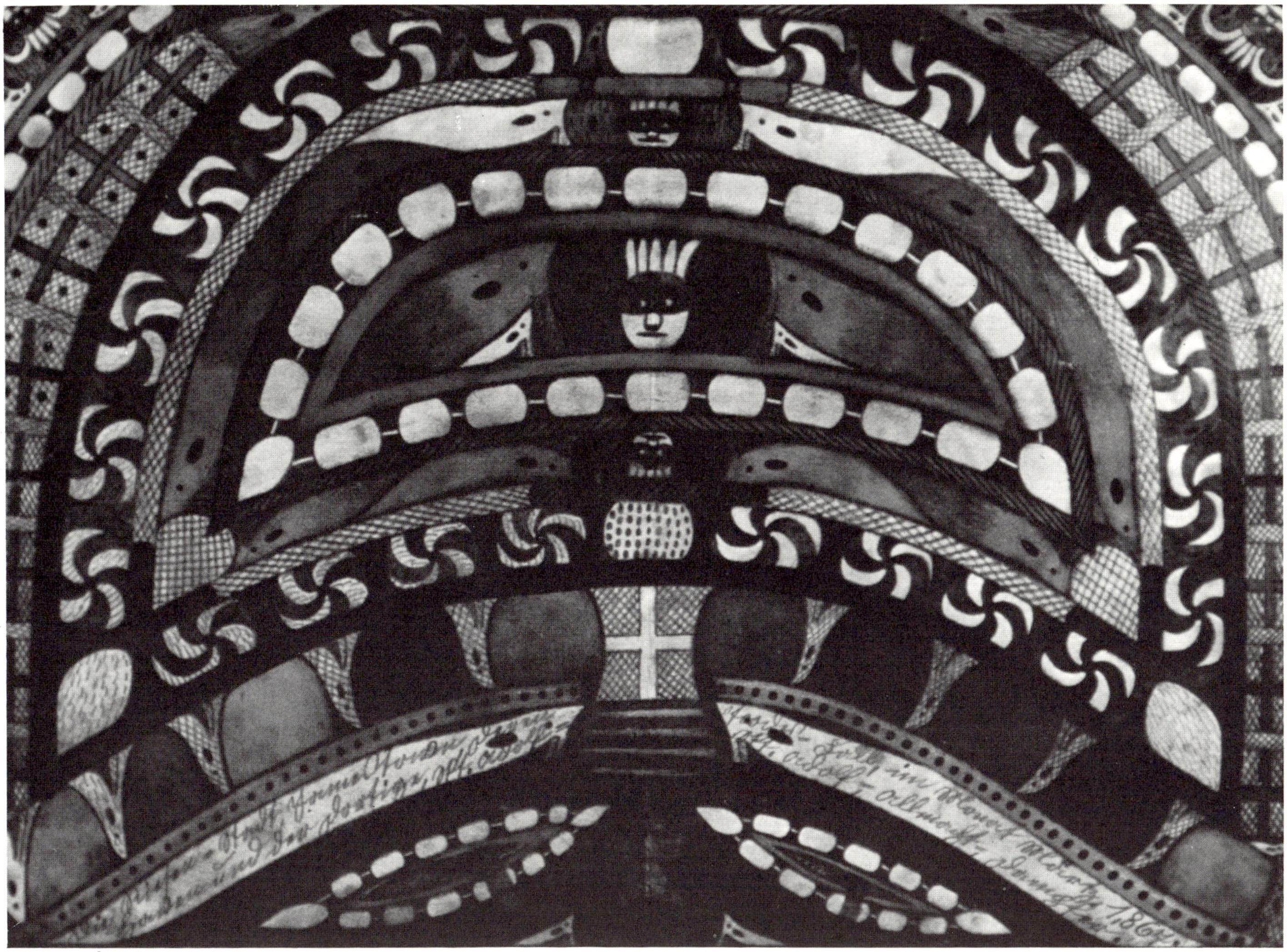

2 *Zeichnung von* Adolf Wölfli, *der durch die Monographie von Morgenthaler «Ein Geisteskranker als Künstler» (1921) bekannt wurde.*

der Bildnerei geistesgestörter Menschen. Morgenthaler prägte und benutzte die Bezeichnung «horror vacui» für die bei Wölfli besonders auffallende Tendenz, das Blatt bis zum äußersten Rand zu füllen, es mit vielen Details oder ornamentalen Verzierungen geradezu vollzustopfen, ohne auch nur die kleinste Stelle unbezeichnet zu lassen. Mit diesem prägnanten Begriff wollte Morgenthaler Wölflis Angst vor leeren Stellen bezeichnen. Er hat damit also nicht nur ein Phänomen beschrieben, sondern zugleich eine Interpretation des Phänomens gegeben. Der später von dem Franzosen Ferdière (63) geprägte Terminus «bourrage» (Vollstopfen) ist dagegen neutraler und wird vorgezogen, wenn man sich rein beschreibend einer Deutung enthalten will.

Morgenthaler spricht Wölfli einen ganz persönlichen Stil zu: obwohl bei Tausenden von Zeichnungen keine einer anderen gleiche, könne man jedes seiner Blätter unschwer aus den Produktionen anderer Kranker herausfinden. Dieser besondere Stil sei durch zwei gegensätzliche Tendenzen gekennzeichnet: «Es ist das auf der einen Seite das triebhaft Maßlose, etwas Titanisches, das alle Grenzen von Raum und Zeit überschreiten möchte, das immer wieder das Ganze zu erfassen sucht, das alles maximal betont, eine Steigerung und Übersteigerung im Symbolischen, ein Drang nach absoluter Freiheit, der alle natürlichen Formen gewaltsam verstümmelt und zerschlägt, eine innere Unruhe und Leidenschaftlichkeit bis zur Angst, die alles in ein einziges Blatt hineinstopfen, alles in einem einzigen Begriff ausdrücken möchte, etwas Mystisches und Dämonisches. Und auf der andern Seite kommt auch im Formalen und gerade hier am schönsten, die andere Seite zum Ausdruck, der Gegentrieb, das Normative, Gesetzmäßige, eine äußere Ruhe und Objektivität, die bis zur kühlen Selbstverständlichkeit oder gar Gleichgültigkeit gehen kann, eine regelnde Ordnung bis zur Gleichmäßigkeit, ja bis zur Formalisierung und Erstarrung.».

Von da ausgehend gelangt Morgenthaler dazu, die

von EBBINGHAUS beschriebenen «Objektivitätsfunktionen» oder die «normative Funktion» nach HÄBERLIN ganz allgemein als eine dem Ästhetischen oder dem Triebhaften übergeordnete Instanz anzusehen. Wichtig aber scheint mir allem zuvor die Erkenntnis MORGENTHALERS, daß WÖLFLIS künstlerische Arbeit für ihn selbst «geradezu einer Art Selbstbefreiung» gleichkam.

Verallgemeinernd meint MORGENTHALER, der Künstler müsse ein besonderes Verhältnis zu infantilen Erlebnissen bewahrt haben, über die Möglichkeit der Introversion verfügen und Mystiker sein können: «Sein tiefstes Erleben muß ihn nicht ganz aufgelöst haben, und dann muß er bald auch Distanz gewonnen haben von ihm. Aber doch muß der Künstler in diesem Erleben wenigstens etwas gesehen haben von den ‹urtümlichen Bildern› (Jakob BURCKHARDT), etwas erlebt haben vom ‹ursprünglichen Fühldenken› (C.G. JUNG), vom Weltinstinkt, der ‹Welthorme› (VON MONAKOW); er muß hinabgestiegen sein unter den Oberflächentrug der Sinne und des Intellekts in die große irrationale Unterschicht, so wie Faust hinabgestiegen ist zu den Müttern (WORRINGER).»

Nach MORGENTHALER hat die Psychose bei WÖLFLI solches Erleben möglich gemacht: «Sowie er aber krank wurde, wandte er sich wieder rückwärts und durchschritt nun mit zunehmender Krankheit seine Jugend zum zweitenmal, diesmal in umgekehrter Richtung. Und diese wiedererwachte Jugend wurde ihm nun zum unerschöpflichen Born für alle Herrlichkeiten seines Größenwahns. Aber er ging noch über seine eigene Kindheit hinaus; er stieg, um mit JUNG zu reden, hinunter vom Persönlichen ins Überpersönliche oder absolute Unbewußte; er kam zurück auf das ‹ursprüngliche Fühldenken›, die ‹urtümlichen Bilder›, ‹die ältesten und allgemeinsten und tiefsten Gedanken der Menschheit überhaupt›... ohne welche der Mensch aufhört Mensch zu sein!»

Es ist MORGENTHALERS historisches Verdienst, bei einem bis dahin nur negativ bewerteten Geisteskranken nicht nur positive kreative Fähigkeiten aufgedeckt, sondern ihm sogar die Möglichkeit zugebilligt zu haben, zutiefst Menschliches künstlerisch formulieren zu können.

Als Erklärung für die Einzigartigkeit der künstlerischen Leistung WÖLFLIS, für seinen «geometrischen Stil», der ihm zweifellos eine Sonderstellung auch unter anderen zeichnenden Kranken einräumt, führt MORGENTHALER eine originelle Hypothese an: «Es muß bei WÖLFLI das Raumgefühl oder der Rauminstinkt ganz besonders ausgebildet sein und ferner der Sinn für bestimmte Verhältnisse, z.B. des Verhältnisses des Ganzen zu seinen Teilen, der Einheit zur Vielheit, der Gleichheit zur Verschiedenheit, usw. Dies und die Art, wie er mit den Zahlen umgeht, läßt vermuten, daß wir hier auf die gleichen Elemente stoßen, die den mathematischen Fähigkeiten zugrunde liegen.» Und im Schlußwort seines Buches formuliert MORGENTHALER als letzten Satz: «Denn das tiefste Erlebnis ist das mystische, die reinste Form die mathematische».

Ein Jahr nach der WÖLFLI-Monographie erschien die «Bildnerei der Geisteskranken» (176) des deutschen Psychiaters Hans PRINZHORN (1886–1933). Dieses umfassende Buch stellt eine Bestandsaufnahme des damaligen Wissens und zugleich einen nicht zu unterschätzenden persönlichen Beitrag des Verfassers dar. Noch heute gilt es zu Recht als Standardwerk.

PRINZHORN benutzte in seiner Titelformulierung bewußt das etwas ungewohnte Wort «Bildnerei», um damit auszudrücken, «daß über die Wertung solcher ‹Bildwerke› unter dem herkömmlichen Begriffe der ‹Kunst› noch nichts ausgemacht ist» (siehe Abb. 3, sowie Abb. 4–7 auf Farbtafel I, S. 47). PRINZHORN hat gespürt, daß es ohne eine klare und einfache Definition der «Kunst» zu Mißverständnissen führen müßte, wenn man von der «Kunst der Geisteskranken» spricht und dabei ihre bildnerischen Erzeugnisse in die Untersuchung einbezieht. Obwohl PRINZHORN meint, es gäbe Werke von Geisteskranken, welche die Bezeichnung «Kunstwerk» verdienten, ist ihm klar, daß dies nur für eine Minderheit gilt. Wie er im Untertitel seines Buches anführt, verfolgt er das Ziel, einen «Beitrag zur Psychologie und Psychopathologie der Gestaltung» zu liefern. Und das ist programmatisch zu verstehen, denn kaum ein anderer Autor jener Zeit hätte es wohl gewagt so offen die Meinung zu vertreten (die vorher nur RÉJA und MORGENTHALER andeuteten), es seien von den Geisteskranken her Rückschlüsse auf normale psychologische Vorgänge kreativer Art zu erwarten.

Im theoretischen Teil setzt sich PRINZHORN mit den «sechs Wurzeln des Gestaltungstriebes» auseinander: Ausdrucksbedürfnis, Spieltrieb, Schmucktrieb, Ordnungstendenz, Abbildetendenz und Symbolbedürfnis. Dieses schematische Vorgehen wurde ihm zum Vorwurf gemacht: «...er sucht dadurch Klarheit für die Frage des Zustandekommens des Gebildes zu gewinnen, daß er für jedes der Analysenbruchstücke einen besonderen Trieb verantwortlich macht. Daß dabei der Ausdruck ‹Trieb› für durchaus heterogene Vorgänge gebraucht wird, ist ohne weiteres ersichtlich» (134). Allerdings sind wir auch heute hier noch nicht viel weiter gekommen und benutzen noch gerne die Begriffe von PRINZHORN, wenn wir auch Tendenz oder Bedürfnis dem ominösen «Trieb» vorziehen. Worum es sich dabei aber eigentlich handelt, wissen wir ebensowenig wie PRINZHORN.

Durch die Ausdruckslehre von KLAGES beeinflußt, untersucht PRINZHORN im zweiten Teil seines Buches die «psychologischen Grundlagen der bildnerischen Gestal-

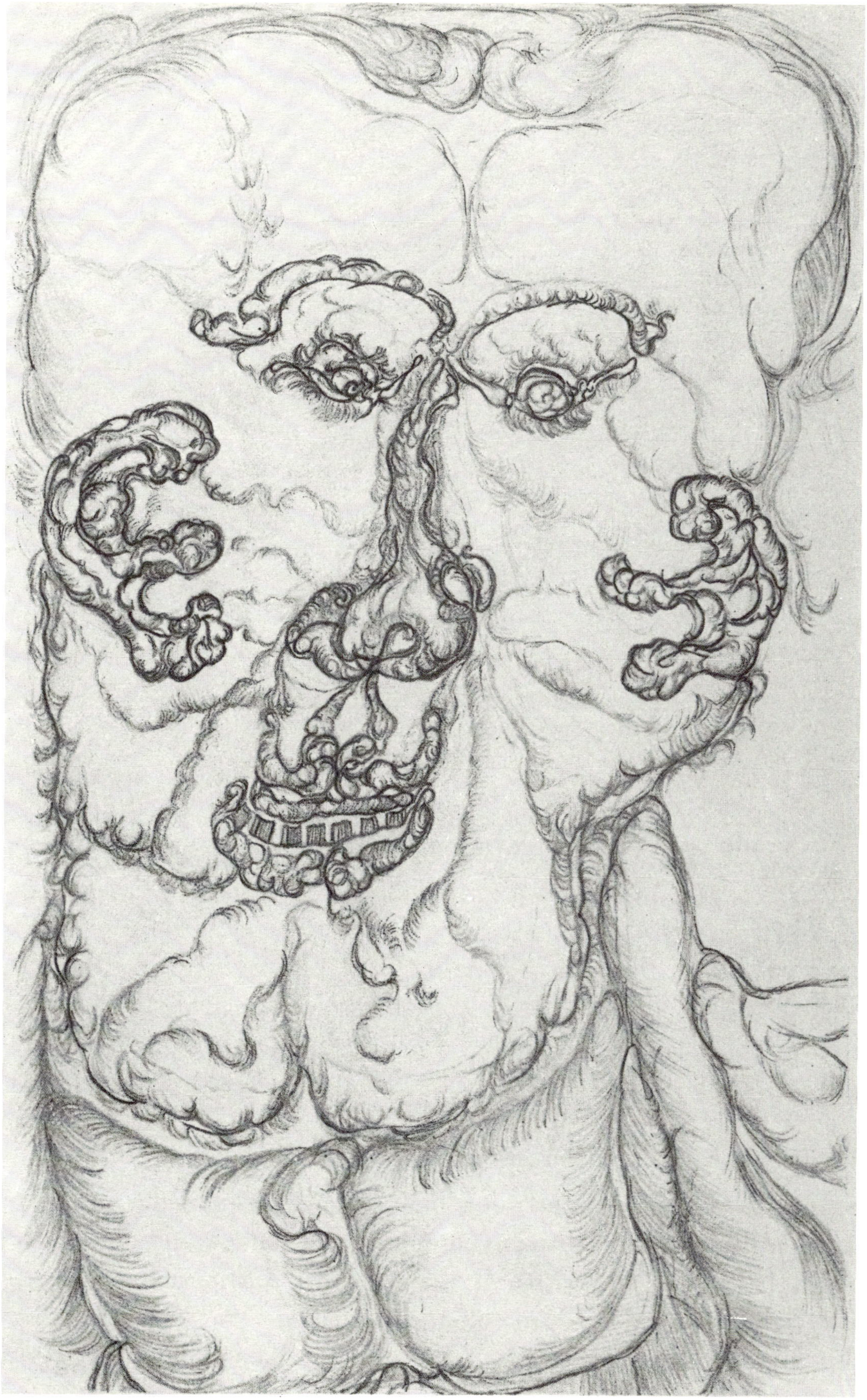

3 «Lufterscheinung» des schizophrenen Otto St. *aus der Prinzhorn-Sammlung. Wurde von André Malraux in sein «Musée imaginaire» übernommen.*

tung»: objektfreie Kritzeleien, spielerische Zeichnungen mit vorwiegender Ordnungstendenz, dann ähnliche mit vorwiegender Abbildetendenz, anschließend die anschauliche Phantastik und zum Schluß die gesteigerte Bedeutsamkeit und Symbolik. Dies wird dann anhand von zehn Lebensläufen schizophrener Bildner dargelegt und mit Beispielen aus deren zeichnerischem Werk illustriert.

Seine zehn besonders interessanten Patienten hatte PRINZHORN aus der von ihm selbst zusammengetragenen großen Sammlung der Heidelberger Klinik ausgewählt; sie umfaßte damals ungefähr 5000 Dokumente aus psychiatrischen Krankenhäusern in Deutschland, Österreich, der Schweiz, Italien und Holland. Von den 450 Patienten waren rund 75% Schizophrene. Die PRINZHORN-Sammlung in Heidelberg blieb glücklicherweise erhalten und ist heute noch die wichtigste Sammlung spontan entstandener Arbeiten von psychisch Kranken. Sie dokumentiert ein Maß an persönlicher Erfahrung wie es kein anderer zeitgenössischer Autor besaß.

Im dritten Teil seines Buches bespricht PRINZHORN die bildnerischen Ergebnisse, die Gestaltungsmerkmale der einfachsten Zeichnungen und der komplexeren Bildwerke, die mehr oder weniger symbolischen Inhalte, wobei er sich jeder spekulativen Interpretation enthält. Zum Vergleich werden Kinderzeichnungen, Zeichnungen ungeübter Erwachsener, von Primitiven (nach ethnologischen Forschungen), aus älteren Kulturen sowie aus der Volkskunst und der mediumistischen Kunst herangezogen.

Schließlich wirft PRINZHORN «die Frage nach der Eigenart schizophrener Gestaltung» auf. Es wäre anmaßend, die hier vorgebrachten, oft sehr originellen Überlegungen des Verfassers auch nur annähernd vollständig resümieren zu wollen. Vieles wird schon hier ausgesagt, was andere Autoren später entdeckt haben möchten. Es liegt mir aber daran, einige seiner grundlegenden Gedanken herauszugreifen und sie ausführlicher zu zitieren.

Dem schizophrenen Zeichner geht es nicht in erster Linie um die Abbildung der dargestellten Gegenstände, sondern darum, «daß er sie um der besonderen Bedeutung willen, die sie für ihn besitzen, sich anschaulich vergegenwärtigt. Die Einstellung des Zeichners wäre dann weit entfernt von der eines Naturalisten, in dem der reiche äußere Schein der Welt draußen das Verlangen weckt, sich in diese Pracht zu versenken und nachbildend davon einzufangen, was er vermag.» Die Abbildetendenz beschränkt sich beim Schizophrenen auf Detailformen: «Was unser Zeichner sich schafft, ist eine autistische Bilderschrift, zu der nur er selbst den Schlüssel besitzt». «Gegen die realen Zusammenhänge gibt es bei unsern Bildnern keinerlei Verpflichtung, und zwar umso weniger, je stärker ihre Gestaltungskraft ist.» Diese Einstellung beruhe letzten Endes auf dem besonderen Verhältnis zur Umwelt: «Kein Gegenstand da draußen hat mehr einen Eigenwert, um den man sich etwa schauend oder nachbildend bemühen würde. Sondern alles ist nur Material für die Selbstherrlichkeit einer weltabgewandten, autistischen Psyche. Wenn wir den Begriff des Autismus in der Psychopathologie nicht besäßen, wir müßten ihn bilden angesichts der zwingenden Merkmale, die unser Material für solche Introversion uns aufdrängt. Haben die Dinge draußen ihren Eigenwert eingebüßt, sind sie nichts mehr an und für sich, so werden sie als dienende Objekte Träger und Repräsentanten für die seelischen Regungen des Bildners.» Woraus PRINZHORN schließt: «Die Gewohnheit, alle Dinge der Außenwelt nur als Material für den eigenen seelischen Haushalt zu verwenden, führt nun auch verhältnismäßig einfache Begabungen unversehens zu einer mehr oder weniger symbolischen, jedenfalls aber ganz festen beständigen Formensprache – zu einem persönlichen Stil.»

Infolge der «persönlichen Bedingtheit der Einzelformen», meint PRINZHORN, erstaune dann die oft unheimliche Gesamtwirkung, die mystisch erklärbar sei, denn «diese Kranken stünden auf völlig irrationale Weise mit den tiefsten Erkenntnissen in Berührung und offenbarten, ihnen selbst unbewußt, erschaute Ewigkeitsbilder». Er fährt fort: «Nehmen wir diese letzten Ausdrücke nicht so wörtlich, als handle es sich um irgendwo real lokalisierte substantielle Dinge oder Wesen, sondern setzen wir dafür menschliche Urphänomene oder urtümliche Bilder, so erhalten wir eine Erklärung, die uns mehr zusagt. Wir kommen in anderem Zusammenhang wiederum auf dasselbe Prinzip: es gibt seelische Äußerungsformen und entsprechende anschauliche Gestaltungen, die bei allen Menschen unter gleichen Bedingungen zwangsläufig fast gleich sein würden, ähnlich wie die physiologischen Vorgänge. Unter der Einwirkung von zivilisatorischen Sitten und beschränkenden Regeln ist ein solcher normaler Ablauf gestört und gehemmt. Ausnahmezustände aller Art aber, in denen die alltägliche Bindung aufgehoben ist, begünstigen jene urtümlichen Ablaufsformen.»

PRINZHORN weist ferner auf die Schwierigkeit hin, vieldeutige Werke von ihrem Symbolgehalt («Phänomene, die sich der Meßbarkeit entziehen») her auszuschöpfen: «Für uns bleibt einstweilen nur die unanfechtbare Tatsache bestehen, daß unsere Kranken, in erster Linie die Schizophrenen, fast ausnahmslos von einem Streben nach dem Absoluten erfüllt sind, durch das sie oft zu tiefzielenden Problemstellungen gelangen. Wenn sie dann absurde Lösungen ernsthaft behandeln, so sehen wir darin zwar ein kritikloses Verfahren, d.h. eines, das unseren auf bestimmte rationale Begriffsbildung gestellten Denkkonventionen nicht angepaßt ist, und wir führen dieses auf die autistische Selbstherrlichkeit des Urhebers zurück. Aber wir dürfen uns nicht darüber täuschen, daß wir hiermit durchaus kein unterscheidendes Kriterium für die Einstellung des Schizophrenen in Händen halten. In der rationalen Sphäre ist die Einstellung eines Mathematikers, der aufgrund völlig unanschaulicher, aber nach einem logischen Prinzip folgerichtiger Annahmen mit einer vierten Dimension operiert, phänomenologisch schlechterdings nicht zu unterscheiden von der eines Schizophrenen, der als Erklärungsprinzip für bestimmte körperliche Sensationen statuiert eine elektrische Zentralstation, in deren Stromkreis er schwimmt. Das eine ist nicht richtiger, wirklicher, allgemeingültiger als das andere. Es gehört nichts dazu als die konsequente Einstellung auf das Grundprinzip und der Verzicht auf alltägliche Denkgewohnheiten. Erst die Rolle eines solchen ‹Denkens under anderen Voraussetzungen› im Lebenslauf des Denkenden setzt den Unterschied. Dort ein freies Spiel, von dem in jedem Augenblick der Rückweg offen steht. Hier beim Schizophrenen ein zwangsmäßiges Sodenken-Müssen, ein Gehetztsein, um unerträglichen Erlebnissen durch Systematisierung wenigstens einen Sinn zu geben. Diese affektive Seite verleiht solchen Deutungen jenen Erlösungscharakter, der allen absurden Einzelheiten zum Trotz für den Urheber lebendig ist, sei es, daß die in der Gestaltung gelungene Symbolisierung ihm eine gewisse Befriedigung gewährt, oder sei es, daß er in seinem System wenigstens die Widersacher personifiziert hat, die er nun statt anonymer Mächte bekämpfen kann.»

Wenn aber geheimnisvolle Beziehungen in Bildwerke projiziert und fremdartige Wirkungen angestrebt werden, «so stehen wir damit eben auf dem Boden des magischen Denkens, das nicht auf Kritik und Wissen, sondern auf Wirken aus ist, und das eben nicht Objektivität sucht, sondern intensivste Ausgestaltung der Subjektivität». So weist schließlich, nach Prinzhorn, die «absurde Diskrepanz zwischen dem anschaulich Gegebenen und dem damit Gemeinten am ehesten auf schizophrene Störung hin». Was ihn dazu führt, dem Verlust des Kontaktes mit der übrigen Welt die entsprechende Bedeutung zuzumessen: «Von dieser völligen autistischen Vereinzelung, dem über alle Schattierungen psychopathischer Weltentfremdung hinausgehenden grauenhaften Solipsismus (des Schizophrenen) spüren wir in den typischen Bildwerken den Abglanz, und hiermit glauben wir die Eigenart schizophrener Gestaltung im Kern getroffen zu haben».

Prinzhorn postuliert einen «originalen Gestaltungsdrang, der allen Menschen wesenhaft eigen» sei, aber durch die zivilisatorische Entwicklung verschüttet wurde. Der Autismus des Schizophrenen, seine Abwendung von der äußeren Welt, oder vielleicht auch eine ganz spezifische Einwirkung der Schizophrenie, machten dann eine Gestaltungskraft frei (die dem Kranken anderweitig versagt bliebe), «indem nämlich in seiner Psyche sich Vorgänge abspielen würden, die sonst dem Künstler vorbehalten sind».

«Der Schizophrene richtet im Gestaltungsvorgang aus ungesiebten Zufällen und unbedachter Willkür eine Art von Formgesetzlichkeit auf, die nicht nach sinnvoller Einheit strebt. Indem sich Einfälle hemmungslos aneinanderreihen, entsteht aus der naiven Rhythmik der Strichführung eine äußere formale Einheitlichkeit. In günstigen Fällen schließen sich die beiden an sich divergenten Tendenzen (Stoffgestaltung und formale Einheitstendenz) ohne bewußte Führung zusammen – dann entstehen Werke, die auf dem Boden ernsthafter Kunst gewertet werden müssen. Meistens aber macht der Gestaltungsvorgang sozusagen kurz vor der eigentlichen Schöpfung halt – die Einfälle bewahren sich noch ihr selbständiges Dasein, ohne sich einer Obervorstellung einzuordnen, die Eigenbewegung der Kurven hält sich noch unabhängig von dem Rhythmus des Gesamtwerkes – oder aber dieser setzt sich rücksichtslos durch und vergewaltigt jede Einzelform. Mögen auch verschiedene Nuancen dieses Kampfes von autonom sich gebärdenden Einzeltendenzen auftreten, von zentraler Bedeutung ist wohl nur diese eine: das Verweilen auf dem Augenblick vor der Entscheidung, das denn allerdings in jeder Beziehung für den Schizophrenen kennzeichnend ist und in jeder Spaltungserscheinung, in jeder ambivalenten Einstellung steckt. Man kann dies Verweilen in einem Spannungszustande vor der Entscheidung leicht in Verbindung bringen mit dem Autismus und der mangelnden Wirklichkeitsanpassung des Schizophrenen.»

Prinzhorn ist sich darüber klar, daß weder formale noch inhaltliche Kriterien es erlauben, aus einer Zeichnung auf die Geisteskrankheit ihres Urhebers zu schließen. Allerhöchstens lege eine starke Häufung solcher Merkmale einen Verdacht auf Krankhaftes nahe. «Wie wir es ablehnen mußten, das Wesen schizophrener Gestaltung an äußeren Merkmalen darzulegen, so lehnen wir es nicht minder ab, durch Vergleich äußerer Merkmale Parallelen zwischen der Zeitkunst und unseren Bildern zu ziehen, wie das nicht nur von Laien, sondern sogar von namhaften Psychiatern in platter und sensationeller Weise in der Tagespresse geschieht. Abgesehen davon, daß damit, selbst wenn die mitgeteilten Parallelen stichhaltig wären, nur der Banause mit neuen Schlagworten unterstützt würde, liegt diesem Verfahren ein grober psychologischer und logischer Irrtum zugrunde. Es ist nämlich oberflächlich und falsch, aus Ähnlichkeit der äußeren Erscheinung Gleichheit der dahinterliegenden seelischen Zustände zu konstruieren. Der Schluß: dieser Maler malt wie jener Geisteskranke, also ist er geisteskrank, ist keineswegs beweisender und geistvoller als der andere: Pechstein, Heckel u.a. machen Holzfiguren wie Kamerunneger, also sind sie Kamerunneger.» Was PRINZHORN nicht hindert, die Beziehungen zwischen dem «schizophrenen Weltgefühl» und dem «Zerfall des traditionellen Weltgefühls» innerhalb des «wuchernden Rationalismus der letzten Generationen» zu beleuchten.

PRINZHORNS Buch hatte Erfolg: nach kaum einem Jahr erlebte es eine zweite Auflage. Heute macht ein photomechanischer Nachdruck es dem interessierten Leser zugänglich (176). Es ist bemerkenswert, daß nicht die psychiatrischen Fachkreise seinen Ruhm begründeten, sondern vor allem die Künstler und ihre Freunde. Für viele von ihnen wurde es zu einer Art Bibel. Es hieße das Wesen des künstlerischen Arbeitens verkennen, wollte man daraus schließen, die Entwicklung der modernen Malerei sei direkt durch PRINZHORNS Buch beeinflußt worden. Der indirekte Einfluß jedoch war gewaltig, wie zum Beispiel Zeugnisse verschiedener Surrealisten belegen. Das Buch wirkte als Stimulans und half mit, den Weg zu öffnen für eine Kunst, deren Hauptanliegen die Wiedergabe von «inneren Wirklichkeiten» sein sollte.

Für den Problemkreis «Psychose und Kunst» wird das Werk von Hans PRINZHORN auch in Zukunft jenes solide Fundament bilden, auf das immer wieder zurückgegriffen werden muß und auf dessen Grundlage weitergearbeitet werden kann.

Im Jahre 1922 veröffentlichte der deutsche Psychiater und spätere Existenzphilosoph Karl JASPERS (1883–1969) seine Arbeit «Strindberg und van Gogh. Versuch einer pathographischen Analyse unter vergleichender Heranziehung von Swedenborg und Hölderlin» (95). Zwar wurde die Schizophreniediagnose, die JASPERS bei VAN GOGH stellte, seither immer wieder in Frage gestellt (vergl. S. 136), doch fand das Buch große Beachtung und darf heute noch wegen seiner Gründlichkeit als Vorbild einer pathographischen Bearbeitung angesehen werden, auch wenn es die Grenzen einer posthumen Interpretation erkennen läßt.

Das 1923 erschienene Buch von Richard Arwed PFEIFER «Der Geisteskranke und sein Werk» (172), in dem der Verfasser über vier eigene Fälle und Zeichenexperimente mit Gesunden berichtete, blieb nicht grundlos ohne nachhaltige Wirkung, tut sich doch PFEIFERS Position schon in folgenden Sätzen kund: «Infolge der bestehenden Denkstörung inhaltlich schwer konfus, sind die Bildwerke formal noch eindrucksvoll. Sie wirken weniger durch das, was sie inhaltlich bieten, als durch das, was wir in sie hineingeheimnissen.» PFEIFER geht bis zur Behauptung, das für die Schizophrenie pathognomonische Bildwerk sei «niemals künstlerisch eindrucksvoll, sondern immer trivial», es sei Minderleistung, die nur «Unfreiheit und Zwangsläufigkeit als Ausdruck der Entartung durch Krankheit» zeige.

Im Jahre 1932 kam das Handbuch der Geisteskrankheiten von BUMKE heraus, in dem Hans BÜRGER-PRINZ über die künstlerischen Arbeiten Schizophrener (45) referierte, wobei er sich weitgehend auf das Buch von PRINZHORN bezog. Damit fand dieses Thema zum ersten Mal Eingang in die großen Nachschlagewerke der offiziellen Psychiatrie. Man kann der sehr sorgfältigen Bibliographie von VOLMAT (228) entnehmen, daß sich bis zum Ausbruch des zweiten Weltkriegs erst etwa 150 wissenschaftliche Arbeiten mit dem bildnerischen Ausdruck psychisch Kranker beschäftigten. Darunter nehmen die hier erwähnten Schriften eine besondere Stellung ein. Erstaunlich ist, daß trotz der Pionierleistung von RÉJA im französischen Sprachraum nur ein kleines Büchlein von Jean VINCHON «L'Art et la folie» (1924) erschienen ist (225).

In den Nachkriegsjahren wurde die einschlägige Literatur allerdings immer umfangreicher; sie ist heute für einen einzelnen Menschen kaum noch übersehbar. Wenn die Bibliographie von VOLMAT 1956 (mit Einschluß von Grenzgebieten) rund 800 Arbeiten aufführte, so wies die Bibliographie von KIELL (100) nur neun Jahre später schon mehr als 7000 Titel auf. Zum großen Teil ist dieses zunehmende Interesse sicherlich der Gründung der «Internationalen Gesellschaft für Psychopathologie des Ausdrucks» (S.I.P.E.) während einer Zusammenkunft interessierter Psychiater im Jahre 1959 in Verona zuzuschreiben; der Sitz dieser Vereinigung ist Paris. Gemeinsam mit Tochtergesellschaften in vielen Ländern stimuliert sie durch die regelmäßige Veranstaltung von internationalen Zusammenkünften den Gedankenaustausch unter den Forschern, wobei in den letzten Jahren immer mehr die Psychiater auch mit den Künstlern und kunstinteressierten Kreisen ins Gespräch kommen.

In diesem Buch wird verschiedentlich noch auf Arbeiten aus der Nachkriegszeit hingewiesen werden, so daß ich darauf verzichten kann, hier einzelne Publikationen besonders zu erwähnen. Zudem bedarf es bei einem «historischen Überblick» einer gewissen Distanz und Zurückhaltung gegenüber den zahlreichen vorliegenden Veröffentlichungen, deren Wertung der Zukunft vorbehalten bleiben soll.

Unser Buch will *eine* für uns wichtige Entwicklungslinie aufzeigen und darstellen, eine Absicht, die auch die Auswahl der Literatur bestimmt. Dabei aber sollte dem Leser bewußt sein, daß sehr viele auch hier nicht genannte Autoren zu dem Gebäude beigetragen haben, das jetzt als «Psychopathologie des bildnerischen Ausdrucks» einen festen Stellenwert in der Psychiatrie besitzt und zunehmendes Interesse in den anderen Disziplinen der Geisteswissenschaften findet.

3. Neuere Gesichtspunkte: «Art brut»

In der gegensätzlichen Haltung von MOHR und RÉJA in den Jahren 1906 und 1907 trat eine Verschiedenartigkeit der Standpunkte zutage, die bis in die heutige Zeit nachwirkt. MOHR (139) ging es darum, aus Krankheitssymptomen diagnostisch verwertbare Anhaltspunkte zu gewinnen, während RÉJA (178) in denselben Symptomen kreative, für den Menschen wertvolle Faktoren zu erkennen meinte. Bei MOHR überwog die naturwissenschaftliche Einstellung des Arztes, die davon ausging, daß eine Zeichnung wie ein klinisches Krankheitssymptom untersucht und beschrieben werden kann. Dem Psychiater, der gezwungen ist, bei seinen Patienten die Symptome mühsam aus ihrem Verhalten und ihren sprachlichen Äußerungen herauszulesen, erschien es als besonderer Glücksfall, über ein objektiv analysierbares Dokument zu verfügen. Es ist verständlich, daß man in diesem Dokument Kriterien zu finden hoffte, die differentialdiagnostische Schlüsse ermöglichen sollten. So ist die jahrelange Suche nach krankheitsspezifischen, pathognomonischen Merkmalen zu erklären, von denen wir heute sicher wissen, daß es sie nicht gibt. Alle formalen und inhaltlichen Besonderheiten der Bildnerei von psychisch Kranken können ebenfalls in künstlerischen Arbeiten von Gesunden auftreten. Schon PRINZHORN vertrat grundsätzlich diese Ansicht. Es sei aber zugestanden, daß die Häufung sogenannter «schizophrener Merkmale» auf einem einzigen Blatt beim Kenner den Verdacht entstehen lassen kann, der Zeichner könne ein Kranker sein (vergl. z.B. Abb. 50, Farbtafel IV, S. 50). Weitaus die meisten Autoren sind sich allerdings darüber einig, daß es unzulässig ist, aufgrund von Zeichnungen eine Diagnose zu stellen. Auch die sensibelsten Künstler können übrigens nicht entscheiden, ob ein Bild von einem gesunden Maler oder von einem psychisch Kranken stammt, wie MARAN (132) 1970 nachweisen konnte. Trotz dieser Einschränkungen hat die genaue Beschreibung formaler und inhaltlicher Merkmale durch viele Autoren, die schließlich im Merkmalskatalog von RENNERT (179, 19) eine als Arbeitsinstrument brauchbare Zusammenfassung fand, zahlreiche wichtige Einsichten vermittelt, auf die in den folgenden Kapiteln öfter zurückgegriffen werden wird.

Andererseits fanden sich immer wieder Psychiater, die sich in der Nachfolge von RÉJA, vor allem vom ästhetischen Eindruck der Zeichnungen ihrer Patienten faszinieren ließen. Ihnen war es unmöglich, sich dieser Wirkung zu entziehen und in solchen Bildwerken nur nach negativen Krankheitszeichen zu suchen. Sie verspürten eine geheimnisvolle Anziehungskraft, fühlten sich angesprochen, betroffen oder gar in Frage gestellt durch Bilder, von denen eine besondere, zuweilen als betont künstlerisch empfundene Ausstrahlung ausging. MORGENTHALER, der kurzerhand einen seiner Patienten zum Künstler erklärte, obwohl es sich um einen zeichnerisch keineswegs vorgebildeten Menschen handelte, wurde von seinen zeitgenössischen Fachkollegen nicht verstanden, wohl aber von Künstlern und Schriftstellern (22). Die Psychiater hingegen warfen ihm eine romantische, unwissenschaftliche Einstellung vor. Sicher gehört zur Bewunderung künstlerischer Arbeit ein emotionales, affektives Moment, das für einen wissenschaftlich arbeitenden Arzt Gefahren in sich tragen kann. Bewundernde Anerkennung der Patientenleistung ist für den Psychiater wohl ebenso verfänglich wie die nicht nur in Ärztekreisen übliche, emotionale Ablehnung solcher Produkte unter dem Vorwand, es könne sich nur um destruktive, krankhafte, «entartete» Werke handeln. Trotz der Anerkennung einer positiven Leistung die notwendige Objektivität zu bewahren, um derartigen bildnerischen Erzeugnissen wissenschaftlich zu begegnen, ist sicher kein einfaches Unterfangen. Dies gilt vor allem auch deswegen, weil allgemein verbindliche Kriterien zur Qualitäts- und Wertbestimmung eines Bildwerkes fehlen. Spricht der Psychiater von Kunst, wirft man ihm Unwissenschaftlichkeit vor (während Kunstsachverständige ihn für inkompetent erklären), beschreibt er aber das Werk seines Patienten in seiner gewohnten Terminologie, so meint man, er ginge am

Wesentlichen vorbei und sehe nur Krankhaftes dort, wo eminent kreative Faktoren im Spiel seien.

Der Psychiater, der sich eingehend mit den Bildnereien seiner Patienten beschäftigt, muß wohl oder übel eine Wahl treffen und Stellung beziehen, auch wenn ihn das unter Umständen dazu zwingt, den Boden der reinen Naturwissenschaft zu verlassen. Hier war es wieder PRINZHORN, der meines Erachtens für die spätere Forschung den einzuschlagenden Weg aufzeigte, als er 1921 schrieb: «Wer ein Bildwerk nicht anschauend zu erleben vermag, ohne von einem Denkzwang zum Ergründen- und Entlarven-Wollen befallen zu werden, der mag ein guter Psychologe sein, aber an dem Wesen des Gestalteten geht er notwendig vorbei.»

In dieser Situation kam 1945 unabsichtlich ein Künstler den Psychiatern zuhilfe, als er bestimmte künstlerische Erzeugnisse aus dem Bereich des Pathologischen heraushob und ihnen Anerkennung durch das kunstinteressierte Publikum verschaffte, so daß es nun nicht mehr den Ärzten überlassen ist, das produktiv Schöpferische, wie es in solchen Werken zutage treten kann, herauszustellen und zu verteidigen. Die Anerkennung des Konzeptes der «Art brut» von Jean DUBUFFET erlaubt es den Psychiatern, den Produktionen ihrer Patienten mit mehr Distanz zu begegnen; sie können jetzt die rein künstlerische Wertung unbelastet anderen überlassen. DUBUFFET hat Kriterien entwickelt, die es ermöglichen, auch Werke von psychisch Kranken anders als nur unter dem Gesichtspunkt des Krankhaften zu sehen.

Unter «Art brut» – was rohe, rudimentäre, ursprüngliche Kunst bedeutet – versteht DUBUFFET (58) Produktionen aller Art – Zeichnungen, Malereien, Stickereien, modellierte oder geschnitzte Figuren usw. –, die einen spontanen und betont erfinderischen Charakter besitzen und so wenig wie möglich den gewohnten Kunstrichtungen oder Kulturschablonen verpflichtet sind. Bei ihren Autoren handelt es sich um nicht vorgebildete, unbekannte Personen, ohne jede Beziehung zum Berufskünstlertum. Ausgeschlossen sind die sogenannten «Sonntagsmaler» und «Naiven», die ja danach streben, es trotz ihrer Ungeübtheit den traditionellen Künstlern gleichzutun. Für DUBUFFET ist das Überraschungsmoment sehr wesentlich, das Unvorhergesehene, wie es sich sowohl in Material und Technik, als auch in der Idee manifestiert. Es soll sich nicht um eine, wenn auch reizvolle Abart des Gewohnten handeln, sondern um ganz ursprüngliche Neuschöpfungen, um «Erfundenes». DUBUFFET betont, solche Werke seien ebenso selten wie Erfindungen auf anderen Gebieten. Es gebe auch hier Qualitätsunterschiede, doch stoße man gerade dort auf die erstaunlichste Kreativität, wo der Ursprung besonders bescheiden, die Technik besonders rudimentär sei und zufällig vorhandenes Material verwendet werde. Selbst wenn das Äußere ärmlich scheine und wenig an herkömmliche Kunstobjekte erinnere, so daß ein oberflächlicher Betrachter gar an Abfall denken könne, sei nur eines wesentlich: das Objekt müsse einer «fiebrigen Impulsion» entsprungen sein und nicht lediglich einer momentanen Laune oder einem Einfall, in dem die erhebende Erregung keinen Platz besäße. In dieser Bedingung sieht DUBUFFET gar das eigentliche Kriterium, das den Gebrauch des Wortes «Kunst» rechtfertige.

Für die Anerkennung einer künstlerischen Produktion als «Art brut» verlangt DUBUFFET völlige Eigenständigkeit ohne jede kulturelle Verbrämung. Somit steht «Art brut» im krassen Gegensatz zur kulturell vereinnahmten, offiziellen Kunst, für die DUBUFFET wenig Nachsicht aufbringt: sie komme oft einem «wertlosen Gesellschaftsspiel» gleich (61), sie sei das Privileg einer «Brigade von Karriere-Intellektuellen», die sich von festgefahrenen Ideen ernährten und deshalb nur «in gekochtem Wasser schwimmen» könnten (56). Übernommene, überlieferte Meinungen hätten nichts in der Kunst zu suchen.

Seit 1945 sammelte DUBUFFET systematisch Werke, die seinem Konzept der «Art brut» entsprachen. 1948 gründete er die «Compagnie de l'Art brut» und veranstaltete die ersten Ausstellungen. Von 1951 bis 1962 war die Sammlung in den Vereinigten Staaten; sie zählte damals ungefähr 1200 Stücke. Dann konnte DUBUFFET in der Rue de Sèvres in Paris ein großes Haus erwerben, wo die Sammlung Platz fand und in wenigen Jahren auf über 5000 Stücke anstieg, die von ungefähr 200 Autoren stammen. 1967 fand im Pariser Kunstgewerbemuseum eine Ausstellung von 680 Hauptwerken statt; damit wurde «Art brut» auch weiteren Kreisen bekannt. 1972 vermachte DUBUFFET die komplette Sammlung der Stadt Lausanne, und heute ist sie als «Collection de l'Art brut» im eigens dafür umgebauten Schlößchen Beaulieu endgültig untergebracht. Unter hervorragenden ausstellungstechnischen Bedingungen ist fast ein Fünftel des Bestandes dem Publikum ständig zugänglich.

Gut die Hälfte der «Collection de l'art brut» ist in psychiatrischen Krankenhäusern entstanden. Doch lehnt DUBUFFET es vehement und grundsätzlich ab, zwischen pathologischen und nicht-pathologischen Produktionen zu unterscheiden. Schon 1949 schrieb er, die Funktion der Kunst sei in allen Fällen dieselbe, und es gebe so wenig eine Kunst der Verrückten wie eine Kunst der Darm- oder Meniskuskranken (56); entweder gebe es keine pathologische Kunst, oder jede Kunst sei pathologisch. Da viele seiner Künstler gesellschaftlich isolierte Menschen waren oder sind, meint er, daß Isolation und Einsamkeit urtümlich künstlerisches Wirken anregten. Die Verrücktheit als Krankheit wird von DUBUFFET in

Frage gestellt; er sieht für die Segregation zwischen gesund und krank vor allem soziale Gründe. Weil er davon überzeugt ist, daß die Künstler der «Art brut» ganz genau wissen, was sie tun, fragt er sich, ob nicht die Kranken absichtlich die Verrücktheit gewählt haben, um sich mit eigenen Händen und für den Selbstgebrauch «Spiele und Feste» zu erfinden. Jedenfalls lehne der Verrückte alle sozio-kulturellen Konventionen ab – was ein Zeichen von Gesundheit sei – und werde so zum Erneuerer. Er engagiere sich in einem kreativen Prozeß, um sich selbst auszudrücken, und dies nur für sein eigenes Auditorium, für sich allein. Gerade in seinem künstlerischen Wirken aber erbringe er den Beweis einer besonderen geistigen Gesundheit. – Es sei unbestritten, daß es sich hier um sehr persönliche Ansichten des Künstlers DUBUFFET handelt, die nicht jedermann billigen mag.

Auch die Auswahl der Werke – über ihre Zugehörigkeit zur «Art brut» entscheidet nur er – ist ganz von seiner Persönlichkeit geprägt, wie der Begriff «Art brut» selber. Auch wenn er inzwischen in die Kunstgeschichte eingegangen ist, bleibt es ein willkürlicher Begriff, der persönlichen, in DUBUFFETS Publikationen festgelegten Kriterien folgt. Dort kann man auch nachlesen, daß bestimmte Künstler in die «Art brut» aufgenommen und nach einiger Zeit wieder ausgeschlossen werden (z.B. SCHRÖDER-SONNENSTERN (57) oder Gaston CHAISSAC). Diese Willkür stößt nicht selten auf Kritik, doch erregt der Qualitätsmaßstab von DUBUFFET, der rein künstlerisch-intuitiver Natur zu sein scheint, kaum Widerspruch.

DUBUFFET verlangt, daß sein Konzept weder erweitert noch sonstwie verwässert wird und vor allem nicht auf Künstler angewendet wird, die – wie er selbst – sich von den Vertretern der «Art brut» anregen lassen, aber sonst in den kulturellen Kunstbetrieb integriert sind. Es ist sicher sein gutes Recht, sein persönliches Konzept zu verteidigen. Auch wenn seine ästhetischen Kriterien zu einer Art Kanon geworden sind, nach dem er mit derselben Strenge wie die von ihm verschrieenen Richter der «kulturellen» Kunst urteilt, so bleibt es doch sein historisches Verdienst, sich selbstlos für eine bisher verkannte Kunst eingesetzt und ihr in einem langen Kampf zum Durchbruch verholfen zu haben, eine Kunst, die nicht nur von den offiziellen Kulturströmungen, sondern ganz allgemein nicht zur Kenntnis genommen wurde. Allerdings hat DUBUFFET nicht vorausgesehen, daß auch diese Kunst, die er mit so ungestümer Leidenschaft der überlieferten Kultur entgegenstellte, eines Tages selbst zu einem festen Bestandteil eben dieser Kultur werden könnte. Heute gehört «Art brut» – dank DUBUFFET – zum allgemeinen Kulturgut wie andere Zweige der Kunst auch.

Wie eingangs erwähnt, hat die Bewegung der «Art brut» das Interesse geweckt für künstlerische Äußerungen außerhalb jeder offiziellen Kunstbetätigung, die nur aus einem Ausdruckszwang bei künstlerisch ungebildeten und unverbildeten, oder durch psychische Krankheit den kulturellen Einflüßen weitgehend entzogenen Menschen entstanden sind. Aufgrund der Bemühungen des Künstlers DUBUFFET begegnet ihnen der Betrachter heute unvoreingenommener und ist offen für eine ganz neue Rezeption der Bildnerei psychisch Kranker. DUBUFFET hat damit nicht nur der Kunst, sondern auch unseren Kranken einen Dienst erwiesen. Ihre schöpferischen, ja zuweilen künstlerischen Fähigkeiten sind nunmehr in zunehmendem Maße vom ominösen Anstrich des Krankhaften befreit. Auf dem Umweg über die «Art brut» lernen wir im psychisch Kranken vor allem wieder den Mitmenschen zu sehen.

II. Erscheinungsformen schizophrenen Gestaltens

1. Biologische und psychologische Voraussetzungen des Zeichnens

Etwa im Alter von drei Jahren entdecken zeichnende Kinder die Rundform. Die eingeschlossene Fläche wird vom Kind sofort durch Kritzel «markiert», wobei es sich vorerst nicht um eine Physiognomisierung handelt, auch wenn das Resultat beim Betrachter den Eindruck eines Gesichtes hervorruft (Abb. 8). Auf dieser Entwicklungsstufe besteht eine allgemeine Tendenz, geschlossene Flächen (auch wenn man dem Kind z.B. ein Quadrat oder eine andere Figur vorzeichnet) in ähnlicher Weise zu markieren. Zeichen- und Malexperimente mit Menschenaffen haben deutlich gemacht, daß Schimpansen eben diese Stufe des Kleinkindes erreichen und sich ganz analog verhalten, doch «ist bisher noch kein Affe – gleichgültig, wie alt oder wie erfahren er zur Testzeit war – in seiner graphischen Entwicklung bis zur bildnerischen Stufe einfacher Darstellung vorgestoßen» (143). «Erst wenn das Kind in seinen Kritzelformen Ähnlichkeiten mit ihm bekannten Dingen entdeckt hat, fängt es an, graphische Formen und Vorstellungen zu verbinden» (135), und damit gelangt es im Verlauf des vierten Lebensjahres zur Darstellung, das heißt, es lernt den Kreis oder andere Rundformen bewußt wiederzugeben. Durch einen «Strahlenkranz» aus konzentrischen Strichen entsteht aus dem Kreis eine Sonne; durch die Kennzeichnung von Augen, Nase und Mund wird er zum Gesicht (Abb. 9). In unserem Beispiel kommt noch der Schnurrbart dazu: es handelt sich um das erste Porträt des Verfassers durch seinen damals vierjährigen Sohn. Der Kopf hat die größte Bedeutung, am Körper imponieren die Knöpfe, die beiden Arme (horizontal) und Beine (vertikal) sind auf der Zeichnung beigefügt, weil sie dazugehören; eine Integration der einzelnen Teile zu einer Gesamtdarstellung ist noch nicht möglich (vgl. auch die Entwicklung vom Kopffüßler zum ganzen Menschen, S. 68 und Abb. 111–114).

Die bewußte Wiedergabe der Kreisform ist die erste wichtige «Erfindung» des Kindes, welche die anschließende *Physiognomisierung* erst möglich macht. Es handelt sich dabei auch um eine der ersten *Formalisierungen* der bisher mehr oder weniger ungeordneten Kritzelbewegungen, die zu Beginn einer rein motorischen Ausdrucksfreude entsprangen. Durch die Physiognomisierung des Kreises aber gelingt dem Kind erstmalig eine *Symbolisierung,* es wird eine neue Bedeutung gefunden, ein Bedeutungsträger geschaffen. Die drei kreativen Grundfunktionen des Menschen, die NAVRATIL beschrieben hat (s. S. 109) treten im vierten Lebensjahr hervor; sie bleiben für Menschenaffen unerreichbar, was biologisch interessant und für die Anthropologie von grundlegender Bedeutung ist.

Es sei nebenbei bemerkt, daß die Beherrschung der Rundform die Voraussetzung war für die Erfindung des Rades, ohne das die ganze technische Zivilisation undenkbar wäre. Das Rad kommt funktionell in der Natur nicht vor; erst seine Erfindung erlaubte es dem Menschen, die Welt zu beherrschen. Die kreativen Grundfunktionen des Menschen sind nicht nur eine seiner spezifischen Eigenschaften, sondern eine Grundlage für das Menschsein überhaupt.

Erst mit etwa sechs Jahren versucht das Kind, nicht mehr aus der Vorstellung zu zeichnen, sondern Menschen und Dinge naturgetreu abzubilden (135). So unternimmt es beispielsweise das Wagnis, einen Kopf in Profilansicht zu zeichnen. In der Schule werden diese Tendenzen entsprechend gefördert, doch fühlen sich Kinder in diesem Alter selbst ohne den Einfluß der Schule spontan zur zeichnerischen Kopie der äußeren Wirklichkeit gedrängt. Wesentlich ist, daß das Kind nur zwischen vier und sechs Jahren ohne eigentliche naturalistische Ansprüche ganz frei mit seinen Anschauungsbildern experimentiert, das heißt seine innere Erlebniswelt auf dem Papier zum Ausdruck zu bringen versucht, ohne sich groß um die wirkliche Ansicht der Welt zu kümmern.

Nicht zufällig tritt das Bedürfnis nach naturalistischer Wiedergabe parallel mit der zunehmenden Aneignung der Logik auf. Logisches Denken erlaubt die Anpassung an die gegebene Wirklichkeit und damit schließlich die gesellschaftliche Einordnung. Imitatives Verhalten wird zur Regel und verdrängt zunehmend die persönlichen kreativen Impulse. In der Pubertät möchte man genau so gekleidet sein, wie die anderen. Naturalistisches Abzeichnen stellt geradezu einen Modellfall imitativen Verhaltens dar.

Durch die Schulungsprozesse wird es weitgehend in den Hintergrund gedrängt.

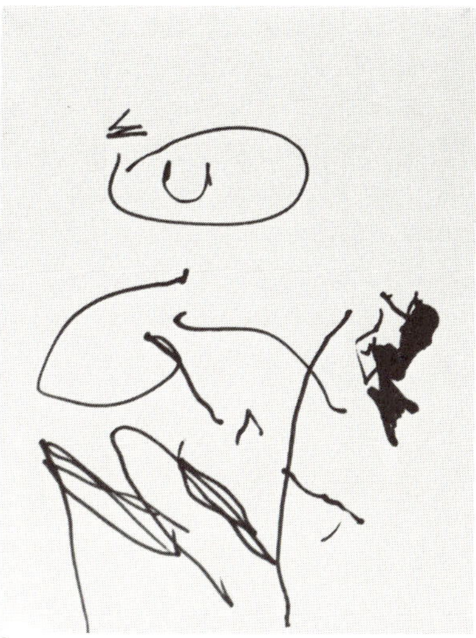

8

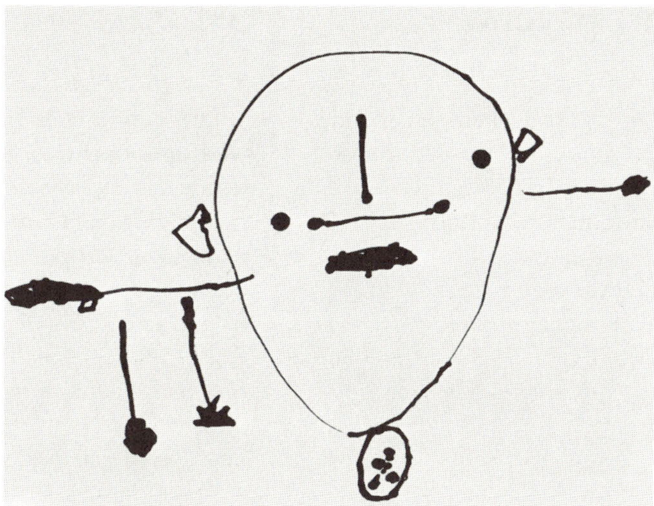

9

8 Dreijähriger Knabe. Zufällig gefundene erste Rundform, die wie jede begrenzte Fläche durch Kritzel markiert wird.

9 Vierjähriger Knabe. Porträt seines Vaters. Die gewollte Rundform wird jetzt physiognomisiert. Der Gesamtkörper ist noch in seine einzelnen Teile «dissoziiert».

Manche Künstler meinen, das Kind im Manne müsse bewahrt bleiben, um schöpferisch arbeiten zu können. Der logisch denkende, der sozialen Wirklichkeit angepaßte, sich weitgehend imitativ verhaltende Mensch wird kaum Neues erfinden. Der Künstler versucht, sich von diesen Gegebenheiten auf individuell verschiedene Weise zu befreien, alle Vorurteile über Bord zu werfen, und auf jene Stufe zurückzukehren, auf der die inneren Anschauungsbilder mehr Gewicht besaßen als die äußere Wirklichkeit. Diesen Vorgang bezeichnet man heute gern als «Regression». Leider hat dieser Begriff einen abschätzigen Klang, weil der moderne Mensch das logische Denken, im Gegensatz zu den «anschaulichen Träumereien» – den kreativen Utopien –, überbewertet. Dabei gehört die Möglichkeit einer nicht den logischen Regeln folgenden Denkweise aber ebenso zum Menschsein, wie die Fähigkeit zu rational-deduktiven Operationen. Vom rein psychologischen Standpunkt aus ist anschauliches Träumen dem logischen Denken gleichwertig.

Der Mensch verfügt über zwei verschiedene, scheinbar widersprüchliche Denkweisen, die sich gegenseitig ergänzen und in unendlich vielen Varianten zu verknüpfen vermögen. Im Vorschulalter überwiegt anschauliches Träumen. Durch die Schulungsprozesse wird es weitgehend in den Hintergrund gedrängt. Dem geschulten Erwachsenen fällt es dann nicht immer leicht, anschaulich träumendem Erleben wieder den ihm eigentlich zukommenden Platz einzuräumen; vor allem nicht in unserer übertechnisierten Welt. Daran krankt der Mensch von heute, und es ist Aufgabe der modernen Künstler, es ihm in Erinnerung zu rufen und «vor Augen» zu halten, indem sie sein rationales Weltgefüge in Frage stellen. Im Künstler wird der Mensch zum eigentlichen Schöpfer. Der Mahnruf des Künstlers ist im Zeitalter der übermächtigen Technik für den Menschen mehr denn je lebensnotwendig. Die Möglichkeit zur Schöpfung aber ist ursprünglich in jedem von uns angelegt, ist Bestandteil des Menschseins.

Wenn sich nun das Kind im sechsten Lebensjahr zur naturalistischen Wiedergabe seiner Umwelt gedrängt fühlt, manifestiert sich damit zugleich das urmenschliche Bedürfnis, die Zeit in ihrer Vergänglichkeit aufzuhalten. «Verweile doch, du bist so schön» (Goethe, Faust I) ist ein magischer Bannspruch, mit dessen Hilfe es gelingen soll, Macht über alle Dinge zu gewinnen und selbst den Tod zu überwinden. Durch möglichst präzises Abzeichnen versucht schon das Kind, die Dinge zu «begreifen».

Bereits zur Zeit der ägyptischen Mumienbildnisse sollte das Porträt den Menschen in seiner äußeren Erscheinung einfangen und dem Verfall der Zeit entziehen. Jahrhundertelang galt es als eine der edelsten Aufgaben der Kunst, den vergänglichen Augenblick möglichst naturgetreu für immer im Bild festzuhalten. Dabei ergab sich nun allerdings, daß die Perfektion der naturgetreuen Wiedergabe sich zur rein künstlerischen, emotionalen

Wirkung umgekehrt proportional verhielt. Vereinfachung, Verzicht auf das unwesentliche Detail, Akzentuierung von Licht oder Schatten und viele andere «künstlerische» Stilmittel entstanden ursprünglich als Ersatz für den zwangsläufigen Mangel an Perfektion in der Naturtreue, erwiesen sich aber als künstlerischer Gewinn. So entdeckte der Mensch Mittel und Wege, die abgebildete Wirklichkeit schöpferisch zu verändern, das reine Abbild zu überschreiten und es damit zum Sinnbild werden zu lassen. Als vornehmste Aufgabe erwuchs der Kunst, das rein Zufällige, Alltägliche, Anekdotische zum Allgemeingültigen zu erheben.

Die Erfindung der Fotografie im 19. Jahrhundert und ihre rasche Entwicklung brachten den Menschen der Erfüllung seines alten Traums – den «flüchtigen Augenblick» festzuhalten – ein großes Stück näher. Parallel dazu wandte sich die Kunst vom Naturalismus ab und entfernte sich gegen Ende des Jahrhunderts über die verschiedenen allegorischen, symbolistischen und phantastischen Tendenzen zunehmend von der Abbildung der Wirklichkeit, um sich schließlich einer ganz anders gearteten Realität zu nähern, welche Beziehungen zur Traum- und Wahnwelt des Menschen aufwies, einer inneren Wirklichkeit: der Welt des Imaginären.

War es der erste Schritt, mit den formalen Mitteln des Naturalismus freier umzugehen und sozusagen unter Verwendung des bekannten Formvokabulars eine andere, verfremdete Bildwelt zu erschaffen, so entstand nun rasch das Bedürfnis nach einer ganz neuen Bildsprache, die es dem Künstler im radikalen Bruch mit der naturalistischen Tradition erlauben sollte, bisher Unaussprechbares gültig zu formulieren. So entstand die Kunst des zwanzigsten Jahrhunderts mit Expressionismus, Kubismus, Surrealismus und der reinen Abstraktion, die schließlich im geometrischen Konstruktivismus (das Quadrat von MALEWITSCH) und im informellen Tachismus («dripping» von POLLOCK) ihre gegensätzlichen Höhepunkte finden sollte. Man muß diese Entwicklungslinie vor Augen haben, wenn man die Bildnereien von psychiatrischen Patienten und psychisch erkrankten Künstlern (die oft ihrer Zeit ohne künstlerische Absicht, aber aus innerer Notwendigkeit, weit vorauseilten), das heißt von Menschen, die ins Gebiet der Psychopathologie gehören, untersuchen will.

2. Einige psychotische Verläufe

Der Kunsthistoriker Georg Schmidt definiert den Naturalismus folgendermaßen: «Die sichtbare, äußere Wirklichkeit besteht aus körperlichen, stofflichen und farbigen Dingen im Raum. Um in der Malerei ein vollständiges, zutreffendes Abbild der sichtbaren Wirklichkeit zu geben, bedarf es der Fähigkeit des Malers, auf der Fläche des Bildes die Illusion des Räumlichen, des Körperlichen und des Stofflichen zu erzeugen, und bedarf es des richtigen Sehens des zeichnerischen Details, des Anatomischen und der Farben. Diese sechs Elemente – drei Illusionen und drei Richtigkeiten – bilden zusammen die naturalistischen Darstellungsmittel und damit den Begriff des Naturalismus» (189). Schmidt betont weiter, Naturalismus sei eigentlich ein Fremdwort für Gegenständlichkeit; es stehe nicht für eine Frage der geistigen Gesinnung, sondern ausschließlich der künstlerischen Mittel.

Georg Schmidt ging von dieser Grundlage aus, um die im Lauf der Kunstgeschichte auftretenden, sehr unterschiedlichen Richtungen und Strömungen in ihrem jeweiligen Abhängigkeitsgrad von der Gegenständlichkeit zu erfassen. Ich habe seinerzeit seine Methode auf die Bildnerei der Geisteskranken übertragen (8) und nachweisen können, daß diese sich im allgemeinen vom Naturalismus in allen sechs beschriebenen Elementen abwendet, da sie nicht die abbildhafte Wiedergabe der äußeren Wirklichkeit anstrebt.

In den bildnerischen Erzeugnissen vor allem schizophrener Patienten kommt dieser Abkehr von der äußeren Wirklichkeit eine große prinzipielle Bedeutung zu, weil sie uns auf die besondere Denkweise dieser Menschen hinweist. Das soll nun an einigen Beispielen gezeigt werden, wobei zu berücksichtigen ist, daß es in diesem Kapitel nicht um Kunst oder künstlerische Werke gehen soll, sondern ganz einfach um Beispiele bildnerischer Darstellung, die wir wertfrei, rein phänomenologisch betrachten wollen.

Im allgemeinen wird in akuten schizophrenen Erregungsphasen der Einbruch des psychotischen Geschehens so überwältigend erlebt und löst eine derart starke Angst aus, daß Patienten nur ganz selten dazu fähig sind, gleichzeitig mit dem Zeichenstift die meist chaotischen Vorgänge darzustellen. Zuweilen entstehen dabei ungemein vehemente Zeichnungen, wobei das Papier durch den Stift zerschlissen, der Strich immer wieder überdeckt oder mit Farbe verkleckst, und oft das Blatt schließlich zerstört wird. Die Angst macht sich in einer ausgesprochen motorischen Aggressivität Luft und wird unmittelbar sichtbar. Meist aber kann in solchen Erregungszuständen überhaupt nicht gezeichnet werden. Ein akut halluzinierender Patient ist zum Beispiel mit seinem halluzinatorischen Erleben meist zu beschäftigt, um ihm gleichzeitig auf dem Papier Ausdruck verleihen zu können. Es sind höchstens chronisch halluzinierende Kranke, die (selten) ihre Erlebnisse direkt bildnerisch festzuhalten vermögen.

Der Fall des belgischen Patienten Octave, den ich Jean Bobon verdanke, ist ganz außergewöhnlich (49). Es handelt sich um einen achtzehnjährigen Architekturstudenten, der zeichnerisch begabt ist und Kurse für Aktzeichnen besucht hatte. Im Verlauf eines akuten schizophrenen Schubes konnte bei ihm eine mehrstündige Erregungsphase beobachtet werden, während der sich sein Bewußtseinszustand progressiv bis zu einer Art Dämmerzustand mit unzusammenhängender Sprache veränderte. Während dieser stark mit Angst beladenen Erregung entstanden rund dreißig Zeichnungen, von denen die letzte, eine fast rein motorische «informelle» Entladung, sofort von Octave zerstört wurde. Unsere acht Beispiele aus dieser Serie erlauben es, die zunehmende Abkehr vom Gegenständlichen, von der äußeren Wirklichkeit, bis zur verschlüsselten symbolischen Darstellung (die für uns ohne Kenntnis der Zwischenstufen uneinfühlbar bleiben müßte) schrittweise zu verfolgen.

Zunächst ist Octave ruhig und zeichnet Frauenakte, wie er es gelernt hat (Abb. 10): «Das wird mich retten, Frauen zu zeichnen, Frauen, Frauen

10–17 Octave: *Zeichnungen aus einer mehrstündigen Erregungsphase. Entwicklung vom akademischen Abbild zum verschlüsselten Sinnbild: ein polypenartig verschlingendes Wesen (Neomorphismus).*

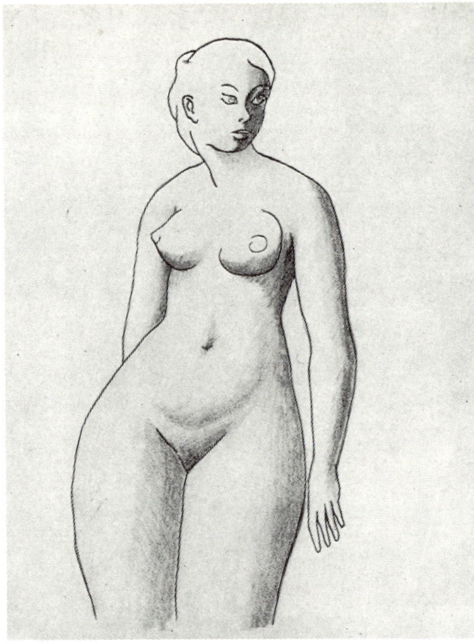

10

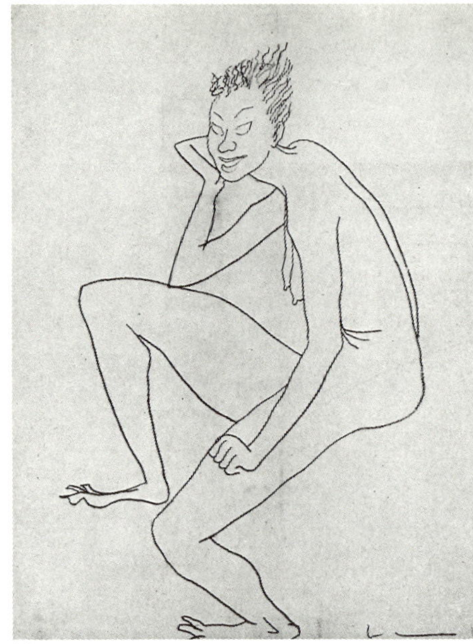

11

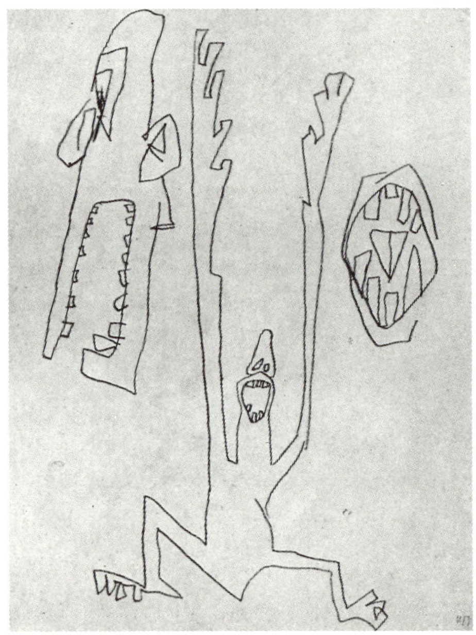

14

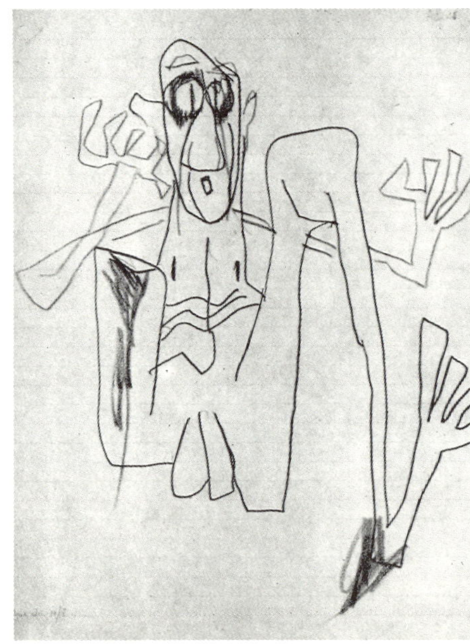

15

und nochmals Frauen!» Bemerkenswert dabei ist, daß er nicht nur versucht, den anatomischen Proportionen gerecht zu werden, sondern auch die Körperlichkeit durch modellierende Schattierungen anzudeuten. In der folgenden Zeichnung fehlt diese Sorgfalt bereits, und mit der Anatomie (siehe die Füße!) wird recht großzügig umgegangen (Abb. 11). Die ursprünglich weiblich runde Frau metamorphosiert sich zu einem ausgesprochen aggressiv wirkenden ambisexuellen Wesen mit männlichem Gesichtsausdruck und phallisch deformierten Brüsten (Abb. 12 und 13). Die jetzt krallenartigen Hände bilden eine Parallele zu den bleckenden Zähnen; auf der nächsten Zeichnung (Abb. 14) sind auch die Füße bekrallt, der Mund und der Schlund werden stark betont. Dann kommt es zur Zerstückelung des nunmehr männlich gekennzeichneten Wesens (Abb. 15), das rechte Bein ist amputiert, Blut fließt, die roturänderten Augen erstarren im Schrecken, am linken Krallenfuß erscheint auch Blut, die aggressiven Arme sind nur noch dünn angedeutet. Übrig bleibt die abgeschnittene Krallenhand (Abb. 16), die jetzt als anthropomorphes Wesen ohne Gesicht alleine weiterzuleben scheint, mit riesigen Fingernägeln, die sich zum verfolgenden Auge wandeln können. Und schließlich, in der letzten erhaltenen Zeichnung (Abb. 17), erscheint das Wesen fast vollkommen entmenschlicht: Fingernägel und zähneblekkende Münder sind noch erkennbar, doch der Gesamteindruck ist der eines verschlingenden gefährlichen Polypen, vor dem es kein Entrinnen gibt.

Octave ist zeichnerisch vorgebildet und sicher begabt. Aber gerade die Tatsache, daß er über einen geübten Strich verfügt, zeigt hier besonders deutlich, daß die Abkehr von der äußeren Wirklichkeit mit einem Gewinn an schöpferischen Möglichkeiten einherzugehen vermag. Die akademisch verfertigte Zeichnung (Abb. 10) könnte auch von einem anderen Malschüler stammen; sie ist gekonnt banal, ohne Originalität. Die zunehmende Formalisierung, Symbolisierung und Physiognomisierung im Verlauf der folgenden Blätter führt schließlich zu einer völligen Neubildung von großem symbolhaftem Ausdrucksgehalt. Das polypenartig zugreifende, zerfleischende und verschlingende, weder tier- noch menschen- oder pflanzenartige Wesen, ist ein Neomorphismus (40), eine originelle und originale Neuschöpfung (Abb. 17), bei deren Betrachtung wir etwas von dem spüren, was in Octave

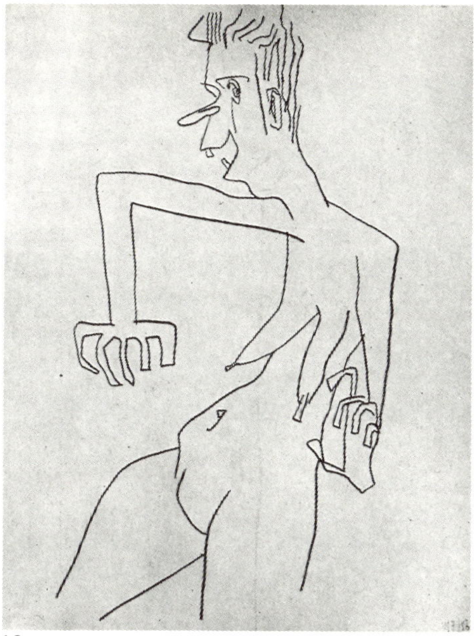

12

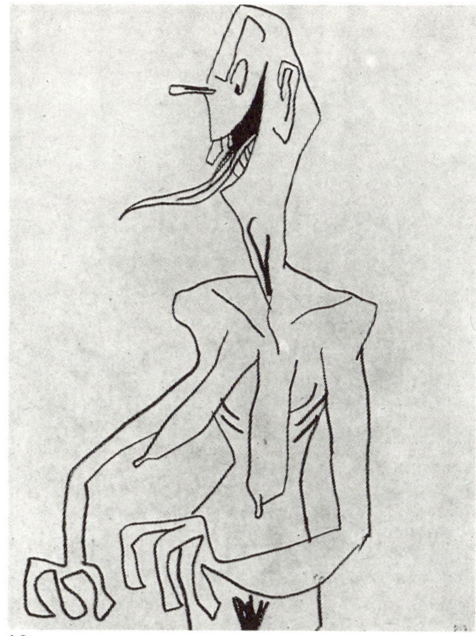

13

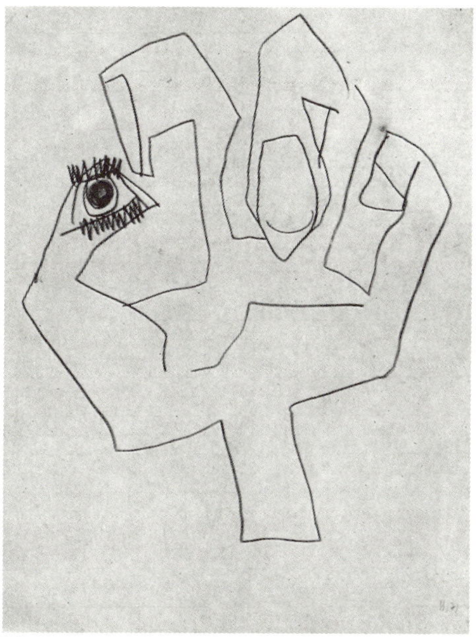

16

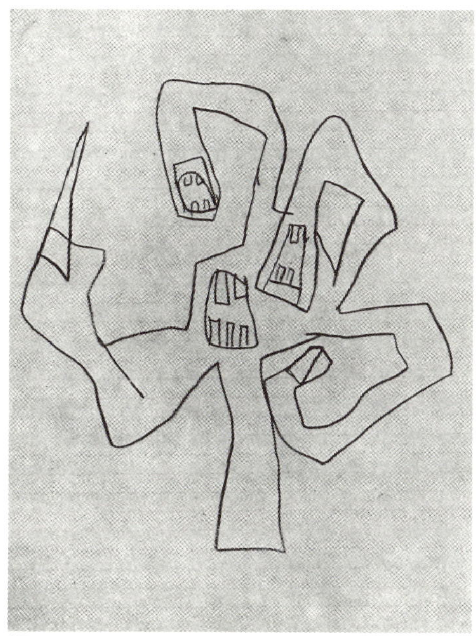

17

vorgeht, welchem Geschehen er ausgeliefert ist, ohne ihm entrinnen zu können. Es ist ein symbolhaftes Zeichen für grauenhaft Unerträgliches, einem logisch-rationalen Erfassen völlig entzogen, aber als Bild überaus «sprechend».

Einen ähnlich gelagerten, wenn auch weniger beispielhaften Fall konnte ich im Malatelier des Hôpital de Cery (Psychiatrische Universitätsklinik Lausanne) beobachten. Gian-Carlo, ein fünfundzwanzigjähriger, äußerlich ruhiger Schizophrener, begann eines Tages plötzlich damit, auf der linken Hälfte seines Zeichenpapiers einen Mitpatienten nach der Natur abzuzeichnen (Abb. 18, Farbtafel II, S. 48). Ich möchte unterstreichen, daß dies bei Hunderten von psychotischen Patienten in unserem Atelier (in den dreizehn Jahren seines Bestehens) nur äußerst selten vorgekommen ist. Läßt man Psychotiker ohne Anweisungen arbeiten (vgl. Kapitel V.1, S. 261), zeichnen sie praktisch überhaupt nie nach der Natur, weil ihnen imitatives (angepaßtes) Verhalten fern liegt.

Die zu meinem Erstaunen damals von Gian-Carlo geschaffene Porträtzeichnung (Abb. 18, linke Hälfte) war banal und entsprach etwa dem Niveau eines nicht unbegabten Mittelschülers. Doch gleich anschließend trennte Gian-Carlo das Blatt mit einem kräftigen Strich in zwei Hälften und zog rasch rechts (Abb. 18, rechte Hälfte) mit einem Rotstift eine ununterbrochene schwungvolle, sich mehrmals überkreuzende Linie. Dieses Gebilde versah er mit einer Physiognomie und füllte einzelne der umgrenzten Flächen mit Farbe aus. Beim Vergleich der beiden so grundverschiedenen Zeichnungen auf demselben Blatt überraschte mich die Übereinstimmung der emotionalen Tonalität beider Köpfe mit jeweils dem gleichen resigniert melancholischen Ausdruck. Ganz unerwartet heftete jetzt Gian-Carlo sechs gleichgroße Blätter an die Wand und schuf in großer Schnelligkeit, indem er mehrere Blätter zugleich bearbeitete, die folgenden Zeichnungen (Abb. 19–24, Farbtafel II, S. 48), Variationen einer letztlich gleichartigen Linienführung, wobei er durch verschiedene Farbgebung und Ausführung der Details (Zähne!) die Wirkung zu steigern versuchte. Im Gegensatz zur ersten Zeichnung machen diese Blätter nun einen aggressiven Eindruck.

Unmittelbar nach dieser Sechserserie führte er – in derselben hektischen Arbeitsweise – noch die zwei letzten Zeichnungen aus (Abb. 25–26, Farbtafel II). Der motorische Antrieb der zugrundeliegenden Schwunglinie erscheint hier noch ungestümer, doch wird er nachträglich durch kräftige, formalistisch betonte, balkenartige Streifen etwas gedämpft. Das Ganze erfährt zum Schluß wieder eine Physiognomisierung und bekommt bleckende Zähne. Vor allem die zweitletzte Zeichnung (Abb. 25) gewinnt einen ausgesprochen phallischen Gehalt; man darf behaupten, hier sei ein physiognomisierter aggressiver Phallus dargestellt. Für den Zeichner selbst war dieser sexuelle Inhalt damals unbewußt, und wenn wir nur die letzte Zeichnung (Abb. 26) vor Augen hätten, so müßte er auch für den Betrachter verdeckt bleiben.

Interessant ist in diesem Zusammenhang, daß Gian-Carlo zu jener Zeit seinem behandelnden Arzt gegenüber von Potenzschwierigkeiten sprach und fürchtete, er könne nach seinem Klinikaufenthalt keinen Sexualverkehr mehr haben. Die Verbindung zwischen dem «Abbild» der Resignation eines Mitpatienten und dem (daraus) entstehenden «Sinnbild» der eigenen utopischen, weil bezweifelten, phallischen Aggressivität – auf dem Umweg über orales (zähnebleckendes) Verhalten – wird somit einfühlbar.

Obwohl Gian-Carlo weniger geübt und weniger begabt ist als Octave, finden wir bei ihm mit der Abkehr von der Wirklichkeit ebenfalls einen Gewinn an kreativen Fähigkeiten. Es wird dabei aber auch klar, daß er beim Abzeichnen des Mitpatienten nicht ein möglichst naturgetreues Konterfei liefern, sondern seine emotionale Haltung einfangen und ausdrücken wollte. Es ist Gian-Carlo gelungen, diese Emotionalität gleich anschließend vom «Gegenstand» zu abstrahieren. Die dann entstandenen Bilder sind «Abbilder» innerer Vorgänge, einer subjektiven Eigenwelt, so wie die Zeichnungen von Octave.

Schon diese beiden Beispiele machen deutlich, daß es sich nicht nur darum handeln kann, nach kunsthistorischen Regeln festzustellen wie der psychotische Patient der naturalistischen Wiedergabe einer äußeren Wirklichkeit den Rücken kehrt, sondern daß wir bei der Untersuchung seiner Bildnerei auf Tatsachen stoßen, die aufs engste mit der Geisteshaltung derartiger Patienten verknüpft sind. Vereinfachend gesagt: weil der Schizophrene die Welt, in der er lebt, nicht mehr als wirklich empfindet, er aber gezwungen ist, sein inneres Erleben als einzige Realität anzuerkennen, wird die Abbildung äußerer Gegebenheiten für ihn sinnlos. Seine innere Welt hingegen versucht er durch bildnerisches Gestalten in den Griff zu bekommen, zu ordnen und – wenn möglich – zu beherrschen.

Wie dieses geschieht zeigt eine Serie von Zeichnungen, die der zwanzigjährige Patient Erich im Verlauf eines hebephrenen Schubes gemacht hat. Auf der ersten Zeichnung vom 21. Februar wird das Gesicht eines Mädchens in raschen Zügen aufs Papier geworfen (Abb. 27) und macht einen lebendigen, wenn auch sehr unruhigen Eindruck. Zwei Tage später versucht Erich, dasselbe Mädchen wieder zu zeichnen (Abb. 28), doch Augen, Mund und Nase werden gleich wieder durchgestrichen und das Ganze mit Schwungkritzeln überdeckt. Nur die zwei wenig gelungenen vierzackigen Sterne in der unteren linken Ecke zeugen von der Suche nach einer gewissen Ordnung.

Am 3. April, sechs Wochen nach der ersten Zeichnung, wird das Blatt mit chaotisch anmutenden Kritzeleien gefüllt, in denen das immer noch vorhandene Gesicht des Mädchens kaum mehr erkennbar ist (Abb. 29); teilweise wird es durch ein schematisches, unbeholfen wirkendes menschliches Profil überdeckt. Rechts daneben findet sich wieder der Versuch eines Vierzacksterns; auch Schriftzeichen sind im Gekritzel erkennbar, und über das ganze Blatt wurde mit dem Filzstift noch ein Gesicht gezeichnet. Das Bild gehört in eine Reihe ähnlich zerfahren wirkender Blätter. Und dann, am 1. Mai, verfertigte Erich plötzlich eine völlig andersartige Zeichnung: ein rein geometrisches, mit dem Lineal gezogenes Schachbrettmuster,

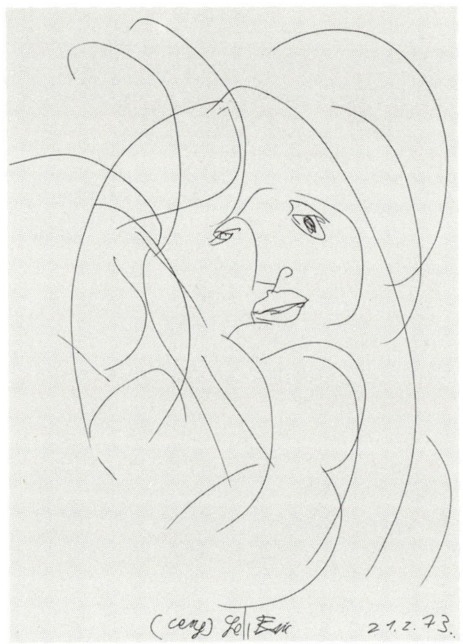

27 Erich: *«Mädchenbildnis» vom 21.2.1973.*

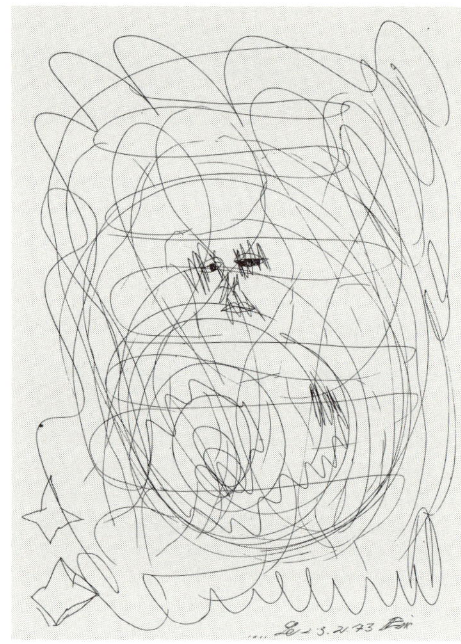

28 Erich: *Zwei Tage später, 23.2.1973.*

das er mit harmonisch gewählten Farben belegt, mit denen er eine ausgesprochen rhythmisch-ornamentale Wirkung erzielt (Abb. 30). Eine neue Ordnung ist geschaffen, das Chaos kann gebannt werden, der immer stärker werdenden Dissoziation vermag Erich jetzt eine feste Struktur entgegenzusetzen. Ein solches Phänomen (wie man es oft bei Schizophrenen beobachten kann) entspricht der Mobilisation von Selbstheiltendenzen und läßt diese direkt sichtbar werden.

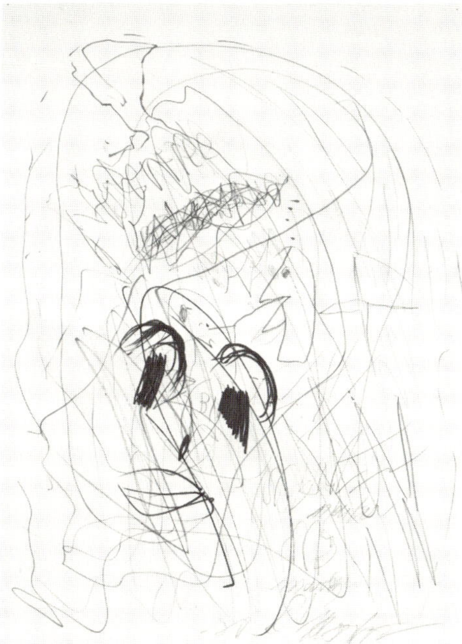

29 ERICH: *Zunehmende «Auflösung» der Form, 3.4.1973.*

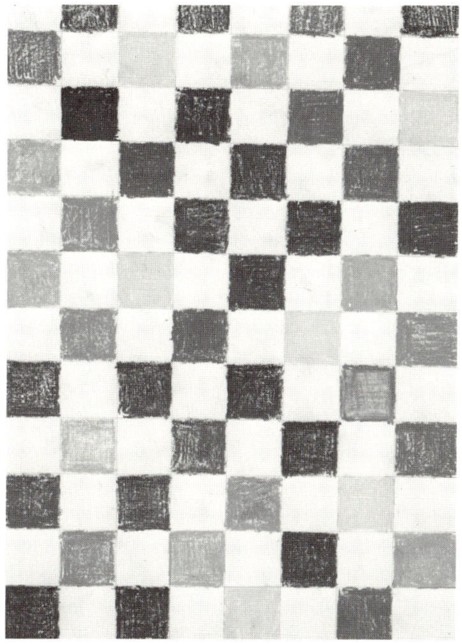

30 ERICH: *Plötzlich wird nach einem festen Halt gesucht, 1.5.1973.*

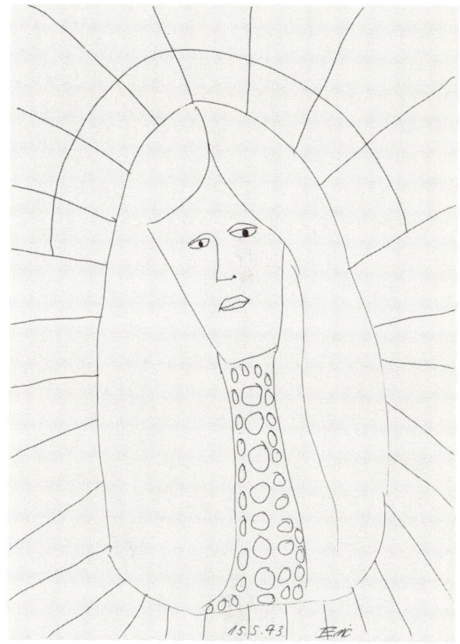

31 ERICH: *Das ursprüngliche Mädchen erscheint wieder, formalisiert als symbolhafte Madonna, 15.5.1973.*

Am 15. Mai erscheint das ursprüngliche Mädchen wieder, aber in neuer Gestalt (Abb. 31): eine Zeichnung von betont formalistischer Prägung mit einem geometrischen Strahlenkranz und iterativ perlenartiger Flächenfüllung in der Hals-Brust-Partie. Der Gesamteindruck ist starr wie das damalige Verhalten des Patienten. Ich habe nur wenige Zeichnungen aus einer größeren Serie ausgewählt, um das Charakteristische eines solchen Verlaufes zu demonstrieren. Es geht mir nicht darum, hier zu untersuchen, weshalb Erich immer dasselbe Mädchen zu zeichnen versucht hat (es bestehen Anhaltspunkte dafür, daß es sich eher um ein Mutterbild handelt), sondern darum, zu zeigen, daß die «Auflösung» der Form mit dem chaotischen Einbruch der Psychose parallel verläuft, worauf dann die kreativen Grundfunktionen mobilisiert werden, die schließlich eine neue Ordnung ermöglichen (Physiognomisierung in Abb. 29, geometrisch-ornamentale Formalisierung in Abb. 30 und Symbolisierung als «Madonna» in Abb. 31).

Marlene, eine zwanzigjährige Hebephrene mit akutem Ausbruch der Psychose, zeichnete wenige Tage nach der Einweisung in die Lausanner Klinik ein Bild, das zeichnerische Begabung erkennen läßt und auf den ersten Blick kaum pathologisch wirkt; es soll das Porträt der Schlagersängerin Sylvie Vartan darstellen (Abb. 32). Bei näherem Zusehen fällt nur auf, daß die Gesichtszüge sekundär mit weißer Temperafarbe wieder verwischt wurden, ferner die unterschiedliche Behandlung des Streifenmusters der Jacke – eher nachlässig – und der Hose – schon betont geometrisch. Das Gesamtbild zeigt noch eine gewisse Bewegung. Wenig später zeichnete Marlene ganz starre Figuren, deren Körper nurmehr aus geometrischen Grundformen (Oval für den Kopf, Quadrat für den Oberkörper, Dreiecke für die Hosenbeine) zusammengesetzt waren. Den Höhepunkt der Geometrisierung erreichte sie nach etwa fünf Monaten (Abb. 33).

Eine solche Darstellung eines Radfahrers wird viele Betrachter an eine Kinderzeichnung erinnern, obwohl gerade hier wesentliche Unterschiede zu Kinderzeichnungen deutlich werden. Zwar gibt es in der kindlichen Entwicklung Phasen, in denen der menschliche Körper mehr oder weniger geometrisiert wird (s. Abb. 115 u. 116, S. 68), zeichnet ein Kind jedoch ein Fahrzeug, versucht es immer, sein Funktionieren (in dem Maße, wie es dieses seinem Alter entsprechend begreifen kann) wiederzugeben. Das Fahrrad auf unserer Abbildung ist funktionsunfähig, wobei allerdings auch nie die Absicht bestand, es «funktionell» darzustellen. Man könnte sagen: es ist ein typisch «schi-

32 Marlene: «*Porträt der Schlagersängerin Sylvie Vartan*», *kurz nach Ausbruch der Psychose.*

33 Marlene: *Fünf Monate später ausgesprochene Geometrisierung, auf dem Höhepunkt der* «*Regression*».

34 Marlene: *Nach weiteren drei Wochen sind keine regressiven Züge mehr feststellbar.*

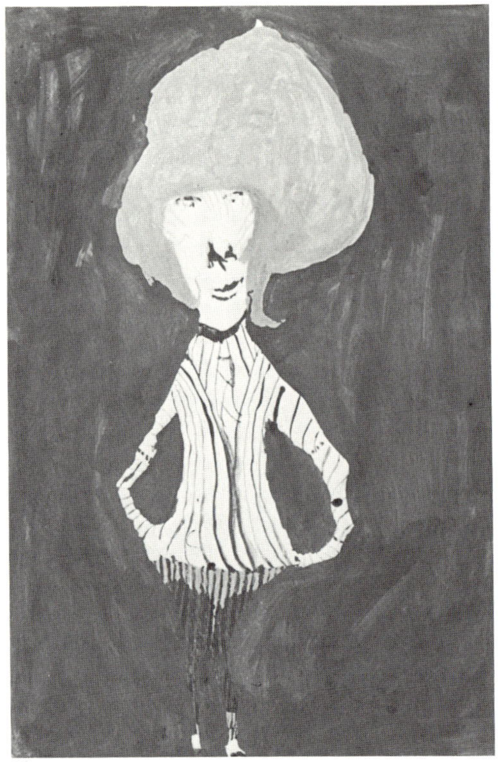

32

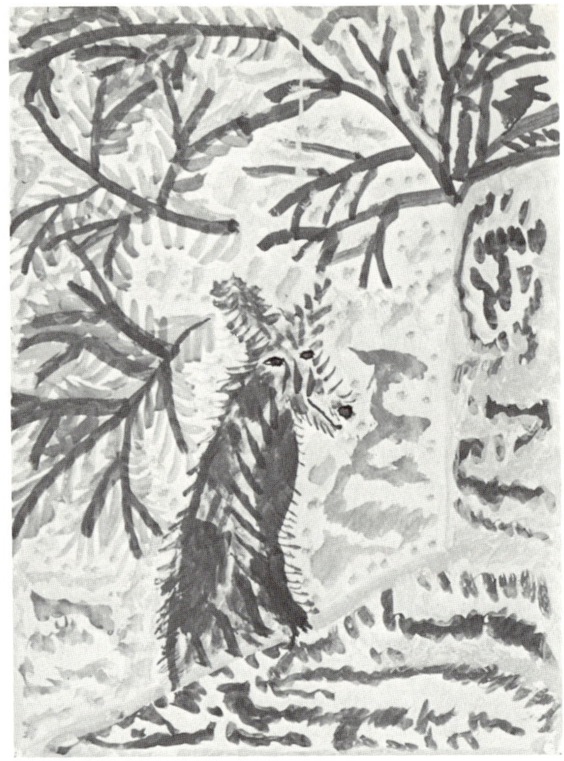

34

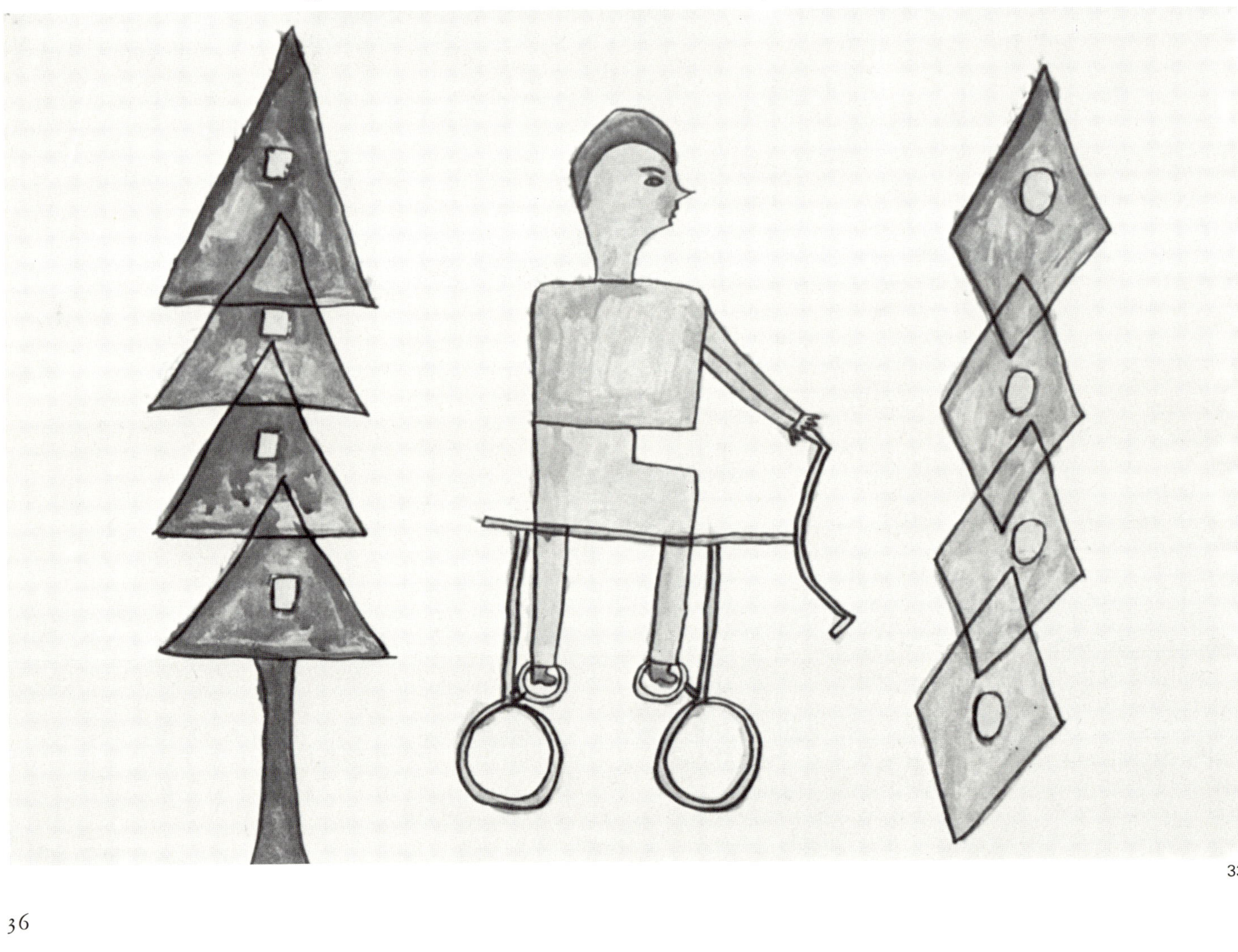

33

zophrenes Gebilde», weil es nicht eine Bewegungsmöglichkeit, sondern die *Unmöglichkeit einer Bewegung* zum Ausdruck bringt. Das Fortbewegungsobjekt wird zur Fessel. Und in verschlüsselter, aber einsehbarer Weise wird mitgeteilt: «Ich kann mich nicht mehr bewegen», was bei Marlene genau ihrem damaligen psychischen Krankheitszustand entsprach.

Die ornamental geometrisierten Bäume auf unserer Abbildung links sind noch als solche erkennbar, während die gelbgefärbten Rechtecke darin und ebenso die blaugemalten Rhomben rechts, die wie eine Schranke vor dem Radfahrer stehen, nicht näher bestimmt werden können. Wahrscheinlich sind sie nicht in formaler Assoziation zu den Dreiecken der Bäume als kompositionelles Gegengewicht entstanden, sondern besitzen eine ganz besondere, verdeckte Bedeutung. Jedenfalls aber – und darum geht es mir hier – gehören auch sie in dieser Form nicht in den Bereich der Kinderzeichnung. Vom rein formalen Standpunkt aus handelt es sich bei diesen abstrakten Figuren um «halluzinatorische Formkonstanten» (s. S. 111), die auch bei Marlene Zeugnis davon ablegen, daß hier nach einem neuen Halt, nach einer festen Struktur gesucht wird, die der Gefahr der psychotischen Auflösung Einhalt gebieten kann.

Insgesamt steht natürlich der Zeichenstil beim «Radfahrer» auf einer niederen Entwicklungsstufe als beim «Porträt von Sylvie Vartan», er ist «kindlicher» oder «primitiver», wenn man so will. Dieses Phänomen wird als Regression bezeichnet. Dabei darf allerdings der echte Rückfall auf einfachere Entwicklungsstufen der bildnerischen Gestaltung nicht mit einer schon bestehenden zeichnerischen Unbeholfenheit verwechselt werden. Ungeübte Menschen, die aus irgendwelchen Gründen zum Zeichnen aufgefordert werden, benutzen meist die ihnen zur Verfügung stehende Technik, das heißt, sie setzen genau dort wieder ein, wo sie in ihrer Jugendzeit aufgehört haben. Deshalb bekommt man bei Zeichentests mit Erwachsenen oft infantil wirkende Darstellungen, woraus keineswegs auf Infantilität des betreffenden Zeichners geschlossen werden darf. Im Fall unserer Patientin Marlene erlaubt der Vergleich zwischen «Sylvie Vartan» und dem «Radfahrer», mit Sicherheit von Regression zu sprechen. Das zeigt sich auch an einem drei Wochen später entstandenen Blatt, das in seinen malerisch-zeichnerischen Mitteln sehr differenziert ist (Abb. 34) und auch nicht mehr die geringsten «kindlichen» Züge erkennen läßt.

Ich möchte jetzt zeigen, daß regressives Verhalten in der Bildnerei nicht nur – wie im beschriebenen Fall des «Radfahrers» – das momentane psychische Befinden des Bildners zum Ausdruck bringen kann, sondern daß es psychodynamisch gesehen immer (früh)kindliche Problematik enthält, das heißt einer Aktualisierung von unverarbeiteten frühen Verhaltensmechanismen gleichkommt. – Andreas, ein junger schizophrener Student, ist mit einer äußerst ambivalenten Vaterbindung noch nicht fertiggeworden. Den von ihm als tyrannisch erlebten, zugleich gefürchteten und geliebten Vater, zeichnete er gespensterhaft und furchterregend über einer Straße (Abb. 35). Interessant ist, daß Andreas zur Zeit des Entstehens dieser Zeichnung mit seinem behandelnden Arzt noch nicht über den Vater sprechen konnte. Entlang der Straße sind Häuser umgeklappt, so wie Kinder dies manchmal darstellen. RENNERT (179, siehe auch S. 61) führt unter den Regressionskriterien auch «Mangel an Perspektive» an. In diesem Zusammenhang sollte eher von «Verlust der Perspektive» gesprochen werden, weil bei allen zeichnerisch ungebildeten Personen von vornherein die Möglichkeit perspektivischer Darstellung fehlt. Abwesenheit von Perspek-

35 ANDREAS: *Regressive Darstellung des als tyrannisch erlebten Vaters.*

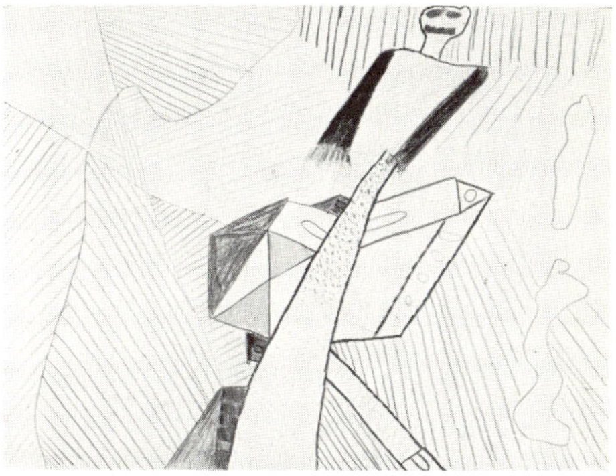

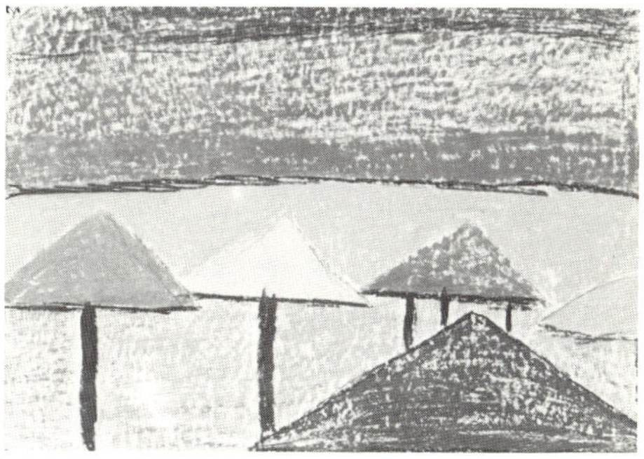

36 ANDREAS: *Stilisierte Strandlandschaft mit farbigen Sonnenschirmen, drei Wochen später entstanden.*

tive darf nur dann als Regressionszeichen interpretiert werden, wenn die entsprechende Technik früher einmal erworben wurde und somit als Gestaltungsmittel überhaupt zur Verfügung steht. Bei unserem Patienten Andreas ist dies der Fall. Die in leuchtenden Farben gehaltene und fröhlich anmutende Strandlandschaft (Abb. 36) malte er drei Wochen nach dem zuerst vorgestellten Blatt. Bei den verschieden farbigen Dreiecken handelt es sich um Sonnenschirme, das Meer ist durch einen festen Horizont begrenzt (siehe zur «Horizontverschiebung» S. 61). Damit ist der echt regressive Charakter der vorhergehenden Zeichnung belegt und erneut demonstriert, wie durch zunehmende Geometrisierung die chaotisch einbrechende Angst in der Psychose beherrscht und überwunden werden kann.

Selbstverständlich gibt es nicht immer eine gerade Entwicklungslinie vom «Chaos» zur geometrisierten Struktur, vom angsterfüllten Einbruch der Psychose zur Heilung (mit sozialer Anpassung an die Gegebenheiten der «normalen» Umwelt) oder aber zur «chronischen» Erstarrung (gewissermaßen eine Anpassung an die persönliche Eigenwelt, als Abwehr der Umwelt). Bei manchen Patienten geht der innere Kampf zwischen den auflösenden, dissoziierenden Kräften und der haltbietenden neuen Struktur lange Zeit hin und her, dauert manchmal sogar über Jahre hinweg an und wird dementsprechend in graphischen Erzeugnissen dokumentiert. Ein Beispiel dafür ist die etwas über zwanzigjährige Patientin Johanna, die im Verlauf einer Hebephrenie während einer Zeitspanne von acht Jahren Dutzende von großformatigen (70 × 50 cm) Köpfen malte. Einige charakteristische Beispiele habe ich zusammengestellt, um das ständige Wechselspiel zwischen Auflösungstendenz und formalistischer Strukturierung zu illustrieren (Abb. 37–45, Farbtafel III, S. 49).

Daß bei einer derartigen jahrelangen, immer neuen Variation desselben Themas zuweilen auch ganz unerwartete Gebilde entstehen können, zeigt eine zyklopenartige Kopfzeichnung von Johanna (Abb. 46). Bobon (39, 40) hat in Analogie zu den Neologismen seit 1955 für derartige Darstellungen den treffenden Begriff «Neomorphismus» eingeführt. Es handelt sich dabei oft, wie in unserem Beispiel, um die Agglutination (oder Kontamination) verschiedener Formelemente zu einem neuen Ganzen. «Mischwesen und Monstren» (183) können nach dem gleichen Prinzip entstehen (vgl. auch Abb. 396, S. 215). In seiner graphischen Eindrücklichkeit wirkt das Bild unserer Patientin Johanna (Abb. 46) faszinierend, doch bleibt es als hermetische Chiffre für den Betrachter ein eher unheimliches Symbol, was vielleicht mit der sich hier latent manifestierenden Wahnstimmung in Verbindung steht.

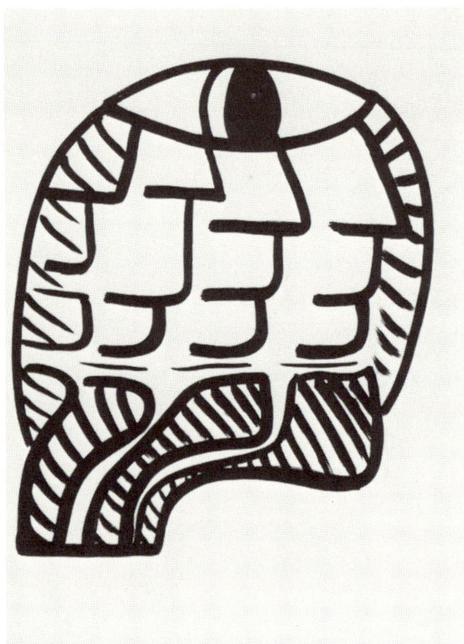

46 Johanna: *Zyklopenartige Kopfzeichnung. Neomorphismus.*

Ein gutes Beispiel für die Abkehr von der äußeren Wirklichkeit und die Auseinandersetzung mit einer anderen Realität aus der Welt des Wahns bietet der Fall des Patienten Peter Zahnd. Er erkrankte im Alter von zwanzig Jahren an einer hebephrenen Schizophrenie, und ich konnte ihn ein Jahrzehnt lang immer wieder in unserem Malatelier beobachten. Kurz vor dem Ausbruch seiner Psychose begann Peter plötzlich zu Hause auf einem Bogen Briefpapier mit einer Zeichnung; später behauptete er, er habe drei Monate lang täglich mindestens zehn Minuten daran gearbeitet, ohne zunächst zu wissen, was er eigentlich darstellen wollte; es sei dann das Bild seiner Freundin entstanden, und schließlich repräsentiere die Zeichnung all das, was zu jener Zeit für ihn von Bedeutung gewesen sei (Abb. 47). In der Tat sind – bis auf eine symbolträchtige Schlange – vor allem Details aus seiner Umwelt minuziös wiedergegeben.

Nach seiner Erkrankung nahm Peter, fast vier Jahre später, im Malatelier der Klinik als erste Zeichnung dasselbe Thema in etwas veränderter Form wieder auf, als wolle er die Beziehung zur früher für ihn wichtigen Wirklichkeit wieder herstellen (er litt zu dieser Zeit an einem religiösen Beziehungs- und Größenwahn und halluzinierte zuweilen). Auf dieser zweiten Zeichnung (Abb. 48), überwiegend gegenständlich wie die erste, treten zwei Mandala-Formen auf (über Mandalas, siehe vor allem [236]). Dieses geometrisch-ornamentale Ganzheitssymbol gehört zu den «halluzinatorischen Formkonstanten» (s. S. 111 u. vgl. meine Ausführungen dazu in [15]) und verfolgt hier das gleiche Ziel wie die, im Vergleich zur ersten Zeichnung (Abb. 47) auffallende Geometrisierung, zum Beispiel der Wand oder der Kleidung des Mädchens. Über die beiden Mandalas befragt, sagte Peter, es handle sich um «Rosetten als Symbol für die Liebe, die ich für jenes Mädchen empfand». Diese Formen seien automatisch wie unter Zwang entstanden.

Anschließend zeichnete Peter einige Zeit verzerrte menschliche Masken,

Marsbewohner, Fabeltiere, Schlangen und Vögel (oft in der Form wie auf Abb. 49 rechts außen) und versuchte eines Tages, seine Liebe zu seiner Freundin «abzubilden» (Abb. 49), wozu er dann folgenden Kommentar lieferte:

«Diese Zeichnung ist eine Art großer Liebe, die ich in eine Symphonie anormaler oder normaler Striche übersetzt habe, die sich an gewissen Stellen kondensieren und an anderen nicht kondensiert sind. Der Mann, das bin ich selbst im Alter von fünfzig Jahren mit einem noch jungen Gesicht, ohne vorzeitige Zeichen des Alterns, mit einer Kristallkugel, welche meine Lippen mit denen meiner zukünftigen Frau verbindet. In der Mitte des Kristalls ist der Schnabel eines Vogels von irrealer Form, etwas entleiblicht. Die Frau hat um ihre Haare herum eine Art Spitzengewebe, das anachronisch oder chronisch ist, und ihr Poesie, ja Würde verleiht. Der Mann betrachtet sie, schaut ihr aber nicht in die Augen, sondern auf die Stirn. Den Mund betrachtet er nicht, denn es ist der Vogel, der Prediger, das große Lamm Gottes, welches will, daß die Kristallkugel die Lippen der beiden Geliebten vereine.»

Von der nächsten Zeichnung (Abb. 50, Farbtafel IV, S. 50), die wenige Tage später entstand, sagte Peter Zahnd, sie sei des Teufels Werk. Nichts vereine hier seine Freundin und ihn, jeder schaue auf eine andere Seite, in Richtung auf die roten Dreiecke, die Teufelssymbole seien; dahinter versteckten sich Reichtümer, goldene Städte mit Diamanten oder ähnliches. Die beiden Köpfe unten seien Dämonen, und die Rosette in der Mitte stelle ein Symbol der Liebe dar, die beide Partner zwar empfunden hätten, doch nicht für einander, sondern für die unerreichbaren Schätze in der Ferne.

In einer weiteren Zeichnung (die Peter interessanterweise eingerahmt und seiner Mutter geschenkt hat) wird

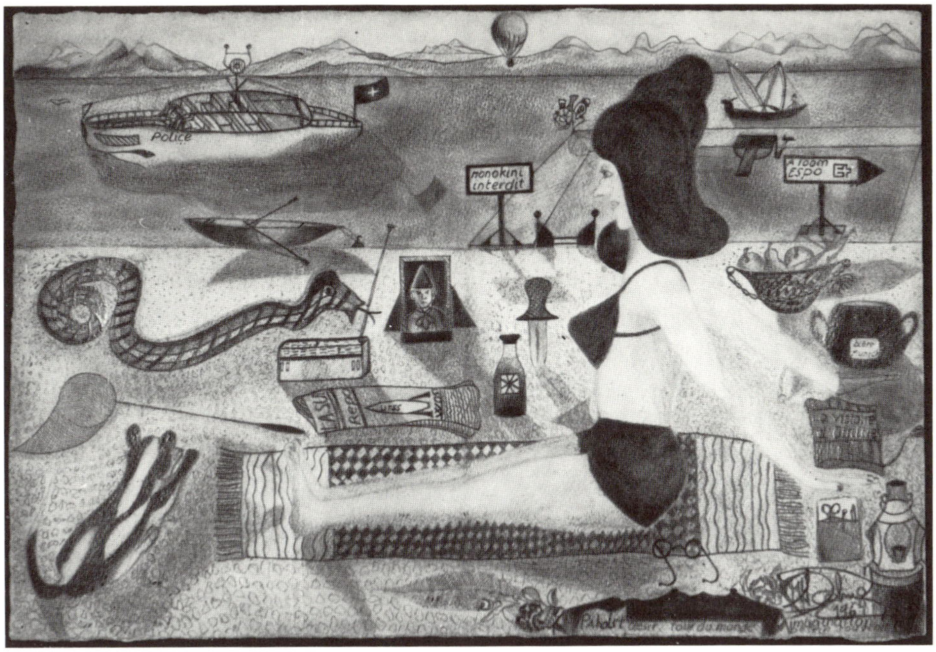

47 Peter Zahnd: *Vor Ausbruch der Psychose in dreimonatiger Arbeit geschaffene Zeichnung.*

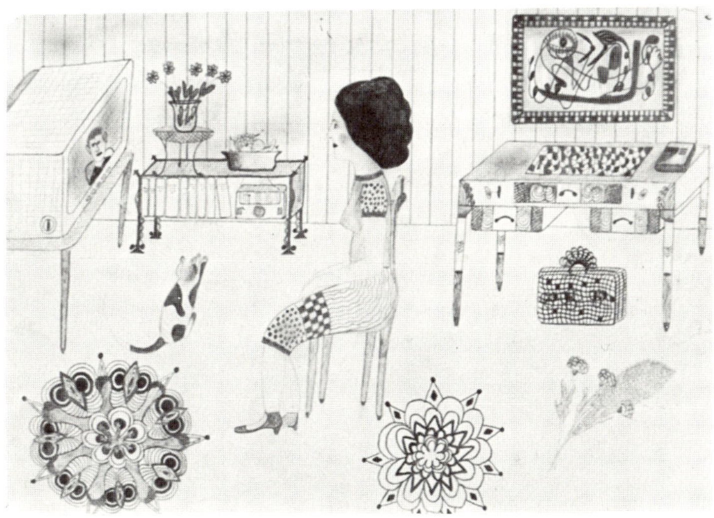

48 Peter Zahnd: *Vier Jahre später wird im Malatelier der Klinik dasselbe Thema erneut aufgegriffen.*

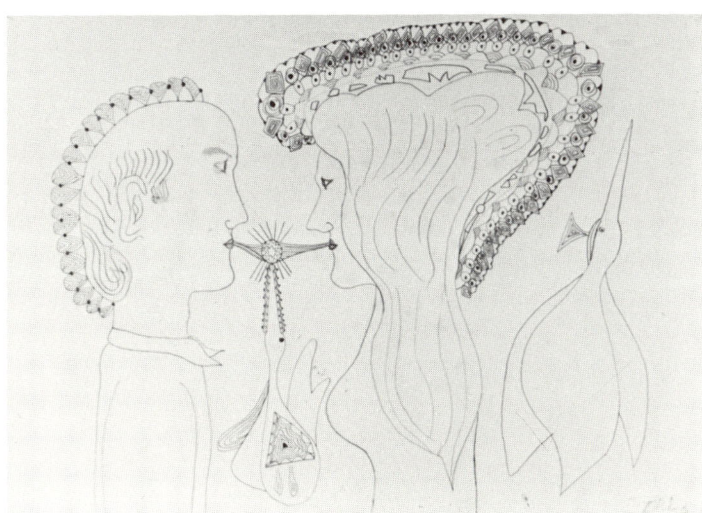

49 Peter Zahnd: *Darstellung seiner Liebesbeziehung.*

offensichtlich dasselbe Motiv wieder aufgenommen, doch sind die gegengeschlechtlichen Köpfe jetzt zu einem mehrteiligen Januskopf zusammengefügt, von dem aus ein starrer Blick unmittelbar auf den Betrachter gerichtet ist (Abb. 51, Farbtafel IV, S. 50). Zu dieser, von gestreiften Vögeln umgebenen Selbstdarstellung vermochte Peter keinen Kommentar zu geben. Die magische Wirkung der in den Doppelkopf eingezeichneten geometrischen Formen ist hier besonders bemerkenswert.

Als Peter ZAHND davon überzeugt war, ein Abgesandter Gottes zu sein, malte er sich selbst als Kapuziner (Abb. 52, Farbtafel V, S. 51); in einer neuen akuten Erregungsphase verfertigte er kurz darauf ein zweites Selbstbildnis als Kapuziner (Abb. 53, Farbtafel V). Auch diese beiden Blätter zeigen den Kampf zwischen drohender Auflösung der Form und betont geometrischer Strukturierung.

Etwa acht Jahre nach der ersten, vorpsychotischen Zeichnung (Abb. 47) tauchte plötzlich wieder Peters Freundin in der Haltung auf, die sie dort am Strand eingenommen hatte. Jetzt aber wird sie nackt von einer anderen weiblichen Figur auf einer riesengroßen Hand getragen, während sie beschützend ihre eigene rechte Hand über den Kopf des jungen Peter ZAHND hält (Abb. 54, Farbtafel V, S. 51). Unmittelbar über dieser Szene schwebt das Haupt der beobachtenden Mutter. Unter der Riesenhand entdeckt man den erwachsenen Peter, von der Last bedrückt. Vögel und vorsintflutliche Fabelwesen schauen zu. Es gibt auch Zeichnungen, die den Eindruck erwecken, Peter wolle seine ehemalige Freundin vernichten, ausmerzen (Abb. 55, Farbtafel V). Dann wieder, einige Jahre später, erscheint sie in einer umfangreichen Serie von großformatigen (70 × 50 cm) Porträts mit pastosem Farbauftrag, auf denen er ihr manchmal mit Blumen huldigt (Abb. 56, Farbtafel V). Meist sind die

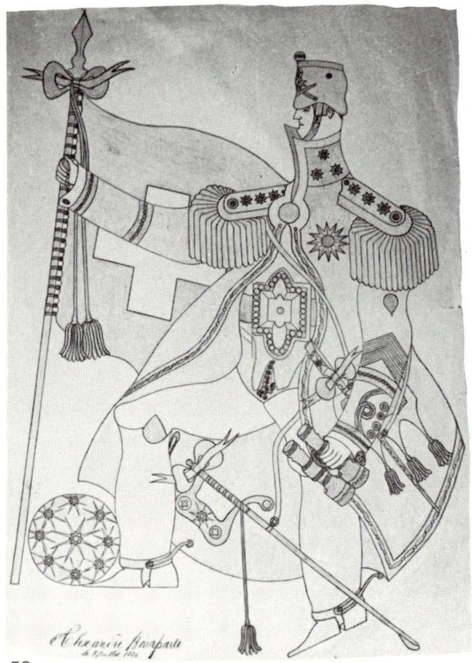
58

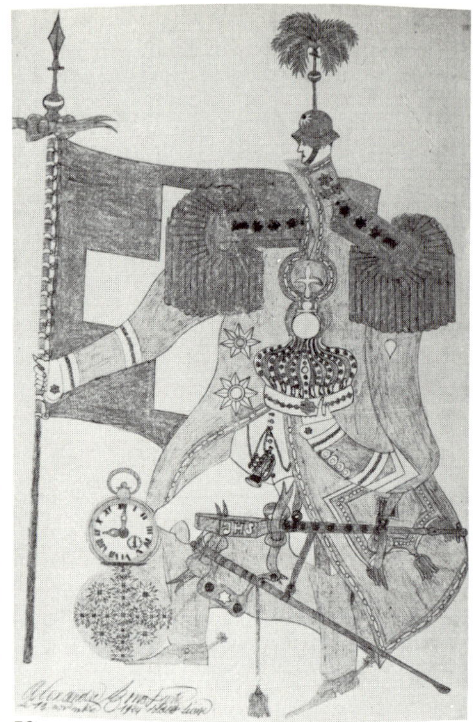
59

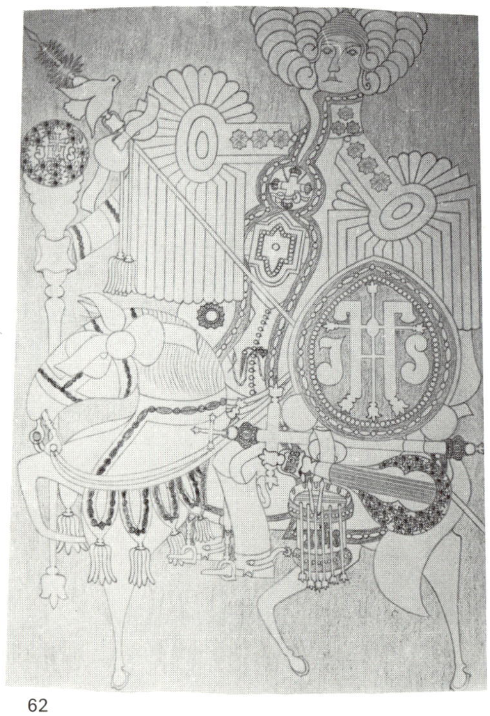
62

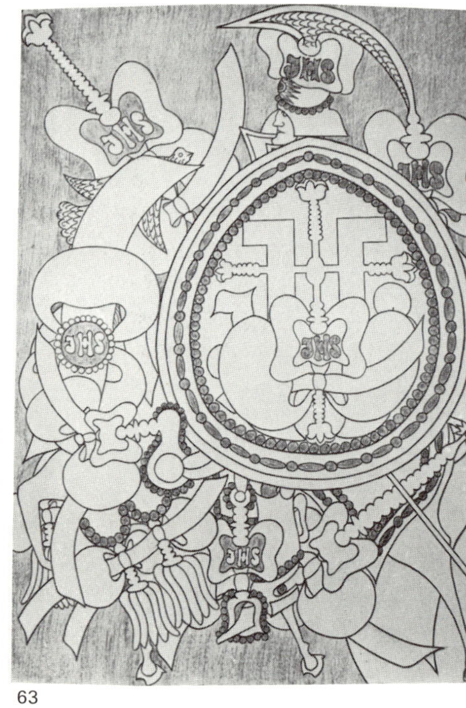
63

Gesichtszüge recht lebendig, wenn er ein Bild beginnt, werden dann aber mit mehreren Schichten von Temperafarben überdeckt und erstarren dabei. Bei dem abgebildeten Beispiel könnte man meinen, die Freundin hätte jetzt ihren Platz auf dem Meeresgrund unter versteinerten Fossilien.

Die Psychose von Peter ZAHND wurde im Lauf der Jahre chronisch; trotz umfassender Behandlung konnte er ihr nicht entrinnen. Zwar lebt er jetzt außerhalb der Klinik und kommt selbst mit seinem Moped ins Malatelier, doch wenn man die Dosis der neuroleptischen Medikamente verrin-

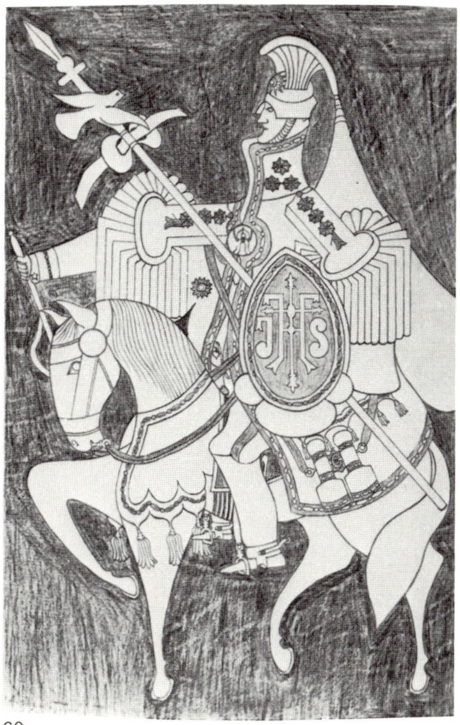
60

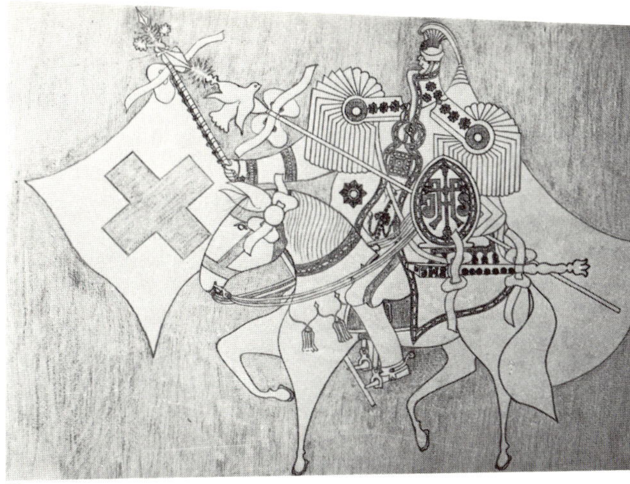
61

58–63 Jean-Baptiste: *Auswahl aus einer Serie von hundert Zeichnungen, die den Größenwahn eines Uhrmachers widerspiegeln.*

gert, verfällt er rasch wieder in hebephrene Erregungszustände. Er bleibt ein gespaltener Mensch, was in der letzten Selbstdarstellung sehr eindrucksvoll zur Geltung kommt (Abb. 57, Farbtafel V, S. 51). Sein Mund ist eine Schüssel, in die man die Nahrung füllt (er hat in den letzten Jahren enorm an Gewicht zugenommen); er wartet passiv auf die Erfüllung seiner heute fast nur noch oralen Bedürfnisse. Nur seine Augen strahlen noch eine gewisse Lebendigkeit aus.

Zuweilen spiegeln die bildnerischen Gestaltungen sehr deutlich ein organisiertes Wahnsystem. Ein interessantes Beispiel dafür ist der Fall von Jean-Baptiste, der zu Beginn der zwanziger Jahre im psychiatrischen Spital Bellelay im schweizerischen Jura hospitalisiert werden mußte und von Fehr (62) beschrieben wurde. Es handelte sich um einen Uhrmacher, bei dem im zweiundzwanzigsten Lebensjahr ein religiös getönter Größenwahn ausbrach. Jean-Baptiste glaubte, er sei Jesus Christus, zeigte sich dabei aber sehr aggressiv und kam in Behandlung, weil er seine Großeltern, bei denen er lebte, körperlich angriff. Seine Halluzinationen bestätigten ihn in dem Glauben, Gottes Sohn zu sein. In der Anstalt zeichnete er spontan zwei Jahre hindurch; in dieser Zeit entstanden gut hundert Arbeiten, die ihn immer selbst darstellten und als wichtige Persönlichkeit verherrlichten, sei es als Oberst der Schweizer Armee, sei es als Napoleon oder Christus.

Eine Auswahl dieser Zeichnungen in chronologischer Reihenfolge erlaubt es uns, die Struktur eines derartigen Wahnsystems etwas genauer zu analysieren (Abb. 58–63). Auf dem ersten Bild erscheint er als Oberst mit besonders betonten militärischen Rangabzeichen; die Weltkugel liegt zu seinen Füßen. Vier Monate später (Abb. 59) gewinnen die Orden und Rangabzeichen noch mehr Gewicht; hinzu kommen eine Krone und – vorerst zurückhaltend – die symbolischen Buchstaben J.H.S. (Jesus Hominum Salvator – Jesus, Erlöser der Menschen). Auffallend ist die über der Weltkugel befindliche, sicher im Zusammenhang mit dem Beruf des Patienten stehende Uhr. Dann steigt der Oberst zu Pferd (Abb. 60, 61), seine Attribute mehren sich, die Buchstaben J.H.S. zieren das schützende Schild, und eine Friedenstaube scheint dem aggressiven Speer alle Schärfe zu nehmen. In späteren Zeichnungen (Abb. 62) liegt die Weltkugel nicht mehr zu seinen Füßen: er trägt sie als Szepter. Vom Beherrscher ist Jean-Baptiste zum allmächtigen Herrscher aufgestiegen. Schließlich werden derart viele Attribute dargestellt, daß vom Pferd fast nichts mehr zu sehen ist und das ganze Bild sozusagen zu einem einzigen Schutzschild wird (Abb. 63). Es handelt sich um eine zeichnerische Wiedergabe der Abwehrmechanismen, die es dem Patienten erlauben, seine Angst und seine Aggressivität zu beherrschen und zugleich seine Größe und seine Macht zu dokumentieren. Indem er zum absoluten Herrscher wird, entrinnt er seinen Verfolgern und den Frustrationen, die ihm sein Leben gebracht hat. Die Realisierung seiner Wahnwelt auf dem Papier erlaubt es ihm, gewissermaßen das psychotische Geschehen in Schranken zu halten, indem er sich selbst «sichtbar» belohnende Genugtuung verschafft. Jean-Baptiste hat sich während dieser zeichnerischen Entwicklung dem Anstaltsleben eingefügt und soweit beruhigt, daß er schließlich trotz des anhaltenden Größenwahns auf einem Bauernhof untergebracht werden konnte, wo er jahrelang arbeitete.

Die Darstellung des Pferdes (Abb. 60) legt die Vermutung nahe, daß Jean-Baptiste nicht nur begabt, sondern auch geübt im Zeichnen war. Die zunehmende Formalisierung bringt trotz aller Stereotypie (unsere Beispiele stammen ja aus einer umfangreichen Serie ähnlicher Bilder) viele neue Formen hervor. Es handelt sich hier nicht um das «Zu-Tode-Hetzen eines Themas» (179), sondern um ein ständiges Neugestalten, das wohl inhaltlich beschränkt und auf den Wahn zentriert, vom formalen Standpunkt aus aber überraschend kreativ ist.

Bei anderen spontan zeichnenden Wahnkranken kommt es auch vor, daß Verfolgungs- oder Größenwahn überhaupt nicht in der Bildnerei dargestellt werden, wofür Jules Doudin (s. S. 214) ein gutes Beispiel ist.

Es werden dann gewissermaßen Reminiszenzen aus einer verlorenen Welt, oft aus der Jugendzeit vor Ausbruch der Psychose, produziert, als wolle der Patient versuchen, dadurch dem Einbruch des wahnhaften Erlebens Einhalt zu gebieten. Dabei wirken nicht selten spielerische Momente mit manchmal betont ironischem Anstrich (206) mit, die wir ebenfalls als Abwehrmechanismen gegen das Überhandnehmen psychotischen Geschehens deuten.

Ein weiteres Beispiel mag veranschaulichen, daß der Ablauf der Psychose sich formal im bildnerischen Ausdruck niederschlagen kann, ohne daß inhaltlich Wesentliches aus dem Wahn mitgeteilt wird. Es handelt sich um Charles, einen professionellen, eher durchschnittlichen Maler, der infolge einer schweren paranoiden Schizophrenie mit kaum dreißig Jahren interniert wurde und bis zu seinem Tod – er starb im Alter von 76 Jahren – im psychiatrischen Spital bleiben mußte. Aus der relativ erregten Zeit seiner Psychose, in der er viel halluzinierte und ganz in seiner Wahnwelt lebte, stammen Zeichnungen, auf denen der drohende Zerfall als chaotisches Durcheinander sichtbar wird (Abb. 64). Zuweilen fällt mitten im Gewirr von Kritzeln, Lettern, Ziffern eine Skizze im akademischen Stil auf, und immer wieder sind die Zeichnungen mit streng geometrischen, einfachen Formen durchsetzt (Quadrat, Kreis

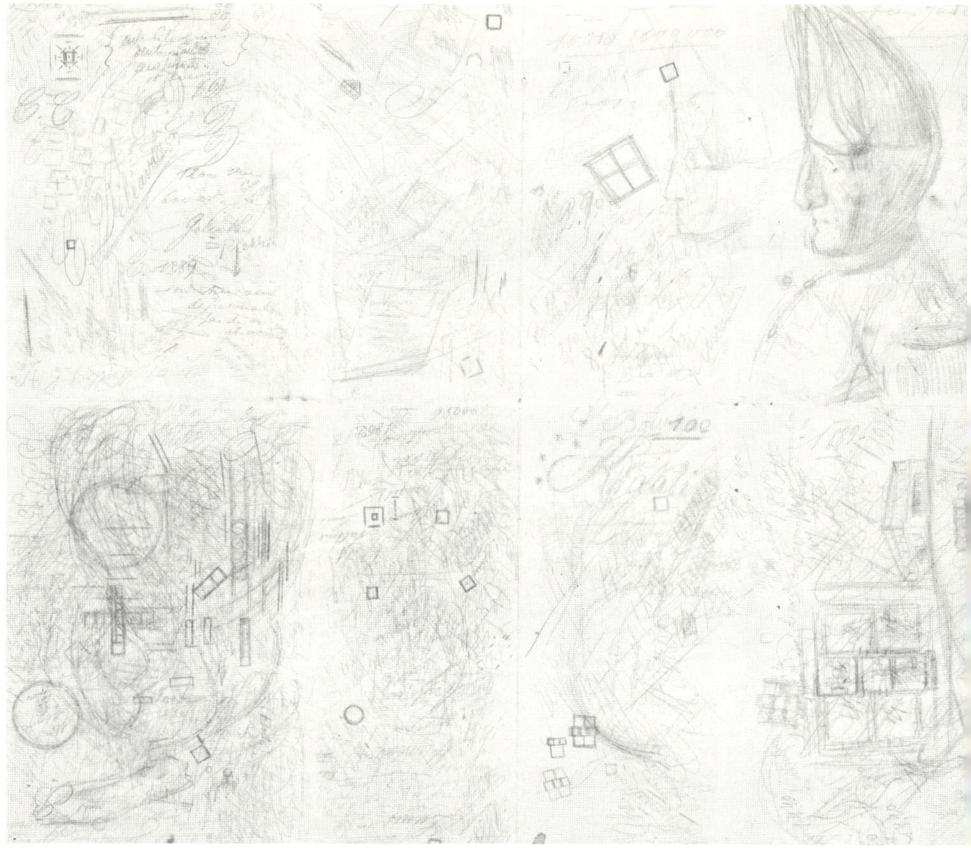

64

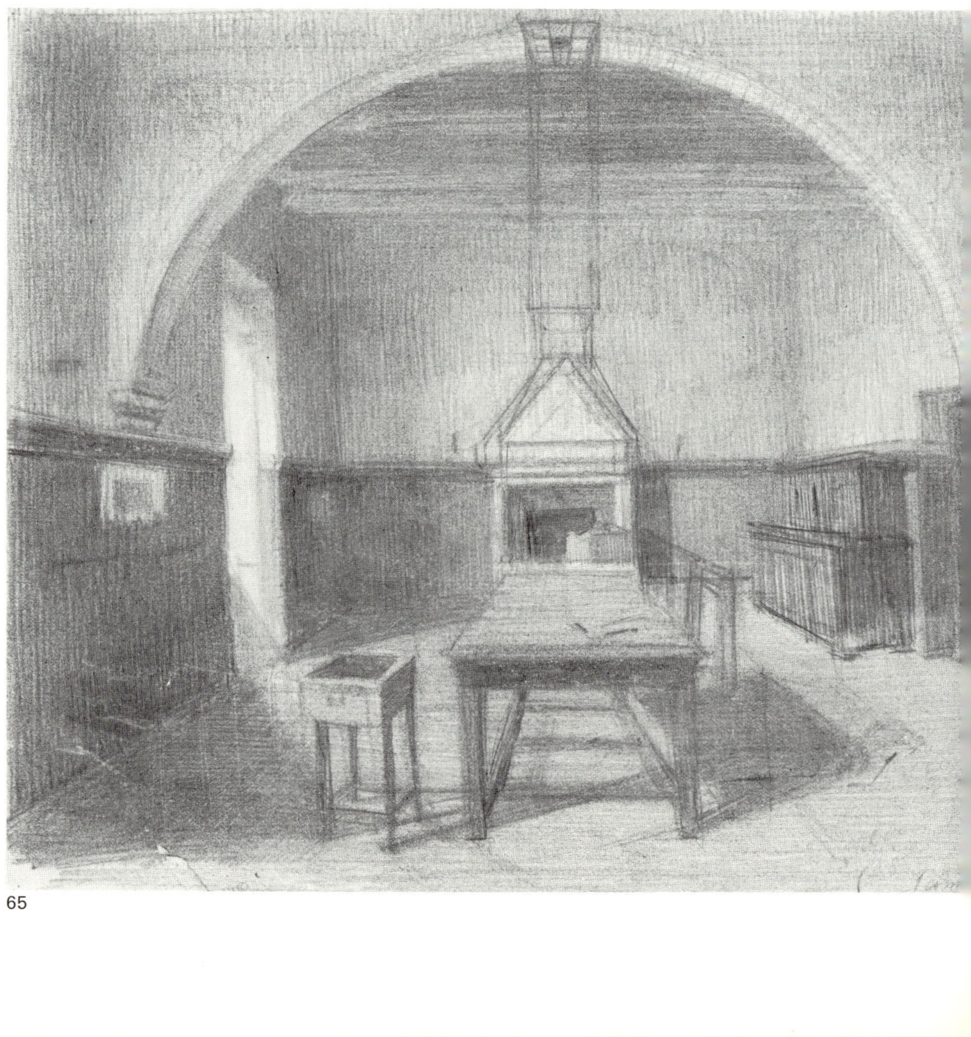

65

usw.), als solle die Auflösung durch feste Strukturen aufgehalten werden.

Als das psychotische Geschehen sich einigermaßen stabilisiert hatte, entstanden Zeichnungen, auf denen die Suche nach Halt sehr deutlich wird: einerseits streng perspektivisch und betont geometrische Abbildungen von Räumen in akademischem Stil (Abb. 65), andererseits rein geometrische, mathematisch berechnete Konstruktionen von mandala-artiger Form (Abb. 67). Parallel dazu schuf er aber auch Zeichnungen, die einen verwaschenen, unpräzisen Eindruck machen (Abb. 66), Spiegel der grundsätzlichen Ambivalenz des Kranken, der

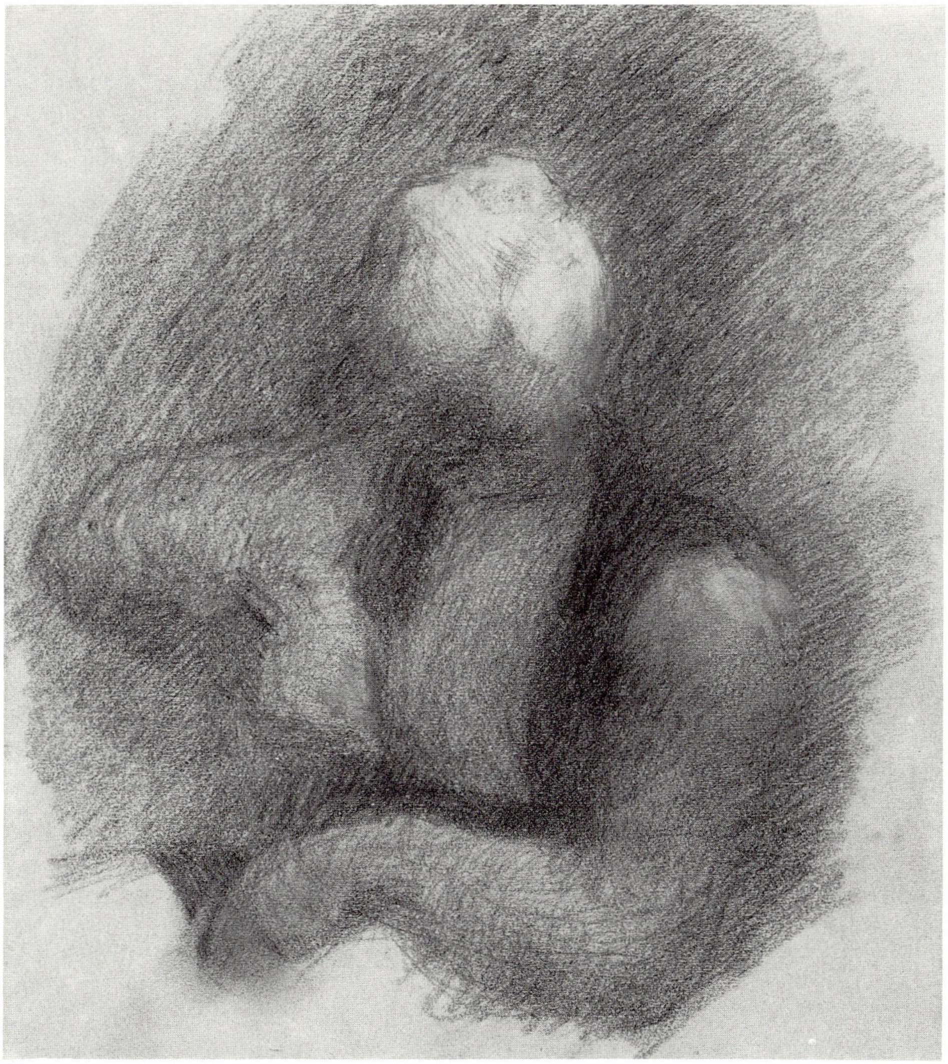

66

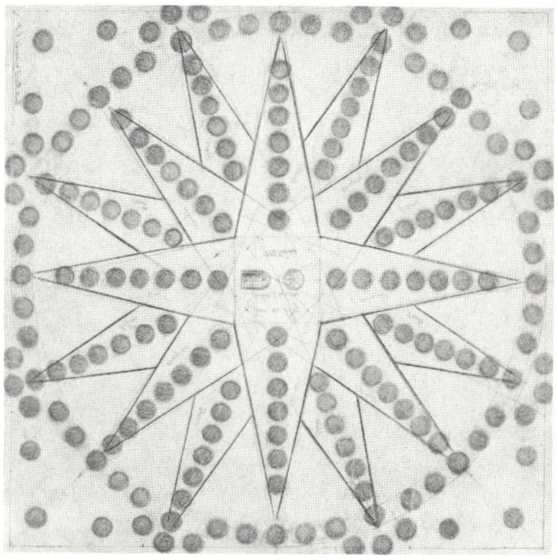

67

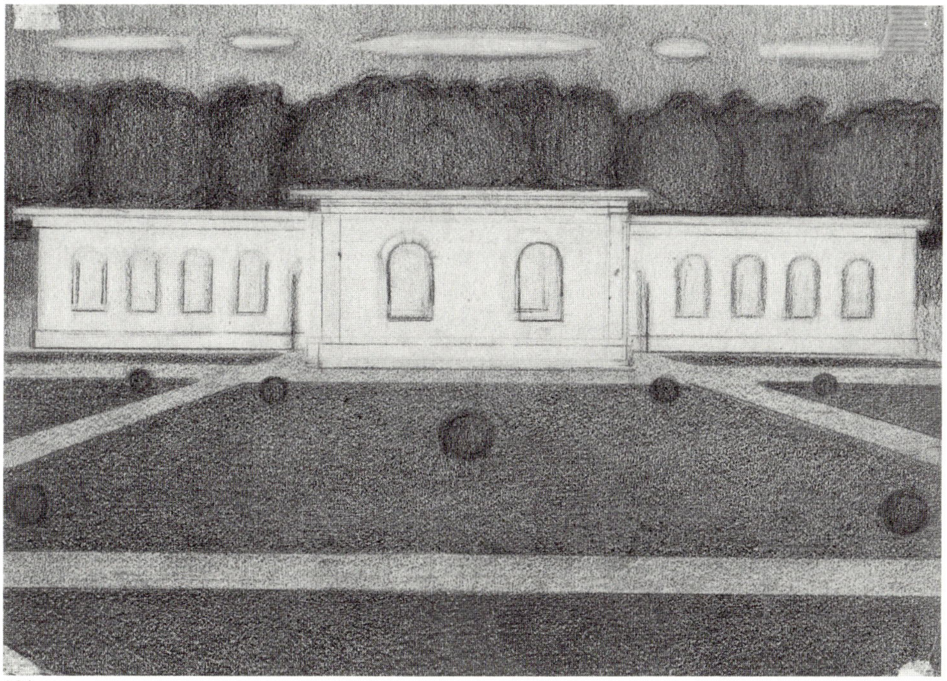

68

64 CHARLES, *Kunstmaler: Zeichnung aus der schizophrenen Erregungsphase.*

65 CHARLES: *Geometrisch betonte Zeichnung nach der Natur.*

66 CHARLES: *Unpräzis verschwommene Zeichnung nach der Natur.*

67 CHARLES: *Geometrisch konstruierte Mandala-Form.*

68 CHARLES: *Imaginäre Architektur von symbolhafter Bedeutung.*

zwischen psychotischer Dissoziation und Suche nach Halt pendelt.

Mehr als vierzig Jahre nach Beginn der Schizophrenie erreicht Charles ein Gleichgewicht in einer fast symmetrischen, streng geordneten Welt (Abb. 68): das dargestellte Gebäude ist imaginärer Natur, er nennt es «Museum des Friedens und des Krieges». Das Fehlen einer Türöffnung mag eine

Deutung im Sinn der totalen Abgeschlossenheit von der Umwelt zulassen; die Fensteröffnungen sind leer. Um das Gebäude herum gibt es kaum Leben, alles ist streng stilisiert, die Wolken im Himmel sind symmetrisch geordnet, die Bäume wohl als solche erkennbar, doch erweisen sie sich eher als rhythmisierte Flächen ohne naturalistische Abbildeabsicht. Wahrlich ein Sinnbild der damaligen Starre und Abgeschlossenheit des Patienten.

Bei Charles bestimmte der Umstand, daß er beruflich vor Ausbruch seiner Psychose immer nach der Natur arbeitete, sicher weitgehend den Inhalt seiner relativ großen spontanen Produktion im Krankenhaus; durchaus untypisch für Schizophrene fertigte er von Zeit zu Zeit akademische Naturstudien an. Das Wechselspiel zwischen Auflösung der Form und Neugestaltung von soliden Strukturen, das ich auch an seinem Fall aufzeigen wollte, bleibt aber nicht den zeichnerisch vorgebildeten Patienten vorbehalten; man trifft dieses Phänomen ganz allgemein sehr häufig an.

Unter den spontan entstehenden Zeichnungen soll als interessante Variante noch das gewissermaßen «tagebuchartige» Festhalten der für den Kranken selbst unverständlichen Erlebnisse innerhalb des psychotischen Geschehens erwähnt werden.

Unsere Bildbeispiele (Farbtafeln VI u. VII, S. 52/53) wurden von der Patientin Renate (geboren 1920) mit einer Ausnahme innerhalb von sieben Jahren zu Hause angefertigt. In ihrer Jugendzeit fiel sie durch Nägelbeißen, verschiedene Phobien, Furcht vor dem Vater, Minderwertigkeitsgefühle und Eigenbrötelei auf. Sie absolvierte eine kaufmännische Ausbildung und wurde Sekretärin. Ihr sentimentales Leben war stürmisch: nach einer homosexuellen Verliebtheit stürzte sie sich in mehrere Abenteuer mit Männern, wobei es infolge ihrer affektiven Ambivalenz dem Partner gegenüber immer rasch zum Bruch kam.

Im Alter von fünfundzwanzig Jahren macht Renate eine depressive Verstimmung mit Claustrophobie durch, erholt sich davon nicht recht und schlägt sich fünf Jahre mit ihren Problemen herum, bis sie den Weg zu einem Psychotherapeuten findet. Sie verliebt sich sofort in ihn und «hört» seine Gedanken. Diese halluzinatorischen Erscheinungen dauern an, auch nach dem plötzlichen Tod des Therapeuten. Einige Jahre später, 1956, muß sie infolge einer schwer depressiven Phase in eine Klinik gebracht werden, wo sie mit einer Insulinkur behandelt wird und nach relativ kurzer Zeit wieder entlassen werden kann. Im Jahr darauf beginnt sie zu zeichnen (Abb. 69, Farbtafel VI, S. 52). Als sie mir diese erste Zeichnung mit vielen anderen Blättern sieben Jahre später zeigt, erklärt sie dazu, ihre damalige persönliche Situation sei genau wiedergegeben. Der nackte Mann sei ihr Psychiater, dessen Kopf in verschiedenen Spiegeln reflektiert werde, während die Ziege sie selbst in ihrer «gewohnten Ironie» darstelle. Die Bodenplatten habe sie bewußt in falscher Perspektive gezeichnet, denn sie wisse noch aus der Schule, daß der Hintergrund auf diese Weise nach vorn rücke. Mehr könne sie zu diesem Bild nicht sagen. Die Art und Weise, wie die an Blütenblätter oder einen Heiligenschein erinnernde Krone des nackten Mannes in die Gestaltung des Hintergrundes übergeht, oder das Ineinanderfließen verschiedener Formen – das linke Vorderbein der Ziege verliert seine Gegenständlichkeit – verleihen der Darstellung nicht nachvollziehbare, beunruhigende Züge.

Kurze Zeit darauf entsteht die Zeichnung des ermordeten Marat (Abb. 70, Farbtafel VI, S. 52), auf der nur die geometrischen Bodenplatten die schreckliche Szene etwas zu dämpfen scheinen. Renate gibt ohne weiteres zu, sie habe sich seinerzeit ihren tyrannischen Vater so vorgestellt; nur nebenbei erwähnt sie auch, daß sie damals ihren Psychiater gerne wie ein Kind gebadet hätte. Zur folgenden Zeichnung, die einen Monat später entstanden ist (Abb. 71, Farbtafel VI) sagt sie:

«Das ist nicht leicht zu erklären. Ich litt damals unter starker Angst. Das Auge ist die Stimme, die immer da war. Die Häuser mit den Kaminen stehen für die Industriequartiere, die meine Angst verstärken. Der Turm, da lebe ich, da bin ich, doch lauert Gefahr, deshalb das drohende Messer. Ich bin von versöhnlicher Natur, darum weht eine weiße Fahne auf dem Turm. Das vegetative Leben, eine Schnecke, die zum Salat will, das erinnert an einen Schildkrötenwettlauf. Ich liebe den Wettkampf.»

Die ineinanderfließenden ungewissen Formen, die von links heranziehen, bleiben auch für die Patientin selbst hermetisch verschlüsselt, im Gegensatz zum Auge rechts oben, das sie genau als Sinnbild für ihre (sie verfolgenden) Gehörshalluzinationen interpretiert. In diesem Zusammenhang ist es interessant, daß Renate damals den Ärzten noch keineswegs den Eindruck einer sicher schizophrenen Kranken machte; sie wurde meist als schwere Neurose oder als neurotische Depression klassifiziert, obwohl sie ein Jahr früher in ihrer Depression Halluzinationen zugegeben und deshalb eine Insulinkur mit kleinen Dosen bekommen hatte (es gab zu jener Zeit noch keine spezifisch antidepressiv wirkenden Medikamente).

Wenig später entsteht eine Zeichnung, die gar nichts Psychotisches vermuten läßt, die aber als charakteristisch für eine depressive Verstimmung angesehen werden darf (Abb. 72, Farbtafel VI, S. 52). Der ziellos sich in der Ferne verlierende, von kahlen Bäumen gesäumte Weg unter einer bleigrauen Bewölkung, spricht für sich selbst. Renate hebt in ihrem Kommentar die Monotonie hervor und spricht von der Melancholie der Sonntagsspaziergänge ihrer Jugendzeit.

Drei Jahre später wird Renate erneut in eine psychiatrische Klinik eingewiesen; die beiden folgenden Bildbeispiele stammen aus den Monaten, welche dieser Hospitalisierung vorangingen. Im Wartezimmer ihres Psychiaters hatten sich ihr bei der Betrachtung eines blauen Musters auf einer orangeroten Tapete Tiergestalten aufgedrängt, die sie zu Hause malen mußte (Abb. 73, Farbtafel VII, S. 53). Die alten Psychiater nannten solches Erleben «illusionärer Gebilde von leibhaftiger Deutlichkeit» (96) beim Beobachten von Wolken, alten Mauerflächen und dergleichen «Pareidolien». Renate erklärt, es handle sich um Tiere, die vor einem Waldbrand zu flüchten versuchten. Dieser Interpretation darf man vielleicht in Anbetracht der bald notwendigen Einweisung in die Klinik ein besonderes Gewicht zumessen. Sicher kommt in diesem Bild starke Angst zum Ausdruck,

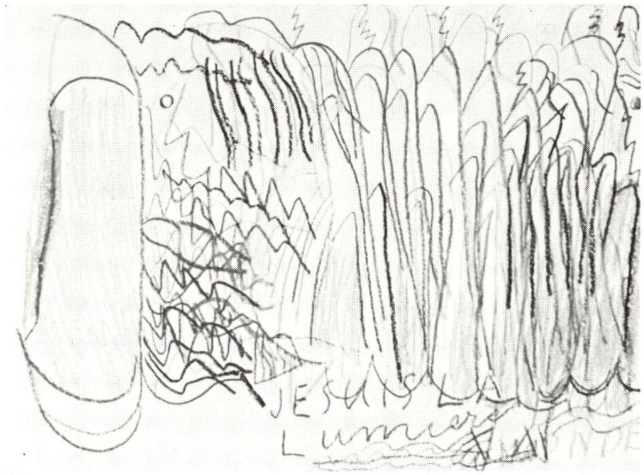

76

76 MARGARETE: *«Je suis la lumière du monde»*

77 MARGARETE: *«Tannenbaum»*

78 MARGARETE: *«Genfersee mit Klinikdirektor (Adler) und seinen Patienten (Möwen)».*

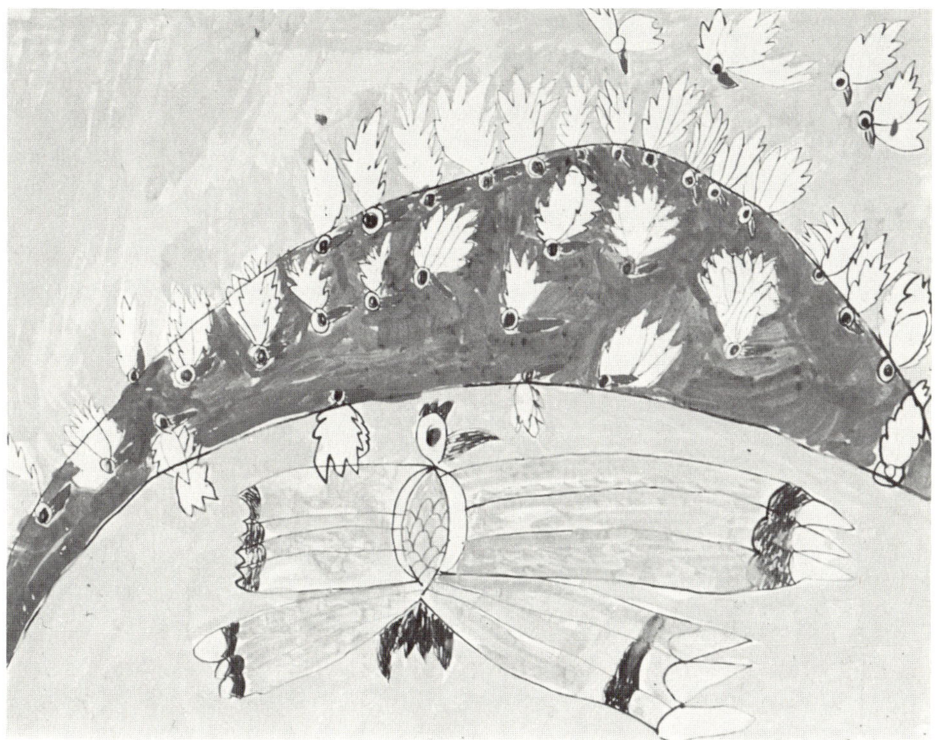

78

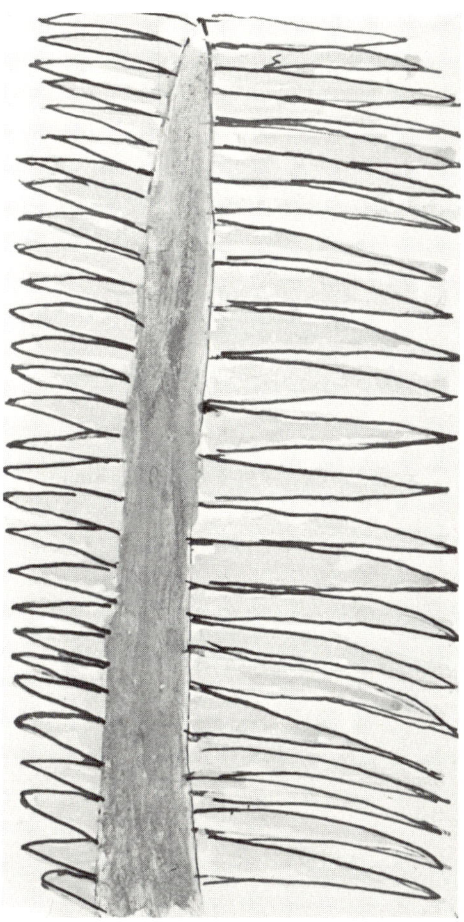

77

und es erstaunt nicht, wenn kurz darauf eine streng geometrische Zeichnung folgt (Abb. 74, Farbtafel VII), von der die Patientin sagt, sie sei ein Porträt ihres Vaters. Dieser war ein wenig gesprächiger, tyrannisch auftretender, trunksüchtiger Geometer. «Das sind Zeichnungen, die etwas kompensieren müssen, was geometrisch ist bei mir, das hat immer eine Beziehung zu den väterlichen Prinzipien», meint Renate dazu!

Die letzte Zeichnung unserer Serie (Abb. 75, Farbtafel VII, S. 53) ist weitere drei Jahre später, bei einer erneuten Hospitalisierung, in der Anstalt entstanden. An der Schizophreniediagnose konnte jetzt nicht mehr gezweifelt werden, und in der Folge entwickelte sich ein ausgesprochen chronischer Krankheitsverlauf. Auf diesem dekorativ wirkenden Bild sind noch Blumen- und Vogelgestalten erkennbar. Renate bemerkte dazu nur, es bringe ihre Angst vor der Leere zum Ausdruck («C'est ma peur du vide»). Ohne sich dessen bewußt zu sein, meinte Renate damit gewiß die «psychotische Leere», die bei ihr immer mehr überhand nehmen sollte;

heute kann man mit ihr kaum mehr ein Gespräch führen, und sie hat seit vielen Jahren jedes Zeichnen eingestellt. Doch mit ihrer eigenen Interpretation hat sie genau das bestätigt, was MORGENTHALER (140) beim vollstopfenden Ausfüllen eines Blattes durch Adolf WÖLFLI (siehe Seite 187) mit dem Begriff «horror vacui» zu umschreiben versuchte. Bei Renate müssen wir das letzte Bild (Abb. 75, Farbtafel VII) als einen leider zum Scheitern verurteilten kreativen Versuch ansehen, dem psychotischen Geschehen Einhalt zu gebieten.

Im Gegensatz zu Renate hätte unsere bald sechzigjährige Patientin Margarete zunächst im herkömmlichen Sinn als zeichnerisch vollkommen unbegabt bezeichnet werden müssen. Sie besaß auch keinerlei Vorbildung und hat wahrscheinlich seinerzeit in der Volksschule kaum Zeichenunterricht genossen. In unserem Malatelier fiel sie vorerst dadurch auf, daß sie verworren erscheinende «Kritzelbilder» schuf (Abb. 76). Sie litt zu der Zeit an mystisch-religiösen Wahnvorstellungen und glaubte dazu auserkoren zu sein, Gottes Heilsbotschaft auf dieser Welt zu verbreiten. Dies ging mit einem aggressiv-erregten Verhalten einher, wobei sie ihre Mitmenschen oft recht bösartig und wenig christlich beschimpfte. Auf unserer Abbildung steht: «Ich bin das Licht der Welt.» Im linken oberen Viertel, gegen die Ecke zu, ist eine Zickzacklinie mit einem kreisrunden, links danebenliegenden Auge zu erkennen. In der Tat sollen die kleinen Zickzackformen entlang dem oberen Bildrand das Antlitz von Jesus darstellen, während die vertikalen Linien sein langes wogendes Gewand andeuten. Später zeichnete Margarete noch häufig Stirn, Nase und Kinn als eine geschwungene Zickzacklinie und setzte das Auge nicht selten außerhalb dieser Linie ein; menschliche Profile waren bei ihr immer nach links gerichtet (wie es bei ungeübten Rechtshändern meist die Regel ist; vgl. hierzu CARLO (S. 231), bei dem es unter Tausenden von Profildarstellungen nur ganz selten einen Menschen gibt, der nach rechts schaut). Die von vornherein markante Tendenz von Margarete zur stereotypen Wiederholung kommt in der Zeichnung eines geometrisierten Baumes sehr eindrucksvoll zur Geltung (Abb. 77). Wir finden sie auch in der Behandlung der Möwen auf einem etwas späteren Bild; der Genfersee ist aus der Vogelperspektive gesehen, so wie er auf einer Landkarte erscheint (Abb. 78). Der Adler soll den Direktor der psychiatrischen Klinik und die Möwen sollen seine Kranken darstellen.

Dieselbe Patientin Margarete schuf wenige Wochen später eine ganze Reihe von Katzenbildern, von denen eine eigentümlich faszinierende Wirkung ausgeht (Abb. 79 u. 80, Farbtafel VIII, S. 54). Wie gelangt eine einfache und ungebildete Frau, nach jahrelangem Aufenthalt in einem psychiatrischen Spital als chronische Patientin, plötzlich zu einer solchen Ausdruckskraft, der man kaum einen künstlerischen Aspekt absprechen kann? Wie kommt sie zu einem persönlichen Stil, der in den beiden farbigen Bildbeispielen durch die iterative Besetzung der Konturen mit Querstrichen (für Margarete sind es die Haare der Katze) eine originelle dekorative Wirkung erzielt? Wie kommt es, daß ein Mensch, den nichts in seinem Leben jemals zu schöpferischem Tun getrieben hat, in der Psychose spontan künstlerische Gestaltungsmittel entdeckt und diese dazu benutzt, ein eigentliches «Werk» zu schaffen? Margarete hat im Lauf der Jahre, bis zu ihrem Tod, Hunderte von großformatigen Bildern gemalt, die sich alle durch Originalität und eine weitgehend «spezifische» Handschrift auszeichnen.

Margarete ist nicht talentiert, sie besitzt nicht die Fähigkeit, Vorlagen genau zu kopieren, und es ist ihr noch weniger möglich, nach der Natur Gegenstände auch nur einigermaßen «richtig» abzuzeichnen. Sie deformiert radikal die in der Wirklichkeit gegebenen Formen und schafft damit Neues. Ob dabei der Mangel an Zeichentalent oder die Ungeübtheit die wichtigere Rolle spielt, interessiert nur am Rand. Wichtig erscheint mir, daß die Patientin keineswegs bewußt deformieren will oder sich auch nur darüber Rechenschaft ablegt, daß sie deformiert, sondern im Gegenteil der festen Überzeugung ist, daß sie die Dinge «richtig» darstellt. Die Deformierung bleibt unbewußt (und das ist ein wesentlicher Gegensatz zum auf der Kunstschule vorgebildeten modernen Künstler!) und erfolgt keinesfalls in irgendeiner «künstlerischen» Absicht.

Eine Zickzacklinie wird zu Christus, *ist* einfach Christus, und daran gibt es nichts zu rütteln. Eine Überzeugung ist da, die nach keiner rationalen Kontrolle verlangt. Die Katze muß fünf Beine haben, weil in der Welt, in der solche Katzen leben, Katzen eben fünf Beine haben (aus Gründen, die bei Margarete psychoanalytisch erklärbar sind, die ich hier jedoch ausklammern möchte [18]). Was aber muß in einem menschlichen Gehirn vorgehen, ehe es überhaupt zu einer derartigen «schöpferischen Deformation» kommen kann?

Zu den Farbtafeln I–VIII

I *Beispiele aus der Prinzhorn-Sammlung.*

II GIAN-CARLO: *Zeichnungen aus einer einzigen Sitzung.*

III JOHANNA: *Im Lauf der Jahre zu Dutzenden entstandene Köpfe.*

IV–V PETER ZAHND: *Aus dem vierten bis zehnten Jahr der Psychose.*

VI–VII RENATE: *Spontane Zeichnungen.*

VIII MARGARETE: *Katzenbilder.*

JOHANN KNÜPFER

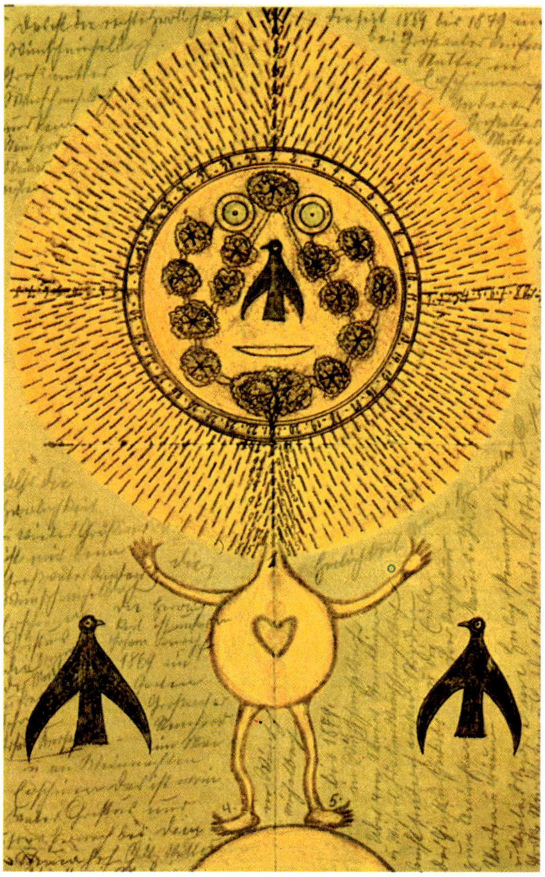

4

ELSE B.

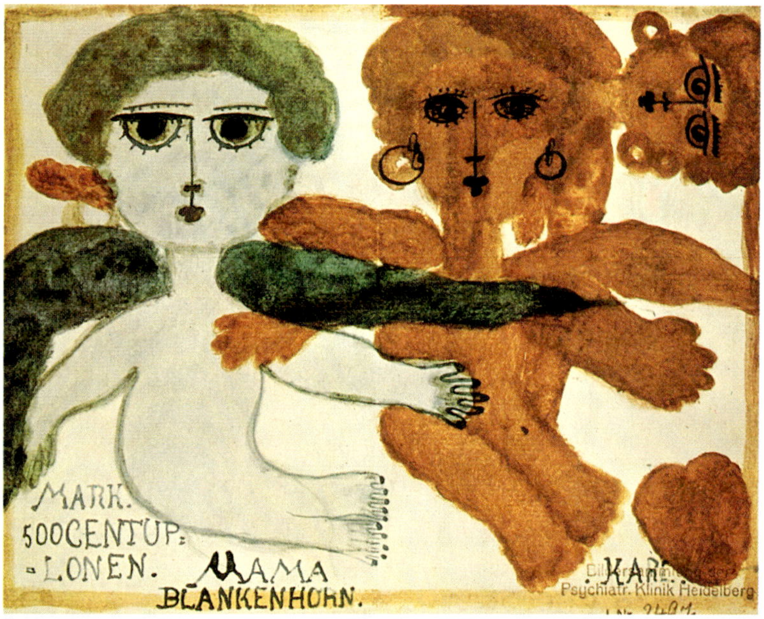

5

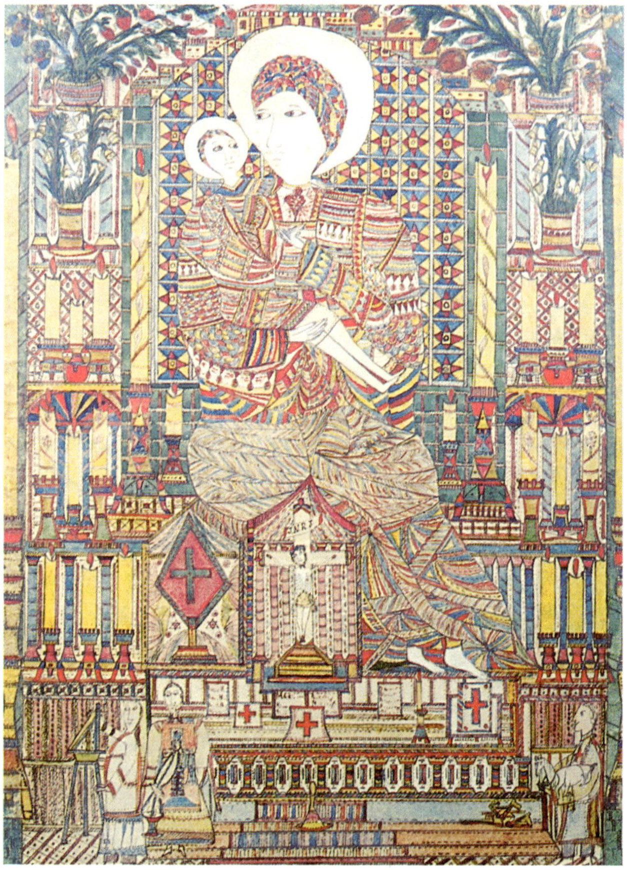

6

PETER MOOG

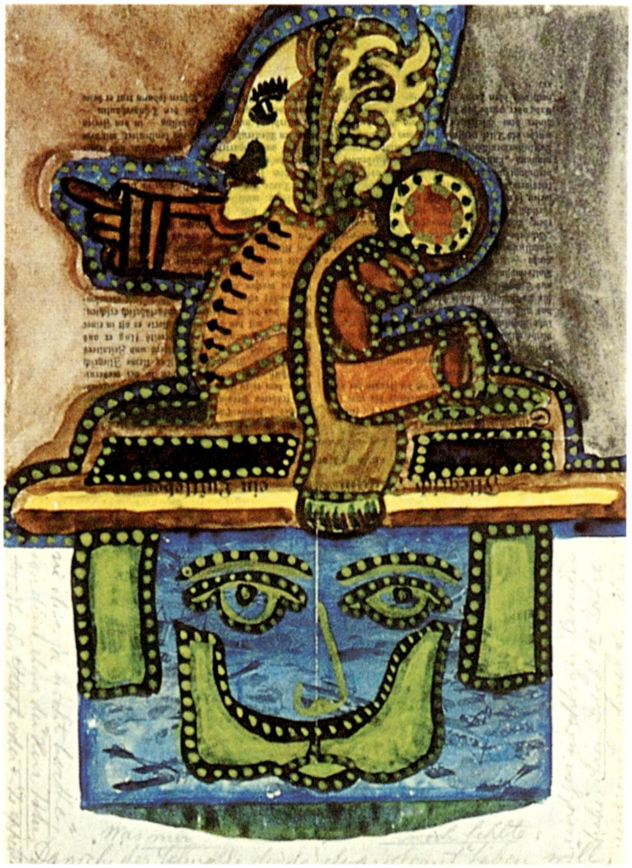

7

AUGUST KLOTZ

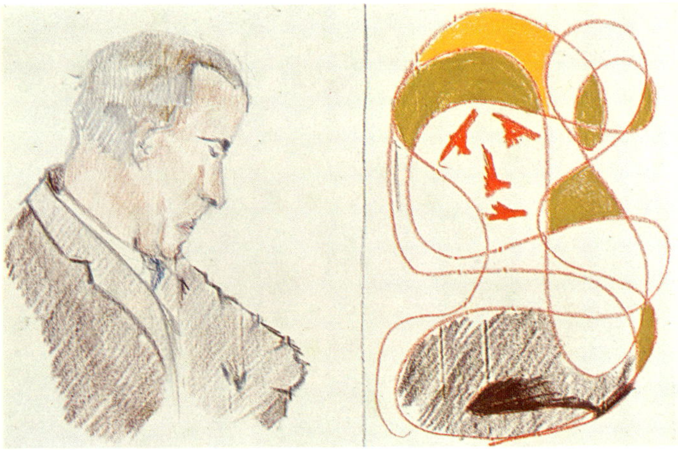
18

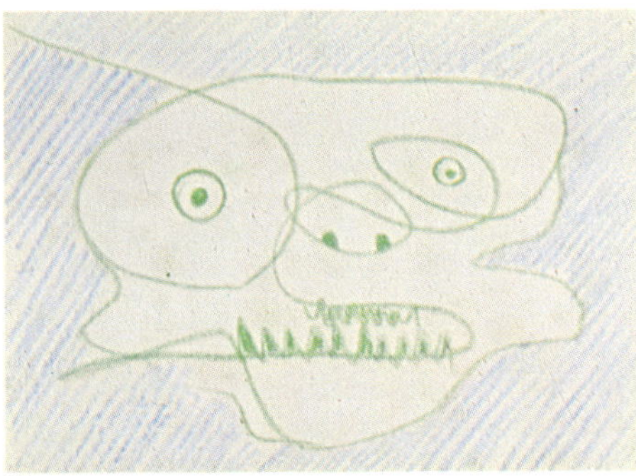
19

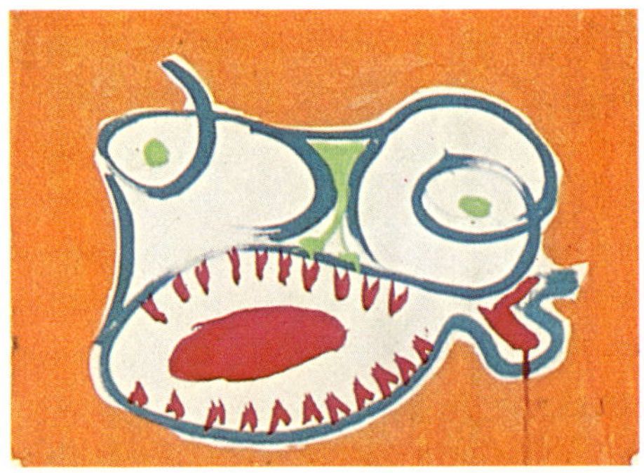
20

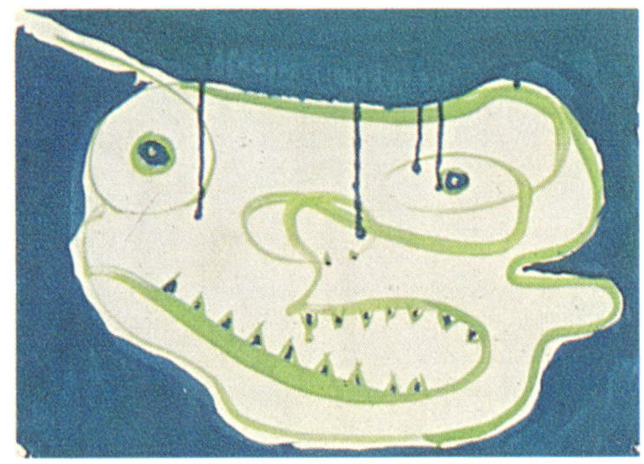
21

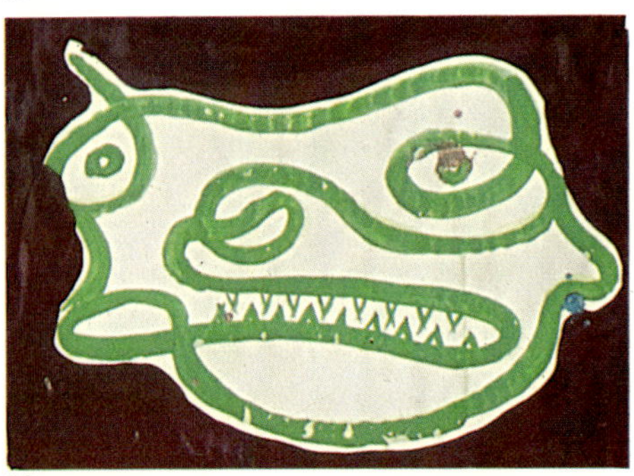
22

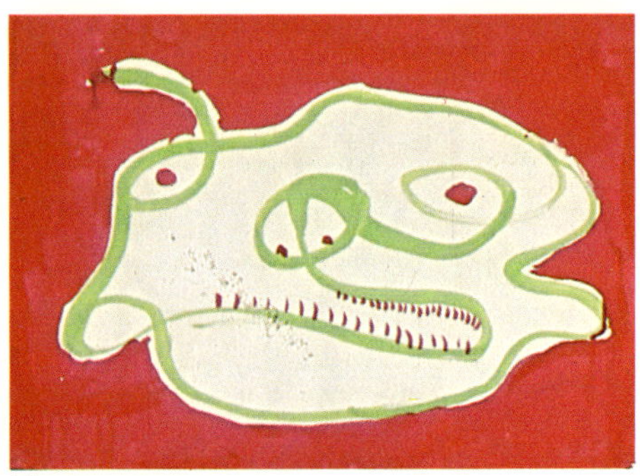
23

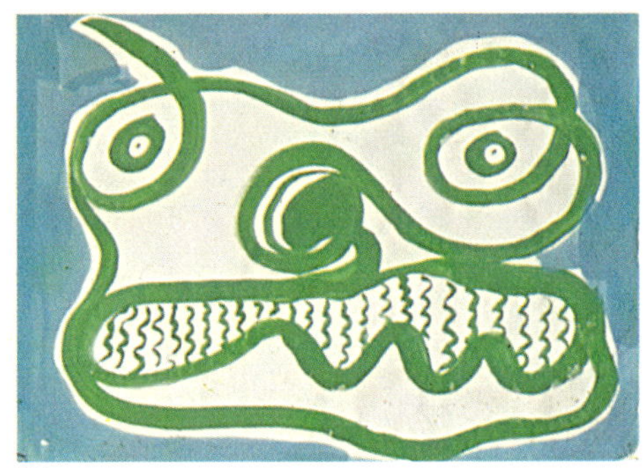
24

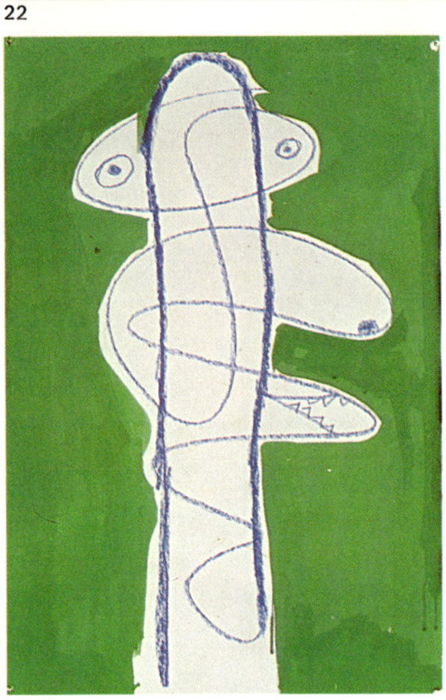
25

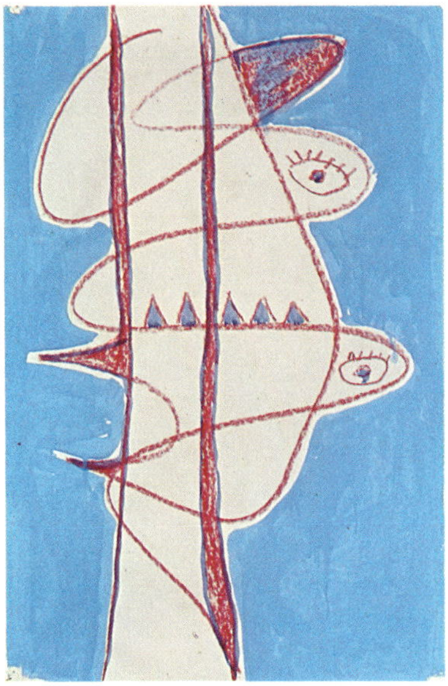
26

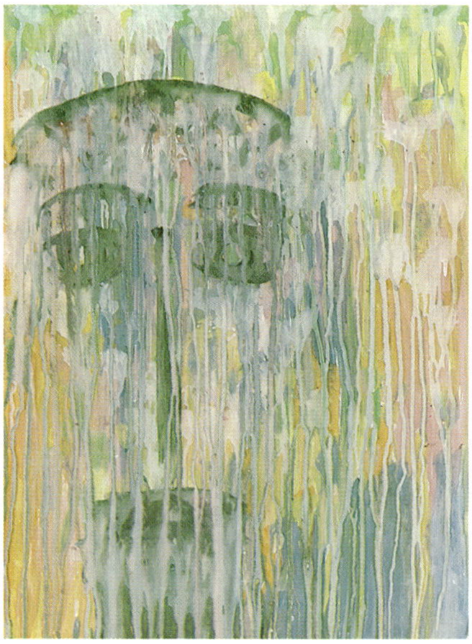
37

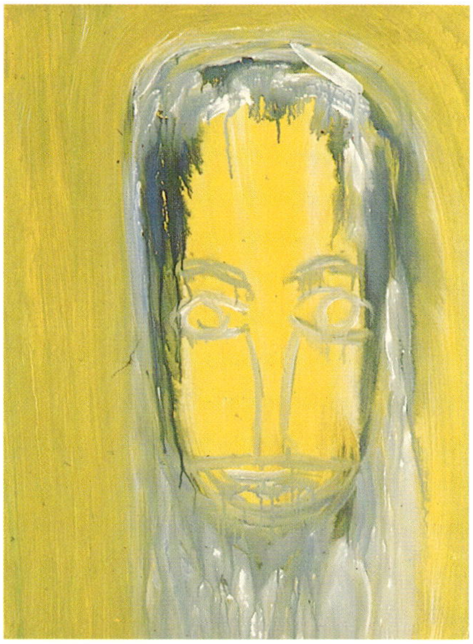
38

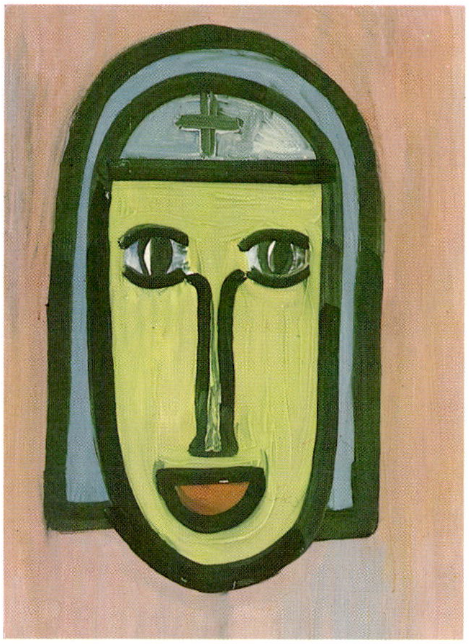
39

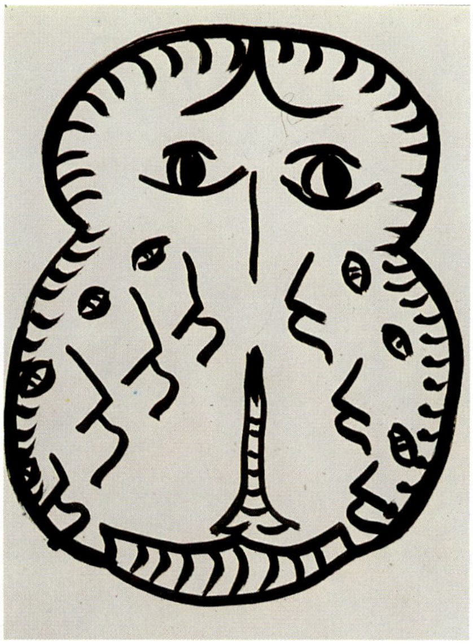
40

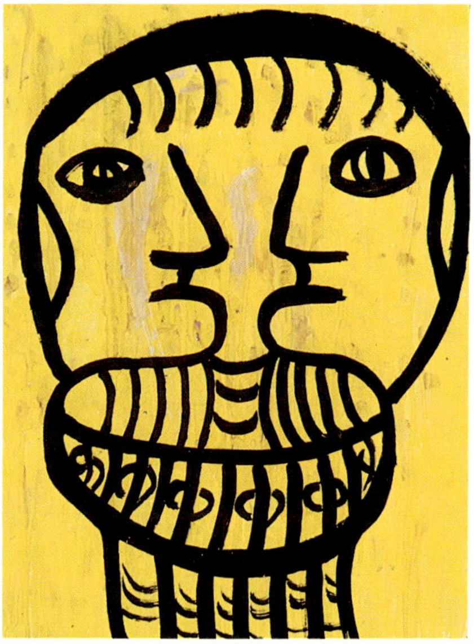
41

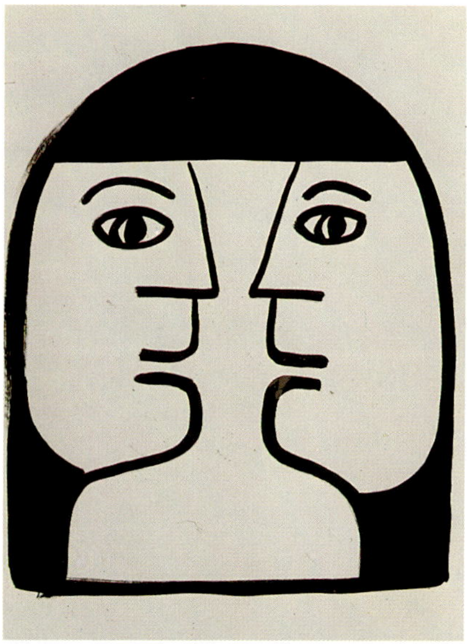
42

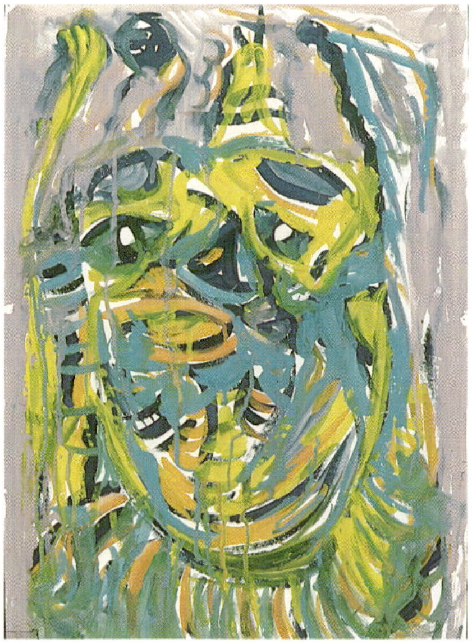
43

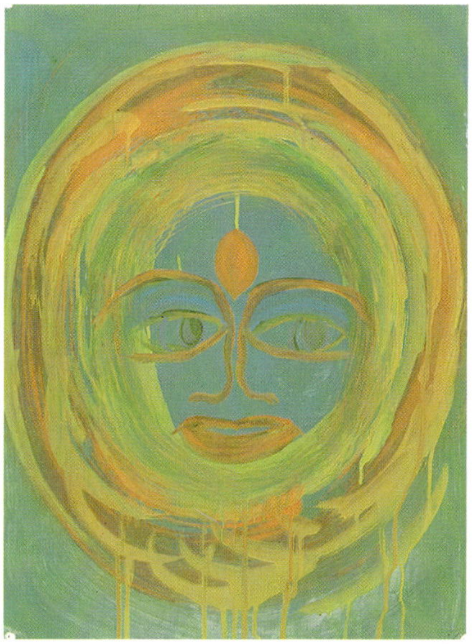
44

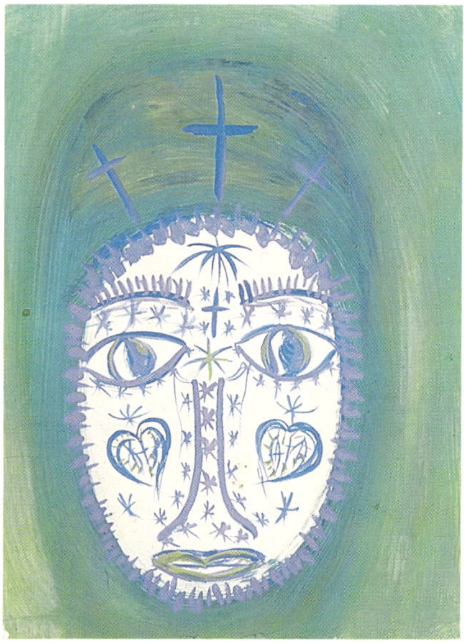
45

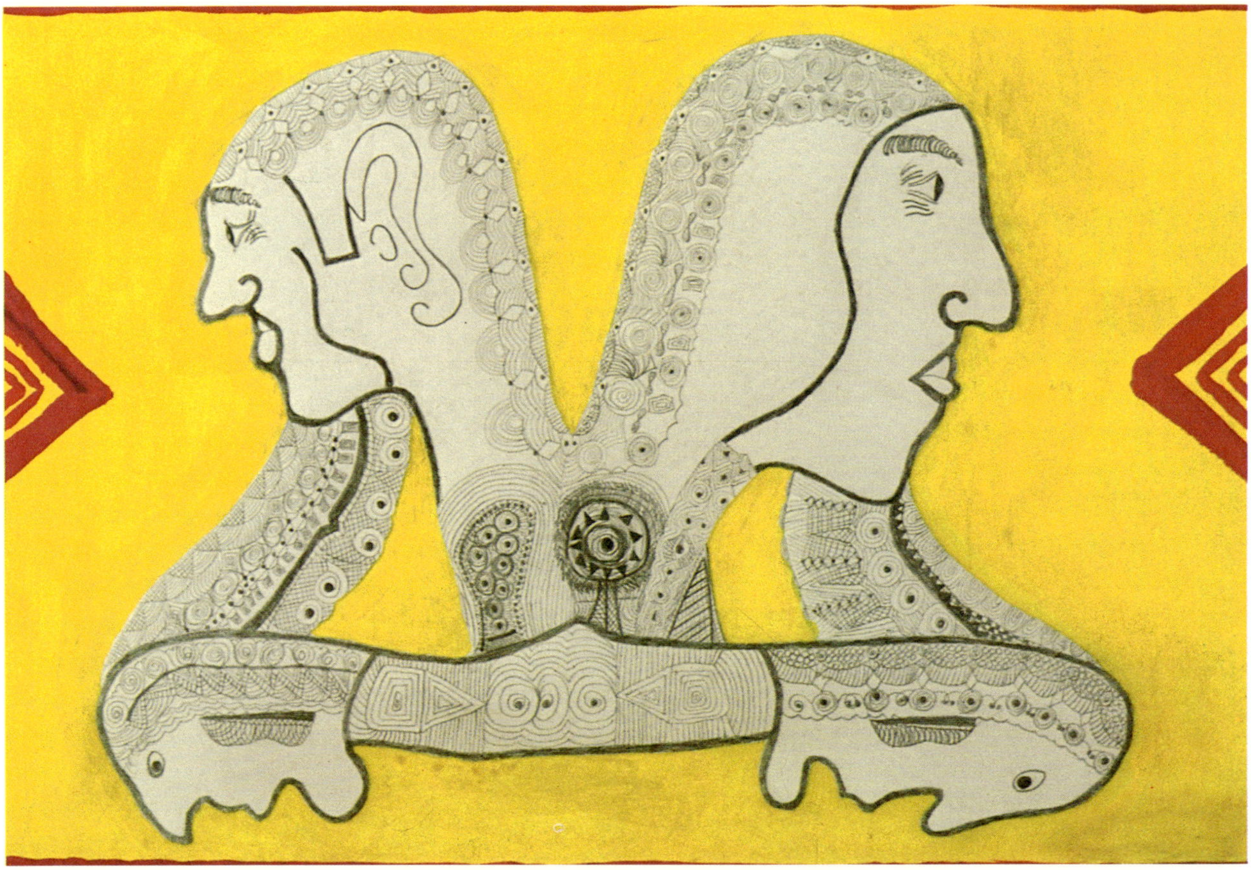

50

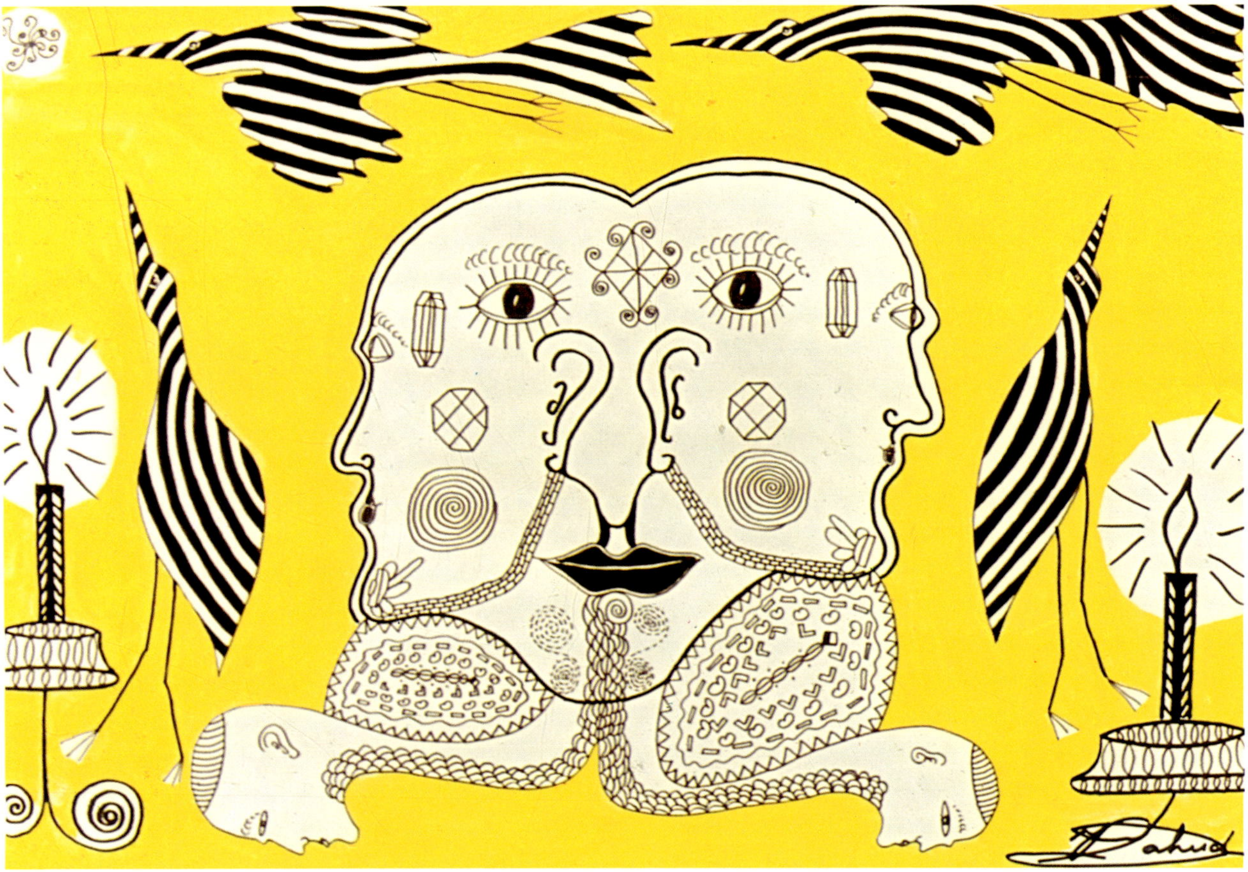

51

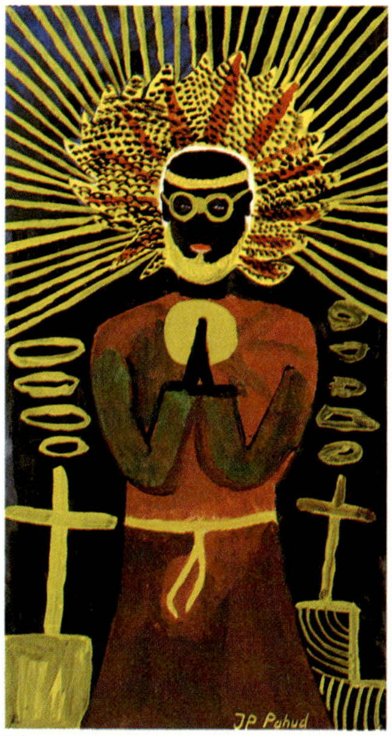

52

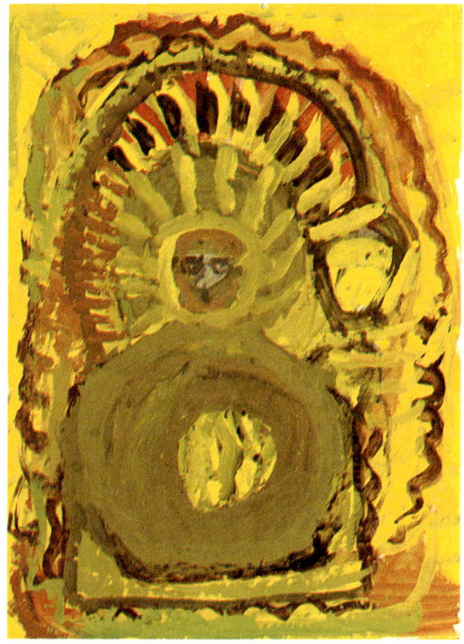

53

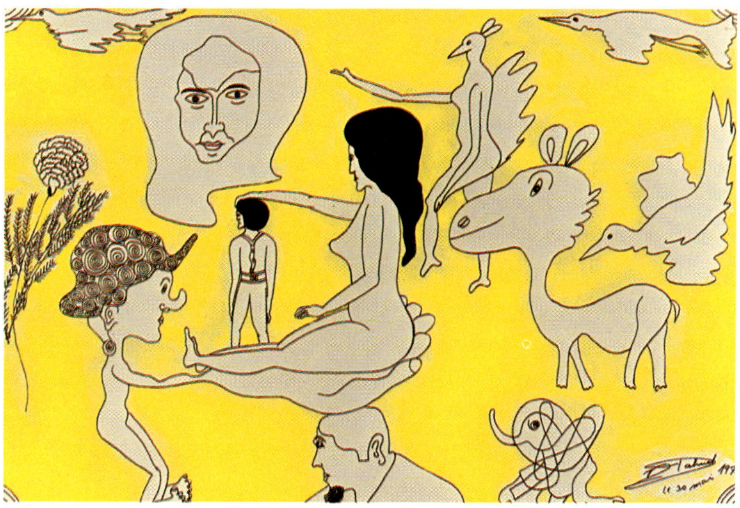

54

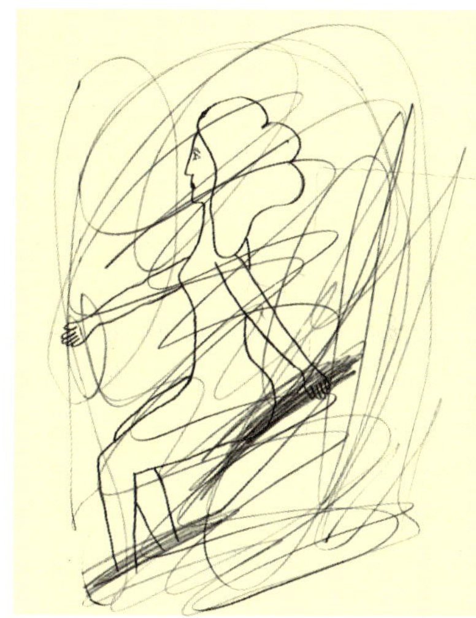

55

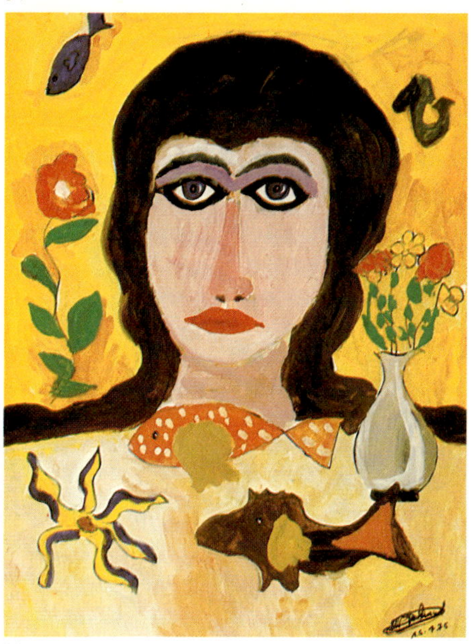

56

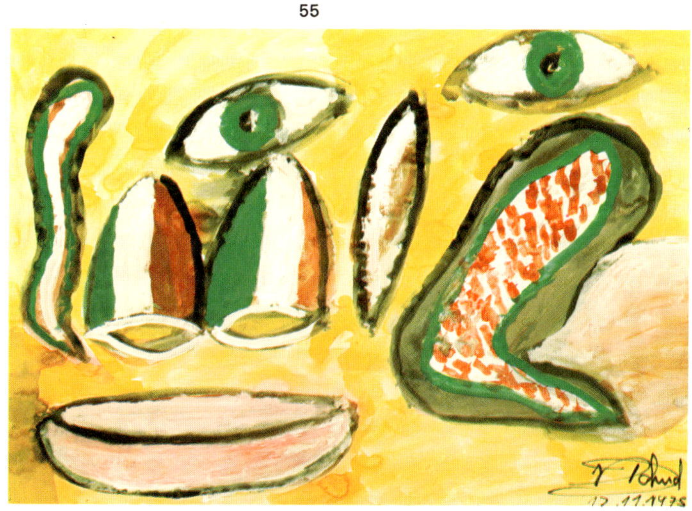

57

PETER ZAHND

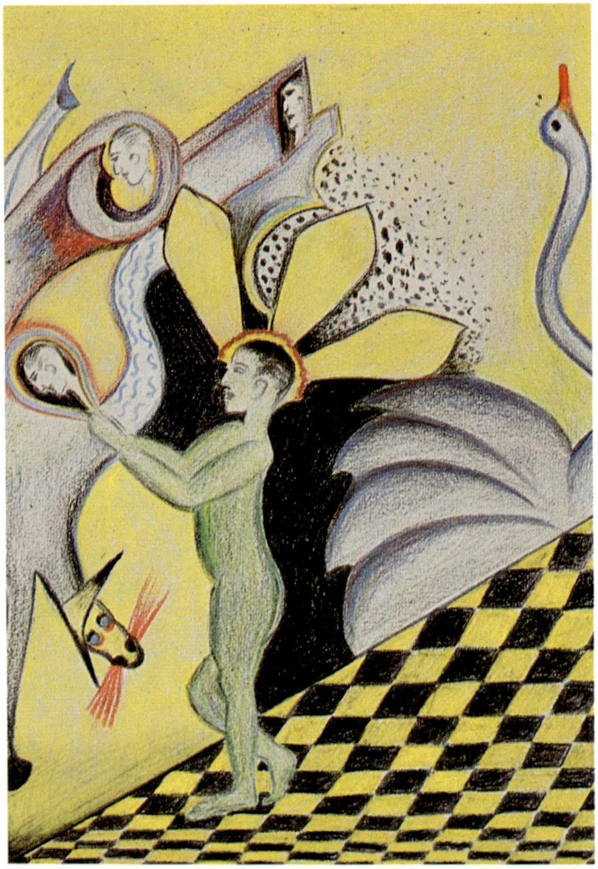

69

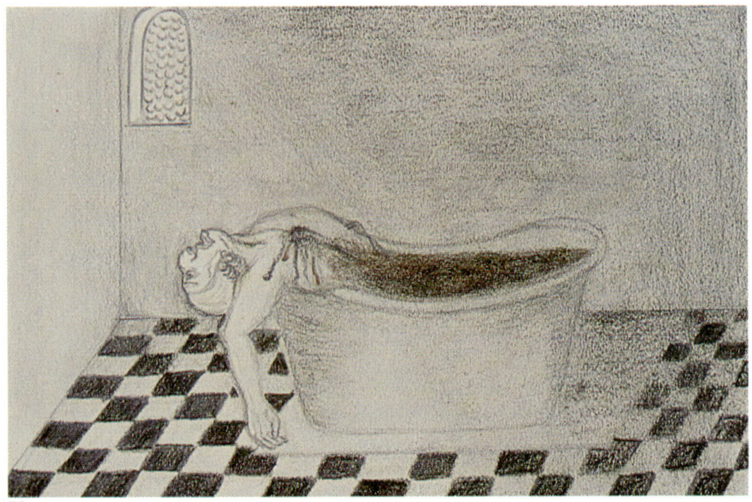

70

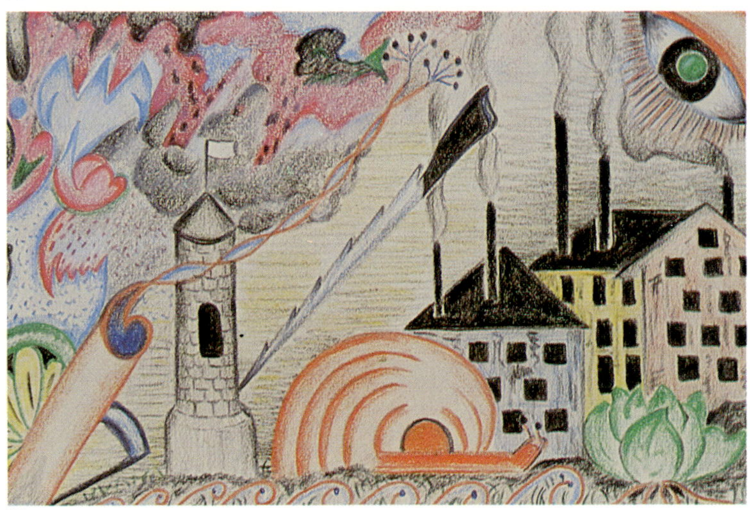

71

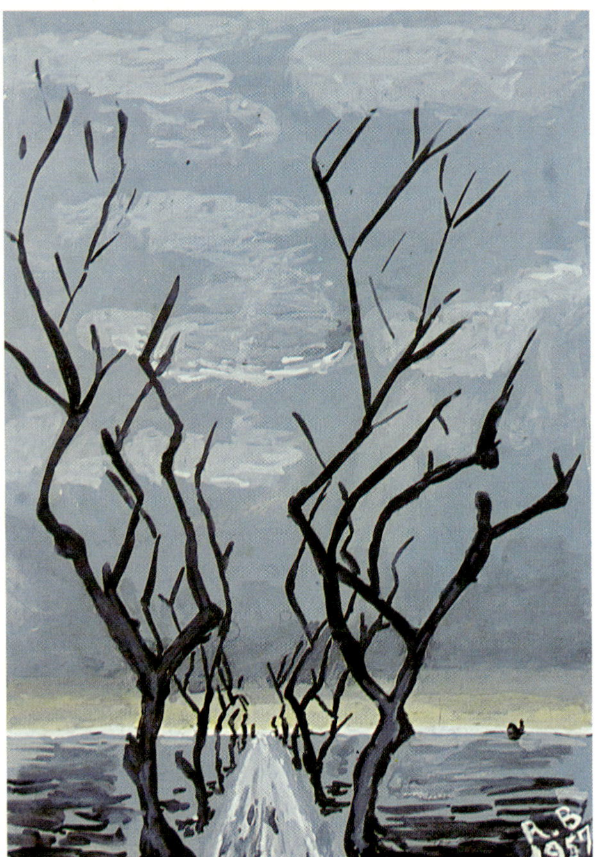

72

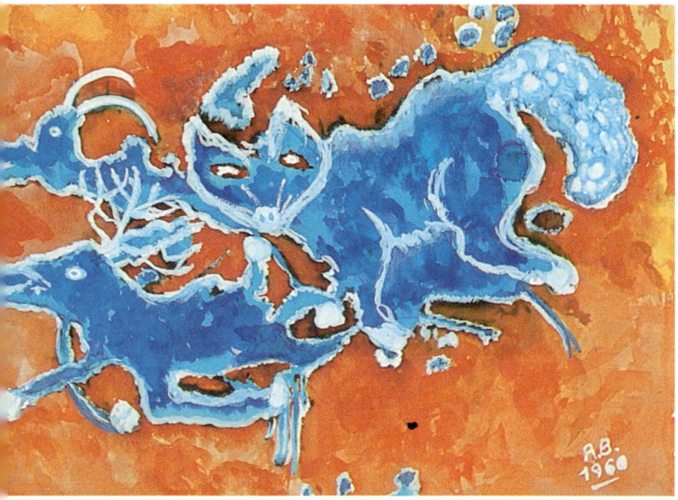

73

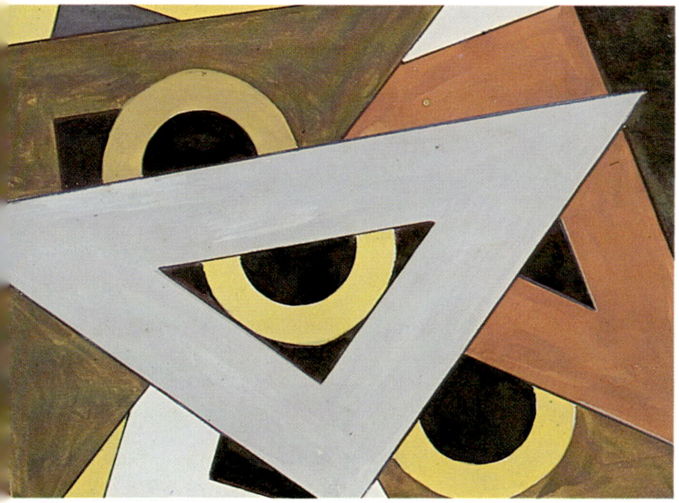

74

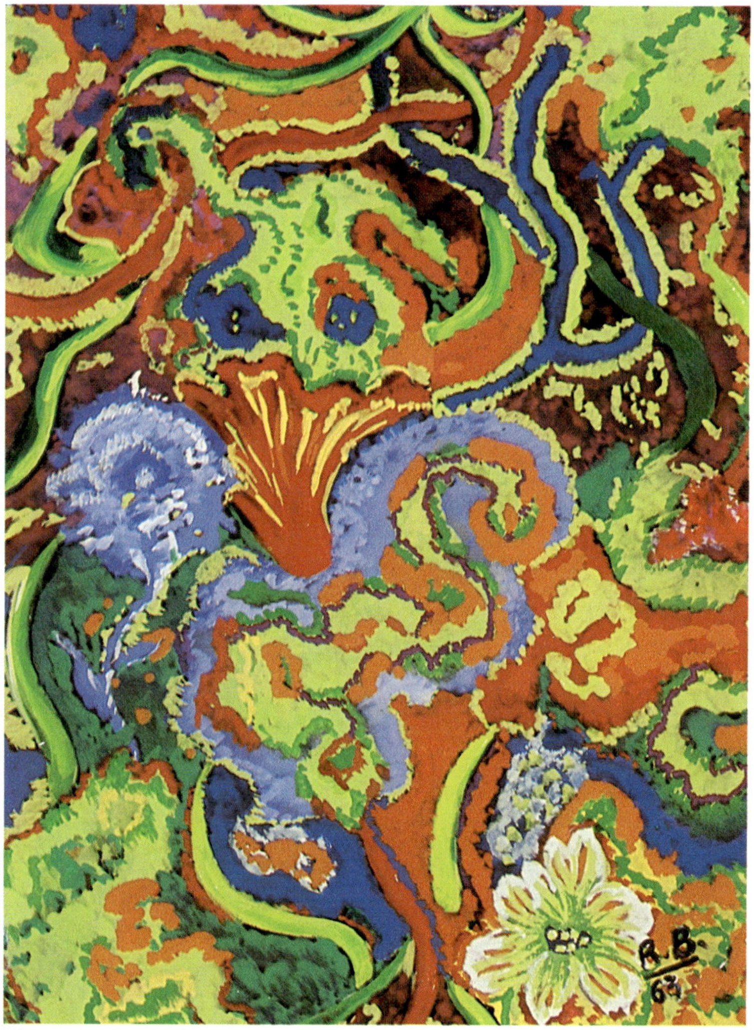

75

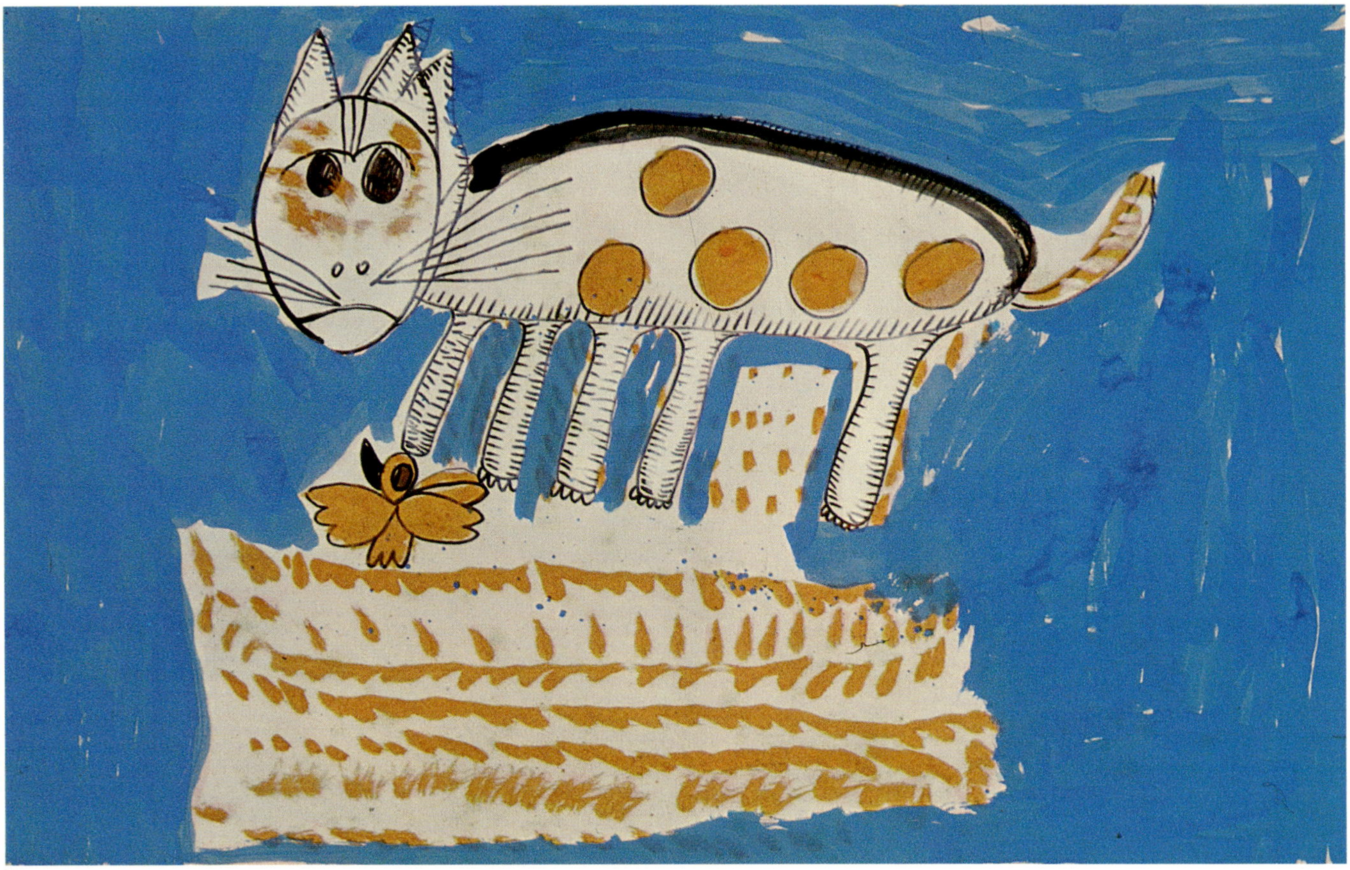

79

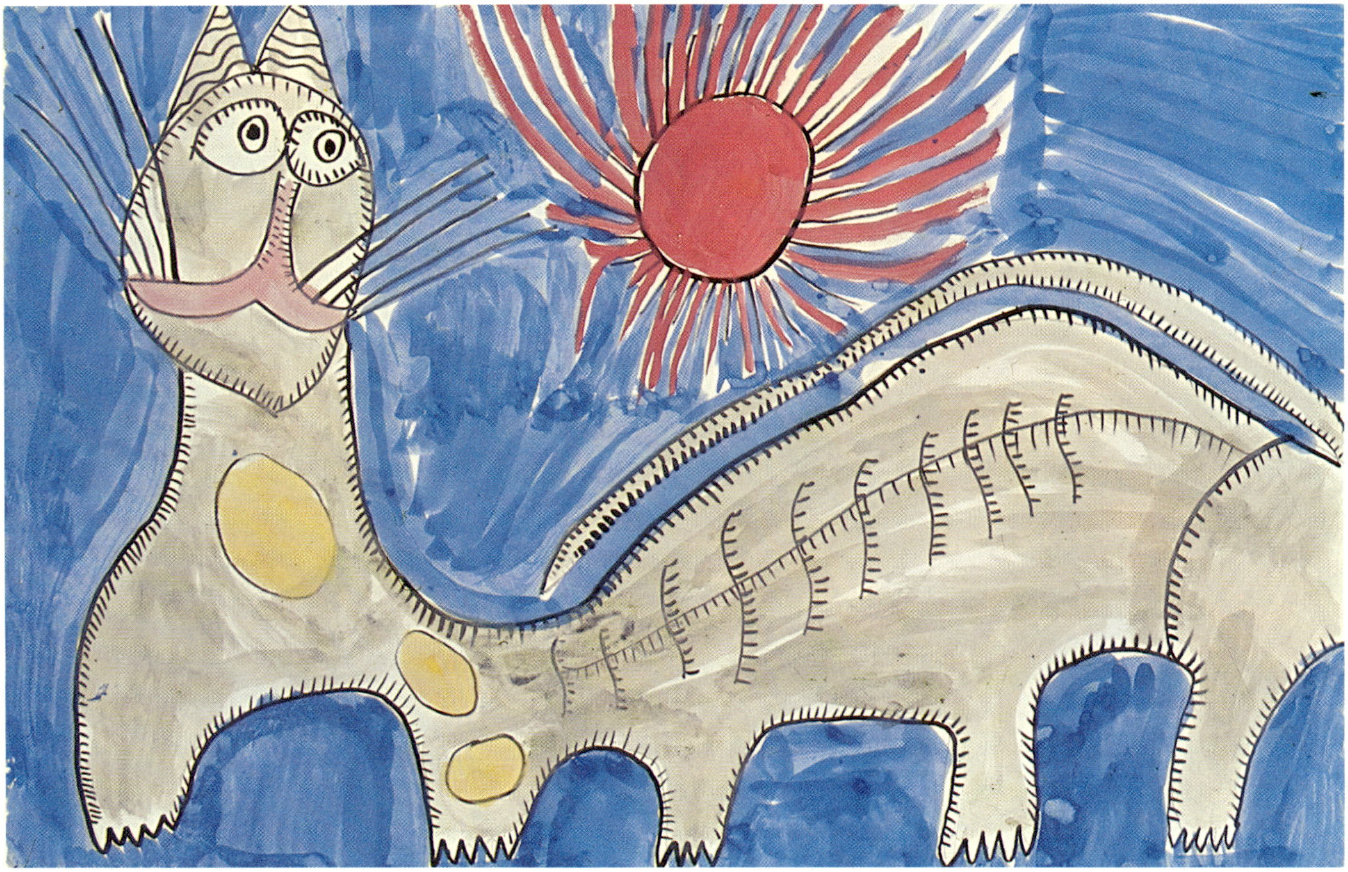

80

3. Schöpferische Vorgänge und Hirnfunktion

Wenn wir davon ausgehen, daß der Mensch dann schöpferisch ist, wenn er «übernommene Schemata autonom bearbeitet» (157), und daran denken, daß alle vom Menschen benutzten Schemata letztlich von den Erscheinungsformen der Natur abgeleitet sind, so muß das Phänomen der «Deformation» seinen abwertenden Beigeschmack verlieren und geradezu als Grundbedingung jedes kreativen Schaffens angesehen werden. Nur durch Deformieren des Überlieferten vermag der Mensch Neues zu gestalten. Die Möglichkeit der Deformation macht den Menschen zum Schöpfer im biblischen Sinn.

Die drei kreativen Grundfunktionen wie Navratil sie definiert (s. S. 109) – Physiognomisierung als Verleihen von Ausdruck, Formalisierung als Geben von Form, Symbolisierung als Finden neuer Bedeutungen und Bedeutungsträger – verlangen nach Deformation als notwendiger Voraussetzung. Deformation ist identisch mit «Abweichen vom geläufigen Muster» (161), sie ist die Grundlage kreativen Verhaltens im Gegensatz zur imitativen Anpassung. Deshalb ist es unumgänglich, den Begriff «Deformation» im Hinblick auf bildnerische Werke (ob diese von gesunden oder kranken Menschen stammen, spielt hierbei keine Rolle) wertfrei zu gebrauchen und nicht als Bezeichnung eines negativen oder gar pathologischen Abweichens von einer hypothetischen Norm.

Wir haben schon gesehen, daß das Resultat schöpferischer Deformation beim schizophrenen Kranken der rationalen Kontrolle entgleitet. In der Welt der Schizophrenen, innerhalb der schizophrenen Seinsweise, haben die Gesetze des logischen Denkens, die von den Gegebenheiten der (gegenständlichen) Wirklichkeit diktiert sind, keine Gültigkeit. Dies schließt natürlich nicht aus, daß ein Schizophrener nicht zugleich logisch denken und handeln kann. Ganz im Gegenteil ist es sogar kennzeichnend für ihn, daß er sich gleichzeitig auf beiden Ebenen zu bewegen vermag. Man nennt das «doppelte Buchführung»: ein Kranker kann Napoleon sein und daneben Hans Meier heißen. Er wird uns sein richtiges Geburtsdatum angeben, wenn wir ihn danach fragen, und auch für die Gründe seiner Niederlage bei Waterloo eine Erklärung liefern. Doch hat für ihn die Wahnwelt eigentlichen Realitätswert. Genau wie wir im Traum oft wissen, daß wir träumen und trotzdem von der Angst des Traumgeschehens (oder vom Glücksgefühl des Traumerlebens) überwältigt, dieses Wissen beiseite schieben.

Die Welt des Wahns, die sich logischen Überlegungen entzieht, kennen wir alle aus unseren Träumen, Freud hat die Gesetzmäßigkeiten des Traums untersucht und magistral beschrieben (75, 76); sie gelten ganz allgemein für die «Denkweise» unseres Unbewußten. Dieses «Denken» läuft nicht in folgerichtigen, eindeutigen, logisch erfaßbaren Strukturen, es ist symbolisch vieldeutig, simultan mehrschichtig, sprunghaft und fließend, außerhalb der Meßbarkeit von Zeit und Raum, es bewegt sich in komplexen Bildern und entzieht sich der unmittelbaren sprachlichen Formulierung. In Tagträumereien, wenn wir uns unkonzentriert gehenlassen, wenn wir abschweifen, nimmt gleichermaßen anschauliches Bilderleben überhand; wir gleiten ins Reich des Imaginären, wo alles möglich wird.

Das Kennzeichen wahnhaften Denkens oder anschaulichen Träumens liegt darin, daß die Dinge einer ständigen Deformation unterworfen sind: die kreativen Grundfunktionen beherrschen das Feld, und alles wird physiognomisiert, formalisiert, symbolisiert. Und nur dann, wenn der Mensch so aus seinem den äußeren Gegebenheiten angepaßten Alltagsdasein entrinnt, kann er neue Wege finden.

Was der Mensch je erschaffen hat, seien es umwälzende technische Erfindungen, philosophische Erkenntnisse oder künstlerische Werke, hatte seinen Ursprung, seine Wurzeln, in dieser «träumerischen», aus dem Unbewußten aufsteigenden Bildwelt, außerhalb des logisch-rationalen Bereiches, der sich erst sekundär des Gefundenen bemächtigen kann. Um kreativ sein zu können, muß der

Mensch sein Alltagsbewußtsein verlassen (vgl. S. 128), um auf jene Bewußtseinsstufe zu gelangen, auf der Unbewußtes bewußt werden kann und es die kreativen Grundfunktionen ermöglichen, Bestehendes nach inneren Notwendigkeiten zu deformieren. Der Künstler sieht darin seine Lebensaufgabe, der Schizophrene aber wird durch das psychotische Geschehen dazu gezwungen.

Das will aber nun nicht etwa heißen, jeder Schizophrene sei auch ein Künstler! Wenn er ein Werk schafft, wird schließlich die rezipierende Gesellschaft darüber zu entscheiden haben, ob das Geschaffene jene Qualitäten besitzt, die es auf die Ebene des allgemeinverbindlichen Kunstwerkes erheben. Ich möchte allerdings behaupten, daß die grundlegenden Voraussetzungen für kreatives menschliches Verhalten (was ich zwangsläufig als Bedingung für die mögliche Entstehung eines Kunstwerkes ansehe) mit denen der Traumwelt, der Welt anschaulichen Bilderlebens, der Welt des Imaginären, Utopischen – oder der schizophrenen Wahnwelt – im Prinzip identisch sind. Um das verständlicher zu machen, habe ich ein Schema entwickelt, das wie jedes Schema komplexes Geschehen vereinfacht darstellt und damit auch seine Grenzen hat (15, 20).

Man stelle sich den Ort, an dem unsere Träume entstehen, das Reich des Imaginären und des Wahns, als einen Garten vor, der von einem Zaun umgeben ist. Innerhalb dieses Zauns hat das logische Denken seine Gültigkeit verloren, man findet dort nur Irrationales. Draußen ergibt zwei plus zwei immer vier, im Garten mag es zuweilen auch vier, manchmal aber fünf oder ebensogut drei ergeben. In privilegierten Augenblicken, wenn wir inspiriert sind, dürfen wir den Garten mit einem Fuß betreten. Dem Künstler ist es vielleicht erlaubt, ganz hinein zu gehen, doch das Tor bleibt offen, und er kann jederzeit wieder hinaus. Der schizophrene Kranke hingegen, wenn er die Verbindung mit der äußeren Realität verliert, findet sich in diesem Garten eingeschlossen. Nicht der Garten macht krank, da er ja in jedem Menschen vorhanden ist, auch wenn er für viele unentdeckt bleiben muß, im Unbewußten vergraben; die Krankheit Schizophrenie hat ihren Ursprung vielmehr darin, daß das Tor versperrt ist und der Kranke nicht mehr aus dieser besonderen Welt heraus kann. Das Funktionieren des Eingangstors entscheidet darüber, ob das, was aus dem Garten stammt, gesunder Kreativität oder pathologischen Mechanismen zu verdanken ist.

Kunst wird nicht vom Alltagsmenschen geschaffen, der höchstens im Schlaf Zugang zum Garten findet und beim Erwachen all das auf die Seite schiebt, was er in Träumen vielleicht erblicken konnte. Um Kunst zu schaffen, braucht man den kreativen Garten, der damit zum eigentlichen «Zaubergarten» wird. Die Bildnerei der Schizophrenen wächst per definitionem in diesem Garten, weil der Kranke ja darin eingeschlossen ist. Aber im Garten wächst auch Unkraut; Unkraut gehört zur Natur. Der schizophrene Gefangene des Gartens wirft manchmal Unkraut, zuweilen aber eine besondere Blüte über den Zaun. Wenn der Künstler sich im Zustand der Inspiration in den Garten begibt, um nach der Blüte zu suchen, so braucht der Schizophrene das kaum zu tun, denn er ist ja ständig dort, er ist ein Teil dieser besonderen Welt geworden. Ist es ihm gegeben, Blüten über den Zaun zu werfen, das heißt, vermag er Kunstwerke zu schaffen, tragen diese immer den Anstrich einer spotanen Authentizität. Solche Blüten sind weder geplant, noch bewußt konzipiert, der Schizophrene geht ja nicht auf die Suche nach ihnen, er pflückt sie, weil er mittendrin sitzt.

Man hat mir mit Recht vorgeworfen, dies sei ein eher romantisches Bild. Ich verwende es aber aus didaktischen Gründen vor allem deswegen, weil es eine Antwort auf die sehr schwierige Frage erlaubt, worin der Unterschied zwischen einem schizophrenen und einem sogenannt gesunden Künstler bestehe. Dieser Unterschied liegt meiner Ansicht nach nur darin, daß der Künstler die Gnade abwarten muß, bis sich das Tor zum Zaubergarten öffnet, er immer wieder erneut versuchen muß, in ihn einzudringen, und daß ihm das keineswegs immer gelingt. Bei jenen chronischen Schizophrenen aber, die heute von der Gesellschaft als Künstler anerkannt werden (wie z.B. Adolf Wölfli oder Aloyse, S. 187 u. 206), gab es kaum je einen Tag ohne künstlerische Ernte. Sie saßen eben dauernd im Garten, waren darin eingesperrt. Welcher sogenannt normale Künstler hat nicht manchmal Perioden, in denen die Inspiration fehlt, in denen der Garten verschlossen bleibt? Zugegeben, der gesunde Künstler sortiert nachträglich behutsam, was er aus dem Garten nach Hause getragen hat und vernichtet das Unkraut. Viele Kranke werfen einfach alles über den Zaun, und wir sortieren an ihrer Stelle, doch von diesen wollen wir jetzt nicht sprechen. Wir müssen die Tatsache akzeptieren, daß es Kranke gibt, bei denen der Blütenregen kaum versiegt, solange sie im Zaubergarten zu sitzen gezwungen sind.

Wir wissen seit langem, daß die erstaunliche Kreativität von Schizophrenen, die vor ihrer Krankheit nie gezeichnet haben, mit der Gesundung wieder verschwindet. Es ist wahrscheinlich, daß es in einer nahen Zukunft, dank der Fortschritte der medikamentösen Behandlungen, keine so produktiven schizophrenen Künstler mehr geben wird, wie Wölfli oder Aloyse es waren. Man mag das bedauern, doch darf man dabei nicht vergessen, welch unendliches Maß an Leid mit einem psychotischen Einbruch und ganz besonders mit einem chronischen Verlauf einer derartigen Krankheit verknüpft ist. Nur wer mit den Kranken lange Zeit zusammen in engstem Kontakt gelebt hat, kann das ermessen. Wenn ich von «Zaubergarten» spreche, soll deshalb betont werden, daß damit nicht ein Paradies gemeint ist: der Zugang zu ihm muß oft sehr, sehr teuer erkauft werden.

Die dualistische Gegenüberstellung von logischem Denken und anschaulichem Träumen beziehungsweise von wirklichkeitsgebundener Alltagswelt und romantisch anmutendem Zaubergarten mag in der dargebotenen Form reichlich spekulativ und wenig wissenschaftlich erscheinen. Ich habe ja unterstrichen, daß es sich um ein Schema handelt. Selbstverständlich gibt es im Leben praktisch nie ein radikales Entweder-Oder und nur selten scharfe Trennlinien, sondern meist Übergänge mit subtilem Ineinanderwirken und mehr oder weniger akzentuiertem Überwiegen der einen oder der anderen Seite. Es ist ja auch jeder Schizophrene von jedem anderen Schizophrenen verschieden, so wie sich jeder Mensch vom anderen unterscheidet. Es ist zum Beispiel müßig darüber richten zu wollen, ob Plato oder Aristoteles mit ihrer gegensätzlichen Einstellung zum Leben die Wahrheit entdeckt haben. Wichtig ist, daß beide Philosophien menschlichen Realitäten entsprechen und wir die eine und die andere, trotz ihrer großen Verschiedenheit, akzeptieren.

Die moderne Hirnbiologie liefert allerdings in der letzten Zeit gewichtige Argumente, die sowohl die menschliche Vorliebe für dualistische Anschauungen als auch die eben skizzierten schematischen Modellvorstellungen von ganz neuen Gesichtspunkten aus zu untermauern vermögen. Ich meine damit die Erforschung des verschiedenartigen Funktionsstils unserer beiden Hirnhälften, der linken und der rechten Großhirnhemisphäre. Seit der Entdeckung des Sprachzentrums durch Broca (1861) in der linken Großhirnrinde (bei Rechtshändern) weiß man, daß unser Zentralorgan trotz seines symmetrischen Aufbaus nur zum Teil symmetrisch funktioniert. Uns ist bekannt, daß die linke Körperhälfte hauptsächlich von der rechten Hirnrinde und umgekehrt die rechte Körperhälfte von der linken Hirnrinde kontrolliert wird. Wenn wir in der Alltagssprache zum Beispiel von einer linksseitigen zentralen Lähmung sprechen, so beziehen wir uns auf die linke Körperhälfte, meinen aber einen Schaden in der rechten Großhirnhemisphäre. Im Lauf der Zeit sind bei Hirnverletzungen, abgesehen von den Ausfallserscheinungen in der Motorik, der Sensibilität, der Sprache usw., immer wieder auch psychische Veränderungen beschrieben worden, die je nach Lateralisierung des Schadens Unterschiede erkennen ließen, die aber meist sehr schwierig zu erfassen waren. Erst in den sechziger Jahren haben es die Hirnoperationen des Amerikaners Joseph E. Bogen und seiner Mitarbeiter ermöglicht, die Funktion der beiden Hirnhälften am Menschen getrennt zu untersuchen. Die beiden Großhirnhälften sind durch ein wichtiges Faserbündel, «Corpus callosum» oder «Balken» genannt, miteinander verbunden. Bogen hat nun (aus Gründen, die hier nicht weiter interessieren) bei einer Reihe von Kranken das Corpus callosum chirurgisch durchtrennt. Derartige «split-brain»-Patienten leben, als ob sie zwei getrennte Gehirne hätten. Die überaus interessanten und überraschenden Ergebnisse der systematischen psychologischen Untersuchung derartiger Patienten durch eine Arbeitsgruppe wurden von Bogen 1969 veröffentlicht (42) und bewogen in der Folge eine größere Anzahl von Forschern, mit sehr komplizierten und differenzierten Versuchsanordnungen die neuen Erkenntnisse auch an gesunden Personen mit undurchtrenntem Gehirn zu verifizieren. Robert E. Ornstein hat in einem populären Buch (das 1972 in den USA erschienen ist und jetzt auch in deutscher Übersetzung [168] vorliegt) die wichtigsten Erkenntnisse folgendermaßen zusammengefaßt:

«Sowohl die Struktur als auch die Funktion dieser beiden Halb-Gehirne liegen zum Teil den zwei Bewußtseinsmodi zugrunde, die gleichzeitig in jedem von uns koexistieren. Obwohl jede Hemisphäre das Potential für viele Funktionen teilt, und obwohl beide Hälften an den meisten Aktivitäten beteiligt sind, neigen beim normalen Menschen die beiden Hemisphären zur Spezialisierung. Die linke Hemisphäre (die mit der rechten Körperhälfte verbunden ist) hat vorwiegend mit analytischem, logischem Denken, besonders in verbalen und mathematischen Funktionen, zu tun. Ihr Operationsmodus ist hauptsächlich linear. Diese Hemisphäre scheint Information aufeinanderfolgend zu verarbeiten. Dieser Operationsmodus muß notwendigerweise logischem Denken zugrunde liegen, da Logik von Aufeinanderfolge und Ordnung abhängt. Sprache und Mathematik, beides Aktivitäten der linken Hemisphäre, hängen ebenfalls vorwiegend von linearer Zeit ab.»

«Ist die linke Hemisphäre auf Analyse spezialisiert, so scheint die rechte Hemisphäre (die, um es noch einmal zu wiederholen, mit der linken Körperhälfte verbunden ist) auf ganzheitliche Geistestätigkeit spezialisiert zu sein. Ihre Sprachfähigkeit ist ziemlich beschränkt. Diese Hemisphäre ist hauptsächlich für unsere Orientierung im Raum verantwortlich, für künstlerisches Bemühen, Kunstfertigkeit, körperliche Vorstellung, das Erkennen von Gesichtern. Sie verarbeitet Information diffuser als die linke Hemisphäre, und ihre Aufgaben verlangen, daß gleichzeitig viele Informationen prompt integriert werden. Kann die Wirkungsweise der linken Hemisphäre als vorwiegend analytisch und aufeinanderfolgend bezeichnet werden, so ist die rechte Hemisphäre in ihrer Wirkungsweise eher ganzheitlich, beziehungsreich und simultan.»

Für Roland Fischer (66) gehört das zweiwertige, aristotelische, digital-logische Denken in Kategorien («ja-nein», «richtig-falsch») zur linken Hirnhälfte, während analoge, mehrdeutige, symbolische, platonische Ideen und Phantasien funktionell der rechten zuzuschreiben sind. HOPPE (94) faßt das Wesentliche in dem prägnanten Satz zusammen: «Während die linke Großhirnhemisphäre (bei Rechtshändern) das logisch abstrakte Denken verbalisiert, ist die rechte Großhirnhälfte auf ein räumliches Erfassen der Gesamtgestalt spezialisiert.» Was diesen Autor zu der Ansicht führt, der Künstler brauche «die Offenheit zwischen beiden Gehirnhälften, vor allem den Zugang zu der ‹anderen Seite› des Gehirns», also zur rechten Hemisphäre. Mit dieser biologischen Gegebenheit verliert mein «Zaubergarten» sein romantisches Gepräge.

BOGEN (zit. n. 66 u. 94) macht darauf aufmerksam, daß die Primärprozesse im Sinn von FREUD zur rechten, die Sekundärprozesse hingegen zur linken Hemisphäre gehören. GALIN (79) verweist die Möglichkeit, Metaphern zu bilden, in die rechte Hirnhälfte und zieht Vergleiche zu den Mechanismen der Traumsprache. Auch andere Autoren äußern sich in diesem Sinn.

Man darf nun aber nicht der Versuchung erliegen, sich bei diesen differenzierten psychischen Vorgängen festumschriebene Lokalisationen in der einen oder anderen Hirnhälfte vorzustellen. Es geht hier um Funktionen, die unser Gehirn im Verlauf seiner Entwicklung erworben hat und deren Zusammenspiel sicher außerordentlich komplex ist. Der elektroenzephalographische Nachweis einer stärkeren Beteiligung der einen oder der anderen Hemisphäre je nach der Art der psychischen Vorgänge ist zwar GOLDSTEIN und seinen Mitarbeitern gelungen (80, 21 zit. n. 66), beschränkt sich aber auf ganz subtile Amplitudenveränderungen der betreffenden Kurven, die höchstens über eine gewisse Hemmung und Aktivierung – je nach Hirnseite – etwas aussagen. Doch stehen wir da ganz am Anfang neuer Forschungen. FISCHER behauptet, die nichtrationale, räumlich bildhafte Denkweise, die FREUD «Primärprozeß» genannt habe und die wir jetzt der rechten Hemisphäre zuschreiben, sei die Grundlage für die Kreativität von Künstlern, Wissenschaftlern, Entdeckern und Erfindern, fügt aber an, wir dürften dabei die Möglichkeit des Alternierens zwischen den beiden Hirnhälften nicht aus dem Auge verlieren. Dieses Hin und Her zwischen Rechts und Links – entsprechend dem Hin und Her zwischen Primär- und Sekundärprozeß im Sinn FREUDS – erlaube erst die rechtshemisphärischen «Bilder» in ein bi-hemisphärisches kommunikables Denken zu integrieren (66). Schon die ersten Untersuchungen von BOGEN (42) hatten gezeigt, daß die Kreativität blokkiert scheint, wenn der Austausch zwischen den beiden Großhirnhälften aufgrund des durchtrennten Corpus callosum nicht mehr stattfinden kann. Das war ja schon deshalb zu erwarten, weil Kreatives, wenn es rechts entsteht, nur links (wo das Sprachzentrum sitzt) verbal zum Ausdruck gebracht werden kann.

HOPPE, der eine Kranke mit entfernter rechter Hemisphäre und zehn «split- brain»-Patienten eingehend untersucht hat und als erster im deutschsprachigen psychoanalytischen Schrifttum über diese neuartigen Forschungen – die in Europa vorher meist auf scharfe Ablehnung stießen – berichtete (94), betont ebenfalls, daß es sich beim unterschiedlichen Funktionsstil der beiden Hirnhälften sicher nicht um feste anatomische Lokalisationen handle, sondern um eine seit der Kindheit erworbene Spezialisierung rein funktioneller Art: «Es dürfte offenkundig geworden sein, daß eine starre topographische Zuordnung des Unbewußten, der Verdrängung oder des Primärvorganges zur rechten Gehirnhälfte unzuläßig ist.» Nach seinen Erfahrungen sei es absolut notwendig, daß Wortvorstellungen, wie sie bei Rechtshändern fast ausschließlich in der linken Hemisphäre repräsentiert werden, mit den Sachvorstellungen der rechten Hirnhälfte zusammenkommen, und daß auch der ständige vorbewußte Strom (denn in beiden Hirnhälften spielen sich sowohl bewußte wie unbewußte Vorgänge ab!) frei zwischen rechts und links zu kommunizieren vermag.

Damit aber gewinnt das Faserbündel des Corpus callosum eine funktionelle Wichtigkeit, die zumindest gewisse Analogien zum Bild des Eingangstors meines Zaubergartens gestattet, doch liegt es mir fern, mein Schema spekulativ auszuweiten. Sollte ich mit dem «Eingesperrtsein» recht behalten, so ergäbe sich eine plausible Erklärung dafür, weshalb die Bildnerei der Schizophrenen oft so hermetisch verschlüsselt erscheint und ihr Symbolgehalt vom betreffenden Kranken nicht verbalisiert werden kann.

Jedenfalls darf es heute als gesichert gelten, daß die seit Jahrhunderten angenommenen zwei verschiedenen Bewußtseinsmodi, das logisch ableitende Denken und das träumerisch-anschauliche Bilderleben, biologische Grundlagen haben und nicht nur eine Folge geistig-kultureller Einstellungen des Menschen sind.

In seinem soeben erschienen Werk «Psychiatrische Aspekte des Schöpferischen und schöpferische Aspekte der Psychiatrie» (28) gelangt Gaetano BENEDETTI auf anderen Wegen zu einer Auffassung, die sich mit meiner Modellvorstellung des Zaubergartens, wie mit den eben erwähnten Überlegungen von HOPPE und den theoretischen Ansichten FISCHERS, weitgehend deckt:

«Die menschliche Psyche denkt auf dem Weg ihrer Evolution in strukturell verschiedenen Weisen; es gibt in der Tiefe der erwachsenen menschlichen Psyche eine Paläopsyche, die nicht nach der aristotelischen Logik, entsprechend den sog. ‹sekundären Prozessen›, sondern nach anderen, eben den ‹primären Prozessen›, strukturiert ist, deren Hauptmerkmal die Verdichtung und Verschiebung, also die große Beweglichkeit der sich gegenseitig vermischenden und ersetzenden, überschneidenden und kondensierenden Vorstellungen, bzw. psychischen Energien ist. Daß im Innersten der menschlichen Psyche tatsächlich diese uralte Schicht vorhanden ist, welche der uns vertrauten Welt nicht entspricht, machen nicht nur die Träume der Gesunden und die Produktionen der Schizophrenen, sondern auch die Werke und die Meinungen vieler moderner Künstler klar.»

Nach Benedetti kontrolliert beim Künstler ein «wacher, origineller Geist» die Paläopsyche in ihren Primärprozessen, während für den Schizophrenen die Schwäche der sekundären Prozesse, der «gestaltenden Ichstruktur», charakteristisch sei. Zwar meint er, «daß Psychopathologie und Kunst ein unbewußtes Mittelglied haben können, das mit der Welt des Traumes verwandt zu sein scheint» ([28], S. 19), weshalb der schöpferische Prozeß grundsätzlich in der Gesundheit und in der Krankheit ähnlich strukturiert sei (S. 34). Im Fall der Schizophrenie werde die Verfremdung des Daseins passiv erlitten, während beim Künstler die Verfremdung ein gewolltes Mittel des künstlerischen Ausdrucks darstelle, mit dem er beabsichtige, über dem so Ausgedrückten zu stehen. Dann aber fügt Benedetti an:

«Aber schon deshalb, weil die Nähe zum Unbewußten beim Kranken durch das Walten der Psychose bedingt ist, kann die schizophrene Kunst niemals jene Höhen erreichen, die der nicht schizophrene Künstler erreichen kann. Erst dort, wo das Unbewußte sich allmählich Ausdruck verschafft, ohne die Reichhaltigkeit und Mannigfaltigkeit der sekundären Denkprozesse zu zerstören, haben wir das wahre, große Kunstwerk» (S. 257).

«Was hier ausgesagt wird, ist eben nicht das Wesen der Dinge, des Lebens, des Todes, der großen Momente der Seele oder auch der bescheidenen und doch so wichtigen Gegenstände unseres Alltagslebens, sondern eine Konstruktion des eigenen Selbst» (S. 268).

Benedetti spricht dem Schizophrenen die Möglichkeit ab, das Wesen der Dinge auszusagen, was nach Heidegger die Definition der Kunst sei. Er müsse das «fehlende Seinsgefühl» durch ein «Theorem seiner Existenz» ersetzen. Ich meine, daß für viele Produktionen Schizophrener, sei es literarischer oder bildnerischer Art, diese Ansicht Gültigkeit besitzt, man sich aber hüten sollte, sie zu verabsolutieren. Im Gegensatz zu Benedetti vertrete ich die Ansicht, daß es einzelnen Schizophrenen gelingen kann, das «Überindividuelle in der Kunst» zu erreichen.

Benedetti sieht eine strukturelle Ähnlichkeit des schöpferischen Prozesses bei Gesunden und Kranken, doch zieht er eine Grenze zwischen dem sekundär überarbeiteten «wahren, großen Kunstwerk» des Gesunden und der spontan primären «bildnerischen Manipulierung der Symbole» des Schizophrenen, die nur deshalb zuweilen künstlerisches Niveau erreichen könne, «weil der psychotische Ausdrucksdrang und das erschütternde Erleben schöpferisch wirken» (S. 272). Meiner Ansicht nach mißt er der logisch-rationalen Kontrolle (im Sinn der Sekundärprozesse) beim Entstehen eines Kunstwerkes zuviel Wert bei. Schließlich führt ihn diese Haltung auch zu einer Abwertung jener Erzeugnisse von psychisch Kranken, die heute ohne Vorbehalte als Kunst akzeptiert werden (Wölfli, Aloyse u.a.), bei deren Entstehen aber die sekundären Denkprozesse sicher keine entscheidende Rolle gespielt haben. Der Einfluß der letzteren taugt kaum zur Konstruktion eines grundsätzlichen Unterschieds zwischen künstlerischen Werken von gesunden und kranken Menschen.

Die Intensität des Erlebens, in Verbindung mit der Mobilisierung der kreativen Grundfunktionen, kann dann zu einem Kunstwerk führen – mit oder ohne Sekundärprozesse –, wenn ursprünglich nur persönlich Bedeutsames im Bildwerk für den Betrachter verbindliche Gültigkeit zu gewinnen vermag (nach Heidegger: «das Wesen der Dinge aussagt»), wobei es gewiß keine Rolle spielt, ob dies auf bewußtem oder unbewußtem Weg zustandegekommen ist. Und dies gilt für alle bildnerischen Erzeugnisse, denen von der rezipierenden Gesellschaft schließlich der Rang eines «Kunstwerks» zugebilligt wird.

4. Die Merkmale schizophrener Bildnerei

Im Jahre 1962 erschien ein Buch von Helmut RENNERT (179), welches den Titel «Die Merkmale schizophrener Bildnerei» trägt. Der Autor unternahm den Versuch, eine möglichst vollständige Symptomatologie der Schizophrenie auf dem bildnerischen Ausdrucksgebiet zusammenzustellen. Er hat insgesamt 34 formale und 52 inhaltliche Merkmale des bildnerischen Gestaltens Schizophrener erläutert und in einer Liste festgehalten. Dabei unterscheidet er bildnerische Symptome ersten, zweiten und dritten Ranges, und zwar nicht nach der Häufigkeit, sondern nach der Signifikanz der betreffenden Merkmale. Hohe Signifikanz schreibt RENNERT zum Beispiel den folgenden 14 formalen Merkmalen zu:

1. Vertikale Blickwinkelverschiebung (Hochwandern des Horizontes, Steilerwerden der Ansicht bis zum Aufblick), 2. barock-verschnörkelte Formen (z.B. «Zuckerbäckerstil»), 3. gedrängtes Durcheinander («Bildsalat»), 4. randvolle Überladung, 5. Einbau von Schriftelementen (auch in Form von Titeln und Erklärungen), 6. Kombination heterogener Materialien (z.B. Knetmasse auf Zeichnungen, Gemälde auf Holzrelief), 7. Kombination des Menschen oder einzelner Körperteile mit unbelebten Objekten, 8. ornamentale Stereotypie, 9. flächenfüllende Iteration von Figuren, Symbolen usw., 10. stereotype Wiederholungen (Perservation) einzelner Motive durch ganze Bildserien («Zu-Tode-Hetzen» eines Themas), 11. Geometrisierung und Schematisierung, 12. Mißachtung der räumlichen Beziehungen zwischen den einzelnen Bildelementen, 13. Verlust der Komposition, 14. Auflösung der Physiognomie der Menschen oder Tiere.

RENNERT hat außerdem einen Überblick über das Gesamtgebiet und die gesamte Problematik des bildnerischen Schaffens in der Psychose gegeben. Die «Merkmale» wollte er verständlich bezeichnen und beschreiben, so daß sie objektiv faßbar sind; sie sollten nicht nur intuitiv erkannt werden. Er legte deshalb auf die Hervorhebung der formalen Kriterien besonderen Wert; seine Liste enthält allerdings auch inhaltliche «Merkmale», die er aber nur als bevorzugte Motive betrachtet, nicht etwa in tiefenpsychologischem Sinn deutet.

RENNERT wollte die Merkmale, welche die schizophrene Psychose im allgemeinen kennzeichnen, herausfinden. Er weist auf die großen individuellen Unterschiede in den graphischen Erzeugnissen schizophrener Kranker hin sowie auf die Schwierigkeit, diese Unterschiede zu begründen und zu erklären. Man müsse dabei Verschiedenheiten in der Art der Psychosen, aber auch solche in den präpsychotischen Persönlichkeiten und deren Umwelten in Betracht ziehen.

RENNERT betont weiter, daß die Merkmale schizophrener Bildnerei nicht nach psychopathologischen, sondern nach bildnerischen Gesichtspunkten gesucht und systematisiert werden sollten. Das Verhältnis der bildlichen Darstellungen des Kranken zu seiner sonstigen Symptomatologie sei nämlich nicht ohne weiteres klar und verständlich. Wahn und Halluzinationen äußerten sich in der Regel nicht in den Zeichnungen. Patienten, die akustisch halluzinieren, zeichnen oft einzelne Augen. Wie die Kranken von ihren Halluzinationen nicht gerne reden, so zeichnen sie sie auch nicht gerne.

Die Besonderheiten schizophrenen Gestaltens sollten auch nicht an einzelnen schizophrenen Künstlerpersönlichkeiten, nicht an den «Paradefällen» psychopathologischer Kunst studiert werden, sondern an den Zeichnungen ungeübter und künstlerisch unausgebildeter Kranker. Dieser Hinweis ist wichtig, wenngleich wir dem Studium schizophrener «Paradefälle», wie Adolf WÖLFLI oder ALOYSE, wertvolle Aufschlüsse über den bildnerischen Ausdruck der Schizophrenen verdanken.

Wie RENNERT bin ich der Meinung, daß die Farbwahl für die Schizophrenie keine krankheitsspezifische Bedeutung hat. Ich glaube, daß die Bevorzugung bestimmter Farben ausschließlich mit der Stimmung des Kranken – der manisch-depressiven Dimension der Psychose – zusammenhängt.

Man kann gegen das Vorgehen Rennerts verschiedene Einwände erheben. Man kann bezweifeln, ob es überhaupt «schizophrene Bildnerei» gibt oder ob ihr bestimmte «Merkmale» zugeordnet werden können. Auch in bezug auf die Feststellung einzelner «Merkmale», etwa «Verlust der Komposition», lassen sich Bedenken vorbringen. Experimentell-statistische Untersuchungen haben auf diesem Gebiet bis jetzt zu wenig fruchtbaren Ergebnissen geführt. Mehr noch als die Psychologie setzt die Psychopathologie den exakten Methoden der Naturwissenschaft Widerstand entgegen. Da es aber keine völlig sicheren Kennzeichen einer schizophrenen Psychose gibt und die Diagnose «Schizophrenie» erst nach Ausschluß bekannter körperlicher Ursachen einer Psychose (bestimmter Krankheiten, Vergiftungen) gestellt werden kann, darf man nicht erwarten, daß die «Merkmale schizophrener Bildnerei» krankheitsspezifisch sind. Man kann also nur fragen, in welcher Weise eine schizophrene Psychose das zeichnerische Gestalten eines Menschen beeinflussen und verändern kann. Jene Qualitäten eines Bildwerkes, die als Folge der Psychose seines Urhebers zu betrachten sind und die derselbe Mensch, wäre er von der Psychose frei geblieben, aller Wahrscheinlichkeit nach seinem Bildwerk nicht verliehen hätte, werden also in «Merkmalen» zu objektivieren gesucht. Rennert ist dabei – im Vergleich zu anderen Autoren, die sich mit diesem Problem beschäftigt haben – mit bewundernswerter Konsequenz vorgegangen. Sein Buch wird deshalb, auch wenn einzelnes umstritten ist oder gar abgelehnt werden sollte, für alle, die sich mit der Frage ernstlich auseinandersetzen, eine wichtige Diskussionsgrundlage bleiben.

Im folgenden werden meine eigenen Erfahrungen über das zeichnerische Gestalten schizophrener Patienten mitgeteilt, wobei sich aber wiederholt Gelegenheit ergeben wird, auf die «Merkmale schizophrener Bildnerei» nach Rennert Bezug zu nehmen.

Rennert hat auf den Verlust der Perspektive in den Zeichnungen Schizophrener besonders aufmerksam gemacht; einige seiner kleineren Arbeiten handeln davon (180, 182). Er spricht dort von «Horizontverschiebung» oder von «vertikaler Blickwinkelverschiebung» und stellt fest, daß beim Ausbruch einer Psychose der Horizont in den Zeichnungen des Patienten in die Höhe wandert, so daß man die Landschaft mehr von oben sieht. Er schreibt, daß er an der Höhe des Horizontes das Auf und Ab der

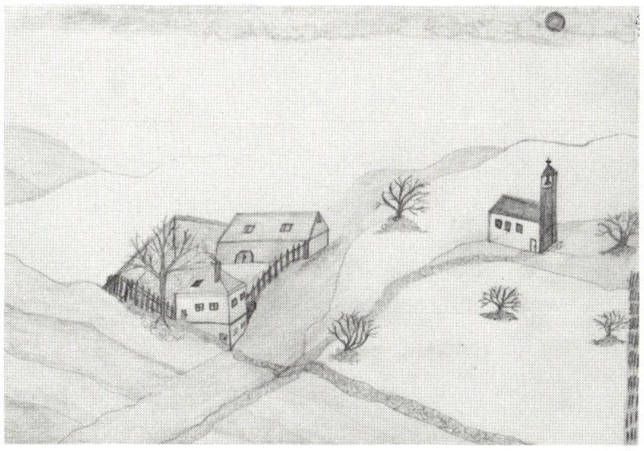

81 Franz A.: *Etwas hoch liegende Horizontlinie am Beginn einer Psychose.*

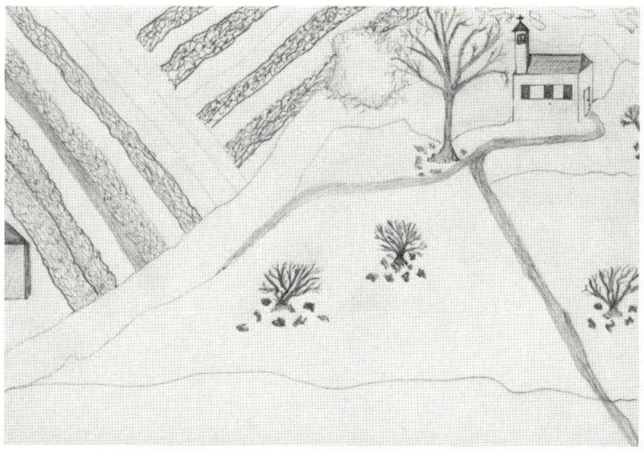

82 Franz A.: *Schwinden des Horizontes im weiteren Verlauf.*

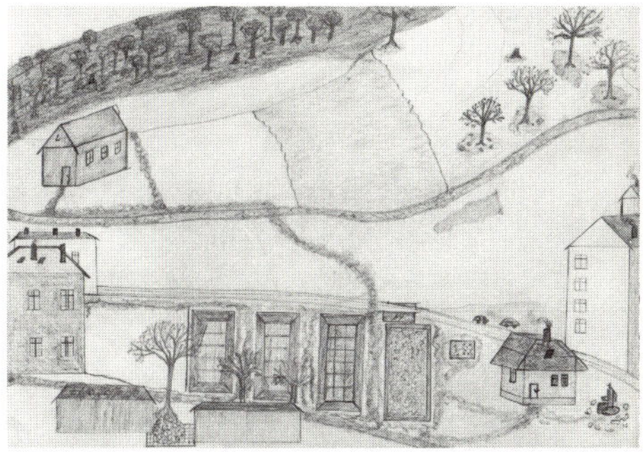

83 Franz A.: *Vermengung verschiedener Ansichten.*

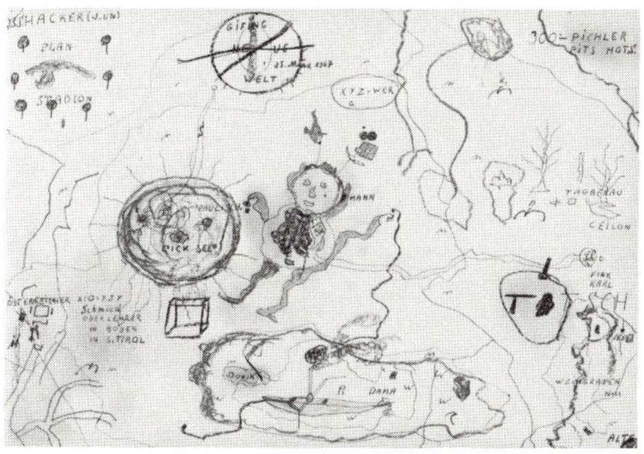

84 Franz A.: *Horizontloses Landkartenbild, Physiognomisierung, Geometrisierung, schriftliche Zusätze, gedrängtes Durcheinander.*

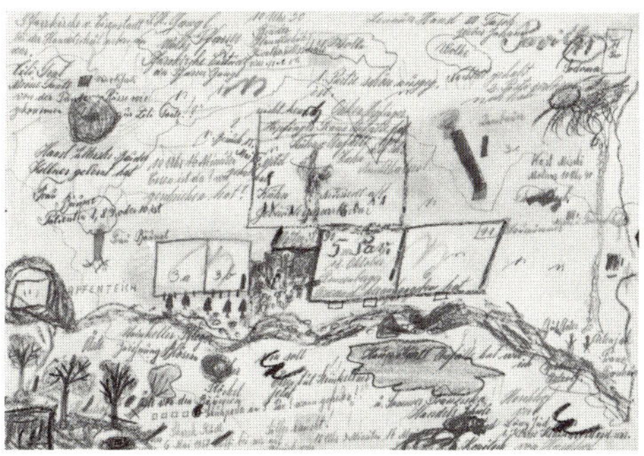

85 Franz A.: *Die Flut inneren Erlebens kann kaum mehr festgehalten werden. Höhepunkt der Psychose.*

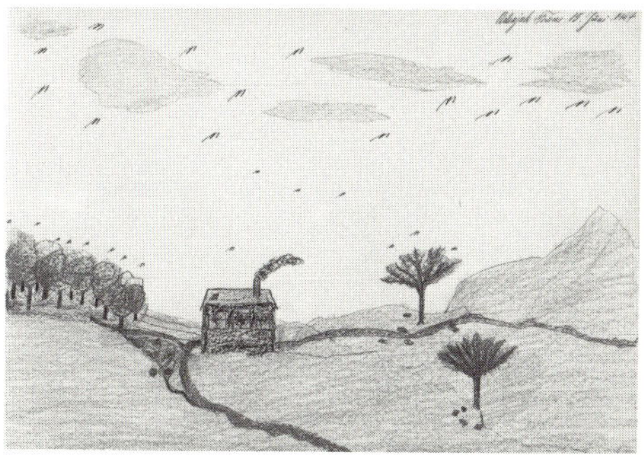

86 Franz A.: *Tief liegender Horizont und klarer Aufbau des Bildes nach dem Abklingen der Psychose.*

Psychose «mit dem Lineal» nachweisen könne.

In so ausgeprägter Form habe ich diese Erscheinung selten beobachtet. An dem folgenden Fall konnte ich jedoch die Erfahrung Rennerts bestätigen.

Franz A. leidet seit seiner Kindheit an epileptischen Anfällen und befindet sich seit nahezu dreißig Jahren in Anstaltspflege. Bei ihm treten psychotische Zustände von monatelanger Dauer auf, in denen er aggressiv gegen sich selbst und andere ist. Es liegt eine symptomatische schizophrene Psychose bei Epilepsie vor. In den hier abgebildeten sechs Zeichnungen des Patienten, die aus einer weitaus umfassenderen Serie ausgewählt wurden (Abb. 81–86, S. 61), zeigt sich das Hochrücken des Horizontes und dessen allmähliches Verschwinden bis zur Sicht aus der Vogelschau, und zwar gleichzeitig von verschiedenen Blickpunkten aus (Abb. 83); manche Dinge sind in Aufsicht, andere wieder in Seitenansicht dargestellt. Dann entstehen «Landkartenbilder», in welche zunehmend Symbole und schriftliche Bemerkungen eingetragen werden. Teile der Landkarte erhalten eine Physiognomie (Abb. 84), die «Flut inneren Erlebens» nimmt immer mehr zu und kann auf dem Zeichenblatt kaum noch fixiert werden (Abb. 85). Nachdem Franz A. eine Reihe solcher Blätter gezeichnet hatte, besserte sich sein Befinden; gleichzeitig senkte sich der Horizont in seinen Zeichnungen und erreichte eine normale Höhe, nachdem die Psychose abgeklungen war (Abb. 86).

Rennert schreibt, daß die Horizontverschiebung in der akuten Psychose als ein «Physiognomieverlust» der Welt gedeutet werden könnte, während ich das Vorherrschen geometrisierender und planartiger Elemente als einen Physiognomieverlust verstehen möchte; daneben ist aber in den Landkartenbildern oft auch eine erhöhte Physiognomisierung zu bemerken (vgl. Abb. 84). Die Distanz zu den Gegenständen scheint einerseits vergrößert, andererseits verringert zu sein. Auch zeitliche Differenzen werden von Franz A. in seinen Landkartenbildern ausgeglichen: Seine schriftlichen Zusätze verweisen nicht nur auf gegenwärtige, sondern auch auf zurückliegende und künftige Ereignisse, alles aber ist streng datiert, wodurch wieder ein formales Element überbetont wird.

Walter Neumann leidet an chronischer Schizophrenie. Er hat nur wenig gezeichnet, aber ebenfalls «Landkartenbilder». Bei ihm konnte das Kommen und Gehen psychotischer Schübe nicht an Hand von Zeichnungen beobachtet werden. An seinem «Stadtbild» (Abb. 87) fällt vor allem die Abstraktion auf: eine radikale Rückführung aller Inhalte und Formen auf wenige Elemente: Fenster, Häuser, Rauchfänge, alles völlig gleichartig; eine Stereotypie hohen Grades. Die geometrischen Formen und Figuren sind in Reihen und Zeilen angeordnet. Vorderansicht und Aufsicht sind – unter Vermeidung seitlicher Perspektive – vermengt, wie auf alten Landkarten, ein horizontloses Bild.

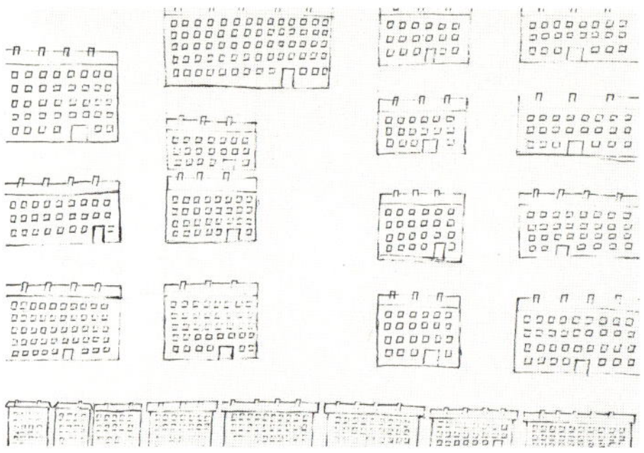

87 Walter Neumann: *«Stadtbild». Ohne Horizont, Formenreduktion, Reihenbildung, Stereotypie.*

Während in die «Donaulandschaft» (Abb. 88) ein wenig Himmel hineinragt, ist die «Stadt» (Abb. 89) zu einem Plan in voller Aufsicht geworden. Alles scheint «weit entfernt». Bei genauerem Hinsehen kann man bemerken, daß die Autos und auch die Häuser in seitlicher Ansicht wiedergegeben sind, nur die Straßen und Wege sieht man von oben.

Die Zeichnungen von Walter Neumann wirken in viel höherem Maß «schizophren» als jene von Franz A. Das liegt an der durchgehenden Geometrisierung, der Stereotypie, vor allem aber an jenem Phänomen, das ich als Formenreduktion oder Abstraktion bezeichne. Dadurch entsteht der Eindruck einer ungewöhnlichen Gleichförmigkeit, des Schematismus, auch der «Kälte» und «Starre», des «Unnatürlichen». Aber auch das Künstlerische hängt mit diesem «schizophrenen Merkmal» oft zusammen. Bader (8) sieht in der Stilisierung, der Beschränkung auf das Wesentliche, eine Komponente der Gestaltungskraft seines schizophrenen Patienten Jules Doudin (S. 214). Man kann bei vielen schizophrenen Kranken, etwa bei August Walla (S. 243), bei Oswald T. (S. 247) und anderen jene Beschränkung in den Mitteln und Materialien finden. Die Formenreduktion gehört zu den am meisten signifikanten und zugleich häufigsten Merkmalen der schizophrenen Psychose auf bildnerischem Gebiet.

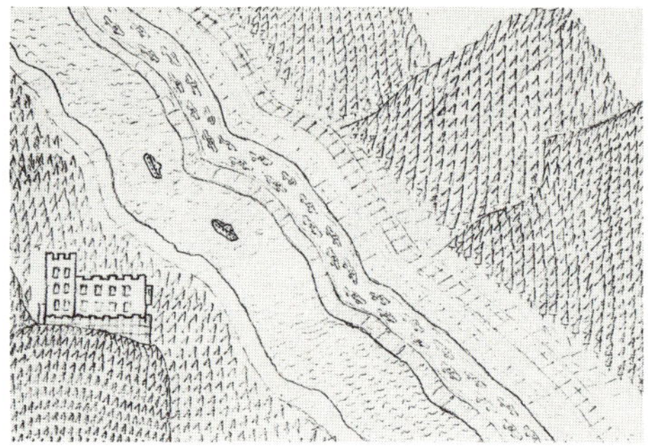

88 Walter Neumann: *«Donaulandschaft». Schwinden des Horizontes, flächenfüllende Iteration.*

Die Landschaft, die unser schizophrener Patient Josef I. zeichnete (Abb. 90), ist ebenfalls aus der Vogelperspektive gesehen; sie ist horizontlos, in schräger Aufsicht wiedergegeben, nur die Nadelbäume erscheinen in Vorderansicht. Die gesamte Landschaft befindet sich in einem bandartig umgrenzten Oval; die Umgrenzung könnte eine Mauer darstellen; in kleineren Binnenovalen steht je ein Haus, in einer relativ kompliziert gestalteten geometrischen Umgrenzung befindet sich der «Wald».

Nach Aufforderung aber ohne jede Beeinflussung (schon Jahre vorher) hatte ein anderer schizophrener Kranker, Franz Kern, eine «Landschaft» in ähnlicher Weise gezeichnet (Abb. 91), während die Zeichnung von Josef I.

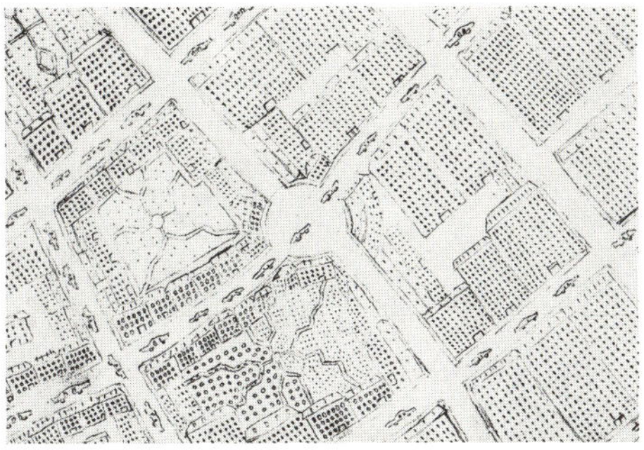

89 Walter Neumann: *«Stadt». Planartig. Vermengung von Seitenansicht und vertikaler Aufsicht. Ferne des Betrachters.*

spontan entstanden war. Auch auf dem Blatt von Franz Kern sehen wir ein Oval, das mit einigen senkrechten und waagrechten Linien ausgefüllt ist. Befragt, was er dargestellt habe, sagte er, «eine Landschaft», die senkrechten Striche seien «Bäume» und die waagrechten «Wiese».

Diese Landschaftsbilder sind horizontlos und von einem geschlossenen Oval umgrenzt, ganz im Gegensatz zu den Landschaftsbildern von Walter Neumann, aber auch von Franz A., die an den Bildrändern wie abgeschnitten wirken und einem Gesichtsfeldausschnitt gleichen.

Schizophrenie bedeutet Auflösung einer Einheit, der Einheit der Person. Die Landschaftsdarstellungen unserer Patienten Josef I. und Franz Kern repräsentieren eine in sich geschlossene Welt. Der drohenden Auflösung wird das Abgegrenzte, Endliche, ein magischer Zirkel gegenübergestellt. Das Oval, das Ei, ist ein Symbol des Lebens, der Wiedergeburt, im christlichen Bereich der Auferstehung.

Franz Kern kann eine Landschaft auch anders zeichnen (Abb. 92): je ein Baum in drei nebeneinander gereihte Rechtecke gesetzt – Symmetriebetonung, Stereotypie, Geometrismus, Formenreduktion, Schematismus, Landkarte, die Zahl als Ordnungskategorie. Aus diesen «objektiven», formalen Merkmalen ergeben sich die intuitiv erfaßbaren, subjektiven: Starre, Leere, Unlebendigkeit. Suchenwirth (212) spricht in einem solchen Fall von einem «Verlust der Dynamik». Er geht von der Annahme aus, daß neuropsychiatrische Erkrankungen nur zu einem Abbau der graphischen Leistungen führen können, folglich kann er auch in den formalisierenden Tendenzen nur einen Verlust, nicht aber einen kreativen Wiederaufbau sehen. Er hat sich eine Idealnorm gesetzt, die er als harmonisch, rhythmisch, beziehungsvoll definiert.

Otto Prinz, der seit vielen Jahren an Schizophrenie leidet, zeichnete ein seltsames horizontloses Bild, in dem die Distanzen und Größen der dargestellten Objekte ganz ungewöhnlich sind (Abb. 93). Er hat uns auch eine Beschreibung dieses Bildes gegeben; seine «Wahnfabel» lautet: «Das ist ein Garten in meinem Heimatort. Im Jahre 1938 habe ich dort ein Nest gefunden, etwa sechs Zentimeter im Durchmesser, darin befanden sich drei Menschen, keine Kinder, sondern Erwachsene; ihre Körpergröße betrug

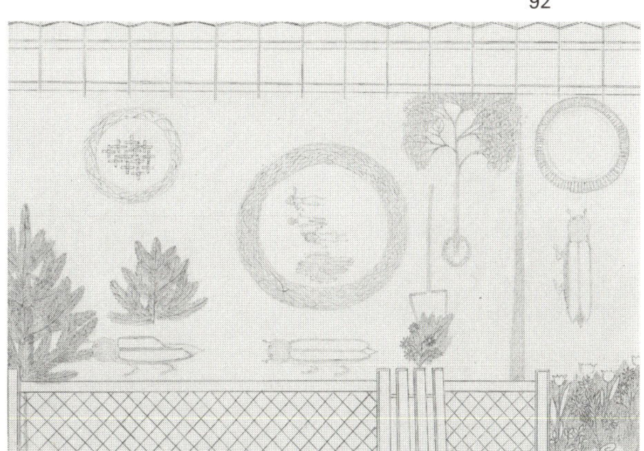

93

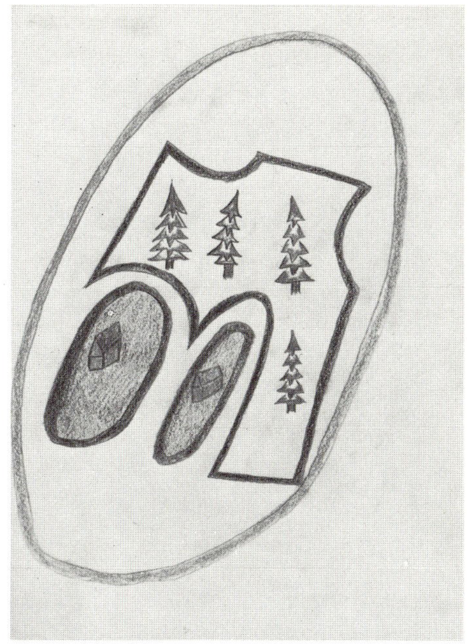

90 Josef I.: *«Landschaft aus Vogelperspektive», ohne Horizont, aber mit Umgrenzung.*

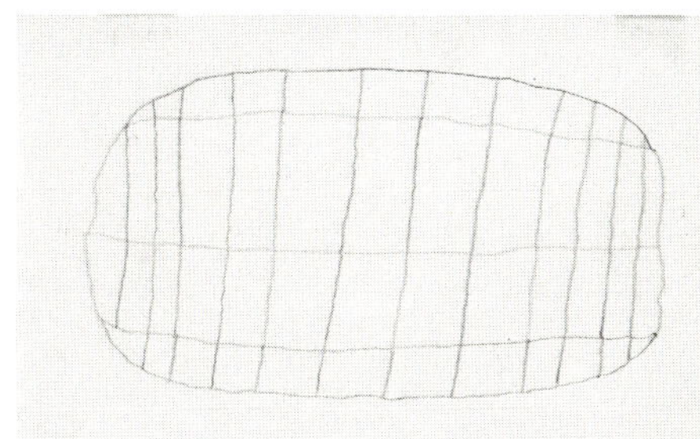

91

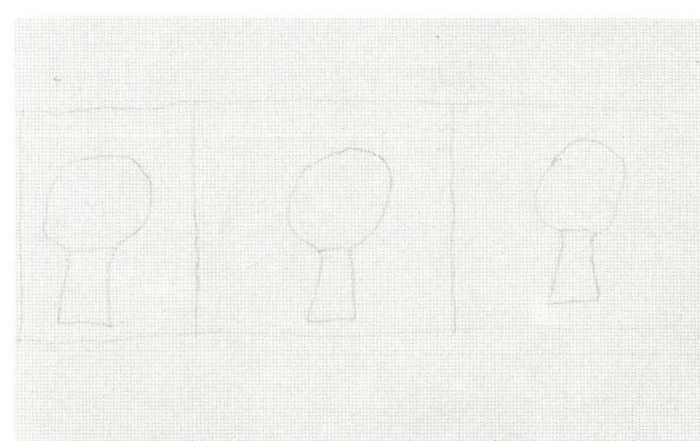

92

91 Franz Kern: *«Landschaft» in ovaler Umgrenzung, Schematismus.*

92 Franz Kern: *«Landschaft». Symmetriebetonung, Geometrisierung, Abstraktion.*

93 Otto Prinz: *«Garten in meinem Heimatort». Ohne Horizont, ungewöhnliche Größenverhältnisse der Objekte, rätselhafte Symbolik.*

etwa zwei Zentimeter. Neben den Menschen lag ein Klumpen insektenartiger Tiere. Ähnliche Tiere, allerdings größere, krochen im Garten umher, sie waren wunderschön. Das Insekt am rechten Bildrand war von einem Kirschbaum gekommen und hieß Saugteria. Das Tier in der Mitte unten war besonders schön, es hieß Saarbrücken. Ich habe in dem Garten gegraben und habe alle Tiere erschlagen müssen. Dann habe ich noch ein kleineres Nest gefunden. In diesem Nest waren lauter Und-Zeichen, in deren Mitte jeweils ein Wassertropfen, sie sahen aus wie Christbaumkreuze. In dem Garten befand sich ein weiteres kreisrundes Gebilde, das aber kein Nest, sondern ein Brunnen war. Eines der Insekten kroch darauf zu.»

Das Eingeschlossensein und Verhaftetsein, die Fixierung und Faszination durch diese Welt ist durch intensive Anmutungserlebnisse und durch das Bewußtsein erhöhter, wenn auch dunkler Bedeutung bedingt.

Aber nicht alle schizophren Erkrankten zeichnen Landkartenbilder. Viele zeichnen ganz gewöhnliche Landschaften mit unaufffälliger Horizontlinie. Dennoch ist das Landkartenbild etwas typisch Schizophrenes, Psychotisches – wenn es auch, wie alle schizophrenen Einzelmerkmale, weithin im Bereich des Gesunden ebenfalls vorkommt. Genauso typisch schizophren – allerdings seltener als die Landkartenbilder – sind aber andere Arten der Landschaftsdarstellung, die ich «Caspar-David-Friedrich-Bilder» nenne. Darunter verstehe ich Landschaften mit ausgesprochen tiefliegendem Horizont und hohem Himmel, in dieser Beziehung also das Gegenteil der Landkartenbilder. Otto Prinz hat in früheren Jahren oft solche Bilder gezeichnet (Abb. 94). Sie wirken «überdistanziert», formal, unterkühlt. Wir werden noch öfter solchen dualen Gegensätzlichkeiten schizophrener Bildnerei wie schizophrener Symptomatologie überhaupt begegnen. Man könnte ein heuristisches Prinzip zur Erforschung der schizophrenen Phänomenologie darin erblicken: es kann zu jedem Symptom das ergänzende gegensätzliche Symptom bei diesen Kranken gesucht werden. Hier nur einige Beispiele: Landkartenbilder – «C.D. Friedrich-Bilder»; vermehrte Randbeachtung – verminderte Randbeachtung; offene Kontur – geschlossene Kontur; Beschränkung in den Formen, Inhalten und Mitteln – Variabilität in den Formen, Inhalten und Mitteln. Es gibt aber noch viele andere Gegensätze. Nicht das Mittelmaß, sondern die Extreme kennzeichnen diese Krankheit, denen im subjektiven Bereich das für Schizophrenie so typische Erlebnis der Ambivalenz entspricht.

Ein anderes Merkmal schizophrener Bildnerei finden wir in der Zeichnung «Nashorn» (Abb. 95) von

94 Otto Prinz: *«Anstaltsgarten». Gegenteil eines Landkartenbildes: «Caspar-David-Friedrich-Bild».*

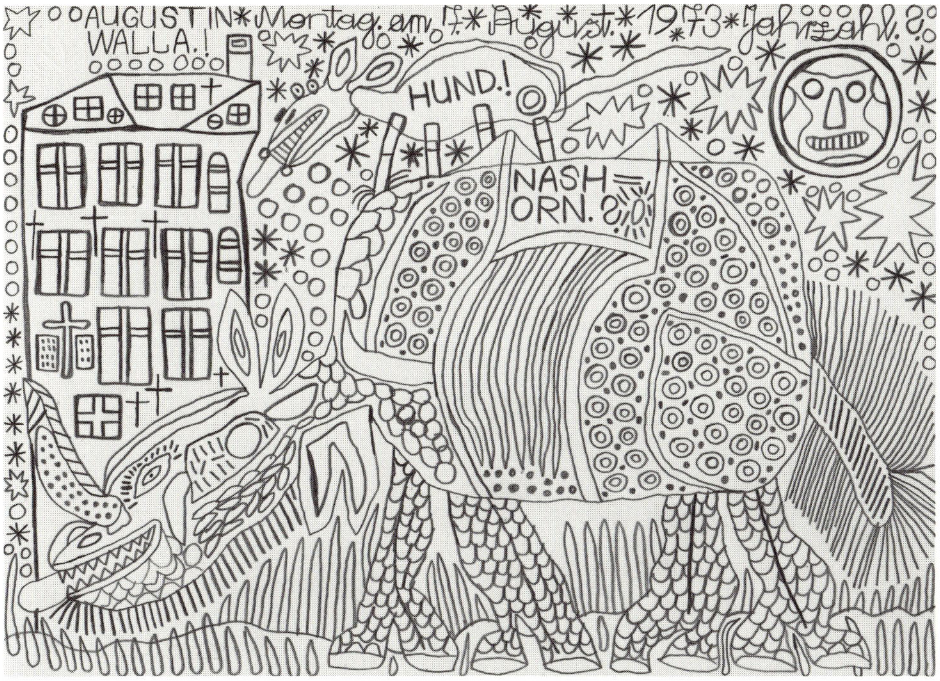

95 August Walla: *«Nashorn». «Horror vacui», Flächenhaftigkeit, gleichmäßige Strichführung.*

August Walla. Rennert nennt dieses Merkmal «randvolle Überladung», Morgenthaler (140) sprach von «Horror vacui», als «bourrage» wird das Phänomen im Französischen bezeichnet. Es handelt sich darum, daß jede freie Stelle des Zeichenblattes mit irgendeinem Kleindetail ausgefüllt wird, kein Raum darf leer bleiben. Man kennt diese Erscheinung auch aus der aztekischen und afrikanischen Kunst und schreibt ihr dort magische Bedeutung zu: es bestünde eine Angst vor leeren Stellen, der «böse Blick» könnte hindurchdringen und alles zunichte machen. Bei August Walla scheint die «randvolle Überladung» eher durch einen vermehrten motorischen Antrieb und ein gewisses Komplettierungsbedürfnis zustande zu kommen. Die weiteren Eigenheiten seiner Person und seiner Zeichnungen werden in diesem Buch an anderer Stelle geschildert (S. 243). Hier sei nur noch auf seine gleichmäßig starke Strichführung aufmerksam gemacht, die der Monotonie seiner Stimme und der Bedächtigkeit seiner Körperbewegungen entspricht. Diese Zeichnung ist kein Landkartenbild, denn der Rücken des Nashorns ist gleichzeitig Horizont, darüber befindet sich der Himmel mit Mond und Sternen. Das Fehlen von Schattierungen und die iterative Wiederholung von Kleindetails kennzeichnen weiter dieses Blatt. August Walla pflegt die dargestellten Gegenstände oft zu beschriften sowie seine Arbeit zu signieren und zu datieren. Die Zeichnung wirkt flächenhaft-dekorativ.

Der «randvollen Überladung» steht das Nichtausnützen des verfügbaren Raumes als ein gleichfalls «schizophrenes Merkmal» gegenüber. Wir finden es als ein Bekritzeln des Papiers nur am Rand des Zeichenblattes in einer akuten Psychose (Abb. 96), als «Eineck-Stil» (Abb. 97) bei einem chronisch Schizophrenen. Ein anderer schizophrener Kranker setzt die gezeichnete Figur an den Rand und läßt den größten Teil des Blattes leer (Abb. 98).

Wieder etwas anderes als das «Vollgestopftsein» des Bildes, die «bourrage» oder «randvolle Überladung», aber doch das Gegenteil zum Nichtausnützen des Raumes, ist das Zu-wenig-Platz-Haben für die entworfene Figur (Abb. 99). Auch dieses Phänomen findet sich manchmal in den Zeichnungen psychotischer Menschen sowie in den Zeichnungen hirnorganisch Kranker. Dabei ist der innere Entwurf des Bildes größer geraten, als es der verfügbare Raum des Zeichenblattes erlaubt.

96

96 Franz Kauer: *Bekritzeln des Zeichenblattrandes in einer akuten Psycose.*

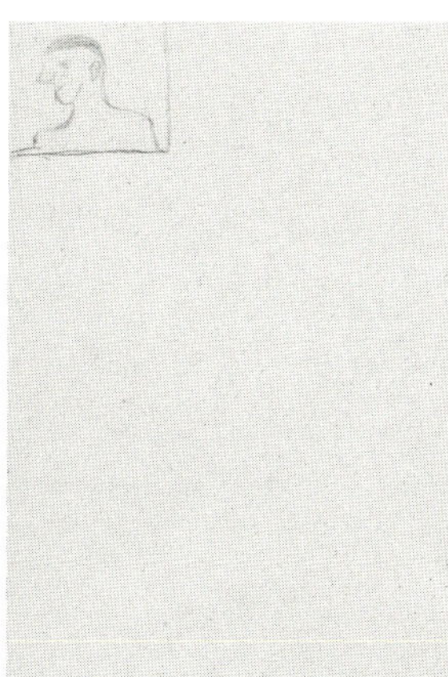

97

97 Ernst A.: *Eineck-Stil bei Schizophrenie.*

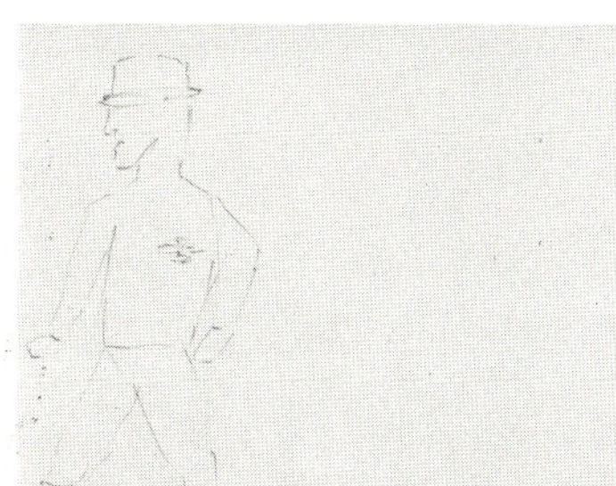

98

98 Ernst A.: *Mangelhafte Raumausnutzung.*

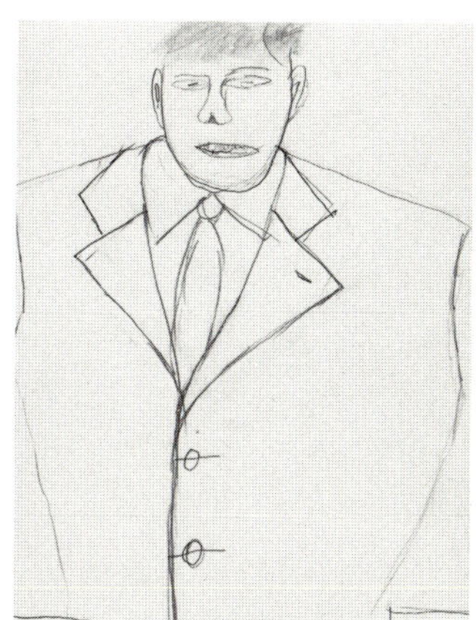

99

99 Gerhard N.: *Zu wenig Raum für den Bildentwurf.*

Ein ähnliches Phänomen ist die vermehrte und die verminderte Randbeachtung. Gibt der Zeichner gleichsam einen fotographischen Ausschnitt, einen Gesichtsfeldausschnitt wieder, liegt eine verminderte Randbeachtung vor. Wenn er alle gezeichneten Gegenstände vollständig in den Bildraum setzt, womöglich noch einen Rahmen zeichnet, kann von vermehrter Randbeachtung gesprochen werden. Beides kann man bei Schizophrenen – manchmal extrem ausgeprägt – finden, entsprechend der Labilität in den formalen Funktionen, die nicht auf ein Mittelmaß eingestellt sind.

Regression auf dem Gebiet des Zeichnens ist im entwicklungspsychologischen, nicht im psychoanalytischen Sinn zu verstehen. Im Hinblick auf die Entwicklung des kindlichen Zeichnens unterscheidet MÜHLE (144) einen «Rückfall» und einen «Rückgriff». Es ist ganz unrichtig, bei den Schizophrenen im Hinblick auf den Freiheitsgrad dieses Vorganges immer von einer absoluten Notwendigkeit, einem Nicht-anders-Können zu sprechen. Der Ausdruckszwang ist beim Schizophrenen stärker als in einem normalen, unkünstlerischen Bewußtseinszustand. Aber auch der Gesunde unterliegt oft einem mehr oder weniger starken Ausdruckszwang, besonders der Künstler. Beim Zustandekommen der schizophrenen Merkmale auf dem Gebiet des Zeichnens, zum Beispiel der regressiven Merkmale, sind alle Möglichkeiten vom automatischen «Rückfall» bis zum «Rückgriff» aus freier Willensentscheidung gegeben. Oft könnten die schizophrenen Kranken auch anders zeichnen, aber sie bedienen sich eines primitiven oder infantilen Schemas. Das ist durch das umfangreiche zeichnerische Werk unseres Patienten Oswald T. eindrucksvoll belegt (S. 247), findet sich aber auch bei vielen anderen Kranken.

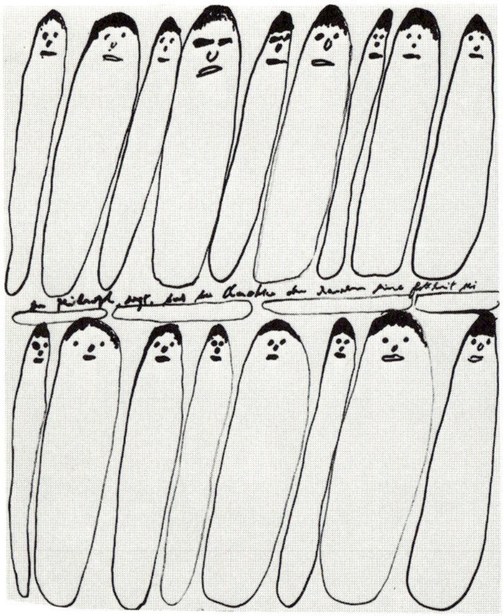
100

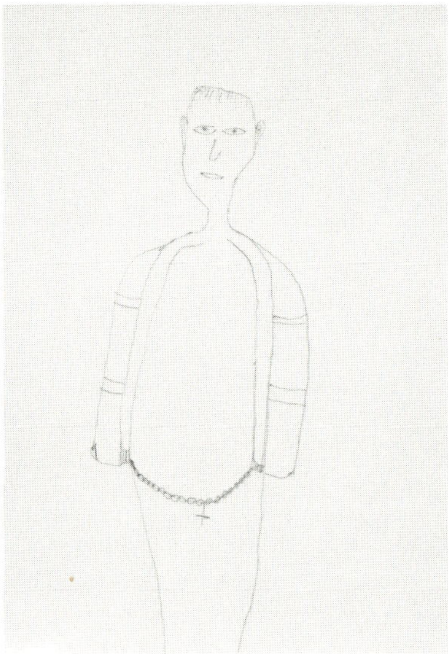
101

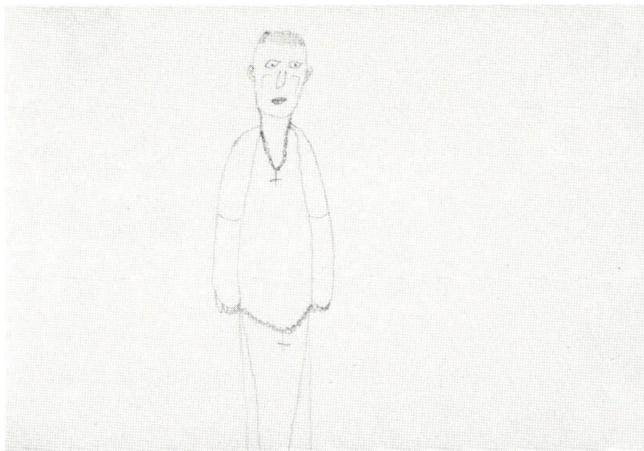
102

100 OSWALD T.: *Regression auf ein frühkindliches Schema in der schizophrenen Psychose.*
101 OSWALD T.: *«Soldat mit Tornister und Rosenkranz». Verwendung eines höheren Schemas zehn Jahre vor Abb. 100.*
102 OSWALD T.: *«Weibliche Figur mit Rosenkranz». Gegenfigur zu Abb. 101.*

Im Jahre 1969 gibt Oswald T. Menschen als kartoffelartige Rundformen mit Gesichtern wieder (Abb. 100), wogegen er zehn Jahre früher – damals ebenfalls schon lange krank – ein entwicklungsgeschichtlich weitaus höheres Schema verwendet hatte (Abb. 101, 102). Auch heute zeichnet Oswald T. eine Art Kopffüßler, wenn er spontan zeichnet, obwohl er beim Abzeichnen recht komplizierte Figuren zustandebringt (vgl. Abb. 451–460).

Der Kopffüßler ist ein besonders charakteristisches frühkindliches Menschenschema, das man nicht selten in den Zeichnungen der Schizophrenen findet. So zeichnet Walter J. Kopffüßler mit ausdrucksvollem Gesicht (Abb. 103–105). Die verschiedenen Umrisse des Gesichts, der differente Gesichtsausdruck sowie die Stellung der Beine und die kräftige Konturierung machen seine Kopffüßler sehr lebendig.

Einen Kopffüßler mit besonders großer Nase zeichnete unser schizophrener Patient Alois B. (Abb. 106). Auf dieser Zeichnung ist außerdem das Merkmal der Disproportion und der Dislokation des Auges zu erkennen.

Seltsame Kopffüßler schuf auch der schizophrene Franz KERN (Abb. 107); sie sehen quallen- oder geisterartig aus. Die gesamte Figur ist jeweils in einem Zug gezeichnet und stellt eine geschlossene Form dar; die Augen sind als kleine Kreise eingesetzt. Die Figuren wirken dadurch wie vermummt. Franz KERN hat dieses Menschenschema gelegentlich auch etwas «höher entwickelt» (Abb. 108, 109). Die geschlossene Form wurde stärker differenziert, durch einige Striche unterteilt; die Augen blieben kleine Kreise; es fehlen alle weiteren Details eines Gesichts. Der geisterartige Eindruck bleibt so bestehen.

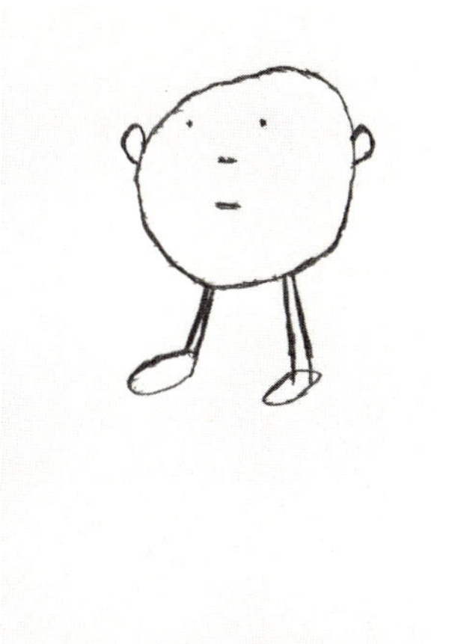
103

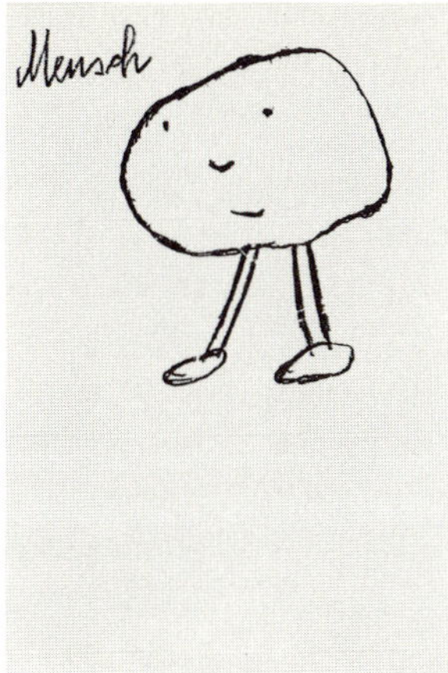

104

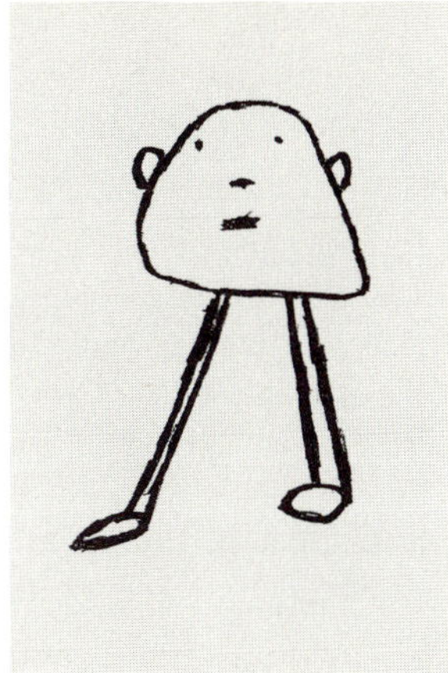
105

103 WALTER J.: *Kopffüßler mit ausdrucksvollem Gesicht. Schizophrenie. Regression.*

104 WALTER J.: *Kopffüßler mit ausdrucksvollem Gesicht.*

105 WALTER J.: *Voranschreitender Kopffüßler.*

106 ALOIS B.: *Kopffüßler mit großer Nase. Schizophrenie. Regression, Disproportion.*

107 FRANZ KERN: *Geisterartige Kopffüßler.*

108 FRANZ KERN: *Fortentwicklung des Kopffüßler-Schemas.*

109 FRANZ KERN: *Weitere Differenzierung des Menschenschemas.*

110 FRANZ KERN: *Pferde und Reiter. Verzerrung der Konturen, «Lebkuchenformen». Schizophrenie.*

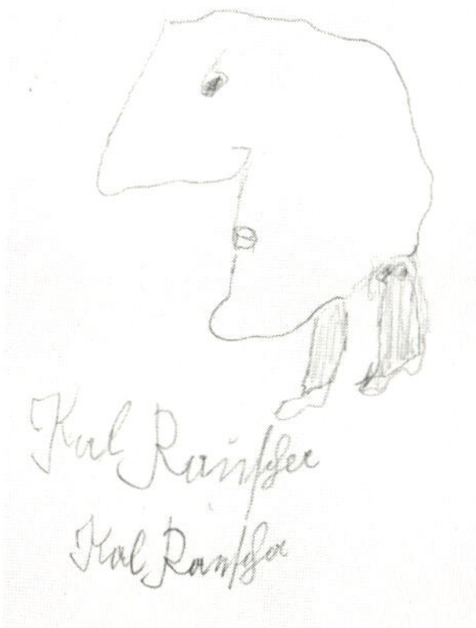
106

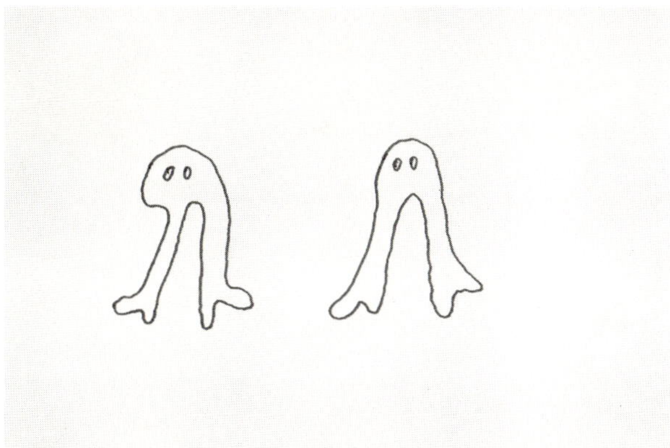
107

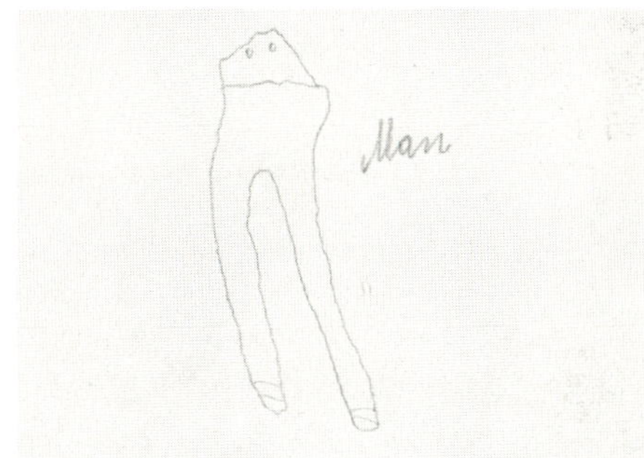

108

Man sieht, daß auch so einfache Figurationen wie Kopffüßler sehr Verschiedenes ausdrücken und bedeuten können.

RENNERT erblickt auch in der Figurendarstellung in der Art von «Lebkuchenformen» ein schizophrenes Merkmal. Sehr ausgeprägt ist diese Art infantil-regressiver Darstellung bei Franz KERN (Abb. 110). Es handelt sich dabei um «geschlossene Formen» mit keinem oder nur sehr geringem «Inhalt». Die «Lebkuchenformen» entstehen aber vor allem durch die Verzerrung der Konturen. Ich sehe darin eine besondere Art der Deformation. Eine der von Franz KERN gezeichneten Figuren zeigt ein «Zentralauge», ein Phänomen, das ebenfalls aus der Kinderzeichnung bekannt ist.

Die zahlreichen regressiven Erscheinungen in der Bildnerei der Schizophrenen haben fast alle Autoren veranlaßt, die zeichnerischen Produkte der Kranken mit Kinderzeichnungen zu vergleichen. Das genauere Studium der beiden Gebiete kann viele Ähnlichkeiten aufdecken.

Ich gebe einige Beispiele aus der zeichnerischen Entwicklung eines Knaben: zunächst die ursprünglichen Kopffüßler (Abb. 111), dann Kopffüßler als verschiedene Personen, mit mädchenhaftem Haar und Kasperlmützen, in unterschiedlicher Körpergröße; erste Buchstaben werden hinzugesetzt (Abb. 112). Dann entstehen sehr differenzierte Kopffüßler und Übergangsformen zu Menschendarstellungen mit Rumpf (Abb. 113, 114); die Menschen haben bereits Arme, die entweder am Kopf oder am Rumpf angebracht sind; Arme finden sich allerdings nur, wenn bereits ein Rumpf vorhanden ist; man sieht den Nabel am Rumpf, eine tanzende Person sogar in Profildarstellung; der Hals wird gezeichnet. Eine eckige geschlossene Form dient als Boden und Hintergrund. In den Gesichtern sind

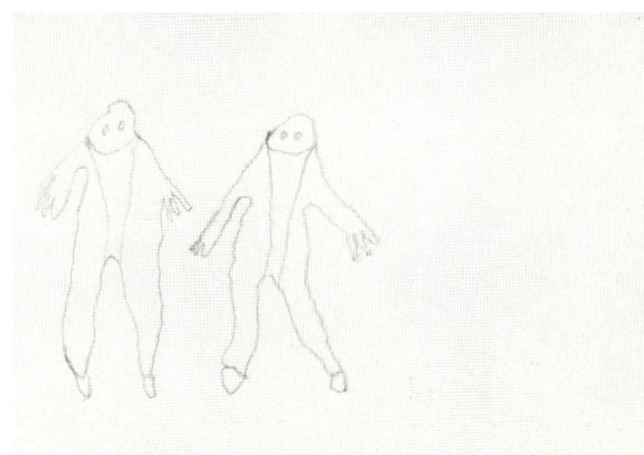
109

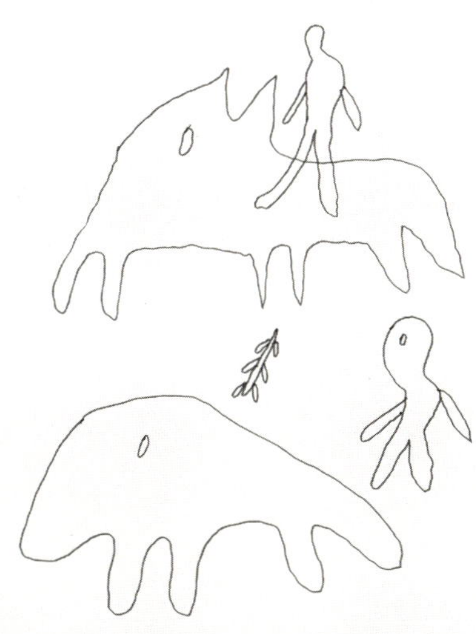
110

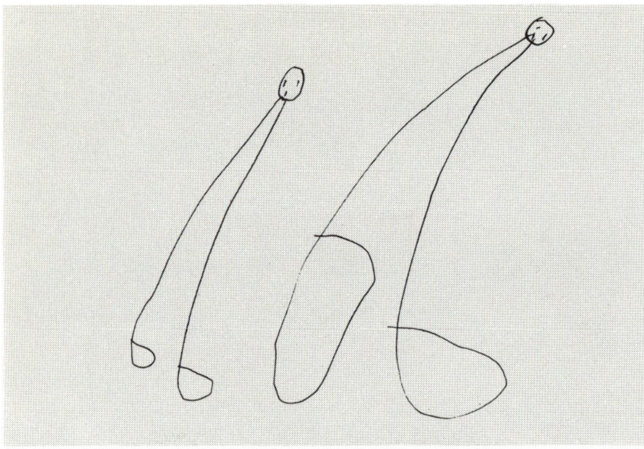

111

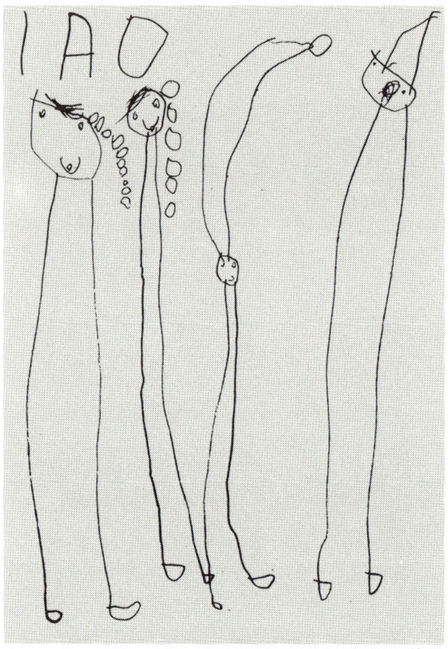

112

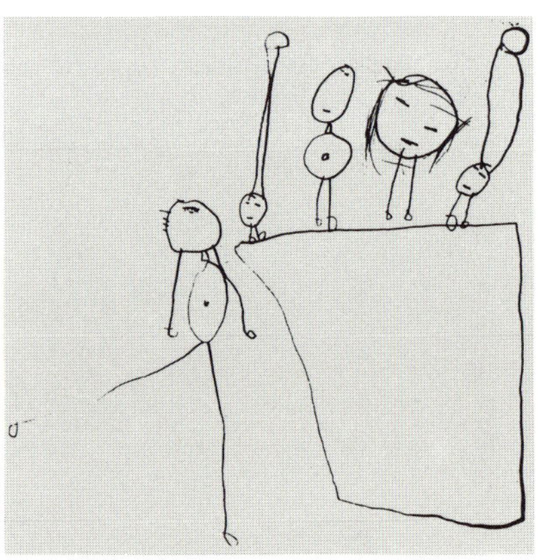

113

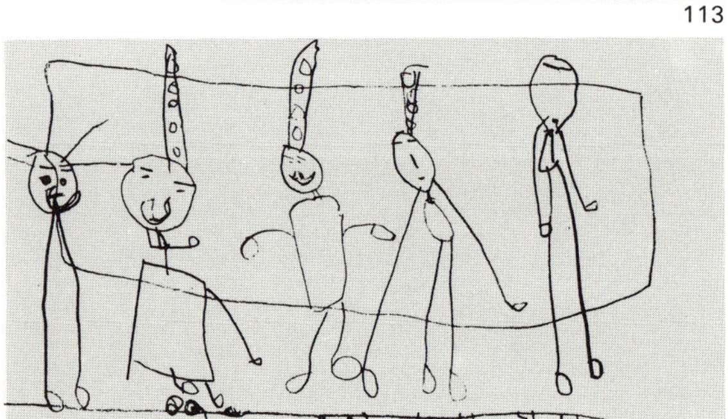

114

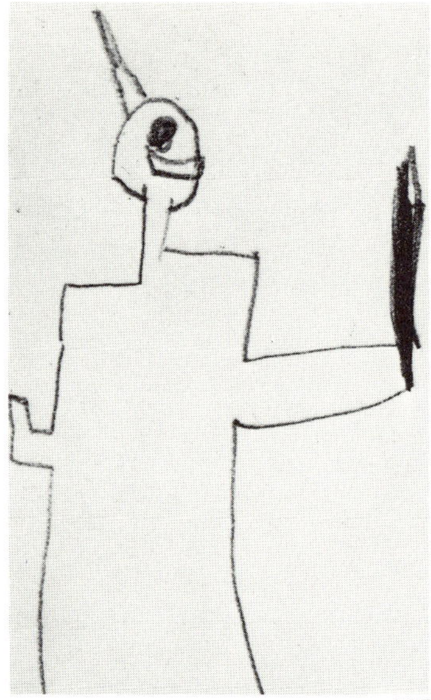

115

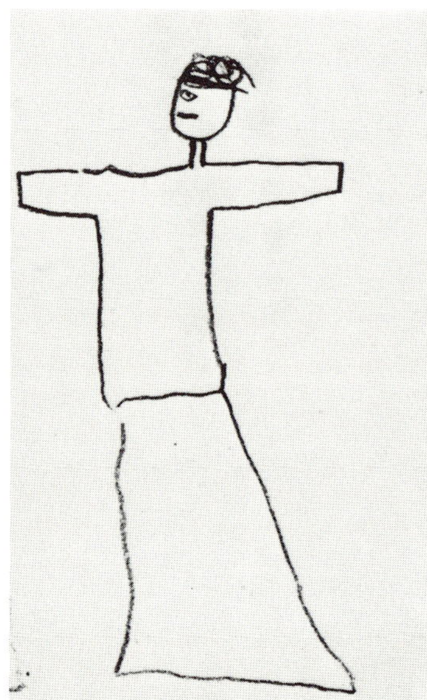

116

111 Kinderzeichnung. Kopffüßler.

112 Kinderzeichnung. Kopffüßler mit Haar und Kasperlmütze.

113 Kinderzeichnung. Kopffüßler und Menschen mit Rumpf; Arme am Kopf angebracht.

114 Kinderzeichnung. Verschiedene Entwicklungsstufen vom Kopffüßler zum ganzen Menschen. Fehlen des Gesichtes als Alternanzerscheinung.

115 Kinderzeichnung. «Zauberer». Das geometrisierende Stadium in der Menschendarstellung ist erreicht.

116 Kinderzeichnung. «Frau». Geometrisierung. Dislokation. Bewegungsdarstellung?

verschiedene Details dargestellt, sie können aber auch fehlen. MEILI-DWORETZKI (135) weist darauf hin, daß bei einem solchen Neuerwerb von Formelementen schon früher erworbenes Können zeitweise wieder verloren gehen kann; sie spricht von Alternanzerscheinungen bei raschem Fortschreiten in der zeichnerischen Entwicklung («Jeder Fortschritt wird mit einem zeitweiligen Rückschritt erkauft»).

In der Entwicklung unseres Knaben erfolgte nun ein großer Sprung:

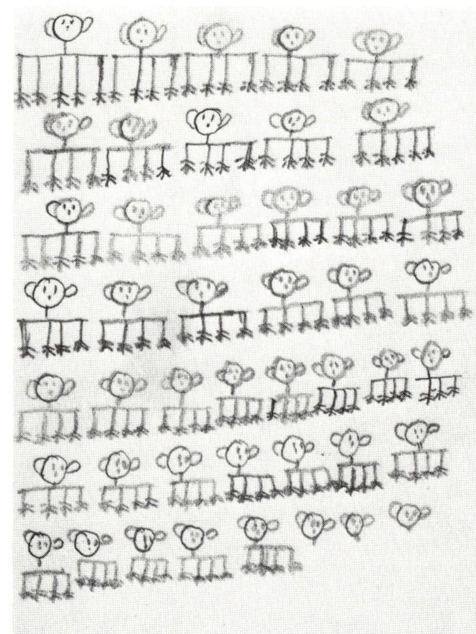

117 KAROLINE R.: *«Menschen». Schematismus, Reihenbildung, Regression bei Schizophrenie.*

von den Kopffüßlern und Frühformen mit Rumpf zu den ersten geometrisierenden Menschendarstellungen (Abb. 115, 116). Derartige Formen finden sich in einem bestimmten Alter bei jedem Kind; sie stellen eine höhere Entwicklungsstufe dar, zielen auf eine genauere Erfassung und Wiedergabe der Wahrnehmung hin und sind dem später folgenden visuellen Schema wieder einen Schritt näher gekommen. Dazu ist ein zunächst konstruktives Vorgehen erforderlich. Ungewollt treten dabei «Fehler» auf, die uns als Deformationen erscheinen, zum Beispiel als eine Dislokation (Abb. 116). Diese Versetzung des Kopfes entstand wahrscheinlich aus der Absicht, eine Bewegung darzustellen.

Deformationen sind nicht nur etwas Negatives, ein Defekt (vom Standpunkt des «Lehrers» der «richtigen» Formen). Sie sind meist Versuche einer höheren Formgebung, einer Bewegungsdarstellung oder eines Gefühlsausdrucks. Das ist der «Sinn» der sogenannten Deformationen auch in der Kunst. Besonders bei Kindern, Primitiven, Kranken und manchen Naiven muß man gerade in den Deformationen, also in den Abweichungen vom gelehrten und zu erlernenden Schema, besonders authentische Gestaltungen erblicken.

Die Zeichnungen von Karoline R. sind grotesk, bizarr, unheimlich (Abb. 117–120). Sie erinnern weniger an Kinderzeichnungen als an die Masken und Schnitzwerke Primitiver: «Katzenmenschen», eine Bildagglutination, eine Verschmelzung von Tier- und Menschenbild. Die Zeichnungen zeigen Formenreduktion, Schematisierung, Geometrisierung. Wir sehen eine stereotype Wiederholung gleicher Figuren von verschiedener Größe und Höhe der Struktur – zunächst Kopffüßler, wobei allerdings vier Extremitäten gezeichnet sind, dann Kopffüßler mit Kopfhaar, Stirnfransen, Schnurrbart und Kinnbart, die Arme und Beine wie bei den vorhergehenden Schemen strichartig nebeneinandergesetzt, was an der Zahl der Finger und Zehen, die am Strichende angebracht sind, zu erkennen ist. Auf die Fünf wird immer großer Wert gelegt. Alle Figuren haben große Ohren. Je größer die Gestalten werden, um so aggressiver wirken sie.

Die Porträtzeichnungen des schizophrenen Wolfgang K. (Abb. 121, 122, 124) zeigen, daß Geometrisierung nicht nur auf einer kindlichen Stufe des Zeichnens vorkommt. Auch diese – einer höheren Entwicklungsstufe des Zeichnens entsprechenden – Gesichter und Köpfe sind geometrisiert. Geometrische Elemente sind sogar in einer überflüssigen Weise dem dargestellten Gegenstand hinzugefügt, akzentuierend, dekorativ, auch sehr ungewöhnlich, zieht man die quer durch

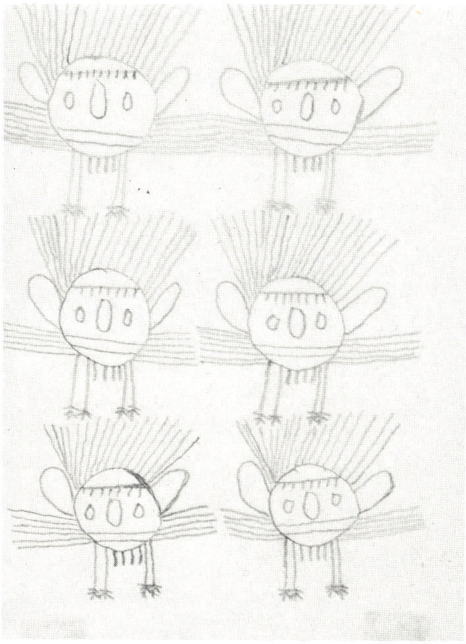

118 Karoline R.: *«Katzen-Menschen». Etwas höher entwickelt, Bildagglutination.*

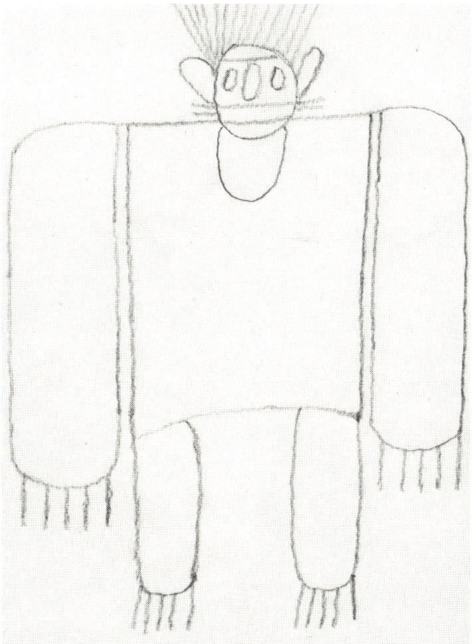

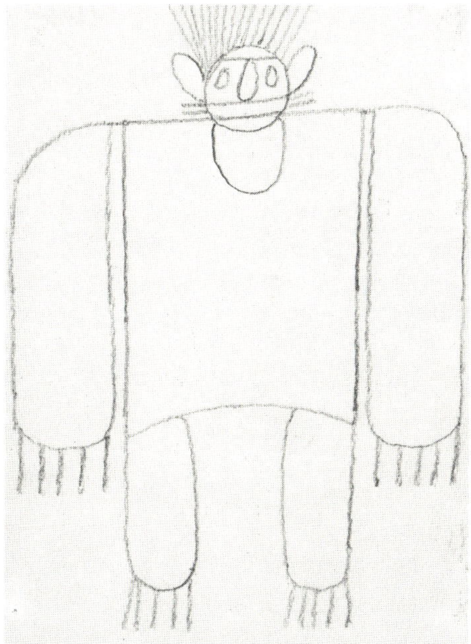

119 u. 120 Karoline R.: *«Erwachsene». Tierartig, aggressiv, konstruiert.*

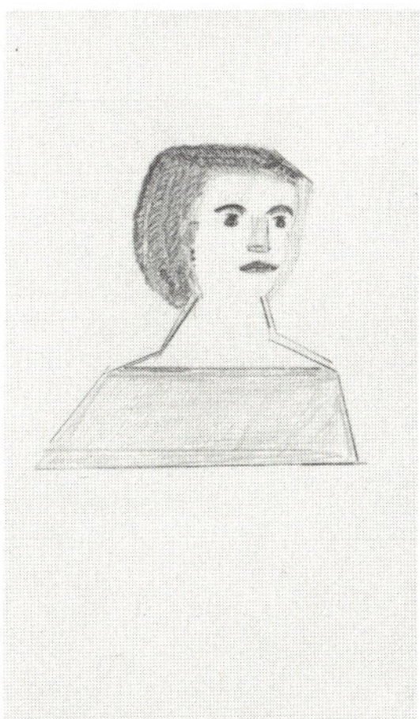

121 Wolfgang K.: *«Porträt». Geometrisierung.*

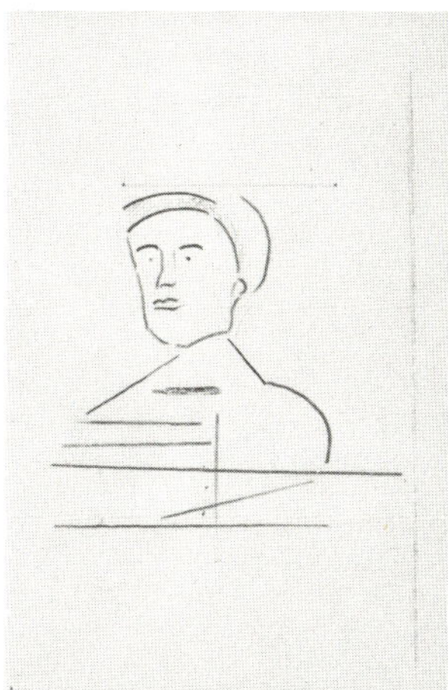

122 Wolfgang K.: *«Porträt». Dekorative Geometrisierung.*

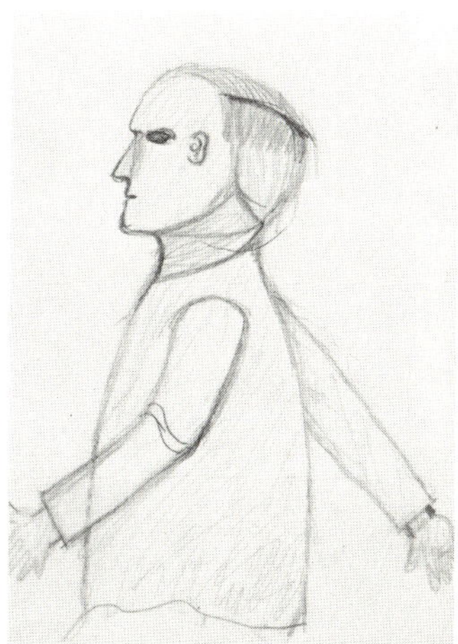

123 Siegfried K.: *«Mensch». Bewegtheit und Starre. Hölzerne, marionettenhafte Bewegung.*

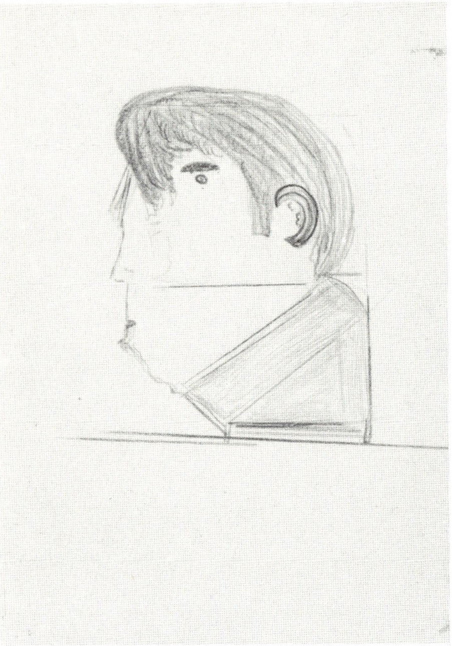

124 Wolfgang K.: *Profil mit Dislokation des Auges.*

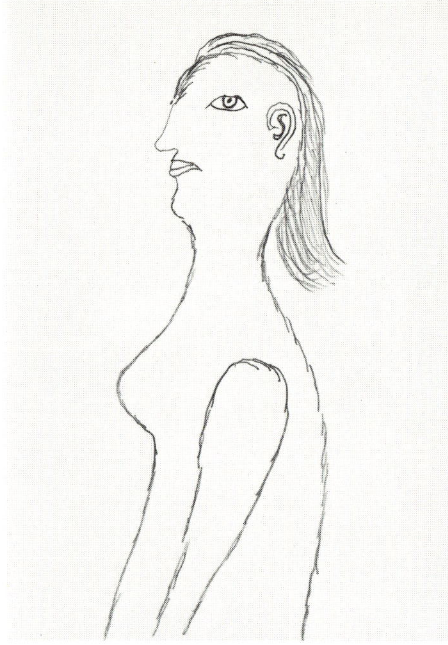

125 Paul B.: *Dislokation des Auges.*

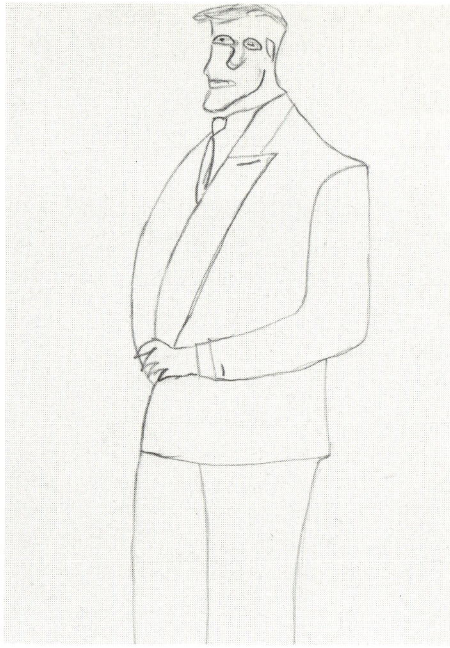

126 Gustav N.: *Gemischtes Profil bei differenzierter Menschendarstellung. Schizophrenie.*

das Gesicht verlaufende gerade Linie (Abb. 124) in Betracht.

Auch die Menschendarstellung des schizophrenen Siegfried K. (Abb. 123) ist deutlich geometrisierend. Die Konturen sind betont, es mischen sich Bewegtheit und Starre, wodurch der Eindruck einer eigentümlich hölzernen, marionettenhaften Bewegung entsteht.

Auffällig ist die Dislokation des Auges in dem von Wolfgang K. gezeichneten Profil (Abb. 124). Hier liegt eine Übergangsform zum «Zentralauge» und zum «gemischten Profil» vor. Das gleiche findet sich in einer Zeichnung von Paul B. (Abb. 125). Zwei Augen bei reiner Profildarstellung zeigt dagegen die Zeichnung, die der jugoslawische Gastarbeiter Gyula D. in einer akuten schizophrenen Psychose hergestellt hat (Abb. 127). Rennert spricht hier von einer «Auflösung der Physiognomie», wo-

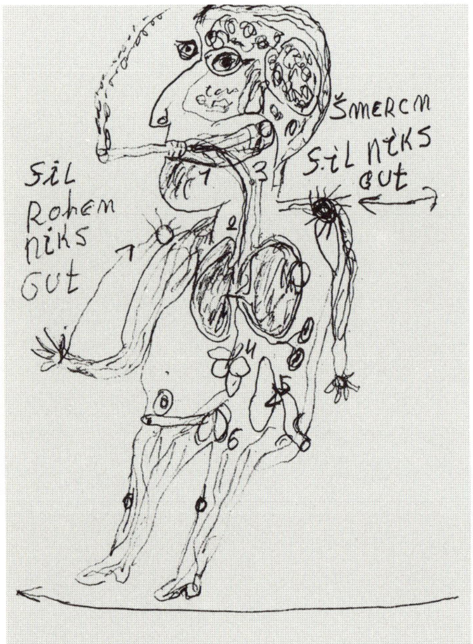

130 Miroslav C.: *Transparenz der inneren Organe, Wiedergabe von Genitale und Mastdarm in einer akuten schizophrenen Psychose.*

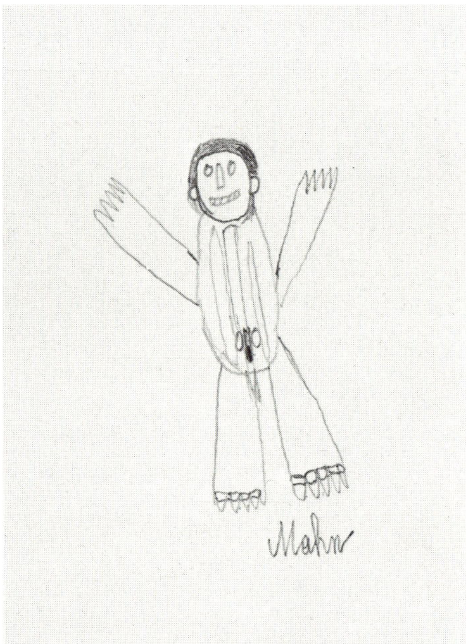

131 Philipp Sch.: *«Mann». Wiedergabe des Geschlechtsorganes. Manische Psychose bei Debilität.*

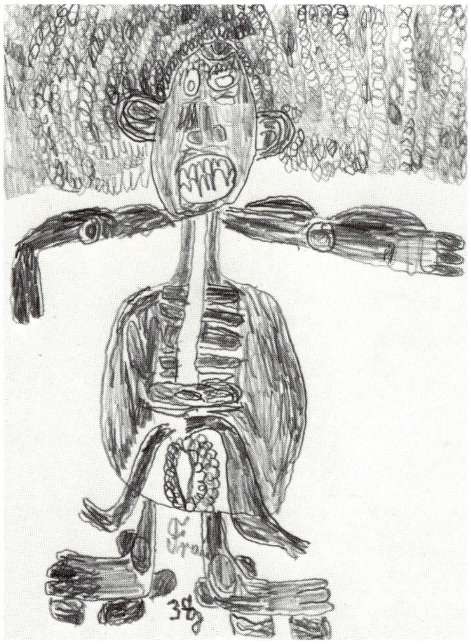

132 Philipp Sch.: *«Frau». Wiedergabe von Genitale, Mastdarm, Rippen, Zähnen, Betonung der Gelenke.*

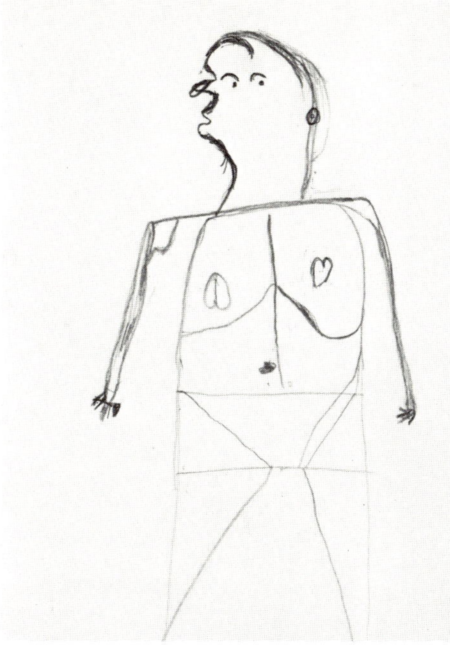

127 GYULA D.: *Zwei Augen bei reiner Profildarstellung. Transparenz innerer Organe.*

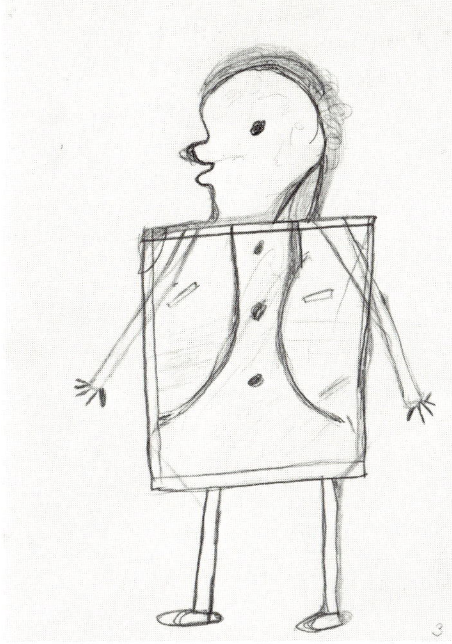

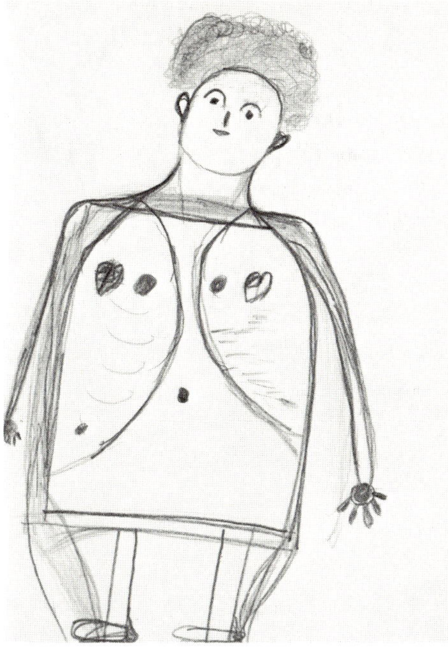

128 u. 129 GYULA D.: *Geometrisierung und Transparenz innerer Organe.*

rin er ein schizophrenes Hauptmerkmal erblickt. In der Entwicklungspsychologie (MÜHLE [144]) nennt man diese Gestaltung «gemischtes Profil».

Abgesehen von dem gemischten Profil und der Geometrisierung fällt bei der Zeichnung Gyula D.s (Abb. 127) auch die Wiedergabe von Herz und Lunge im Bereich des Brustkorbes auf.

Sehr grotesk wirkt die Menschendarstellung unseres Patienten Gustav N., die bei einem bereits hoch differenzierten Schema ein vollständiges gemischtes Profil zeigt (Abb. 126).

Gyula D. (Abb. 127–129) gibt wie Miroslav C. (Abb. 130) in der akuten Psychose bei der Darstellung des Menschen dessen innere Organe wieder. Nach MACHOVER (129) findet man dieses Merkmal in den Zeichnungen Gesunder oder nur neurotischer Patienten äußerst selten, es trete fast nur bei Psychotikern, vor allem schizophrenen, aber auch bei hochgradig manischen Patienten auf. Zu den Manischen gehört unser Patient Philipp SCH. (Abb. 131), 132), bei dem außerdem eine Debilität, vielleicht auch eine «Legierungspsychose» besteht. Philipp zeichnet wie Miroslav nicht nur innere Organe, sondern auch die Genitalien und den Mastdarm in seine menschlichen Figuren ein.

In der schizophrenen Psychose treten nicht selten Veränderungen der Leibgefühle und körperliche Beeinflussungserlebnisse auf. Miroslav äußerte hypochondrische Vorstellungen wegen des Rauchens. Solchen Zeichnungen liegt manchmal ein manisch-depressiver Mischzustand zugrunde: Es bestehen Mißempfindungen verschiedener Art und Krankheitsbefürchtungen bei gesteigertem Antrieb und Mitteilungsbedürfnis.

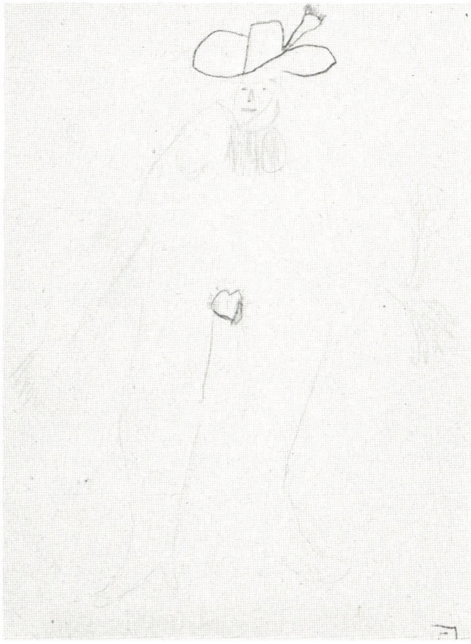

133 EDUARD K.: *Weibliche Figur mit männlichen Attributen und Hervorhebung des Genitales. Schizophrenie.*

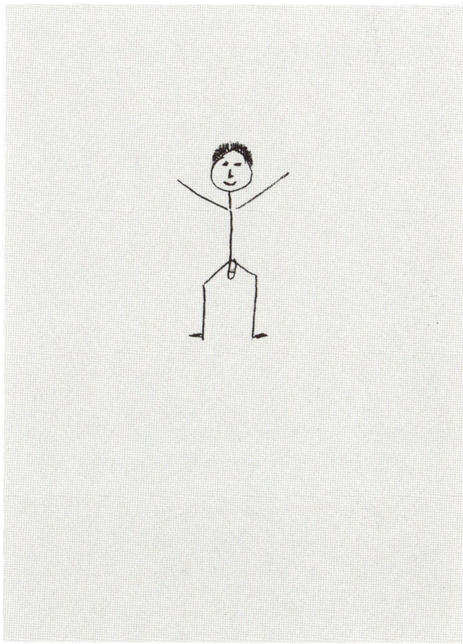

134 KARL S.: *Strichmännchen mit Genitale. Schizophrenie.*

Mitunter geben Schizophrene auch die Geschlechtsorgane bei ihren Menschendarstellungen wieder (Abb. 133, 134). Dabei ist die ungewöhnliche Art der Darstellung «schizophren». Das Eigenartige, Abstruse, Absurde, Verschrobene, Vertrackte, Verstiegene, Manierierte kennzeichnet den schizophrenen Stil.

Die Transparenz der Kleidung hat nicht die gleiche symptomatologische Bedeutung wie die Transparenz der inneren Organe (Machover [129]). Sie ist bei Kindern häufig, in den Zeichnungen Erwachsener können dieser Erscheinung exhibitionistisch-voyeuristische Tendenzen zugrundeliegen. Bei den Zeichnungen unseres Patienten Walter E. (Abb. 135, 136) ist das konstruktive Moment eindrucksvoller als die Transparenz, dennoch darf bei diesem schizophrenen Patienten auf einen gewissen Kleidungsfetischismus, insbesondere Schuhfetischismus geschlossen werden. Durch eine gleichzeitige Wiedergabe von Vorder- und Seitenansicht liegt hier auch eine «Verdrehung» der Füße wie in manchen Kinderzeichnungen vor.

Die Zeichnung «Männer» (Abb. 137) stammt von Alois F., der wegen chronischer Schizophrenie seit vielen Jahren hospitalisiert ist. Sie zeigt eine Reihe gleicher oder ähnlicher Figuren, deren Finger unverhältnismäßig groß,

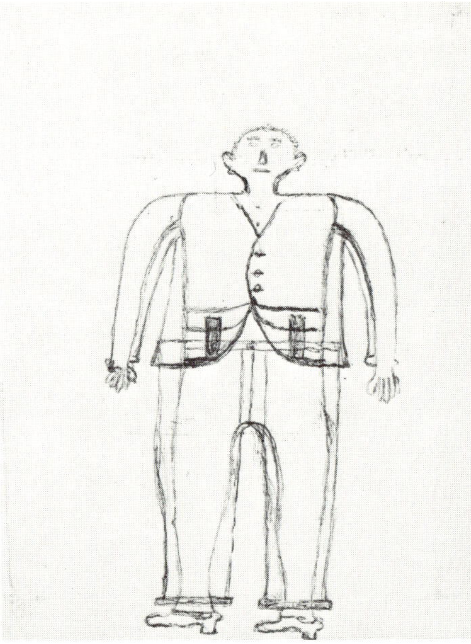

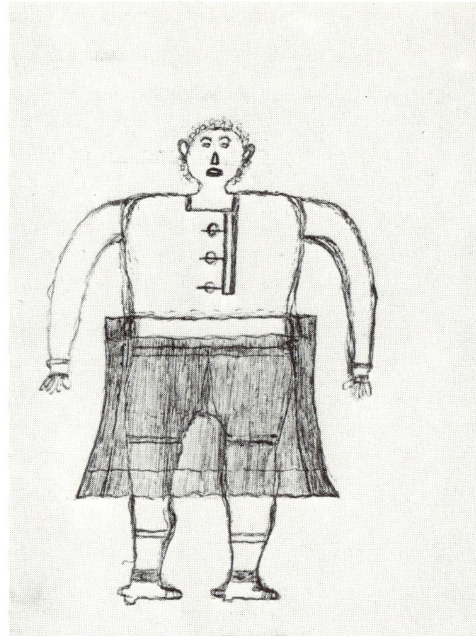

135 u. 136 Walter E.: *«Mann und Frau». Konstruktivismus. Transparenz der Kleidung. Schuhbetonung. «Kleidungsfetischismus».*

gespreizt, geschwärzt und phallusartig gebildet sind. Alois F. befand sich in einem relativ akuten Stadium seiner Psychose, als er dieses Blatt schuf. Die Schwärzung der Hände bedeutet Affektbesetzung, vielleicht Angst – Angst vor körperlicher Aggression, Angst vor phallischer Aggression – eigener oder fremder, das läßt sich nicht unterscheiden, wahrscheinlich auch einen unterdrückten Drang zu solcher Aggression.

Das Groteske der Gestaltung, das uns zu einer Symboldeutung veranlaßt hat, ist Alois F. bei der Herstellung der Zeichnung sicher nicht zu Bewußtsein gelangt. Ich bringe diese Zeichnung vor allem als ein Beispiel der Deformation, insbesondere der Disproportion. In der Kinderzeichnung werden wichtige Dinge oder Teile einer Figur oft größer als das übrige dargestellt. Man spricht von «Affektperspektive» (Werner [233]). Auch auf mittelalterlichen Gemälden werden die bedeutenden Figuren größer als die weniger bedeutenden wiedergegeben. Man muß die Deformation also auch unter dem Gesichtspunkt ihrer symbolischen Bedeutung sehen. Ausdruck ist eine Anmutungsqualität, die sinnes- und gefühlsmäßig erlebt wird. Das Bedeutungsbewußtsein konstituiert eine andere Ebene des seelischen Geschehens, selbst dann, wenn die Bedeutung noch unklar und schwer faßbar ist. Bedeutungsbewußtsein ist stärker als Anmutungserleben an menschliches Handeln gebunden. Menschliches Handeln kann mythische, magische und rationale Bedeutung haben. Die Finger in der Darstellung des Alois F. haben magische Bedeutung, sollen eine Wunscherfüllung bewirken und gleichzeitig eine Befürchtung abweh-

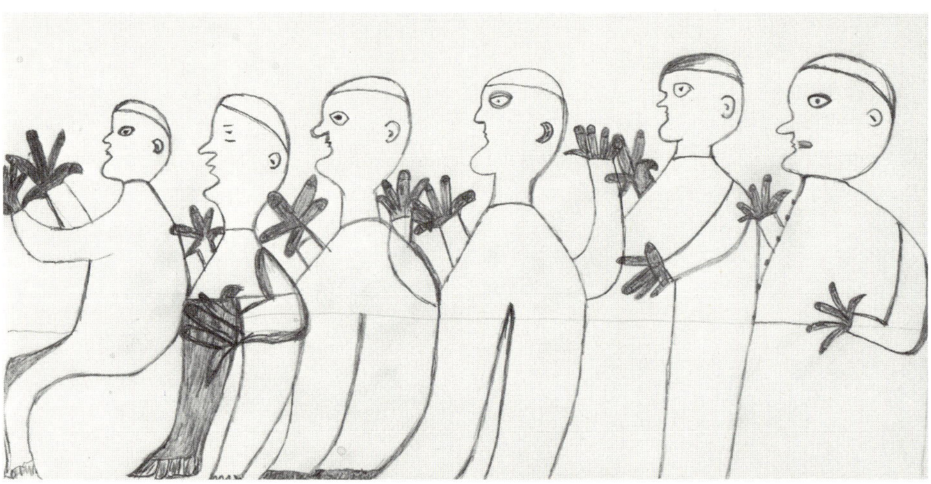

137 Alois F.: *«Männer». Deformation und Schwärzung der Hände. Phallische Symbolik.*

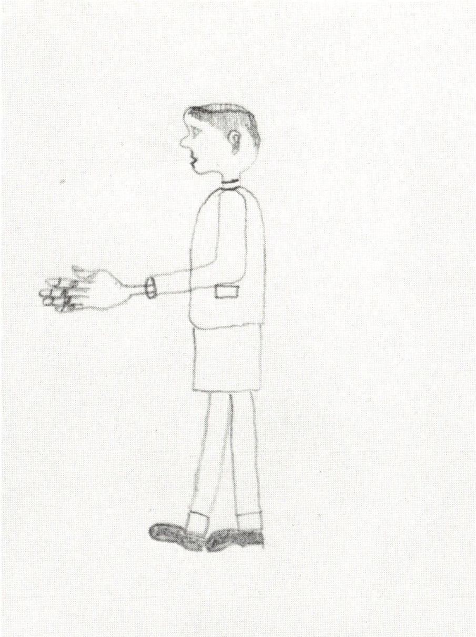

138 Gustav St.: «*Knabe*». *Disproportion.*

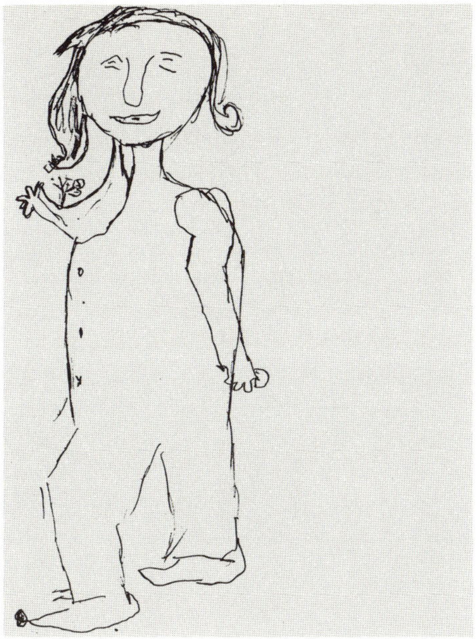

139 Alois F.: *Dislokation des rechten Armes.*

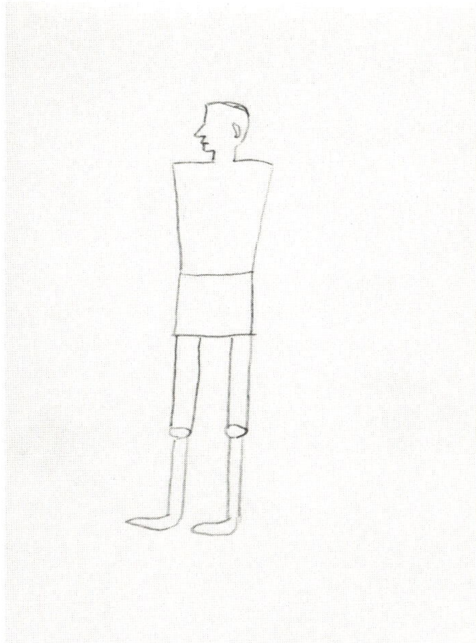

140 Josef F.: *Torso (Mutilation).*

ren. Ich möchte von magischer Bedeutung sprechen, auch wenn der Zweck, der damit erreicht werden soll, dem Schöpfer des Symbols nicht klar bewußt ist.

Deformationen sind Abweichungen von den im Lauf des Lebens erlernten Wahrnehmungs- und Gestaltungskonstanten. Sie entstehen also nicht nur als Versuche, eine Figuration neu und besser zu erfassen, eine gefühlsmäßige Anmutung auszudrücken oder eine Bewegung darzustellen, sondern auch aus dem Bestreben, einer mehr oder weniger klaren Vorstellung (einer Bedeutung, einem Gedanken) Gestalt (einen Bedeutungsträger) zu verleihen. Man kann in der zeichnerischen Darstellung eines Gegenstandes folgende Deformationen – Abweichungen von konventioneller Darstellung – unterscheiden:

1. Disproportion (Mißverhältnis) (vgl. Abb. 137, 138)
2. Dislokation (Versetzung, Entstellung) (vgl. Abb. 116, 139); in der Zeichnung unseres Patienten Alois F. entspringt der rechte Arm der Figur aus deren Kopf, ähnlich wie bei den Kopffüßlern eines gesunden Kindes (Abb. 113, 114).
3. Distorsion (Verdrehung) (vgl. Abb. 126, 127, 135, 136)
4. Distraktion (Verzerrung) Sie betrifft vor allem die Umrisse und ist in den Zeichnungen des Franz Kern am deutlichsten ausgeprägt (vgl. Abb. 110, «Lebkuchenformen»).
5. Mutilation (Verstümmelung) (vgl. Abb. 140); diese Zeichnung von Franz F. stellt einen Torso dar, ohne Arme und Augen; sie weist auf das Gefühl der Kontaktlosigkeit und Isolierung hin. Die Gelenke sind betont, wodurch das Mechanische des ganzen Daseins symbolisiert sein kann.
6. Dismembration (Zerstückelung) (vgl. Abb. 141); hier sind Teile eines Gegenstandes, die nicht voneinander getrennt werden können, zum Beispiel Teile des menschlichen Körpers, auseinandergerissen; höchster Grad der Deformation.

Sehr charakteristisch ist auch die Darstellung von Haltung und Bewegung in den Zeichnungen der schizophrenen Kranken. Man findet die un-

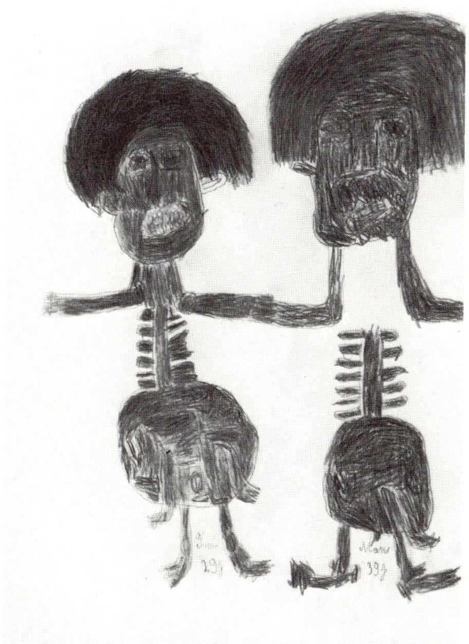

141 Philipp Sch.: *Zerstückelung (Dismembration).*

bewegte Starre (Abb. 142) sowie die outrierte Bewegtheit (Abb. 143). Jener Patient, der die militärisch stramm stehende Figur (Abb. 142) zeichnete, hat im Alter von fünfzehn Jahren seinen Vater erschossen. Ohne vorausgehenden Streit nahm er das geladene Gewehr aus dem Schrank, hob es und drückte ab, als der Vater zur Tür hereinkam. Nun lebt er als stiller, schweigsamer, hebephrener Mann, mit immer noch leicht infantilen Zügen, seit mehr als zwanzig Jahren in unserem Krankenhaus.

Manche Darstellungen wirken wie Marionetten (Abb. 144), mit angesetzten Gliedern. Die Kranken haben oft das Gefühl, daß andere ihre Bewegungen leiten, daß sie wie an Schnüren gelenkt werden, automatenhaft; es fehlt ihnen das Gefühl des Selbstseins.

Dann findet man wieder vertrackte, unnatürliche, verkrampfte Darstellungen von Haltung und Bewegung (Abb. 145). Diese zeichnerischen Bewegungsdarstellungen entsprechen den Bewegungsstörungen katatoner Kranker, die man seit der Einführung der medikamentösen neuroleptischen Behandlung nur mehr selten sieht, die aber in älteren Lehrbüchern noch regelmäßig abgebildet sind (vgl. Abb. 146, aus ZIEHEN [240]). Solche Bewegungsstörungen sind auf psychotische

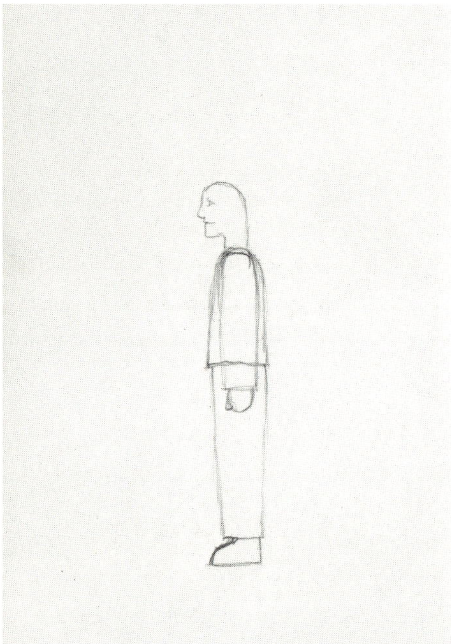

142 HEINRICH R.: *Gespannte Haltung der gezeichneten Figur.*

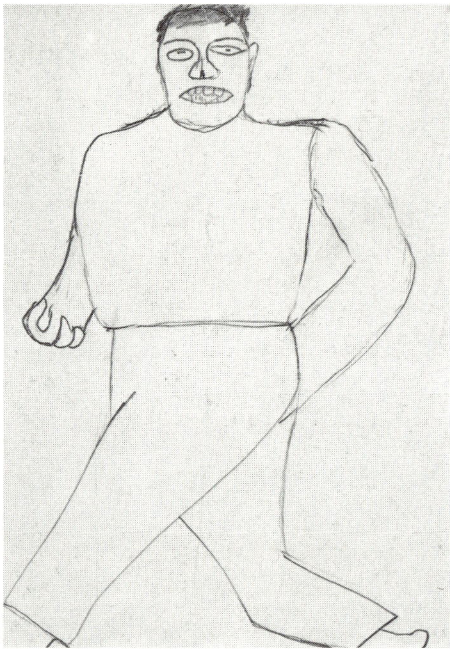

143 GUSTAV N.: *Outrierte Bewegung.*

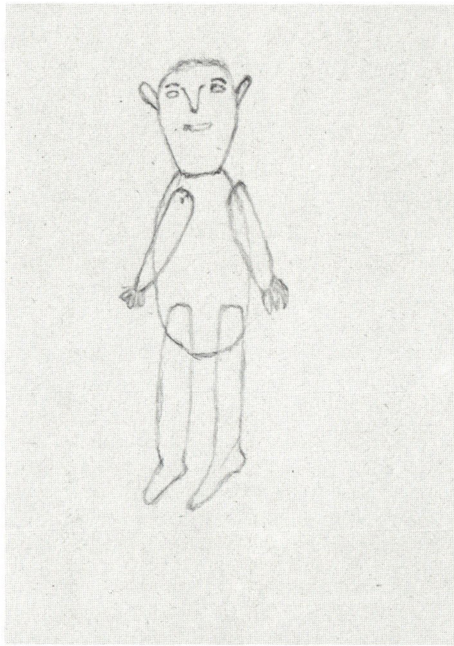

144 KARL T.: *«Marionette».*

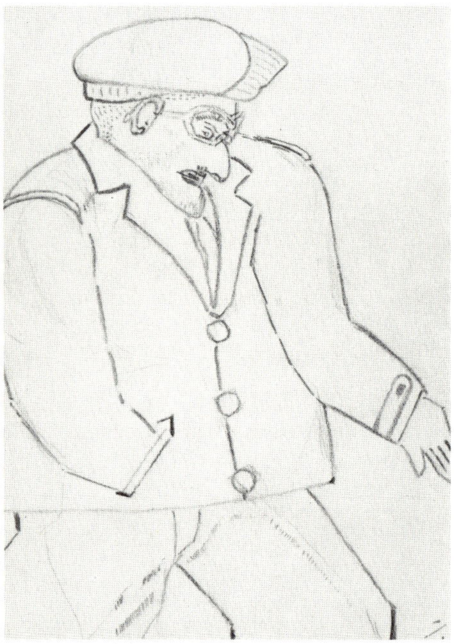

145 LEOPOLD H.: *Vertrackte Haltung.*

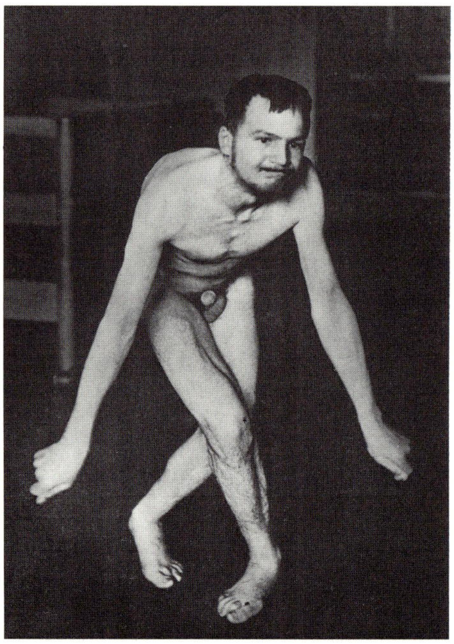

146 Vertrackte Haltung eines katatonen Kranken. Aus einem Lehrbuch der Psychiatrie aus dem Jahre 1908 (240).

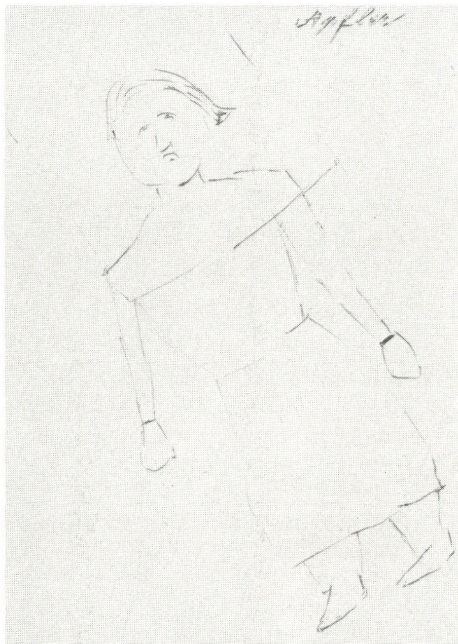

147 ERNST A.: *«Im Raum schwebende Figur». «Standverlust».*

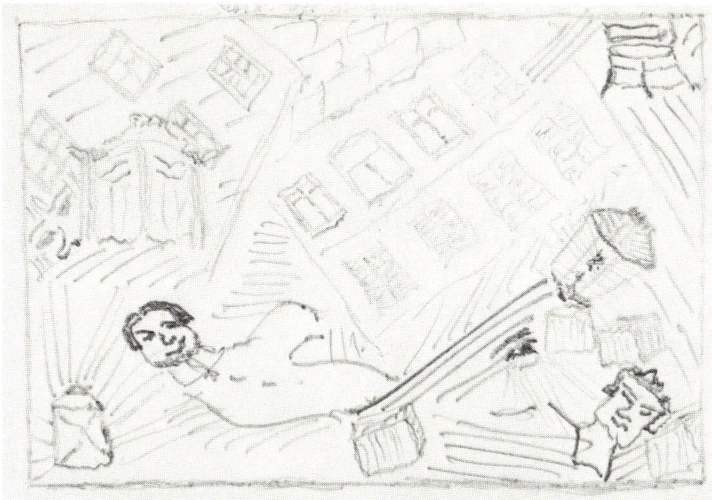

149 Karoline O.: *«Zusammenstürzende Welt». «Drehschwindel».*

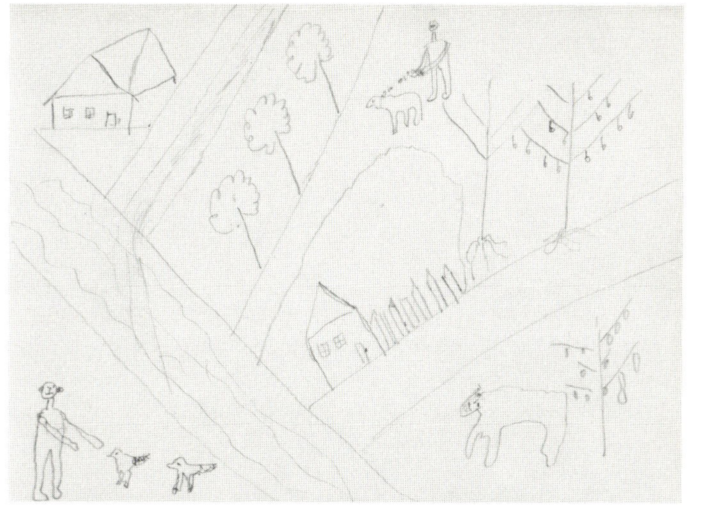

152 Johann L.: *«Landschaft», von oben gesehen.*

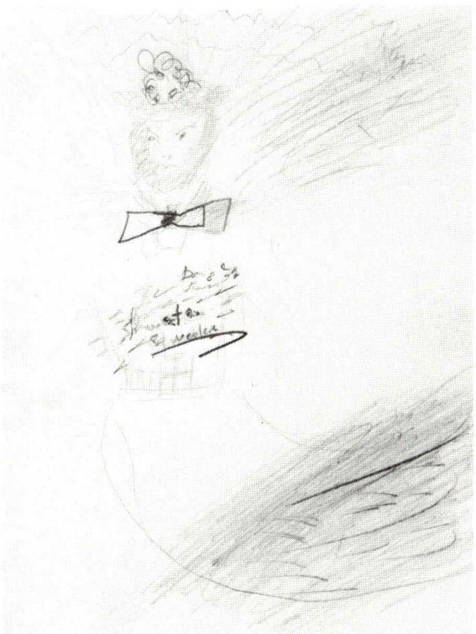

148

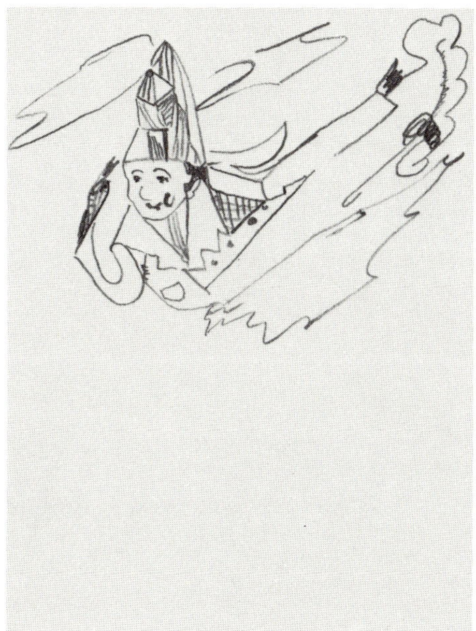

150

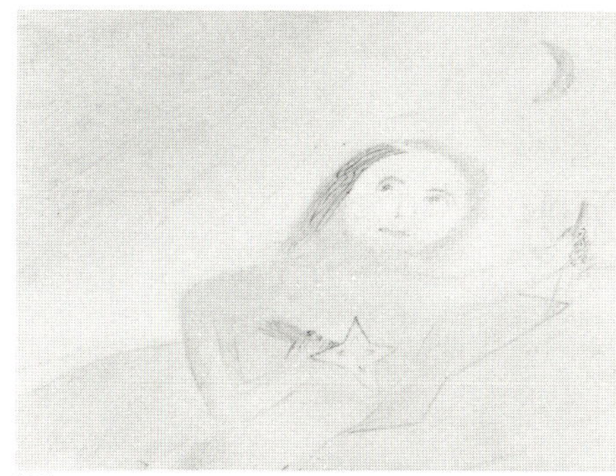

151

148 Anna W.: *«Schwebende Erscheinung».*

150 Franz Kauer: *«Flugtraum» in akuter Psychose. Geometrisierungstendenz.*

151 Otto Prinz: *«Fliegender Engel».*

Erlebnisse zurückzuführen, die man sich nur schwer vorstellen kann – eine Entpersönlichung, eine Entfremdung des eigenen Ichs und des eigenen Körpers und das Gefühl des Gelenktwerdens durch eine unbekannte Macht.

Auch der «Standverlust» der schizophrenen Kranken äußert sich in ihren Zeichnungen. Schon die «Marionette» (Abb. 144) schien mehr zu schweben als zu stehen. Manche der gezeichneten Figuren schweben im Raum (Abb. 147–151). Den fliegenden Clown, der die Hand zum Gruß erhebt, hat Franz Kauer in einer akuten Psychose gezeichnet (Abb. 150). Das Bild erinnert an den Vers unseres schizophrenen Dichters Alexander (154): «Der Mann im Monde sieht und grüßt»; im Englischen hat sich der Ausdruck «mondsüchtig» für die psychisch Kranken noch erhalten, man nennt sie «lunatics».

Die Kranken haben oft das Gefühl, den Boden unter den Füßen zu verlieren und in den Himmel zu fahren (vgl. die Zeichnung von Otto Prinz, Abb. 151); sie empfinden Schwindel und fürchten, die Häuser, die Welt, alles könne in einem Wirbel zusammenstürzen (Abb. 149).

Rennert erwähnt auch den «Standverlust» als mögliche Ursache der schizophrenen Landkartenbilder. Wenn auch ein ursächlicher Zusammenhang zwischen den beiden Phänomenen schwer nachweisbar ist, so scheinen doch der «Standverlust», das Gefühl des Schwebens und das Landkartenbild für die schizophrene Psychose charakteristisch zu sein (vgl. Abb. 151 und 152, Zeichnungen, die von zwei schizophrenen Kranken – unabhängig voneinander – hergestellt wurden).

153 Otto Prinz: «*Frau, Blumen pflükkend*». *Stereotypie in der Feinstruktur.*

154 Karl H.: «*Mann in einer Landschaft*». «*Pointillismus*» *bei Epilepsie.*

155 Fritz Opitz: «*Weihnachtsengel*». *Flächenfüllung durch kleine Kringel. Epilepsie.*

156 Oswald T.: *Über Figur und Hintergrund gleichmäßig ausgebreitetes «schizophrenes Pointillé».*

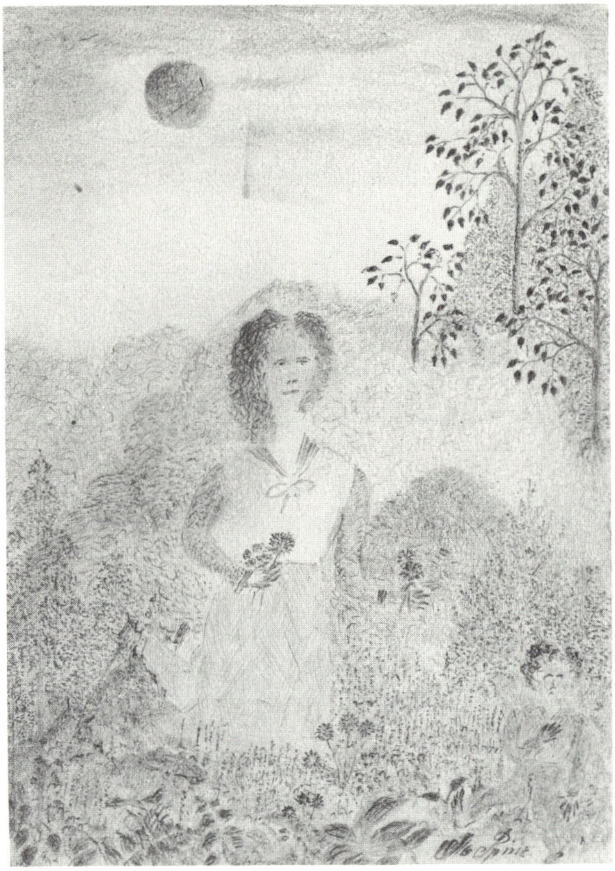

153

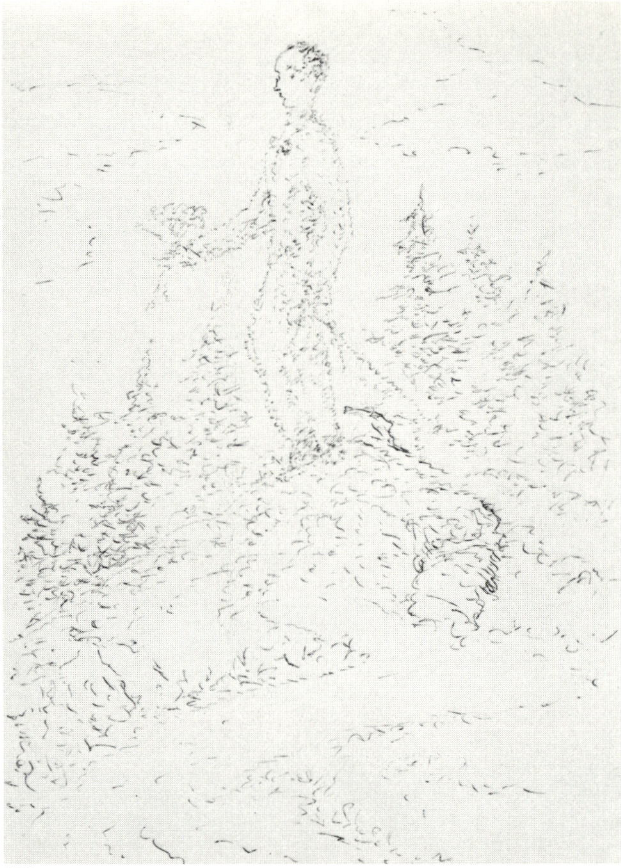

154

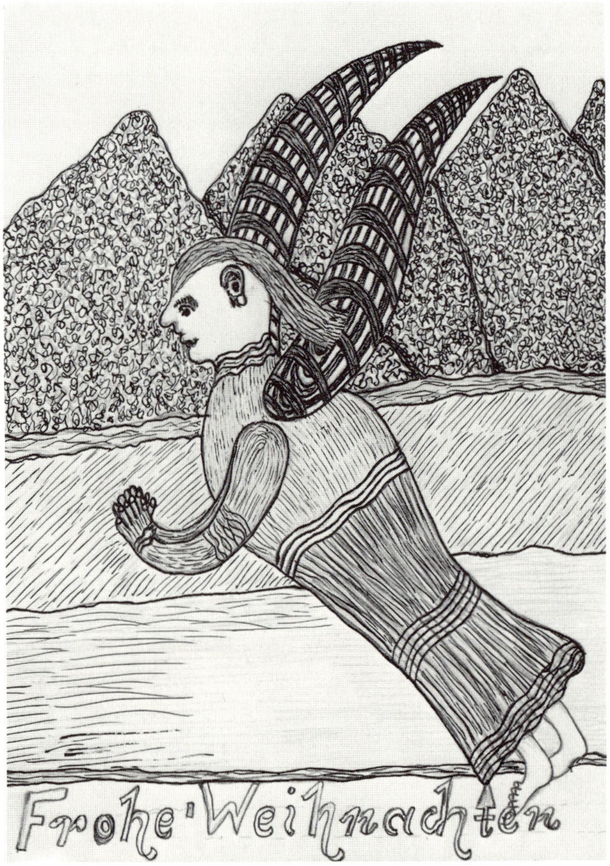

155

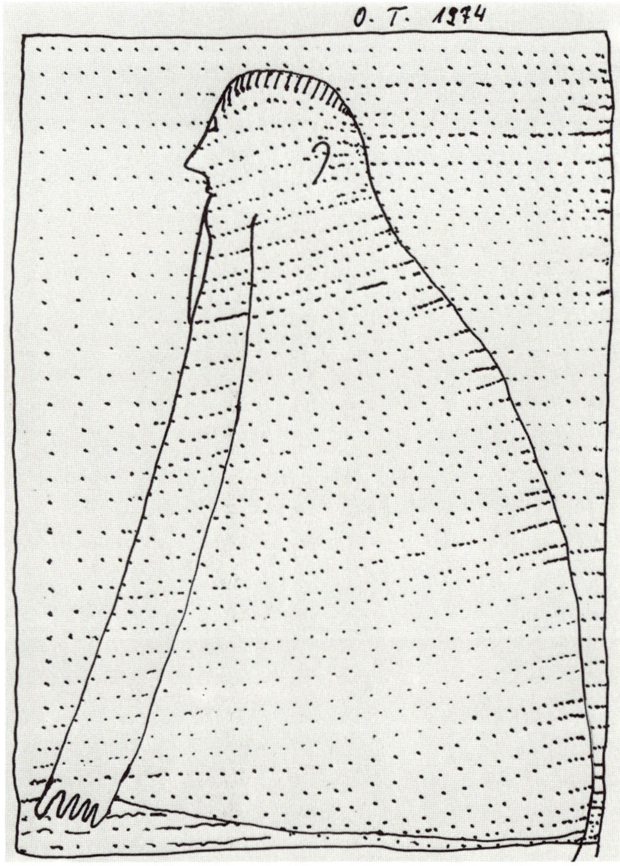

156

Als ein weiteres Merkmal schizophrenen Gestaltens nennt Rennert die «Stereotypie in der Feinstruktur und in der Wiedergabe von Formdetails»; sie betreffe vor allem Schraffierungen und das Ausfüllen von Flächen mit endlos-stereotyp wiederholten kleinen Mustern (vgl. die Zeichnung «Nashorn» von August Walla, Abb. 95) sowie die gleichmäßige Ausführung kleinster Einzelheiten, etwa der Tannennadeln eines Baumes oder der Pflastersteine einer Straße. Die Zeichnungen von Otto Prinz sind ein typisches Beispiel für diese Stereotypie (Abb. 153). Rennert betont, daß sich eine solche flächenfüllende Ausgestaltung natürlich auch in den Zeichnungen Gesunder findet. Ich habe einen derartigen «Pointillismus» auch bei hirnorganisch Kranken (vgl. den Fall Anton Dobay, S. 116ff., besonders Abb. 283), vor allem bei Epileptikern festgestellt (Abb. 154, 155). Es werden dabei Punkte, kurze gerade oder auch kringelartige Striche iterativ nebeneinander gesetzt. Das Pointillé läßt auf einen vermehrten Bewegungsantrieb und auf eine Diskontinuität der Bewegung schließen. «Kurzimpulsigkeit» kennzeichnet auch die Schreib- und Sprechweise der Epileptiker (Spitznagel [200]). Dieser «organischen» Störung des Bewegungsablaufes entsprechend, kann man in den Zeichnungen manchmal auch eine Art Hiebkritzeln beobachten, welches an das früheste Kritzelstadium des Kindes erinnert.

Karl H. (Abb. 154) und Fritz Opitz (Abb. 155) leiden an einer sogenannten Temporallappen-Epilepsie mit schwerer epileptischer Wesensänderung. Ihre Neigung zum Pointillismus wurde in vielen ihrer Zeichnungen und bei Karl H. mit fortschreitender Erkrankung stark zunehmend beobachtet. Es wäre denkbar, daß das Pointillé in den Federzeichnungen und Malereien Van Goghs auf der gleichen zerebralen Erkrankung beruht. Dieser Vergleich, den ich vor

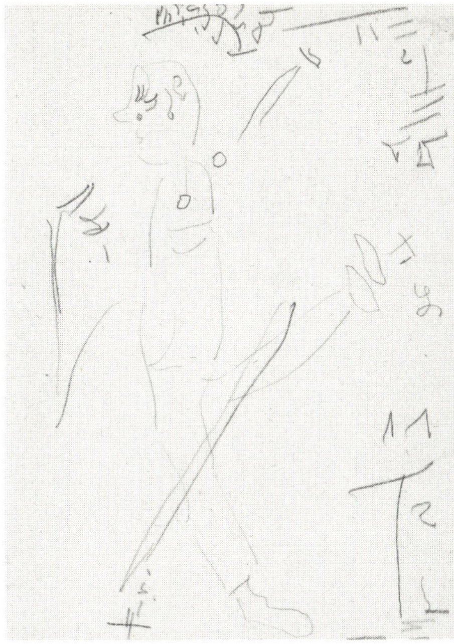

157 Viktor K.: *«Mann». Starke Bewegtheit der Figur und der Strichführung. Faselige Schizophrenie.*

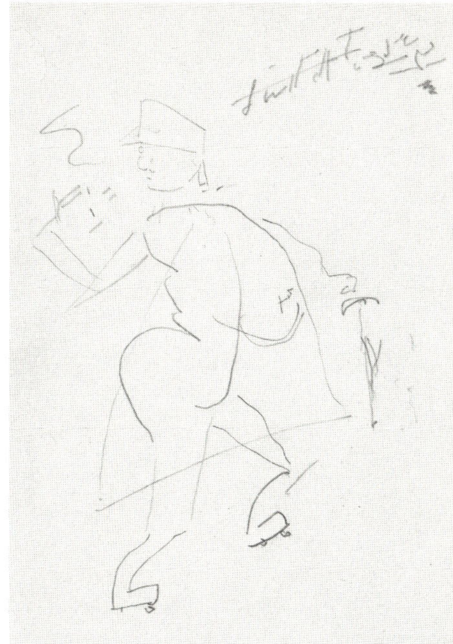

158 Viktor K.: *«Frau». Hervortreten einer Anmutungsqualität («weibliche Rundung»).*

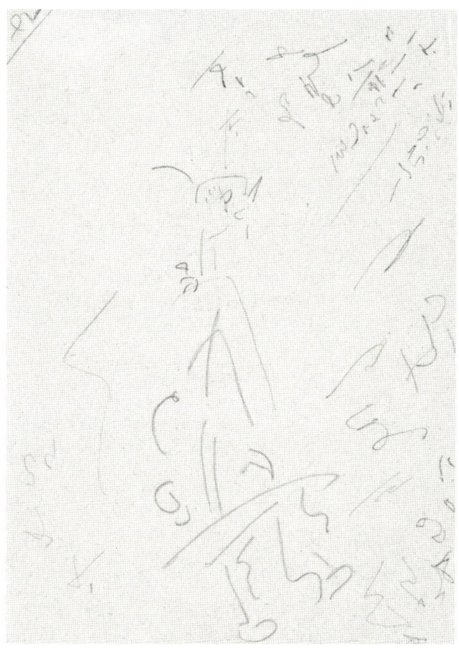

159 Viktor K.: *«Frau». Lineare Auflösung der Figur, kurzschriftartige Kritzelzüge.*

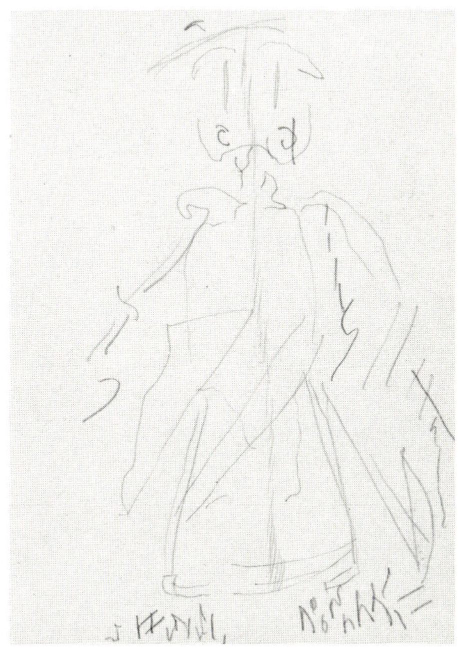

160 Viktor K.: *«Figur». Groteske, menschenähnliche Form.*

Jahren gezogen habe (152), ist freilich nicht mehr als ein Gedanke in einer Reihe von Vermutungen, die von psychiatrischer Seite über diesen Künstler angestellt wurden.

Bei Kranken und Gesunden gibt es ganz verschiedene Arten von Pointillé. So hat der schizophrene Otto Prinz in seinen frühen Zeichnungen das feinste Pointillé verwendet und in einer sehr malerischen Weise davon Gebrauch gemacht (Abb. 153). Es ist vielleicht mit dem Figuralen etwas weniger verbunden als das Pointillé der beiden epileptischen Patienten (Abb. 154 und 155), vielleicht ist die iterative Tendenz bei Otto PRINZ auch bewußter und eigenwilliger eingesetzt und «das Schizophrene» kommt in dieser Dissoziation zwischen dem Bewegungsantrieb und der Tendenz zu gegenständlicher Wiedergabe mehr zum Vorschein. In einer noch ausgeprägter «schizophrenen» Art wird das Pointillé allerdings von Oswald T. verwendet (Abb. 156). Es ist hier regelmäßiger, noch mehr vom Figuralen abgespalten, für sich stehend; die Punkte sind in Reihen und Zeilen angeordnet und über Figuration und Hintergrund beziehungslos verteilt.

Unser Patient Viktor K., der an chronischer Schizophrenie litt, zeichnete äußerst rasch, mit wilden, meist kurzen und einfachen, dann aber auch wieder kompliziert geformten, schriftartigen oder kurzschriftartigen Kritzelbewegungen (Abb. 157–160). Diese Bewegungsform schien das Primäre zu sein, die Kritzeleien bedeckten oft das gesamte Blatt. Aber auch die Intention zu gegenständlicher Wiedergabe (sie stammte meist aus dem Versuchsauftrag) setzte sich dabei mehr oder weniger durch. So entstanden zum Beispiel «Menschen», die oft als «Mann» (Abb. 157) oder «Frau» (Abb. 159), dann aber auch wieder nicht einmal als Mensch (Abb. 160) erkennbar sind. Die Konturen sind jäh und explosiv hingesetzt, zerbrechend, zerfallend. RENNERT nennt eines der schizophrenen Merkmale «linearen, flächigen oder bruchstückhaften Zerfall der Formen», und er hebt hervor, daß diese Fragmentierung, der Gestaltzerfall, vielleicht in der modernen Kunst häufiger als bei unseren Kranken vorkommt. Unter vielen Hunderten schizophrener Patienten, die ich zum Zeichnen aufforderte, hat keiner in einer auch nur annähernd ähnlichen Weise wie Viktor K. gezeichnet. Dieser Patient war schon lange und sehr schwer krank. Er war arbeitsunfähig und redete unverständlich, man konnte seinem Gedankengang nicht folgen; dabei sprach er wenig und

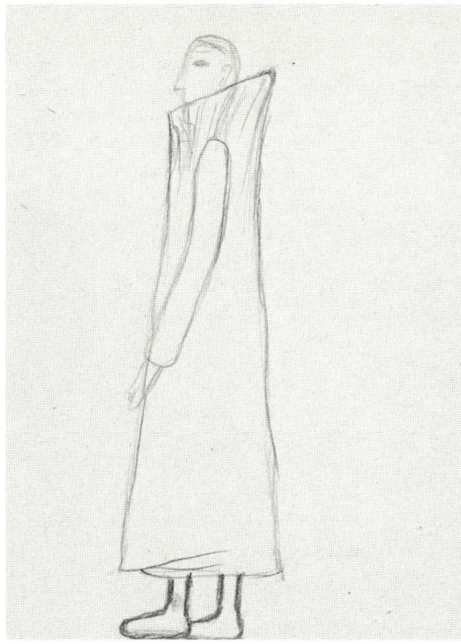

161 ARTHUR: *«Mann mit hohem Stehkragen». Schizophrenie.*

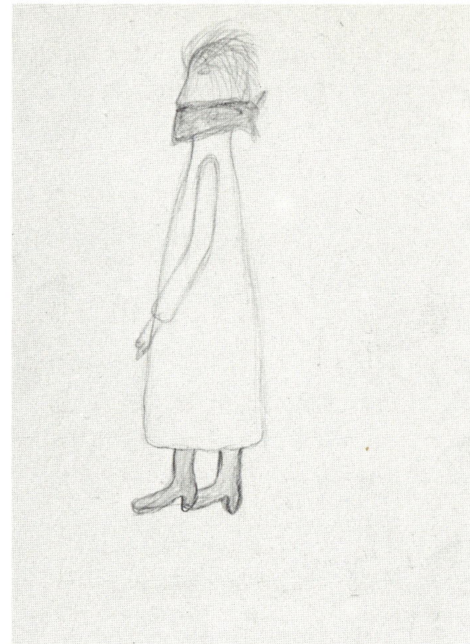

162 ARTHUR: *«Geknebelte Frau». Schizophrenie.*

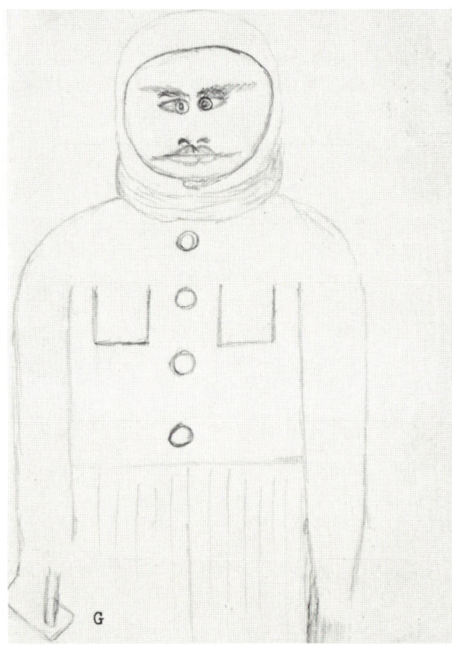

163 NORBERT F.: *Menschliche Figur mit helmartigem Kopfschutz und konvergentem Schielblick. Schizophrenie.*

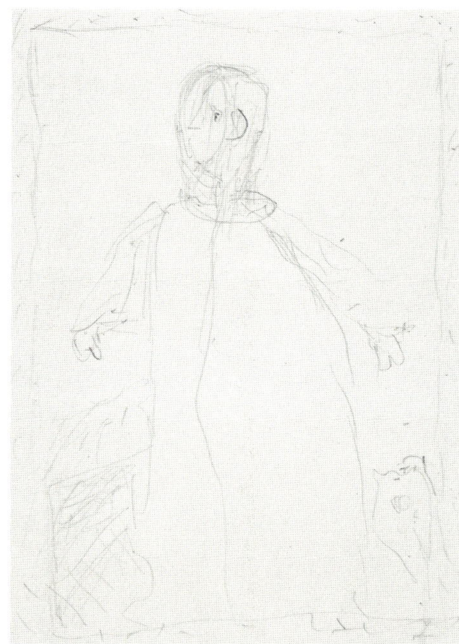

164 FRANZ C.: *Schleierartige Vermummung. Schizophrenie.*

eher langsam, nur beim Zeichnen war er so schnell. Seine eigentümliche Zeichentechnik ging zweifellos auf die Psychose zurück. Ich sehe deshalb auch etwas typisch Schizophrenes darin, obwohl ich das gleiche Merkmal kein zweitesmal fand.

Es zeigt sich hier, wie problematisch die statistische Untersuchung der Symptome bei Schizophrenen ist. Manche höchst signifikante Symptome der Schizophrenie sind äußerst selten. Dafür gibt es Hunderte von «Symptomen»! Zieht man nun aber einen statistischen Vergleich, etwa mit der Fragestellung: Wie oft zeichnen Schizophrene und wie oft zeichnen Gesunde oder Neurotiker schwebende Figuren, wie oft zeichnen sie Landkartenbilder oder deformierte Figuren? wird man vielleicht keinen sehr großen Unterschied feststellen. Die schizophrenen Störungen können nämlich immer wieder andere Sektoren des Ausdrucksgeschehens wie des Erlebens und Verhaltens betreffen und große Bereiche der Persönlichkeit unberührt lassen. Und doch sind diese «Merkmale» – finden sie sich in den Zeichnungen schizophrener Kranker – meist auch Symptom der Schizophrenie.

In der ersten Hälfte des 19. Jahrhunderts, zur Zeit der «romantischen Medizin», sah man in der Geisteskrankheit «bis aufs äußerste gesteigerte Individualität» (ACKERKNECHT [1]). An dieser Ansicht ist etwas Richtiges. Die vielen verschiedenen Zustände veränderten Bewußtseins, die man dem Begriff Geisteskrankheit subsumiert, ergeben eine größere Zahl differenter Erlebnisweisen als sie das Alltagsbewußtsein kennt. So erfindet etwa Johann HAUSER im Auf und Ab der manischen Psychose und in deren verschiedener Mischung mit Depressivem die verschiedensten Gestaltungen, während er im nicht-psychotischen Normalzustand immer die gleichen oder doch weitgehend ähnliche Figuren zeichnet (vgl. Abb. 262–267, S. 109). Bei Viktor K. haben wir keine Veränderung seines Zeichenstils beobachtet, aber während der Beobachtungszeit hat sich auch sein psychotischer Zustand nicht geändert. Wie die Einmaligkeit seiner psychischen Konstellation hatte auch seine Art zu zeichnen etwas Einmaliges: es lag vor allem in dem Verhältnis zwischen den tachistischen Schreibkritzelbewegungen und dem Grad der hinzukommenden figuralen Imagination.

Immer wieder findet man Seltsames und Ungewöhnliches in den Zeichnungen der schizophrenen Kranken, zum Beispiel eigentümliche Verhüllungen von Gesicht und Kopf (Abb. 161–164). Viele Patienten fühlen sich beeinflußt, besonders im Bereich des Kopfes, des Gehirns, der Gedanken. Durch Ströme und Strahlen, durch Hypnose werden Gedanken eingegeben und entzogen, Befehle erteilt, Stimmen übertragen. Dagegen sollen Kopftücher, Schals, Helme schützen. Unsere vier Beispiele zeigen eine kragenartige (Abb. 161), eine knebelartige (Abb. 162), helmartige (Abb. 163) und schleierartige (Abb. 164) Schutzvorrichtung oder Vermummung. Der konvergente Schielblick (Abb. 163) drückt ebenfalls Angst und Abwehr aus (VOTH [231]).

Symbole sind «gefühlsstarke Bildverschmelzungen» (KRETSCHMER [108]), Bildagglutinationen. Dadurch kommen oft Neugestaltungen, Gebilde, die es in der Wirklichkeit nicht gibt, Neomorphismen, Monstren zustande. Manchmal kann das Phantasiegebilde aber die Grundlage einer Erkenntnis, die Vorahnung einer technischen Realisierung werden. Schizophrene neigen dazu, durch Bildagglutination neuartige Symbole zu schaffen.

Der leichteste Grad von Verschmelzung ist die «doppelte Bedeutung einer Linie». In einer Zeichnung unseres Patienten Paul B. (Abb. 165) bildet eine Linie sowohl den Stengel eines Blattes als auch die vordere Kontur des Rumpfes einer menschlichen Figur. Man hat diese Erscheinung als besonders signifikantes schizophrenes Merkmal angesehen (KRIS [109]). Sie kommt aber auch bei Gesunden vor;

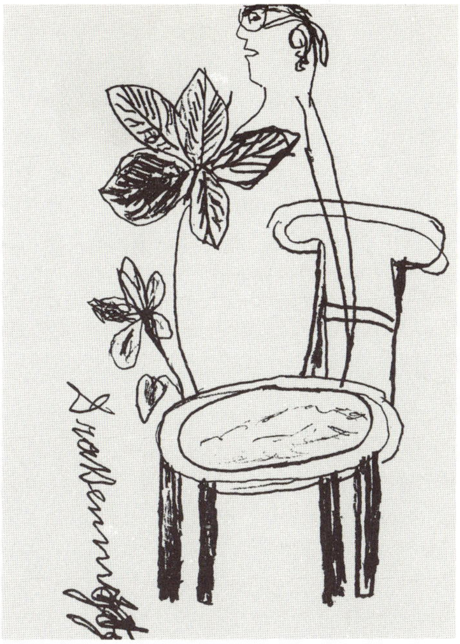

165 PAUL B.: *Doppelte Bedeutung einer Linie (Blattstiel und Kontur des Rumpfes), Transparenz, Bildverschmelzung (Sessel, Mensch, Pflanzen).*

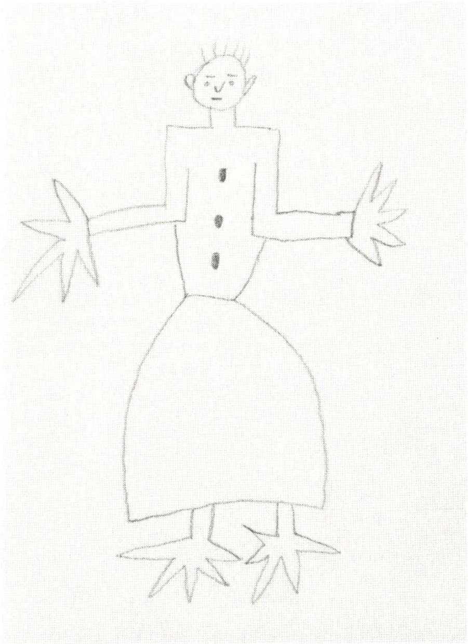

166 ERIKA M.: *Frau mit Zacken-Händen und -Füßen. Schizophrenie.*

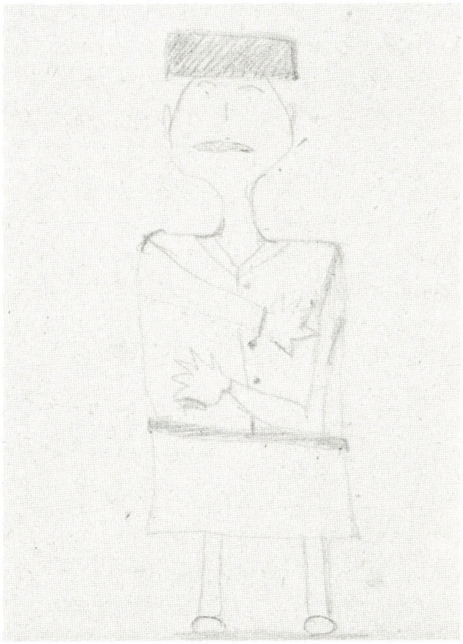

167 ANNA B.: *Präsuicidale Zeichnung einer schizophrenen Kranken. «Aggressivität nach innen».*

das Prinzip der Vexierbilder beruht ja darauf. Die Zeichnung von Paul B. zeigt jedoch eine weitere Bildagglutination: die menschliche Figur – obgleich transparent – ist mit dem Sessel verschmolzen.

Die Frau mit den zackigen Füßen und Händen (Abb. 166) wurde von einer schizophrenen Patientin gezeichnet. Die Besonderheit dieser Zeichnung wäre als Deformation nicht ausreichend charakterisiert; es liegt hier wohl eine Disproportion, aber gleichzeitig auch eine geometrisierende Umgestaltung und Neubildung vor. Das Monströse dieser Veränderung läßt auf ein halluzinatorisches Erleben der Patientin – vielleicht im Bereich der Körperempfindungen – schließen.

Ganz unabhängig davon zeichnete die schizophrene Anna B. eine Figur mit ähnlich zackenförmigen Fingern (Abb. 167); nun sind die aggressiven Hände aber dem eigenen Leib zugewandt; auf dem Kopf lastet etwas wie ein Stein; im leicht geöffneten Mund sind die Zähne sichtbar. Diese Patientin hat kurze Zeit nach der Entlassung Selbstmord begangen.

Auf Aufforderung, einen Mann oder eine Frau zu zeichnen, hat der schizophrene Karl W. ein entenartiges Wesen mit einer Reihe von Knöpfen (Abb. 168) und ein behelmtes (?) Wesen mit schwer deutbaren Bildungen im Kopfbereich dargestellt (Abb. 169). Einen Kommentar dazu gab der Patient nicht.

Bei der Verschmelzung von Tier und Mensch entstehen Wesen («Monstren»), wie sie auch in archaischer Zeit und von Naturvölkern sehr häufig geschaffen wurden (Rennert und Mode [183]). Unser Patient Oswald T. zeichnete eine «Schwalbe» (Abb. 170), unser Patient Aloisius Sch. eine «Katze» (Abb. 171) mit Menschengesicht. Lascault (112) erwähnt, daß in den Malateliers moderner psychiatrischer Kliniken, unter dem Einfluß der Gruppe und neuroleptischer Behandlung solche Mischwesen nur sehr selten gezeichnet werden und im Fall ihrer Darstellung wenig originell und angsterregend wirken. Früher scheinen unbehandelte schizophrene Kranke schrecklichere Ungeheuer gezeichnet zu haben.

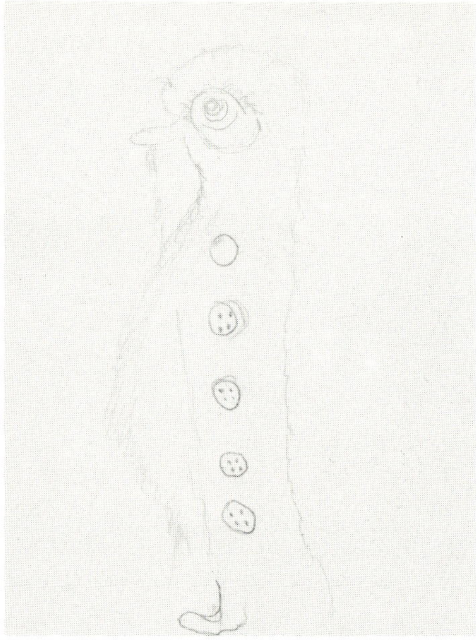

168

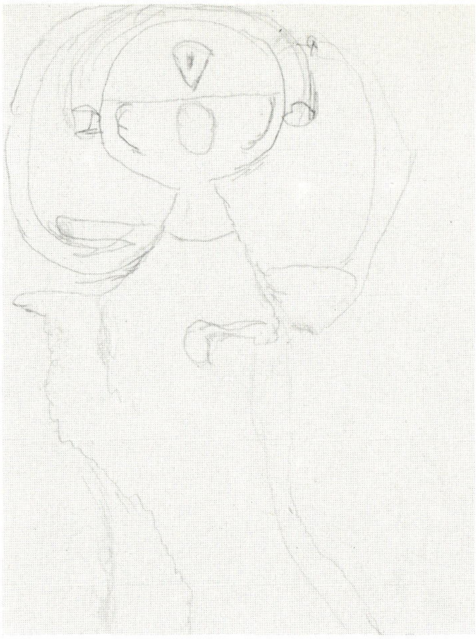

169

Max wurde 1937 geboren. In der Volksschule mußte er zwei Klassen wiederholen; einen Beruf hat er nicht erlernt. Zeitweise half er in einer Friedhofsgärtnerei aus. In seinem sechzehnten Lebensjahr trat eine schizophrene Psychose auf. Wenn sich sein Zustand verschlechtert, kommt Max ins psychiatrische Krankenhaus, geht es ihm besser, dann lebt er bei seinen Eltern. Er unternimmt Wallfahrten in Begleitung seiner Mutter.

Max hört die Stimme der Mutter Gottes; sie sage, er müsse sterben;

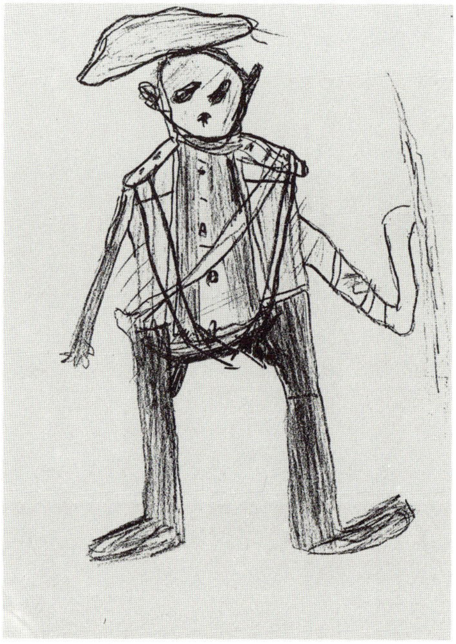

172 Max: *«Soldat». Am Beginn einer hebephrenen Erkrankung (1955).*

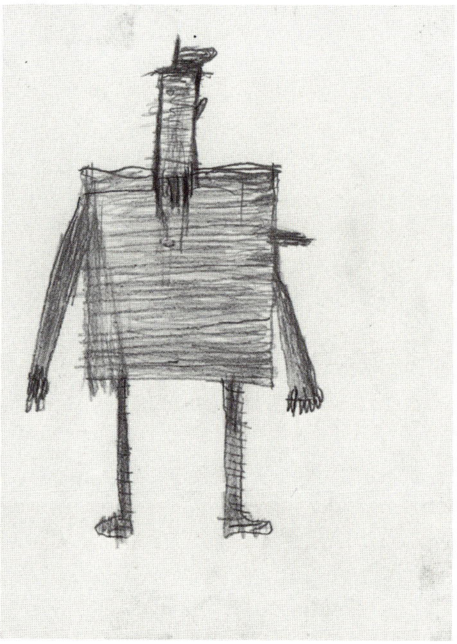

173 Max: *«Mensch». Geometrisierung, schraffierende Flächenfüllung (1962).*

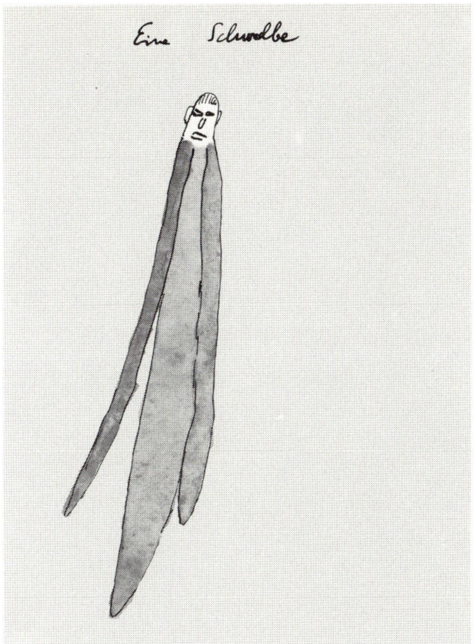

170

auch die Stimme der hl. Lucia und des Herrgotts höre er; sie alle sagten, er gehöre weg, er solle ans Kreuz geschlagen werden und ins Jenseits kommen; er dürfe nicht mehr essen, denn er sei ein Mörder. Er wisse jedoch von keinem Verbrechen. «Da kennt sich niemand mehr aus», meint er. Sein Herz sei schon ganz blau, er sei ein Untier. Aus lauter Verzweiflung

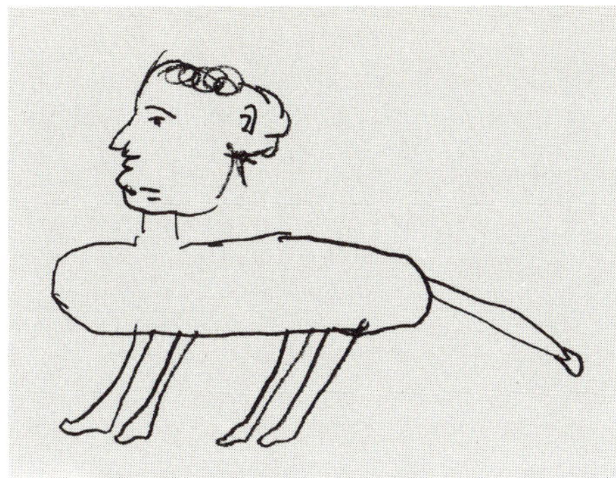

171

habe er zu Hause das ganze Mobiliar zusammengeschlagen.

Max wurde während seiner Aufenthalte im Krankenhaus immer wieder zum Zeichnen angehalten; meist stellte ich ihm die Aufgabe, einen Menschen zu zeichnen. Inzwischen liegt eine Fülle solcher Zeichnungen vor, die während eines zweiundzwanzigjährigen Krankheitsverlaufs entstanden sind. Zu Beginn seiner Erkrankung zeichnete Max expressiv und deformierend; dabei waren aber verschiedene Charaktere in seinen Figuren erkennbar, zum Beispiel ein Soldat mit Gewehr, Mütze, Schulterklappen, Patronengurten und anderen Einzelheiten (Abb. 172), ein Bild, in

168 Karl W.: *«Mann als Ente». Schizophrenie.*

169 Karl W.: *«Verunstaltete Frau». Schizophrenie.*

170 Oswald T.: *«Eine Schwalbe». Verschmelzung von Tier und Mensch.*

171 Edmund M.: *«Katze mit Menschengesicht».*

dem sich die akute Psychose äußert. Sieben Jahre später zeichnete Max den Menschen in streng geometrisierender Art; die Flächen sind allerdings durch wilde Schraffierungen ausgefüllt (Abb. 173). Die Figur läßt aber keine nähere Spezifizierung mehr erkennen; man weiß nicht, ob es sich um einen Mann oder um eine Frau handelt. Dieses Menschenschema gehört einer noch früheren Entwicklungsstufe des zeichnerischen Gestaltens an. In der Schraffierung äußert sich die Affektivität, die Geometrisierung ist ein Kontrollversuch. Wenngleich nicht ohne Ausdruck, wirkt diese Zeichnung doch wesentlich starrer als die sieben Jahre zuvor entstandene.

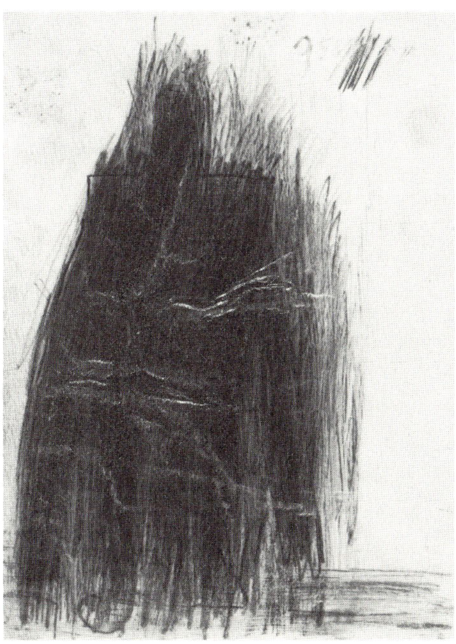

174 Max: *«Mensch». Von wilder Schraffierung überdeckt (1963).*

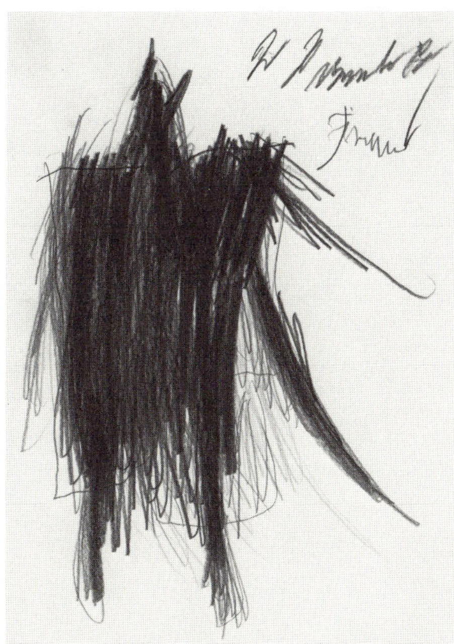

175 Max: *«Mensch». Konturüberschreitende, kräftige Schraffierung (1971).*

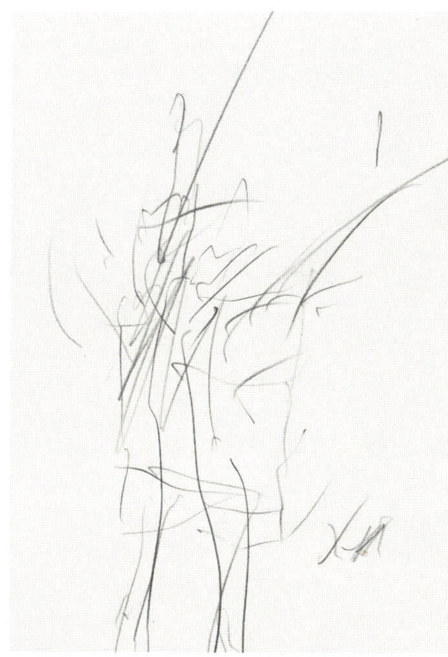

176 Max: *«Mensch». Die motorische Komponente des Zeichenvorganges überwiegt die visuelle. «Bewegungsspuren» (1974).*

Max behielt nun das primitive Menschenschema in stereotyper Art bei. Dennoch äußerte sich sein wechselndes Befinden in der Ausführung der Zeichnung. Max nahm von Anfang an beim Schraffieren wenig Rücksicht auf die vorher gezeichneten Konturen. Die Ausdehnung der Schraffuren und der Bleistiftdruck spiegeln seine Affekt- und Antriebslage. Einmal kam es dazu, daß die Schraffierung nahezu die ganze Figur überdeckte und so kräftig war, daß sich das Papier wellig hob (Abb. 174). Die zerstörerische Absicht dabei ist klar; sie richtet sich gegen die gesamte figurale Welt, einschließlich der eigenen Person des Patienten.

In den letzten Jahren war Max beim Zeichnen flüchtiger; er legte auf die Konturierung überhaupt keinen Wert mehr, zeichnete mit weit ausholenden, schnellen Bewegungen, streckenweise «blind», ohne auf das Papier zu schauen (Abb. 175). Er redete dabei und überließ sich ganz der Bewegung und seinem Bewegungsempfinden. Diese Zeichnungen dokumentieren Bewegungsspuren; Kraft, Schwung und Antrieb äußern sich darin. An die Stelle des figuralen Zeichnens ist eine Art motorischer Abreaktion getreten (Abb. 176).

Unser Überblick hat gezeigt, daß das Zeichnen der schizophrenen Kranken vom Üblichen in vieler Hinsicht abweicht. Es ist sicher, daß der «schizophrene Stil» aus der Krankheit stammt. Das Schizophrene in den bildlichen Darstellungen besitzt wie die gesamte Symptomatologie der Schizophrenie eine gewisse transkulturelle Konstanz (Billig [29]), es ist biopsychologisch, durch das veränderte Bewußtsein in der Psychose bedingt. Vielleicht ist es insofern kulturabhängig, als eine Art Gegenkultur darin zum Vorschein kommt, zumindest die geltende Kultur damit in Frage gestellt wird. Die Ausdrucks- und Gestaltungsweisen der Schizophrenen sind jedoch wie ihr gesamtes Verhalten unpolitisch, pathisch, jedoch stets authentisch.

Die «Merkmale schizophrener Bildnerei» sind deshalb unspezifisch, weil sie auf vielen anderen Gebieten des Gestaltens ebenfalls vorkommen: wo das Bewußtsein noch nicht zur vollen Reife gelangt ist, wo es durch Krankheit abgebaut oder verändert ist oder wo eine solche Bewußtseinsveränderung mit Absicht angestrebt und herbeigeführt wird, wie in der westeuropäischen Kunst dieses Jahrhunderts.

Wir haben versucht, die Vielfalt der «Merkmale» zu ordnen, indem wir sie von bestimmten Gesichtspunkten aus betrachtet haben: als einen Verlust erlernter Konstanten des Wahrnehmens und Gestaltens, als einen Rückfall oder Rückgriff auf frühere Entwicklungsstufen, als ein Auseinanderfallen der motorischen und der visualisierenden Komponente des Gestaltungsvorganges, als einen Versuch, neue Formen zu finden und Bedeutungen festzuhalten.

Im nächsten Abschnitt sollen die verschiedenen Erscheinungsweisen schizophrener Bildnerei auf drei schizophrene Gestaltungstendenzen zurückgeführt werden.

5. Die schizophrenen Gestaltungstendenzen

Alle Einzelmerkmale schizophrenen Gestaltens, wie sie von RENNERT (179) und anderen Autoren beschrieben wurden, lassen sich auf drei Hauptmerkmale zurückführen: Physiognomisierung, Formalismus und Symbolismus. In der schizophrenen Psychose treten alle drei Tendenzen auf. Ich spreche deshalb von den «schizophrenen Gestaltungstendenzen», die den «Merkmalen schizophrener Bildnerei» zugrundeliegen.

PRINZHORN (176) führte das bildnerische Gestalten im allgemeinen – also unabhängig vom Gestalten in der Psychose – auf die folgenden «triebartigen» Tendenzen zurück: Ausdrucksbedürfnis, Spieltrieb, Schmucktrieb, Ordnungstendenz, Abbildetendenz und Symbolbedürfnis.

Die Abbildetendenz (wobei es sich vor allem um die Nachahmung konventioneller Vorbilder handelt) geht bei den Schizophrenen in erster Linie verloren; dadurch kommen die anderen Tendenzen vermehrt zur Geltung. Spiel- und Schmucktrieb scheinen mir im Hinblick auf das Zeichnen keine primären Funktionen, sondern auf die drei genannten Gestaltungstendenzen reduzierbar. Für das schizophrene Gestalten grundlegend scheinen mir deshalb lediglich das Ausdrucksbedürfnis, das ich im Sinn von Physiognomisierung oder Expression verstehe, weiter die Ordnungs- (Formalisierungs-)tendenz, der auch MORGENTHALER (140) im Gestalten seines Pa-

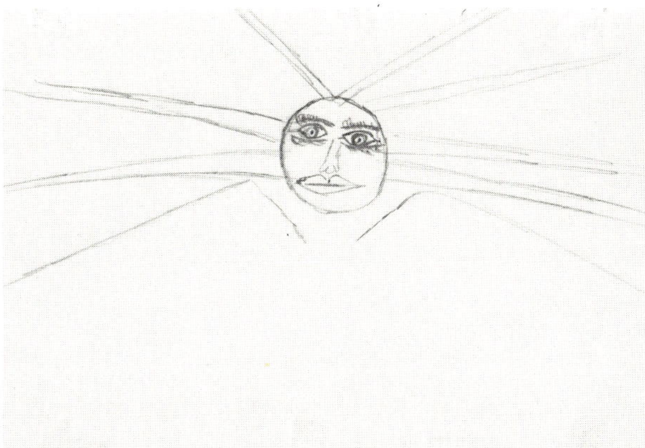

177 WALTER R.: *«Die Sonne». Outrierte Physiognomisierung in einer akuten schizophrenen Psychose.*

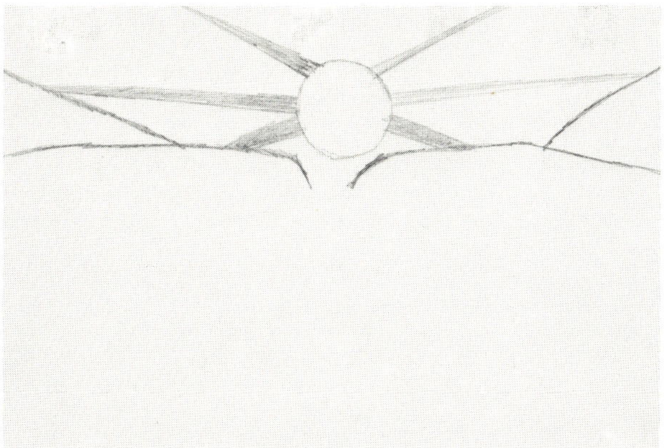

178 WALTER R.: *«Die Sonne». Nach Behandlung strenge Formalisierung an Stelle des gesteigerten Ausdrucks.*

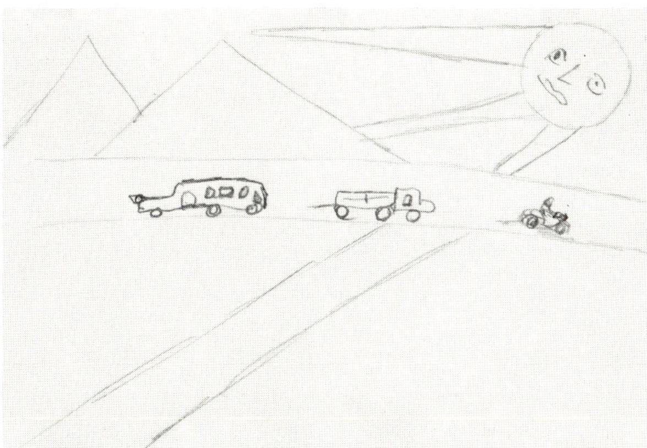

179 WALTER R.: *«Die Sonne». Banalisierung nach weiterer Behandlung und Besserung der Psychose.*

tienten Adolf Wölfli eine große Bedeutung beigemessen hat, und schließlich das Symbolbedürfnis, das in der Psychose ebenfalls verstärkt hervortritt und zu Expression und Formgebung mit der Kategorie der Bedeutung eine weitere Dimension hinzufügt.

Im folgenden sollen nun an den Erzeugnissen unserer Patienten die schizophrenen Gestaltungstendenzen aufgewiesen werden.

Die ersten beiden Zeichnungen von Walter R. (Abb. 177, 178) entstanden in einer akuten schizophrenen Psychose, die dritte (Abb. 179) mehrere Monate später, nachdem unter neuroleptischer Behandlung eine weitgehende Besserung eingetreten war. Während sich in der ersten Zeichnung die gesteigerte Emotionalität des Patienten als outrierte Physiognomisierung der Sonne äußert, hatte sich zum Zeitpunkt der zweiten Zeichnung die hohe Gefühlsamplitude in ihr Gegenteil verkehrt: in «Affektlosigkeit» und Kühle; die Geometrisierung (Formalisierung), welche zunächst die Emotionalität nur zu kompensieren hatte, ist hierauf an deren Stelle getreten und hat sie ersetzt.

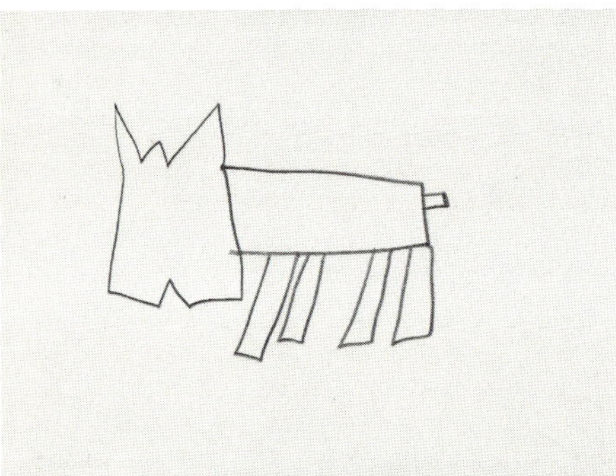

180 Karl Z.: *«Hund». Expressivität und Geometrisierung bei akutem Aufflackern einer chronischen schizophrenen Psychose.*

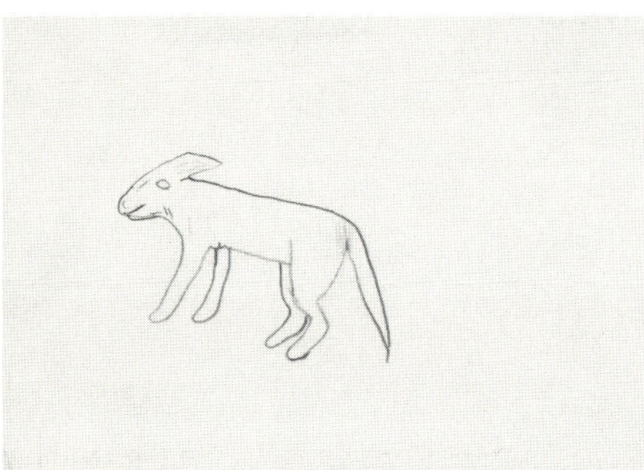

181 Karl Z.: *«Hund». Nach Behandlung ein besser visualisiertes Schema, eine spannungslosere Zeichnung.*

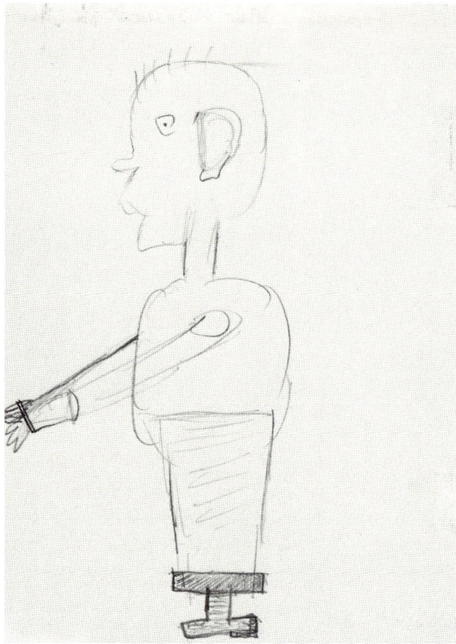

182

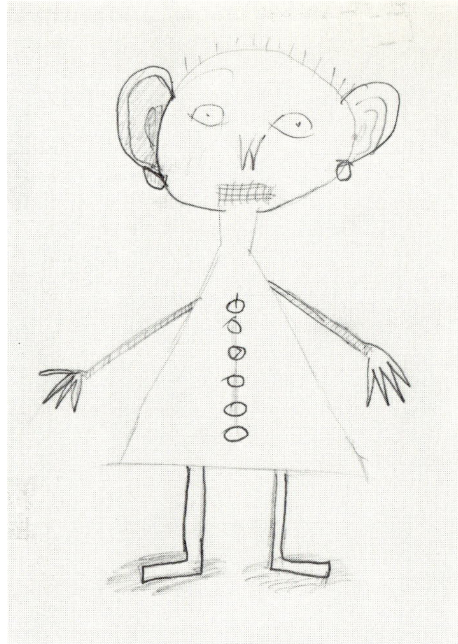

183

Durch die neuroleptische Behandlung wurde die hochgespannte Emotionalität gedämpft; dadurch verminderte sich auch die expressive und formale Kraft des Patienten (Abb. 179); dafür hatte er nun die Möglichkeit, ganz banale Dinge – die kleinen Autos auf der Straße, einen Motorradfahrer – in einer kindlichen Art wiederzugeben.

Karl Z. zeichnete beim akuten Aufflackern einer chronischen schizophrenen Psychose einen Hund mit geraden Strichen, in geometrisierender Art (Abb. 180). Nach zweimonatiger medikamentöser Behandlung war die psychotische Erregung abgeklungen. Nun zeichnete der Patient konventioneller: er benutzte ein stärker visualisiertes, entwicklungspsychologisch höheres Schema (Abb. 181). Die Zeichnung ist sachlicher, gleichzeitig aber spannungsloser und weniger originell.

Josef G. zeichnete am Beginn einer schizophrenen Psychose einen Mann und eine Frau (Abb. 182, 183). Die Figuren sind eckig und kantig, wirken aggressiv; Ohren und Zähne sind hervorgehoben. Josef G. wurde nicht gesund; sechzehn Jahre später war er ruhig, freundlich, jedoch antriebslos und zu einer beruflichen Tätigkeit oder auch nur zu einer regelmäßigen Beschäftigung unfähig. Seine Zeichnungen (Abb. 184, 185) zeigen nun mehr Rundungen, weichere Formen, weniger Geometrisierung, weniger «Aggressivität».

Die Zeichnung einer schizophrenen Patientin (Abb. 186) zeigt neben der Geometrisierung und mehrfachen Konturierung eine sogenannte Rumpfphysiognomie. Physiognomisierungs- und Formalisierungstendenz treten in diesem Fall in ungewöhnlicher Weise hervor, während gleichzeitig ein «Rückgriff» auf ein primitives Menschenschema erfolgt.

Der schizophrene Franz H. hat den Rumpf des Mannes und der Frau mit Hilfe eines Lineals gezeichnet; darauf setzte er recht ausdrucksvolle Gesichter im Profil (Abb. 187, 188). Das «Schizophrene» liegt in der Diskrepanz zwischen dem Formalen und dem Gefühlsmäßigen, Ausdruckshaften.

182 u. 183 JOSEF G.: *Männliche und weibliche Figur. Am Beginn einer schizophrenen Erkrankung gezeichnet. Geometrisierung, Ausdruck der Angst und Aggressivität.*

184 u. 185 JOSEF G.: *Männliche und weibliche Figur. Sechzehn Jahre nach Beginn der Psychose. Geringere Physiognomisierungs- und Formalisierungstendenz, entsprechend der Ausgeglichenheit des chronisch Kranken.*

186 LISELOTTE K.: *«Mensch». Mehrfache Konturierung, Geometrisierung, Rumpfphysiognomie.*

187 u. 188 FRANZ H.: *«Mann» und «Frau». Diskrepanz zwischen Formalismus und Expressivität.*

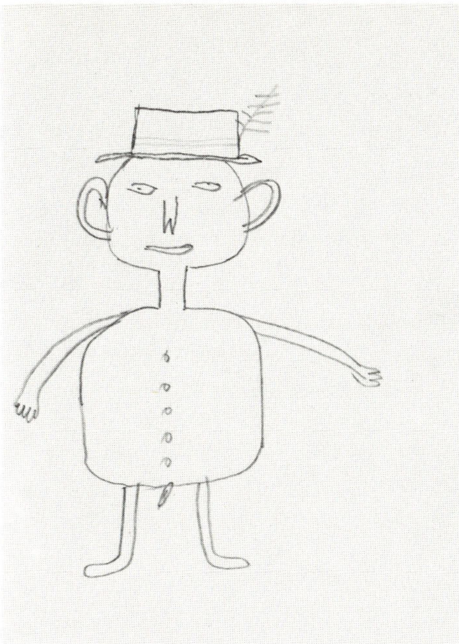

184

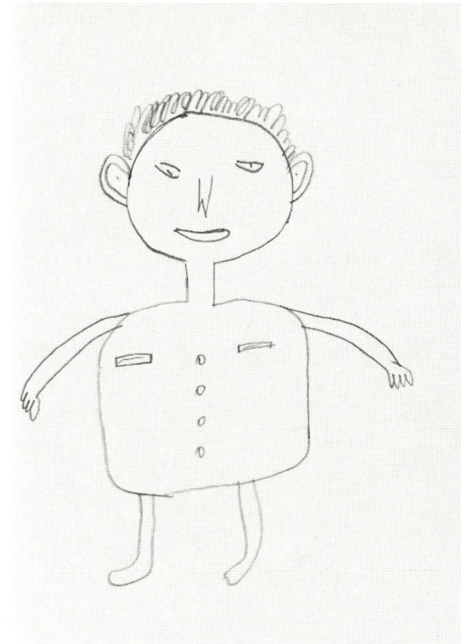

185

In den Zeichnungen des schizophrenen Karl P. begegnet uns das gleiche Nebeneinander: einerseits die Beziehung zur menschlichen Physiognomie (Abb. 189, 190) und zur Physiognomie des Tierbildes (Abb. 191, 192), andererseits die ursprünglichen Ordnungstendenzen der Reihung, der Symmetrie, der Zahl, der Formenreduktion. Diese Zeichnungen sind ein Beispiel für eines der Hauptmerkmale schizophrener Bildnerei nach RENNERT (179). Er nennt es «flächenfüllende Iteration von Figuren, Symbolen usw.» und versteht darunter eine «Anhäufung gleichsinniger, jedoch komplizierterer Motive (etwa Männchen, Tiere, Gegenstände), wobei das Prinzip der Reihenbildung stark hervortritt.»

Abgesehen von diesen ursprünglichen und prärationalen Ordnungstendenzen zeigen diese Zeichnungen noch eine weitere Spielart des schizophrenen Formalismus: nämlich ein bewußtes und gewolltes Bemühen um Darstellung des Physiognomischen, gleichsam ein Experimentieren, ein Streben nach technischer Vervollkommnung. Ich habe früher immer betont, daß der Formalismus der Schizophrenen – wie er etwa als Geometrisierung oder Reihenbildung in ihren Zeichnungen aufscheint – prärational ist. Der schizophrene Formalismus kann aber auch rational und hyperra-

186

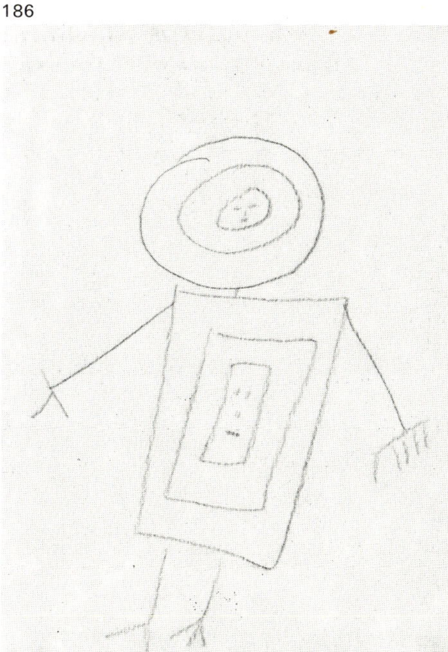

187

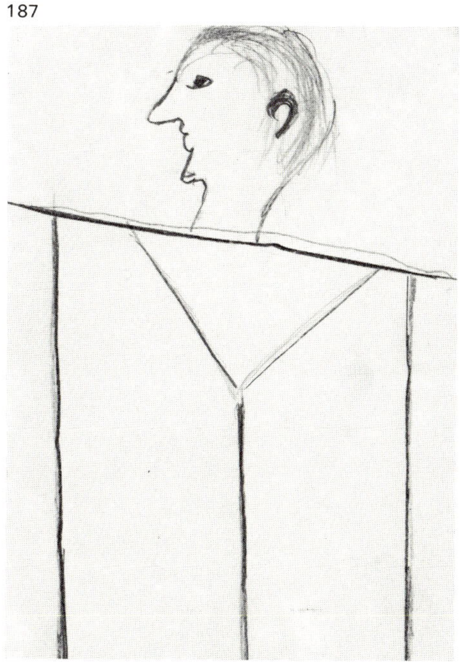

188

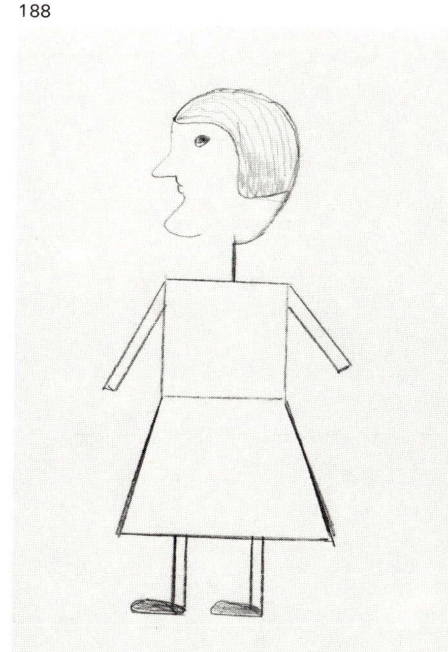

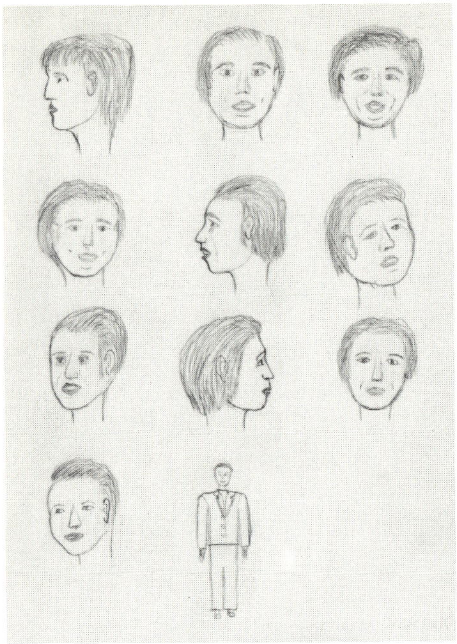

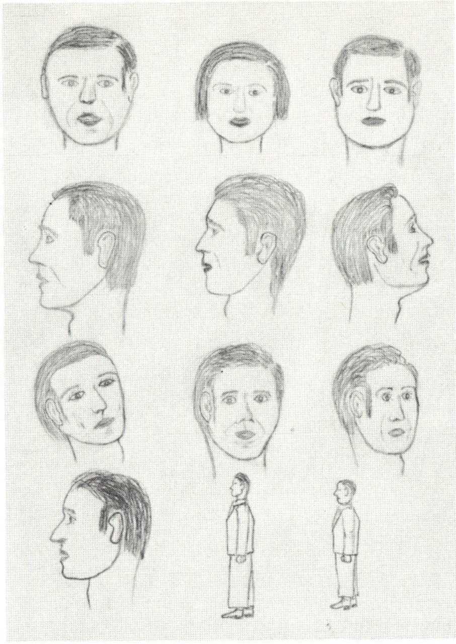

189 u. 190 Karl P.: *«Kopf- und Gesichtsstudien». Formalisierung und Rationalisierung versus Physiognomisierung.*

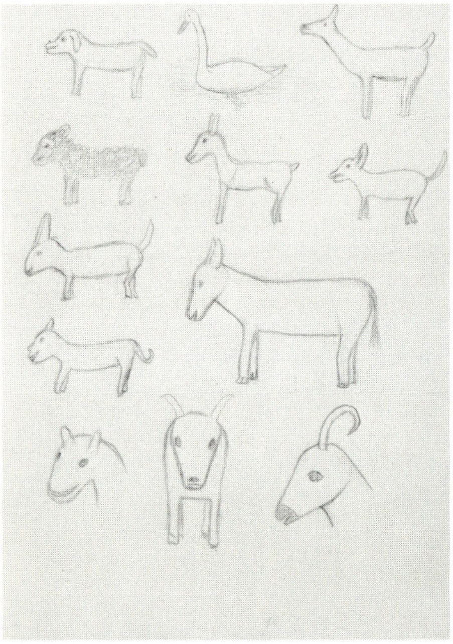

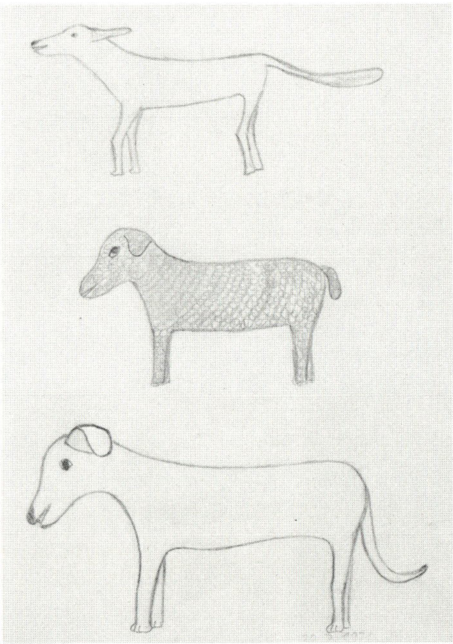

191 u. 192 Karl P.: *«Tierstudien». Experiment und Form gegen Expressivität.*

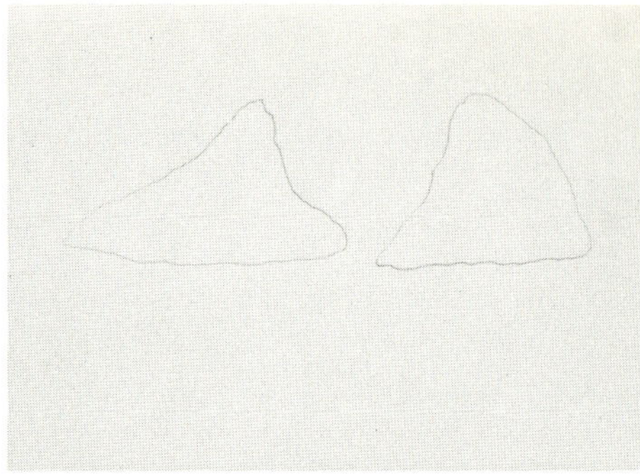

193 Franz Kern: *«Berge». Umrisse ohne Kontext und Binnengliederung: Formalisierung.*

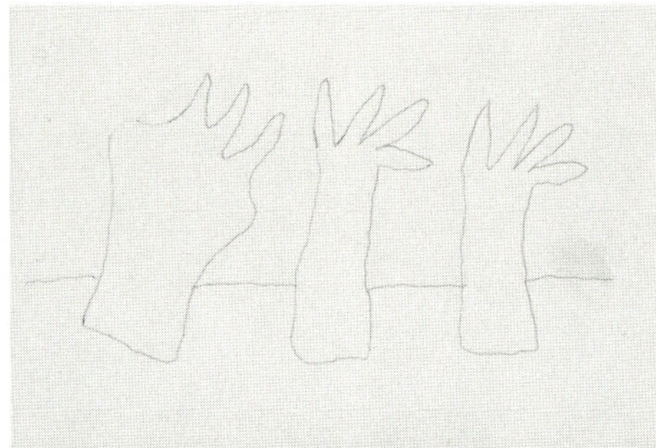

194 Franz Kern: *«Bäume». Ohne Binnengliederung (formalistisch), aber auch expressiv («handschuhartig»).*

195 u. 196 Johann K.: *«Mann» und «Frau». Umrißartig (formalistisch), dennoch expressiv.*

197 u. 198 Josef B.: *«Elefant» und «Esel». Formalismus plus Physiognomisierung (die Tiere scheinen durch das Gesichtsfeld zu gehen).*

199 u. 200 Josef B.: *«Menschen». Inkongruenz zwischen Figur und Zeichenblatt. Formalisierung und Physiognomisierung.*

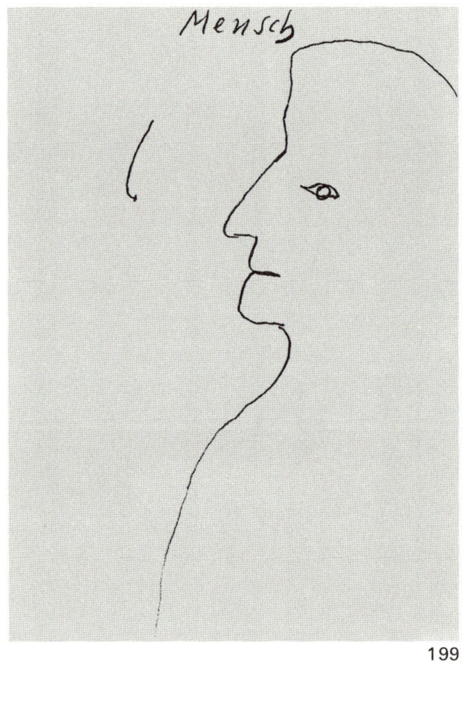

199

tional sein. Die formalistische Tendenz dieser Kranken reicht von prärationaler Ursprünglichkeit bis zur hyperrationalen Artifizialität.

Spoerri (202) hat sich gegen die These gewandt, daß Schizophrenie lediglich Regression sei, denn man finde neben dem Regressiven Merkmale einer Progression, neben der Tendenz zur Physiognomisierung «hyperreflexive Tendenzen» und eine Akzentuierung von Bewußtseinsqualitäten.

Bei Franz Kern ist jene Erscheinung des Formalismus, die ich als Formenreduktion bezeichne, besonders stark ausgeprägt. «Berge» (Abb. 193) gibt er als zwei «geschlossene Formen» dreieckartig wieder –

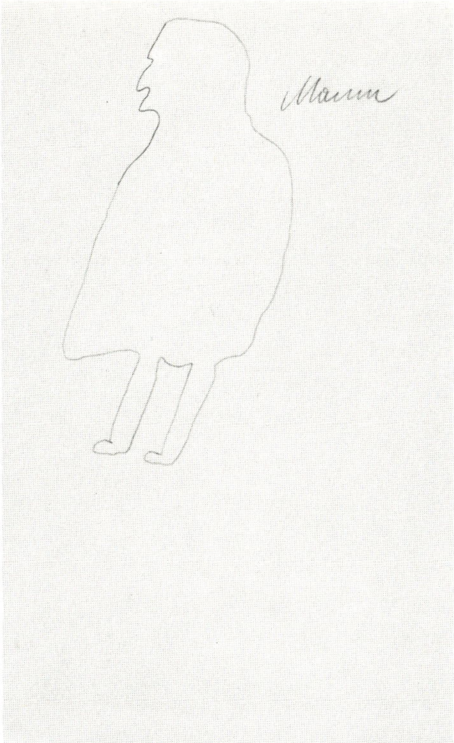

195

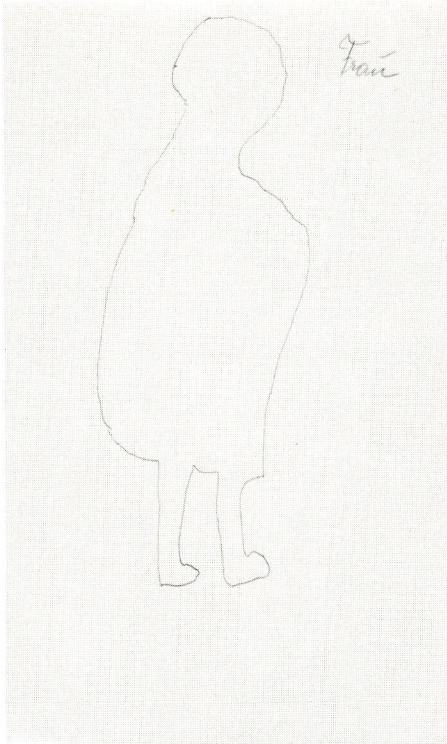

196

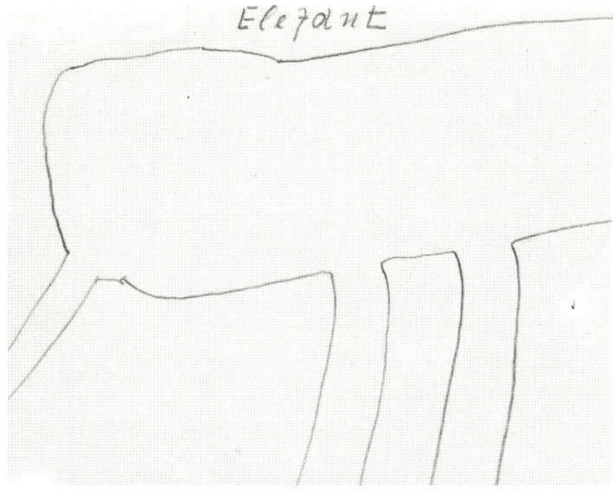

197

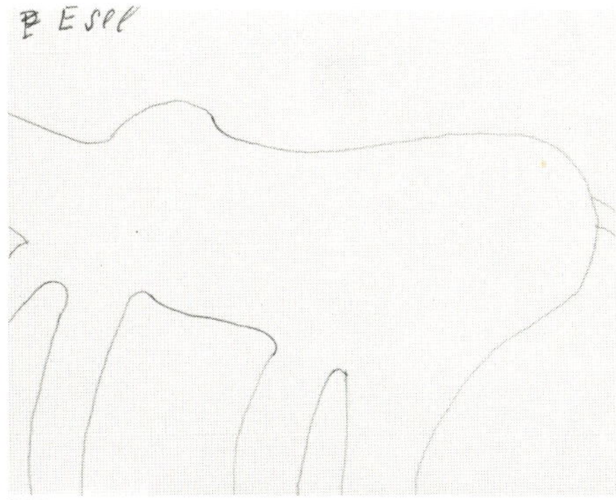

198

ohne jedes weitere Detail. Er pflegt solche Formen in einem Zug zu zeichnen, auch die «Bäume» (Abb. 194); sie erhielten aber durch das «Handschuhartige» eine physiognomische Valenz: Formalismus plus Expressivität.

Es kommt nicht so selten vor, daß Schizophrene nach der Aufforderung,

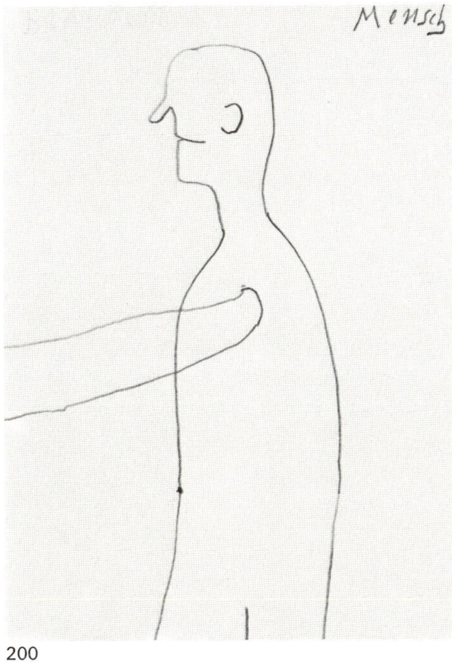

200

eine Figur zu zeichnen, nur deren Umriß wiedergeben und nichts weiter. Trotz dieser Abstraktion können dabei Ausdrucksqualitäten erfaßt, physiognomische Valenzen eingefangen werden, wie es etwa die Zeichnungen von Johann K. (Abb. 195, 196) – aber auch der «geometrische» Hund von Karl Z. (Abb. 180) – zeigen.

Während Johann K. wie Franz Kern die Figuren als geschlossene Formen im Umriß wiedergibt, gut in das Format des Zeichenblattes gesetzt, geht unser schizophrener Patient Josef B. anders vor: er gibt die Figuren zwar auch nur im Umriß wieder, entwirft sie aber so groß, daß sie auf dem Zeichenblatt nur teilweise Platz finden; ziemlich willkürlich scheinen wesentliche Teile der Figur dadurch wie abgeschnitten (Abb. 197–200); die Kontur ist «offen». Die Erklärung dieser Gestaltungsweise, die ich auch bei anderen Schizophrenen beobachtet habe (160), ist nicht einfach. Meiner Ansicht nach handelt es sich um eine Art der Bewegungsdarstellung, da die gezeichneten Tiere «durch das Gesichtsfeld zu gehen» scheinen. Und das Erleben von Bewegung ist etwas Physiognomisches oder steht dem Physiognomischen doch zumindest nahe. Es sind daher auch in den Zeichnungen von Josef B., die so ganz formalistisch wirken, physiognomische Werte enthalten. Auch hier also wieder ein Nebeneinander von ungewöhnlichem Formalismus und ungewöhnlicher Expressivität.

Nach Prinzhorn (176) äußert sich die Gestaltungskraft in der Spannung zwischen Lebendigkeit und Form. Man findet bei den Schizophrenen extremen Formalismus und extreme Verlebendigung durch Physiognomisierung. Ihre Gestaltungskraft ist groß.

Es gibt schizophrene Zeichnungen, bei denen das Formale überwiegt, wie etwa bei den geisterartigen Figuren von Alfred H. (Abb. 201, 202). Bei den kindchenartigen menschlichen Gestalten von Wilhelm T. (Abb. 203, 204) steht dagegen das Physiognomische im Vordergrund.

Die Form eines Gegenstandes wird

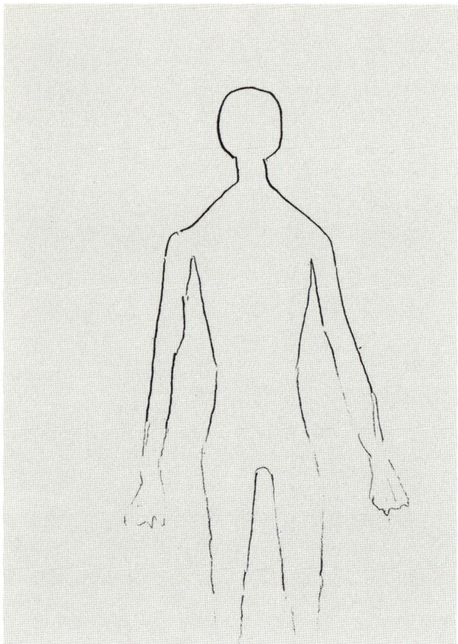
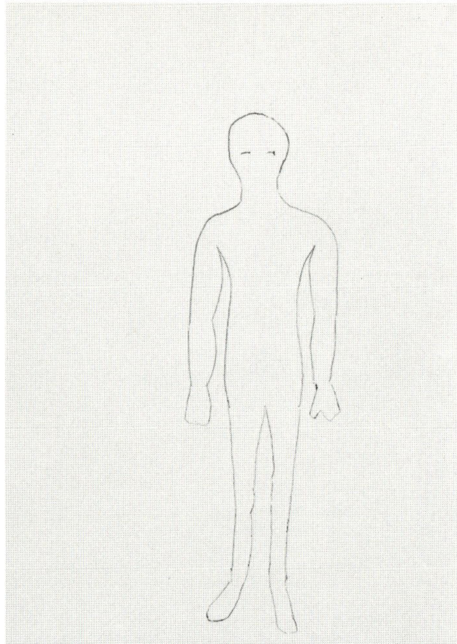

201 u. 202 ALFRED H.: *«Figuren». Zurückdrängung des Physiognomischen durch Formalismus.*

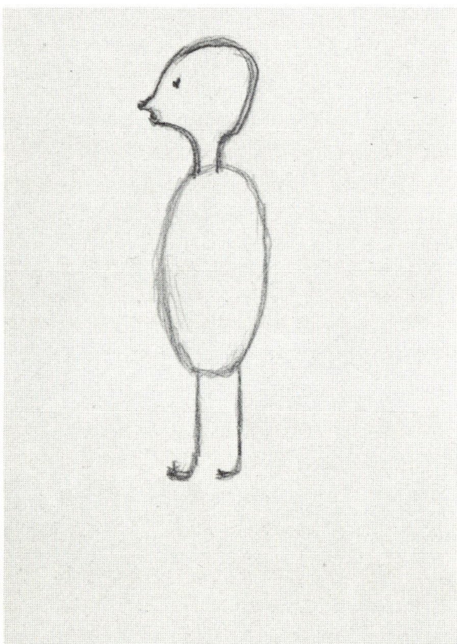
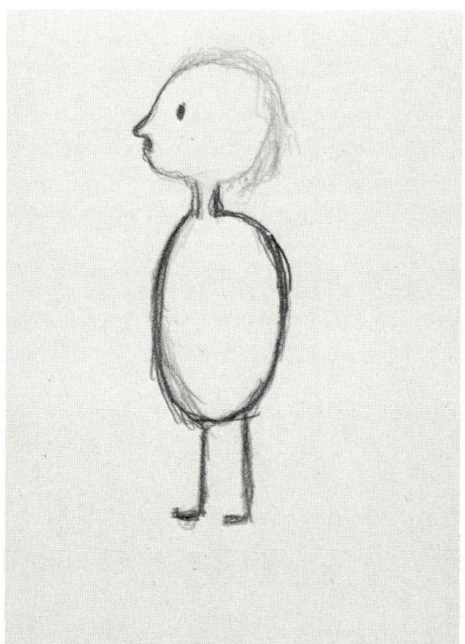

203 u. 204 WILHELM T.: *«Figuren». Überwiegen des Physiognomischen gegenüber dem Formalen.*

wesentlich durch seine Kontur bestimmt. An der verschiedenartigen Konturbehandlung durch schizophrene Kranke erkennt man daher ihre Haltung zur Form. Man kann nicht nur die offene und geschlossene Kontur in ihren Zeichnungen beobachten, die Konturen können sich durch Fragmentierung der Linien auflösen, sie können zart und punktiert gezeichnet werden, wie in den Zeichnungen von Leopold H. (Abb. 205–207), der außerdem den Menschen stereometrisch konstruiert (Abb. 206) und ungewöhnliche Perspektiven bevorzugt (Abb. 207). Die Konturen können aber auch vervielfacht werden, wie in den Zeichnungen von Matthias M. (Abb. 208) und Josef I. (Abb. 209–211).

Man hat in der Verstärkung der Konturen einen Versuch gesehen, die Grenzen des Ichs zu festigen. Diese Interpretation verdient Beachtung, denn Ich und Objekt sind komplementäre Erlebnisinhalte und verschiedene Eigenschaften der Objekte korrespondieren mit solchen des Ichs. Es handelt sich um Konstanten des Erlebens und Verhaltens, die an einen normalen Bewußtseinszustand gebunden sind. In veränderten Zuständen des Bewußtseins können diese Konstanten in ihrer Wirksamkeit und Verbindlichkeit geschwächt oder beseitigt werden, dann werden die Konturen aufgelöst oder aber auch besonders betont und verstärkt.

Josef I. hat die hier abgebildeten Zeichnungen (Abb. 209–211) sehr bewußt und gewollt geschaffen; es bestand kein innerer Zwang bei ihm, er hätte sie nicht schaffen müssen. Und doch hängen sie in ihrer Art mit seinem psychotisch veränderten Erleben zusammen. Auch ein Gesunder könnte solche Zeichnungen hervorbringen; hier sind sie jedoch ein Produkt der Psychose, ein «Symptom», aber als solches unspezifisch, denn die

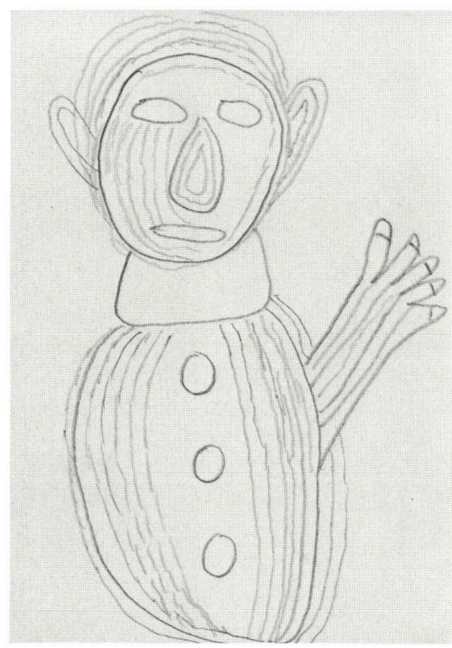

208 MATTHIAS M.: *«Mann». Mehrfache Konturierung. Formalismus versus Expressivität.*

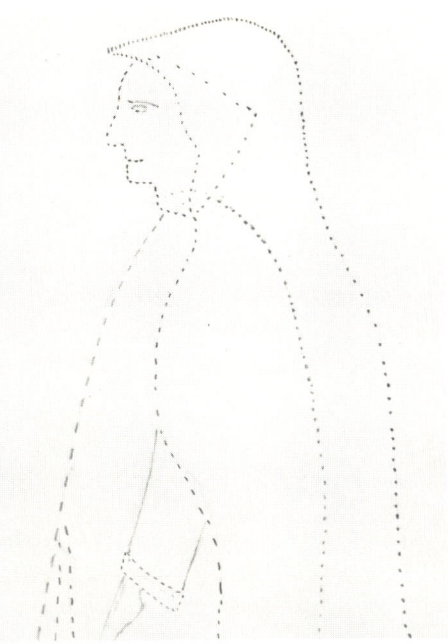

205 Leopold H.: *«Frau». Punktierung der Konturen: Formalismus.*

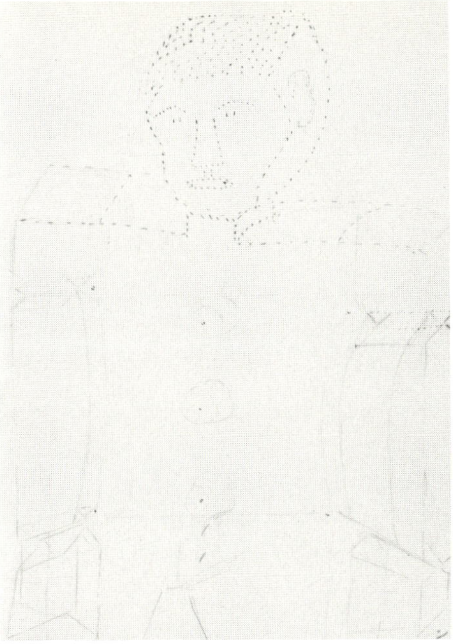

206 Leopold H.: *«Mann». Aus stereometrischen Formen gebildet: Formalismus.*

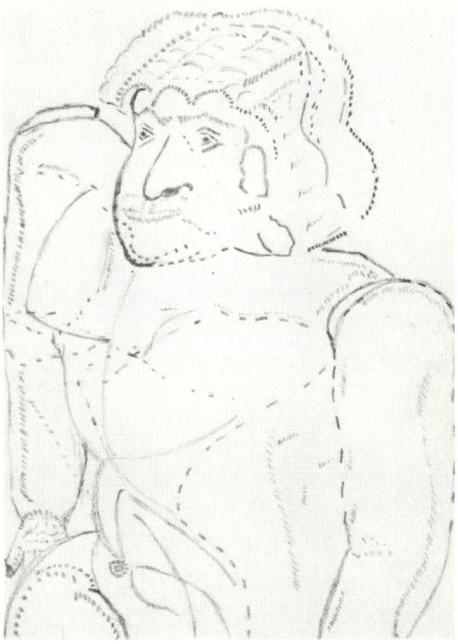

207 Leopold H.: *«Mann». In ungewöhnlicher Perspektive, dadurch stark im Ausdruck. Gleichzeitig Konstruktivismus.*

seelischen Vorgänge, die zu einer solchen Gestaltung führen, sind nicht immer psychotischer Natur.

Das folgende Blatt gibt ein Beispiel dafür, wie eine «künstlerische» Darstellung (Abb. 215) durch rein psychotische Mechanismen, psychopathologische Prozesse entstehen kann.

Franz Kern zeichnete ein Pferd (Abb. 212). Die Verzerrung der Konturen ist – wie wir gesehen haben (vgl. S. 73) – eine Methode der Deformation, der Mangel an Details ein formalistischer Zug. In der Anbringung des Auges äußert sich die Physiognomisierungstendenz.

Im Verlauf der medikamentösen Behandlung lockerte sich die Motorik des Kranken, und es machte sich eine Neigung bemerkbar, die Umrißlinien mehrfach zu ziehen, sie dabei einmal zu verstärken, ein anderesmal wieder von der ursprünglichen Kontur abzuweichen (Abb. 213).

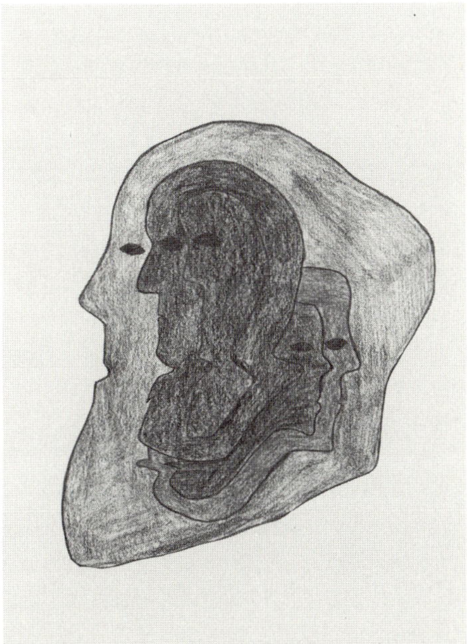

209 Josef I.: *«Profile». Mehrfach ineinander geschachtelt, janusartig. Iterative Konturierung. Symbolbildung.*

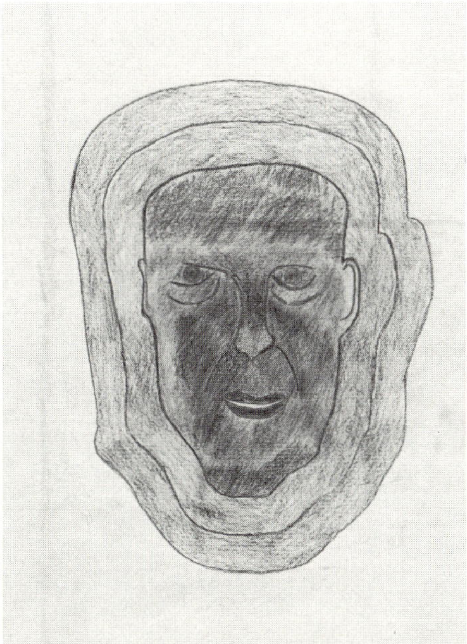

210 Josef I.: *«Gesicht». Mehrfache, bandförmige Konturierung. «Gesicht in Gesichtern». Spannung zwischen Ausdruck und Form.*

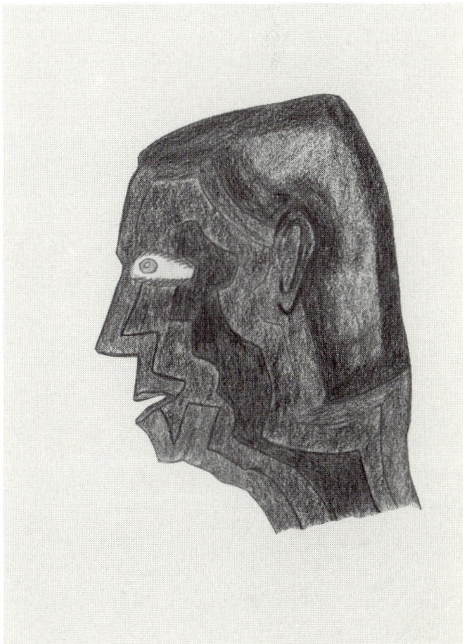

211 Josef I.: *«Profil». Bandartig, «zwei Köpfe im Kopf». Gesteigerte Physiognomisierungs-, Formalisierungs- und Symbolisierungstendenz.*

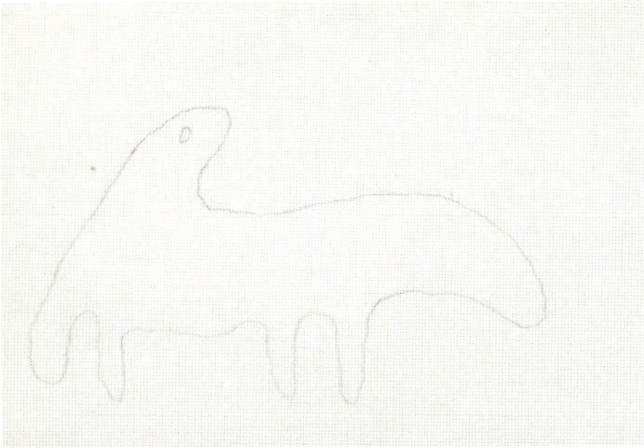

212 FRANZ KERN: «*Pferd*». *Verzerrung der Kontur, Auge, sonst keine Binnengliederung.*

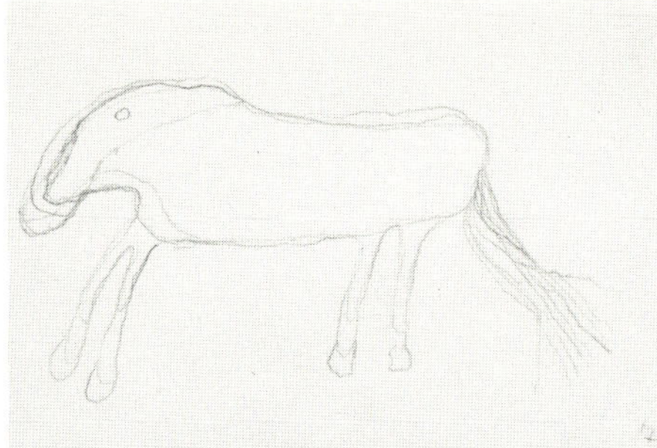

213 FRANZ KERN: «*Pferd*». *Mehrfache Konturierung.*

214 FRANZ KERN: «*Pferd*». *Ein «Querantrieb» macht sich bemerkbar.*

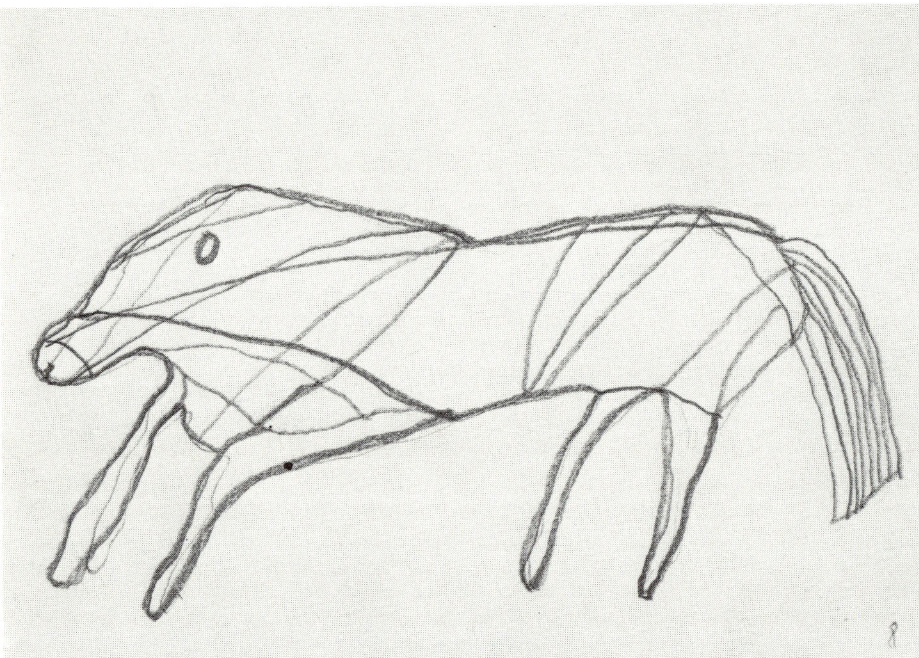

215 FRANZ KERN: «*Pferd*». *Wiederholung und Verstärkung der Kontur. Durch «Querantriebe» dekorative Binnengliederung.*

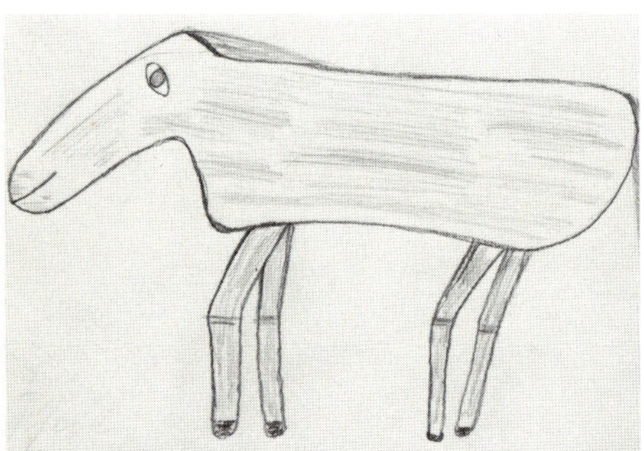

216 JOSEF B.: «*Pferd*». *Widerstreit von Physiognomisierungs- und Formalisierungstendenz.*

217 JOSEF B.: *Schriftbild durch Buchstabenkombination nach Zufall. Schizophrenie.*

Zu den schizophrenen Störungen der Psychomotorik, den sogenannten katatonen Störungen, werden Gegenantriebe und Querantriebe gerechnet: der Patient macht das Gegenteil dessen, was von ihm verlangt oder erwartet wird («Gegenantrieb») , oder er macht nicht gerade das Gegenteil, aber doch etwas anderes, nicht Passendes, Verkehrtes («Querantrieb»). Für diese Verhaltensweisen kann man keinen bestimmten psychologischen Grund angeben; man erblickt darin ein nicht tiefer ableitbares Phänomen und führt es auf die Abspaltung (Dissoziation) der Psychomotorik vom übrigen seelischen Geschehen und die dadurch bedingte automatistische und negativistische Grundeinstellung des schizophrenen Kranken zurück.

Der Strich, den Franz KERN ganz plötzlich und unerwartet – in meiner Anwesenheit – von der Schwanzwurzel zum Bauch des gezeichneten Pferdes zog (Abb. 214), erscheint mir als typisches Beispiel eines solchen Querantriebes – kataton, wenngleich psychologisch vielleicht nicht ganz unmotiviert: man könnte eine Durchstreichungs-, Negierungs-, Zerstörungstendenz darin erblicken.

In der künstlerisch wirkenden Zeichnung des Pferdes (Abb. 215) machte sich nun einerseits die mehrfache Konturierung und Verstärkung der Kontur bemerkbar, andererseits zeigten sich Querantriebe, die das Figurale verfremden.

Diese an Höhlenzeichnungen erinnernde Figur ist also in ihrer Eigenart auf psychotische Störungen, nämlich auf eine Wiederholungs- und Konturierungstendenz sowie katatone Gegen- und Querantriebe, zurückzuführen.

Ich möchte im folgenden noch einige weitere Erzeugnisse und Äußerungen des schizophrenen Josef B. (vgl. Abb. 197–200) anführen. Zunächst die Zeichnung eines Pferdes (Abb. 216), in der man sogleich die beiden Grundtendenzen schizophrenen Gestaltens erkennt: das große Auge, das Maul, die Bewegung, die Schattierung, Schwanz und «Mähne» wirken expressiv, physiognomisch; das Hölzerne der Darstellung, die Betonung der Gelenke, der ungestalte Rumpf und Kopf des Pferdes wirken dagegen formalistisch – ein typisch schizophren anmutendes Bild.

Josef B. hat aber auch eine Neigung zu «schreiben» und mit seinen Schriftelementen eigentümlich abstrakte Zeichen und Zeichnungen zu kombinieren (Abb. 217). Aus den Schriftzeichen, die er rasch und in großer Fülle auf das Papier setzt, ergibt sich aber kein Text, es sind lediglich Buchstaben mit starker Neigung zur Iteration, aber ohne erkennbaren Zusammenhang aneinandergereiht. «LALALALALALALA» kann man zum Beispiel lesen, stößt im Buchstabengewirr allerdings auch auf den Schriftzug «HORST».

Josef B. steht oft mitten im Saal und spricht leise vor sich hin. Dabei habe ich ihn einmal zum lauten Sprechen veranlaßt, seine Äußerungen auf Tonband aufgenommen und im Anschluß daran mit ihm darüber gesprochen. Dieses Gespräch soll zur weiteren Charakterisierung eines schizophrenen Kranken neben seinen Zeichnungen, seiner schriftlichen und sprachlichen Stereotypie hier wiedergegeben werden. Ich beziehe solche Gespräche in den Rahmen der «individuellen und speziellen Kunsttherapie» ein, die im Kapitel V, Abschnitt 4, abgehandelt wird.

Gespräch mit Josef B. am 30. Juni 1973

(frei nach Tonbandaufzeichnung)

B spricht schnell, psalmodisch vor sich hin:

Leukozyten, Lymphozyten, Thrombozyten, Histiozyten, Ödem, Kapillaren, Delirium, Meningen, Dura, Pleura, Liesing, Atzgersdorf, Vösendorf, Traiskirchen, Mödling, Grammat-Neusiedl, Stix-Neusiedl, Groß-Neusiedl, Brot, Rahm, Käse, Marmelade, Tee, Butter, Whisky, Eier, Wien 1, 2, 3, 4, Mariahilferstraße, Kärntnerstraße, Rotenturmstraße, 2. Bezirk, 3. Bezirk, Eiweiß, Kohlehydrate, Fette, Mangan, Ziegel, Zement, Sand, Kalk, Mischmaschine, Eiweiß, Kohlehydrate, Fette, Bor, Rela, Universale, China, Weizen, Hafer, Gerste, Zuckerrübe, Kartoffel, Mais, anorganisch, organisch, Wurzeln, Bakterien, Wasser, Luft, Licht, Wärme, Temperatur, Siebenhirten, Vösendorf, Brot, Käse, Endokard, Myokard, Perikard, Aschoff-Tawara, Ziegel, Zement, Sand, Kalk, Mischmaschine, Bagger, Kran, Aufzug, Wilcek, Hirschfeld, Megrelle, Stummvoll, Eiweiß, Kohlehydrate, Fette, Elektronen, Protonen, Uranium, Blei, Zink, Kupfer, Ödem, Meningen, Nucleus caudatus, Dura, Pleura, Zyste, Scharlach, Masern, Keuchhusten, Endokard, Myokard, Eiweiß, Kohlehydrate, Fette, Ödem, Mangan, Chlor, Ziegel, Zement, Kalk, Mischmaschine, Eiweiß, Kohlehydrate, Weizen, Hafer, Gerste, Zuckerrüben, Kartoffeln, Mais...

N: Warum machen Sie diese Sprechübungen?

B: Die Sprechübungen sind sehr vorteilhaft für die Lunge, für die Ausbildung der Lunge, die Lunge ist ja ein wichtiges Sprachmoment, für die pulmonale Einstellung, wie man pulmonal durchinspiriert, das ist sehr wichtig.

N: Und der Inhalt des Gesprochenen, was bedeutet er?

B: Das sind Vokabeln. Wenn man zum Beispiel ein Buch schreibt, schreibt man Vokabeln ein, darum lernt man sie auswendig. Wenn man die Vokabeln hat, hat man den Stegreif, wenn man einmal die Vokabeln kann, kann man das Buch leicht schreiben.

N: Die Vokabeln sind die Bestandteile?

B: Ja, die Bestandteile des Buches.

N: Und worüber wollen Sie ein Buch schreiben?

B: Ich will keines schreiben. Ich habe diese Vokabeln auf der Baustelle gelernt. Wenn Sie Mörtel mischen, Zement, da haben Sie keine andern Gedanken, da wiederholt man diese Worte immer wieder und wieder, und da werden diese Worte mehr und mehr. Ein gewisser Wortschatz geht dauernd verloren, gerät bei jedem in Verlust, aber den Wortschatz hat man dann, kann mit diesem Wortschatz leichter sprechen, und das Sprechen ist vielleicht erfolgreicher, wenn man Vokabeln hat als wenn man keine hat. Das habe ich mir auf der Baustelle angewöhnt.

N: Sind Sie dadurch abgelenkt oder beruhigt worden?

B: Na ja, weil es auf der Baustelle irgendwie, es ist nicht fad irgendwie...

N: Aber?

B: Die Unfallgefahr wird dadurch vermindert. Wenn man diese Worte von sich gibt und diese Worte in den Raum gelangen, so müssen sie ja wieder zurückkommen, und da pendeln sie zwischen mir und dem Raum hin und her, und das ist absolut unfallgefahrvermindernd.

N: Das gibt Sicherheit, meinen Sie?

B: Ja, Sicherheit auf der Baustelle und im Autoverkehr und bei jeder Arbeit, denn wenn man keine Worte respiriert, wiederholt, liegt die Lunge mehr oder weniger brach, so kann es einem passieren, daß man plötzlich aufwacht, einschläft beim Autofahren.

N: Dienen diese Worte auch dazu, die Stimmen abzuwehren, die Sie manchmal hören?

B: Das eigentlich nicht!

N: Wie kann man die abwehren?

B: Na ja, eben durch diese Worte, indem man selbst Worte bildet, Eigenworte bildet, dann werden vom Gehirn Fremdelemente nicht aufgenommen.

N: Was sind zum Beispiel solche Eigenworte?

B: Zum Beispiel Leukozyten, Lymphozyten, Thrombozyten, Eiweiß, Kohlehydrate, Fette, linksum, ganze Abteilung kehrt, stillgestanden, habt acht, rührt euch usw.

N: Aber das sind ja ganz gewöhnliche Worte!

B: Ja, natürlich sind das gewöhnliche Worte!

N: Und wie wirken diese Worte gegen die fremden Stimmen?

B: Indem sie sie verdrängen!

N: Haben Sie diesen Effekt gemerkt?

B: Ich habe eigentlich nie so Fremdstimmen.

N: Sie haben doch erzählt von den Alpha- und Betastimmen!

B: Ja, diese kommen vor, wenn sie induziert werden. Aber wenn man auf der Baustelle arbeitet und eigene Wörter dabei produziert, so kommen sie nicht zu Bewußtsein.

N: Sie haben einmal von Plutostimmen gesprochen. Was sind Plutostimmen?

B: Plutostimmen, das sind eigentlich Worte, die fremde Leute aufnehmen, verarbeiten und dabei auf ein immer niedrigeres Niveau herabsinken und auf diesem niederen Niveau auch Handlungen begehen.

N: Was ist der Inhalt dieser Stimmen?

B: Die Plutostimmen fordern einen auf, irgendetwas zu tun, irgendetwas zu machen, jetzt einmal den Hammer zu nehmen und ihn jemandem auf den Schädel hauen, zum Beispiel.

N: Sind das Befehle?

B: Das sind befehlende Stimmen von Leuten, die ein niedriges Niveau haben und manchen Akademiker hineinlegen.

N: Sie sind ja Akademiker!

B: Ja! Und manchen Akademiker hineinlegen, wobei sich Akademiker schon erschossen haben, Angst bekommen haben und sich erschossen haben.

N: Sie haben das ja auch versucht?

B: Bei mir war es ein Irrtum. Ich bin auf den Dachboden gegangen und wollte die Pistole hinauftragen, und in diesem Durcheinander hab' ich – anstatt daß ich sie wo hineingelegt hätte – die Pistole herausgenommen, aufgeladen und abgedrückt.

N: Wogegen?

B: Gegen den Kopf.

N: Was ist passiert?

B: Das hat aufgeschlagen im Kopf.

N: Sind Sie bewußtlos geworden?

B: Ja.

N: Und seither sind Sie auf der linken Seite gelähmt?

B: Ja.

N: Und war das auch so eine befehlende Stimme, die...?

B: Nein, das war viel zu rasch, das könnt' ich jetzt nicht sagen, vielleicht war es im Unterbewußtsein auch so eine befehlende Stimme. Diese Stimmen haben eine hohe Intelligenz, eine hohe Kraft und eine hohe Raffinesse. Sie verwenden diese hohe Intelligenz aber nur dazu, um andere zu verführen.

N: Gibt es außer den Plutostimmen noch andere Stimmen?

B: Ja, man sagt, Neptunstimmen, sie sind ähnlich den Plutostimmen, auch in Frequenz und Längenwerten. Selten hört man noch die Uranusstimmen, die langwelliger sind.

N: Kommen diese Stimmen sozusagen von allen Planeten?

B: Ja, von allen Planeten, und das ist es eben, daß sie oft sehr intelligente Leute zum Selbstmord verleiten, Ärzte, Rechtsanwälte, die eine Pistole nehmen und sich in den Kopf schießen. Bei mir war es ja nicht so, daß ich das überlegt gemacht hätte. Ich wollte die Pistole aufheben, wollte sie auf den Boden tragen und da dürfte ich von solchen Stimmen verwirrt worden sein, bewußt oder unbewußt, und setz' an und schieß' mich in den Kopf, ohne zu wollen.

N: Sie machen auch Atemübungen gegen diese Stimmen?

B: Nein, für diese Stimmen! Bei Atemübungen stehen diese Stimmen auf.

N: Was heißt, sie stehen auf?

B: Sie entstehen, sie werden gebildet!

N: Hört man sie dann besser?

B: Sie werden transpiriert und verstärkt, aber die Atmung hängt auch mit dem Prostatareflex zusammen.

N: Was bewirkt dieser Reflex?

B: Er bewirkt eine Prostatastrahlung und diese Strahlung wird vom nächsten Mann mit dessen Prostata aufgenommen, so wird zwischen beiden Prostatas der Reflex verstärkt, was zur sexuellen Anregung dient. Weil sich die Prostata auf diese Weise anregt, ist zu bedenken, daß der Prostatareflex bewußt gemacht werden muß. Bei Leuten, die den Prostatareflex nicht bewußt in sich tragen, bestehen Schwierigkeiten jeder Art, ja es kann sogar zu einer Vergewaltigung oder zum Selbstmord kommen.

N: Treibt dieser Reflex den Mann zur Frau?

B: Ja, weil die Prostata einen ungeheuren Wirkwert hat. Der Prostatareflex ist einer der wichtigsten Reflexe in der ganzen Medizin. Wenn man in einer Entfernung von fünf Metern steht, kann man ihn aufnehmen, es muß eine Masse vorhanden sein, ein Mann oder eine Frau, und es muß eine Streumasse vorhanden sein. Das ist sehr kompliziert. Ob der Prostatareflex gelingt, ohne daß man das Gefühl der Übertragung spürt, hängt von sehr vielen Momenten ab. Hundertmal gelingt die Prostatareflexübertragung nicht und einmal gelingt sie. Oft ist es notwendig, daß zehn, zwölf Menschen beisammen sind, damit sich der Prostatareflex bildet.

N: Sie haben Medizin studiert und auch Prüfungen gemacht?

B: Ja, ich habe zehn Semester studiert und die Pathologieprüfung gemacht. Das ist schon zwanzig Jahre her. Kann man das nicht mehr praktisch verwenden?

N: Wie würden Sie es gerne verwenden?

B: Sagen wir, als Psychologe. Wenn man noch ein Semester Psychologie studiert, könnt' ich ja Psychologe werden.

N: Wie möchten Sie als Psychologe arbeiten?

B: So eine psychologische Fragestelle oder Beratung – oder ich könnte auch als Zeugwart gehen. Wenn ich als Zeugwart auf eine Baustelle gehe, könnte ich heute auch soviel verdienen, daß ich leben kann. Und als Zeugwart werden heute überall Leute gesucht, die schon sehr lange auf einer Baustelle gearbeitet haben. Ich könnte auch auf diese Weise helfen, mitwirken.

N: Und psychologisch wollen Sie also nicht arbeiten?

B: Ich glaube, da ist schon weniger zu machen. Da brauchen Sie einen Raum, eine Wohnung, und dann kommen Leute nur aus Neugierde herbei, die das gar nicht wünschen und nicht bezahlen. Gut wäre es natürlich auf einer Baustelle als Zeugwart, nicht wahr?

N: Da müßten wir schauen, daß wir eine Stelle für Sie finden. Und mit den Stimmen werden Sie alleine fertig werden?

B: Ja, natürlich!

N: Wird das keine Schwierigkeiten machen?

B: Nein, das macht keine Schwierigkeit.

N: Sie könnten nocheinmal etwas ähnliches durchführen wie diesen Selbstmordversuch!

B: Nein, Nein! Wer einmal in sowas hineingeraten ist, der macht es ein zweitesmal nicht.

N: Sie haben ja inzwischen gelernt, was man dagegen tun kann und können sich zur Wehr setzen?

B: Ja, so im großen und ganzen.

N: Haben Sie eine gewisse innere Ausgeglichenheit gefunden?

B: Ja, in der Weise schon, daß ich mich stabilisiert fühle, besser fühle und in gewissem Sinne auch erfahrener.

N: Haben Sie noch Angehörige?

B: Ja, meine Frau und meine zwei Buben.

N: Erhalten Sie Besuch?

B: Nein, die Buben sind in Deutschland.

N: Wo sind sie denn?

B: Ich weiß nicht, wo.

N: Und wen haben Sie sonst?

B: Ja, die Verwandten höchstens, aber da habe ich ja auch keinen Kontakt mehr.

N: Wollen die von Ihnen nichts mehr wissen?

B: Erstens wollen sie nichts wissen und zweitens sind sie zum Unterschied von mir alle reich, und reiche Leute, da soll man nicht anstreifen. Wenn ich als Zeugwart etwas kriegen könnte, dann könnte ich mein Leben wieder gestalten. Denn ein Leben ohne Arbeit ist nichts.

N: Und wie finden Sie die Atmosphäre hier im Krankenhaus?

B: Die Atmosphäre hier ist sehr gutmütig und sie ist sehr akademisch.

N: Auch militaristisch?

B: Das könnte man auch sagen.

N: Inwiefern?

B: Insofern, daß alles mit einer Exaktheit vor sich geht, pünktlich, genau, und die Arbeitsfreudigkeit positiv gewertet wird.

N: Ist das unangenehm?

B: Nein, nein! Das ist sehr angenehm.

N: Ich danke Ihnen, Herr B.!

B: Bitte sehr!

Das schizophrene Verhalten wird gerne als «inadäquat» gekennzeichnet. Auch der nachfolgend zitierte, an eine Bank gerichtete Brief, den ich als Beispiel vermehrter Physiognomisierung anführe, wirkt «inadäquat»: eine normalerweise sehr sachliche Angelegenheit wird durch das Schreiben des Patienten in unpassender Weise gefühlsbetont, vermenschlicht, physiognomisiert; das führt zu unrichtigen Bedeutungserlebnissen und Beziehungssetzungen.

Anläßlich der Eröffnung eines Giro-Kontos sandte die Bank an den Patienten ein formelles, dem Geschäftsstil entsprechendes Begrüßungsschreiben: «Wir freuen uns, Sie als neuen Kontoinhaber begrüßen zu dürfen... Mit unserem vielfältigen Dienstleistungsprogramm stehen wir Ihnen jederzeit zur Verfügung... Wir bitten Sie daher, sich in allen finanziellen Angelegenheiten... usw.»

Darauf schrieb unser Patient: «An die Sparkasse... Nehmen Sie, bitte, meinen aufrichtigen, herzlichen Dank entgegen für Ihren so freundlichen Brief vom 30.4.71 und verzeihen Sie mir die reichlich verspätete Beantwortung. Aber es war mir bei bestem, guten Willen einfach unmöglich, früher zu schreiben, ohne mich selbst der absoluten Gefahr eines völligen Nervenzusammenbruches auszusetzen! Wenn ich mich heute, nach Ablauf von kaum 8 Wochen soweit erholt habe, um hoffen zu dürfen, Ende Juli d. J. die Heil- und Pflegeanstalt geheilt verlassen zu *können,* so verdanke ich das in erster Linie der raschen Hilfe aller Angestellten Ihres Instituts, mit der Sie das neue Girokonto eröffnet haben und führen werden. Davon bin ich voll und ganz überzeugt. Und werde auch Ihr Vertrauen zu würdigen wissen. Mit freundlichen Grüßen verbleibe ich in allen finanziellen Angelegenheiten mit Hochachtung Ihr Kunde F.K.»

Dieser Brief *muß* keineswegs als pathologisches Dokument aufgefaßt werden, da auch bei gesunden Menschen infolge mangelnder Kenntnis der herrschenden Sitten und Gebräuche sowie bei Vorhandensein vermehrter Eigeninitiative ganz ähnliche Verhaltens- und Gestaltungsweisen auftreten können, die in einem anderen Kontext als pathologisch bewertet würden. Der Brief soll lediglich die Physiognomisierungstendenz illustrieren, den Versuch, zu der fremden Umwelt eine Beziehung herzustellen, indem man ihr ein ausdrucks- und bedeutungsvolles Gesicht verleiht.

Während unser Patient F.K. eine rein geschäftliche Angelegenheit mit

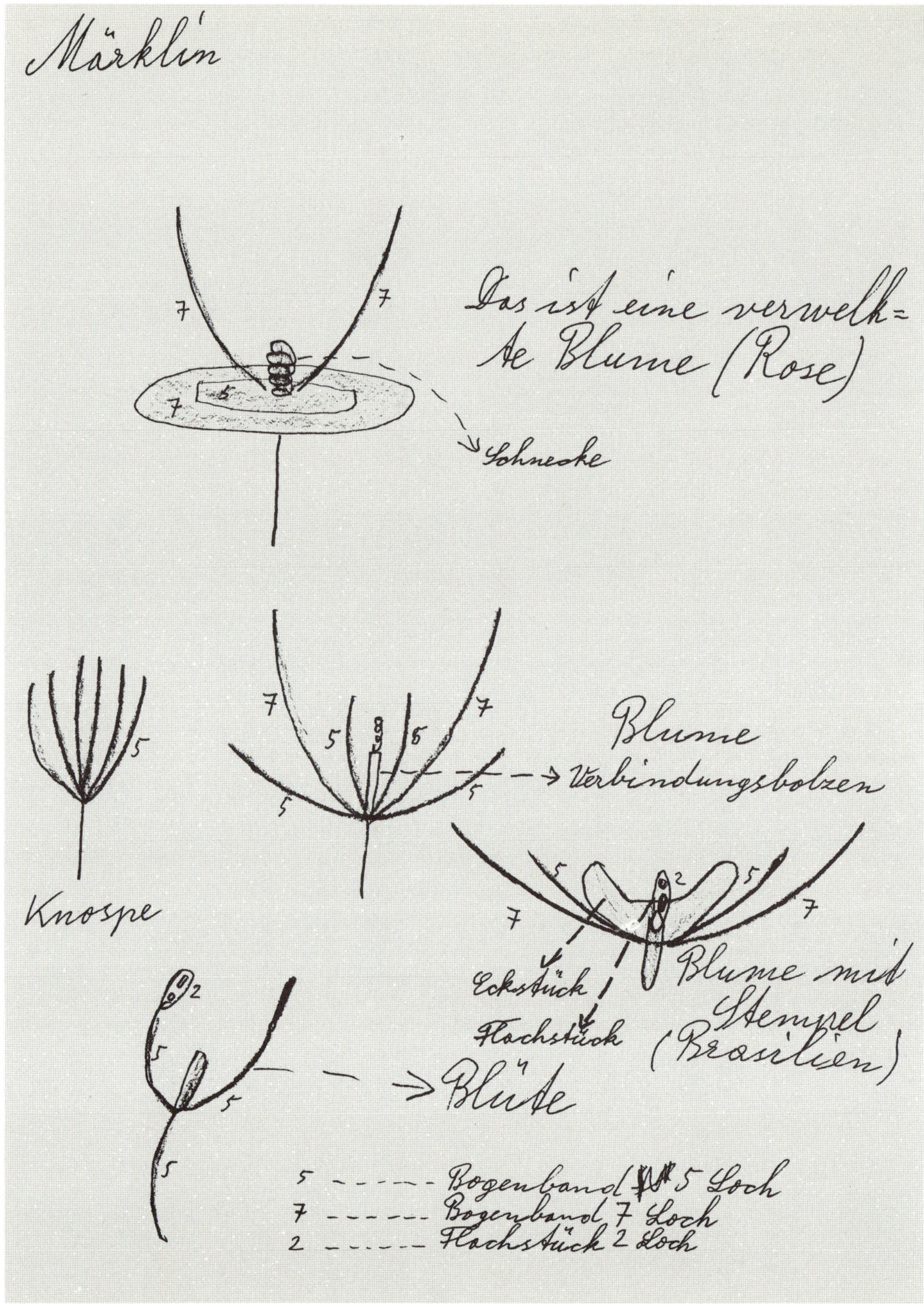

218 ARTUR: *Blumen und Blüten mit dem Märklin-Baukasten hergestellt. Versachlichung des Lebendigen (Formalisierung), Symbolbildung.*

menschlichen Zügen (die nach gängiger Ansicht darin nicht enthalten sind) ausstattete und auf diese Weise seine Umgebung physiognomisierte, zeigt der schizophrene Artur das Bestreben, Lebendiges in seiner Umwelt zu versachlichen und zu formalisieren. Zu diesem Zweck bedient er sich seines Märklinbaukastens, mit dem er für seine Person ein eigenes «Planetarium» aufbaut und überhaupt alles bewerkstelligen kann. (Zum Wirksamwerden der kreativen Grundfunktionen bedarf es oft einer «Regression» im entwicklungspsychologischen Sinn.) Artur kann mit dem Baukasten nicht nur einen Kirchenkonzern aufbauen und Eisenbahnbrücken errichten, er «macht» auch Bäume, aufblühende und verwelkende Blumen

(Abb. 218) und verwendet lange Schrauben «zur Demonstration von Gras». Er stellt anatomische Präparate mit seinem Baukasten her (Artur war Medizinstudent) und «macht» schließlich aus Baukastenteilen auch seinen Sohn (Abb. 219). In einem Gespräch antwortete er auf die Frage, was nach seiner Ansicht das «höchste Wesen» sei: «der Diamant». Auf die Frage, was er unter «Sittengesetz» verstehe, sagte er: «das elektronische Urgebäude». «Das Gefühlsmäßige» bestehe für ihn aus einer «Formentreue», und «Kontakt» habe er, wenn er «auf die Straße blickt» (158, 164).

Arturs Tendenz zur Formalisierung ist der Emotionalität entgegengesetzt und dient dazu, unerträgliche Gefühle auszuschalten und zu beherrschen; sie entreißt ihn der Verzweiflung und ermöglicht ihm, in seinem neuen «Planetarium» strahlend sicher aufzutreten. Artur ist seit vielen Jahren schizophren; er ist beschäftigungslos und verbrachte die meiste Zeit seines Lebens vereinsamt zu Hause bei seiner Mutter. Dennoch wirkt er in seiner Krankheit äquilibriert, ist stets in leicht gehobener Stimmung und unterhält sich gerne, wenn sich eine Gelegenheit dazu ergibt.

Neben der Physiognomisierung und der Formalisierung ist die Symbolbildung die dritte schizophrene Gestaltungstendenz. Wenn Artur «lange Schrauben zur Demonstration von Gras» verwendet oder seinen «Sohn» aus Bestandteilen eines Baukastens herstellt, kann man nicht nur von Regression und Formalismus sprechen, hier liegt auch eine Verbindung von Vorstellungen vor, die normalerweise weit voneinander entfernt sind, eine ungewöhnliche Bildagglutination, die Träger einer – symbolischen – Bedeutung ist; eine Bildverschmelzung, die man als surreal bezeichnen und auf sprachlichem Gebiet mit einer absurden Metapher («Das Sittengesetz ist das elektronische Urgebäude») vergleichen kann.

Zum Schluß dieses Kapitels möchte ich den Fall Aurel beschreiben, nicht nur, weil Aurel durch kunstvolle Bildagglutinationen Symbole gebildet hat, sondern vor allem, weil Aurels Zeichnen mit seiner Tendenz zur Symbolbildung in den größeren Kontext seiner Krankheit und seines Lebens gestellt werden soll, was ja auch insgesamt dem Sinn dieses Buches entspricht.

Aurel wurde 1925 geboren. Er bestand die Aufnahmeprüfung für das Gymnasium, gelangte aber über die erste Klasse nicht hinaus. Als er vierzehn Jahre alt war, stellte man bereits fest, daß er an einer schizophrenen Psychose leidet. Seit seinem zwanzigsten Lebensjahr ist er hospitalisiert.

Aurel sieht noch jugendlich aus und wirkt intellektuell. Der Wunsch, Maler oder Bildhauer zu werden, hat ihn

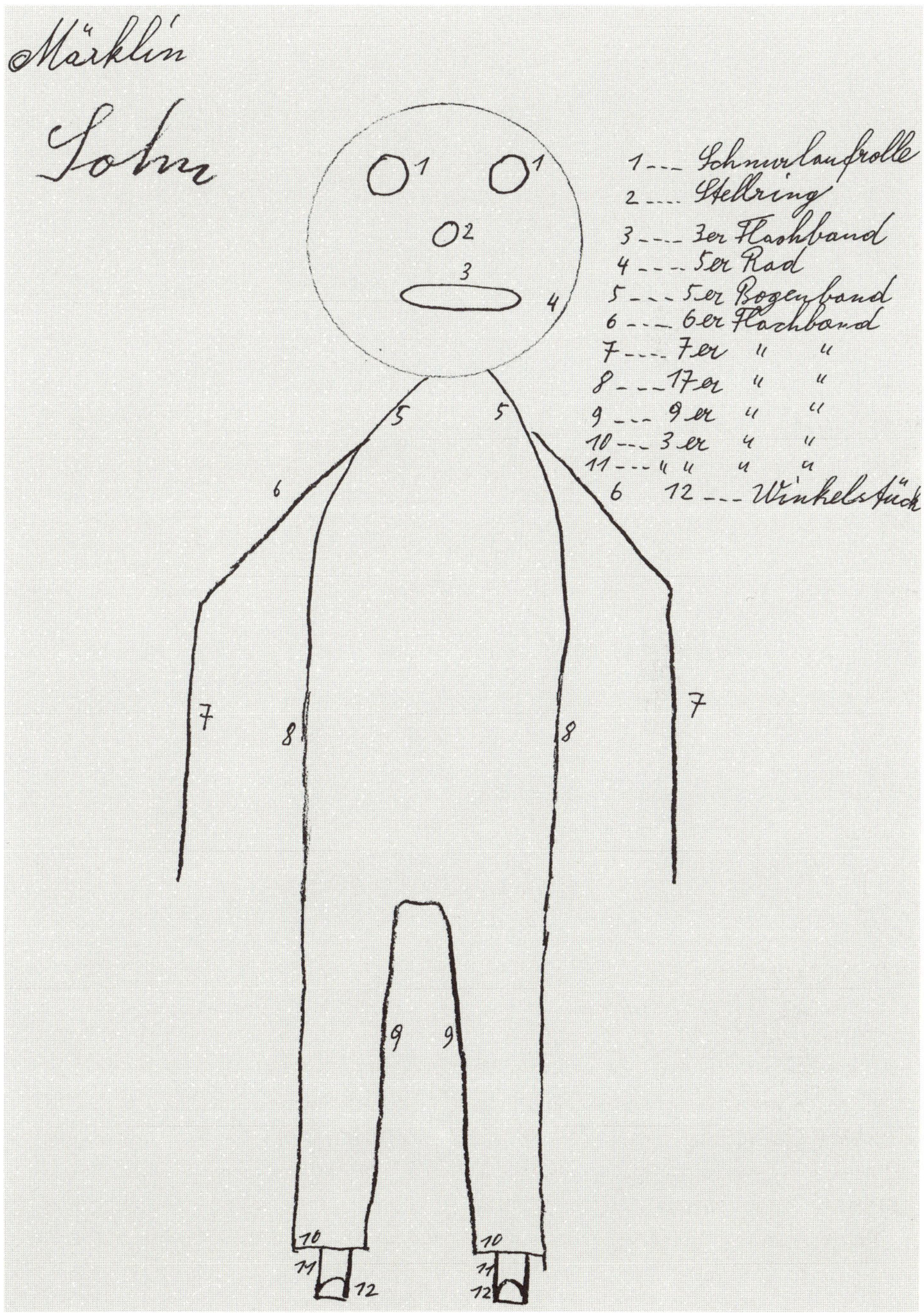

219 ARTUR: *Sohn – aus Märklin-Bauteilen.*

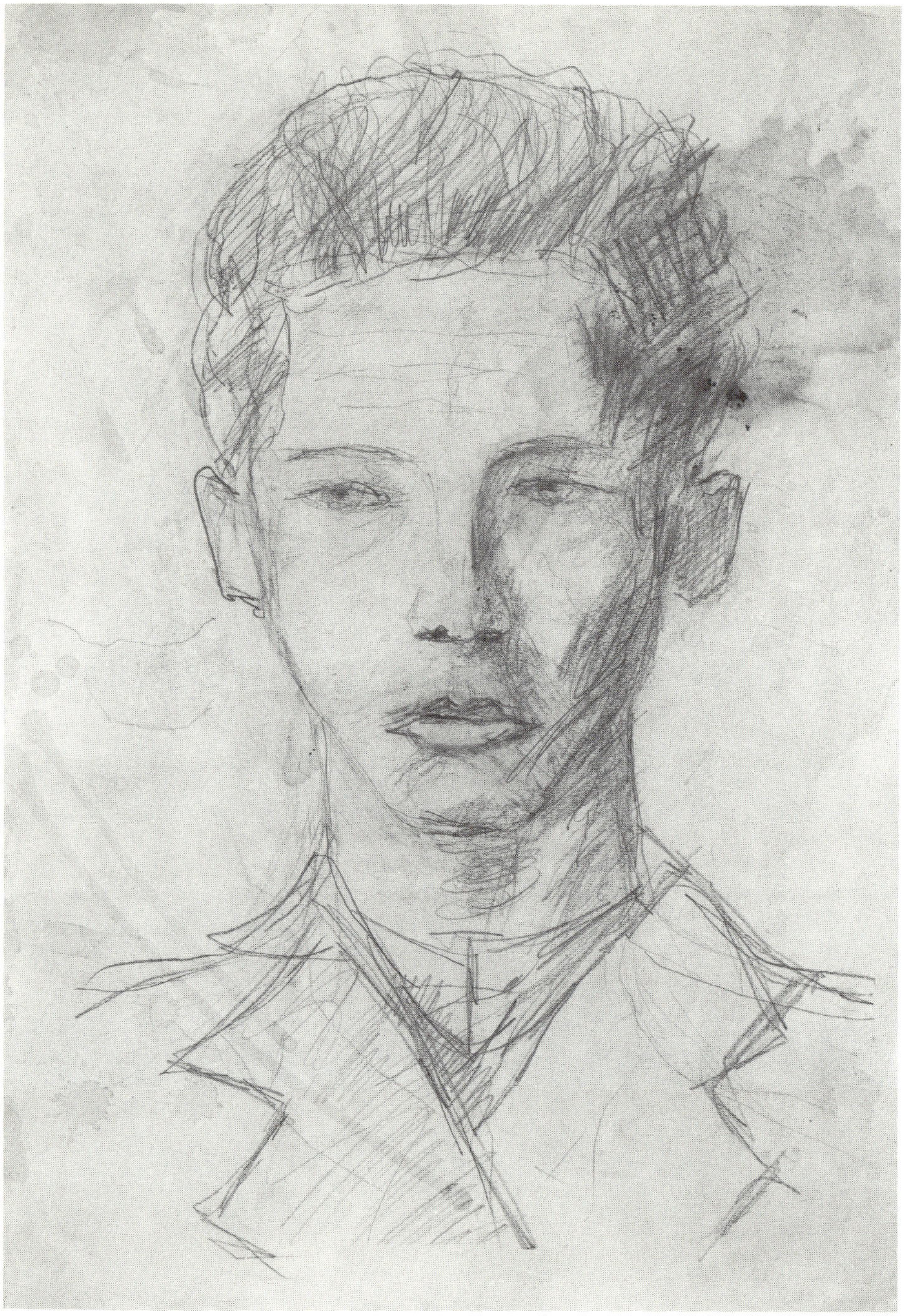

220 AUREL: *«Selbstporträt». Vor Beginn der Erkrankung, im Alter von etwa fünfzehn Jahren.*

nie verlassen. Im Krankenhaus – besonders in früheren Jahren – saß er oft stundenlang vor einer Bleistiftskizze, mit Einzelheiten der Formgebung beschäftigt. Drei Motive spielten damals die Hauptrolle: sein Selbstporträt, ein weibliches Idol und die Christusfigur. Er gestaltete diese Motive in typischer, ja stereotyper Art.

Hier soll nur der Wandel des Selbstporträts im Schaffen Aurels gezeigt und besprochen werden. Es ist dazu allerdings notwendig, auch eine Darstellung des weiblichen Idols und des Christuskopfes zum Vergleich heranzuziehen.

Durch die Freundlichkeit einer nahen Verwandten Aurels habe ich ein Selbstporträt erhalten, welches er im Alter von fünfzehn oder sechzehn Jahren zeichnete (Abb. 220). Diese Bleistiftskizze läßt zeichnerische Begabung erkennen und weist noch keine Spur der Krankheit auf. Sie zeigt einen Knaben mit sehr ernstem Gesicht, der über sein Alter hinaus gereift scheint.

Das Selbstporträt, welches Aurel etwa zehn Jahre später im Krankenhaus auf kleinstem Format anfertigte, wirkt dagegen völlig verändert (Abb. 221). Aurel hat diese Züge immer wieder gezeichnet: den von Locken bedeckten Kopf etwas geneigt, die Augen wie in mystischer Versenkung geschlossen, die Jochbögen stark vorspringend und den Mund durch ein Lächeln so weit auseinander gezogen, daß die Mundwinkel die Kontur der unteren Gesichtspartie fast berühren. Dieses Porträt ist, abgesehen von dem dargestellten Mienenspiel, dem wirklichen Aussehen Aurels nicht unähnlich. Die Verdoppelung des Kopfes läßt sich durch das Skizzenhafte der Zeichnung verstehen, aber auch das «Stereotyp-Halluzinatorische» kündigt sich darin bereits an.

Das von Aurel gezeichnete Mädchenbildnis (Abb. 222) zeigt tief in die Stirn fallendes welliges Haar und Augen, die aufwärts blicken (nur in der Profildarstellung ist das Auge geschlossen); die Nase ist etwas mehr von der Seite gesehen als das ganze Gesicht; der Mund ist dicklippig und groß. Aurel brachte dieses Porträt in Beziehung mit einer jugendlichen Patientin, der er einst zugetan war.

Das Selbstporträt und das Porträt seines Idols hat Aurel viele Jahre hindurch sehr oft in der gleichen Weise gezeichnet. Einmal zeichnete er jedoch sich selbst so, daß seine eigenen Gesichtszüge mit jenen des Mädchens verschmelzen (Abb. 223). Der Kopf ist erhoben und das männliche Gesicht voll zugewendet, die Augen sind weit geöffnet und blicken nach oben; auch die Frisur ist männlich, aber das Haar ist nicht gelockt, sondern leicht gewellt, die Wangengegend ist glatt,

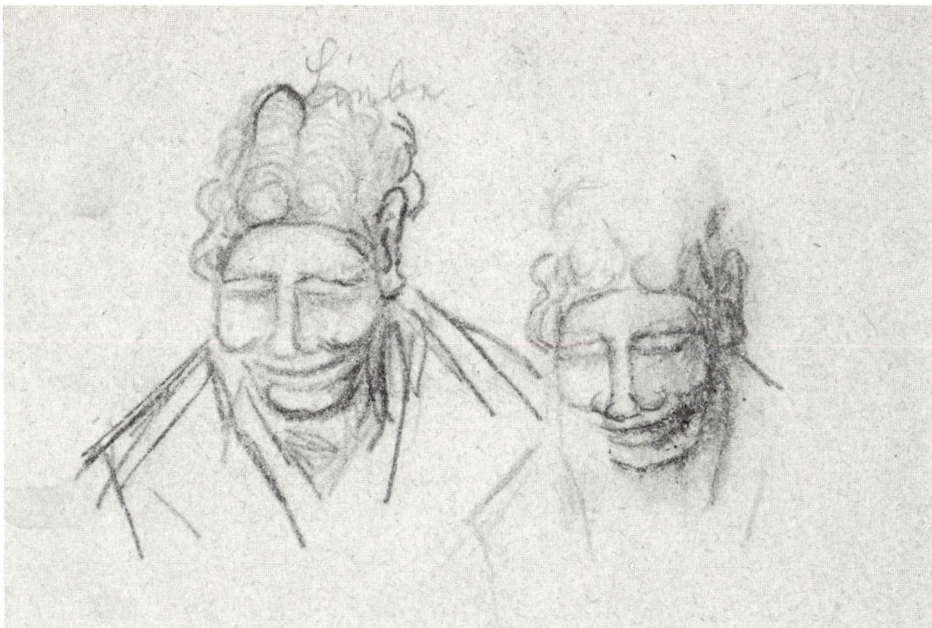

221 Aurel: *Stereotypisiertes Selbstporträt etwa zehn Jahre später, nach Ausbruch einer schizophrenen Psychose.*

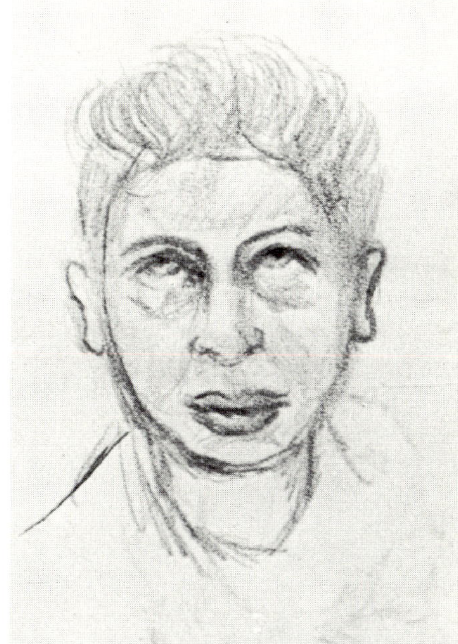

223 Aurel: *«Selbstporträt». Verschmelzung der eigenen Gesichtszüge mit jenen des Mädchens.*

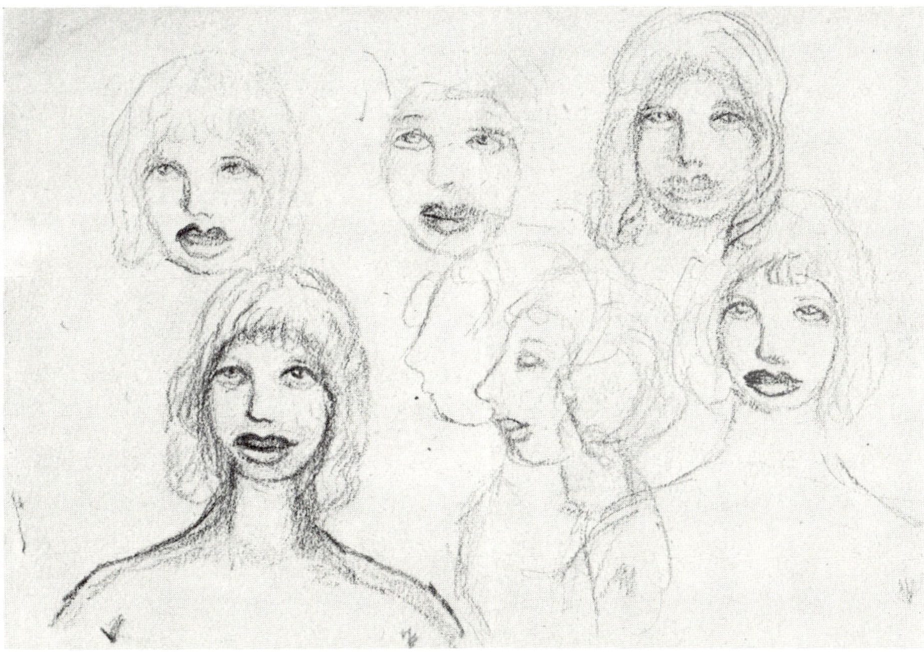

222 Aurel: *Das weibliche Idol.*

die Jochbögen springen nicht vor, besonders aber der Mund gleicht ganz dem weiblichen Idol und nicht dem üblichen Selbstporträt.

Das dornengekrönte Haupt Christi war das dritte Motiv, das Aurel Jahre hindurch in stets gleichbleibender Weise zeichnete (Abb. 224). Ursprünglich hatte ihm dazu eine Christusdarstellung von Guido Reni als Vorlage gedient, die er aber später nicht mehr benötigte. Bei der Wiedergabe des Christus machte sich eine konstruktivistische Tendenz in Aurels Schaffen bemerkbar; der Christuskopf ist in starker Anlehnung an Guido Reni, aber mehr geometrisierend wiedergegeben. Wie auf der Vorlage sind die Augen extrem nach oben gewandt.

Unter vielen ähnlichen gibt es eine Zeichnung Aurels, die durch eine Kontamination des Selbstporträts mit dem weiblichen Idol und der Christusfigur zustandegekommen ist (Abb. 225). Aurel selbst ist darin an dem Mittelgesicht, besonders den vorspringenden Backenknochen erkennbar; der Kopf ist geneigt, die Augen sind geschlossen. Das lange wellige Haar und die Mundpartie kennzeichnen das weibliche Idol, während die Attribute Kreuz und Heiligenschein

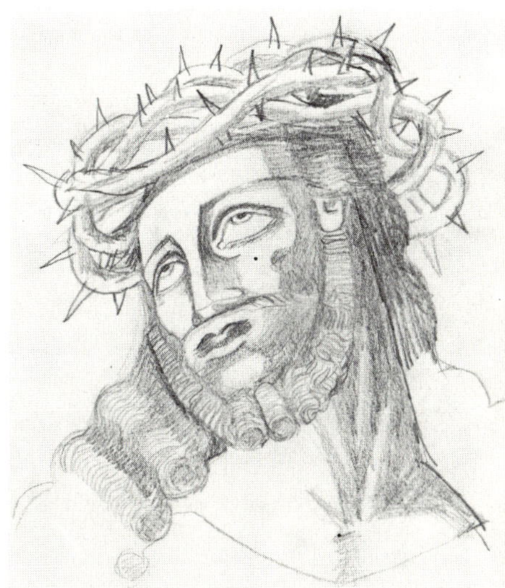

224 Aurel: *«Christus mit Dornenkrone» (n. G. Reni). Konstruktivistisch-geometrisierend.*

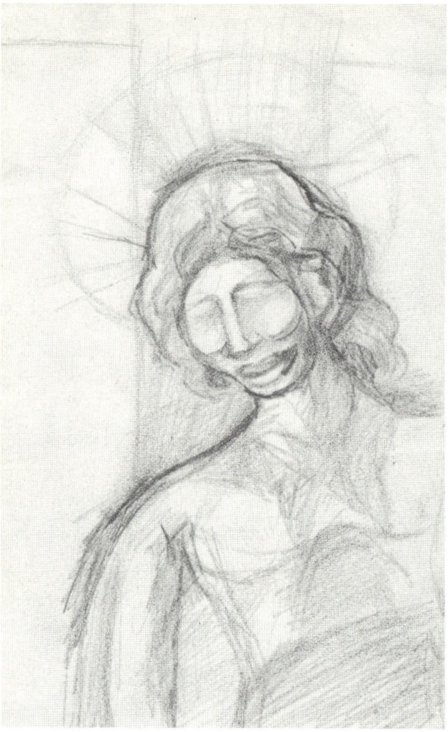

225 Aurel: *«Selbstporträt». Kontamination mit dem weiblichen Idol und dem Christus.*

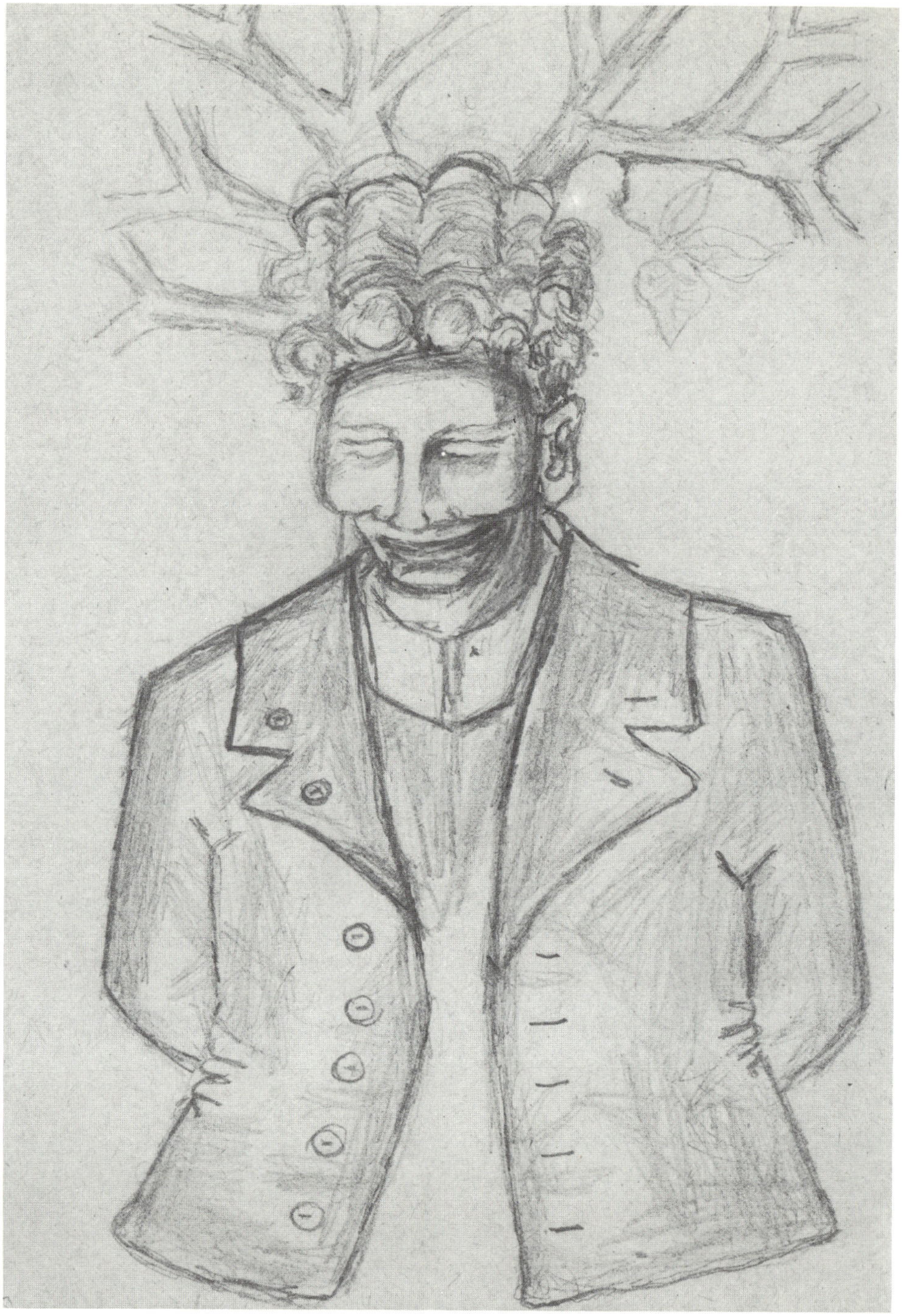

226 Aurel: *«Selbstporträt vor Baum». Bildverschmelzung (Symbolbildung).*

an der Identität der gezeichneten Figur mit Christus keinen Zweifel lassen.

Eines Tages tauchte im Schaffen Aurels ein neues Motiv auf, das er in der Folgezeit immer wieder zeichnete. Er begann mit dem üblichen Selbstporträt und zeichnete hierauf über seinem Kopf Geäst und Zweige eines Baumes (Abb. 226). Um eine Deutung gebeten, erklärte er, es handle sich um ein Bild, welches er auf einem Familienfoto gesehen habe; dort sei er vor einem Baum stehend abgebildet. Es gibt aber auch eine Radierung Aurels, auf der sich zwischen den Ästen des Baumes und mit ihnen verwechselbar, genau in der Mitte über Aurels Kopf schwebend, ein Kreuz befindet. Daran erkennt man, daß hier doch wieder eine sublime Christusidentifikation vorliegt, wobei die Äste des Baumes an Stelle von Kreuzen, vielleicht auch an Stelle der Dornenkrone stehen. Daß solche Symbole vielschichtig und auch andere Deutungen möglich sind, sei nur am Rand erwähnt.

Im Jahre 1970 entstand eines der letzten Selbstporträts Aurels (Abb. 227). Zwischen dieser Selbstdarstellung und der ersten, die Aurel im Alter von fünfzehn Jahren zeichnete (Abb. 220), liegen also dreißig Jahre – Krankheitsjahre.

Manfred Bleuler (36, 37) weist in seinem großen Werk über die Verläufe schizophrener Erkrankungen darauf hin, daß auch die chronischen Formen dieser Psychose nicht zu einer zunehmenden Verschlimmerung des seelischen Befindens und zu einem fortschreitenden Abbau der Persönlichkeit führen, wie man früher fälschlich angenommen hat, sondern daß in vielen Fällen nach jahrzehntelanger

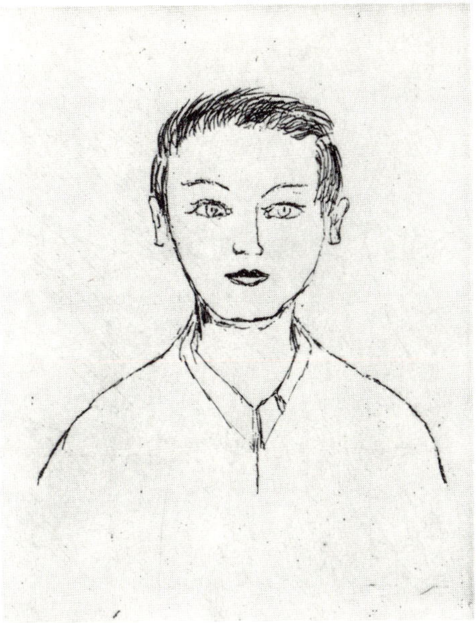

227 Aurel: *«Selbstporträt im Alter von fünfundvierzig Jahren». Rückkehr zur Kindheit.*

Krankheit schließlich doch eine erhebliche Besserung eintritt. Als Anstaltsarzt habe ich bei vielen meiner Patienten den Krankheitsbeginn erlebt und den Verlauf der Psychose über zwanzig und mehr Jahre beobachten können. Die meisten dieser Patienten haben einen seelischen Gleichgewichtszustand erreicht, den ich weder als schizophrenen «Defekt» noch als «affektive Verödung» bezeichnen möchte. Viele von ihnen befinden sich wieder auf einer Stufe des Kindseins, die jenem vorpuberalen Stadium, das man «reife Kindheit» nennt, in verschiedener Hinsicht ähnlich ist: sie sind aufgeschlossen, hilfsbereit, freundlich, mehr sachbezogen als gefühlsbetont, haben kindliche Ansichten, bedürfen der Lenkung von außen und nehmen der Umgebung gegenüber eine abwartende Haltung ein. Sie fühlen sich auch jung, weil die Jahre und Jahrzehnte der Krankheit für sie nicht zählen, glauben, daß das Leben *vor* ihnen liegt und tragen sich mit Gedanken über zukünftige Berufsausübung, Heirat und Familiengründung. Ihre Jugendzeit vor dem Ausbruch der Erkrankung liegt ihnen lebhaft vor Augen, die Zeit der Krankheit ist für sie dagegen unwirklich, traumartig verblaßt; darüber können sie nur wenig und unklar berichten. Wenn sie zu ihrer Krankheit (und der oft langdauernden Hospitalisierung) Stellung nehmen, erscheint ihnen diese Zeit als eine Zeit der Übung, Erprobung und Vorbereitung auf ein späteres Leben.

Es verwundert daher nicht, wenn Aurel mit fünfundvierzig Jahren ein Selbstbildnis zeichnet, das ihn jünger erscheinen läßt als zur Zeit seines ersten Selbstporträts – im Alter von fünfzehn Jahren (vgl. Abb. 220 und Abb. 227). Es wirkt auch weniger ernst, weniger nach innen gewandt und paßt ganz zu seinem freundlichen Wesen und seiner positiven Lebenseinstellung, die er heute zeigt. Damit soll nicht gesagt sein, daß Aurel, dessen Krankheit man als Hebephrenie bezeichnet, nun gesund ist. Aber sein Zustand hat sich doch sehr gebessert, und man muß sein Dasein als Lebensform anerkennen, die mit der Kindheit vergleichbar ist.

Abschließend soll betont werden, daß sich schizophrene Kranke auf einzelnen Ausdrucksgebieten in ganz normaler Weise äußern können. Meist sind nur bestimmte Kommunikationsbahnen, das Sprechen, das Schreiben, das Zeichnen, Mimik, Gestik oder andere Arten kommunikativen Verhaltens durch die Psychose gestört. Es ist aber noch völlig ungeklärt, wovon es abhängt, ob ein schizophrener Patient eher konventionell oder in einem mehr oder weniger deutlichen schizophrenen Stil zeichnet.

Wir haben gesehen, daß die schizophrene Psychose das zeichnerische Gestalten in dreifacher Hinsicht verändern kann: der Patient kann Gefühlsmäßiges verstärkt oder ungewöhnlich ausdrücken (Physiognomisierung); er kann alles Expressive ausschalten, unterdrücken und eine rein formale Lösung erbringen (Formalismus); und er kann schließlich neue Bedeutungsträger schaffen und seinem Werk eine besondere, oft rätselhafte oder geheimnisvolle Bedeutung verleihen (Symbolismus).

Es wird die Hypothese aufgestellt, daß alle Merkmale schizophrener Bildnerei auf drei schizophrene Gestaltungstendenzen, die Tendenz zur Physiognomisierung, zur Formalisierung und zur Symbolisierung, rückführbar sind. So wird in allen Erscheinungen der Stereotypie eine beruhigende, haltgebende, ordnende, formalistische Tendenz gesehen; aber auch die Neigung zur Geometrisierung, zur Symmetriebildung, zur Hervorhebung und Vervielfachung der Konturen, zur Formenreduktion und -amplifikation wird dieser Tendenz zugeordnet. Wogegen in den Deformationen, besonders jenen des menschlichen Körpers, die Physiognomisierungs- und Symbolisierungstendenz erkannt wird. Die Tendenz zur Symbolisierung äußert sich außerdem in ungewöhnlichen Zusammenstellungen figuraler Sujets und Bildverschmelzungen.

Durch den Verlust der Wahrnehmungs- und Verhaltenskonstanten des normalen Bewußtseins werden die schizophrenen Gestaltungstendenzen wirksam. Sie lösen sich aus dem integrierten Gesamtverhalten des Gesunden gleichsam heraus, verselbständigen sich und treten im Akt des schizophrenen Gestaltens dann aber doch wieder in neuer Weise zusammen.

Im nächsten Kapitel soll die Beziehung der schizophrenen Gestaltungstendenzen zur Kreativität untersucht werden.

III. Theorie der Kreativität

In den beiden vorhergehenden Abschnitten wurden die «Merkmale schizophrener Bildnerei» in ihrer Vielfalt dargestellt und auf die drei «schizophrenen Gestaltungstendenzen», Physiognomisierung, Formalisierung und Symbolisierung, zurückgeführt. In diesem Kapitel soll nun der Versuch unternommen werden, den Begriff der Kreativität zu bestimmen.

Die hier mitgeteilten Anschauungen entstanden während langjähriger Erfahrungen mit psychotischen Menschen und in der intensiven Auseinandersetzung mit aktuellen wissenschaftlichen Erkenntnissen und Theorien. Sie unterscheiden sich von anderen Auffassungen der Kreativität vor allem dadurch, daß ein kreatives Produkt nicht von vornherein als wertvoll angesehen wird und daß der Psychose Kreativität in vollem Umfang zugesprochen wird.

Eine Reihe jener Beobachtungen, worauf sich die hier dargelegte Theorie gründet, soll nun einleitend angeführt werden.

Johann B. wurde 1897 geboren. Er war Landwirt. In mittleren Lebensjahren und dann auch in vorgerücktem Alter war er mehrmals wegen manischer Zustände im psychiatrischen Krankenhaus. In den Jahren 1959/60 stellte er während des gesamten Verlaufs einer manischen Phase zahlreiche Zeichnungen her, in denen sich Beginn, Höhepunkt und Ende der Manie deutlich zeigen. Aus dieser Verlaufsbeobachtung werden hier nur vier Zeichnungen wiedergegeben. Die erste Zeichnung (Abb. 228) wirkt noch depressiv-gehemmt, obwohl klinisch Anzeichen einer beginnenden Manie bereits vorhanden waren; die Figur ist klein, an den Rand gesetzt, hat keine Arme. Die zweite Zeichnung (Abb. 229) entstand dagegen bereits auf dem Höhepunkt der Manie; nun füllt die Figur das Blatt aus, sie ist mit wilden Kritzelzügen schattiert, ein Phallus ist dargestellt, und schriftliche Zusätze schmücken das Blatt. Etwas später war unter medikamentöser Behandlung die manische Erregung bereits wieder gedämpft, der Patient verhielt sich geordneter, wie auch die Zeichnung zeigt (Abb. 230). Die vierte Zeichnung stellte Johann B. kurz vor der Entlassung her, nachdem die Manie abgeklungen war (Abb. 231). Nun zeichnete er wieder unauffällig, konventionell.

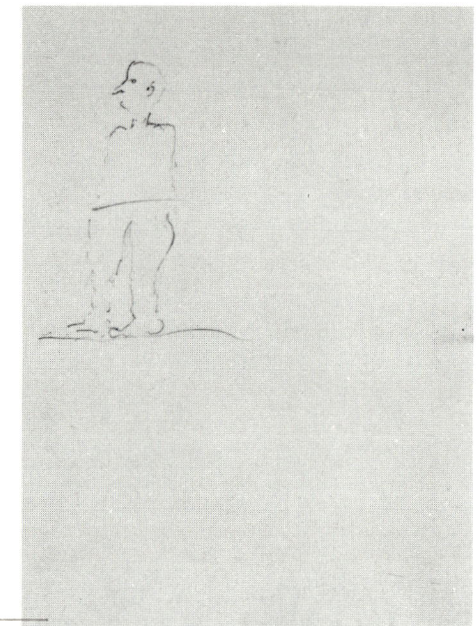

228 Johann B.: *Merkmale depressiver Gehemmtheit bei Beginn einer Manie.*

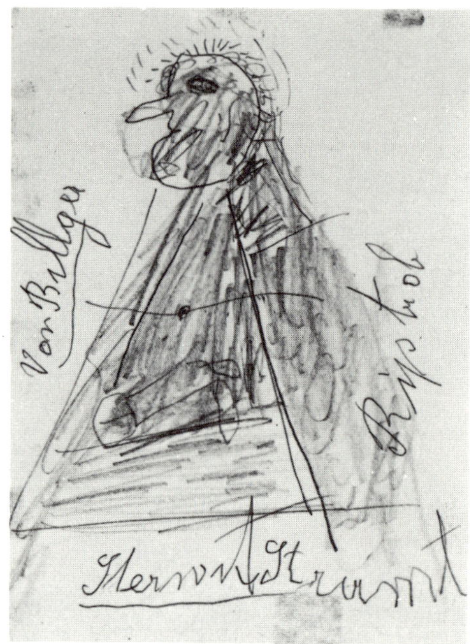

229 Johann B.: *Motorische und sexuelle Enthemmung auf dem Höhepunkt der Manie.*

Wilhelm St. wurde während seines dritten schizophrenen Schubes aufgefordert, auf einem Zeichenblatt von Postkartengröße einen Menschen zu zeichnen. Der Patient war im Gespräch kaum fixierbar, sein Gedankengang war zerfahren, sein Gesichtsausdruck und seine Körperhaltung wirkten starr. Seine Zeichnung (Abb. 232) ist schwer zu beschreiben: ein Raum, der an eine Scheune erinnert, in eigentümlicher Perspektive und in der Tiefe des Raumes, gleichsam an einer Wand, zwei Augen; das ganze mit gesteigertem Antrieb ziemlich flüchtig ausgeführt. Das Gegenständliche tritt zurück, die Zeichnung wirkt unklar, beängstigend und läßt ein Gefühl des Unheimlichen aufkommen. Diese Darstellung entspricht nicht unserer Wahrnehmung bei normalem

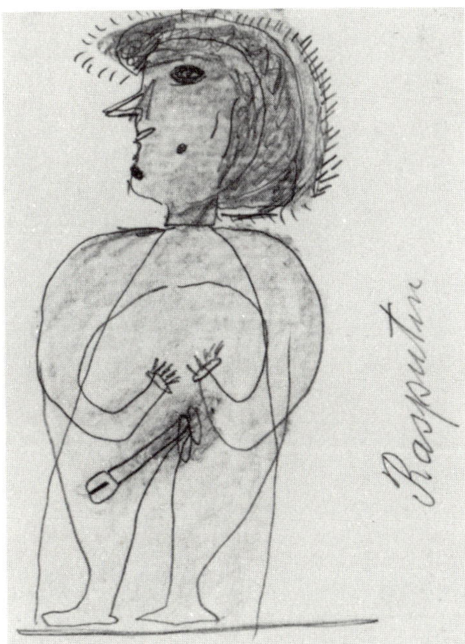

230 Johann B.: *Die manische Erregung medikamentös gedämpft.*

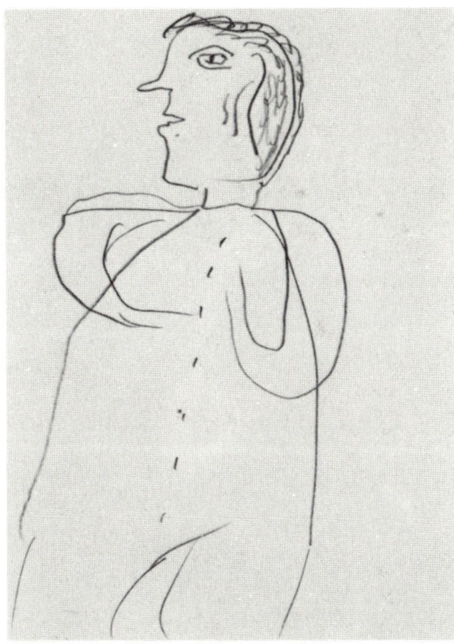

231 Johann B.: *Die Manie ist abgeklungen.*

Bewußtsein, sie gleicht einem Traumbild, einem mangelhaft erfaßten Bild infolge zu kurzer Darbietung, einer Sinnestäuschung. Wir erkennen geometrische Kategorien, eine Tendenz zur Physiognomisierung und eine rätselhafte Symbolik darin.

Gleich darauf fertigte Wilhelm St. auf einem anderen Blatt eine weitere Zeichnung an (Abb. 233). Nun ist ein Gesicht bereits deutlich, wenngleich es bloß der obere Teil eines Gesichtes ist; der Raum, den die untere Gesichtshälfte einnehmen könnte, ist leer. Das Gesicht wirkt maskenhaft starr und zugleich verschwommen. Es befindet sich in einem Rahmen, der eine geometrische Form und eine gewisse Tiefe hat. Rasch hingesetzte Striche geben den beiden Zeichnungen dieses Patienten etwas Fluktuierendes, gleichzeitig eine gewisse malerische Note. Die Zeichnungen erinnern an die Kunst der Naturvölker; eine Beeinflussung durch kunstwissenschaftliche Informationen kann man jedoch ausschließen.

Innerhalb einiger Wochen war die Psychose abgeklungen. Nun zeichnete Wilhelm St. einen Menschen in ganz gewöhnlicher Art (Abb. 234). Eine gewisse Armut der Darstellung, Unsicherheit und der iterative Gebrauch geometrischer Elemente, insbesondere paralleler Linien, fallen noch auf.

Der Patient Franz K. wurde wegen schizoaffektiver Psychose zum drittenmal in unser Krankenhaus eingewiesen. Er war wortkarg, schien gespannt und glaubte, daß er sich körperlich verändert habe; dabei war er in eher gehobener Stimmung. Die männliche Figur, die er in diesem Zustand zeichnete (Abb. 235), erinnert an eine Karikatur: ein Strichmännchen mit Schu-

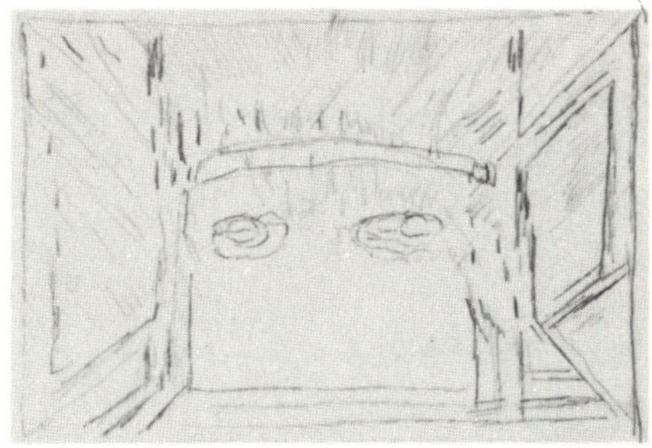

232 Wilhelm St.: *Physiognomisierung, Geometrisierung, rätselhafte Symbolik.*

233 Wilhelm St.: *Ein Gesicht tritt deutlicher hervor, wirkt aber immer noch verschwommen.*

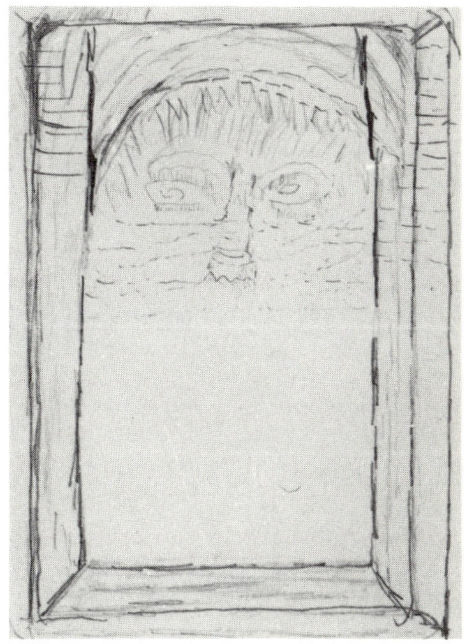

234 Wilhelm St.: *Nach der Heilung Annäherung an ein konventionelles Schema.*

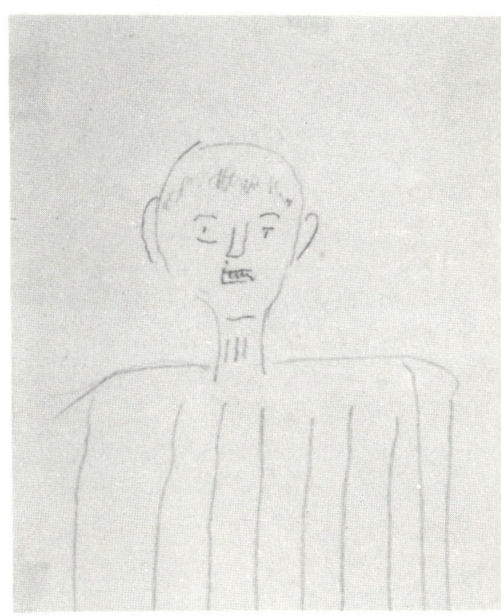

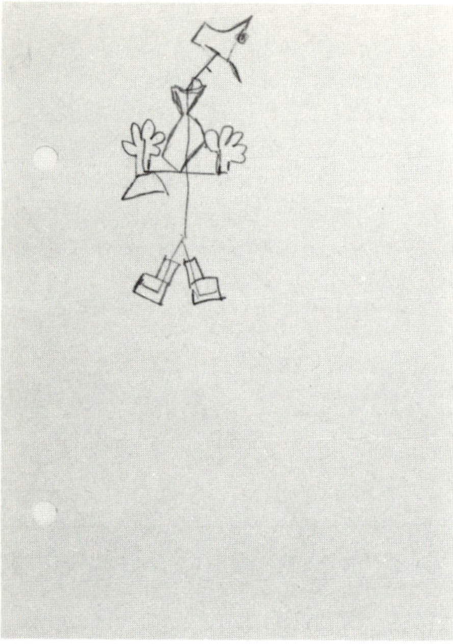

235 Franz K.: *Karikaturistische Darstellung in einer akuten Psychose.*

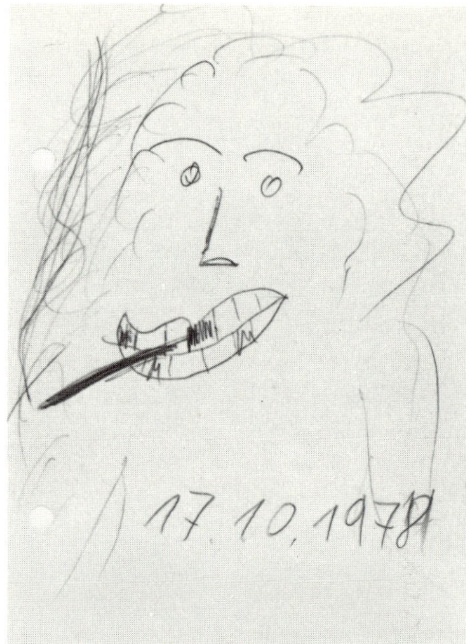

236 Franz K.: *Schwungvolle, raumfüllende, erotisch-aggressive Darstellung in der akuten Psychose.*

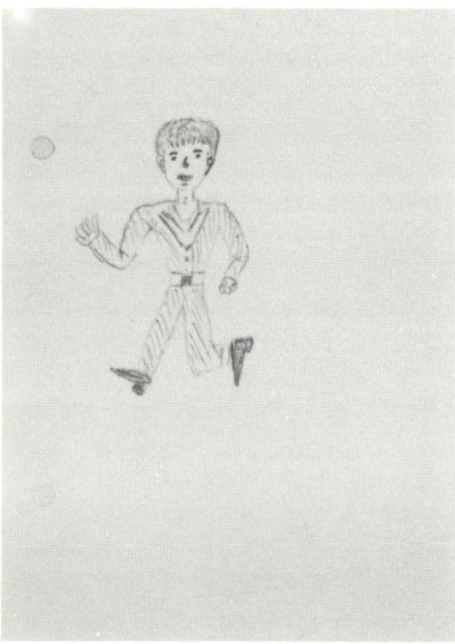

237 Franz K.: *Konventionelles Schema nach der Heilung.*

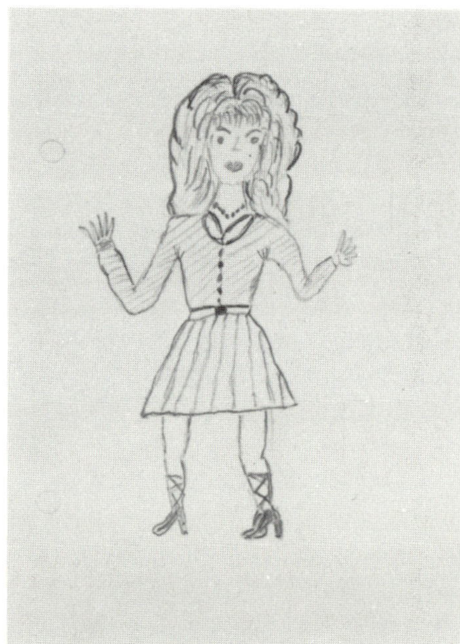

238 Franz K.: *Konventionelles Schema nach der Heilung.*

hen, Handschuhen und Krawatte, ganz ungewöhnlich sind Kopf und Auge. Die unmittelbar danach gezeichnete Frauenfigur (Abb. 236) ist schwungvoll ausgeführt, raumfüllend und wirkt erotisch-aggressiv (Zigarette rauchend). Auch die Schrift (der Name wurde in der Reproduktion weggelassen) ist groß und flüchtig.

Nach etwa dreiwöchiger medikamentöser Behandlung konnte Franz K. geheilt entlassen werden. Die Zeichnungen, die er jetzt anfertigte (Abb. 237, 238), erinnern an durchschnittliche Kinderzeichnungen und an Zeichnungen ungeübter Erwachsener.

Franz Kauer leidet an angeborener Taubstummheit; als Kind hat er vielleicht eine Gehirnentzündung durchgemacht, Lesen und Schreiben hat er nie erlernt. Infolge seiner Unstetheit konnte er auch zu einfachen Arbeiten nicht herangezogen werden. Den größten Teil seines Lebens verbrachte er in Heimen und Anstalten. Dabei hat er ein Zeichentalent entwickelt. Er

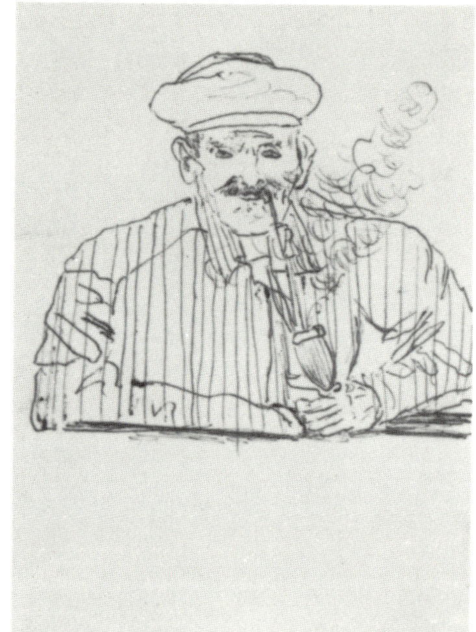

239 Franz Kauer: *Porträt eines Mitpatienten. Konventionelle Darstellung bei psychischer Ausgeglichenheit.*

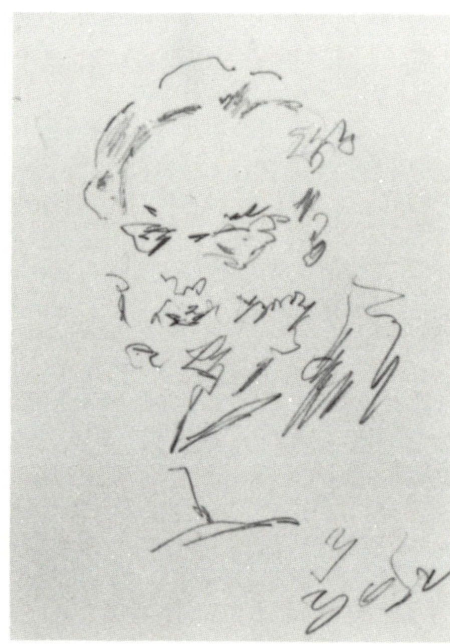

241 Franz Kauer: *Zerfall der Figuration, zunehmende Erregung.*

zeichnet nach der Natur, aus der Phantasie und kopiert Abbildungen aus illustrierten Zeitschriften. In seinem späteren Leben trat zusätzlich zu den schon bestehenden psychischen Störungen und Behinderungen eine schubweise verlaufende halluzinatorische Psychose auf. In einem nichtpsychotischen Zustand porträtierte

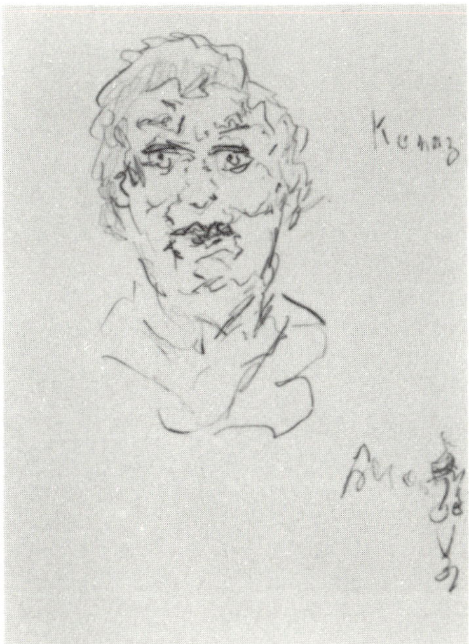

240 Franz Kauer: *Zeichnung aus der Phantasie zu Beginn der Psychose. Stärkere physiognomische Valenz, psychomotorische Erregung.*

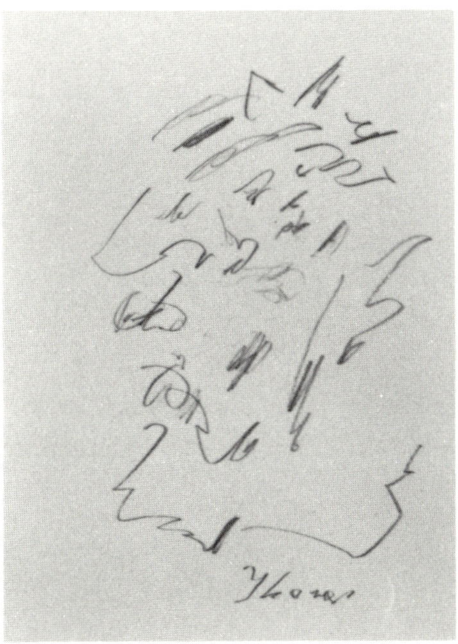

242 Franz Kauer: *Kritzeln auf dem Höhepunkt der Psychose.*

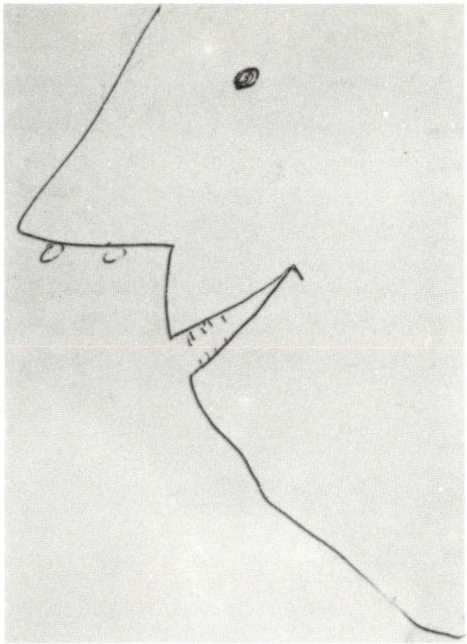

243 Josef F.: *Lösung der Aufgabe, einen Menschen zu zeichnen, in einer manischen Psychose.*

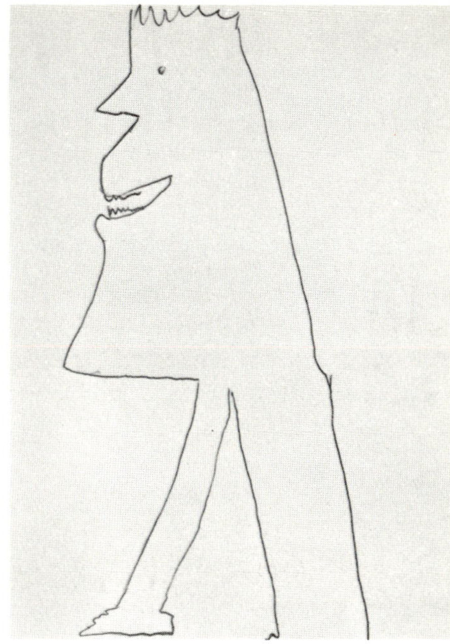

244 Josef F.: *Lösung der selben Aufgabe einige Tage später nach medikamentöser Behandlung.*

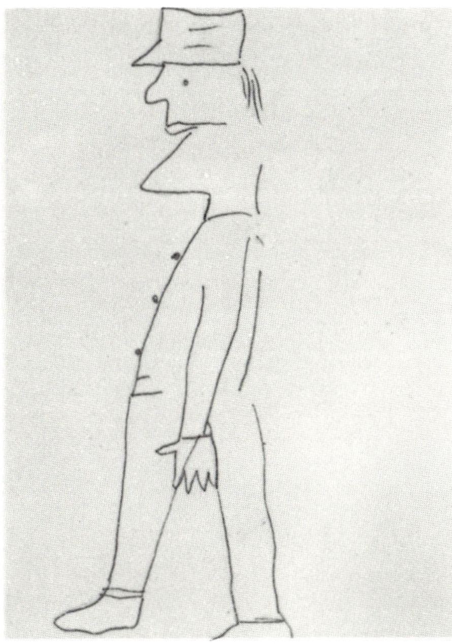

245 Josef F.: *Zeichnung nach Abklingen der Psychose.*

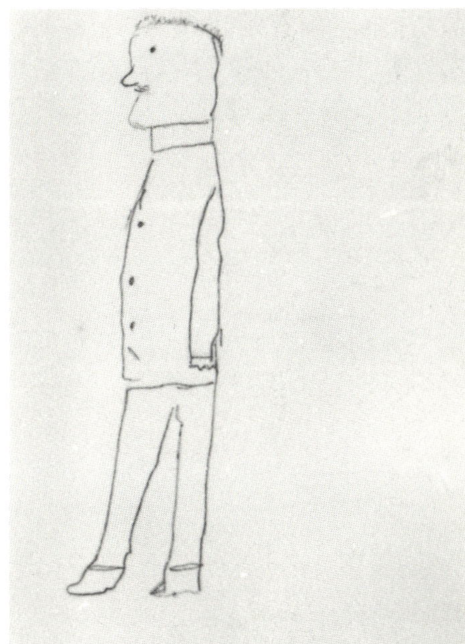

246 Josef F.: *Konventionelle Darstellung vor der Entlassung aus dem Krankenhaus.*

Franz Kauer einen Mitpatienten (Abb. 239). Das Nahen eines schizophrenen Schubes kündigte sich dadurch an, daß Franz Kauer anfing, aus der Phantasie zu zeichnen; gleichzeitig änderte sich die psychomotorische Komponente seines Zeichnens: die Striche wurden lebhafter, die Konturen zerfielen, die physiognomische Valenz verstärkte sich zunächst (Abb. 240). In weiterer Folge wurde die Strichführung immer heftiger und näherte sich zunehmend Kritzelbewegungen, die zunächst die figurale Imagination noch durchscheinen ließen (Abb. 241), sie schließlich aber völlig verdrängten (Abb. 242). Als der psychotische Schub vorüber war, hatte sich auch die Zeichenmotorik beruhigt. Franz KAUER stellte nun wieder ganz banale Zeichnungen her.

Josef F., ein 57 Jahre alter Wagnermeister, war zum zweitenmal an einer manischen Psychose erkrankt. Er war ideenflüchtig verwirrt, logorrhoisch und ablenkbar, in gehobener Stimmung, zeitweise aber auch zornig erregt. Die Aufgabe, einen Menschen zu zeichnen, löste er in wenigen Sekunden (Abb. 243). Der Ausdruck des gezeichneten Gesichtes spiegelt seine die unverhältnismäßige Größe der Kieferpartie sowie die Zähne wirken aggressiv.

Nach weiterer Behandlung hatte sich der Zustand des Patienten bedeutend gebessert; die manischen Erscheinungen waren nur mehr gering (Abb. 245). Die in Abb. 246 wiedergegebene Figur zeichnete Josef F. unmittelbar vor seiner Entlassung aus dem Krankenhaus. Zu diesem Zeitpunkt waren keine psychotischen Symptome mehr vorhanden, die volle werden mußte, zeigte er ein sogenanntes Faxensyndrom: er nahm beim Betreten des Untersuchungszimmers stramme Haltung ein, salutierte, ließ sich dann plötzlich zu Boden stürzen, sprang blitzartig wieder auf, stieß unzusammenhängende Worte hervor, grimassierte und gestikulierte. Zum Zeichnen aufgefordert, brachte er nur primitive Kritzelbewegungen zustande (Abb. 247). Es wurde eine Elektroschockbehandlung durchgeführt. Zwanzig Minuten später zeich-

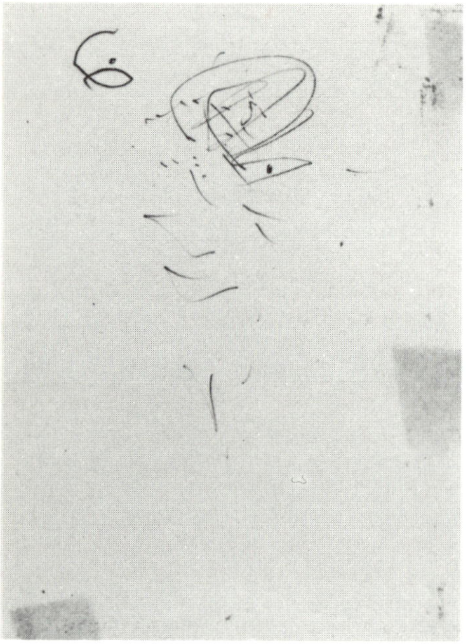

247 KARL H.: *Kritzelei in akutem schizophrenem Schub.*

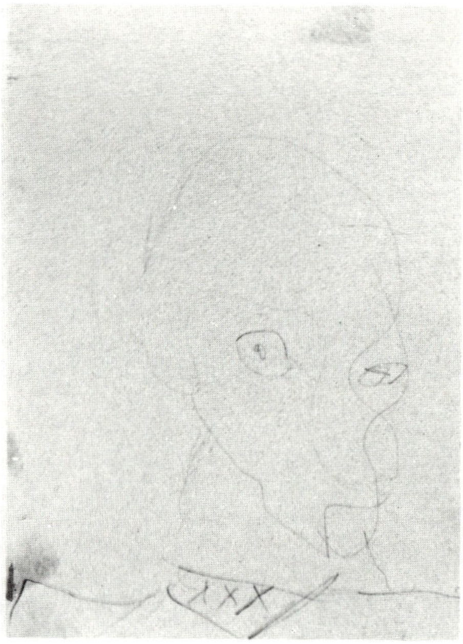

248 KARL H.: *Lösung der Aufgabe, einen Menschen zu zeichnen, zwanzig Minuten nach Elektroschockbehandlung.*

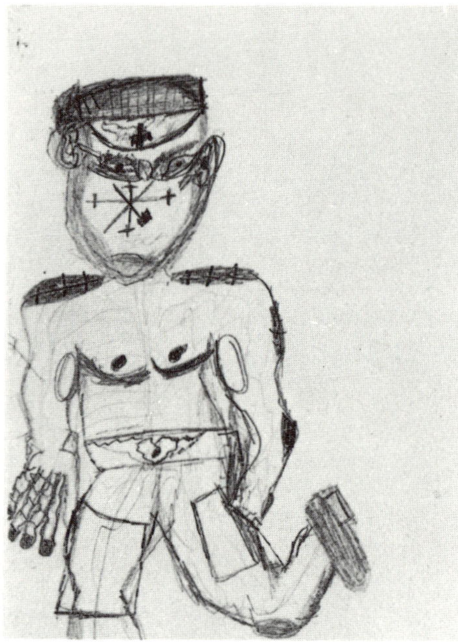

249 KARL H.: *Am Tag nach der Behandlung ausführlichere Darstellung mit verstärktem Druck und vielen schizophrenen Merkmalen.*

Stimmung wider, die schwungvolle Profillinie füllt das ganze Blatt. Die Darstellung von Zähnen und Nasenlöchern ist ein Merkmal gesteigerter Aggressivität.

Nach mehrtägiger neuroleptischer Behandlung – die Psychose hatte sich nicht wesentlich geändert – zeichnete der Patient eine ganze Figur (Abb. 244); er benützte dazu das Kopffüßler-Schema. Die bizarre Gestalt zeigt einen Kopf mit zwei Beinen, Rumpf und Arme fehlen, allerdings findet sich nun eine geschlossene Kontur. Die Zeichnung füllt das ganze Blatt vom unteren bis zum oberen Rand; Realitätsanpassung war wieder erreicht. In der Zeichnung sind sämtliche Körperteile nun in richtigen Größenverhältnissen wiedergegeben; die dargestellte Figur hat einen «militärischen» Charakter. Hände und Füße sind nicht betont wie in der vorhergehenden Zeichnung, sondern treten auffällig zurück, was einer gewissen Gehemmtheit des nunmehr geheilten Patienten zu entsprechen scheint.

Karl H. kam 1957, im Alter von vierzehn Jahren, zum erstenmal in unser Krankenhaus. Als er zwei Jahre später zum zweitenmal aufgenommen nete Karl einen menschlichen Kopf (Abb. 248). In den flüchtigen Linien ist immer noch ein starker Bewegungsantrieb zu erkennen. Nach einer zweiten Konvulsionsbehandlung am selben Tag hatte sich Karl beruhigt und schlief. Tags darauf verhielt er sich geordnet, das Faxensyndrom war geschwunden. Karl war in seinen Bewegungen allerdings etwas schwerfällig und zeichnete langsam, mit wechselndem, teils starkem Druck. Auch Auffassung und Gedankengang waren etwas verlangsamt und erschwert. Die gezeichnete Figur (Abb. 249) ist größer entworfen als es die verfügbare

Zeichenfläche erlaubt, sie wirkt zugleich bewegt und starr, die Gelenke sind hervorgehoben, die Finger unförmig und groß; die Augen scheinen wie durch eine maskenartige Brille verdeckt. Die Gestalt trägt Schulterklappen mit Sternen darauf sowie eine Schirmmütze mit einem Kreuz. In der Gegend des Mundes befinden sich einander vielfach kreuzende Linien. Karls Vater ist im Krieg gefallen; wir wissen aus später entstandenen Zeichnungen und Bemerkungen des Patienten, daß ihn der Tod des Vaters immer wieder beschäftigt hat.

Karl hat vom ersten Behandlungstag an 55 Tage lang täglich unter den gleichen Bedingungen gezeichnet. Aus dieser Verlaufsserie haben wir nur sechs charakteristische Zeichnungen ausgewählt. Zwischen der Schockbehandlung am ersten Behandlungstag und der darauf folgenden dritten und letzten Elektroschockbehandlung zeichnete Karl sechs Tage hindurch immer die gleichen röntgenbildartigen Figuren (Abb. 250). Er fühlte sich körperlich verändert, meinte, sein Herz sei nicht in Ordnung, er habe zuviel geraucht; dabei wurde er zunehmend depressiv. Schon fünfzehn Minuten nach der neuerlichen Behandlung wies die Figur, die Karl zeichnete, keine Transparenz mehr auf (Abb. 251), seine Stimmung hatte sich gebessert, seine Persönlichkeit schien wieder mehr integriert.

Durch eine medikamentöse Therapie konnte die erzielte Besserung erhalten werden, es traten nur mehr leichte Schwankungen im Befinden, jedoch kein psychotischer Rückfall mehr auf. Nach einigen Wochen konnte Karl H. entlassen werden. Gegen Ende seines Krankenhausaufenthaltes entstand eine Zeichnung, die an ein konventionelles Schema weitgehend angeglichen ist (Abb. 252). Diese Art der Darstellung behielt Karl H. im geheilten Zustand bei.

Paul B. wurde 1913 geboren. Er besuchte die Volksschule und arbeitete dann in der Landwirtschaft; seit seinem 21. Lebensjahr litt er an einer Psychose. Seitdem verbrachte er die meiste Zeit seines Lebens in verschiedenen Krankenhäusern. 1955 kam Paul B. in unser Krankenhaus, wo er 1962 an einem Herzleiden starb.

Bei Paul B. bestanden schwere psychotische Zustände, die phasenhaft auftraten und manisch gefärbt waren. Trotz vermehrtem Rededrang, hochgradiger Beschleunigung des Gedankenganges und Ideenflucht, redete Paul B. mit leiser, sehr manieriert wirkender Stimme. Besonders grotesk aber waren die Zeichnungen, die er auf Wunsch anfertigte (Abb. 253–255).

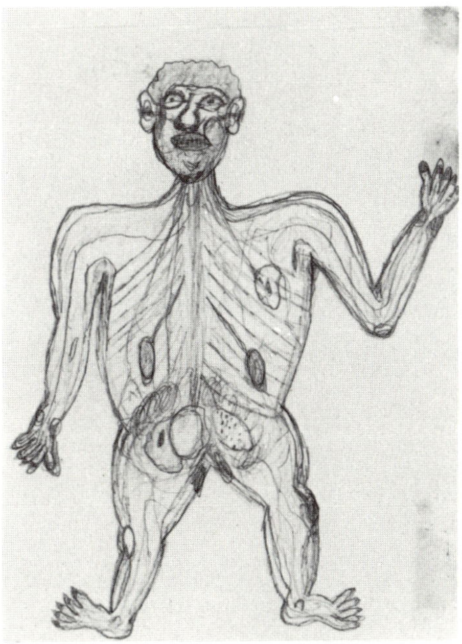

250 Karl H.: *Transparenz der inneren Organe. Zeichnung in schizophrener Psychose.*

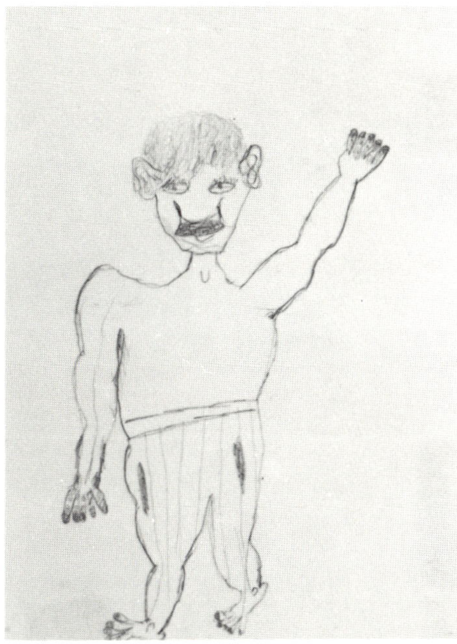

251 Karl H.: *Fünfzehn Minuten nach neuerlicher Elektroschockbehandlung keine Transparenz. Der Patient wirkt psychisch besser integriert.*

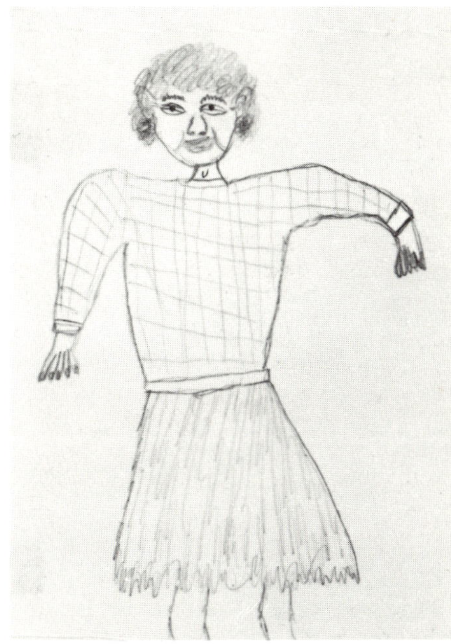

252 Karl H.: *Zeichnung nach weiterer medikamentöser Behandlung und Heilung.*

Man muß Paul B. eine große zeichnerische Begabung zuerkennen, die allerdings nur unter dem Einfluß der Psychose in Erscheinung trat. War er ausgeglichener, waren seine Zeichnungen ziemlich gewöhnlich und unansehnlich (Abb. 256).

Alois F. wurde 1926 geboren. Im 21. Lebensjahr erkrankte er an einer schizophrenen Psychose und ist seitdem hospitalisiert. Nun befindet er sich seit Jahren in einem ausgeglicheneren Zustand und verbringt längere Urlaube daheim. Zwischendurch aber flackert die Psychose immer wieder auf. Alois F. ist dann innerlich erregt, wirkt gespannt und hat Angstvorstellungen. Wird er in diesen Zuständen zum Zeichnen aufgefordert, kommen dichte, ausdrucksstarke und mit Deformationen versehene Blätter zustande (Abb. 257–259). Befindet er sich wieder in einem Gleichgewichtszustand, sind seine Zeichnungen schlichter und weniger eindrucksvoll (Abb. 260); ein gewisser starrer Schematismus bleibt – der chronischen Psychose entsprechend – erhalten.

Johann HAUSER (vgl. S. 233ff.) zeichnete das «Cover-Girl» einer Illustrierten (Abb. 261) innerhalb von acht Jahren – jeweils auf Aufforderung – sechsmal ab. Die erste Zeichnung (Abb. 262) stammt aus der manischen Phase 1966, die zweite (Abb. 263) entstand in dem darauf folgenden Hemmungszustand. Beim Zeichnen des dritten Blattes (Abb. 264) war Johann HAUSER wohl gehemmt und antriebslos, aber in gehobener Stimmung, es bestand ein manisch-depressiver Mischzustand («manischer Stupor»). Im Februar 1970 war Johann HAUSER in ausgeglichener Stimmung und schien ganz frei von psychotischen Störungen. In dieser Zeit zeichnete er die selbe Vorlage zum viertenmal ab (Abb. 265); diese Zeichnung orientiert sich am stärksten an der Vorlage, sie hat die geringste Originalität der bisherigen Darstellungen. In der manischen Phase 1974 wandelte Johann HAUSER die Vorlage bis zur völligen Beziehungslosigkeit ab (Abb. 266). Die Zeichnung vom Juli 1974, nach dem Ende der bisher letzten manischen Phase, ist wieder schlicht, schematisch und an das Vorbild angelehnt (Abb. 267).

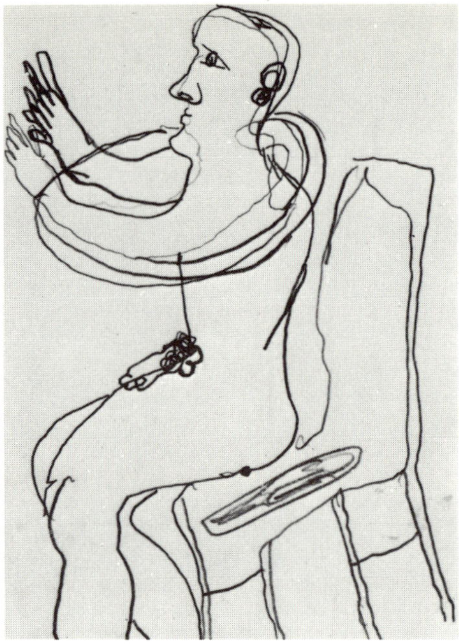

253 PAUL B.: *Zeichnung in manisch gefärbter Psychose.*

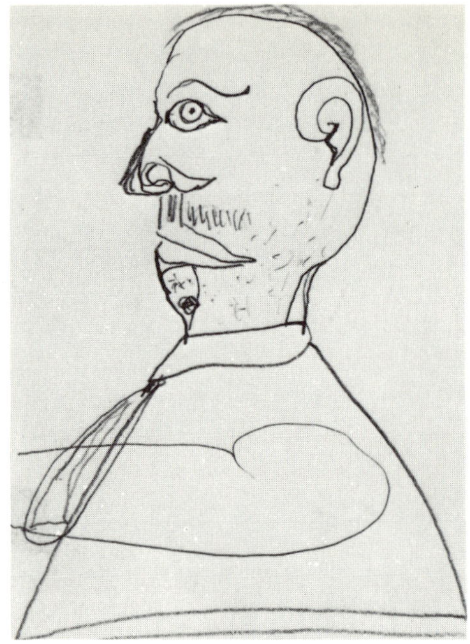

254 PAUL B.: *Zeichnung in manisch gefärbter Psychose.*

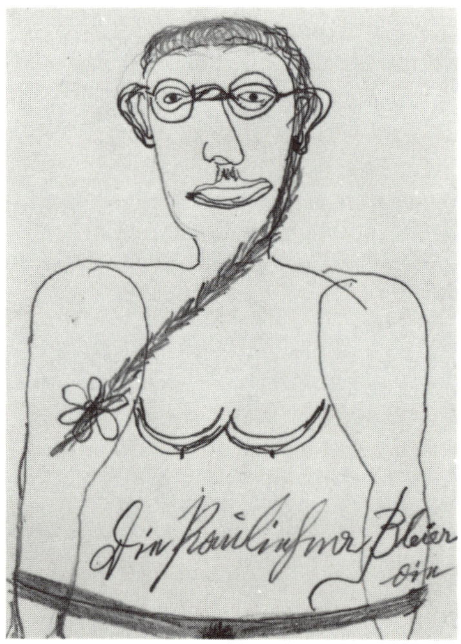

255 PAUL B.: *Zeichnung in manisch gefärbter Psychose.*

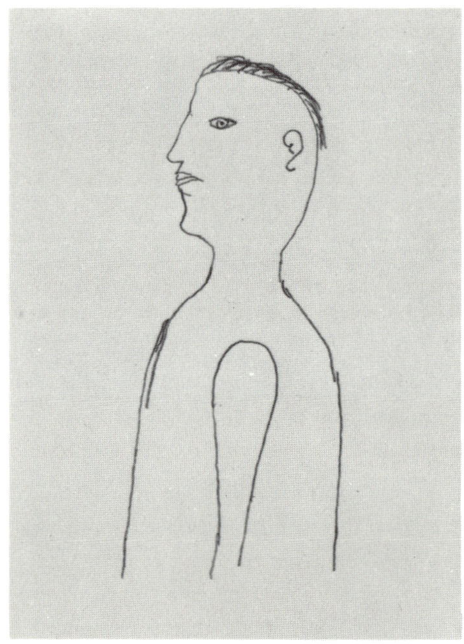

256 PAUL B.: *Nach der psychotischen Phase ist die Zeichnung formal und ausdrucksmäßig reduziert, die Figuration konventioneller.*

Sieht man die sechs Wiederholungen dieses Motivs nebeneinander, erkennt man drei einander sehr ähnliche Blätter, nämlich jene Zeichnungen, die Johann HAUSER im Intervall (Abb. 265 und 267) und während eines depressiven Hemmungszustandes (Abb. 263) herstellte. Von diesen drei Zeichnungen unterscheiden sich die anderen drei, die aber auch untereinander höchst verschieden sind: zwei entstanden in einer manischen Phase (Abb. 262 und 266), eine in einem manisch-depressiven Mischzustand (Abb. 264). Dieser Vergleich macht deutlich, daß die schöpferische Kraft Johann HAUSERS tatsächlich aus der Psychose stammt. Da der manische Zustand in seiner Intensität an- und abschwillt und sich dabei auch in seiner Qualität ändert, sind die Produkte, die von Johann HAUSER in der Manie geschaffen werden, variabel; sie sind außerdem stärker durch seine Subjektivität geprägt und dadurch originell. In einem normalen Bewußtseinszustand bringt dagegen auch Johann HAUSER immer die gleichen oder doch weitgehend ähnliche, mehr an konventionelle Muster angeglichene Gestaltungen hervor.

Immer wieder konnte ich beobachten, daß meine Patienten in der Psychose andere Zeichnungen hervorbrachten als in Zeiten der Gesundheit. Worin besteht der Unterschied? Die zeichnerische Begabung, die man sich ja persönlichkeitsgebunden vorstellt, hatte sich nicht verändert. Durch die Psychose war aber etwas Neues hinzugekommen und mit ihr wieder verschwunden. Es bestand manchmal darin, daß die Zeichnungen einfach mißlungen waren; zuweilen kritzelte der Patient nur, und man konnte in dem graphischen Ergebnis nichts Figurales erkennen; oder er zeichnete nicht wie ein Erwachsener, sondern wie ein kleines Kind. Dann wieder waren die Zeichnungen wohl gegenständlich und auch eindrucksvoll, wiesen aber starke Übertreibungen, Deformationen und Absurditäten auf. Diejenigen Zeichnungen, die die Patienten vor oder nach ihrer Erkrankung angefertigt hatten, schienen dagegen viel besser gelungen; in ihnen konnte man die wiedergegebene Figur klar erkennen; oft glichen sie Leistungen, wie sie ältere Schulkinder vollbringen. Sie entsprachen einem konventionellen Klischee und ließen deshalb auf einen normalen Geisteszustand schließen. Als Therapeut mußte ich mich freuen, wenn der Patient eine Figur wieder in gewohnter Weise darstellte, die seelische Störung war dann behoben, das angestrebte Ziel der Heilung oder der beträchtlichen Besserung erreicht. Ich mußte mir allerdings eingestehen, daß die nach herkömmlicher Vorstellung gelungenen Produkte recht banal waren, wogegen die Erzeugnisse aus der Psychose nicht selten etwas Überraschendes, Interessantes, Faszinierendes, auch Erschreckendes, jedenfalls aber Originelles an sich hatten. In diesem Neuen, das die Psychose dem Patienten zu dessen ursprünglicher Zeichenbegabung hinzugegeben hatte, erblickte ich die Kreativität.

Ich wollte diese Kreativität aber nicht *hinter* den beobachteten Erscheinungen suchen und als ein großes Unbekanntes betrachten, sondern gelangte zu dem Schluß, daß sich die Kreativität in der schizophrenen Phänomenologie, also in den Merkmalen des bildnerischen Ausdrucks der Schizophrenen unmittelbar äußere. Die «schizophrenen Gestaltungstendenzen» mußten die kreativen Funktionen sein. Das physiognomische Erleben, welches in der Psychose verstärkt

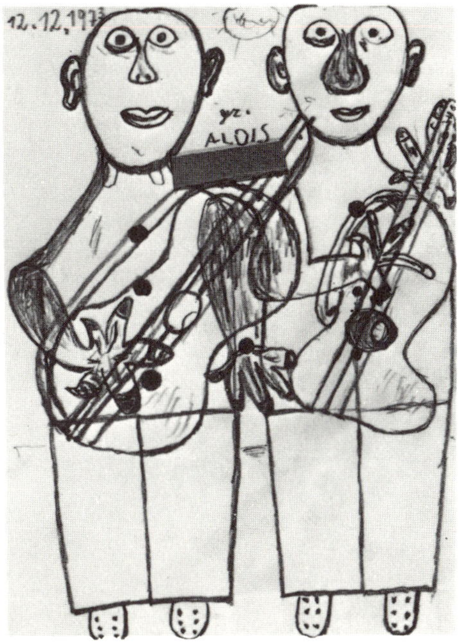

257 Alois F.: *Ausdrucksstarke Zeichnung bei akutem Aufflackern einer chronischen Schizophrenie.*

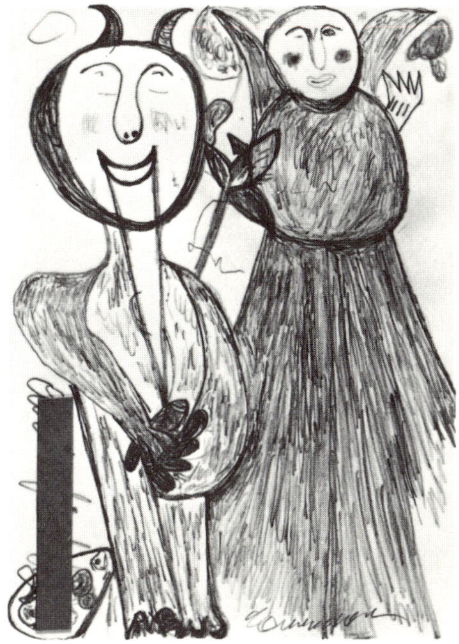

258 Alois F.: *«Engel und Teufel». Gezeichnet im akuten Stadium der Psychose.*

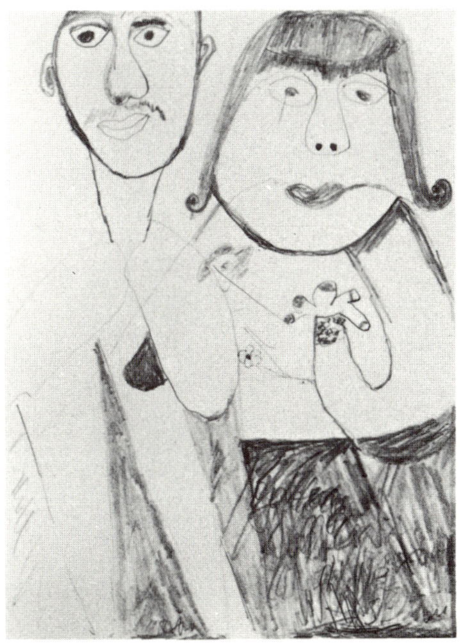

259 Alois F.: *«Mann und Frau». Gezeichnet im akuten Stadium der Psychose.*

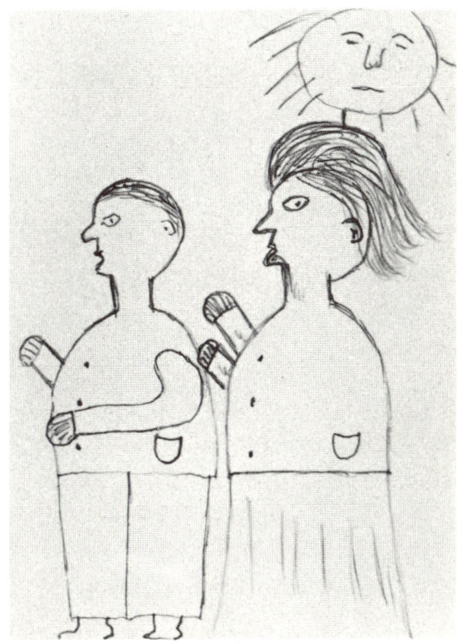

260 Alois F.: *Nach dem Abklingen der psychotischen Exazerbation haben die Zeichnungen ihre künstlerischen Qualitäten eingebüßt.*

zum Vorschein kommt, mußte Kreativität in ursprünglicher Form sein; die Tendenz zur Geometrisierung, die Neigung zum Abstrahieren und Schematisieren, ja die Stereotypisierung, mußte eine schöpferische Funktion sein; das erhöhte Symbolbedürfnis mußte der psychotischen Kreativität entspringen. Und mit dem Schwinden der Konstanten des normalen Bewußtseins in der Psychose mußte das Hervortreten der Kreativität in Zusammenhang stehen.

Ohne die Umwertung der traditionellen ästhetischen Normen durch die moderne Kunst wären solche Schlußfolgerungen freilich kaum möglich gewesen. Nur vor dem Hintergrund dieser neuen – antinaturalistischen – Ästhetik konnte ich auf den Gedanken kommen, daß sich Kreativität nicht in den relativ gekonnten, den «normalem Empfinden» entsprechenden Zeichnungen der Gesunden oder der bereits wieder genesenen Patienten, sondern in den durch die Psychose deformierten, relativ oder gänzlich mißlungenen Produkten äußere. Es ist nicht zu leugnen, daß sich dabei eine Wertung in meine Gedankenentwicklung einschlich. Die in der Psychose entstandenen Zeichnungen gefielen und gefallen mir tatsächlich besser als die normalen, gesunden, konventionellen Darstellungen.

Ich bin mir bewußt, daß diese Wertung nicht selbstverständlich ist. Bei Johann HAUSER, Alois F. und Paul B. würden wohl die meisten Betrachter den in der Psychose entstandenen Zeichnungen höhere künstlerische Qualität zuerkennen (vgl. Abb. 253–267); nicht so eindeutig würde das Urteil aber zum Beispiel bei Franz K. ausfallen, obwohl auch seine Zeichnungen Merkmale der Psychose zeigen (Abb. 235–238). Die durch die Psychose verliehene Kreativität genügt eben nicht in jedem Fall für eine Zeichnung von künstlerischem Rang; dazu müssen noch andere Voraussetzungen gegeben sein.

Die Psychose kann nicht mehr in einem Menschen aktivieren als in seiner präpsychotischen Persönlichkeit angelegt ist; mit anderen Worten, nicht mehr als seinem angeborenen und durch Übung und Ausbildung entwickelten Talent sowie seinen sonstigen Fähigkeiten und seiner Bildung entspricht. Das wird auch beim Betrachten der vorstehend vorgelegten neun Verlaufsserien von Zeichnungen deutlich. Den Gedanken, daß derselbe Mensch, wäre er gesund geblieben, unter gewissen Umständen ein gleiches oder noch höheres Maß an Kreativität erlangen und noch größere künstlerische Leistungen hätte erzielen können, möchte ich nicht zurückweisen. Dennoch betrachte ich die Psychose als einen kreativen Zustand (die gesamte produktive Symptomatik der Psychose ist eine Kreation!), den der Gesunde in einem vergleichbaren Ausmaß nur bei einer bestimmten Persönlichkeitsentwicklung und unter günstigen äußeren Bedingungen hervorzurufen lernt.

Obwohl ich mit Hilfe bestimmter ästhetischer Wertvorstellungen zu der Ansicht gelangt bin, daß sich in der Psychose das Kreative unverhüllter äußert als in einem normalen Geisteszustand, möchte ich doch betonen, daß ich Kreativität und ihre Äußerungsweisen unter rein psychologischem Gesichtspunkt, also wertfrei betrachte, daß ich also in ihrer Wirksamkeit und ihrem Zutagetreten noch keinerlei Gewähr für ästhetische Qualität, technische oder soziale Errungenschaft erblicke, daß zu der Kreativität eben noch unbestimmtes anderes hinzutreten muß, um etwas entstehen zu lassen, das für andere Menschen als Kunst von Bedeutung ist. Kreativität ist eine notwendige, aber nicht ausreichende Bedingung des Künstlerischen, sie ist ein psychologisches, Kunst aber ein kultur- und geistesgeschichtliches Phänomen. Kreativität kann auch negative Folgen haben, bei psychisch Kranken und Gesunden. Kreativität führt auch keineswegs immer zu Produkten, die für die Allgemeinheit neuartig sind, im Gegenteil, immer wieder gelangen Menschen durch kreative Akte zu den gleichen Ergebnissen. Kreativität und Banalität schließen einander nicht aus.

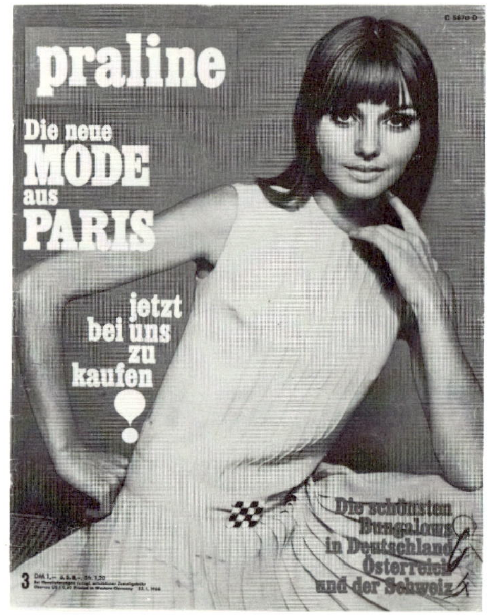

261 Vorlage für die folgenden Zeichnungen von JOHANN HAUSER *(Abb. 262–267).*

Im weiteren Verlauf meiner Beobachtungen und Überlegungen wurde es immer klarer, daß weder die «Merkmale schizophrener Bildnerei» noch die «schizophrenen Gestaltungstendenzen» – obgleich aus der Psychose stammend und an den psychotischen Zustand gebunden – spezifische Kennzeichen einer Psychose sind. Die «schizophrenen Stilelemente» kommen nicht nur bei anderen seelischen Erkrankungen, sondern auch beim Gestalten der Gesunden vor: bei Kindern, Naiven, Primitiven, in der Volkskunst, in der archaischen Kunst und in den exotischen Kulturen, vor allem aber und am stärksten ausgeprägt in der sogenannten modernen Kunst. Ich gelangte daher zu dem Schluß, daß die psychotische Kreativität wohl durch den Krankheitsprozeß bedingt, die Kreativität der Gesunden aber ein im Wesen gleiches psychisches Geschehen sei. Mit anderen Worten: Es gibt keine «schizophrenen Gestaltungstendenzen», sondern nur *eine* Kreativität. Kreativität ist weder ein Privileg der Geisteskranken, noch weniger Genialer, sondern ein allgemeinmenschliches Phänomen. Die «schizophrenen Gestaltungstendenzen» sind die «kreativen Grundfunktionen» des Menschen.

Durch die Anpassung an die geltende Norm, wie sie durch Erziehung und Unterricht gefördert, von jedem gesunden Kind aber auch spontan angestrebt wird, wird der einzelne von der Anstrengung ständiger kreativer Tätigkeit befreit. Anpassung entlastet. Kreativität in verschiedener Verdünnung und Verteilung muß aber auch im sozialisierten Alltagsleben immer noch möglich und auch vorhanden sein. Beim Gesunden sind die «kreativen Grundfunktionen» in mehr oder weniger konventionelles Verhalten

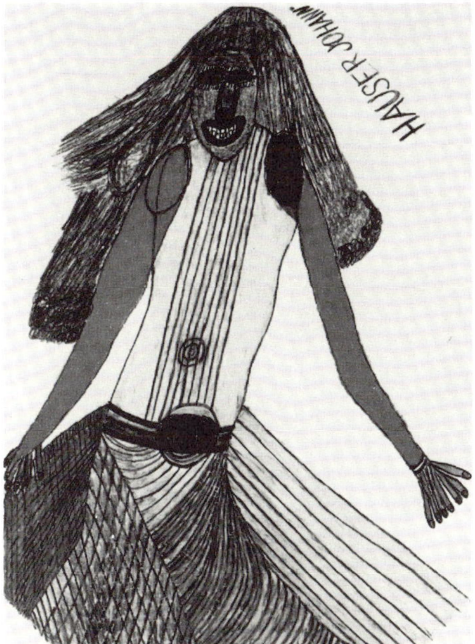

262 Johann Hauser: *In manischer Phase, 1966.*

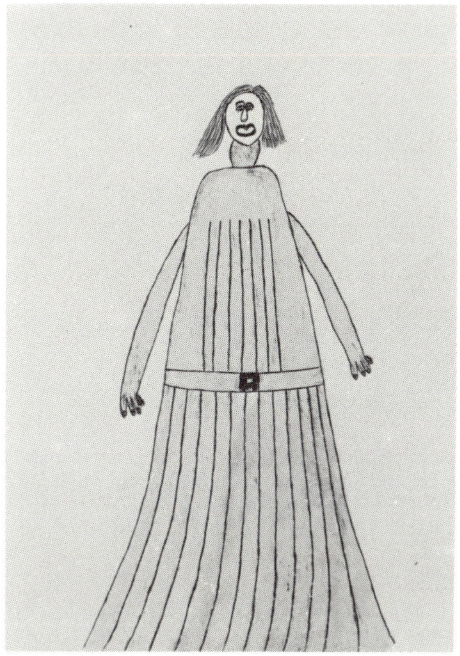

263 Johann Hauser: *In dem darauf folgenden depressiven Hemmungszustand.*

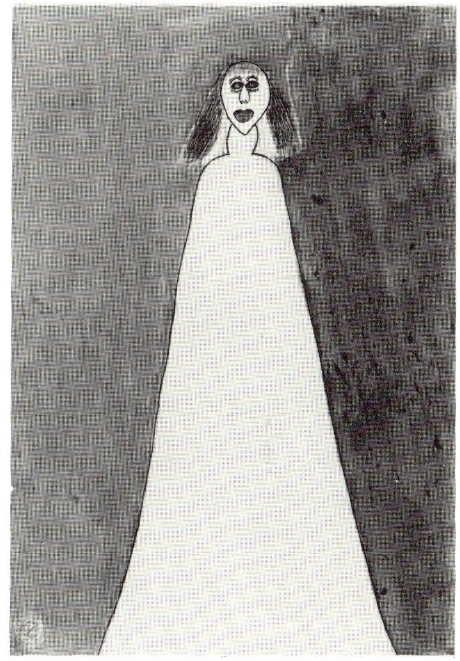

264 Johann Hauser: *In manisch-depressivem Mischzustand (gehobene Stimmung bei psychomotorischer Hemmung).*

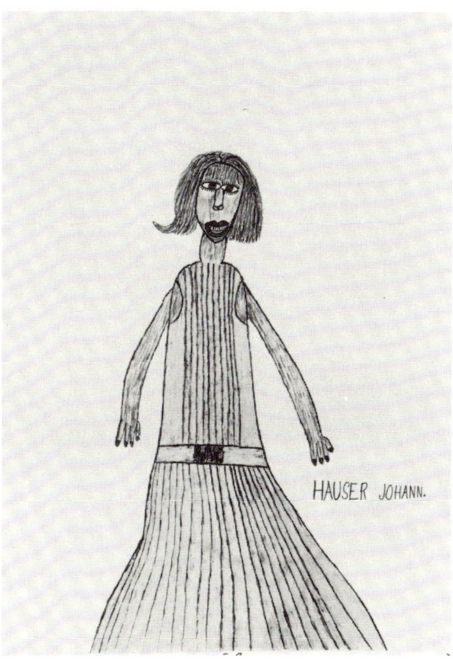

265 Johann Hauser: *In psychisch ausgeglichenem Zustand, 1970.*

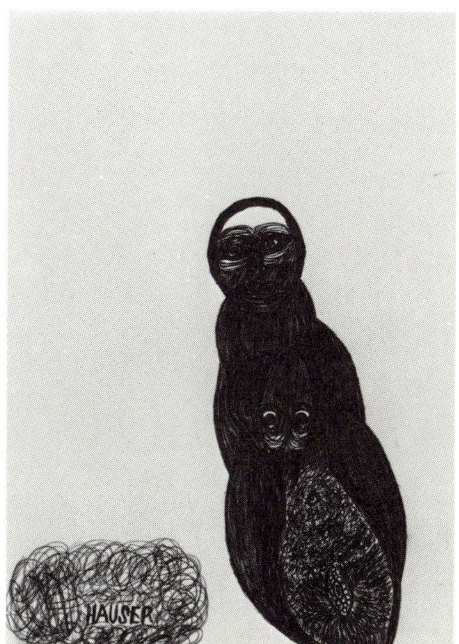

266 Johann Hauser: *In manischer Phase, 1974.*

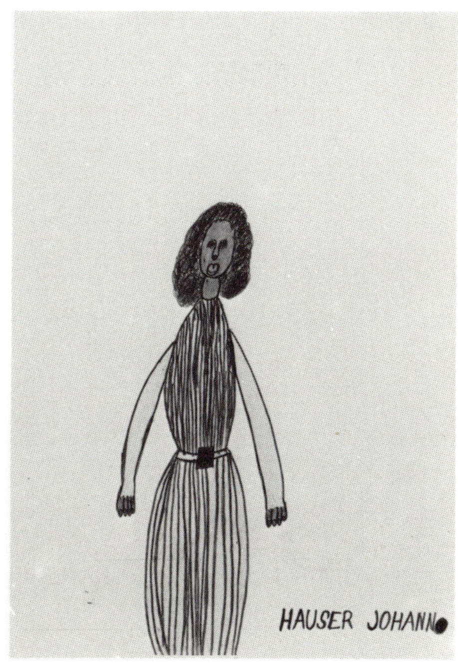

267 Johann Hauser: *Nach dem Abklingen der Manie.*

einbezogen, so daß sie als autonome biopsychische Funktionen (als Physiognomisieren, Formalisieren und Symbolisieren) nicht mehr so deutlich erkennbar, aber auch nicht mehr so intensiv wirksam sind.

In meiner Auffassung, daß die Gestaltungstendenzen unserer schizophrenen Kranken mit den allgemeinmenschlichen kreativen Grundfunktionen identisch sind, wurde ich vor allem auch dadurch bestärkt, daß ich zwischen den Erscheinungsweisen des künstlerischen Manierismus, wie sie von CURTIUS (51) und HOCKE (92, 93) beschrieben worden sind, und dem schizophrenen Stil keinen grundsätzlichen Unterschied fand.

HOCKE sprach von einer «Urgebärde des Manierismus», deren Wiederkehr er in verschiedenen Epochen der europäischen Kunstgeschichte aufzuweisen suchte. Ich habe die schizophrene Bildnerei die *eigentliche* «Urgebärde des Manierismus» genannt, denn ihr liegt – wie es einer «Urgebärde» zukommt – keine Tradition zugrunde, während der historische Manierismus seine Überlieferung hat. Die klassischen Epochen, die in HOCKES Sicht den manieristischen vorhergehen oder folgen, scheinen mir dagegen unserem Begriff der Normalität nahezustehen.

Gegen meine Annahme wurde eingewendet, daß es sich bei den Produktionen ungeübter Schizophrener um rohe, naive, unbeabsichtigte Äußerungen handle, wogegen sich der künstlerische Manierismus gerade durch seine hohe Reflexionsstufe, seine Artifizialität und Intellektualität auszeichne. Den Psychiatern ist aber bekannt, daß die Schizophrenie einfache Menschen «hyperreflexiv» werden läßt (SPOERRI [202]) und daß das «Gewollt-Ungewöhnliche» (GRUHLE [87]) und das ausgesprochen Künstliche für schizophrene Produktionen charakteristisch ist. Der Unterschied zwischen schizophrenem und künstlerischem Manierismus liegt also nur im Bildungsgrad seiner Vertreter, in ihrer geistigen Haltung sind sie einander durchaus ähnlich.

Auch in der Freiheit des Gewollten besteht zwischen dem manieristischen Künstler und dem Schizophrenen kein so unüberbrückbarer Unterschied, wie es manchem scheinen mag; spricht doch selbst HOCKE von einem manieristischen «Ausdruckszwang» und meint, daß die Grundtendenz dieses Stils nicht nur in historischen, sondern auch in soziologischen, psychologischen, ja metaphysischen Bedingungen begründet sei. Andererseits gibt es schizophrene Kranke, deren künstlerische Ausdrucksweise nicht streng zustandsgebunden ist, die also wie gesunde Künstler zwischen verschiedenen Stilmitteln wählen können (vgl. Emil NOVY, S. 113).

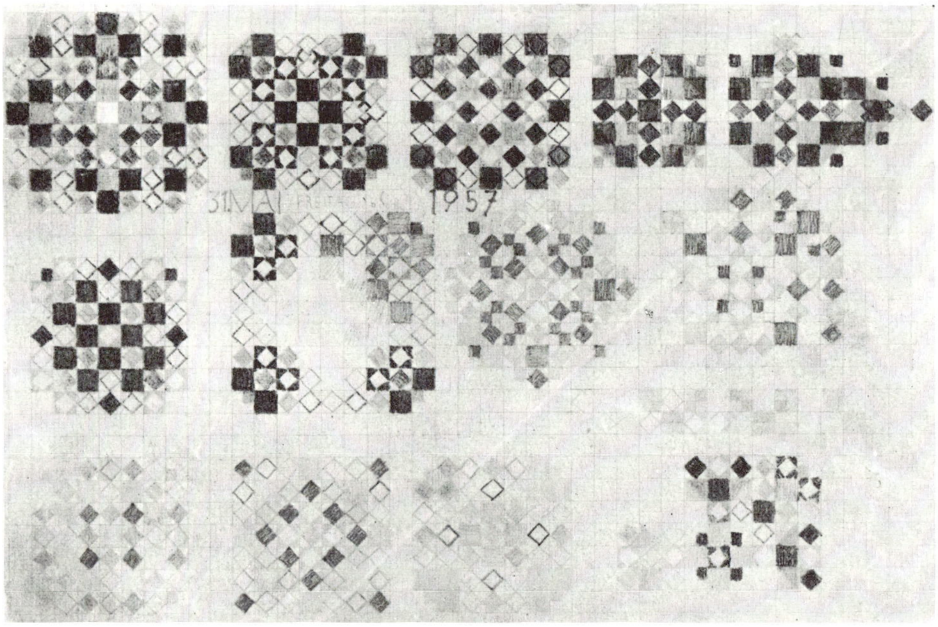

268 HANS G.: *Neigt zum Zeichnen ornamentaler Muster in mehr akuten Zuständen der schizophrenen Psychose.*

269 HANS G.: *Akademisches Zeichnen in mehr ausgeglichenen seelischen Zuständen.*

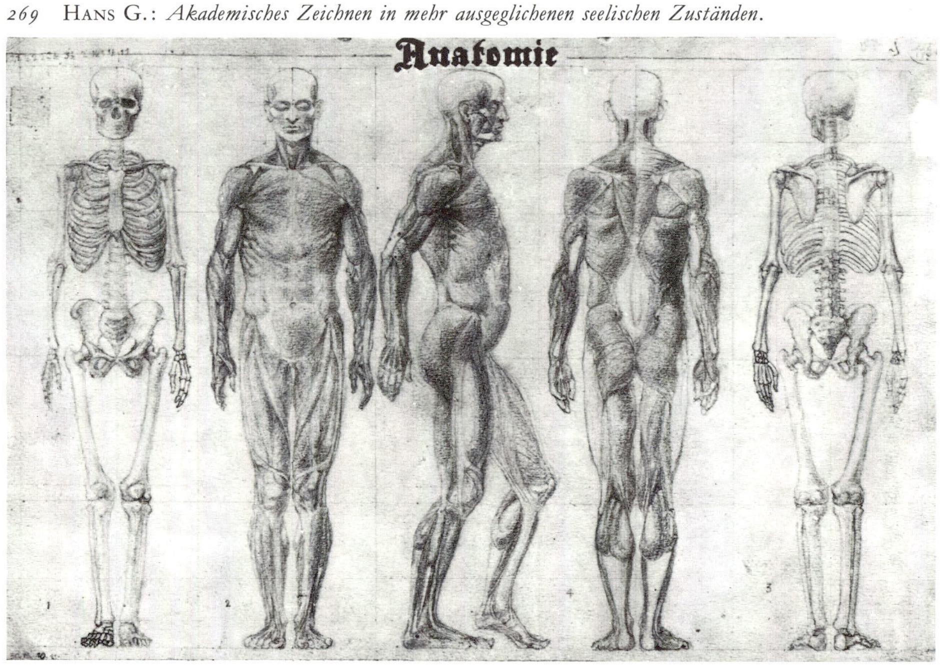

Die Merkmale, die in den Zeichnungen unserer schizophrenen Patienten beobachtet werden, entsprechen aber nicht nur der «manieristischen Urgebärde» im Sinn HOCKES, sie sind auch mit den «halluzinatorischen Formkonstanten», die Heinrich KLÜVER (105) beschrieben hat, eng verwandt.

KLÜVER stellte fest, daß die optischen Halluzinationen, die unter der Einwirkung von Meskalin auftreten, häufig geometrische Formen aufweisen. Einfache geometrische Figuren, etwa Quadrate oder Sechsecke, erscheinen dabei in vielfacher Wiederholung schachbrettartig oder bienenwabenartig nebeneinander; die einzelnen Formelemente sind oft von feinen Linien begrenzt. Diese Muster bewegen und verändern sich und wechseln einander wie in einem Kaleidoskop ab. Formkombinationen, Bewegung, die Leuchtkraft der Farben sind bei den Halluzinationen, die durch Meskalin ausgelöst werden, äußerst variabel und höchst eindrucksvoll. Der geometrisch-ornamentale Charakter dieser Halluzinationen bleibt jedoch konstant. KLÜVER hat deshalb von «halluzinatorischen Formkonstanten» gesprochen.

Zuweilen bringen Schizophrene ganz ähnliche geometrisch-ornamentale Muster hervor. Hans G. war Professor für Zeichenunterricht in der Mittelschule. Er leidet seit mehreren Jahrzehnten an Schizophrenie, ist ebenso lange schon hospitalisiert und hat viele solcher Ornamente – mit Vorliebe auf kariertem Papier – gezeichnet (Abb. 268), und zwar immer dann, wenn sich seine psychotischen Störungen verstärkten. Sobald es ihm wieder besser ging, zeichnete er in einem seinem Bildungs- und Berufsstand gemäßen akademisch-naturalistischen Stil (Abb. 269).

Es ist eine Erfahrungstatsache, daß Schizophrene, wenn überhaupt, dann nur sehr selten ihre Halluzinationen bildlich darstellen. Das halluzinierte und das gemalte Bild schließen einander aus, die Halluzination kann niemals die Bildschöpfung unmittelbar befruchten. Halluzinationen werden manchmal allerdings im nachhinein bildlich wiedergegeben, nicht aber während ihres Auftretens.

KLÜVER stellte schon bei seinen Untersuchungen der Meskalinpsychose fest, daß die halluzinatorischen Formkonstanten nicht nur die eigentlichen Sinnestäuschungen, sondern gleichermaßen die Vorstellungen und Wahrnehmungen in der Psychose kennzeichnen. Ich nehme deshalb an, daß halluzinatorische Zustände und Zustände, in denen Bilder mit schizophrenen Merkmalen gezeichnet werden, verschiedenen Schweregraden einer Psychose entsprechen. Halluzinationen sind sensorische Erlebnisse, die motorisch nicht verifiziert werden können. In halluzinatorischen Zuständen ist die Körpermotorik ähnlich wie im Traum «blockiert». Ist jedoch die Motorik so wenig beeinträchtigt, daß ein Patient große Zeichnungen herstellen kann, wirken sich die halluzinatorischen Formkonstanten vielleicht nur auf das Vorstellungsleben aus, es kommt aber nicht zum Auftreten eigentlicher Halluzinationen. Erst bei einem Aufflackern der Psychose treten Halluzinationen auf, mit denen die Fähigkeit zum Zeichnen verlorengeht. So wurde etwa Adolf WÖLFLI (vgl. S. 187) in der Nacht von Halluzinationen der Leibgefühle gequält, bei Tag schrieb und zeichnete er ununterbrochen; während dieser Tätigkeit litt er sicher nicht an Sinnestäuschungen, obwohl seine Werke in Form und Inhalt psychotisches Erleben widerspiegeln. Wahrscheinlich hatte seine künstlerische Tätigkeit sogar einen anti-halluzinatorischen Effekt.

Nach dem amerikanischen Neurophysiologen und Psychopharmakologen Roland FISCHER (64) kennzeichnet das Auftreten geometrischer Muster all jene Bewußtseinszustände, die mit einer höhergradigen Erregung des zentralen Nervensystems einhergehen, vor allem kreative und psychotische Zustände. Er spricht vom Rhythmisch-Ornamentalen im Halluzinatorisch-Schöpferischen. In der Fensterrose der gotischen Kathedralen und in den Mandalas des Tantrismus erblickt er ritualisierte halluzinatorische Formkonstanten. Er findet das Geometrisch-Rhythmisch-Ornamentale aber auch in Poesie und Musik und in religiös-ekstatischen Zuständen.

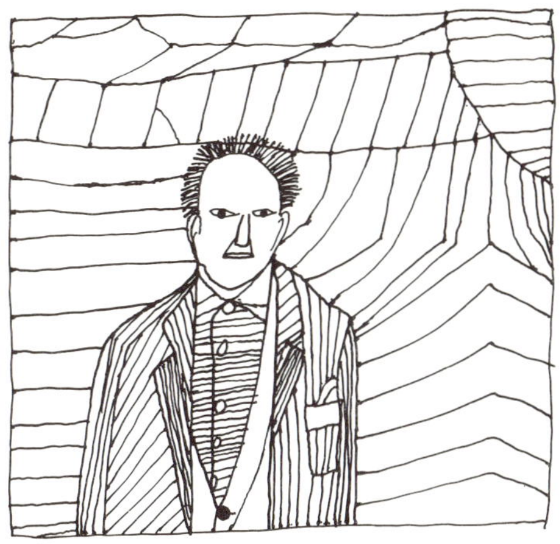

270 OSWALD T.: *«Selbstbildnis». Spinnwebartige Hintergrundgestaltung.*

Zu den geometrisch-ornamentalen Konstanten rechnet KLÜVER auch optische Erscheinungen in Form von Gitter, Netzwerk, Filigran, Spiralen, Trichtern oder Spinngewebe. Unser Patient Oswald T. (vgl. S. 247) füllt in seinen Federzeichnungen leere Flächen oft mit Linien aus, die gitter-, netzartig, ja wie Spinngewebe aussehen (Abb. 270). Diese Linien haben eine verbindende Funktion, sie bewahren das Bild davor, in verschiedene physiognomische Details zu zerfließen und zu zerfallen. Auch dieses graphische Phänomen erinnert an die Formkonstanten der optischen Halluzinationen.

Es ist interessant, daß die geometrisch-ornamentalen halluzinatorischen Formkonstanten nicht nur im visuellen Bereich zu beobachten sind, sie dringen auch in die Sphäre des Körpergefühls, der sogenannten Leibempfindungen ein. So schreibt Rilke (zitiert nach 28): «Die Existenz des Entsetzlichen in jedem Bestandteil der Luft. Du atmest es ein mit Durchsichtigem; in dir aber schlägt es sich nieder, wird hart, nimmt spitze, geometrische Formen an zwischen den Organen.» Und unser schizophrener Patient Artur bildete den Satz: «Müssen tut man dann, wenn man von selbst etwas tut, wo kein äußerer Umstandszwang, sondern nur ein *anatomisch-geometrischer Bedingungszwang* vorliegt.» Ein Patient sprach von «spiralig» aufsteigenden Angstgefühlen, und ein anderer hatte die Empfindung, als winde sich eine Schlange wie eine Spirale um seinen Oberschenkel.

Die Verdoppelung oder Vervielfachung der gleichen Figur oder einzelner Teile einer Figur zählt Klüver ebenfalls zu den halluzinatorischen Konstanten. Das gleiche Phänomen kann man auf dem Gebiet der bildlichen Darstellung beobachten. Aurel zeichnet sein Selbstbildnis nicht nur in stets gleicher Weise, er kann auch das gleiche Bild x-mal nebeneinander setzen (Abb. 271). Prinzhorn (176) und Rennert (179) sprechen vom «Zu-Tode-Hetzen» eines Themas und rechnen diese Erscheinung zu den Merkmalen schizophrener Bildnerei.

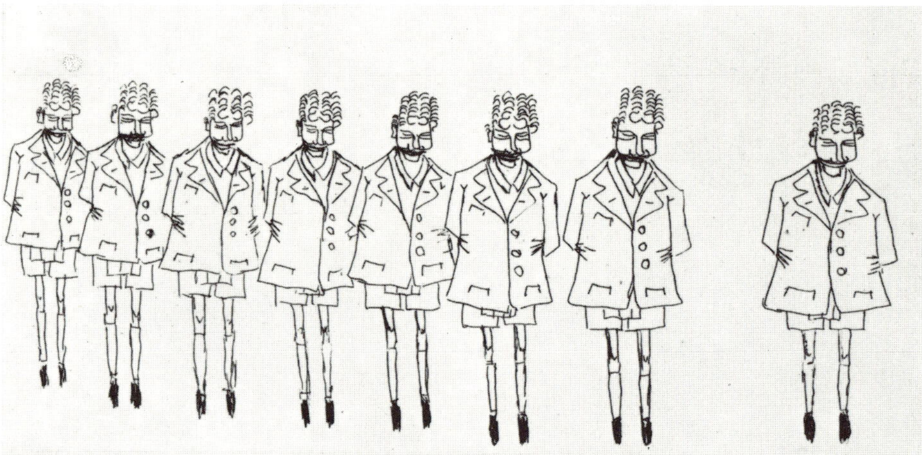

271 Aurel: *«Selbstbildnis, mehrfach». Stereotypie.*

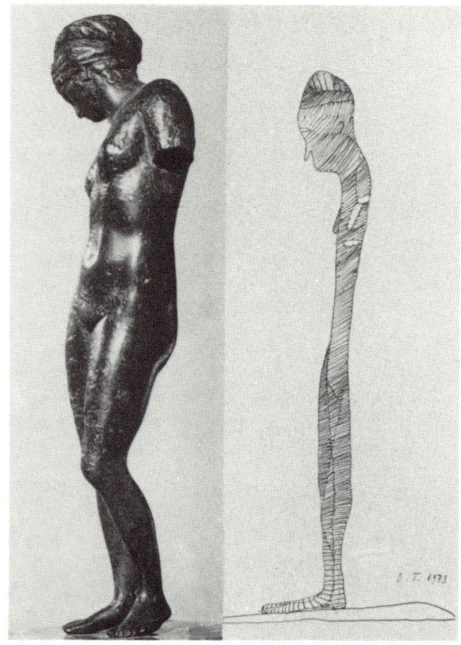

272 Oswald T.: *Kopie einer antiken Figur. Neigung zur Elongation.*

Neben den geometrisch-ornamentalen Konstanten hat Klüver noch weitere «halluzinatorische Konstanten» beschrieben. Auch sie betreffen die Form gesehener, vorgestellter oder halluzinierter Gegenstände. Darunter befinden sich alle Veränderungen einer gezeichneten Figur, die wir als «Deformationen» kennengelernt haben, etwa die Disproportion. Eine besondere Art der Disproportion ist die Elongation einer Figur. Man würde Oswald T.s eklatante Neigung zur Elongation abgezeichneter (Abb. 272) und frei gezeichneter (Abb. 273) Figuren sicher nicht ausreichend verstehen, würde man deren Beziehung zu den halluzinatorischen Formkonstanten nicht mitberücksichtigen. Nun findet sich aber die gleiche Neigung und das gleiche Phänomen in den manieristischen Epochen auf dem Gebiet der bildenden Kunst von Parmigianino und El Greco bis zu Giacometti. Zwischen dem halluzinatorischen Erleben, dem schizophrenen und dem manieristischen Stil liegen strukturelle Affinitäten vor, die auf ähnlich strukturierten Zuständen des Bewußtseins beruhen.

Klüver weist darauf hin, daß die halluzinatorischen Konstanten nicht nur für die Meskalinpsychose, sondern auch für viele andere halluzinatorische Zustände charakteristisch sind. Sie bestimmen auch jene Sinnestäuschungen, die durch «sensorielle Deprivation», einer künstlichen Ausschaltung aller äußeren Wahrnehmungen im Experiment, hervorgerufen werden können. Auf eine mögliche Beziehung der halluzinatorischen Phänomene zu genetisch früheren Bewußtseinszuständen, insbesondere zum physiognomischen Erleben, ist Klüver jedoch nicht näher eingegangen. Man kann aber nicht übersehen, daß auch die Kinderzeichnung in mancher Hinsicht an den schizophrenen Stil und an die halluzinatorischen Formkonstanten erinnert (vgl. S. 68).

Die von Kindern gezeichneten Figuren zeigen ebenfalls physiognomische Merkmale wie außergewöhnliche Elongation (Abb. 274) oder immense Verbreiterung der menschlichen Gestalt (Abb. 275). Daneben finden sich aber auch alle anderen Formalismen und Deformationen; sogar die Verdoppelung einzelner Teile einer Figur, etwa die Verdoppelung der Hände, kommt in der Kinderzeichnung vor (Abb. 276).

Schließlich zeigt sich auch bei debilen Erwachsenen manchmal eine auffällige Tendenz zur Physiognomisierung und gleichzeitig eine Tendenz zu geometrisch-ornamentalen Formen in freien Zeichnungen (Abb. 277).

Wir gelangen also zu dem Schluß: Alle von KLÜVER beschriebenen «halluzinatorischen Formkonstanten» entsprechen bis ins einzelne den «Merkmalen schizophrener Bildnerei». Man kann den schizophrenen Stil deshalb mit gleichem Recht «manieristisch» und «halluzinatorisch» (FISCHER [64]) nennen. Er kommt durch ein Schwinden der Erlebniskonstanten des normalen Bewußtseins und ein Hervortreten der halluzinatorischen Formkonstanten (d.h. der allgemeinmenschlichen kreativen Grundfunktionen) zustande. PRIMÄRVORGANG?

Die künstlerischen Leistungen unserer Patienten sind in der Regel an den psychotischen Zustand gebunden, und ihr Stil ändert sich zwangsläufig mit dem Wechsel ihres psychischen Befindens. Es gibt aber auch schizophrene Kranke, die teils in ihrer Wahnwelt, teils in unserer gemeinsamen Welt leben («doppelte Buchführung», nach BLEULER). Sie können eine künstlerische Tätigkeit mit ihrem Alltagsverstand ausüben und so zu konventionellen Ergebnissen gelangen. Zuweilen sind sie jedoch imstande, kreativ-psychotisches Erleben in ihr Schaffen einfließen zu lassen und wie ein gesunder Künstler zwischen verschiedenen Stilarten zu wählen.

Emil NOVY wurde 1907 geboren. Er war Malermeister und kam 1963 in unser Krankenhaus, nachdem er in einem Hausfreund den Teufel erblickt hatte und in Mordabsicht mit einer Lanze auf ihn losgegangen war. Der Gerichtspsychiater diagnostizierte Schizophrenie und empfahl die Unterbringung in einer psychiatrischen Anstalt.

Emil NOVY war ein dickleibiger Pykniker, kontaktfreudig und geschäftig. Er modellierte mit großer Geschicklichkeit Rosen, Blüten und ähnliche Gebilde aus roter Wachskäserinde. Im Gefängnis hatte er eine «Gefängnismadonna» aus Brot gemacht und vor seiner Verhaftung neben seiner beruflichen Tätigkeit alte Bauernmöbel restauriert. Während seines insgesamt fünfjährigen Aufenthaltes in unserem Krankenhaus war Emil NOVY rastlos künstlerisch tätig. Er bedurfte dazu keiner therapeutischen Anregung, sondern unterrichtete selbst Mitpatienten. Einen kleinen leerstehenden Raum konnte er sich als Werkstätte einrichten. Dort arbeitete er vom frühen Morgen bis in die Nacht. Er schrieb, zeichnete, malte und stellte Objekte her. Ständig war er mit Aufgaben und Problemen be-

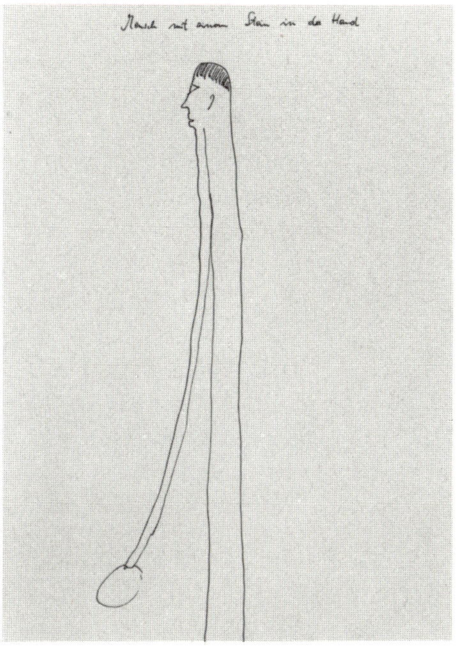

273 OSWALD T.: *Freie Zeichnung. Neigung zur Elongation.*

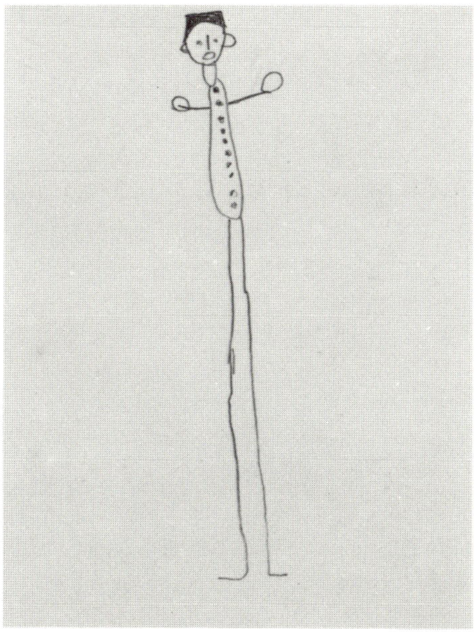

274 Zeichnung eines sechsjährigen Knaben. Neigung zur Elongation.

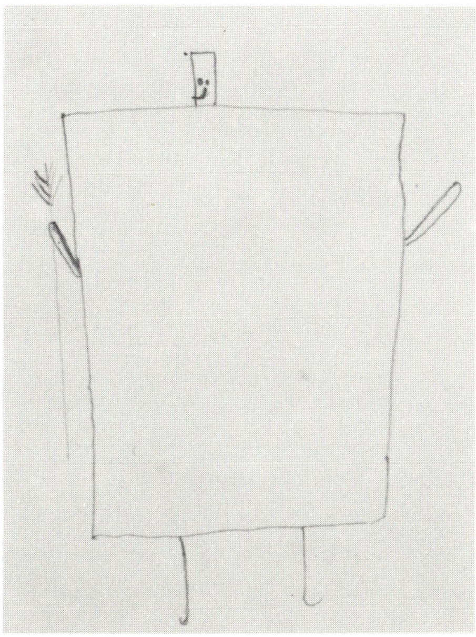

275 Zeichnung eines sechsjährigen Knaben. Neigung zur Verbreiterung des Rumpfes.

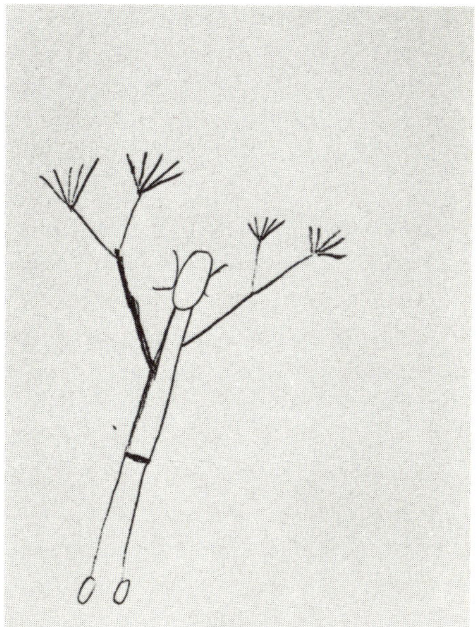

276 Kinderzeichnung. Menschliche Figur mit zwei Armen und vier Händen.

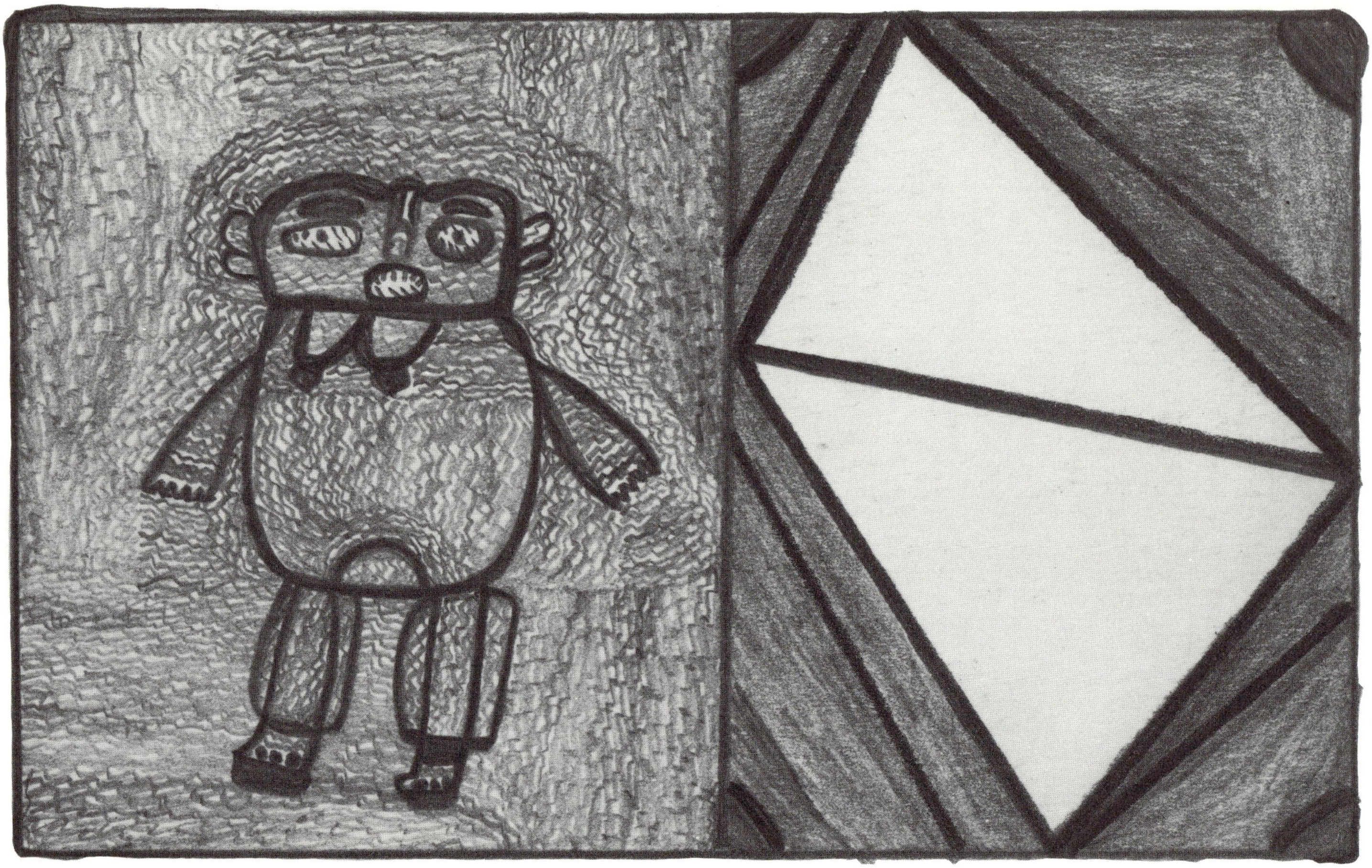

277 JOSEF T.: *Freie Zeichnung. Tendenz zur Physiognomisierung und zur Geometrisierung bei höhergradiger Debilität.*

schäftigt und auf der Suche nach neuen Techniken und Materialien. Er malte mit dem Saft roter Rüben, mit einem Gemisch aus Zitronensaft und Goldfarbe, mit Blut, Kot oder Kaffee-Extrakt – wie das Bild «Dämonen» (Abb. 280, Farbtafel IX, S. 119). Er glaubte, neuen Farbstoffen und Krebsheilmitteln auf der Spur zu sein und stellte seltsame Gefäße her, indem er Flaschen und Gläser mit einer gipsartigen Masse umgab, in die er farbige Glimmerplättchen gemengt hatte. Auch aus bunt bemalten Eierschalen und Gips fertigte er kleine Gefäße an und verwendete auch Streichhölzer für seine Arbeiten. Er kaufte die Hölzchen paketweise, brannte sie ab und leimte sie dann zu dreidimensionalen Gegenständen zusammen, oder er gestaltete umfangreiche Einlegearbeiten, wobei er die Hölzchen bunt bemalte. Er hatte den Plan, ein Damenkleid ganz aus Streichhölzern herzustellen.

Bei Emil NOVY war jenes «Merkmal schizophrener Bildnerei» besonders ausgeprägt, das RENNERT «Kombination heterogener Materialien» nennt; damit hing auch seine Vielseitigkeit zusammen. Es steht im Gegensatz zur «Reduktion in den Mitteln und Materialien», einem ebenso charakteristischen Merkmal schizophrener Kunst.

Emil NOVY hatte eine Zuneigung zu rätselhaften und grotesken Gestaltungen, eine Vorliebe für Zahlen- und Buchstabenmagie, die offenbar seiner Psychose entsprang. Immer wieder findet sich bei ihm das Prinzip der «doppelten Bedeutung einer Linie» (vgl. S. 79); viele Zeichnungen wirken dadurch vexierbildartig (Abb. 278 und 280, Farbtafel IX, S. 119).

Emil NOVY kannte LEONARDO und PICASSO, mit denen er sich zeitweise verglich, und wußte, was man unter «moderner Kunst» und klassisch-naturalistischer Kunst versteht, und er konnte je nach Bestellung modern-schizophrene Bilder (Abb. 278, Farbtafel IX, S. 119) – für die Ärzte – und altmodisch-konventionelle Bilder (Abb. 279) – für das Pflegepersonal – malen. Er starb am Abend des 7. Mai 1968, als er im Bett liegend der Übertragung eines Boxkampfes im Radio zuhörte, an einem Herzinfarkt. Er hatte den Ausgang des Kampfes auf Grund eigener astrologischer Berechnungen vorauszusagen versucht und sich dabei geirrt.

Angeregt durch Erlebnisbeschreibungen schöpferischer Gestaltungsprozesse bei Dichtern, bildenden Künstlern, Musikern und Gelehrten, sprach Friedrich SANDER (186), ein namhafter Vertreter und Mitbegründer der Gestalt(bzw. Ganzheits-)psychologie, zum erstenmal von einem «Vorgestalterlebnis». Er meinte damit jene Phase des schöpferischen Prozesses, in der das Sinnganze aufdämmert, aber noch ohne klare Konturen und ohne Gliederung erlebt wird. Dieses gefühlsartige Etwas ziehe sich dann gleichsam zu einer *Vorgestalt* zusammen, die bei rückblickender Betrachtung des Wesentliche des später realisierten Ganzen bereits enthält. Die sinnvoll durchformte, befriedigende Realisation, mit der der schöpferische Prozeß seinen Abschluß findet, nannte Sander die *Endgestalt*.

Da sich Vorgestaltphänomene und Vorgestaltungsverläufe nicht nur bei schöpferischen Menschen im engeren Sinn, sondern in allen seelischen Bereichen finden, auch in der schlichten Sinneswahrnehmung und dem Gegenstandserkennen des Alltags, ging Sander daran, solche Verläufe im Experiment nachzuahmen und zu erforschen. Bei diesen Versuchen ließ man zum Beispiel zunächst soweit reduzierte Reizkonfigurationen auf die Versuchsperson einwirken, daß gerade ein Gestaltentstehungsvorgang eingeleitet wurde; dann wurden die Versuche mit zunehmender Erkennbarkeit der Konfiguration weitergeführt, bis für die Versuchsperson eine Endgestalt erreicht war. Sander nannte solche im zeitlichen Zusammenhang des aktuellen Bewußtseins erlebte Prozesse des Gestaltwerdens «Aktualgenese» um sie von anderen genetischen Vorgängen, der Ontogenese und der Phylogenese, zu unterscheiden. Das Sicheinbezogenfühlen in ein Gestaltwerden ist ein wesentliches Kriterium der Aktualgenese.

Klaus Conrad (47) versuchte mit einem gestaltpsychologischen Forschungsansatz psychopathologische Erscheinungen zu erklären. Auch er wies zunächst auf Beobachtungen im normalen seelischen Bereich hin. Bei den Wortfindungsstörungen oder der Namenssuche lernen wir alle ein Bewußtseinsphänomen kennen, das nur anmutungsartig, gefühlhaft gegeben ist. Man sagt dann zum Beispiel: der Name liegt mir auf der Zunge. Ganz ähnlich bewußt sind uns gewisse Erlebnisse auf dem Gebiet der optischen Wahrnehmung, etwa die Unklarheit der Formen, wenn Gegenstände allmählich aus dem Dunkel hervortreten, wenn wir Gegenstände sehen, die für das Auflösungsvermögen unseres Sehapparates zu klein oder zu weit entfernt sind oder die zu schnell dargeboten werden, wenn wir nicht die Möglichkeit haben, ein Objekt zu fixieren, sondern es bloß im seitlichen Gesichtsfeld vorbeihuschen sehen. Häufiger noch sind derartige Erlebnisformen außerhalb des Wahrnehmungsbezirkes: etwa die Lösung einer Denkaufgabe knapp vor der Lösung; oder eine verlorene Melodie, kurz bevor man sie gefunden hat; der Entwurf eines Briefes, bevor man ihn geschrieben hat; oder die Konzeption eines Kunstwerkes vor seiner Ausführung.

Ein entfallener Name also, der uns auf der Zunge liegt, ist vorgestaltet in unserem Bewußtsein, ist Vorstufe einer sich bildenden Gestalt, ist eine Vorgestalt, welcher eine Tendenz zur Entwicklung der Endgestalt innewohnt. Aus diesem Beispiel ergab sich für Conrad die Beziehung der gestörten Aktualgenese zu den aphasischen Sprachstörungen. Er gelangte zu der Ansicht, daß im Bereich der Sprache auch unter pathologischen Verhältnissen Gestaltungen auf der Stufe der Vorgestalt stehen bleiben können – ähnlich wie unter den Bedingungen mangelhafter Reizgrundlagen in der Wahrnehmung.

Conrad zählt folgende Kriterien der Vorgestalt auf:

1. Physiognomische Qualitäten erhalten gegenüber Strukturqualitäten ein Übergewicht, so daß zum Beispiel einfache ornamentale Gebilde ein «Gesicht» bekommen (Physiognomisierung).

2. Die Gegebenheiten verschwimmen mit ihrem Hintergrund, von dem sie sich nicht mehr klar abheben lassen (Kollektivation).

3. Es stellen sich eigenartige Scheinbewegungen, Erlebnisse des Flimmerns, Gleitens und Wogens ein (Fluktuation).

Dazu kommen zuständliche Veränderungen im Erlebenden:

1. ein ständiger Drang nach weiterer Ausgestaltung (Nichtendgültigkeitstönung),
2. eine gefühlhafte Spannung, oft quälende Angst (Gefühlssättigung),
3. eine stärkere Umweltgebundenheit (Kohärenzsteigerung) und
4. eine Unfähigkeit, das Gebilde nach freiem Belieben umzugestalten (Verlust der Freiheitsgrade).

Conrad bezeichnet, einer neurophysiologischen Lehre (Head) folgend und sie erweiternd, die Vorgestaltung als protopathischen Gestaltwandel, wobei die epikritische Leistung, nämlich die differentiale und integrale Gestaltfunktion, ausgefallen sei. Was zurückbleibe, sei ein entdifferenzierter und desintegrierter Leistungsrest, eine eigenartig veränderte Leistung, die man zugleich als ein Auseinanderfallen (Gestaltzerfall) und als ein Zusammenballen (Vorgestaltung) eines Leistungsganzen beschreiben kann. Nach Conrad sind die aphasischen Sprachstörungen als ein protopathischer Gestaltwandel der Sprachleistung zu verstehen.

Conrad schenkte auch der Beziehung zwischen Aktualgenese und Kreativität Beachtung. Er nannte den Traum einen Zustand, in dem jeder Mensch schöpferisch tätig ist, ohne es zu wollen und sogar ohne es absichtlich verhindern zu können; der Traum sei die eigentliche Domäne der Vorgestaltung (48). Ich möchte hinzufügen: Auch schizophrene Gestaltungen und halluzinatorisches Erleben zeigen häufig die Merkmale einer Vorgestaltung, die auch in den Werken des künstlerischen Manierismus und der modernen Kunst zu finden sind. Die Aktualgenese ist ein kreativer Prozeß und an den Vorgestalten ist das Wirken der kreativen Grundfunktionen zu erkennen. Der epikritische Gestaltungsanteil, von dem CONRAD spricht, scheint mir dagegen nur jenes Moment zu sein, das dem gesunden, wachen und normal funktionierenden Subjekt Anstrengung erspart und die Erreichung der Endgestalt automatisiert, wodurch der eigentliche schöpferische Vorgang, nämlich die Vorgestaltung, überflüssig wird.

Die Gestaltpsychologie bereicherte die gesamte Psychologie und führte auch zu Erkenntnissen über Gestaltwandel, Gestaltzerfall und den Abbau psychischer Leistungen unter pathologischen Bedingungen (SUCHENWIRTH [212]). Die Ideen über das Schöpferische wurden dadurch neu belebt und um zahlreiche empirische Daten vermehrt. Dennoch lassen sich die Theorien SANDERS und CONRADS mit unseren heutigen Vorstellungen von künstlerischer Kreativität und damit von Kreativität überhaupt nicht völlig zur Deckung bringen. Der Grund dafür liegt darin, daß diese Forscher die sogenannte Endgestalt grundsätzlich höher werteten als den gesamten vorhergehenden schöpferischen Prozeß, dem ihre eigentliche Aufmerksamkeit und ihr eigentliches Interesse galten. Wie für die Psychoanalytiker die Realität ist für die Gestaltpsychologen die Endgestalt derart festgelegt und definitiv, daß ihnen alles andere entweder noch unvollkommen oder schon defekt erscheint.

Daß die Endgestalt wie die Realität auch kulturabhängig, die damit verbundenen Bewußtseinsphänomene wohl experimentell-statistisch erweisbar, ihre Qualität aber doch täuschend sein könnte (z.B. das vielzitierte «Aha»-Erlebnis), daß schließlich die sogenannten Endgestalten vom Standpunkt eines außenstehenden Betrachters in einen schöpferischen Prozeß einbezogen und als Vorgestalten erscheinen könnten, zieht die Gestaltpsychologie nicht in Betracht. Solche Gedanken sind für aktualgenetische Experimente auch völlig belanglos, denn sie haben nichts mehr zu tun mit dem, was sich im Bewußtsein des einzelnen bei der Gestaltwerdung abspielt. Sie sind aber nicht belanglos für eine Beurteilung des Schöpferischen in der Psychose, für ein Verständnis zeitgenössischer Kunst und für eine Theorie der Kreativität.

Ich habe mit einem aphasichen Patienten eine langdauernde individuelle Zeichentherapie durchgeführt, wobei viele Hunderte von Zeichnungen vor meinen Augen entstanden. Meine dabei gemachten Erfahrungen bestätigen CONRADS gestaltpsychologische Theorie nicht nur hinsichtlich der gestörten Sprachleistung, sondern auch durch den «protopathischen Gestaltwandel» in den Zeichnungen. Sie zeigen alle Merkmale der Vorgestalt (Physiognomisierung, Kollektivation, Fluktuation), aber auch im subjektiven Erleben des Patienten waren die erwähnten Qualitäten (Nichtendgültigkeitstönung, Gefühlssättigung, Kohärenzsteigerung, Verlust der Freiheitsgrade) nachweisbar. Außerdem zeigten diese Zeichnungen alle Merkmale des Schöpferischen. Sie sind stark formalisiert – als Folge eines großen formalen Bemühens des Patienten –, und sie zeigen insbesondere eine merkwürdige Tendenz zur Geometrisierung. Die folgende Schilderung ist deshalb auch als ein Beitrag zur Phänomenologie und Theorie des Geometrisierens zu verstehen. Sie wendet sich gleichzeitig gegen die heute nicht selten vernehmbare Behauptung, daß wohl schizophrene, nicht aber hirnorganisch Kranke zu kreativen Leistungen fähig sind.

Anton DOBAY, von Beruf Gärtner, alleinstehend, erlitt in seinem 65. Lebensjahr einen Schlaganfall, der eine Aphasie (Sprachstörung infolge Läsion einer Großhirnhemisphäre) und eine Schwäche der rechten Körperhälfte zur Folge hatte. Wegen der Schwere der Sprachstörung und einer anfänglichen Verwirrtheit kam Anton DOBAY ins psychiatrische Krankenhaus. Er war hierauf mehrere Monate lang depressiv, dann trat ein Stimmungsumschwung ins Hypomanische ein. Anton DOBAY befindet sich seither dauernd in leicht gehobener Stimmung. Die Lähmungserscheinungen bildeten sich bald völlig zurück, die Aphasie blieb jedoch seit nunmehr fünf Jahren bestehen. Anton DOBAY kann fließend sprechen, es kommt dabei aber zu so schweren Wortentstellungen, daß man seine Sprache nicht versteht. Auch ist sein Sprachverständnis hochgradig gestört, obwohl im Lauf der Zeit eine gewisse Besserung eingetreten ist; er versteht jetzt einfache Aufträge und Fragen, allerdings keine längeren Sätze; Wörter, die man ihm vorsagt, kann er nicht richtig nachsprechen; das Lese- und Schreibvermögen hat er mit dem Sprachverlust ebenfalls eingebüßt.

Durch eine individuelle Zeichentherapie war es möglich, einen nun schon lange dauernden intensiven persönlichen Kontakt mit Anton DOBAY herzustellen. Beim Zeichnen zeigt er großen Eifer und Ausdauer, wobei er sich stets bemüht, die gestellte Aufgabe nach bestem Können zu erfüllen und keine Aufgabe als zu schwierig ablehnt. Diese Tätigkeit befriedigt ihn sehr. Wenn ihm eine Vorlage nach vielen Monaten ein zweitesmal zum Abzeichnen gegeben wird, erkennt er sie sofort wieder; den oft großen Unterschied zwischen der Vorlage und seiner eigenen Zeichnung bemerkt er aber nicht. Auch die visuelle Gestalterfassung und die graphische Wiedergabe sind bei Anton DOBAY schwer gestört. Dennoch ließ sich bald eine zeichnerische Begabung bei ihm erkennen. Es wurden ihm deshalb verschiedene Aufgaben gestellt; er zeichnet aus dem Kopf, nach der Natur und nach Abbildungen mit Bleistift, Farb-

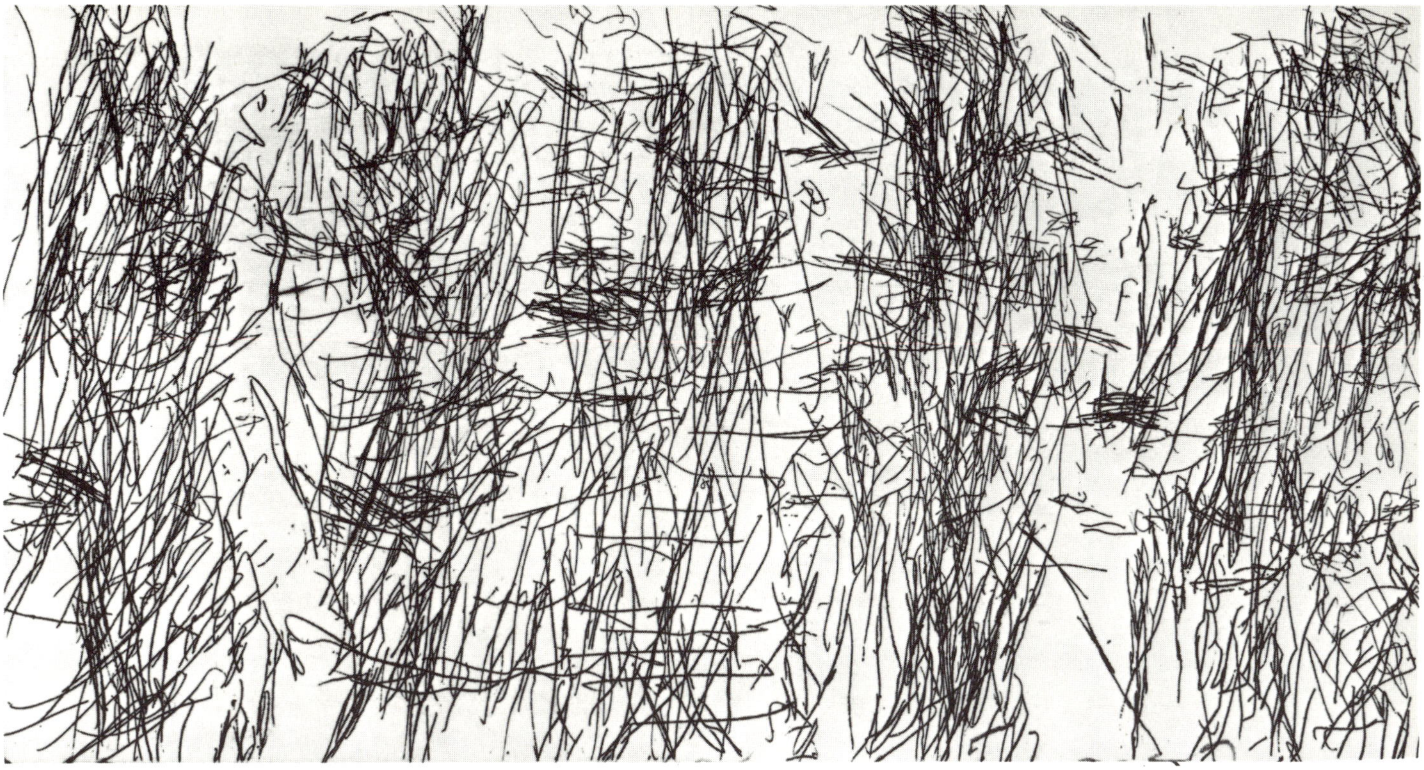

281 Anton Dobay: *Kritzelzeichnung nach Schlaganfall mit Aphasie.*

stiften und farbigen Kreiden, schließlich gravierte er zur Anfertigung von Radierungen auch einige Kupferplatten. Innerhalb von fünf Jahren nach seinem Schlaganfall hat Anton Dobay ein umfangreiches graphisches Werk geschaffen. Seine Leistung beweist, daß ein Aphasiker, bei dem auch das Zeichnen schwer gestört ist, gerade auf diesem Gebiet besondere kreative Möglichkeiten besitzen kann. Man darf angesichts seines Werkes nicht nur von psychopathologischer Kunst, man könnte geradezu von hirnpathologischer Kunst sprechen, wobei das Unvermögen infolge der Gehirnschädigung eine wesentliche künstlerische Komponente ist.

Anton Dobay machte im Verlauf seiner zeichnerischen Tätigkeit (und im Verlauf einer teilweisen Wiederherstellung gestörter Gehirnfunktionen) etwa folgende stilistische Entwicklung durch: sein Stil war zunächst «impressionistisch», seiner mehr physiognomischen Auffassung entsprechend; beim Zeichnen mit Farbkreiden entstand eine pointillistische Wiedergabe; über ein «kubistisch-konstruktivistisches» Stadium mit einer auffälligen Tendenz zur Geometrisierung gelangte er dann zur Gegenständlichkeit – einer Gegenständlichkeit, die den Konstanten der normalen Wahrnehmung allerdings nicht völlig entspricht.

Zu Beginn unserer Zeichenversuche zeigte Anton Dobay eine Steigerung des motorischen Antriebs, die ein vehementes Kritzeln zur Folge hatte; dabei bemühte er sich um figurale Wiedergabe, hatte damit aber nur teilweise Erfolg; eine gewisse Ordnung wurde erreicht, einzelne formale Kategorien wurden wirksam: etwa eine Verdichtung der Kritzelzüge in regelmäßigen Abständen und deren vertikale Ausrichtung (Abb. 281). Anton Dobay bearbeitete die Kupferplatte bei der Herstellung dieser Radierung ohne Vorlage und ohne thematische Aufgabe, so daß sich nicht feststellen läßt, welche Figurationen er angestrebt hat. In der ersten Zeit seiner graphischen Tätigkeit ergriff er den Stift oft mit der linken Hand und übergab ihn der ehemals paretischen rechten Hand, mit der er dann die Zeichnung oder die Gravüre ausführte.

Beim Zeichnen mit Farbkreiden entwickelte Anton Dobay eine pointillistische Manier. Als er das Bild «Pfeifer und Trommler» von Albrecht Dürer (Abb. 282, Farbtafel X, S. 120) abzeichnete, gab er das Gegenständliche der Vorlage durch verschiedenfarbige Flächen wieder, wobei er die Kreiden in Punkten und kurzen Strichen auftrug (Abb. 283, Farbtafel X). Zwei Gesichter sind zu erkennen. Einige Konturen, etwa die Mütze des Trommlers oder die Beine des Pfeifers, sind angedeutet. Infolge der unzutreffenden Farbwahl und der pointillistischen Technik verschwimmen jedoch die Figuren mit dem Hintergrund («Kollektivation»); es tritt ein weiteres Merkmal der Vorgestalt auf, die Fluktuation: Beim Betrachten des Bildes stellen sich eigenartige

Zu den Farbtafeln IX–XI

IX EMIL NOVY

278 Mit Absicht in schizophrenem Stil hergestellte Zeichnung.

279 Mit Absicht in konventionellem Stil hergestellte Zeichnung.

280 «Dämonen». Kugelschreiber und Kaffee-Extrakt. Heterogene Materialien. Doppelte Bedeutung einzelner Linien. Vexierbildartige Gestaltung.

X–XI ANTON DOBAY

282 Albrecht DÜRER: *«Pfeifer und Trommler», Wallraf-Richartz-Museum, Köln. Vorlage für die nebenstehende Zeichnung des aphasischen* ANTON DOBAY.

283 Pointillismus. Figur-Hintergrundverschmelzung. Fluktuation. Farbkreidezeichnung nach DÜRERS *«Pfeifer und Trommler».*

284 Zeichnung eines andern Patienten, Vorlage für Abb. 285.

285 «Manische» Kuh von ANTON DOBAY, *nach der nebenstehenden Vorlage.*

286 Auguste RENOIR: *«Mädchen», 1887, Bridgestone Kunstmuseum, Tokio. Diente als Vorlage für Abb. 287 und 288.*

287 Kopie des «Mädchens» von RENOIR *in der Art einer «Vorgestalt». Geometrisch-ornamentale Gliederung.*

288 Kopie des «Mädchens» von RENOIR *ein Jahr später. Gelungene figurale Wiedergabe mit geometrisierender Tendenz.*

Scheinbewegungen ein, es entsteht der Eindruck des Flimmerns, Gleitens, Wogens.

Hierauf trat in DOBAYS Zeichnungen zunehmend eine Tendenz zur Geometrisierung hervor. Die Wiedergabe des «Mädchens» von RENOIR (Abb. 286, Farbtafel XI, S. 121) gelang ihm zunächst nur in einer globalen schattenhaften Form, die dem Umriß der Figur teilweise, teilweise aber auch wieder gar nicht entspricht; die Physiognomie sowie der rechte Arm sind angedeutet. Nun ging DOBAY aber daran, das ganze durch eine Vielzahl spiralenartig aneinandergereihter verschiedenfarbiger Rechtecke zu gliedern; und auch den Hintergrund, den er nicht mit dem Bleistift geschwärzt hatte, teilte er schachbrettartig durch bunte Vierecke auf (Abb. 287, Farbtafel XI). Ein Jahr später wurde DOBAY die gleiche Vorlage erneut zum Abzeichnen gegeben. Nun gelang ihm die figurale Wiedergabe recht gut (Abb. 288, Farbtafel XI), sogar die Farben haben mit der Vorlage gewisse Ähnlichkeiten; eine konstruktivistisch-geometrisierende Tendenz ist immer noch deutlich, doch sind die beziehungslosen geometrischen Formen verschwunden.

Anton DOBAY zeichnete beim Kopieren figuraler Motive immer wieder solche schachbrettartigen Muster. Wie kommt dieses Geometrisieren bei einem aphasischen Patienten zustande?

Über die Tendenz zur Geometrisierung – im allgemeinen und bei Anton DOBAY im besonderen – kann eine Untersuchung von MACKAY (zitiert nach 66) näheren Aufschluß geben. Dieser Autor stellte fest, daß in der optischen Wahrnehmung unter dem Einfluß halluzinogener Substanzen sogenannte «Nebengeräusche» auftreten. Blickt ein Mensch, der auf diese Weise «visual noise» erlebt, auf ein geometrisches Muster in seiner Umgebung, dann sieht er ein Komplementärbild zu diesem Muster. Besteht das Muster in der Umgebung aus parallelen Linien, dann besteht das Komplementärbild aus parallelen Linien, die im rechten Winkel dazu verlaufen; ist das Muster schachbrettartig, dann besteht das Komplementärbild aus Linien, die diagonal dazu verlaufen.

Ich vermute nun, daß Anton DOBAY verschiedene gegenständliche Bilddetails nicht erkennt – so hat er wahrscheinlich die Gliederung des Mädchenbildnisses von RENOIR bei seinem ersten Versuch einer Wiedergabe nur sehr mangelhaft erfaßt – und sie als «visual noise» erlebt. Das viereckige Format des Zeichenblattes oder der Vorlage oder des Zeichentisches oder anderer geometrischer Formen im Zimmer mögen ihn dann dazu veranlassen, den «optischen Lärm» geometrisch zu ordnen – in einer «halluzinatorischen» Art. KLÜVER (105) betont ja, daß in veränderten Zuständen des Bewußtseins auch die Wahrnehmungen und Vorstellungen den «halluzinatorischen Formkonstanten» entsprechen können, nicht nur die eigentlichen Halluzinationen.

Im fünften Jahr nach seinem Schlaganfall zeichnete Anton DOBAY den «Blumenstrauß in einer blauen Vase» von Jan BRUEGHEL d. Ä. (Abb. 289) mit Ölkreiden ab. Dieses Blatt ist so gelungen, daß man den abgebildeten Gegenstand sofort erkennt (Abb. 290, Farbtafel XII, S. 122), ja daß die Wiedergabe an das Konventionelle rührt. Und doch ist diese Arbeit mehr, denn Anton DOBAY gibt nicht den Blumenstrauß Jan BRUEGHELS wieder, sondern einen geometrisch-ornamentalen Strauß, der seine (entfernte) Verwandtschaft mit den halluzinatorischen Blumensträußen der schizophrenen Séraphine LOUIS nicht verleugnet.

Um Mißverständnissen vorzubeugen, soll hier noch erwähnt werden, daß nicht jeder Gehirndefekt schöpferische Leistungen zur Folge hat. Es wäre nicht möglich gewesen, mit Anton DOBAY eine so intensive und lang-

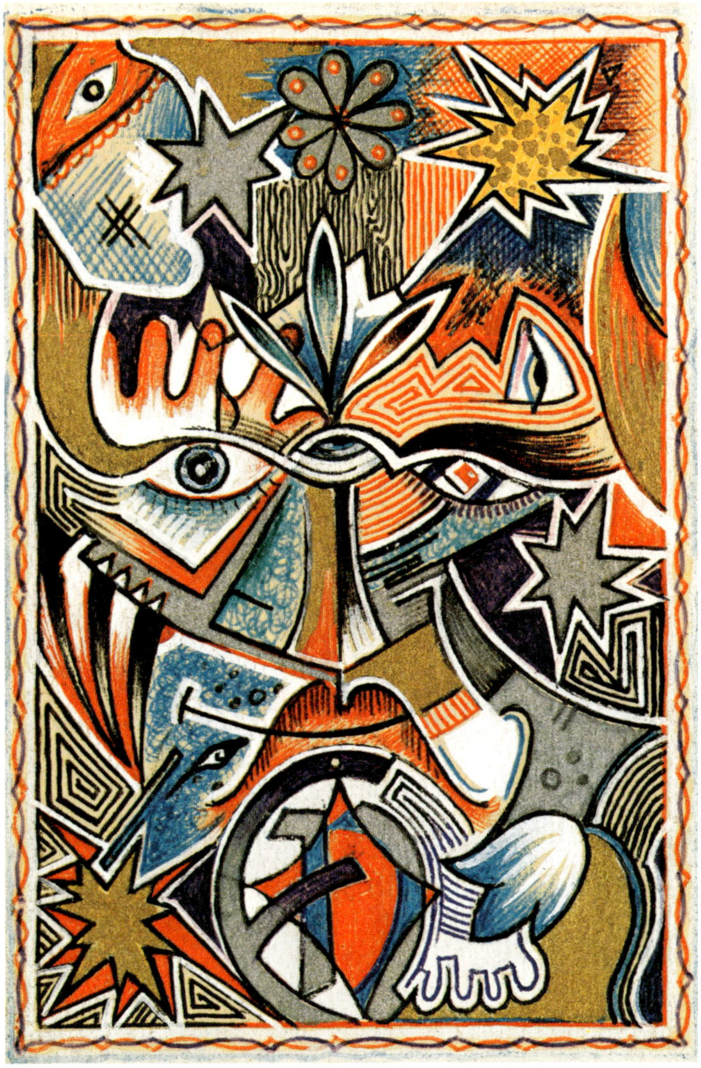

278

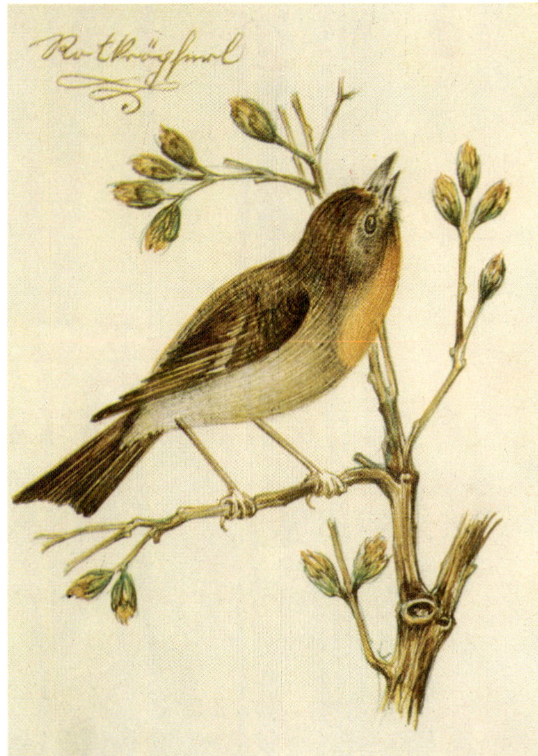

279

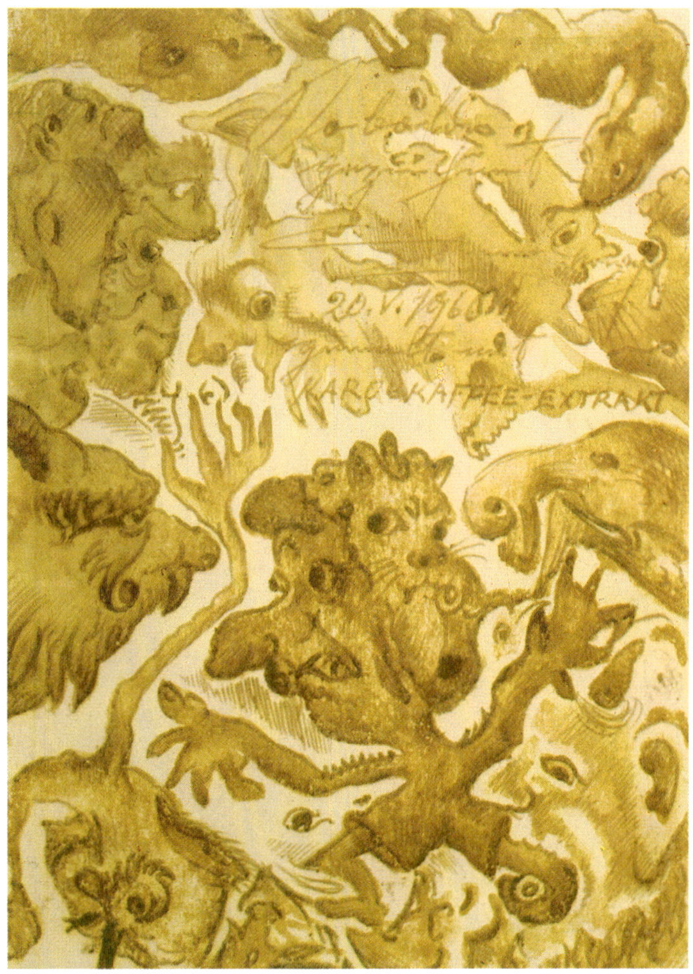

280

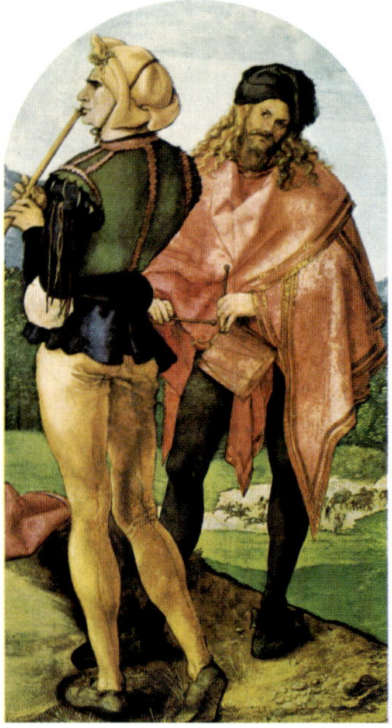

282

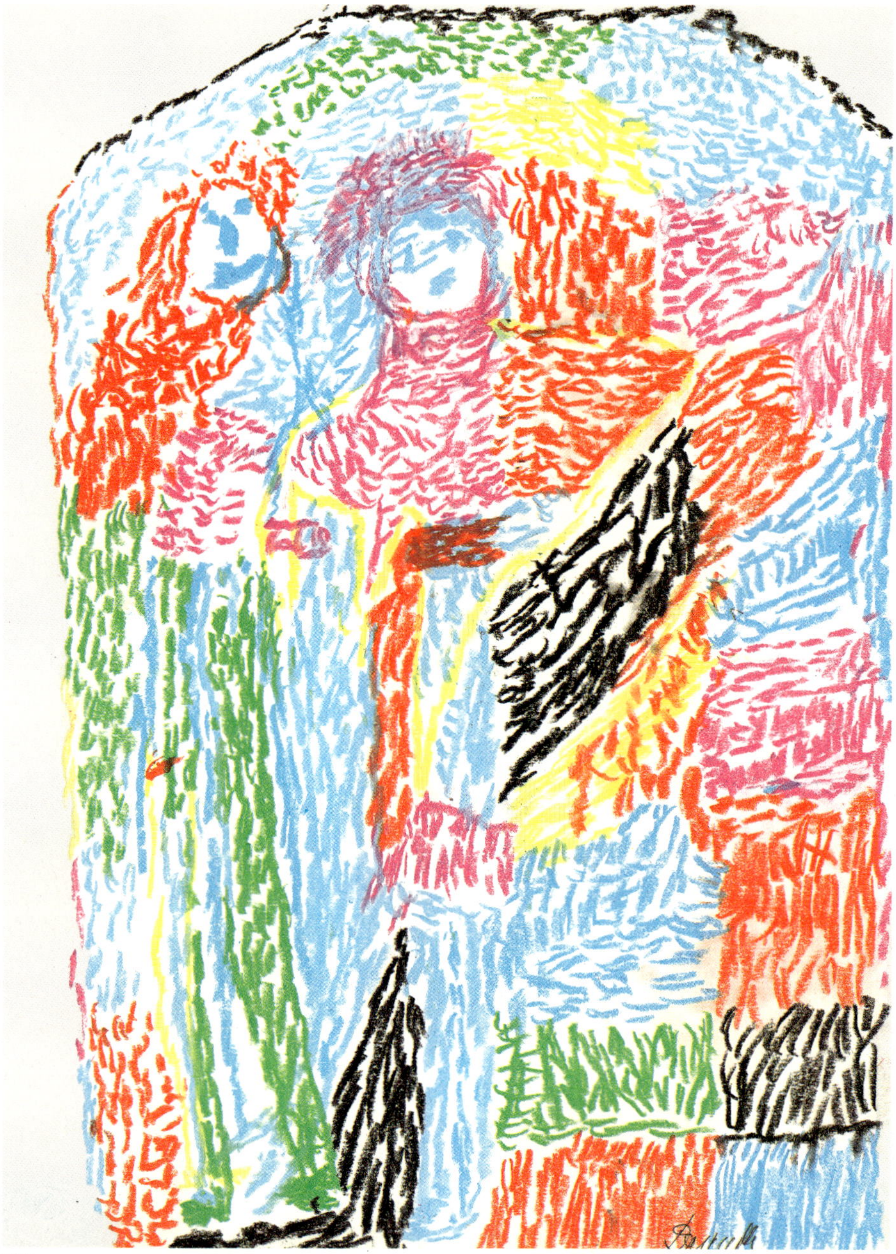

283

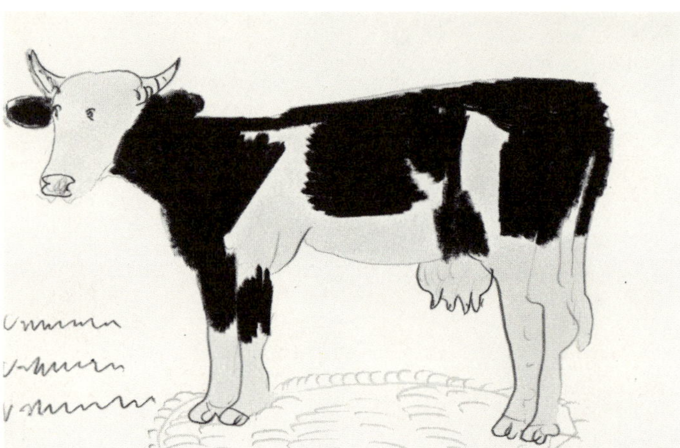

284

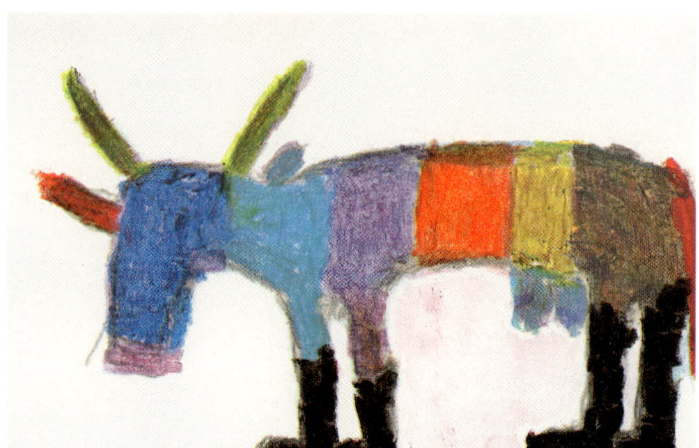

285

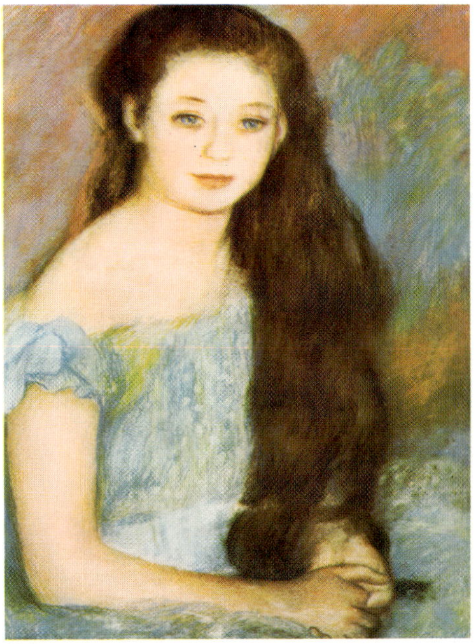

286

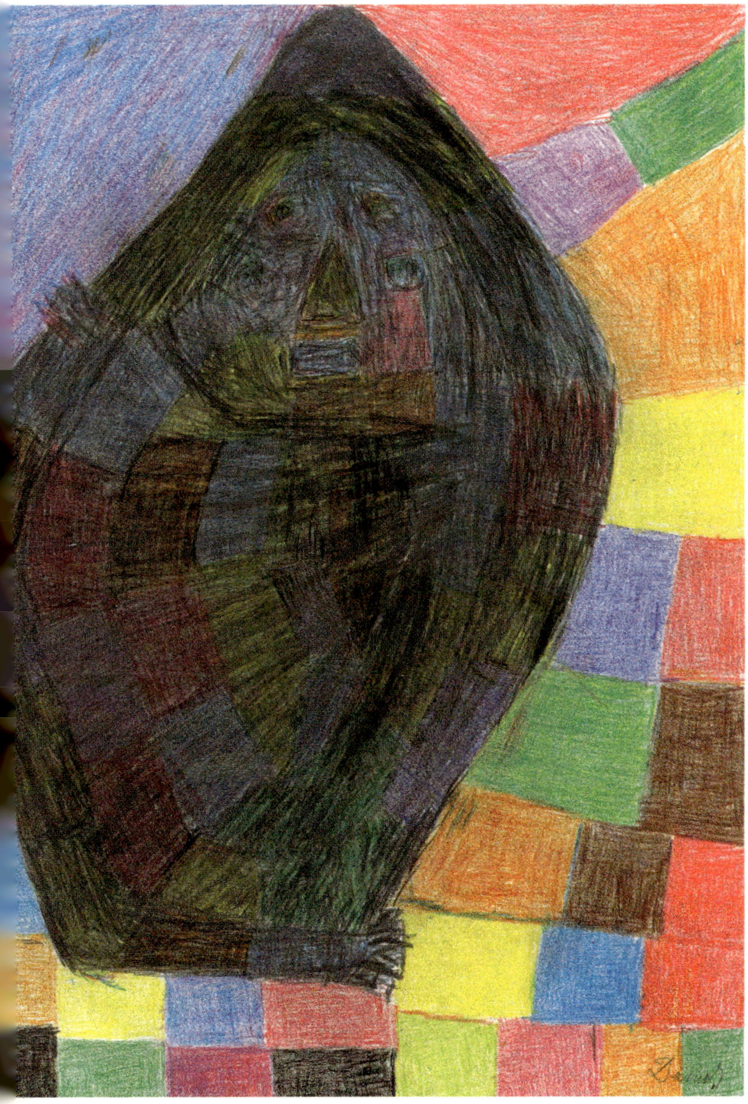

287

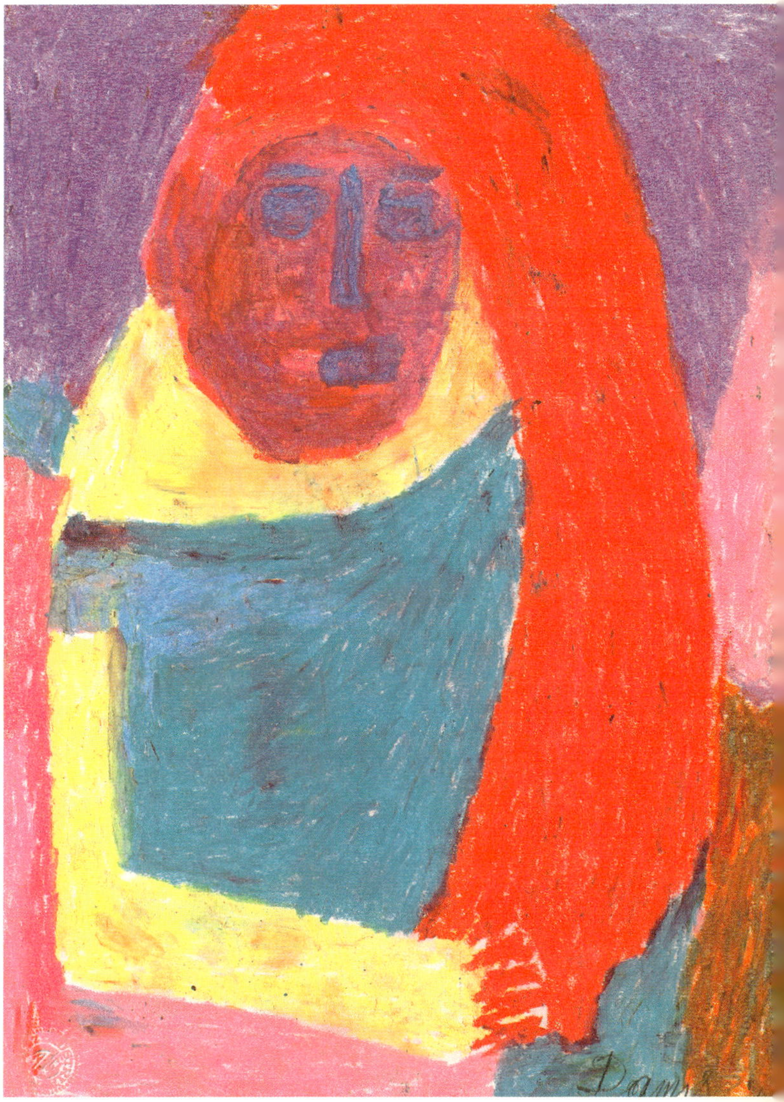

288

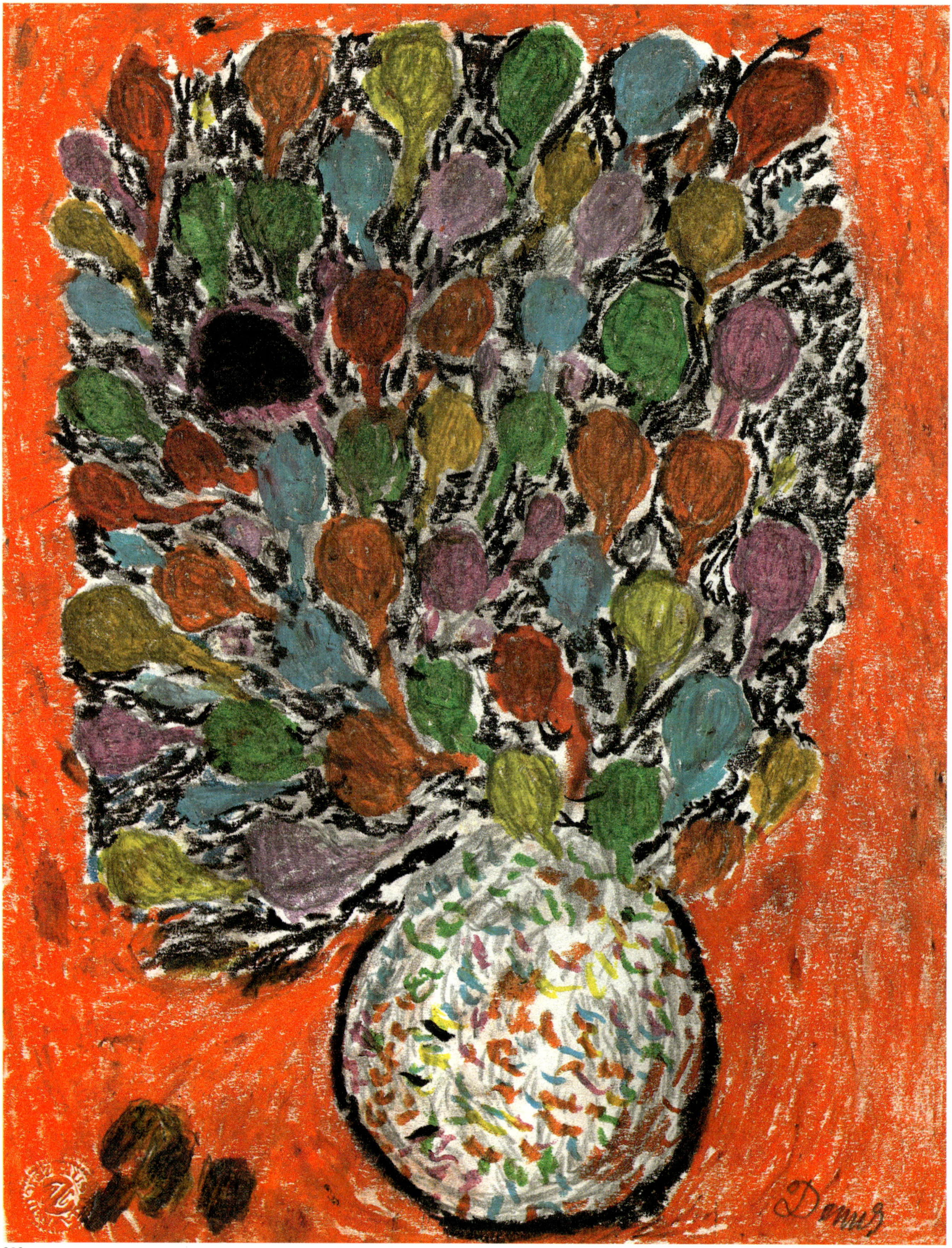

290

XII

ANTON DOBAY

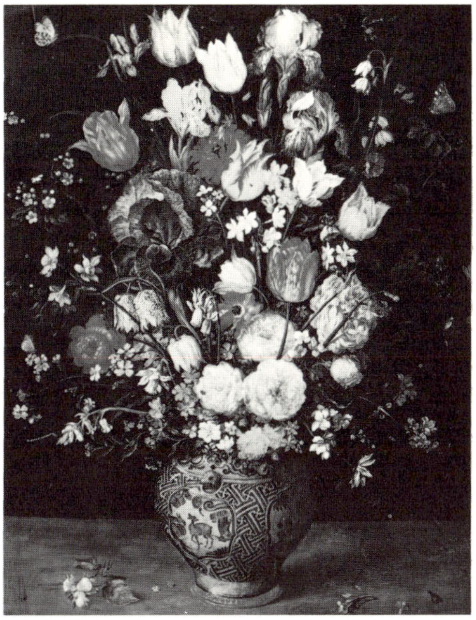

289 Vorlage für ANTON DOBAYS *«Blumenstrauß» (*JAN BRUEGHEL D. Ä.: *«Blumenstrauß in einer blauen Vase», Gemäldegalerie Kunsthistorisches Museum Wien).*

dauernde Kunsttherapie durchzuführen, hätte er sich nicht durch gewisse Eigenschaften seiner Persönlichkeit dafür als besonders geeignet erwiesen. Seine Kontaktfreudigkeit und ständige Bereitschaft zur Kooperation, sein Ehrgeiz und Fleiß, seine große Ausdauer beim Zeichnen wurden bereits erwähnt. Anton DOBAY befindet sich stets in etwas gehobener Stimmung, sein psychomotorischer Antrieb ist vermehrt. Vor allem dieser leicht *manische Zustand* befähigt ihn zusammen mit den organischen Störungen von Gehirnfunktionen zu kreativen Leistungen.

Daß bei Anton DOBAY tatsächlich eine Hypomanie besteht, läßt sich auch aus manchen seiner Zeichnungen deutlich erkennen, so bei dem Bild einer Kuh (Abb. 284, Farbtafel X, S. 120), das er auf Wunsch abzeichnete (Abb. 285, Farbtafel X). DOBAY trifft bei seiner Wiedergabe anderer Bilder nur gelegentlich die gleiche Farbe. Man hat den Eindruck, daß er nur dann den richtigen Farbstift ergreift, wenn seine Farbwahl von einem Affekt begleitet ist (wie er auch nur bei affektiver Motivation einzelne Wörter richtig spricht). Er ist nicht imstande, rein verstandesmäßig die gleichen Farben einander zuzuordnen, dabei traten immer wieder Fehler auf. Die Buntheit der von ihm gezeichneten Kuh ist daher nicht Absicht, sondern Zufall und Stimmung. Während die Vorlage eine schwarz gefleckte Kuh zeigt, ist die von ihm gezeichnete nur schwarz gestiefelt; sie entspricht auch in figuraler Hinsicht der Vorlage nicht genau, ist aber im Ausdruck stärker; die komplizierten Formen sind einfacher, geometrisch strukturiert. Man kann nicht bestreiten, daß diese Kuh «leicht manisch» wirkt.

Viereinhalb Jahre nach seinem Schlaganfall bat ich Anton DOBAY, ein Bienenwabenmuster (Abb. 291) abzuzeichnen. Das Ergebnis (Abb. 292) zeigt, daß er so schwierige Strukturen immer noch nicht richtig erfassen kann und daß sein psychomotorischer Antrieb gesteigert ist.

In der Psychopathologie wurde die Tendenz zur Geometrisierung meist nur den schizophrenen Kranken zugeschrieben. Der Fall Anton DOBAY zeigt, daß diese Tendenz nicht krankheitsspezifisch ist. Die Geometrisierungstendenz DOBAYS gehört zu seinem physiognomischen Erleben und einer entsprechenden graphischen Tätigkeit im Sinn einer Vorgestaltung; sie läßt an die halluzinatorischen Formkonstanten KLÜVERS denken. Und sie gehört zu den kreativen Grundfunktionen und weist auf einen kreativen Bewußtseinszustand bei Anton DOBAY hin.

Im Grund ist die Neigung zu geometrisierendem Gestalten überhaupt nichts Psychopathologisches. Paul KLEE hat mehrere Bilder gemalt, die aus rhythmischen Gefügen von Vierecken bestehen, und dabei an «Urbildliches» gedacht, «das auf dem Weg der Halluzination» liege. «Meine Hand ganz Werkzeug eines fernen Willens», notierte er einmal (zit. n. 86). BADER (15) hat die geometrisch-ornamentalen halluzinatorischen Formkonstanten mit den harmonikalen Schwingungs-

Zu Farbtafel XII

XII ANTON DOBAY

290 «Blumenstrauß», Farbkreiden, 40 × 30 cm, 1975, Kopie des Gemäldes von Jan BRUEGHEL *d. Ä. «Blumenstrauß in einer blauen Vase» (vergl. die Vorlage: Textabbildung 289). Gelungene figurale Wiedergabe mit geometrisch-ornamentalen Zügen.*

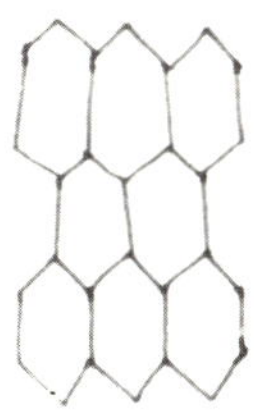

291 Vorlage für ANTON DOBAYS *«Bienenwaben» (Abb. 292).*

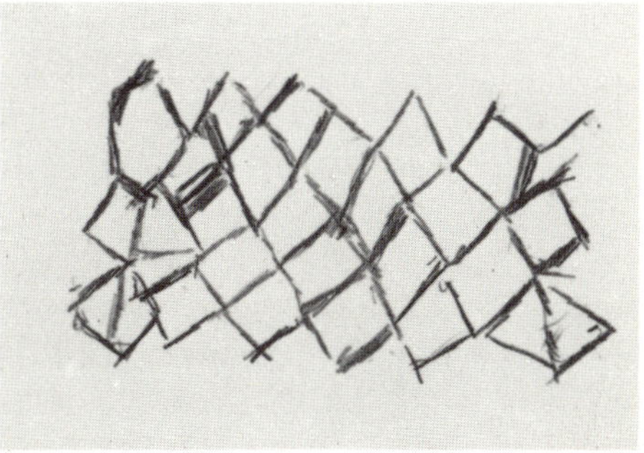

292 ANTON DOBAY: *Mißlungene Kopie «Bienenwaben». Steigerung des psychomotorischen Antriebes.*

figuren, die unter der Einwirkung eines Tones in Flüssigkeiten entstehen, den JENNYschen Klangfiguren, in Zusammenhang gebracht.

Man kann die Ursache der formalisierenden Tendenzen auf Bau und Bewegung des menschlichen Körpers zurückführen, aber auch im rhythmischen Ablauf aller Lebensvorgänge sehen.

Die Zeichnungen neurotischer Menschen unterscheiden sich nicht von den Zeichnungen Gesunder. Die Neurose ruft niemals so gewaltige Veränderungen wie die Psychose im bildnerischen Ausdruck hervor. Etwas vereinfachend kann man sagen: Die Neurose äußert sich im Inhalt, die Psychose in der Form der Zeichnung.

Es ist leicht verständlich, warum die Psychose, nicht aber die Neurose künstlerische Kreativität verleihen kann, wenn man FREUDS (77, 78) Anschauungen über diese beiden Störungen zugrundelegt. Der Unterschied zwischen Neurose und Psychose besteht nach FREUD in der Beziehung zur Realität. Während der Neurotiker in Abhängigkeit von der Realität seine triebhaften Wünsche und Ängste verdrängt, wird der Psychotiker von seinem Es derart überwältigt, daß er die Realität verleugnet. Die Psychose beginnt mit einem Realitätsverlust, und sie endet damit, daß sich der psychotische Mensch eine Privatwelt, eine Ersatzrealität errichtet. Auch der Neurotiker entfernt sich von der Realität. Sein Realitätsverlust ist aber sekundär, Folge der Verdrängung eines inneren Konfliktes bei scheinbarer Anerkennung der gegenständlichen und sozialen Wirklichkeit. Die Sache, die den Triebanspruch erregt hat, die Angst ausgelöst hat, ist für ihn dann «nicht so wichtig», er bemerkt sie gar nicht mehr oder strebt nun sogar betont das Gegenteil an. Der Neurotiker «fällt nicht aus dieser Welt». Die Außenstehenden merken ihm überhaupt nicht an, daß zwischen ihm und seiner Umwelt ein Widerspruch klafft, und er ist sich dessen auch selbst nicht klar bewußt. Dagegen ist der Psychotiker hoffnungslos aus «dieser Welt» gefallen. Freilich hat auch er sein Anpassungsvermögen an die Realität nicht völlig eingebüßt, ja es kann in manchen Fällen weitgehend erhalten sein. Nur dort, wo die Psychose herrscht, hat der Schizophrene die Realität verlassen. Es ist klar, daß diese «Spaltung» des schizophrenen Menschen bildhaft zu verstehen ist. Sowohl die neurotische wie auch die psychotische Störung betreffen den ganzen Menschen und verändern die Gesamtstruktur seiner Persönlichkeit.

Ich habe immer die Ansicht vertreten, daß die künstlerischen Leistungen der schizophrenen Kranken ein Produkt der Psychose sind und daß umgekehrt die künstlerischen Leistungen der Gesunden so ähnlich wie ein schizophrenes Symptom entstehen. Man darf bei diesem Vergleich natürlich nur die Kreativität im Auge haben und muß alle hinzukommenden Voraussetzungen einer künstlerischen Leistung beiseitelassen. Dann kann man sagen: Wenn nicht irgendein Aspekt der Realität verleugnet und durch eine der Person gemäßere Phantasie ersetzt wird, kann weder eine künstlerische Leistung noch ein schizophrenes Symptom entstehen. Dieser Ersatz muß aber von innen heraus erfolgen, der Mensch darf dazu nicht bloß verleitet worden sein, die «neue Realität» muß Kreation, darf nicht Imitation sein. Damit ist nicht gesagt, daß der kreative Mensch nicht auf früher Erlebtes, Erfahrenes, Erlerntes zurückgreifen darf – aber der Rückgriff muß spontan sein. Die Realität besteht aus jenen relativ oder absolut verbindlichen Normen des Erlebens und Verhaltens, die uns die jeweilige Gesellschaft und Kultur auferlegen.

FREUD sprach von einer «Psychopathologie des Alltagslebens», wozu er die verschiedenen «Fehlleistungen», wie Versprechen, Verhören, Verlesen, Vergessen, Verlieren, Verlegen rechnete. Diese Fehlleistungen gleichen in ihrer Entstehung einem neurotischen Symptom. Es gibt aber im Seelenleben der Gesunden auch Phänomene, deren Psychodynamik einem psychotischen Symptom ähnlich ist. Dazu gehören die kreativen Vorgänge, deren Ergebnisse der Mensch in sein normales Leben einbauen kann oder muß, ähnlich wie der Schizophrene seine Symptome in sein normales Leben einbauen kann oder muß – vielleicht etwas krasser, aber doch nicht so grundsätzlich anders – und dadurch zu der «doppelten Buchführung» im Sinn BLEULERS (34) gelangt.

Man kann den Unterschied zwischen Neurose und Psychose auch darin sehen, daß die zentralnervöse Erregung, welche der Affektivität und der Bewußtseinsveränderung zugrundeliegt, bei der Psychose größer als bei der Neurose ist (vgl. S. 127ff.). Dadurch kann der Neurotiker die normalen Konstanten des Erlebens und Verhaltens beibehalten, wogegen der Psychotiker sie verliert. Diesen verschiedenen Graden abnormer zentralnervöser Erregung entsprechen verschiedene Abwehrmechanismen des Ichs: der Neurose die *Verdrängung* des Triebanspruchs und die spätere Nichtbeachtung jenes Teiles der Realität, der den Triebanspruch ausgelöst hat, der Psychose die *Verleugnung* jenes Teiles der Realität, der nicht ertragen werden kann, der aktive Umbau der Wirklichkeit und der Realitätsersatz, der allerdings nur subjektiv ist und lediglich in der Phantasie besteht.

In gewisser Hinsicht ist die Neurose für die künstlerische Gestaltung allerdings doch von Wert, insofern nämlich, als verborgene Wünsche, Triebe, Ängste, innere Konflikte künstlerische Gestaltung auslösen können, ja mehr noch, sie sind das psychologische Material, das in der Kunst gestaltet wird. Dieses gleiche Material wird auch durch das schizophrene Symptom geformt. Ohne neurotische

Konflikte würde es weder Kunst noch Psychosen geben.

Während also die Neurose in der Regel nur die Inhalte des Erlebens und Gestaltens ändert, die konventionellen Formen aber beibehält, zerstört die Psychose als die schwerere seelische Erkrankung auch die Form; hierauf führt die psychotische Produktivität zu einer Überbetonung formaler Kategorien. Der Destruktion folgen Geometrismus, Manierismus, Hyperreflexion. Diese formalistische Tendenz kommt in der Psychose vermehrt zum Vorschein, sie ist aber auch in den schöpferischen Akten des Gesunden als eine kreative Grundfunktion wirksam.

Freud sah nicht die Beziehung der Psychose zur Kunst. Obgleich sich aus seiner Unterscheidung von Neurose und Psychose die größere Affinität der Psychose zur Kunst ableiten läßt, hielt er den Künstler für einen «Introvertierten, der es nicht weit zur Neurose hat», schrieb ihm eine gewisse Lockerheit der Verdrängungen zu sowie die Fähigkeit, ein bestimmtes Material zu formen. Diese Fähigkeit nannte er ein «rätselhaftes Vermögen» (76). Die formale Kraft, die den Künstler auszeichnet, ist aber nichts anderes als seine starke Tendenz zur Formalisierung, eine allgemeinmenschliche kreative Grundfunktion, die der Psychotiker in der Phase der Restitution ebenfalls zu mobilisieren vermag.

Verschiedene Autoren haben auf dem Boden der Psychoanalyse Kreativität zu definieren versucht. Von den meisten wird Kreativität auf das Zusammenwirken von Primär- und Sekundärvorgang zurückgeführt. Der Primärvorgang regelt die Abläufe im Unbewußten, im Es; er umfaßt nach Freud (75) die Prozesse der Verschiebung und der Verdichtung, die dem Lustprinzip gehorchen und bei der Entstehung der Träume oder neurotischer Symptome wirksam sind. Zum Sekundärvorgang gehören Abläufe im vorbewußten und bewußten Ich. Durch den Sekundärvorgang werden die triebhaften Bedürfnisse des Es den Realitätsforderungen angepaßt.

Kris (109) sah – wie nach ihm alle anderen psychoanalytischen Autoren – im künstlerischen Schaffen der Gesunden eine «kontrollierte Regression», eine «Regression im Dienste des Ichs», während er die schizophrene Kunst als einen Verfall an den Primärvorgang und als «unkontrollierte Regression» betrachtete.

Ich meine, daß die Physiognomisierung und die mehr ursprünglichen Formen der Symbolbildung (zum Beispiel die Verdichtungen des Traumes) dem entsprechen, was die Psychoanalytiker unter Primärvorgang verstehen, daß aber die Formalisierung, die eine ebenso wichtige kreative Grundfunktion ist, bereits in ihren ursprünglichsten (noch vorbewußten) Manifestationen – als eine «Ordnungstendenz» – dem Sekundärvorgang zuzurechnen ist. Sie ist in den schizophrenen Produktionen genauso wie in der Kunst der Gesunden wirksam.

Auch Spoerri (202) hat der Ansicht, daß die schizophrenen Gestaltungen keineswegs lediglich als Minderleistungen zu bewerten seien, zugestimmt. Er fand in den Schöpfungen der Kranken Ordnung, Kontrolle und Reflexion. Die fehlende Anpassung der psychotischen Äußerungen an die sozialen Normen führte er nicht nur auf Autismus und Negativismus, sondern ebensosehr auf Erfindung und ein Streben nach neuer Kommunikation zurück.

Die Abbildungen 293 und 294 zeigen Zeichnungen, die eine gesunde Versuchsperson vor einem Drogenerlebnis hergestellt hat. Die Abbildungen 295 und 296 zeigen Zeichnungen, die von derselben Person auf dem Höhepunkt eines Psilocybinrausches geschaffen wurden (nach Fischer [70]). Zeichnungen, die während eines Drogenerlebnisses von künstlerischen Laien hergestellt werden, lassen sich von Zeichnungen, die künstlerische Laien in akuten schizophrenen Psychosen schaffen, nicht unterscheiden. Ich bin deshalb der Ansicht, daß die halluzinogene Droge in grundsätzlich gleicher Weise die kreativen Grundfunktionen mobilisiert wie die schizophrene Psychose, die als Krankheit auftritt.

Die meisten Autoren, welche die Wirkung dieser Stoffe auf die künstlerischen Fähigkeiten untersuchen wollten, sind allerdings zu einem negativen Ergebnis gelangt. Das führte sie zu dem Schluß, daß der Drogenrausch die künstlerische Kreativität nicht erhöhen kann («die Droge stört»).

Nimmt man dieses Ergebnis als Faktum hin, wird man sicher auch die Behauptung, daß endogene Psychosen, etwa eine schizophrene Erkrankung, der künstlerischen Produktivität förderlich sein können, in Zweifel ziehen. Es geht hier aber nicht um ideologische Fragen, sondern darum, das vorhandene und von uns vorgelegte Beobachtungsgut kritisch zu interpretieren und zu bewerten.

Man sollte auch nicht vorschnell schließen, daß die endogene Psychose für künstlerische Kreativität günstig ist, die experimentelle Psychose aber nicht. Es ist viel wahrscheinlicher, daß die experimentelle und die endogene Psychose sehr viel gemeinsam haben und daß die verschiedenen Auswirkungen auf die künstlerische Kreativität durch verschiedene zusätzliche Bedingungen zustandekommen.

Es ist zunächst zu bedenken, daß eine Psychose auf die künstlerischen Fähigkeiten eines Laien ganz anders wirkt als auf die eines professionellen Künstlers. Unter dem Einfluß einer endogenen Psychose verlieren Berufskünstler in der Regel ihre künstlerischen Fähigkeiten und stellen ihr Schaffen meist ein. Nur in seltenen Fällen kommt es zu einem Stilwandel mit einer Steigerung der künstlerischen Leistung, wie bei Louis Soutter, Carl Fredrik Hill oder Ernst Jo-

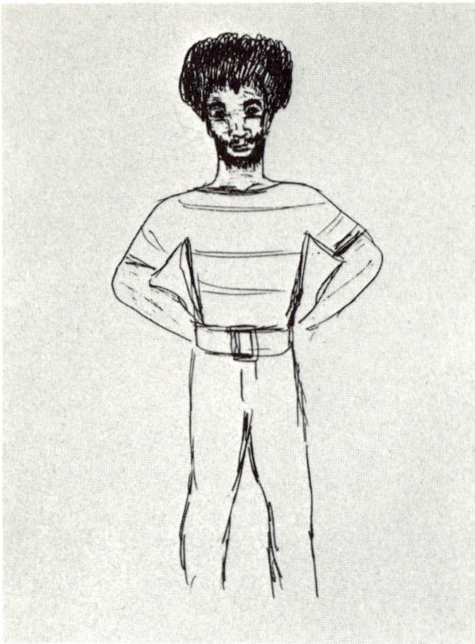

293 Y.F.: *Zeichnung einer gesunden weiblichen Versuchsperson vor einem Drogenerlebnis (nach* FISCHER *[70]).*

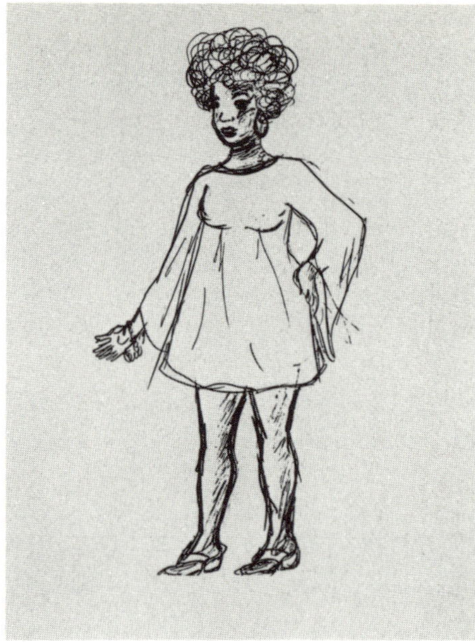

294 Y.F.: *Zeichnung einer gesunden weiblichen Versuchsperson vor einem Drogenerlebnis (nach* FISCHER *[70]).*

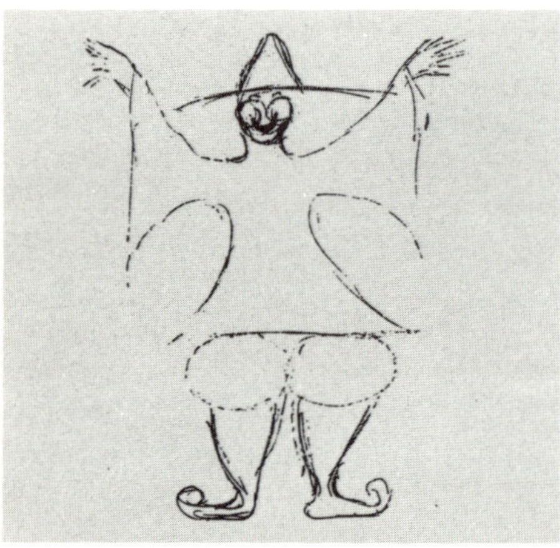

295 Y.F.: *Zeichnung derselben Person auf dem Höhepunkt eines Psilocybinrausches (nach* FISCHER *[70]).*

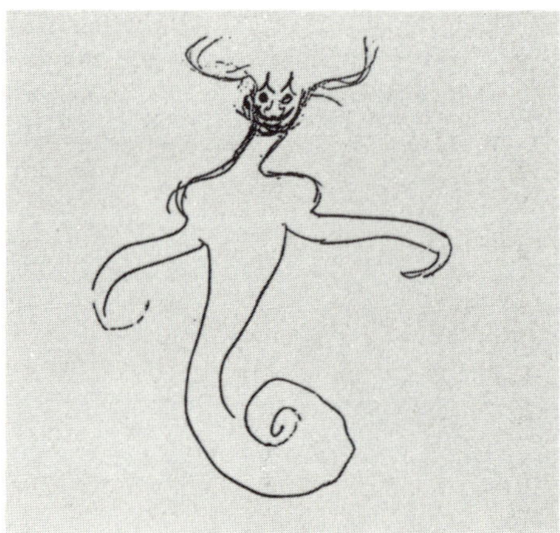

296 Y.F.: *Zeichnung derselben Person auf dem Höhepunkt eines Psilocybinrausches (nach* FISCHER *[70]).*

SEPHSON. Dieser Stilwandel, bei dem der Künstler seine Technik radikal ändert oder eine völlig neue Technik erwirbt, tritt aber meist nur bei länger dauernden psychotischen Verläufen auf, selten bloß vorübergehend in einer akuten Psychose. Die experimentellen Psychosen sind vorübergehende Rauschzustände, sie können deshalb nicht das gleiche wie eine chronische Psychose bewirken.

Man muß auch in Betracht ziehen, daß der Künstler in seinem Fach viel mehr erlernt hat als der Laie und sein Werk mit größerer Geschicklichkeit ausführt, er klammert sich deshalb auch stärker an seine gewohnte Schaffensweise. Sein Künstlertum beruht ja nicht auf einer jeweils völlig neuartigen Leistung, sondern zum Großteil auf dem Einsatz einer mühevoll erarbeiteten persönlichen Technik. Diesem technischen Können gegenüber wirkt sich die Droge als Störfaktor aus – genauso wie eine durch Krankheit bedingte akute Psychose. Wollte der Künstler sein ganzes erlerntes Können vergessen und ganz von vorn anfangen, dann könnte er die Psychose vielleicht als eine Inspiration erleben; hofft er aber bloß auf eine Steigerung bereits vorhandener künstlerischer Fähigkeiten, dann muß er von der Droge enttäuscht werden.

Außerdem ist der Berufskünstler an bestimmte äußere Bedingungen gewöhnt, an ein «setting», welches ihm hilft, den kreativen Zustand herbeizuführen. Man kann nicht erwarten, daß dieser Zustand ohne weiteres auch durch ein Rauschmittel ausgelöst werden kann. Der Laie dagegen, der ohnehin keine besondere künstlerische Technik beherrscht und der auch keine Methoden, einen kreativen Zustand zu erreichen, entwickelt hat, sträubt sich unter dem Einfluß der Psychose weniger, seine konventionellen Schemata zu verlassen; er empfängt dafür eine Steigerung der Expressivität, der Phantasie und der formalen Kraft. Ob eine Psychose, sei sie artifiziell ausgelöst oder als Krankheit entstanden, die Kreativität fördern kann, muß deshalb an Laien, nicht an Künstlern untersucht werden.

Es ist auch bekannt, daß die Körpermotorik, also die Fähigkeit zur Ausführung einer künstlerischen Arbeit, umso mehr beeinträchtigt wird, je akuter eine Psychose ist; das gilt für artifizielle und endogene Psychosen. Schwierige oder umfangreiche künstlerische Arbeiten wird man deshalb von Menschen, die an akuten Psychosen leiden, nicht erwarten dürfen. Wenn eine Schizophrenie chronisch wird, können von dem Patienten immer größere Arbeiten ausgeführt werden. Abgesehen von situativen Faktoren und solchen, die in der präpsychotischen Persönlichkeit liegen, spielen also bei der Manifestation kreativer Leistungen auch Schweregrad und Dauer der Psychose eine Rolle.

Schließlich ist zu erwähnen, daß eine Steigerung der Kreativität durch experimentelle oder auch endogene Psychosen nicht festgestellt werden kann, wenn man einen Begriff von

Kreativität oder Kriterien der Kreativität hat, die eine solche Feststellung von vornherein ausschließen. Wer für die kreative Leistung Realitätsanpassung, rationale Kontrolle und soziale Nützlichkeit fordert, kann natürlich eine Steigerung der Kreativität durch eine Psychose nicht erwarten. In der Psychose ist der Mensch nicht imstande, seine Äußerungen, Produktionen, Kreationen den Erfordernissen der Wirklichkeit und den Erwartungen seiner Mitmenschen anzupassen, weil eben die ständige Rückkoppelung mit der Umgebung fehlt.

Da Kreativität hier nicht als ein kulturabhängiges, sondern als ein psychologisches (genauer: biopsychologisches) Phänomen verstanden wird, ist dieser Auffassung eine neurophysiologische Erklärung angemessen. Roland FISCHER (65), der ausgedehnte Erfahrungen mit halluzinogenen Drogen und den damit hervorgerufenen Modellpsychosen besitzt, hat ein Kartogramm der verschiedenen Bewußtseinszustände entworfen. Mit Hilfe seiner Theorie läßt sich das Verhältnis von Psychose, Kreativität und Normalität heute am besten erklären. Wenngleich dieses Schema, streng wissenschaftlich betrachtet, vielleicht «zu kühn» und «zu einfach» ist (Modifikationen erfolgen stets wieder durch FISCHER selbst), so hat es – nach unserer Ansicht – Erkenntniswert. Es soll deshalb – in erster Linie für den medizinisch Gebildeten, aber auch für den Laien – hier erläutert werden.

Das vegetative Nervensystem besteht aus zwei antagonistisch wirkenden Teilsystemen, dem sympathischen und dem parasympathischen System. Man versteht unter Ergotropie eine auf Leistungssteigerung zielende Gesamtreaktion des zentralen Nervensystems, was hauptsächlich einer Erregung des Sympathicus entspricht. Die trophotrope zentralnervöse Erregung fördert die Erholungsvorgänge und ist eine vorwiegend parasympathische Reaktion.

Im Hirnstamm liegt das «retikuläre System», das eine Verbindung zwischen den Sinnesorganen, der Hirnrinde, dem vegetativen Nervensystem und den motorischen Zentren herstellt. Alle Nervenbahnen, welche von der Körperperipherie und den Sinnesorganen Erregungen zum Gehirn leiten, ziehen durch den Hirnstamm zur Hirnrinde. Unsere bewußten Erlebnisse sind an das Funktionieren der Hirnrinde (Cortex) geknüpft. Im Hirnstamm senden die von der Peripherie kommenden Nervenbahnen Äste zum retikulären System. Das durch die periphere Erregung nun erregte retikuläre System löst über verschiedene eigene Nervenbahnen eine allgemeine Weckreaktion aus («arousal reaction», ein im anglo-amerikanischen Schrifttum heute sehr gebräuchlicher Begriff (KIETZMAN [102]).

Die allgemeine Weckreaktion besteht aus einer Erregungs- und Aktivitätssteigerung der gesamten Hirnrinde (cortical arousal), einer affektiven arousal reaction, welche Angst und andere Gefühlsregungen entstehen läßt, einer vegetativen arousal reaction mit Erscheinungen wie Herzklopfen und einer motorischen arousal reaction mit zunehmendem Muskeltonus und gesteigerter motorischer Aktivität. Die generelle Weckreaktion befähigt in ihrem normalen Ablauf zu Kampf oder Flucht (BIRKMAYER [30]).

Unabhängig von den äußeren Ereignissen, die durch die Sinnesorgane auf uns einwirken, können die Nervenzellen des retikulären Systems durch bestimmte Stoffe, die chemische Wirkungen entfalten (Coffein, Pervitin, Preludin, LSD, Meskalin, Psilocybin) erregt, durch andere Mittel (vor allem die sogenannten Neuroleptica) in ihrer Erregung gehemmt werden. Stoffe, die das retikuläre System erregen, wirken zunächst leistungssteigernd, gehen mit Ergotropie (überwiegend sympathischer Erregung) einher, lösen unter Umständen aber auch halluzinatorische Psychosen aus. Stoffe, die das retikuläre System dämpfen, gehen dagegen mit Trophotropie (überwiegend parasympathischer Erregung) einher und werden zur Behandlung von Psychosen verwendet.

Psychosen, die durch halluzinogene Drogen ausgelöst werden, führen zu einer gesteigerten Weckreaktion und ergotroper Erregung; solche Merkmale findet man auch bei schizophrenen Psychosen (ZAHN [239]).

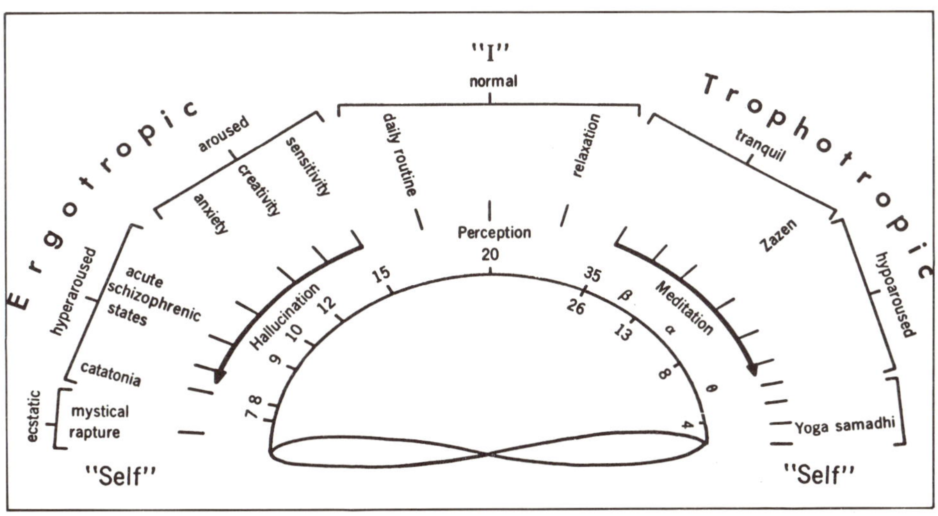

297 Das ROLAND-FISCHER-MODELL: *Auf einem Wahrnehmungs-Halluzinations-Kontinuum zunehmender ergotroper Erregung und auf einem Wahrnehmungs-Meditations-Kontinuum zunehmender trophotroper Erregung sind verschiedene Grade von «arousal» und verschiedene Zustände des Bewußtseins eingezeichnet. (Aus: Science 174 [1971], S. 898. Dort findet sich auch die vollständige Erklärung des Schemas.)*

Das Roland-FISCHER-Modell (Abb. 297) zeigt nun normales, schöpferisches, psychotisches und ekstatisches Erleben als Stufen auf einem Wahrnehmungs - Halluzinations - Kontinuum, das mit zunehmender ergotroper Erregung und allgemeiner Weckreaktion («arousal» und «hyperarousal») einhergeht (linke Seite des Modells). Durch Mittel wie Meskalin, LSD und Psilocybin können bei gesunden Versuchspersonen schöpferische, psychotische und ekstatische Zustände herbeigeführt werden. Auf einem von zunehmender trophotroper Erregung und Dämpfung der Weckreaktion («hypoarousal») begleiteten Wahrnehmungs - Meditations - Kontinuum finden wir die Ruhezustände des Zazen und schließlich des Yoga samadhi (rechte Seite des Modells). Die Stufe der Kreativität befindet sich am Wahrnehmungs-Halluzinations-Kontinuum zwischen Normalität und Schizophrenie und kann deshalb von diesen beiden Zuständen her erreicht werden.

Am Wahrnehmungs - Halluzinations-Kontinuum liegen, ausgehend von der normalen Bewußtseinslage, verschiedene Zustände zunehmend veränderten Bewußtseins. Diese Zustände unterscheiden sich graduell voneinander durch die zugrundeliegende Erregung, qualitativ durch den Bewußtseinsinhalt. FISCHER stellt sich vor, daß die Erregungszustände des Hirnstammes (Subcortex) durch die Hirnrinde symbolisch interpretiert werden. Diese symbolische Interpretation ist unser bewußtes Erleben und Handeln. Die symbolischen Interpretationen, die Inhalte unseres Bewußtseins, werden einerseits durch Kultur und soziales Milieu vermittelt; andererseits haben die Bewußtseinsinhalte aber auch Merkmale, die den verschiedenen Stufen der zugrundeliegenden subcorticalen Erregung entsprechen und nicht kulturabhängig sind.

Das normale Bewußtsein beruht auf einem normalen Erregungsniveau unseres zentralen Nervensystems. Das Denken gehorcht dabei aristotelischer Logik. Die Wahrnehmungen vermitteln uns eine «konstante» Welt, sie stimmen mit den Wahrnehmungen der großen Mehrzahl der anderen Menschen überein und sind überprüfbar, das heißt sie können durch motorische Akte verifiziert werden. Das gegenständliche, objektive Denken und das damit korrespondierende Ichbewußtsein gehen darauf zurück; denn das Ich wird ebenso wie ein Gegenstand von seiner Umgebung abgegrenzt und konstant bleibend erlebt. Auf Überprüfbarkeit beruhen auch die operationell definierten Begriffe der modernen Naturwissenschaft. Das normale Bewußtsein ermöglicht ein vernünftiges Verhalten, das in den Gefahrensituationen des Alltags unser Leben sichert. Auch ein möglichst reibungsloses Zusammensein, das Funktionieren sozialer Ordnungen wird durch diese Bewußtseinslage gewährleistet. Schließlich ist der Mensch, solange er sich im seelischen Gleichgewicht befindet (solange die Erregung seines zentralen Nervensystems gewisse Pegel nicht überschreitet), auch fähig, seine Meinung zu ändern, Kompromisse zu schließen, sich anzupassen, innerhalb seiner geistig-kulturellen Grenzen zu lernen und Hindernisse zu überwinden. Die Freiheit des Denkens und Handelns ist in diesem Bewußtseinszustand am größten, das Individuum besitzt die meisten Wahlmöglichkeiten.

Bei jedem Menschen ist die Erregungslage des zentralen Nervensystems Schwankungen unterworfen; diesen Schwankungen entsprechend, ändert sich auch der Zustand seines Bewußtseins. Bei manchen Menschen treten solche Schwankungen häufiger und in größerem Ausmaß auf, wogegen bei anderen in der Regel nur geringe Abweichungen vom Normalzustand vorkommen. Psychosen sind außergewöhnlich schwere seelische Veränderungen, die durch körperliche Krankheit, Vergiftungen, halluzinogene Drogen ausgelöst werden können. Bei manchen Menschen treten solche Zustände auch ohne jede greifbare Ursache, wahrscheinlich aufgrund einer besonderen Veranlagung auf.

Mit dem Ansteigen der Erregung verringern sich die Freiheitsgrade, es stellen sich Halluzinationen und Stereotypien ein und der Glaube, nicht mehr Herr seiner selbst zu sein, sondern durch fremde Kräfte beeinflußt zu werden, etwa als Erlebnis der Inspiration oder Besessenheit. Mit zunehmender Unfreiheit dieses Erlebens steigert sich dessen subjektive Bedeutung.

Das Wahrnehmungs - Halluzinations-Kontinuum beginnt bei «normalen» Wahrnehmungen und führt über kreative Inspirationen zu psychotischen Halluzinationen. Gleichzeitig geht das aristotelisch-logische Denken allmählich in ein symbolisch-logisches über und endet in einem abstrakt-geometrisch-rhythmisch-ornamentalen Erleben. Die von außen kommende Information verringert sich schrittweise auf diesem Kontinuum, der Mensch entfernt sich vom Ich des Alltags und wendet sich einer geistigen Dimension zu. An die Stelle der Objektivität tritt Subjektivität. Das Innenleben überwiegt das Handeln. Mit weiterer Innenschau hört schließlich jedes Schaffen auf. Der Mensch ist dann nicht mehr fähig, seine Wahrnehmungen motorisch zu verifizieren, die «Flut inneren Erlebens» nimmt zu, die Körperbewegungen sind blockiert. In diesen Zuständen treten Halluzinationen auf. Halluzinationen sind Wahrnehmungen einer inneren Wirklichkeit. Die gewöhnlichen Wahrnehmungen sind dagegen sozialisierte und den Zwecken des Überlebens angepaßte Halluzinationen, denn die «Realität» besteht ja – wie uns die Naturwissenschaft lehrt – nicht aus jenen Erscheinungen, die unsere Sinne widerspiegeln, sondern aus Protonen, Elektronen und elektromagnetischen Schwingungen.

Der physikalische Raum, der sich während der Kindheit in immer weiter werdenden Zirkeln bildet, zieht sich mit zunehmender zentralnervöser Erregung immer mehr zusammen und verschwindet schließlich, während sich das «Ich» der äußeren Welt zum «Selbst» der geistigen Dimension hinbewegt. Das gilt für das Kontinuum, das durch «hyperarousal», sowie für jenes, das durch «hypoarousal» gekennzeichnet ist. Die beiden Kontinua nennt FISCHER deshalb auch «Ich-Selbst»-Kontinua. Das «Selbst» der mystischen Ekstase und das «Selbst» der buddhistischen Versenkung sind ein und dasselbe Selbst.

Der Begriff des «Selbst» als ein Gegenbegriff zu jenem des «Ichs» weist auf die Philosophie der Mystik hin. Der kategorische Imperativ des Meister ECKART lautete: «Gib dein Ich preis!» Das Vorwärtsschreiten auf den beiden Kontinua bringt einen Verlust an äußerer Freiheit, aber einen Gewinn an Wesentlichkeit.

Je größer die zentralnervöse Erregung ist, umso bedeutsamer werden dem Menschen seine Bewußtseinsinhalte. Was wir bloß mit dem Verstand erkennen, berührt uns nie so tief wie unsere gefühltsbetonten Erlebnisse und Erkenntnisse. Das mystisch-magische Denken, die Ideologie, die überwertige Idee und der individuelle Wahn sind Ergebnisse höherer zentralnervöser Erregung, eines veränderten Bewußtseinszustandes. Inspirations- und Konversionserlebnisse gehen mit tief empfundener subjektiver Bedeutung einher. Die Ekstase und die Versenkung vermitteln die höchsten und tiefsten Bedeutungserlebnisse, die jedoch am wenigsten verstehbar und mitteilbar sind. Der intensive Bedeutungsgehalt psychotischen Erlebens wird von den Außenstehenden meist nicht geteilt. Man spricht deshalb von einem abnormen Bedeutungserleben in der Psychose.

Mit zunehmender Intensität des Evidenzerlebens wird der Bedeutungsgehalt der Erlebnisse dunkler. An die Stelle rationaler Eindeutigkeit treten Ambiguität, Paradoxie und Vieldeutigkeit der Symbole. Schließlich verlieren die Äußerungen in veränderten Zuständen des Bewußtseins ihren rationalen Sinn.

Ein weiteres Merkmal schizophren psychotischer, aber auch inspirierter und ekstatischer Zustände ist das Berührt- und Ergriffensein des Ichs von irgendetwas außerhalb des Ichs Stehendem – einem geistigen Prinzip oder einem Du –, das das Ich in seiner Freiheit einschränkt und in seiner Identität gefährdet oder verändert. Der Psychiater Hermann LENZ (144) spricht von einem «Berührtsein-Syndrom». Es kommt zu einer Auflösung der Ichgrenzen, zu einer Depersonalisierung in vielen veränderten Bewußtseinszuständen. Unser Patient Alexander sagte: «Ich werde ferngelenkt.» «Es wird bestimmt über mich», sagte Oswald T. Und Karl Z. schrieb: «Das Ich lebt von Phantasie und von Reue und von überlassenen Bewegungen.»

Die Auflösung der Ichgrenzen in psychotischen Zuständen kann sich auch darin äußern, daß ein Mensch glaubt, er höre die Gedanken anderer Leute in seinem Kopf, und er wisse ganz sicher, daß es nicht seine eigenen Gedanken seien.

Das Ich ist die wichtigste Konstante unseres gewöhnlichen Bewußtseins; sie lockert sich und schwindet im Traum, im Rausch, im Orgasmus, in der Ekstase, in psychotischen und in künstlerisch kreativen Zuständen. Das zustandsgebundene Kommunikationsbedürfnis des Künstlers ist deshalb auch nicht so sehr auf bestimmte Menschen gerichtet, es weist über die Ichgrenzen hinaus, über die räumliche Nähe und sogar über die Zeit.

Kennzeichnend für veränderte Zustände des Bewußtseins ist schließlich die Stereotypie, die Wiederholung des gleichen. Die rhythmisch-ornamentalen Tendenzen in Poesie und bildender Kunst sind damit verwandt, die religiösen Riten, Gebetsformeln und Litaneien. Die Neigung zu stereotyper Wiederholung findet sich in der Psychose auf allen Gebieten des Erlebens und Verhaltens, sie charakterisiert die psychopathologische Sprache und Kunst.

Handlungen, Gedanken, Erlebnisse erhalten erst dadurch subjektive Bedeutung, daß sie mit einem bestimmten Grad von «arousal» gekoppelt sind. Vom Grad der zentralnervösen Erregung ist die Höhe des Affektes abhängig, welcher den Bewußtseinsinhalt begleitet. Erlebnis und Affekt füllen das aktuelle Bewußtsein völlig aus und schaffen einen jeweils besonderen Bewußtseinszustand.

Unserem gewöhnlichen Bewußtsein entspricht eine mittlere Erregungslage des zentralen Nervensystems, das Erleben und Verhalten ist von mehr oder minder lebhaften Gefühlen getragen, das Gefühlsleben ist jedoch kontrolliert, die Vernunft herrscht vor. In den veränderten Zuständen des Bewußtseins, die mit höherer zentralnervöser Erregung einhergehen, treten an Stelle zarter oder kräftigerer Gefühlstönungen ungewöhnliche Emotionen, Stimmungen, Affekte auf: Angst, Glücksgefühl, Allmachtsgefühl, Schuldgefühl, Taedium vitae, das Gefühl des Klarsehens, der Erleuchtung, Begnadung, Sendung; diese Gefühle verleihen dem Erlebnisinhalt eine besondere, der Höhe des jeweiligen Erregungszustandes entsprechende intensive subjektive Bedeutung.

FISCHER spricht von «hyper-» und «hypoaroused states» und rechnet zu den «hypoaroused states» Zustände der Entspannung, der Meditation und der verschiedenen Grade der Versenkung. Er kennt zwar das Umschlagen eines ergotrop «hyperaroused state» in einen entsprechenden trophotrop «hypoaroused state» («rebound»-Phänomen), er spricht auch von «zusammengesetzten Zuständen» («composite states»), mißt dem Wechsel von Hyper- und Hypoarousal bei schöpferischen und psychotischen Zuständen meines Erachtens aber doch zuwenig Bedeutung bei.

Ich habe die Erfahrung gemacht und vertrete die Ansicht, daß kreative und psychotische Prozesse wellenförmig ablaufen (153). Nach der gefühlsbetonten Phase der Inspiration «kühlt» die Emotion «ab»; das heißt nicht, daß sie gleich völlig schwindet, sondern daß sie sich zunächst gleichsam in ihr Gegenteil verkehrt. Diese negative Phase einer hochgespannten Emotion ist für das künstlerische Schaffen unentbehrlich. Thomas MANN spricht von den «kalten Ekstasen unseres verdorbenen, unseres artistischen Nervensystems». In der Gefühlskälte, das heißt in der negativen Phase der hohen Gefühlsamplitude bzw. in einem dem «hyperaroused» entsprechenden «hypoaroused state», sehe ich die Voraussetzung für den künstlerischen und den schizophrenen Formalismus, ja für jede schöpferische Formgebung.

Helmut SELBACH (195) hat betont, daß eine Erregung des Sympathicus oder des Parasympathicus stets eine Miterregung des antagonistisch wirkenden Partners zur Folge hat («induktive Tonussteigerung» des Parasympathicus bei sympathischer Erregung und umgekehrt). Infolge der gleichzeitigen Erregung beider vegetativer Teilsysteme kommen «hyper-» oder «hypoarousal» als jeweiliger «Differenzeffekt» durch das Überwiegen eines der beiden Antagonisten zustande. Die Tatsache, daß bei einer ergotropen (sympathischen) Erregung das trophotrope (parasympathische) System stets in etwas geringerer Intensität miterregt ist, ermöglicht das «rebound-» oder «Kipp-Phänomen»: die sympathische kann in eine parasympathische Erregungslage umschlagen, aus einem «hyperaroused» ein «hypoaroused state» entstehen.

Ich möchte annehmen, daß ein solches Umschlagen sehr häufig erfolgt und daß vielen psychischen Prozessen ein Kippvorgang zugrundeliegt, und zwar immer dann, wenn ein affektiv geleitetes Geschehen «formal» kontrolliert, bearbeitet, gestaltet wird, wie es etwa beim kreativen Prozeß des Künstlers, aber zum Beispiel auch bei der Entstehung eines Wahnes der Fall ist. Auf dem Affekt beruht die (anfängliche) Ekstase, auf dem «rebound» die (nachfolgende) Kühle, von der Thomas MANN gesprochen hat.

Infolge ihres Schwankens zwischen hohen Graden von Hyper- und Hypoarousal findet man bei den schizophrenen Kranken – und auch bei gesunden Künstlern – sowohl die erhöhte gefühlsbetonte Subjektivität als auch eine die Welt und die menschlichen Beziehungen versachlichende, das Persönliche und Gefühlsmäßige ausklammernde objektivistische Einstellung.

Das Eigentümliche, Überraschende, Originelle, manchmal Kindlich-Naive in den Äußerungen schizophrener Menschen entsteht dadurch, daß ihr Erleben einem überhöhten Affekt entspringt, wodurch der Erlebnisinhalt ungewöhnlich nahegehend wird. Es erfolgt ein rebound, ein Umschwung in den entsprechenden «unterkühlten» Zustand – und nun wird das Erleben gestaltet – oder auch zurückgedrängt, unterdrückt, verleugnet, durch «Objektives», Formales, Rationalisierungen ersetzt. Auch in einer solchen Substitution muß man eine Gestaltung erblicken.

Die Substitution des affektbesetzten Erlebnisinhaltes in der negativen Phase des Affektes kann auch durch Klischees, Banalitäten oder Nonsens erfolgen. So kommt das Komische, der ungewollte Humor mancher schizophrener Äußerungen zustande, auch das sogenannte Vorbeireden (vgl. Artur, S. 95).

Mit der erhöhten Gefühlsamplitude und deren negativer Phase, der sachlichen Kühle, hängt auch die Direktheit und Offenheit mancher Äußerungen Schizophrener zusammen, ihr Drang zu bestürzender Aufrichtigkeit. In klarer Selbsterkenntnis stellte Theobald P. fest: «Wenn ich nicht so wahr wäre, wäre ich nicht so lange in einer Anstalt gewesen. Wenn ich nicht krank wäre, wäre ich diplomatischer.» Und als ich Alexander bat, zu dem Titel «Die unnötige Sprache» etwas zu schreiben, schrieb er: «Diese Sprache findet man in der Ärzteschaft und jeweils bei den Patienten.»

Mit dem intensiveren Bedeutungserleben in psychotischen Zuständen (und der stärkeren Empfindsamkeit für Anmutungsqualitäten) verbindet sich oft ein lebhaftes Ausdrucksbedürfnis und eine gesteigerte Ausdrucksgebärde: Pathos, ein erhöhter Sprachgestus, eine Neigung zu rhythmischem Sprechen, zum Reimen und zum Deklamieren.

Während die Umgangssprache unserer gewöhnlichen Bewußtseinslage zugehört, entspringen die gebundene Rede, das rhythmische Sprechen, der Reim, einem Zustand höherer Erregung des zentralen Nervensystems. Die Neigung zu poetischen, philosophischen, religiösen, künstlerischen Hervorbringungen ist *zustandsgebunden*. Die vermehrte Empfindsamkeit für äußere Eindrücke, überhaupt die gesteigerte Affektivität, die Tendenz zur Wiederholung und Formalisierung und das intensivierte Bedeutungserleben in der Psychose erklären die Beziehung zwischen Psychopathologie und Kunst.

Kunst ist eine *zustandsspezifische Äußerung* und dient einem zustandsspezifischen Kommunikationsbedürfnis, und zwar bei psychisch Kranken und Gesunden. Menschen, die Kunst produzieren, sind oft in der Kommunikation auf der Ebene des gewöhnlichen Bewußtseins schwerfällig oder behindert. Sie suchen deshalb mitmenschlichen Kontakt auf anderen

Wegen – falls ihnen Möglichkeiten und Mittel zur Verfügung stehen.

Alle Kunst ist zustandsgebunden. Kunstschaffen und Kunsterleben erfordern immer einen Bewußtseinszustand, der sich vom Alltags-Bewußtsein unterscheidet. Dennoch möchte ich die künstlerischen Leistungen unserer Patienten als *die* «zustandsgebundene Kunst» bezeichnen.

Zu den Zuständen veränderten Bewußtseins gehören vor allem psychotische Zustände. Wenn nun ein Mensch in einer Psychose ganz eigenartige und durch die Psychose geprägte künstlerische Äußerungen hervorbringt und vorher und nachher nicht imstande ist, Ähnliches zu produzieren, sondern in einem völlig unauffälligen, konventionellen Stil zeichnet oder auch schreibt, dann darf man die in der Psychose entstandenen Werke sicherlich «zustandsgebunden» nennen.

Ob ein psychotischer Mensch große Kunst oder «Kleinkunst» oder nichts künstlerisch Interessantes hervorbringt, das hängt von den verschiedensten inneren und äußeren Bedingungen ab und wird nach Maßstäben, die an dieser Stelle nicht zu erörtern sind, beurteilt.

Die hier skizzierte Theorie der Kreativität läßt sich zusammenfassend folgendermaßen charakterisieren. Sie geht von der Behauptung aus, daß eine Psychose dem Menschen auf geistigem, vor allem künstlerischem Gebiet Fähigkeiten verleihen kann, die dieser Mensch im normalen Zustand nicht besitzt. Die Behauptung kann auf Grund der Überzeugungskraft und Fülle der Beobachtungen, worauf sie beruht, heute wohl kaum mehr angezweifelt, sie kann damit aber auch nicht bewiesen werden. Sie ist aber unser grundlegendes Axiom, dessen Annahme dieses Buch mit seinen zahlreichen Illustrationen in erster Linie gewidmet ist.

Der nächste Schritt in der Theoriebildung lag in der Erkenntnis, daß die Psychose nicht nur als ein Auslöser künstlerischer Fähigkeiten wirkt, sondern daß jenes Künstlerische, das die Psychose hervorzurufen vermag, zu einem wesentlichen Teil die Psychose selber ist– die schizophrenen Gestaltungstendenzen *sind* Kreativität.

Nun mußten aber kreative von künstlerischen Produkten geschieden werden. Sicherlich ist es nötig, daß zur Psychose noch etwas hinzukomme, damit Kunst entsteht. Es ist ein Unterschied zwischen Kreativität und künstlerischer Kreativität. Peter Gorsen (83, 84) wies besonders darauf hin. Kreativität ist ein psychologisches, Kunst ist ein soziologisches und historisches Phänomen. Die Psychose ist eine Eruption von Kreativität. Aber: Kreativität und Banalität schließen einander nicht aus.

Weitere Beobachtungen und Vergleiche ergaben, daß die «Merkmale schizophrener Bildnerei» nicht krankheitsspezifisch sind. Es finden sich diese Merkmale auch bei anderen Psychosen und schließlich auch im bildnerischen Gestalten der Gesunden: bei Kindern, Naiven, bei den Naturvölkern und vor allem in der zeitgenössischen Kunst. Die Schlußfolgerung schien deshalb zwingend: Die Kreativität der Schizophrenen ist nichts anderes als die allgemeinmenschliche Kreativität. Die «schizophrenen Gestaltungstendenzen» und die allgemeinmenschlichen «kreativen Grundfunktionen» sind ein und dasselbe.

Zwischen dem schizophrenen Stil und dem künstlerischen Manierismus im Sinn von Hocke besteht kein grundsätzlicher Unterschied, wogegen jene Merkmale, die man der Klassik zuschreibt, mit dem psychischen Normalzustand in enger Beziehung stehen. Man kann den schizophrenen Stil aber nicht nur «manieristisch», man kann ihn auch «halluzinatorisch» nennen, denn er wird durch die halluzinatorischen Formkonstanten des Erlebens bestimmt, während der klassisch-naturalistische Stil den Wahrnehmungskonstanten des normalen Bewußtseins weitgehend entspricht. Kreative Merkmale hat auch jenes Phänomen, das die Gestaltpsychologen als Vorgestalt bezeichnen, der Endgestalt muß man dagegen die Merkmale der Normalität und Konventionalität zuschreiben. Kunstwerke und andere kreative Leistungen sollte man deshalb eher als Vorgestalten denn als Endgestalten verstehen. Wenngleich in allen Vorgestalten eine Tendenz zur Bildung einer Endgestalt, in der Originalität des Kindes ein Streben nach sozialer Anpassung, im Manierismus eine Tendenz zur Klassik, in der Halluzination zur Wahrnehmung, und in der Schizophrenie zur Normalität vorhanden ist.

Wir haben Schizophrenie und Normalität einander gegenüber gestellt. Es kann aber der Gesunde und der Schizophrene in verschiedenen Bewußtseinszuständen leben. Dem Schizophrenen ist ein normalitätsähnlicher und dem Gesunden ein schizophrenieähnlicher Zustand zugänglich. Die Psychose führt zu einem Ausbruch von Kreativität. Aber auch Normalität und Kreativität schließen einander nicht aus. Man muß allerdings die Normalität ein wenig verlassen, um kreativ zu sein.

IV. Psychopathologische Kunst

1. Abgrenzung und Kritik des Begriffes

Es gibt keine allgemeingültige Definition für das Phänomen «Kunst». Bewertungskriterien spielen hier mit, die individuell außerordentlich verschieden sein können. «Psychopathologische Kunst» ist aber nicht nur deswegen ein unbestimmter und mißverständlicher Begriff. Man meint damit Kunstwerke, die von «psychopathologischen Fällen» herstammen und somit der Norm, den sogenannt «normalen» psychologischen Bedingungen, nicht mehr entsprechen. Von vornherein darf man aber auch fragen, ob überhaupt ein künstlerisches Wirken aufgrund normalpsychologischer Voraussetzungen möglich sei? Ist es doch das Kennzeichen normalen Verhaltens, dass es nicht «aus der Reihe tritt», sondern dem Muster entspricht, nach dem sich die Mehrzahl der Menschen unter entsprechenden Bedingungen verhalten würde. Die Kunst folgt derartigen Mustern nicht; sie steht außerhalb der Norm.

Müller-Suur (149) hat also ohne Zweifel recht, wenn er sich die Frage stellt: «Kann man von normalen Menschen erwarten, daß sie von ihnen selbst erfundene Produkte herstellen, die beanspruchen können, als Kunst zu gelten?» Er meint, dies könne man eben nur von nichtnormalen Menschen erwarten, und diese bezeichne man dann als Künstler: «Künstler sind danach abnorme Menschen deshalb, weil sie außergewöhnliche Bedingungen für die Möglichkeit positiver ästhetischer Bewertungen herstellen.»

Die als Künstler bezeichneten Menschen, vor allem die Künstler der Gegenwart, verfertigen nun nicht nur Schönes, sondern auch Befremdliches, und dieses wird von den normalen Menschen als «Verunsicherung des Gegebenen (normalen Seins und Sollens) abgelehnt und negativ bewertet» (149), wenigstens solange es nicht von einer breiten Mehrheit akzeptiert, somit den jeweilen gültigen kulturellen Gegebenheiten einverleibt wird und damit selbst normenbildend wirkt.

Ein Kunstwerk, das sich vom Abbild entfernt, hat zumeist für den normalen Menschen etwas Beunruhigendes, das in ihm den Eindruck des Abnormen weckt. Benutzen wir den Ausdruck «psychopathologische Kunst», so wird dieser Eindruck noch verstärkt, denn wir sprechen damit aus, daß es sich um abnorme Kunst handelt, die zudem von pathologischen Persönlichkeiten produziert wurde, also sozusagen in doppelter Weise mit der Normalität in Konflikt gerät.

Reden wir von prähistorischer Kunst, von Volkskunst, von naiver Kunst, von Kinderkunst usw., so versuchen wir das Phänomen der aus dem Normalen heraustretenden künstlerischen Leistung zeitlich, soziologisch, der Ausgangssituation oder der Entwicklungsstufe des Produzenten entsprechend, zu bestimmen. Mit der Bezeichnung «psychopathologisch» führen wir hingegen eine medizinische Bewertung ein, das heißt wir stufen die produzierenden Menschen als Kranke ein, indem wir das Gebiet kunstgeschichtlicher oder kunstwissenschaftlicher

Klassifikation verlassen und das unbestimmte Konzept «Kunst» mit einer mehr oder weniger bestimmten Diagnose belegen.

Historisch gesehen geht diese Zuordnung wohl auf LOMBROSO zurück, der schon 1880 eine Arbeit «L'arte nei pazzi» (125) veröffentlichte, eine Bezeichnung, die sinngemäß von KIERNAN 1892 in den Vereinigten Staaten als «Art in the insane» (101) und von RÉJA 1907 als «L'art chez les fous» (178) übernommen wurde, wobei RÉJA schon 1901 von «kranker Kunst» («L'art malade: dessins de fous» [177]) gesprochen hatte. PRINZHORN war vorsichtiger, als er 1919 von «bilnerischem Schaffen» (175) und in seinem Hauptwerk 1922 von «Bildnerei der Geisteskranken» (176) sprach. Er betont in den ersten Sätzen seines Buches, dass er nicht gerne von «Irrenkunst», «Kunst der Geisteskranken» und von «pathologischer Kunst» spreche, weil «das Wort Kunst mit seiner festen affektbeladenen Bedeutung» ein Werturteil einschließe, während er sich bemühe, «die Bildwerke, um die es sich handelt, und die Probleme, zu denen sie führen» nicht wertend zu messen, sondern psychologisch zu «erschauen».

Im Gegensatz dazu hat dann JASPERS 1922 sogar von «schizophrener Kunst» gesprochen (95), und PFEIFER benützte diesen Ausdruck ein Jahr später im Untertitel seines Buches (172). Von MÜLLER-SUUR (148) wird in neuerer Zeit dieser Begriff scharf kritisiert, «weil ein Kunstwerk keine Schizophrenie haben und damit an ihm auch kein Schizophrensein zum Ausdruck kommen kann» (147). Diese Überlegungen sind schon unter rein sprachlogischen Gesichtspunkten stichhaltig. Auf die Ansichten des französischen Künstlers Jean DUBUFFET, der das Konzept der «Art brut» geschaffen hat, bin ich an anderer Stelle eingegangen (siehe S. 25).

Im französischen Sprachbereich hat die Benennung «Art psychopathologique» vor allem seit dem Buch von VOLMAT (228) an Boden gewonnen; sie taucht seither auch im deutschsprachigen Schrifttum häufig auf. Wenn man aber «psychopathologische Kunst», wie es seit VOLMAT üblich geworden ist, als Gesamtbegriff für sämtliche graphischen Ausdrucksleistungen von psychisch Kranken verwendet, so führt dies beim kunstinteressierten und beim Laienpublikum zu dem Missverständnis, die Psychiater wollten jeden Strich eines Kranken als künstlerische Leistung bewertet wissen. So gleitet man wieder in die seit LOMBROSO (126) nicht ausrottbare Konfusion des «genialen Irrsinns». Deshalb wäre es wohl im Prinzip am besten, sich an den von PRINZHORN gewählten Ausdruck «Bildnerei» zu halten und ihn dort zu verwenden, wo keinerlei künstlerische Bewertung angestrebt wird. Man spricht dann von «Psychopathologie des bildnerischen Ausdrucks» (oder «bildnerischer Ausdrucksformen»), auch wenn dies vom sprachlichen Standpunkt aus nicht ganz zufriedenstellend ist (17).

Möchten wir aber davon ausgehend bestimmten Werken psychisch Kranker ganz bewußt ein künstlerisch bedeutendes Niveau zusprechen und sie als Kunstwerke bewerten, stehen wir vor einer anderen Schwierigkeit. Wir könnten von «künstlerisch interessanten psychopathologischen Ausdrucksformen» oder von «Kunst im psychopathologischen bildnerischen Ausdruck», oder einfach von «Kunst, die von psychisch Kranken stammt» sprechen. Entweder gelangen wir damit zu komplizierten und praktisch unbrauchbaren Formulierungen, oder aber mit dem letztgenannten Ausdruck doch wieder zur «Kunst psychisch Kranker», zur «Kunst der Verrückten», zur «verrückten Kunst» – und diese Benennung wollten wir ja gerade vermeiden.

Deshalb ist der durchaus nicht in jeder Hinsicht befriedigende Begriff «psychopathologische Kunst» wohl heute noch nicht durch einen besseren, allgemeingültigen ersetzbar, wenn man damit besondere, als Kunst zu wertende Leistungen psychisch Kranker bezeichnen will (vergl. die Ausführungen von NAVRATIL über «zustandsgebundene Kunst», S. 130). NAVRATIL hat 1967 vorgeschlagen, den Begriff «psychopathologische Kunst» für diejenigen Kranken zu reservieren, «die in der Psychose zum erstenmal in ihrem Leben eine künstlerische Tätigkeit entfalten, sich eine eigene Technik erarbeiten und einen persönlichen Stil finden» (155, siehe auch GORSEN 83). Diese Einschränkung erscheint auf den ersten Blick stichhaltig und brauchbar, ist aber zu restriktiv, wenn wir es mit Berufskünstlern zu tun haben, die eine Psychose durchmachen, einen Stilwandel erleben und anschließend eine völlig veränderte Produktion aufweisen. Eine solchermaßen veränderte Produktion fällt nämlich unter Umständen auch unter den Sammelbegriff der psychopathologischen Kunst.

Mit Leo NAVRATIL habe ich mich also, trotz der genannten Einschränkungen und Bedenken, entschlossen, diesen Abschnitt unseres Buches «Psychopathologische Kunst» zu überschreiben. Der Begriff hat sich nun einmal eingebürgert, und noch kennen wir keinen besseren, der praktikabel und allgemeinverständlich wäre. Der Abschnitt umfaßt Künstler, die psychisch erkrankt sind und deren Produktion von der Krankheit beeinflußt wurde, sowie Kranke, die in ihrer bildnerischen Produktion ein Niveau erreicht haben, das man als «künstlerisch» bezeichnen darf. Wir stützen uns dabei nicht nur auf unsere persönliche Bewertung, sondern ebenso auf die Meinung vieler uns nahestehender Künstler. Der Abschnitt handelt aber auch von «Grenzfällen» – wovon wir zwei Beispiele näher betrachten werden –, bei denen eine psychische Erkrankung wahrscheinlich nicht im Spiel war oder gar nachweisbar ist, welche jedoch die charakteristischen Stileigentümlichkeiten aufzeigen, die wir bei der «psychopathologischen Kunst» für wesentlich halten. Gerade diese Grenzfälle sind dazu angetan, den verwendeten Begriff nochmals in Frage zu stellen.

Roger CARDINAL hat in seinem Buch über «Art brut» (46) den Terminus «Outsider Art» verwendet. Alle Künstler, die wir in diesem Abschnitt behandeln, sind nicht nur gesellschaftliche Outsider, sie sind es auch in künstlerischer Hinsicht, und diesen Umstand möchten wir besonders betonen. Wir versuchen nachzuweisen, daß eine von der traditionellen Kunst verschiedene und unbeeinflußte Gruppe von Kunstäußerungen existiert, innerhalb derer sich gewisse Gemeinsamkeiten feststellen lassen, und die vor allem von psychopathologisch auffälligen Menschen herrührt.

Heute darf angenommen werden, daß solche Kunst nicht nur «in tragische Leere gesprochener Monolog» (188) ist, sondern auch auf die Evolution des menschlichen Geistes ihren Einfluß ausübt (23) und damit eine kulturelle Bedeutung gewinnt. Die ursprüngliche Zielsetzung unseres Buches war es, die Grundlagen der Entstehung dieser Kunst aufzudecken. In diesem Abschnitt nun stellen wir den Anspruch, eine Art «imaginäres Museum» (130) darzubieten, das naturgemäß ein sehr persönliches Gepräge hat, aber in seiner Gesamtheit doch die große Spannweite der vielfältigen Erscheinungsmöglichkeiten einer solchen «anderen» Kunst einigermaßen umfassend aufzuzeigen vermag.

MÜLLER-SUUR (149) behauptet, eine adäquate Einstellung auf künstlerische Produktionen psychisch Kranker sei nur möglich, «wenn man das Risiko eingeht, sich auf abnorme geistige Verfassungen in der Weise einzulassen, daß man auch den destruktiven und abstoßenden Phänomenen an ihnen innere Resonanz entgegenbringt, ohne sie negativ zu bewerten, daß man sich ihnen hingibt, womöglich auch sich an das ganz Fremde in ihnen verliert». Er meint deshalb, «daß man aus der neutralen Normalitätseinstellung diesen Gebilden ebensowenig gerecht werden kann, wie den Menschen, die sie hergestellt haben». An anderer Stelle präzisiert MÜLLER-SUUR: «Warum ein Kunstwerk Kunstwert hat, läßt sich mit normativen Argumenten nicht belegen, weil bei der ästhetischen Bewertung der Ausnahme ein höherer Wert zukommt als der Regel, in der Normalitätsbewertung aber die Regel den Wert bestimmt und die Ausnahme als nichtnormal bewertet werden muß». Was ihn folgern läßt: «Soweit also, wie Kunst funktional darin besteht, das ‹normale› Wirklichkeitsverständnis durch Verfremdung fragwürdig zu machen, erfüllen die künstlerischen Produktionen der Geisteskranken diese Funktion in unübertrefflicher Weise».

Unser «imaginäres Museum» möge dafür ein Beleg sein. Diejenigen Beispiele der Bildnerei psychisch Kranker, die wir hier unter dem wenig befriedigenden Titel «psychopathologische Kunst» bewußt ins wertende Licht setzen, stellen sicherlich «das Vorhandene genauso in Frage» wie alle Kunst, und dies sogar auf eine manchmal besonders unmittelbare Art und Weise.

2. Künstler als Kranke

«In der Gesamtbevölkerung erkrankt beinahe 1% derjenigen, die das Gefährdungsalter, d.h. etwa das 40. Lebensjahr, überleben, an Schizophrenie» verkündet das Lehrbuch (34). Danach ist zu erwarten, dass ungefähr einer von hundert Künstlern an Schizophrenie leidet. Weil bei Künstlern «schizoide» Wesenszüge und Persönlichkeitsmerkmale oft überwiegen (237), dürfte hier die Erwartungsquote sogar noch etwas größer sein.

Schizophrene Künstler sind also nicht selten; ich habe einen solchen Fall in Kapitel II.2 erwähnt (Charles, S. 42). Die Erfahrung hat uns gelehrt, dass der weitaus größte Teil von ihnen überhaupt keine «psychotischen» Werke produziert. Meist arbeiten sie nach dem Ausbruch der Krankheit noch eine Zeit in ihrer gewohnten Manier weiter, wobei die Bilder aber ihre affektive Tönung und ihren konzeptionellen Gehalt zunehmend verlieren: sie machen zunehmend einen «leeren» Eindruck. Es wird routinemäßig, beinahe mechanisch, weiterproduziert bis der Arbeitsdrang allmählich versiegt. Die innere Notwendigkeit zum künstlerischen Schaffen besteht nicht mehr. Ob dabei in Wirklichkeit die schöpferischen Möglichkeiten verloren gehen, oder ob nur die Unmöglichkeit besteht, diese auszudrücken und an andere zu kommunizieren, kann schwerlich entschieden werden. Befragt man schizophrene Künstler im Verlauf einer Remission ihrer Psychose darüber, so vermögen sie meist nur auszusagen, sie hätten nicht mehr malen «können».

Bei einer geringen Zahl von Künstlern, die eine Schizophrenie durchmachen, wird die gewohnte Darstellungsweise über eine längere Zeit hinweg beibehalten, während sich das psychotische Geschehen nur im Inhaltlichen bemerkbar macht. Das beste Beispiel hierfür ist Charles Meryon (1821–1868), der mehr als zehn Jahre nach Ausbruch seiner Krankheit noch fähig war, seine berühmten Stadtansichten in die Kupferplatte zu gravieren (169, 170). Die präzise naturalistische Wiedergabe der Gebäude verändert sich nicht, nur entstammen die Personen und Geschöpfe, die spätere Bilder beleben, den wahnhaften Erlebnissen des Künstlers. So schweben zum Beispiel in «Le Ministère de la Marine, 1865» Meeresungeheuer, Pirogen, Schlangen, apokalyptische Reiter und Wagen im Himmel und erschrekken die Leute auf dem Platz (Abb. 298). Erst ein Jahr später zeigt sich dann auch bei Meryon ein schizophrener Stilwandel. In «Loi lunaire» (Abb. 299) hat er einen Apparat dargestellt, der erlauben soll, die Nächte aufrecht zu verbringen, was ihm ideal zum Kampf gegen das Laster erschien. Als allmächtiger Abgesandter Gottes wollte er die Betten «im ganzen Bereiche seiner Rechtssprechung» verbieten.

Ein ähnlicher Fall lag vielleicht bei Monsu Desiderio vor (198), wobei die Meinungen darüber geteilt sind, ob hinter diesem Namen überhaupt nur ein einzelner Maler steht. Wie dem auch sei, fällt auf den ihm zugeschriebenen Bildern auf, wie oft Ruinen, Mauereinstürze, Katastrophen (Explosion in einer Kirche) usw. dargestellt sind, was einer bildlichen Transposition des psychotischen Krankheitseinbruchs entsprechen könnte, zumal man bei psychisch Kranken nicht selten auf derartige Darstellungen katastropha-

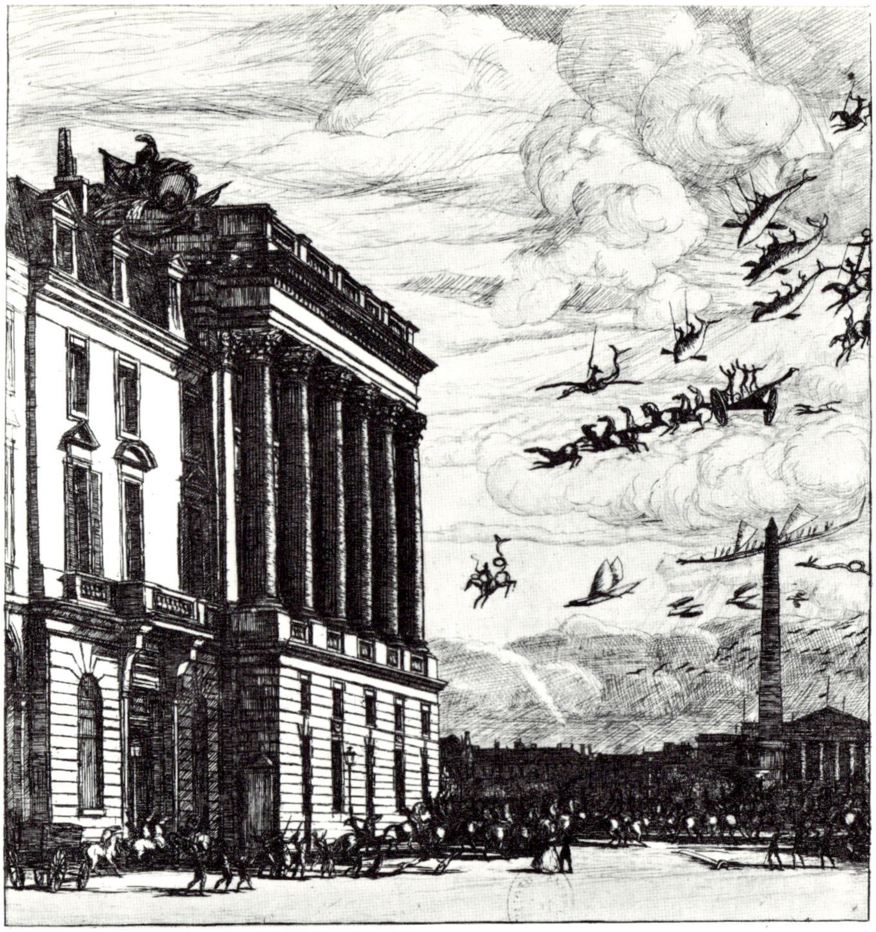

298 CHARLES MERYON: *«Le Ministère de la Marine», 1865. Eindringen wahnhafter Elemente in eine naturalistische Stadtansicht.*

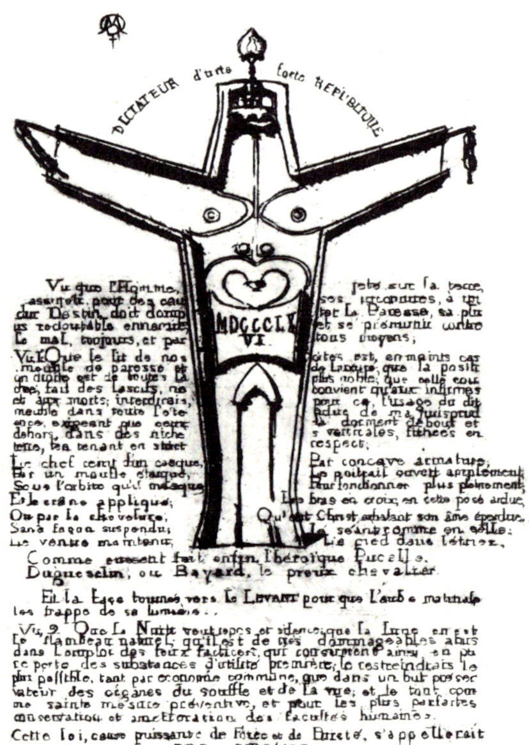

299 CHARLES MERYON: *«Loi lunaire», 1866. Ein Jahr später, auf dem Höhepunkt der Psychose, wird ein Apparat dargestellt, der den aufrechten Schlaf erlauben soll, um gegen das Laster anzukämpfen. Seine Anwendung soll gesetzlich befohlen werden.*

ler Ereignisse stößt. Im Gegensatz zu MERYON handelt es sich bei DESIDERIO meist um nur in seiner Phantasie bestehende Gebäude und Landschaften, die aber im naturalistischen Stil, in korrekter Perspektive und unter genauer Berücksichtigung des Lichteinfalls sowie der entsprechenden Schattenbildung wiedergeben sind. Wegen der fehlenden biographischen Daten über den (oder die) Maler, bleibt jedoch in diesem Fall der Schluß auf psychotisches Geschehen nur eine Vermutung.

Wie KRIS (109) betont, muß einem Künstler für die Annahme einer psychopathologisch signifikanten Beeinflußung durch ein psychotisches Geschehen nicht nur eine klare Diagnose, sondern auch ein Stilwandel in der künstlerischen Entwicklung nachgewiesen werden können, ein Kriterium, das sich in der Praxis anwenden läßt. Künstler, bei denen eine Psychose mit einiger Sicherheit festgestellt werden kann, und die einen charakteristischen Stilwandel zu Beginn oder im Verlauf der Erkrankung zeigen, dürfen als Modellfälle gelten, weil sie uns Einsichten gestatten, die für die psychotische Kreativität beispielhaft sind.

Unzweifelhaft gehören Künstler, bei denen die Schizophrenie eine postpsychotische Produktion zur Folge hat, welche ihr früheres Arbeiten an Quantität, vor allem aber an künstlerischer Qualität weit übertrifft, zu den Ausnahmen. Vincent VAN GOGH wird hier oft erwähnt, doch gerade ihn möchten wir aus unseren Betrachtungen ausschließen, nicht nur, weil über die Natur seiner Krankheit und die Diagnose grundsätzliche Meinungsverschiedenheiten bestehen, sondern vor allem deshalb, weil seine Malerei immer der – allerdings sehr persönlich geprägten – Wiedergabe der äußeren Wirklichkeit verpflichtet blieb. So unterstreicht Georg SCHMIDT (188) mit Recht: «... seine Krankheit hat sein geistiges Verhältnis zur Wirklichkeit in gar keiner Weise gestört oder auch nur verändert.» VAN GOGH war sicher einer der ganz großen Künstler, der dem Stilempfinden seiner Zeit um Jahrzehnte vorauseilte, aber seine Werke machen heute keineswegs einen psychotischen Eindruck. Auch sein ständiges Ringen um die gültige künstlerische Lösung, das in seinem Briefwechsel so eindrucksvoll verfolgt werden kann, zeigt, wie bewußt er als Künstler gestaltete, und daß er ständig darum bemüht war, seine Weltsicht anderen Menschen zugänglich zu machen. Dieses letztere Anliegen fehlt beim schizophrenen Künstler meist ganz. Dieser arbeitet zwar unter Drang, nicht selten sogar zwanghaft, kümmert sich aber wenig um die Rezeption oder Abweisung seiner Arbeit durch andere. Der Autismus – «das abstruse, normalen Motivationen entrückte, von der intellektuellen und affektiven Bestätigung anderer Menschen unabhängige Eigenleben des Kranken» (26) – spielt dabei eine ganz wesentliche Rolle. Mit der gestörten Beziehung zu anderen Menschen, zur realen Umwelt, hängt es auch zusammen, daß das Abbild der Wirklichkeit für den Schizophrenen ihres Sinnes entbehrt.

Wir haben hier diejenigen fünf schizophrenen, in der Psychose produktiven Berufskünstler ausgewählt, die wir als die künstlerisch interessantesten Beispiele betrachten. Die beiden schwedischen Künstler Hill und Josephson werden in der Literatur häufig zitiert, weil bei ihnen die Schizophreniediagnose sichergestellt ist und der Stilwandel in ihrer Malerei unverkennbar hervortritt. Die «psychotischen Katzen» von Louis Wain – wenigstens einzelne davon – sind schon oft reproduziert worden, doch fehlten bis vor wenigen Jahren nähere Angaben über den Maler (41). Diesen drei bekannten Fällen stellen wir zwei weitere zur Seite, die vom Autor erstmals unter psychiatrischen Gesichtspunkten bearbeitet worden sind, nämlich Filiger und Soutter. Allen fünf ist gemeinsam, dass sie ein Drittel bis die Hälfte ihres Lebens als chronisch psychisch Kranke verbracht haben, und daß ihre künstlerische Produktion aus dieser Zeit ihr früheres Werk weit in den Schatten stellt. Gemeinsam ist ihnen ferner, daß sie erst durch ihre psychotischen Werke bekannt, ja berühmt wurden. Insofern sind sie die Ausnahme von der Regel, daß eine chronisch schizophrene Erkrankung beim Berufskünstler das Ende der künstlerischen Produktion bedeutet.

Carl Fredrik Hill (1849–1911)

C.F. Hill wurde am 31. Mai 1849 in Lund als Sohn eines Mathematikprofessors geboren. Der Vater galt als eigensinniger und schrulliger Mann; er war autoritär, beharrte auf einem einmal gefaßten Urteil und hing zeitweise utopischen Reformideen nach. Vom kleinen Carl wurde er sehr gefürchtet. Die Mutter, von Natur aus passiv veranlagt, zeigte eine starke Neigung zu depressiven Verstimmungen und besaß kaum die Kraft, die Stellung ihres Sohnes gegenüber dem Vater zu verteidigen. Zwei Schwestern waren dem Bruder sehr zugetan. Aber Carl wurde früh zum Einzelgänger, der in einer leidenschaftlichen Liebe zur Natur das zu kompensieren versuchte, was ihm zuhause fehlte.

Nur mit grosser Mühe konnte Hill gegenüber seinem Vater eine künstlerische Ausbildung durchsetzen. 1871 bis 1873 besuchte er die Akademie in Stockholm, anschließend ging er nach Paris. In den folgenden beiden Jahren hielt er sich in Barbizon auf, wo er Kontakt zu den Malern der Schule von Fontainebleau pflegte. Zu Beginn des Jahres 1875 starb seine Lieblingsschwester Anna, sechs Monate später sein tyrannischer Vater im Alter von 82 Jahren. Hill hatte seine ambivalenten Gefühle ihm gegenüber nie überwinden können, doch scheint sein Tod ihn aufgewühlt zu haben. Jedenfalls brach ein Jahr später ein erster schizophrener Schub aus, was Volmat (226) veranlaßt hat, im Verlust von Schwester und Vater auslösende affektive Traumata zu sehen.

Die Zurückweisung seiner Bilder am Pariser Salon ließ bei Hill die Überzeugung wachsen, ein verkanntes Genie zu sein. Der zweite Krankheitsschub, 1877, ist dadurch belegt, daß im Briefwechsel mit seiner Familie Größen- und Verfolgungswahn überhand nahmen. Im nächsten Jahr lieferten Freunde ihn in die Privatklinik von Dr. Blanche in Passy ein. Dort verbrachte er zwei Jahre, in denen sich sein Zustand nicht besserte. Es blieb nichts anderes übrig, als ihn nach Schweden zu überweisen, wo er einige Jahre in Heilanstalten in Lund interniert war. Schließlich führte er, nunmehr von seiner alten Mutter und seiner Schwester Hedda betreut, das Leben eines exzentrischen, immer noch an Verfolgungswahn leidenden Einzelgängers. Seine von Beginn an stark halluzinatorisch gefärbte paranoide Schizophrenie war über 35 Jahre hinweg ausgesprochen chronisch verlaufen. HILL starb 1911, im Anschluß an eine Erkältungskrankheit. Erst nach seinem Tod wurde eine erste Ausstellung seiner Bilder in Schweden veranstaltet.

In den meist noch in Öl gemalten Bildern aus der Anfangszeit der Psychose (1876–1878) ist vom formalen Standpunkt aus kaum eine Änderung zu den vorherigen Werken festzustellen. Seine ursprünglich akademischen Landschaftsansichten erfahren zusehends den Einfluß der französischen Schulen jener Zeit, ohne selbst besondere Originalität zu gewinnen. VOLMAT (226, 227) legt viel Gewicht auf die Vorliebe für bestimmte Motive (zerfallene Häuser, steinige Wege, verlassene Sandstrände, Holzscheiterhaufen, Bäume mit dürren Ästen usw.), die er als Anzeichen einer Auflösung der Persönlichkeit und gar von Todesahnung interpretiert. Eine derartige Deutung erscheint mir reichlich spekulativ.

300 CARL FREDRIK HILL: *«Vor der Vernichtung», Öl, 48 × 38 cm, Nationalmuseum Stockholm. Kat. Lindhagen No. 30.*

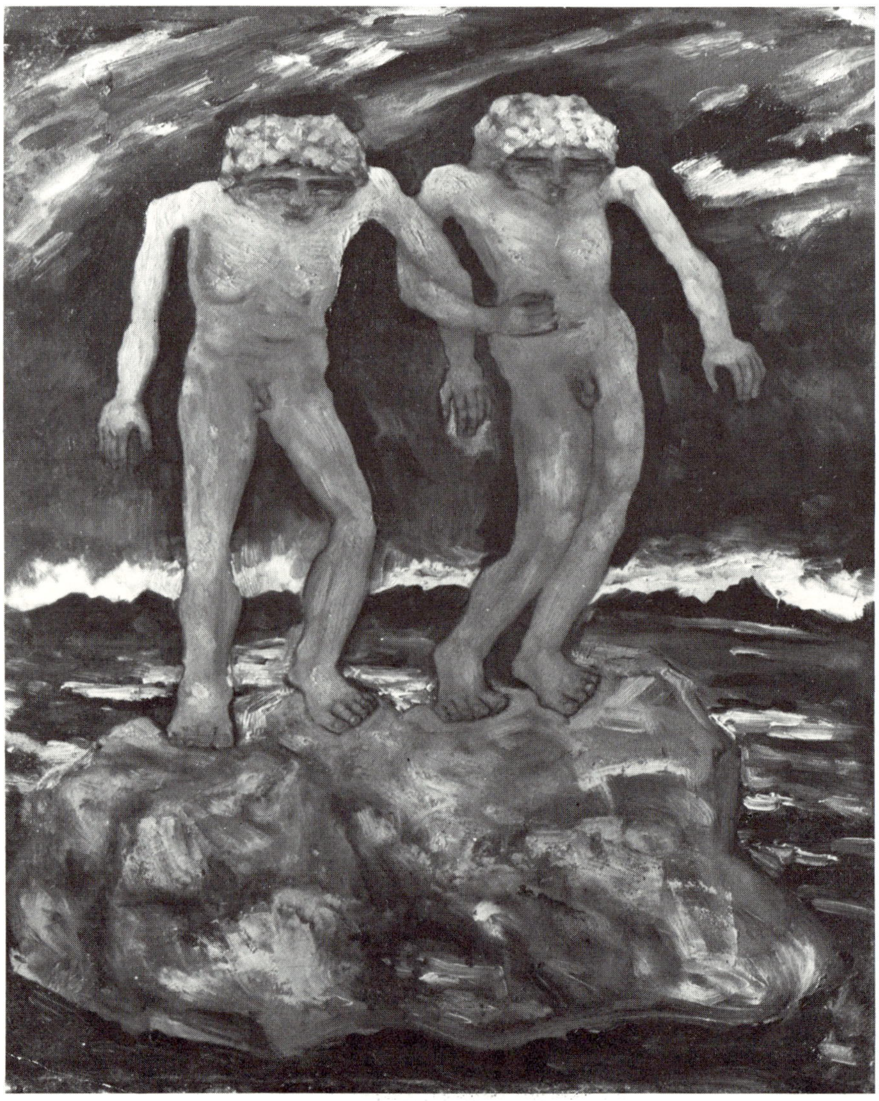

Hingegen soll sich ein radikaler Stilwandel in den Bildern aus den Jahren von 1878 bis 1880 gezeigt haben, die jedoch alle von schwedischen Freunden des Malers vernichtet wurden, weil sie um seinen Ruf fürchteten. Man weiß immerhin, daß diese Werke durch den vorherrschenden Gebrauch der Komplementärfarben blau und gelb gekennzeichnet waren, die auch für spätere Pastellbilder HILLS noch charakteristisch sind. Jahrelang wurde behauptet, das Ölbild «Die letzten Männer» (Abb. 300) sei das einzige erhaltene Gemälde aus dieser Zeit. LINDHAGEN, der beste Kenner von HILLS Malerei aus seiner Krankheitszeit, hat jedoch kürzlich nachgewiesen, daß dieses Bild (welches er «Vor der Vernichtung» betitelt) mindestens fünf Jahre später, in Lund, gemalt worden ist. Er sieht darin eine Darstellung der Spaltung, des doppelten Ego von HILL (121). BLOMBERG bemerkte vor 25 Jahren dazu, daß hier weder Farbe noch Form die Illusion einer realistischen Wiedergabe hervorzurufen versuchen; man befände sich an den Grenzen einer Welt, wo Hitze und Kälte, Leidenschaft und Versteinerung sich die Hand reichen, ja man glaubte, die letzten Menschen auf ihrem Weg zur ewigen Seligkeit, zur endgültigen Vernichtung zu begleiten (zit. n. 226).

Jedenfalls ist dieses Bild charakteristisch für HILLS Abkehr vom Naturalismus. Hier wird nicht mehr eine vertraute Umwelt malerisch wiedergegeben, sondern die menschliche Existenz in Frage gestellt. Der Vergleich mit einem Ausschnitt aus einem Werk von Louis SOUTTER (Abb. 344, S. 163) drängt sich auf, trotz der Verschiedenheit der gestalterischen Mittel (bei HILL Hintergrund in verschiedenen, intensiven Blauvarianten mit Überwiegen von komplementärem Gelb in den Figuren; bei SOUTTER schwarze Fingermalerei mit Aussparung der Figur auf dem weißen Papier). SOUTTERS entfleischte Menschen leben und doch sind sie schon Tote (10); HILLS zwei nackte Männer stehen in der Bewegung erstarrt, ausweglos auf einer Meeresklippe. Persönlichem Erleben und zwanghaften Ängsten wird hier künstlerisch Ausdruck verliehen, wobei das Anatomische, das körperlich Stoffliche, die räumlichen Illusion usw. unwichtig sind; HILL malt jetzt innere Bilder, nicht mehr Abbilder einer äußeren Welt.

In einer Zeitspanne von fast dreißig Jahren, von 1883 bis zu HILLS Tod, entsteht sein psychotisches Hauptwerk, das an künstlerischer Erfindung und Ausdruckskraft sein früheres Schaffen weit überflügelt. Er malte selten mit Ölfarbe; zunächst meist mit Farbstiften und Pastellkreiden, dann zunehmend mit der Feder schuf er Tausende von Zeichnungen, wovon nahezu 4000 Blätter erhalten sind. Leider fehlt fast immer die Datierung, so daß eine einigermaßen gesicherte chronologische Folge bzw. Gruppierung unmöglich ist. LINDHAGEN hat das Material in langjähriger Arbeit eingehend untersucht (123). Ohne seinen mir noch nicht vorliegenden Forschungsergebnissen vorgreifen zu wollen, glaube ich fünf Gruppen von Zeichnungen unterscheiden zu dürfen.

In der ersten Gruppe werden Kohle, Buntstift oder Kreide bevorzugt, der Zeichenstil ist vorwiegend malerisch bestimmt. Monumental anmutende Darstellungen des Menschen wechseln mit von der Natur inspirierten «Stimmungsbildern», die oft durch eine besonders leidenschaftliche Strichführung gekennzeichnet sind. Daneben stehen röhrende Hirsche, manieristisch verästelte, drohende Bäume, dunkle Grotten mit weißen Elephanten, brausende Meereswogen, von Phallen und Schlangen bevölkerte Landschaften, Pferde, Amazonen und Stilleben, auf denen Insekten und Gewürm (nach VOLMAT handelt es sich um die bildnerische Darstellung seiner Halluzinationen [226]) die Nahrung zerfressen. Vielleicht das repräsentativste Werk aus dieser Gruppe ist der auf einem wasserspeienden Ungeheuer predigende «Prophet» (Abb. 301), der sich in einer noch räumlich und malerisch wiedergegebenen prähistorischen Landschaft an – in Fläche und Kontur stark vereinfachte – vorsintflutliche Wesen wendet. VOLMAT (226) sieht im Propheten den Vater als Übermenschen. Vom formalen Standpunkt aus scheint mir die Vermischung des früheren «malerischen» Stils mit der ausgesprochen «regressiven» Darstellung der Ungeheuer bemerkenswert. Solche Monstren treten in den Zeichnungen Schizophrener nicht selten auf; daß sie auch differenziertere Formen annehmen können, zeigt der Vergleich mit einem Bild von Eugen GABRITSCHEVSKY (Abb. 380, S. 205).

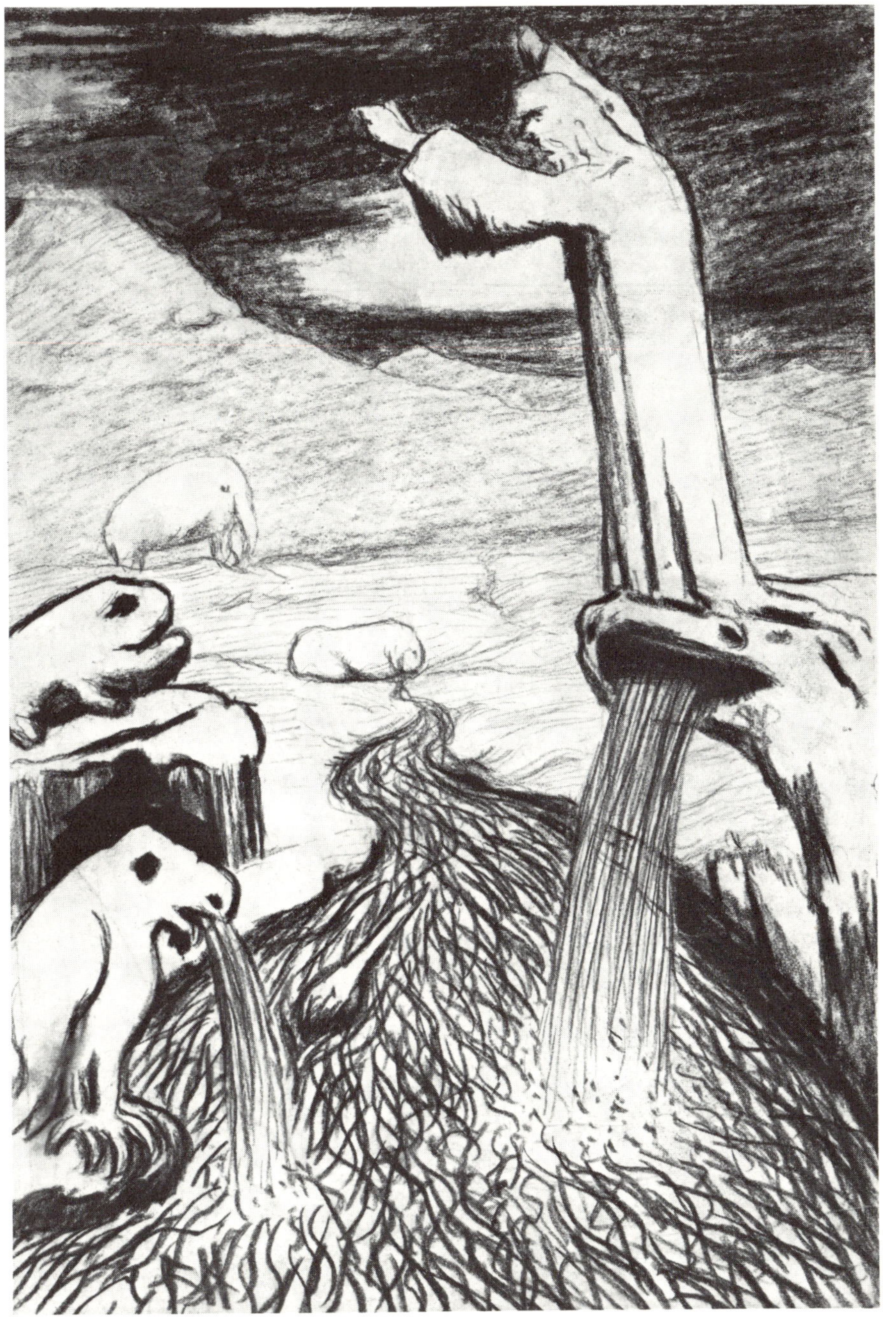

301 CARL FREDRIK HILL: *«Die Flut wird heraufbeschworen», Kreide, 40 × 30 cm, Nationalmuseum Stockholm. Kat. Lindhagen No. 110.*

302 CARL FREDRIK HILL: *«Bedrückt», Kohle, 40,5 × 33,5 cm, Museum Malmö. Kat. Lindhagen No. 21. – Auf der Rückseite der Zeichnung findet sich eine schriftliche Bemerkung zur Masturbation.*

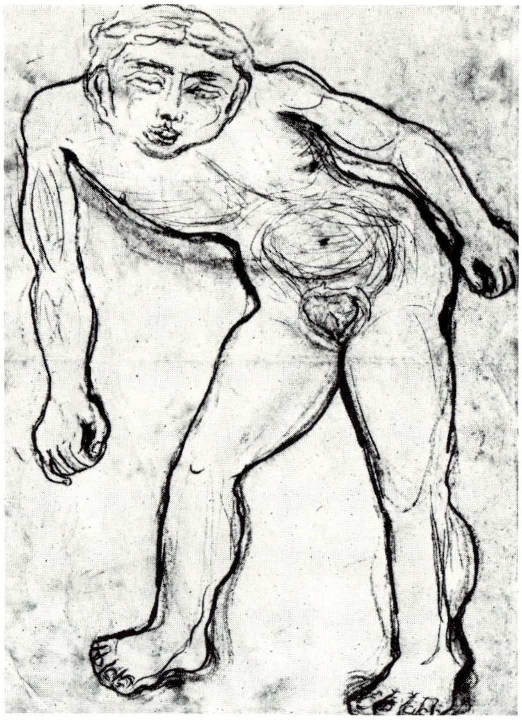

Mehr und mehr werden dann die Zeichnungen vereinfacht und aller anekdotischen Zugaben entblößt, was ihre expressive Kraft verstärkt (Abb. 303) und zu einem fast monumental anmutenden Zeichenstil führt (Abb. 302). In der zweiten Gruppe von Blättern überwiegen formalistische Tendenzen bei beschränkter Themenzahl, die jeweils beinahe spielerisch variiert werden. Iterative Verwendung von ornamentalen Füllseln, mehrfache Wiederholung der gleichen, nun mit der Feder gezeichneten Kontur erzielt eine frappierende rhythmische Komponente. Solche Zeichnungen wirken ausgesprochen bewegt (Abb. 304, 305).

In der dritten Gruppe dominiert das geometrisch-ornamentale Moment derart, daß keine Kurvenlinien mehr auftreten. Der gerade Strich wird schließlich zerstückelt, durch Punkte begrenzt, die Form zerfällt in einzelne Elemente, deren Anordnung einem

303 CARL FREDRIK HILL: *«Vom barmherzigen Samariter gefunden», Kohle, 34 × 42 cm, Museum Malmö. Kat. Lindhagen No. 22.*

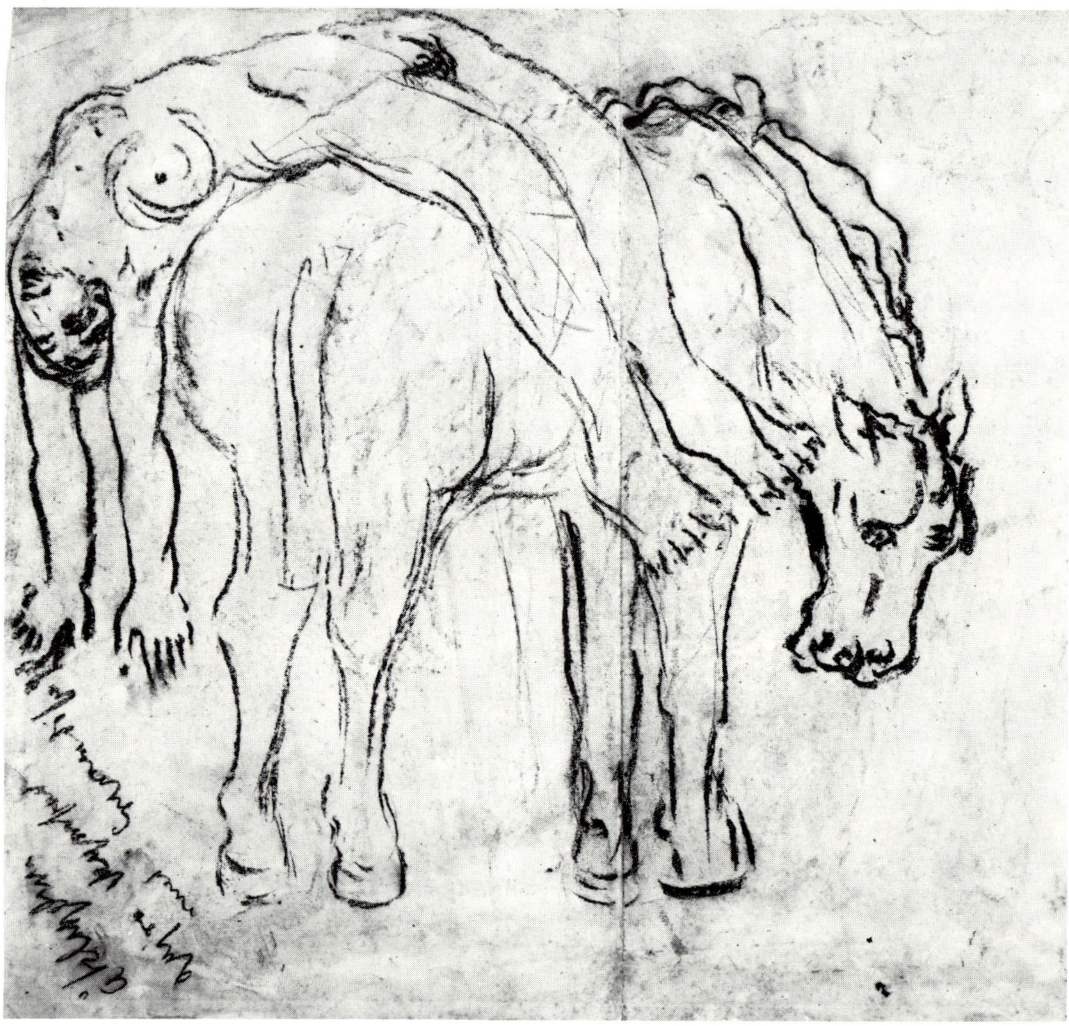

iterativen Spiel unterworfen ist (Abb. 306). Daneben finden wir aber den Versuch, durch stark betonte Waagrechte und Senkrechte im symmetrischen Aufbau einen neuen Halt zu gewinnen (Abb. 307). Dies spricht dafür, daß es sich hier keineswegs nur um das zufällige Ausprobieren verschiedener gestalterischer Möglichkeiten handelt, sondern um einen Restrukturierungsversuch, der dem drohenden Zerfall Einhalt gebieten soll und aus innerer Notwendigkeit erfolgt.

In der vierten, sehr umfassenden Gruppe von Werken, die nun meist auf großformatigem braunem Packpapier minutiös mit der Feder ausgeführt sind, bleibt die geometrische Betonung von Waagrechten und Senkrechten erhalten. Auch wenn diese Zeichnungen in einzelnen Bildpartien manchmal sehr unruhig sind, ist der Gesamteindruck doch eher statisch; die geraden Linien wirken als festes Gerüst (Abb. 308–310). Sehr detailreiche Bildpartien (auf einigen dieser Zeichnungen kann man Hunderte von Personen auszählen) wechseln mit größeren leeren Flächen, doch bleibt die Gesamtkonzeption jeweils raffiniert ausgewogen. Diese reichhaltigen, im Gesamteindruck wie in den Details faszinierenden Kompositionen dürfen wohl als die künstlerisch eindrucksvollsten Leistungen des psychotischen Hill angesehen werden.

Lindhagen (119) führt dazu aus: «In der von Vernichtungs-, Angst- und Schuldgefühlen beherrschten Welt Hills wird das gezeichnete Bild eine mächtige magische Formel, mit deren Hilfe er seine Feinde vernichten und die neue Welt schaffen kann, die kommen soll, wenn er den endgültigen Sieg errungen hat. Von den magischen Manipulationen des Künstlers sind vielleicht die am bemerkenswertesten, die von seinen Zahlenspekulationen abgeleitet werden können. Diese haben, wenigstens zum großen Teil, ihren Ursprung in Hills Studium eines deutschen Ästhetikers seiner Zeit, dessen Proportionstheorien er in seinen Bildern karikiert und manisch für seine höchst speziellen Zwecke weiterentwickelt. Er laboriert hier vor allem mit der Zahlenkombination 7-4-3 sowie mit den Zahlen 5 und 3 und deren verschiedenen Vervielfachungen. Diese Ordnung kann auf einem abstrakteren Niveau angewendet werden, indem die Linien in Gruppen dieser Zahl gesammelt werden, oder konkreter, indem das «Zahl-Gesetz» die Anzahl von Kolonnen in der Architektur des Hintergrundes, der Rückenfloßen von Tieren, der Ringel auf ihren Schwänzen, der Zähne in ihren Mäulern und so weiter ins Unendliche bestimmt. Auf diese Weise konnte Hill ein allumfassendes Ordnungs-

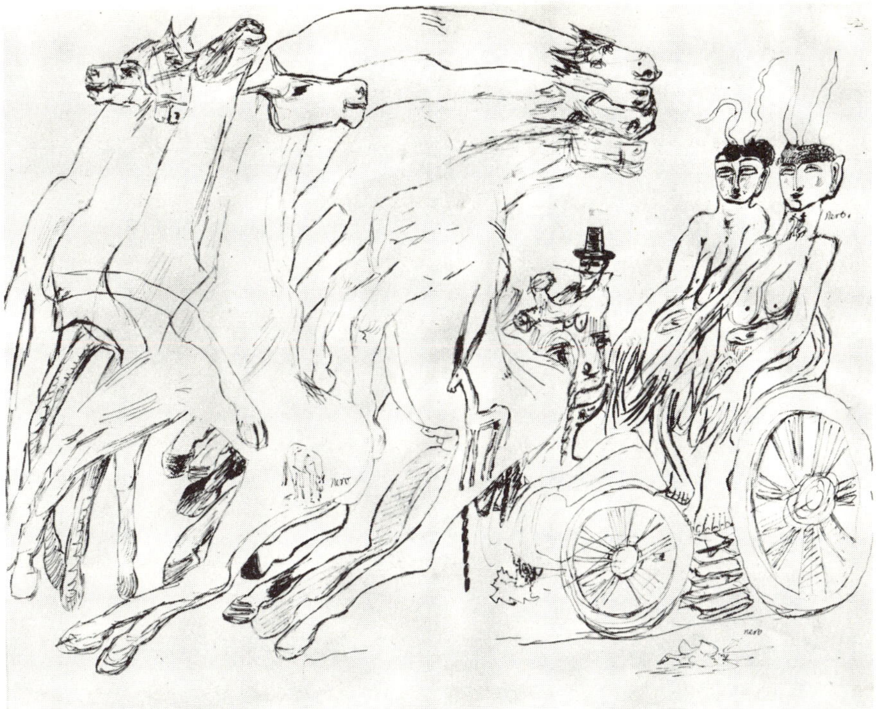

304 Carl Fredrik Hill: *«Im Triumphwagen», Tinte, 40 × 47,5 cm, Privatbesitz. Kat. Lindhagen No. 212.*

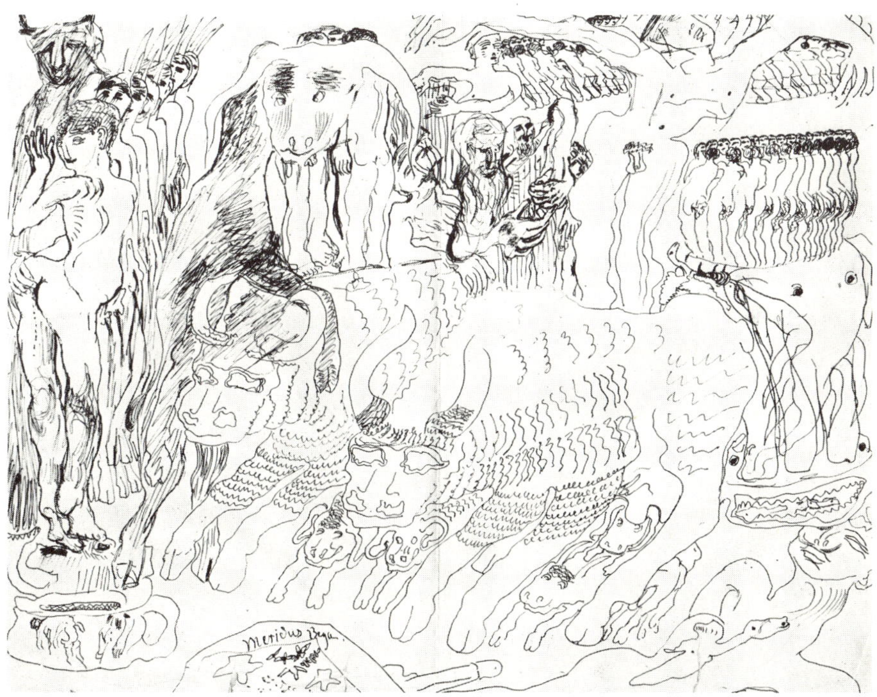

305 Carl Fredrik Hill: *«Per aspera ad astra», Tinte, 39 × 47 cm, Privatbesitz. Kat. Lindhagen No. 213.*

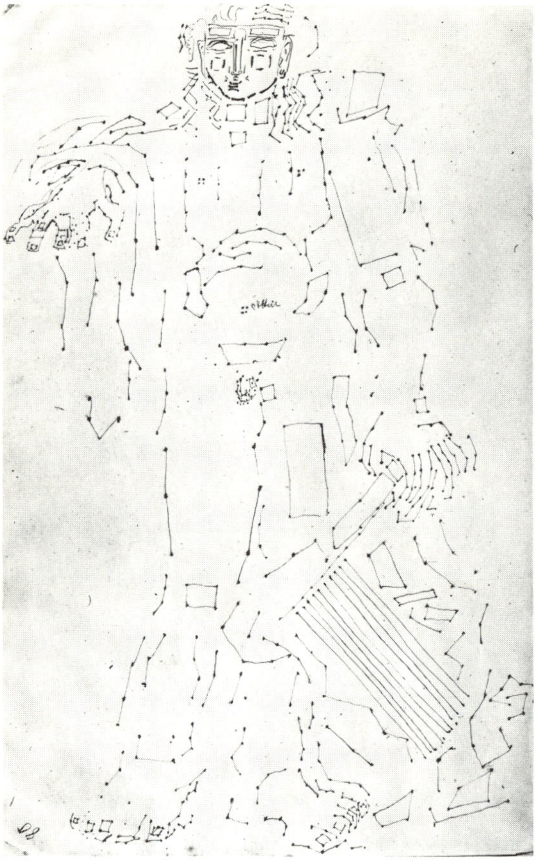

306

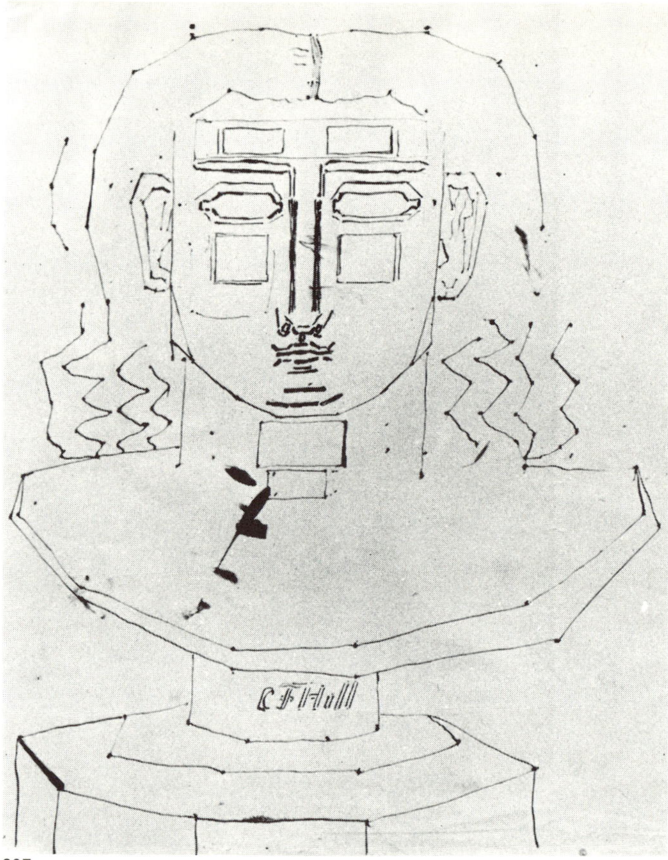

307

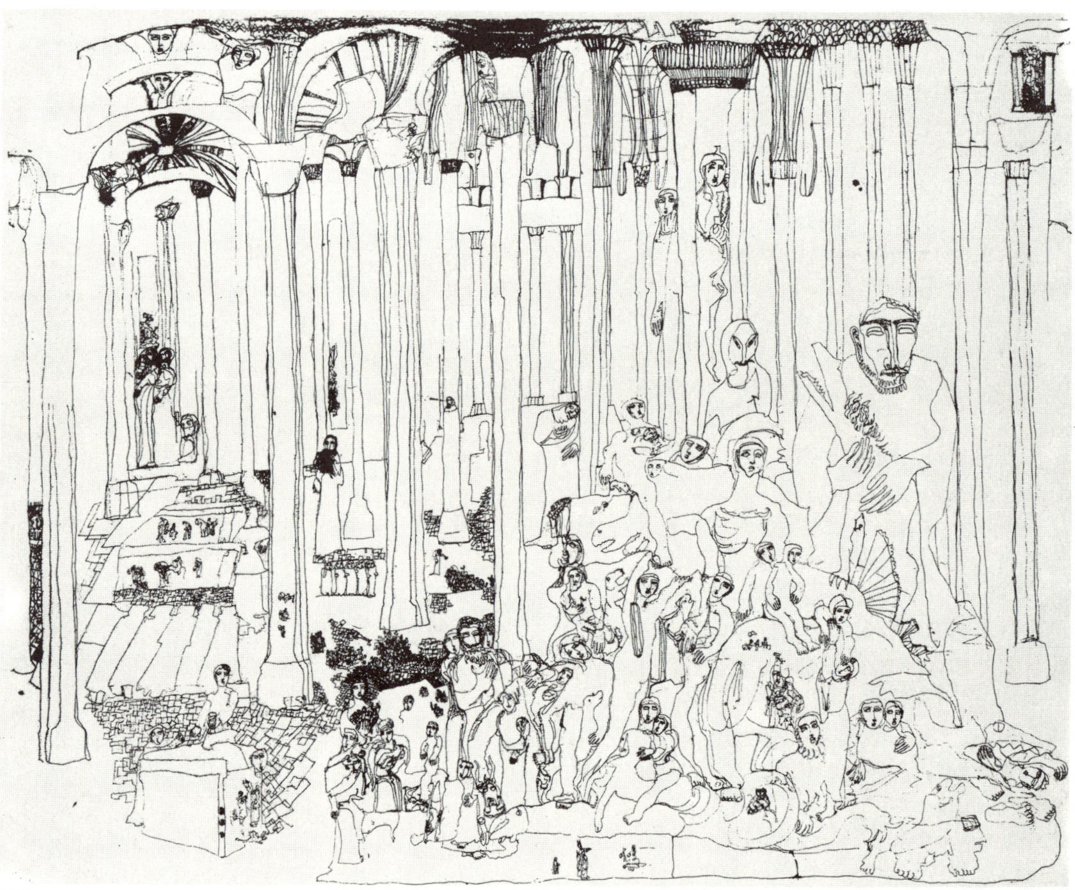

308

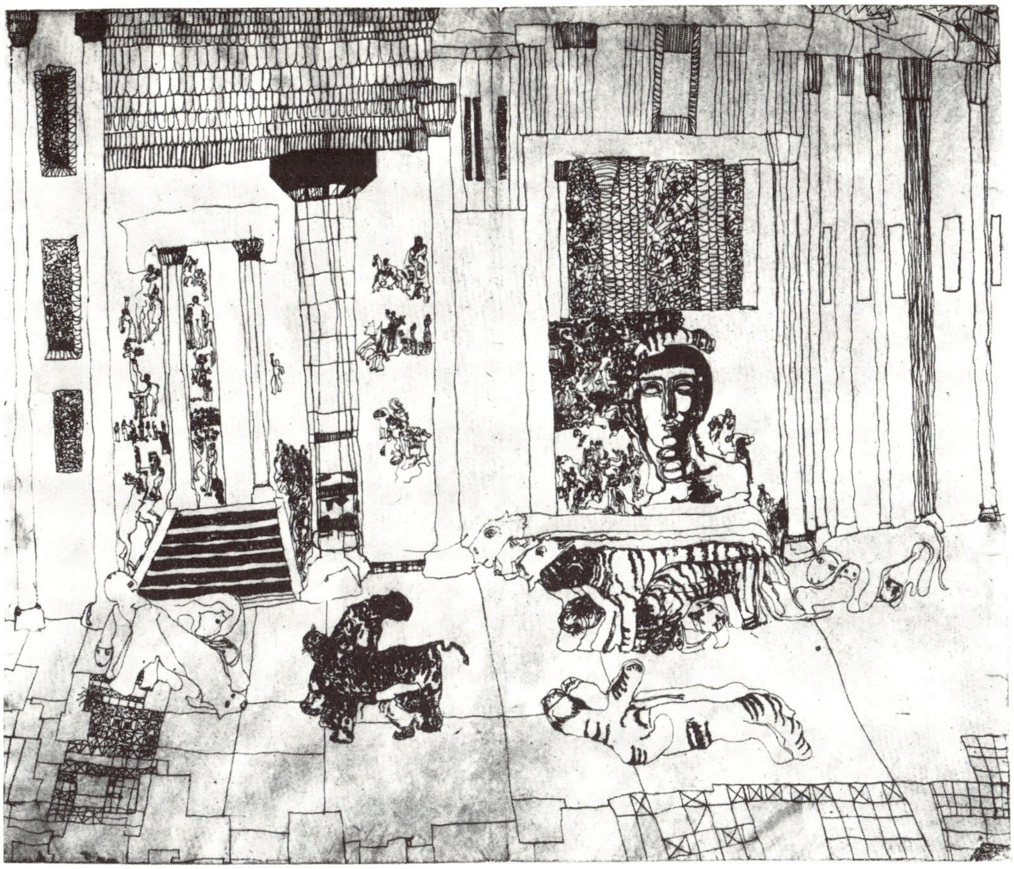

309

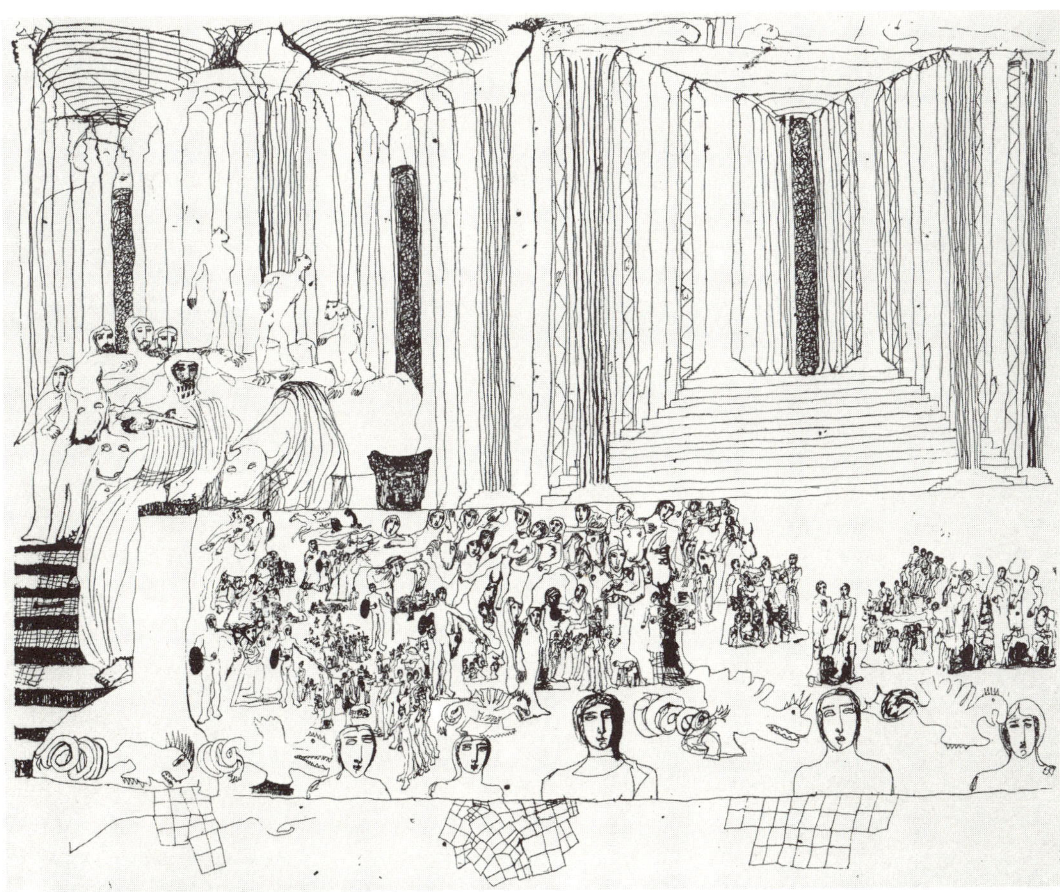

310

306 Carl Fredrik Hill: *«Sternbild: Apollo mit der Leier», Tinte, 34 × 20,5 cm, Museum Malmö. Kat. Lindhagen No. 219. Nach Lindhagen handelt es sich um ein Selbstbildnis als Apollo.*

307 Carl Fredrik Hill: *«Die Büste Apollos», Tinte, 34 × 21 cm, Museum Malmö. Kat. Lindhagen No. 220.*

308 Carl Fredrik Hill: *«Kathedraleninterieur mit Figurenmotiven zur Geburt von Jesus», Tinte auf braunem Papier, 56 × 67 cm, Privatbesitz. Kat. Lindhagen No. 226.*

309 Carl Fredrik Hill: *«Das Monument des Siegers beim Eingang des Tempels», Tinte auf braunem Papier, 56 × 67 cm, Museum Malmö. Kat. Lindhagen No. 272. Nach Lindhagen soll der Tempel den künstlerischen und literarischen Nachlaß von Hill enthalten.*

310 Carl Fredrik Hill: *«König Salomo in seiner Herrlichkeit», Tinte auf braunem Papier, 56 × 67 cm, Privatbesitz. Kat. Lindhagen No. 227.*

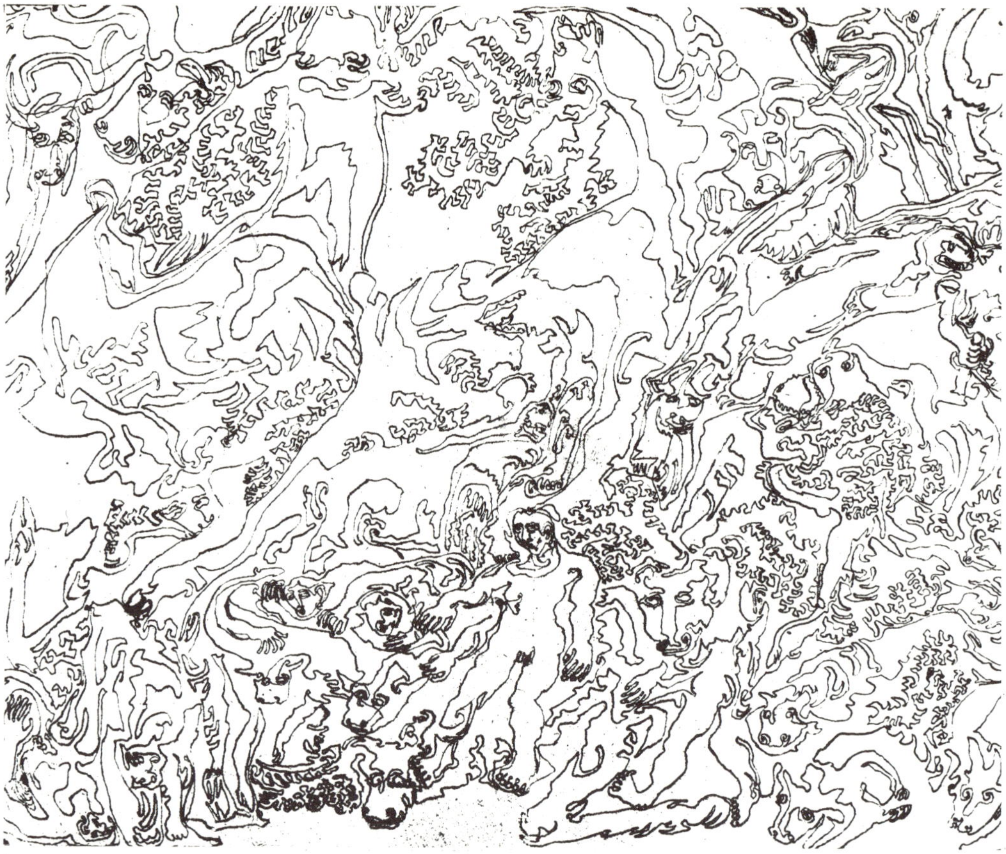

311 Carl Fredrik Hill: *«An der Spitze der Heerscharen», Tinte auf braunem Papier, 57 × 67,5 cm, Museum Malmö. Kat. Lindhagen No. 277.*

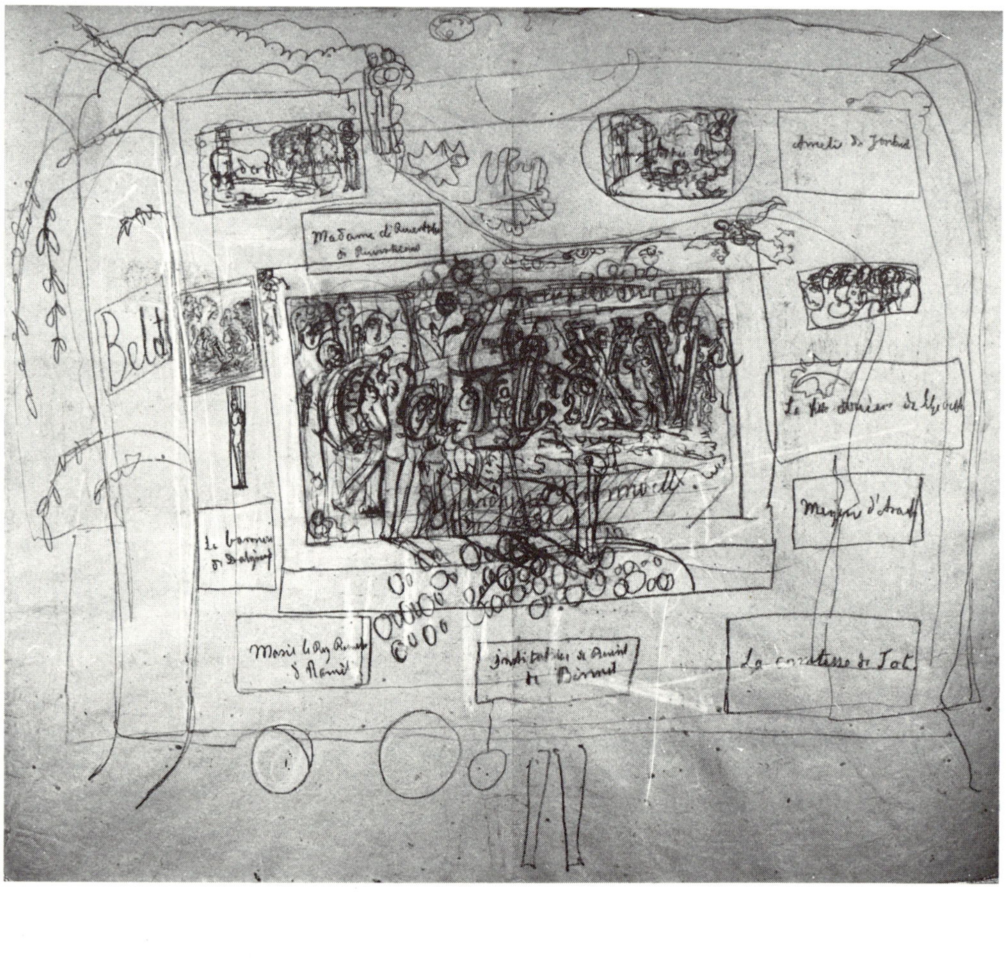

312 Carl Fredrik Hill: *«Das Opfer für das Vaterland», Pastell auf grauem Papier, 56 × 67 cm, Museum Malmö. Kat. Lindhagen No. 322.*

prinzip für seine eigene Welt schaffen, die ständig von Zerfall und Auflösung bedroht war. Und damit konnte er gleichzeitig seine Position in dem ewig unentschiedenen Kampf gegen seine Feinde endgültig stärken.»

Im Gegensatz zu diesen «inneren Weltbildern» treffen wir zuweilen wieder auf Blätter, die an spielerisch-kalligraphische Übungen erinnern. So nimmt eine von LINDHAGEN (120) veröffentlichte Zeichnung den «All-in-Line»-Stil von Saul STEINBERG vorweg und beeindruckt durch ihre formale Geschlossenheit (Abb. 311). Insgesamt jedoch ist die fünfte und letzte Gruppe von HILLS Bildern durch den zunehmenden Verlust seiner künstlerischen Möglichkeiten gekennzeichnet. Einmal wirkt die thematische Auffassung zunehmend banal und verliert sich im Anekdotischen, zum anderen werden routiniert aber mechanisch immer die gleichen Köpfe, Körperteile oder Figuren wiederholt, zum dritten scheint HILL nur einem motorischen Bewegungsdrang nachzugeben, wenn er Striche – mehr oder weniger ungeordnet – rhythmisch auf sonst leer wirkenden Blättern wiederholt. Es gibt darunter fast taschistisch anmutende Kritzeleien, und manchmal sind schriftliche Bemerkungen in die Zeichnung eingegliedert (Abb. 312). Ob diese Werkgruppe allerdings auch chronologisch am Ende der Schaffenszeit steht, oder ob sie aus einer bestimmten Phase seiner Krankheit stammt, in der die Auflösung der Form seinen inneren Zustand wiederspiegelte, kann ohne Datierung nicht entschieden werden. Man trifft auf ähnliche Bilder sowohl bei akuter Verschlimmerung einer Psychose, als auch in sogenannten Endzuständen.

Ernst Josephson (1851–1906)

Ernst JOSEPHSON kam als viertes Kind einer kulturell aufgeschlossenen jüdischen Familie am 16. April 1851 in Stockholm zur Welt. Mit zehn Jahren verlor er seinen Vater, mit dreißig die energische Mutter. Seine Jugendzeit betrachtete er als ein «verlorenes Paradies»: Mutter, drei ältere Schwestern und eine treue Gouvernante waren ihm liebevoll zugetan und beschützten ihn.

Als Siebzehnjähriger trat er in die Malakademie ein und reiste sechs Jahre später nach Paris, wo er vor allem von den Bildern COURBETS beeindruckt wurde und die Ecole des Beaux-Arts besuchte. In der Folge unternahm er viele Reisen in Europa und hielt sich seit 1876 immer wieder für längere Zeit in Paris auf. Im Jahre 1881 errang er einen großen Erfolg im Pariser Salon mit einem Porträt des Journalisten Gottfried Renholm.

Auf den Tod seiner Mutter reagierte JOSEPHSON mit einer depressiven Phase. Zu jener Zeit führte er in Schweden eine Gruppe von Künstlern an, die in betonter Opposition zur traditionellen Stockholmer Akademie stand. Doch 1887 zog er sich plötzlich von dieser Gruppe zurück und vermied die für ihn bisher so wesentlichen Kontakte mit Malerfreunden. Er übersiedelte auf die kleine Insel Bréhat in der Bretagne und begann sich dort für Spiritismus zu interessieren. Mit der Überzeugung, von Gott auserkoren zu sein, die Rolle des Sankt Petrus auf Erden zu spielen, brach 1888 – im Alter von 37 Jahren – bei ihm die Psychose aus. Es handelte sich um eine paranoide Schizophrenie bei einem Pykniker, der früher zyklothyme Züge hatte erkennen lassen.

Nach Schweden zurückgekehrt, mußte JOSEPHSON mehrere Monate in der Heilanstalt von Uppsala verbringen. Von 1891 bis zu seinem Tod, am 22. November 1906, wurde er dann von einem älteren Schwesternpaar, Ida und Louise Sjöberg, aufopfernd betreut und galt in seiner Umgebung als schrulliges Original.

Vor dem Ausbruch der Psychose hatte JOSEPHSONS Malerei den damals geltenden Regeln des akademischen Naturalismus entsprochen. Er war ein begabter Maler, dem eine erfolgreiche Karriere bevorstand (Porträt von Nennie af Geijerstam, von 1885, siehe Abb. 313, Farbtafel XIII, S. 171). Sein künstlerisches Programm faßte er in den Forderungen zusammen: Natur zu interpretieren, seine Zeit widerzuspiegeln und die Befreiung der Sinne zu ermöglichen (38). Seine Opposition gegenüber der Stockholmer Akademie scheint rückblickend vor allem mit der letzten Forderung im Zusammenhang gestanden zu haben, vielleicht weniger im Hinblick auf die Malerei als auf den Lebensstil, zumal er sich zu dieser Zeit recht ausgelassen den Freuden des Daseins hingegeben hatte und als rebellischer Verfechter unbeschränkter Freiheit aufgetreten war.

Aus der ersten Zeit der Psychose (ca. 1889) stammt das Ölbild «Ekstatische Köpfe» (Abb. 314, Farbtafel XIII, S. 171), bei dem es sich um ein Selbstbildnis mit Vater, Mutter und Schwester handelt. BLOMBERG (38) bemerkt dazu, es erinnere an eine «heilige Familie». Das korrespondiert übrigens mit dem Bestreben des Malers, sich als Erwählter Gottes auf Erden darzustellen. Bei diesem Gemälde frappiert die Diskrepanz zwischen der ausgesprochen sinnlichen Darstellung der nackten Schwester (was an sich zur damaligen Zeit skandalös wirken mußte) und der mystisch-verklärten Wirkung, die von den verlorenen Blicken der Figuren ausgeht. Malweise und Farbgebung sind der Zeit weit voraus und lassen an den Expressionismus, vor allem an NOLDE, denken. Ein Vergleich mit der «Heiligen Familie» von FILIGER (Abb. 349, Farbtafel XVIII, S. 176), die fast zur selben Zeit entstanden ist, zeigt gewisse Parallelen. Hier wie dort entsprechen die Größenverhältnisse der Köpfe nicht der Realität und verlieren sich die Blicke im Ungewissen. Aber bei JOSEPHSON muß vor allem der ganz ungewöhnliche Bildausschnitt auffallen: Gesichter, Hände, Brüste sind angeschnitten. Heute sind wir durch Foto-, Film- und Fernsehkamera gewöhnt, die Welt in derartigen Ausschnitten zu sehen, doch 1889 konnte diese willkürliche Beschneidung eines Tafelbildes beim Publikum nur auf völligen Unverstand und strikte Ablehnung stoßen.

Die monumentale, flächig-unkörperliche Behandlung des Kopfes der Schwester erreicht eine ähnliche Wirkung wie beispielsweise ein Kopf von Eugen GABRITSCHEVSKY (Abb. 381, S. 205). Zudem erinnert JOSEPHSONS Bild an Werke von James ENSOR (1860–1949), die ebenfalls um 1890 entstanden (z. B. «Intrige» aus dem Königl. Kunstmuseum Antwerpen). ENSOR gilt als einer der Wegbereiter der modernen Kunst, der – in bestimmten Bildern nach 1885 und ganz besonders in seinem Spätwerk – zumindest den Verdacht eines psychotischen Geschehens nahelegt, der aber noch keiner eingehenden pathographischen Bearbeitung unterzogen wurde.

Läßt sich schon in JOSEPHSONS Gemälde «Ekstatische Köpfe» ein Stilwandel erkennen, so tritt dieser in seinen Zeichnungen noch viel deutlicher hervor. In der ersten Periode, die BLOMBERG «spiritualistisch» nennt, war JOSEPHSON überzeugt, er sei dazu auserkoren, als «Torhüter des Himmels» die Beichten der großen Geister zu empfangen, bevor sie zum ewigen Heil gelangen dürfen. Wohl aus diesem Grund signierte er eine Reihe von Zeichnungen aus dieser Zeit mit Frans Hals, Rembrandt, Raffael, Michelangelo und Velasquez. Figuren aus Geschichte und Sagen, aus der Welt Shakespeares, aus der Bibel, der klassischen Mythologie, oder auch die Könige von Schweden waren seine bevorzugten Motive. Vom formalen Gesichtspunkt aus unterscheidet hier BLOMBERG (38) zwei verschiedene Zeichenstile: einerseits eine schwache Konturlinie, verbunden mit der iterativen Verwendung von Pünktchen und anderen kleinen Formelementen (Abb. 315), andererseits jenen Stil, den er «übertriebenen linearen Plastizismus» nennt. Es handelt sich dabei um die erstaunlich «sicheren» Federzeichnungen, die später auf PICASSO eine so nachhaltige Wirkung ausüben sollten und die mehr als einen Künstler des zwanzigsten Jahrhunderts faszinierten (Abb. 317, 318), weil JOSEPHSON die anatomischen Gegebenheiten – für seine Zeit unannehmbar – deformierte (Abb. 321).

In der zweiten Periode (nach BLOMBERG ungefähr seit 1893) zeigen die Zeichnungen des Künstlers stärkere Schwarz-weiß-Kontraste durch unterschiedliche Druckstärke der Linienführung (Abb. 316), die oft mit dem Gänsekiel ausgeführt wird, wobei auch

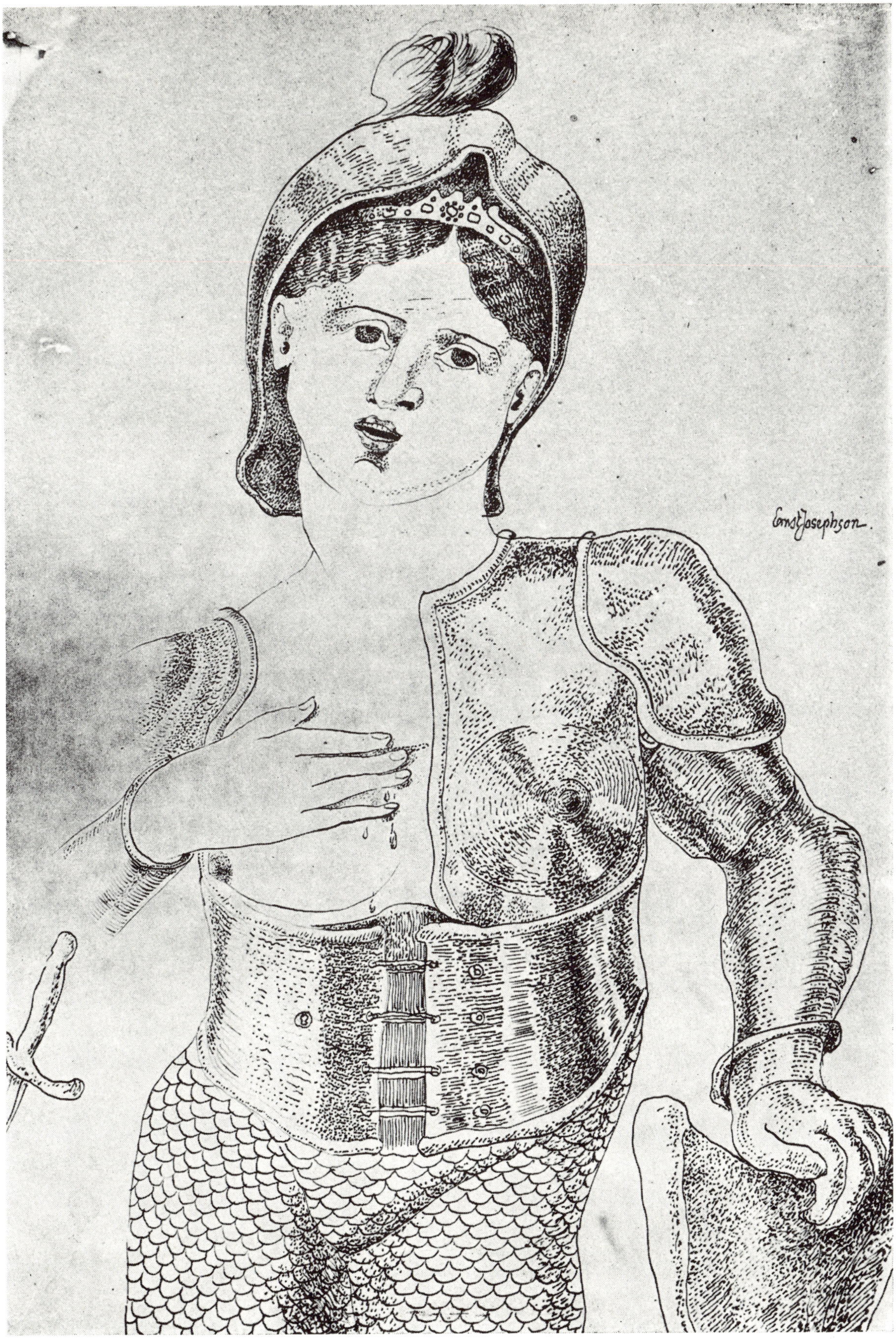

315 Ernst Josephson: *«Verwundete Amazone», Tinte, 31 × 20 cm, Kunstmuseum Göteborg. Ca. 1890.*

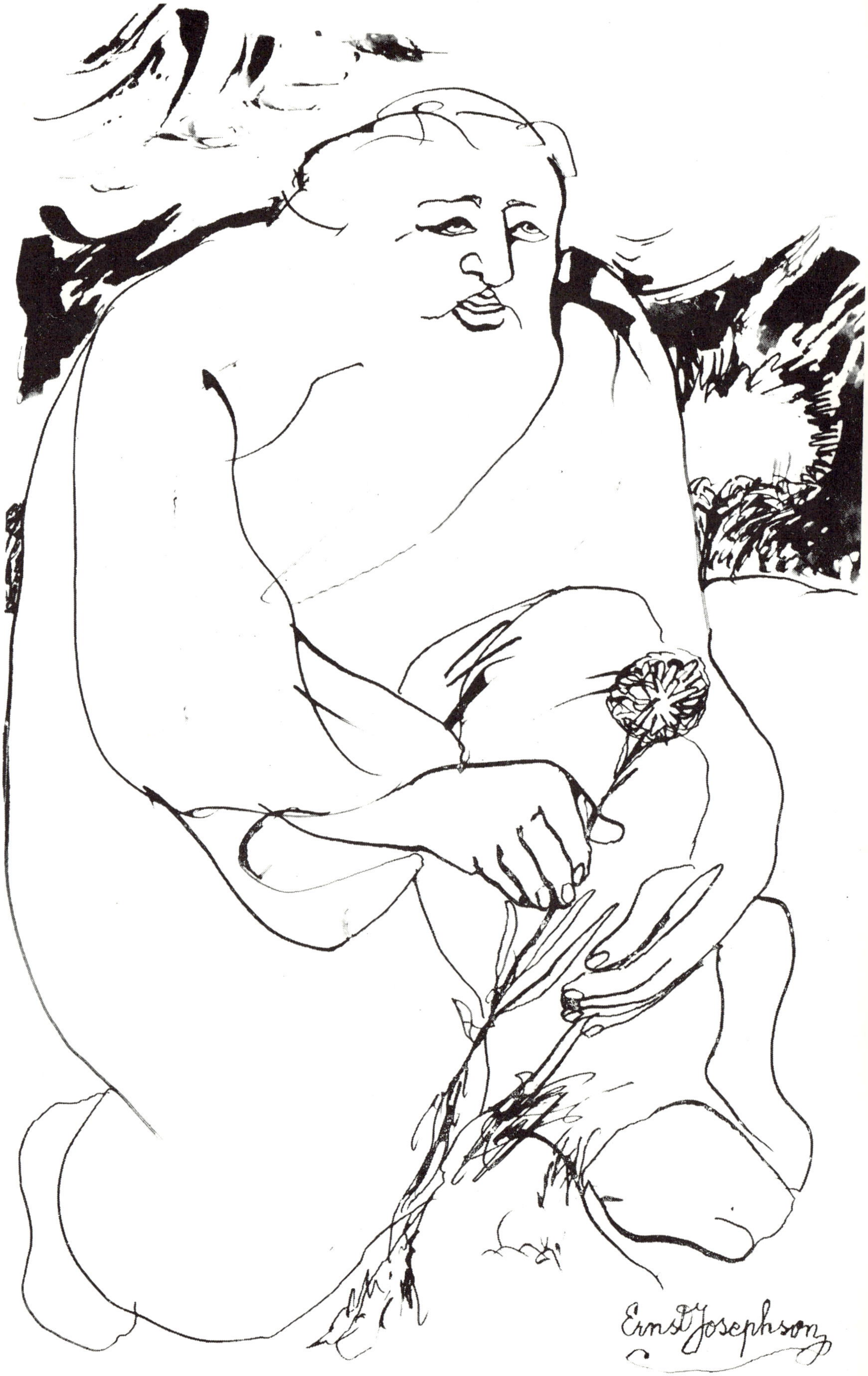

316 Ernst Josephson: *«Gott erschafft die Blume», Tinte, Feder und Pinsel, 35 × 21 cm, Nationalmuseum Stockholm.*

der Inhalt nicht selten ein mehr dramatisches Gepräge erhält («Die Geburt der Venus», Abb. 319). Nur wenig später, in der letzten und längsten Periode – die dem einigermassen stabilisierten chronischen Zustand von JOSEPHSONS zwanzigjähriger Psychose entspricht – gehen die Zeichnungen zunehmend sowohl ihrer Ausdruckskraft als auch ihres geistigen Gehaltes verlustig; der Inhalt wird anekdotisch und banal («Romantische Gondelszene», Abb. 320).

Vor seiner Krankheit hatte JOSEPHSON ungefähr 250 Ölbilder gemalt, während die Anzahl seiner Zeichnungen erstaunlich gering war. Bis zu seinem Tod, kamen dann noch etwa 100 Ölgemälde hinzu, hingegen weit über tausend Zeichnungen. Die Bevorzugung des harten Zeichenstiftes oder der Feder im Gegensatz zum weichen Pinsel ist ein Phänomen, das wir bei psychotischen Malern (und bei Schizophrenen überhaupt) immer wieder antreffen. Der präzise Strich, die iterative Schraffierung oder das Auffüllen von Flächen mit kleinsten Formelementen werden einer «tonigen» Modellierung vorgezogen. Das spezifisch Zeichnerische überwiegt über das Malerische.

Es muß betont werden, dass JOSEPHSON als akademisch ausgebildeter Maler mit dem Ausbruch seiner Psychose, 1888, plötzlich den Ansprüchen des Naturalismus (188) den Rücken kehrt: er verzichtet darauf, die Illusion des Räumlichen, des Körperlichen, des Stofflichen wiederzugeben. Schlagschatten gibt es nicht mehr und «Schattierungen» werden nur mehr willkürlich gesetzt, ohne dem tatsächlichen Lichteinfall Rechnung zu tragen (8). Die Darstellungen sind linear, Perspektive und räumliche Tiefe fehlen (mit Ausnahme der späten, anekdotischen Blätter), und oft ist überhaupt kein Hintergrund angedeutet. Über das Anatomische wird weitgehend frei verfügt und der Genauigkeit des zeichnerischen Details kein Wert mehr beigemessen. Für die Wiedergabe seiner Anliegen benutzt JOSEPHSON einen Stil, der ohne Beziehung zur Malerei seiner Zeit steht. Seine Zeichnungen sind der Niederschlag einer wahnhaft veränderten Welt, auch wenn dies im Inhaltlichen nicht immer zutage tritt. Etwa zwischen 1889 und 1895 war es ihm gegeben, dieser persönlichen Welt auf künstlerisch meisterhafte Art Ausdruck zu verleihen und damit auf die Entwicklung der modernen Kunst einen wesentlichen Einfluß auszuüben.

Es darf nicht erstaunen, dass die Zeichnungen JOSEPHSONS auf seine Zeitgenossen schockierend wirkten. Noch im Jahre 1909, nach einer Ausstellung seiner Werke in der «Berliner Sezession», gingen die Meinungen auseinander. Ein Psychiater urteilte: «In Josephsons Bildern aus seiner kranken Periode erkennen wir eine Geisteskrankheit, die auf seine ‹malerische Intelligenz› zerstörend gewirkt hat» (72). Ein Kunstkritiker hingegen schrieb: «Er machte dann merkwürdige Zeichnungen, die trotz ihres seltsam krankhaften Charakters bei unglaublicher Verzerrung der Proportionen doch den Stempel hohen Künstlertums tragen» (211). Einige Künstler erkannten allerdings sofort den Wert dieser Zeichnungen, wie Emil NOLDE, der schon damals drei Blätter erstand.

Zu Beginn der Zwanzigerjahre änderte sich dann die Wertung durch die Kritiker: «Was die Auflösung in ihm vernichtete, wiegt geringer als das, was sie in ihm frei gemacht hat. Viele seiner Zeichnungen gehören mit all dem Unheimlichen, wenn nicht Krankhaften, das sie ausströmen, zu den großen, noch unbekannten künstlerischen Tatsachen des neunzehnten Jahrhunderts... Der pathologische Zustand hat den Künstler befähigt, Impulse aufzunehmen und zu verwirklichen, die erst Jahre, zum Teil Jahrzehnte später bis zur allgemeinen, offenbaren Stilbildung durchgedrungen sind» (90). Gegen 1920 «soll eine Mappe mit Reproduktionen von Josephsons Zeichnungen Picasso begeistert haben» (124). Ich weiß von PICASSO selbst, daß er diese Arbeiten sehr gut kannte und ihren Einfluß auf sein eigenes Schaffen keineswegs verleugnete.

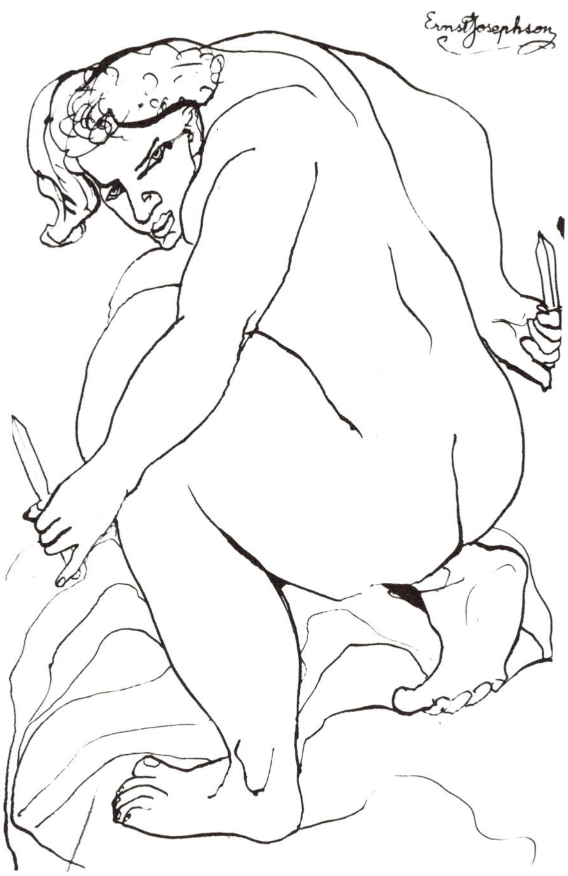

317

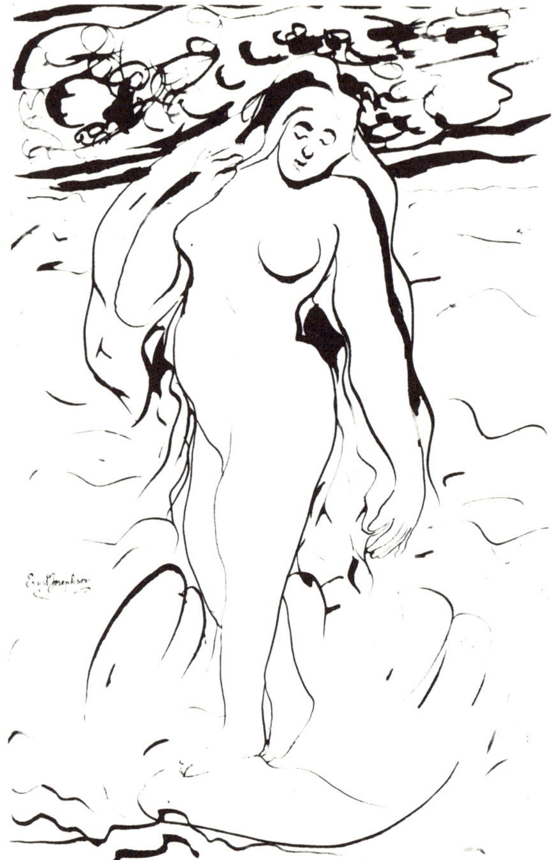

319

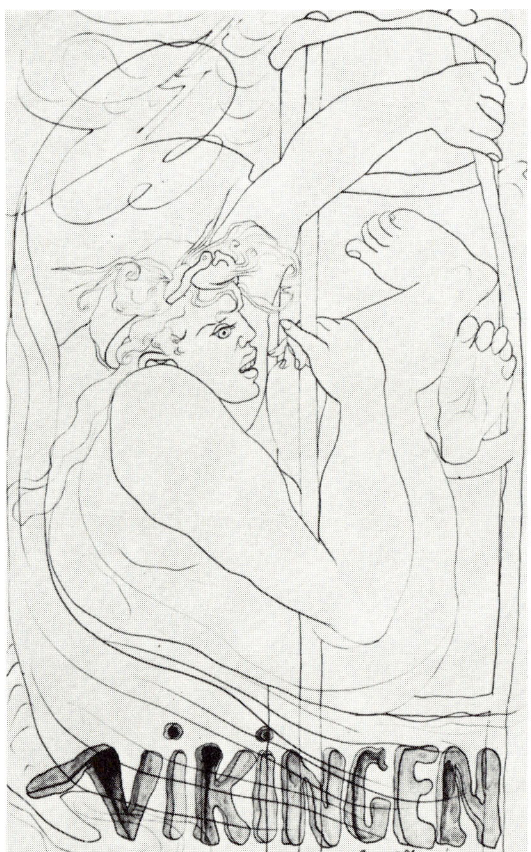

318

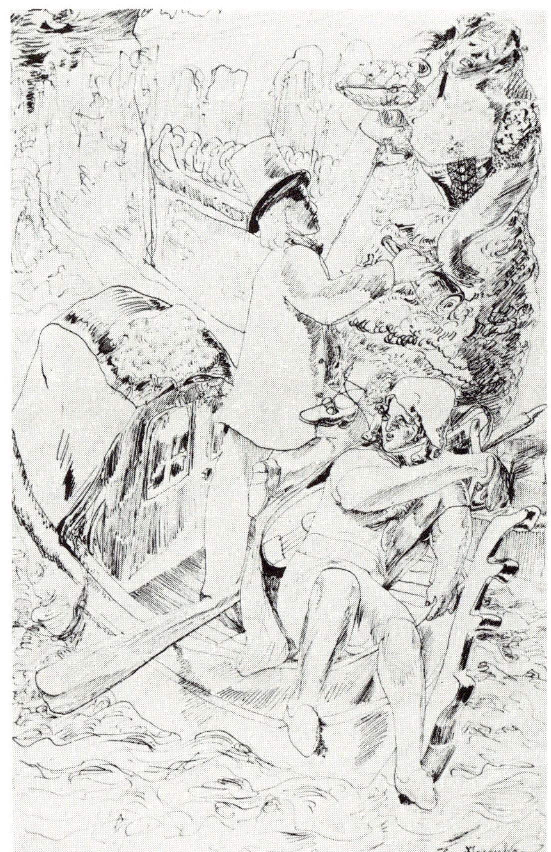

320

317 ERNST JOSEPHSON: *«Mann mit Messern», Tinte, 35 × 21 cm, Rasmus Meyer Collection, Bergen.*

318 ERNST JOSEPHSON: *«Vikingen», Tinte, 37 × 23 cm, Nationalmuseum Stockholm.*

319 ERNST JOSEPHSON: *«Die Geburt der Venus», Tinte, 35 × 21 cm, Rasmus Meyer Collection, Bergen.*

320 ERNST JOSEPHSON: *«Romantische Gondelszene», Tinte, 37 × 23 cm, Nationalmuseum Stockholm.*

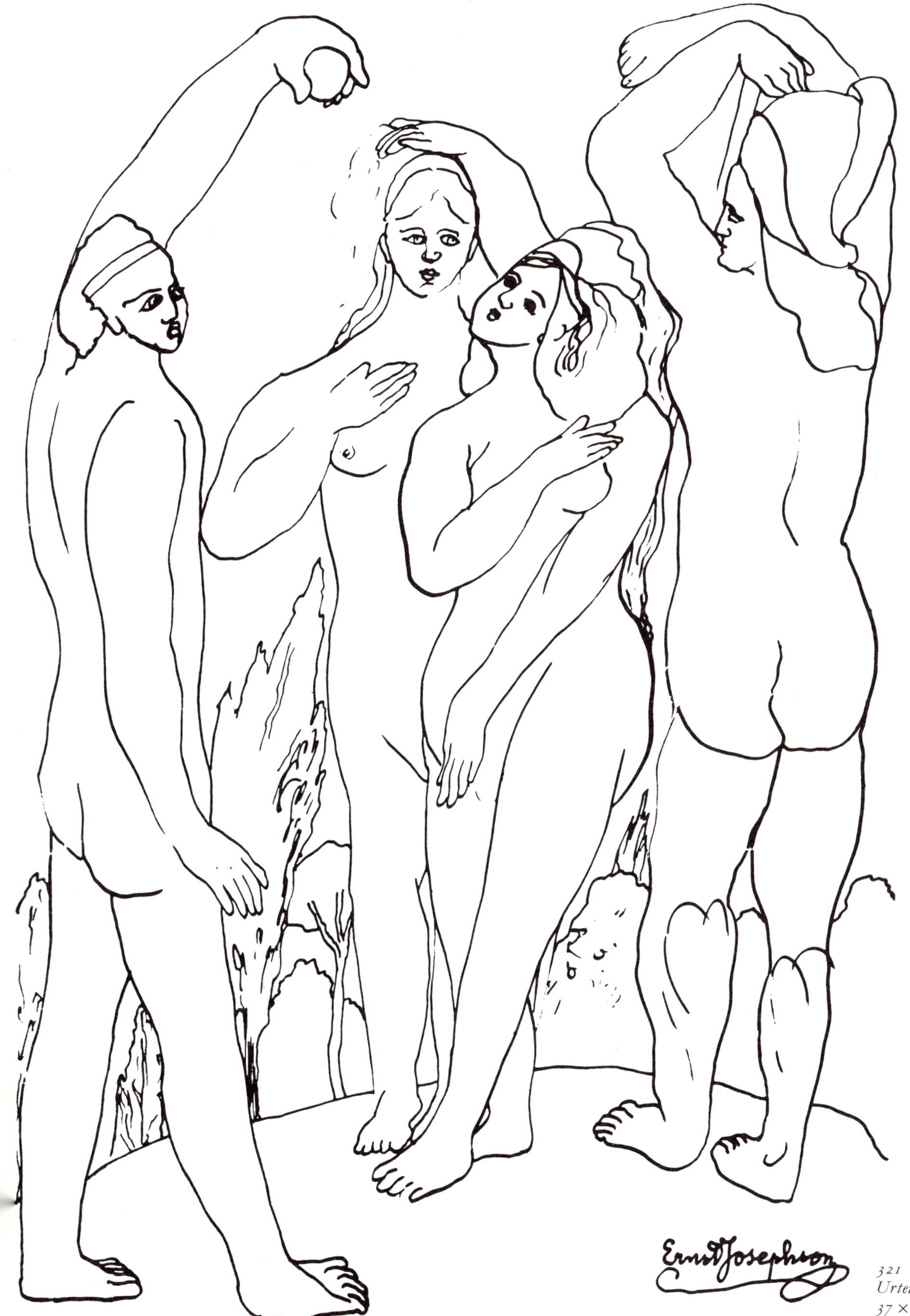

321 Ernst Josephson: *«Das Urteil des Paris», Tinte, 37 × 23 cm, Nationalmuseum Stockholm.*

Louis Wain (1860–1939)

Louis WAIN kam am 5. August 1860 in London als erstes Kind eines Textilhändlers und einer Stickerin zur Welt; nach ihm wurden seinen Eltern noch fünf Schwestern geboren. Louis, ein schwächlicher Knabe mit einer Hasenscharte (er trug deshalb ein Leben lang einen Schnurrbart), wurde früh zum verträumten Einzelgänger, Bücherwurm und Naturschwärmer. Als Jugendlicher galt sein Interesse besonders der Musik, der Malerei, der Schriftstellerei und der Chemie. Er zögerte lange, ob er sich der Malerei oder der Musik widmen sollte und versuchte sich zwei Jahre lang auf beiden Gebieten. Als er zwanzig war, starb sein Vater, und er trat als Lehrer in die West London Art School ein, ohne größere Erfolge zu erringen. Ein Jahr später wurde erstmals eine Zeichnung von ihm publiziert; 1882 gab er sein Lehramt auf und zeichnete seitdem regelmäßig für die «Illustrated Sporting and Dramatic News».

1884 heiratete WAIN die zehn Jahre ältere Emily Marie Richardson, die Tochter eines Fruchthändlers, die schon am 2. Januar 1887 nach langem Krankenlager an den Folgen eines Brustkrebses starb. Emily besaß eine Katze, die meist bei ihr auf dem Bett lag oder spielte. So kam es, daß Louis WAIN am Krankenbett seiner Frau immer wieder Katzen zeichnete (Abb. 322). Im Jahre 1886 erschien das von ihm illustrierte Kinderbuch «Madame Tabby's Establishment» mit angekleideten, noch recht naturalistisch wiedergegebenen Katzen, die wie Menschen auftraten und handelten. Im selben Jahr veröffentlichte die berühmte «Illustrated London News» in der Weihnachtsnummer eine Doppelseite «A Kitten's Christmas Party» mit mehr als 150, von WAIN in elf Tagen gezeichneten Katzen. Diese Illustration machte ihn so bekannt, daß er seitdem genügend Aufträge erhielt.

Etwa 1890 entstand die eigentliche «Louis-Wain-Katze», ein karikaturhaft vereinfachtes Wesen mit übergroßen stilisierten Augen (Abb. 323), für deren menschliche Züge der inzwischen vereinsamte Maler seine Modelle bei seinen häufigen Wirtshausbesuchen fand. Diese charakteristische Katzenfigur wurde sofort berühmt und brachte WAIN um die Jahrhundertwende große Popularität in England ein. Schon 1890 war er zum Präsidenten des Nationalen Katzen-Clubs gewählt worden, obwohl er vom Leben und Wesen der Katzen sichtlich nicht viel verstand.

1894 zog WAIN zu Mutter und Schwestern zurück, vielleicht weil seine jüngste Schwester zu jener Zeit Wahnideen äußerte und damit den Frauenhaushalt durcheinanderbrachte. Sechs Jahre später mußte sie in einer Heilanstalt interniert werden, wo sie bis zu ihrem Tod 1913 blieb. Aber auch Louis zeigte manchmal ein merkwürdiges Verhalten: 1895 verbrachte er viel Zeit mit mysteriösen chemischen Experimenten; er meldete auch drei mechanische Erfindungen

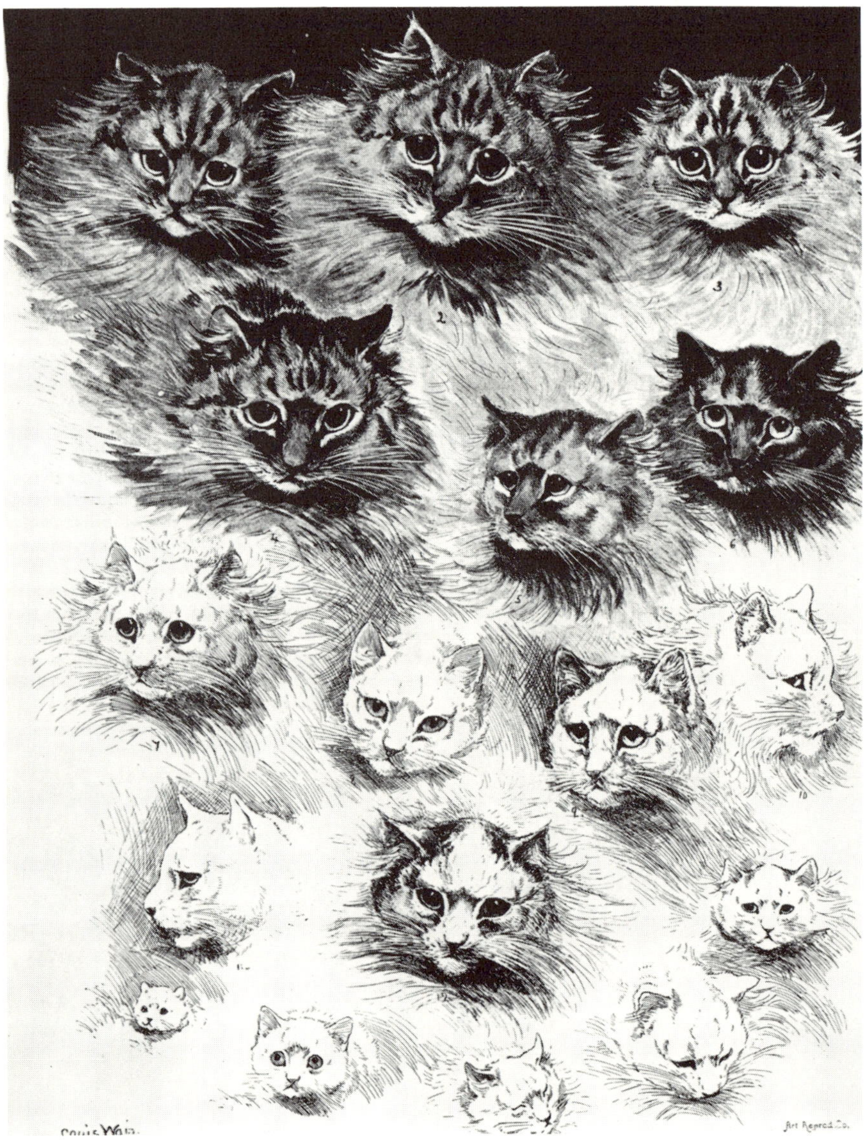

322 LOUIS WAIN: *«Katzen». 1890.*

zum Patent an und machte sich falsche Hoffnungen auf deren industrielle Verwertung. Er schrieb Unsinniges über die Wärme, die infolge eines unterschiedlichen elektrischen Potentials beim Kontakt zwischen Mensch und Katze entstehe; er hätte jahrelang erfolglos versucht herauszufinden, ob es sich dabei um negative oder positive Ströme handle. Zudem war er überzeugt, daß Katzen sich nur deshalb so sorgfältig putzten, weil dabei elektrische Ströme entstünden, die ihnen im Fell angenehme Gefühle vermittelten. Dann behauptete er allen Ernstes, je nach der elektrischen Ladung ihres Pelzes müßten sich die Katzen in Nord- oder Südrichtung bewegen, weil sie der Anziehungskraft des negativen oder positiven Erdpols nicht entrinnen könnten. Collingwood Ingram, Louis Wains langjähriger Freund, betrachtete ihn als Musterbeispiel dafür, wie dünn zuweilen die Grenzlinie zwischen Genius und Verrücktheit sei. So hätte Wain nicht nur an die Existenz von Seeschlangen geglaubt, sondern er sei felsenfest überzeugt gewesen, sie wirklich zu sehen (52).

1901, auf dem Höhepunkt seines Ruhms, erschien der erste Band des «Louis Wain's Annual», der in der Folge über mehrere Jahre hinweg ein Verkaufserfolg blieb. Aber Wain war ein schlechter Geschäftsmann, der seine Interessen kaum zu schützen wußte. Zuviele Zeichnungen waren im Umlauf, die immer wieder reproduziert und kopiert wurden, so daß die Nachfrage bei ihm nachließ. Er bezahlte mit Zeichnungen, wenn er kein Geld in der Tasche hatte, was nur zu oft vorkam. Schließlich fuhr er, wahrscheinlich um einer gerichtlichen Betreibung auszuweichen, einer Einladung des «New York Journal» folgend, 1907 nach Amerika, wo er als «world's most famous cat-artist» entsprechend gefeiert wurde und mehr als zwei Jahre blieb. Auch dort fielen seine kuriosen Aussagen über das Leben der Katzen sowie über physikalische und weltanschauliche Probleme auf. Mit dem Erfinder einer Öllampe, den er leichtgläubig bewogen hatte, mit ihm nach England zu fahren, um seine Entdeckung dort patentieren zu lassen, verlor er sein ganzes Geld.

1910 starb Wains Mutter im Alter von 77 Jahren; er zog hierauf wieder zu seinen Schwestern. Die folgenden Jahre waren von finanziellen Schwierigkeiten überschattet. Schwester Marie starb 1913 in der Irrenanstalt. Im nächsten Jahr versuchte Wain einen neuen Start mit Entwürfen von «futuristischen» Porzellankatzen, doch machte der Kriegsausbruch seine kommerziellen Erwartungen zunichte. 1917/18 arbeitete er an Trickfilmen: auch hier blieb der Erfolg aus. 1921 schließlich erschien die letzte Ausgabe von «Louis Wain's Annual», in deren Zeichnungen ornamentale Stoffe, Vorhänge, Möbelüberzüge und Teppiche auffielen und einen ungewohnt überladenen Eindruck hervorriefen. Zu dieser Zeit schrieb Louis Wain sehr viel und sandte viele Briefe an Zeitungsredaktionen, in denen er zu allem und jedem Stellung nahm. Immer mehr isolierte er sich und schloß sich in sein Zimmer

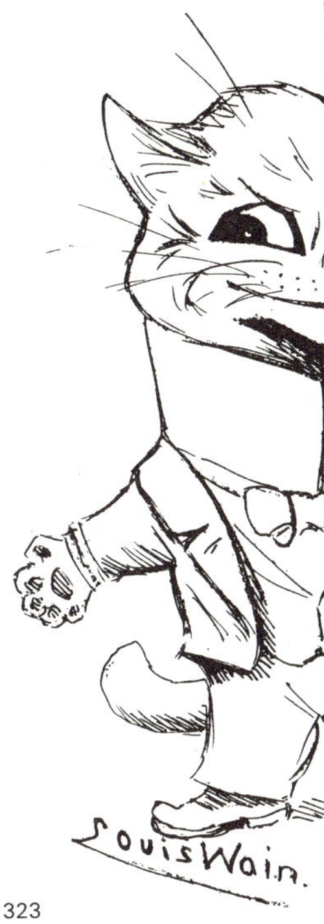

323

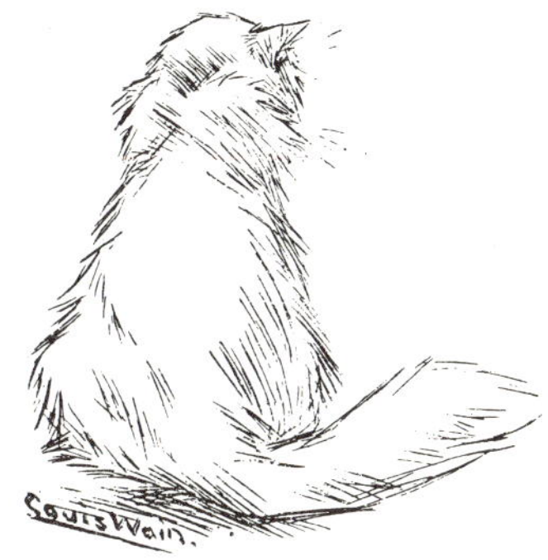

324

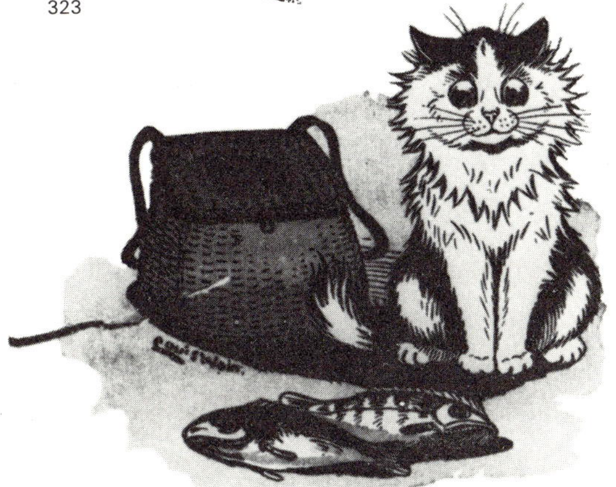

326

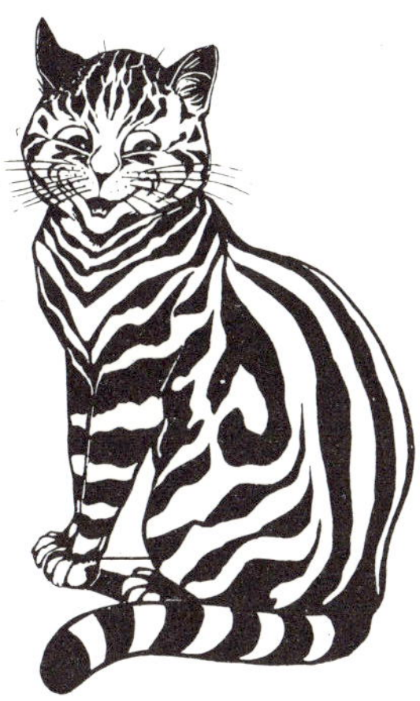

325

323 Die typische «Louis-Wain-Katze». Nach 1890.

324–325 Andere Katzenfiguren von Louis Wain.

326 Louis Wain: *«The spiky cat». Nach 1900.*

ein, um elektrisch-physikalischen oder spiritualistischen Theorien nachzuhängen.

Nach einem der nun häufigen Wohnungswechsel und dem Tod einer anderen Schwester, die der Grippeepidemie von 1917 erlag, mehrten sich bei WAIN die Anzeichen eines – zunächst schleichenden – Verfolgungswahns. Später veränderte sich sein Benehmen so weitgehend, daß er am 16. Juni 1924 im Springfield Hospital interniert werden mußte, wo eine paranoide Schizophrenie diagnostiziert wurde. Dank einer öffentlichen Geldsammlung und des persönlichen Einsatzes von Ministerpräsident Ramsay Macdonald konnte WAIN 1925 ins Bethlem Royal Hospital (in welchem ein anderer berühmter schizophrener Maler, Richard DADD, von 1844 bis 1864 gelebt hatte [3]) überführt werden. Doch sein Zustand besserte sich kaum, und so mußte er von 1930 bis zu seinem Tod, am 4. Juli 1939, im Alter von 79 Jahren, im Napsbury Hospital verbleiben. Nochmals brachte die Todesnachricht seine ungeheure Popularität ins Licht: «Wain ist gestorben – er zeichnete 150000 Katzen», titelte die «New York Herald Tribune». Was die «Louis-Wain-Katze» für die Engländer bedeutet hatte, kann am besten mit einem Ausspruch des Schriftstellers H.G. WELLS aus dem Jahre 1925 belegt werden: «Englische Katzen, die nicht wie ‹Louis-Wain-Katzen› aussehen und leben, schämen sich ihrerselbst.»

Bis zum Erscheinen der WAIN-Biographie von Rodney DALE (52) waren Leben und Werk dieses Künstlers außerhalb Englands kaum bekannt. Eine Serie von fünf farbigen Katzenzeichnungen «eines unbekannten Malers» erregte jedoch 1950 auf der Internationalen Ausstellung psychopathologischer Kunst anläßlich des ersten Weltkongresses für Psychiatrie in Paris Aufsehen. Seither ist diese Serie, die in Wirklichkeit acht Blätter umfaßt und von Dr. Walter MACLAY zufällig in einem Kaufladen in Camden Hill aufgestöbert worden war, weltberühmt geworden, wenn auch fast immer nur Einzelblätter daraus publiziert wurden (Abb. 328–335, Farbtafeln XIV–XV, S. 172–173).

Man vermutet, daß diese Serie um 1925 entstanden ist, doch fehlen beweiskräftige Unterlagen für diese Datierung (53). Es steht allerdings fest, daß Louis WAIN diese Blätter nicht etwa am Ende seiner Schaffenszeit zeichnete, da er vorher und nachher seine gewohnten «Louis-Wain-Katzen» in Hülle und Fülle weiterproduzierte. Wir stehen also vor der einzigartigen Tatsache, daß sich hier im Verlauf einer Psychose ein typischer Stilwandel auf acht Blättern verfolgen läßt, der aber keine Nachwirkungen hinterließ und allem Anschein nach so schnell verschwand wie er aufgetreten war.

Nun hat diese «psychopathologische» Katzen-Serie nicht ohne Grund ein derartiges Aufsehen in Fachkreisen erregt: Wir können anhand dieser Blätter das «Eindringen» der Psychose im zunehmend sich geometrisch-ornamental organisierenden Hintergrund miterleben (Abb. 328, 329). Bei der «spiky cat», die als Motiv bei WAIN nach 1900 zeitweise auftaucht (Abb. 326, S. 153), wird auch der Hintergrund mit den charakteristischen Zickzack-Formen gefüllt (Abb. 330). In «Louis Wain's Annual» von 1903 erschien eine Jugendstil-Zeichnung mit der Legende: «Modern Art, I am! Blazing to right of you! Blazing to left of you! Modern Art, I am!» (Abb. 327, S. 155). Anklänge daran vermag man in der vierten Katze der Farbserie (Abb. 331) zu spüren, wogegen die beiden folgenden (Abb. 332, 333) eher an die von WAIN um 1920 oft gezeichneten Gardinen- und Teppichmuster erinnern. Im vorletzten Blatt (Abb. 334) fehlen kurvige Linien schon weitgehend und im letzten (Abb. 335) ist die ganze Darstellung schließlich auf ein kurzlinig-gebrochenes ornamentales System reduziert, ein Phänomen, wie wir es ganz ähnlich auch bei FILIGER vorfinden werden (Abb. 352, Farbtafel XVIII, S. 176). Das wichtigste Gestaltungsmerkmal der fünf letzten Blätter der Farbserie von WAIN aber ist die augenfällige Symmetrie, in der die Formen zueinander stehen. Die Katze wird nicht nur «entmaterialisiert», sie entwickelt sich schließlich zum rein geometrischen Muster, zu einem Strukturmodell, das rhythmisch-ornamentale und damit magisch-bannende Qualitäten hat. Einem persönlichen exorzistischen Ritual entsprungen, kann ein Kunstwerk für andere Menschen so zum magisch wirkenden Objekt werden (10, 13, 151).

Zugleich werden wir bei der Farbserie von

Wain mit der Verbildlichung eines Vorgangs, den man «psychotische Erstarrung» nennt, in einer Konsequenz konfrontiert, die ihresgleichen sucht. Man hat vermutet, daß Louis Wain hier ganz bewußt Teppich- und Stickereivorlagen entworfen hätte und diese Annahme durch den Umstand bestätigt gesehen, daß seine ledigen Schwestern ihren Lebensunterhalt durch Sticken verdienen mußten. Ich meine aber, daß dieser Interpretationsversuch am Wesentlichen vorbeigeht. Die Bilder der vorliegenden Farbserie sind im Vergleich mit den ungezählten anderen Werken Wains von so großer künstlerischer Qualität, daß man sich fragen muß, warum er dieses Niveau ausgerechnet und ausschließlich bei den vereinzelten «Stickereientwürfen» erreicht hat? Folgten wir der genannten Deutung, wären auch die drei ersten Blätter der Serie in diesem Zusammenhang vollkommen sinnlos. Von den fünf letzten Blättern geht indessen eine so starke Wirkung aus, daß man den inneren Drang, den Zwang zu diesem bildlichen Ausdruck, förmlich zu spüren meint. Es sind Abbilder ganz bestimmter seelischer Strukturen wie sie in dieser unverstellten Echtheit nur ganz selten in der Kunst sichtbar werden.

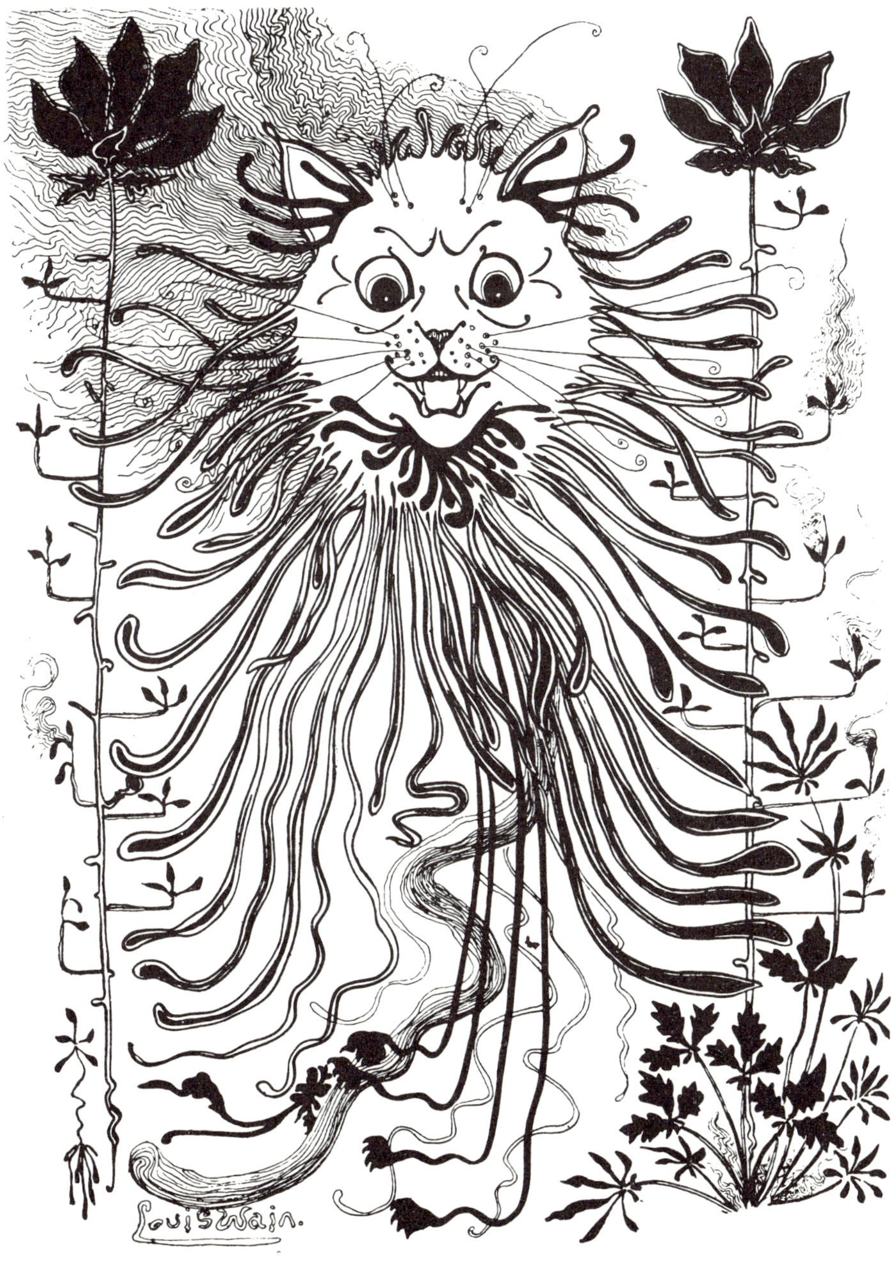

327 «Modern Art, I am», Jugendstilkatze von Louis Wain. *1903.*

Louis Soutter (1871–1942)

Louis Soutter wurde am 4. Juni 1871 als Sohn eines Apothekers in Morges am Genfersee geboren, wo er auch seine Jugend verbrachte. Nach sicheren Zeugnissen war er schon auf der Mittelschule ein unruhiger und schüchterner Einzelgänger, der schwer Kontakt fand. Dabei war er vielseitig begabt und ein guter Schüler. Die Berufswahl bereitete ihm Schwierigkeiten. Er begann mit Ingenieurstudien an der Lausanner Universität, wandte sich jedoch bald der Architektur zu, ehe ihn das Geigenspiel immer mehr in seinen Bann zog. 1892 bis 1895 war er Schüler von Eugène Ysaye in Brüssel. Der Meister muß ihn sehr geschätzt haben, da Soutter die Ferien in seinem Landhaus verbringen durfte.

1895 bricht die alte Unruhe wieder durch, und Louis kehrt nach Morges zurück, wo er sich der Malerei widmet. Er besucht mehrere Ateliers in der welschen Schweiz und fährt dann nach Paris, um bei verschiedenen Malern und im Atelier Colarossi (das Filiger sechs Jahre früher aufgesucht hatte) zu arbeiten. Ende 1896 oder Anfang 1897 begibt er sich nach Amerika, heiratet dort die Tochter eines Geschäftsmanns, die ebenfalls Geigenschülerin von Ysaye gewesen war, und wird dank der Beziehungen seines Schwiegervaters 1898 Direktor der Kunstabteilung des Colorado College in Colorado Springs. Man weiß wenig über jene Zeit. 1902 hielt er sich jedenfalls in der Schweiz auf, 1903 verlangte seine Frau die Scheidung, und er verließ endgültig die Vereinigten Staaten. Seelisch gebrochen und körperlich krank (Typhus?) kehrte er nach Morges zurück.

Übereinstimmend sagen seine Bekannten aus, daß er den Eindruck eines kranken Menschen machte. 1904 stellt er auf der Nationalen Kunstausstellung in Lausanne ein Porträt seiner Schwester aus, das die Mißbilligung der Familie findet und später vernichtet wird. Auf Veranlassung eines verwandten Arztes verbringt er das Jahr 1906 in der psychiatrischen Privatklinik «Sonnenfels» von Dr. Mützenberg in Spiez, wo er sich unter ärztlicher Überwachung bei kleinen Hausarbeiten und im Garten nützlich macht. Eine Krankengeschichte gibt es nicht. Nach einer persönlichen Mitteilung der damals etwa fünfzehnjährigen Tochter des Chefarztes war Louis Soutter für sie ein väterlicher Freund mit guten Manieren, höflich und zuvorkommend, aber in einer Traumwelt lebend. Er machte den Eindruck eines ständig durch furchtbare Schuldgefühle gequälten Menschen. Auch bei den einfachsten Handlungen fürchtete er sich zu versündigen; daneben war er von einer krankhaften Bescheidenheit besessen, die von seiner Umgebung unangenehm empfunden wurde. Zuweilen sehr auf Distanz bedacht, dann wieder Nähe und Verständnis suchend, zeigte Soutter sich abwechselnd in depressiver Abwehr oder großherzigem Entgegenkommen. Von Zeit zu Zeit zeichnete er ein wenig oder spielte Geige (10).

Nach diesem Klinikaufenthalt verdient Soutter seinen Lebensunterhalt als Musiker. Er spielt in Symphonieorchestern der französischen Schweiz, zunächst als erster Geiger; als er jedoch beim Orchesterspiel improvisiert, ohne der Partitur zu folgen, wird er zu den zweiten Geigern versetzt. 1915 wird er im Orchester untragbar, spielt aber noch ungefähr ein Jahr in kleinen Kurorchestern oder Kinos. In diesem Jahr wird er auf Antrag seiner Familie entmündigt. Michel Thévoz (der meine eigenen Nachforschungen auf breiter Basis weitergeführt hat) schreibt (219): «Nach den Aussagen von Bekannten aus jener Zeit war Soutter mürrisch, schweigsam, wenig gesellig; er sprach mit Verachtung, fast mit Ekel, und machte den Eindruck eines Menschen, der sein Leben verpfuscht hatte oder der sich ständig überwacht fühlte. Aber plötzlich konnte er dann auftauen, konnte liebenswürdig und heiter werden und einen etwas kindlichen Humor zeigen. Es gelang ihm nicht, sich an eine Umgebung und ihre Spielregeln anzupassen, und er erregte bei seinen Gastgebern durch tausenderlei Absonderlichkeiten Anstoß. Soutter hatte aus Amerika einen Hang zum Luxus mitgebracht, von dem er sich nicht mehr losmachen konnte, obwohl das mitgebrachte Geld schnell verbraucht war. Er ließ beim besten Schneider arbeiten, trug maßgefertigte Seidenhemden, kaufte sich hundert Krawatten auf einmal, machte kostbare Geschenke und ließ die Rechnung seiner Familie oder sogar den Empfängern seiner großzügigen Geschenke zusenden.»

Es wird erzählt, SOUTTER habe versucht seinen Lebensunterhalt in der Folge bei Gärtnern und Bauern zu verdienen. Jedenfalls wurde er im Februar 1922 für drei Monate von seiner Familie in einer kleinen ländlichen Heilanstalt in Eclagnens untergebracht, in der ungefährliche Geisteskranke und Trinker Aufnahme fanden. Und 1923 – erst zweiundfünfzig Jahre alt – kam er ins Altersasyl von Ballaigues, einem kleinen Ort am Fuße der Jurakette. Bis zu seinem Tod (1942) lebt er nun dort verlassen und von der Gesellschaft verstoßen, ein in sich gekehrter Einzelgänger, den nichts mit seinen greisen Asylgefährten verbindet. So wenigstens sieht er selbst seine Situation, wie aus ungezählten Aufzeichnungen hervorgeht. Von Zeit zu Zeit verläßt er die Anstalt für einige Tage, wenn barmherzige Bekannte ihn auf sein Drängen hin zu sich einladen. Auf langen Fußmärschen durchstreift er dann das Land, wobei er ein Aluminiumkesselchen mit sich trägt, in dem sich als Nahrungsvorrat erbettelte Fleischereiabfälle und Schweineschmalz befinden. Dabei ist er immer sehr auffallend gekleidet: karierte Weste, Golfhosen und eine lilafarbene Melone auf dem Kopf. Sein auffallendes, wunderliches Benehmen, seine ständigen Selbstbezichtigungen und seine Unberechenbarkeit erleichtern die Beziehungen zu seinen wenigen Bekannten und Gönnern nicht. Er setzt sich über alle Konventionen hinweg: als er von einem Arzt beherbergt wird, läßt er dessen Frau in sein Zimmer kommen, wo er sich ihr im Adamskostüm präsentiert. Man muß ihn nehmen wie er ist. Er zwingt sich eine kärgliche Diät auf und versagt es sich, seinen Hunger zu stillen, wenn er zum Essen eingeladen wird. Daneben aber ergreift er jede Gelegenheit, seinen außergewöhnlichen Kleidungswünschen nachzugeben. Wenn er auch nicht mehr beim besten Hemdenmacher von Genf nach Maß schneidern lassen kann, hat er doch in einem Lausanner Herrenschneider einen großzügigen Gönner gefunden, der – als einer der wenigen, die seinen künstlerischen Rang damals erkannten – ihm gegen einige Zeichnungen die gewünschten Traumkostüme aus erstklassigen Stoffen herstellt. Oft fand SOUTTER in seinen letzten Jahren auch Zuflucht bei einer feinfühligen und hochherzigen Freundin (einer entfernten Kusine) in einem Herrensitz am Genfersee, wo er Geige spielen konnte und zu einem großen Teil der schönsten späten Fingermalereien inspiriert wurde (Abb. 344, 346, 347).

Nach fast vier Jahrzehnte dauernder Psychose starb SOUTTER schließlich am 20. Februar 1942 im Alter von 71 Jahren im Asyl von Ballaigues. Sein Grab blieb ohne Grabstein; sein Leben erlosch abseits dieser Welt, lautlos.

Aus der Zeit vor 1923, dem Jahr seiner Einlieferung ins Altersasyl, sind kaum 60 Arbeiten bekannt. In Ballaigues aber stürzte er sich geradezu in künstlerische Aktivität; über 3000 Werke blieben erhalten und wurden kürzlich katalogisiert (220/II). Man erzählt, der Ofen der Anstalt von Ballaigues sei oft mit seinen Zeichnungen geheizt worden. Seine Bilder wurden meist verlacht, und dementsprechend gering war auch das Interesse an seinem Werk. Eine Ausstellung 1936 in Hartford (Connecticut) – veranstaltet von seinem entfernten Verwandten LE CORBUSIER –, eine andere 1937 in der Galerie Vallotton in Lausanne und eine dritte 1939 in der Weyhe Gallery in New York, alle ohne Publikumserfolg, sowie ein Artikel von LE CORBUSIER in der Zeitschrift «Minotaure» (1936) – das waren die einzigen öffentlichen Würdigungen zu seinen Lebzeiten.

Bis zur «Entdeckung» von SOUTTERS Werk dauerte es fast zwanzig Jahre; erst 1961 kam, dank dem damaligen Konservator Ernest MANGANEL, eine Gesamtausstellung im Lausanner Kunstmuseum zustande, die anschließend auch in Deutschland gezeigt wurde und den internationalen Ruf SOUTTERS begründete. Der Maler gilt heute als einer der bedeutendsten Schweizer Künstler des 20. Jahrhunderts.

SOUTTERS Malweise war noch bei seiner Rückkehr aus Amerika den akademischen Konventionen verhaftet und ohne jede Originalität. Schon bedeutend aber ist die 1906 in der Klinik Sonnenfels entstandene Zeichnung «Die Kassette» (Abb. 336), die ich erstmals veröffentlichen konnte (9, 10). Sehr wahrscheinlich handelt es sich bei dieser Zeichnung um die freie Interpretation einer uns unbekannten Vorlage. Ihre Wirkung beruht vor allem auf der Spannung zwischen dem minuziös und akademisch gebildeten Kopf der Figur und dem für die damalige Zeit ungemein kühnen unteren Teil der Zeichnung, wo wir schon den leidenschaftlichen Stil des späteren SOUTTER finden. Die übergroß proportionierte rechte Hand mit ihren unscharfen Konturen steht in starkem Kontrast zur Linken, die fast geometrisch wirkt. Von oben nach unten befreit sich der Zeichenstrich auf dem Blatt, wird immer dynamischer und erinnert schließlich an CÉZANNE oder die Vorstudien zu PICASSOS «Demoiselles d'Avignon» aus den gleichen Jahren (1906/7). Berücksichtigt man die frühe Entstehungszeit, muß diese Zeichnung bei einem so akademisch eingestellten Maler wie dem damaligen SOUTTER als geradezu revolutionärer Bruch mit der Tradition bewertet werden. Sie ist für mich der unwiderlegbare Beweis eines unmotivierten und brüsken Stilwandels ohne äußeren bzw. künstlerischen Anlaß. Der Anstoß dazu kann nur in der Psychose, in der von allen beteiligten Zeitgenossen festgestellten psychischen Veränderung SOUTTERS nach der Rückkehr aus Amerika, gesucht werden. Bis heute ist «Die Kassette» die einzige Brücke zwischen den akademischen, meist nach der Natur gezeichneten und gemalten Bildern der ersten fünfzehn Jahre (ab 1894) und dem von 1923 bis 1942 entstandenen Hauptwerk und somit von entscheidender dokumentarischer Bedeutung.

Aus der Zeit zwischen 1910 und dem Eintritt ins Altersasyl, 1923, kennen wir kein einziges Werk von SOUTTER, so daß eine dreizehnjährige Phase künstlerischer Inaktivität angenommen werden muß. Allein diese Tatsache – nach einem auffälligen Stilwandel – legt in Anbetracht der Vorgeschichte den Verdacht nahe, daß die Rückkehr aus den Vereinigten Staaten nicht einem angeblichen Typhus, wohl aber einem psychotischen Geschehen zuzuschreiben ist. Perioden von jahrelanger Inaktivität sind bei schöpferischen Schizophrenen nicht selten; wir werden das gleiche Phänomen bei FILIGER antreffen.

Ich habe an anderer Stelle die Argumente vorgebracht und diskutiert, die für die Annahme einer chronischen schizophrenen Entwicklung sprechen (9, 10). Sie basiert vor allem auf den überlieferten biographischen Angaben mit dem plötzlichen Knick im Leben eines vielversprechenden introvertierten Menschen. Zwar gibt es im umfangreichen künstlerischen Werk der zwei in Ballaigues verbrachten Jahrzehnte kaum eine Zeichnung, die man ernsthaft als Zeichnung eines Schizophrenen einstufen würde. Das gilt jedoch beispielsweise ebenfalls für JOSEPHSON. Das Gesamtwerk von SOUTTER erlaubt indessen – im Zusammenhang mit den biographischen Gegebenheiten –, die Nachzeichnung einer künstlerischen Entwicklung, die gerade durch ihre Zwanghaftigkeit sehr stark für eine schizophrene Genese spricht.

Der Kunsthistoriker und Nachlaßbearbeiter von Louis SOUTTER, Michel THÉVOZ, hat aus hier nicht weiter interessierenden Gründen eine Psychose bestritten und in seinem ersten Buch aus dem Maler einen Versündigungsneurotiker gemacht (219). In seiner zweiten Publikation setzt er sich eingehend mit meinen psychiatrisch orientierten Ansichten auseinander (220/I, S. 97–102) und lehnt dabei das Vorliegen irgendwelcher psychotischer Vorgänge aus ideologischen Gründen strikt ab. Seine Beschreibungen aber geben den Krankheitsverlauf sehr schön wieder.

MANGANEL (131) hat die Produktion aus Ballaigues in drei Hauptgruppen unterteilt: von 1923 bis etwa 1930 die «Schulhefte»; von 1930 bis 1937 (MANGANEL setzte 1935, doch bestand hier ein Irrtum) die «manieristischen Zeichnungen»; von 1937 bis zu SOUTTERS Tod die «Fingermalereien». Ich halte mich an diese etwas schematische, aber praktische Einteilung.

Die «Schulhefte» (tatsächlich gewöhnliche Schulhefte) sind Seite um Seite mit Zeichnungen gefüllt, zunächst mit Bleistift, dann meist mit Tinte und Feder, manchmal vervollständigt durch handschriftliche Bemerkungen auf der Rückseite oder auch auf der Zeichnung selbst. Die Blattgröße (etwa 22 × 17 cm) ist meist in gleichmäßiger Dichte bis zu den Rändern ausgenützt. Unter den

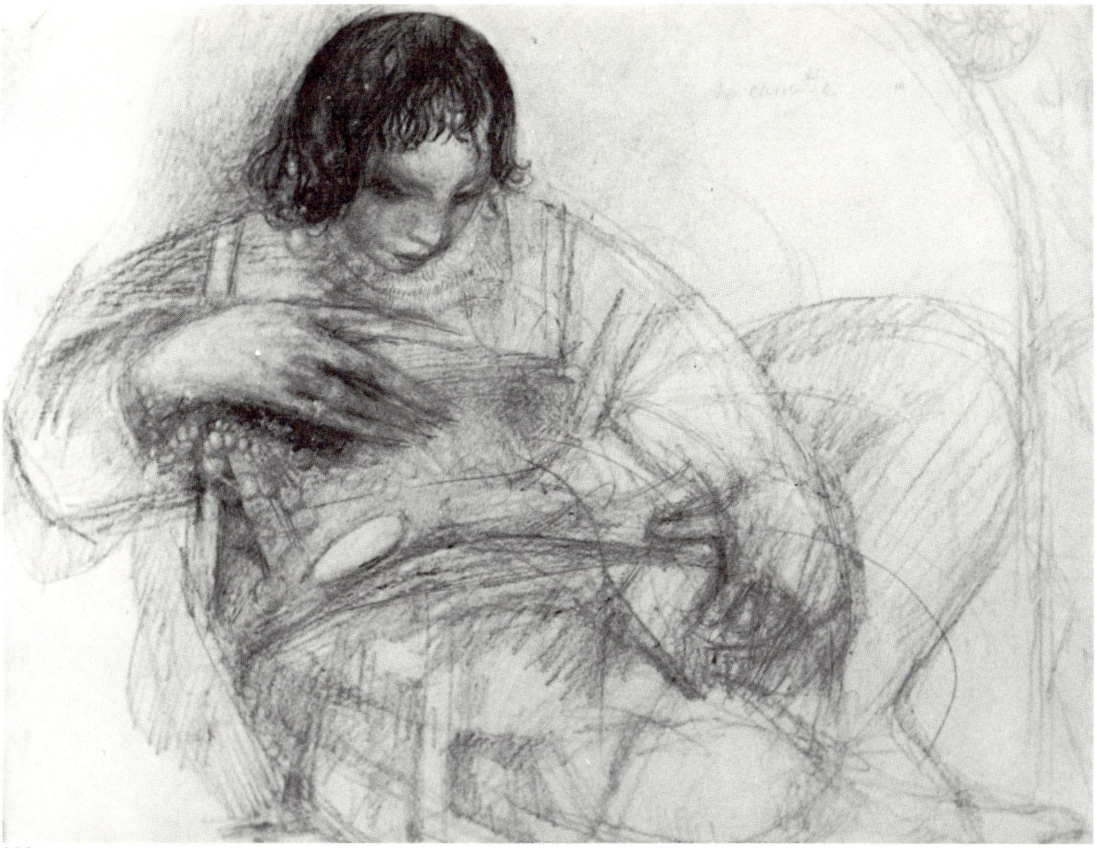

336

336 LOUIS SOUTTER: *«La Cassette», Bleistift, 22 × 28 cm, Privatbesitz. 1906. Kat. Thévoz No. 33. – Die einzige Zeichnung Soutters, auf welcher der Stilwandel direkt ablesbar ist.*

337 LOUIS SOUTTER: *«Plis, nymphe, faune», Bleistift, 18 × 22 cm, Kunstmuseum Lausanne. Kat. Thévoz No. 700. Aus der «Schulheft»-Periode, nach 1923.*

338 LOUIS SOUTTER: *«Prière», Bleistift, 22 × 18 cm, Kunstmuseum Lausanne. Kat. Thévoz No. 1654. Aus der «Schulheft»-Periode, nach 1923.*

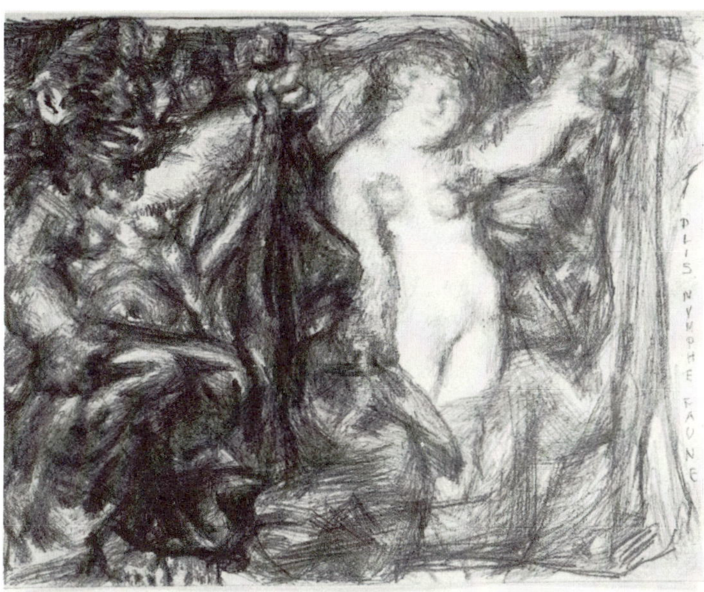

337

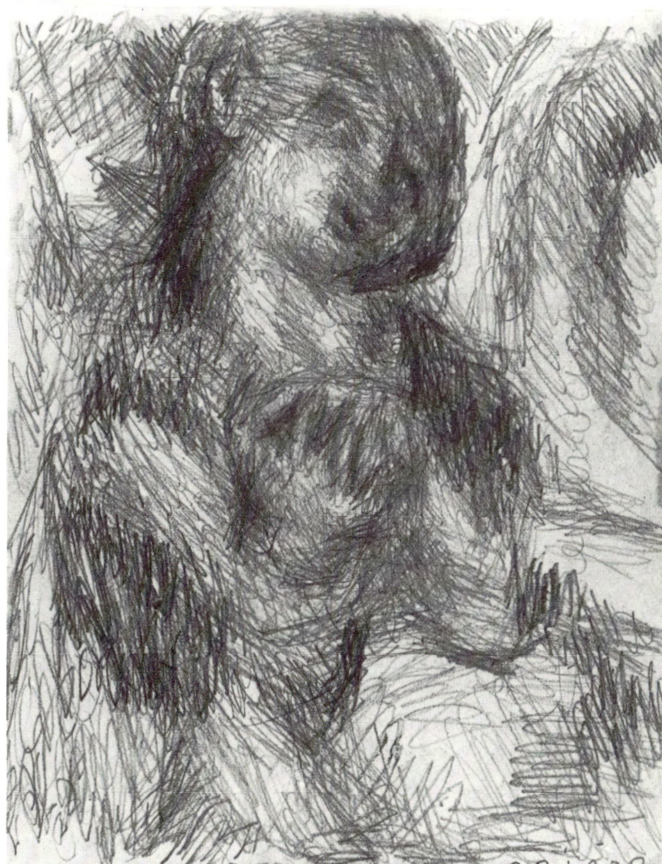

338

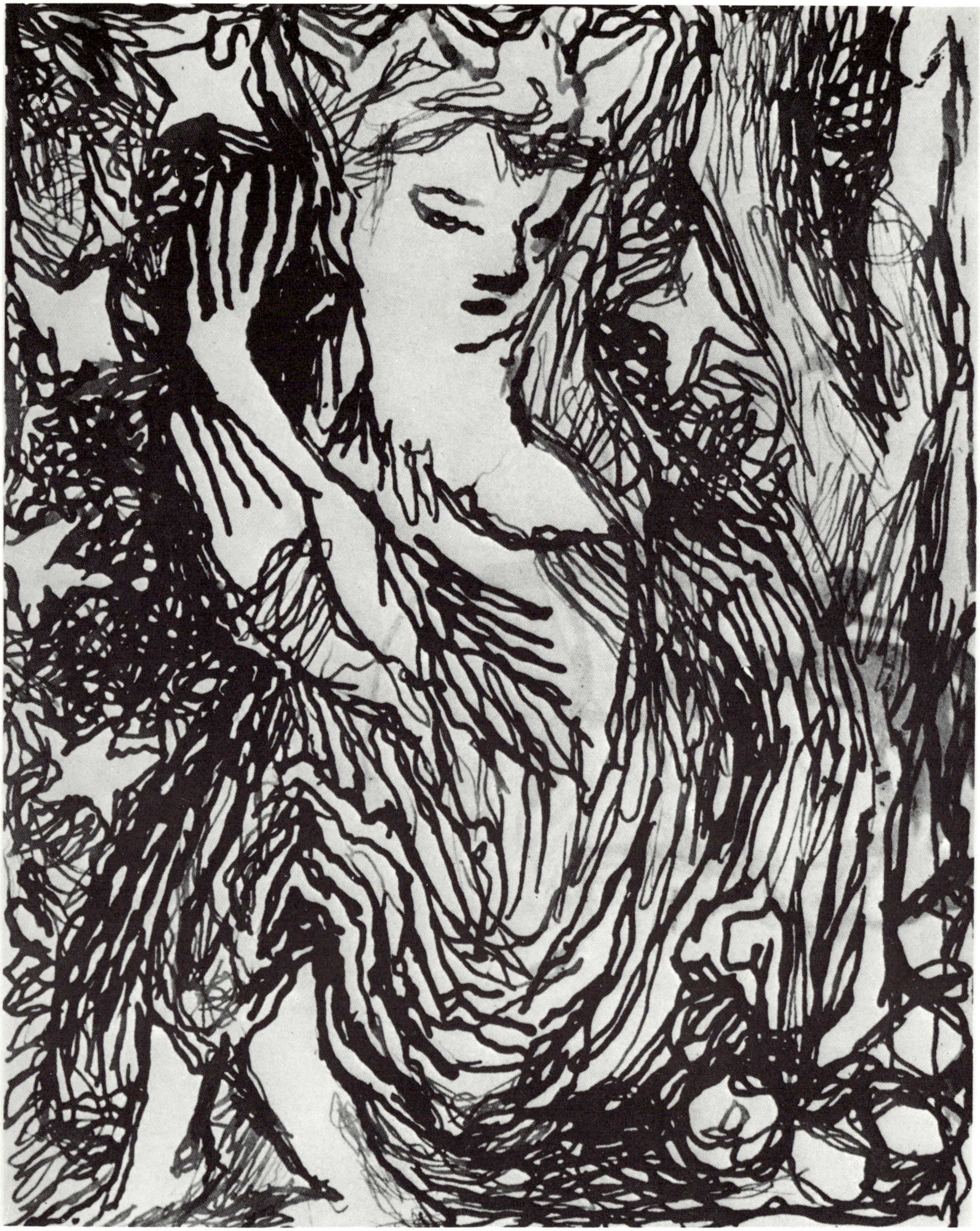

339

Bleistiftzeichnungen fallen einige noch durch ihre malerisch-tonige Behandlung auf, die keine präzisen Formen erkennen läßt (Abb. 337, 338), während in den Federzeichnungen entweder die Strichführung dynamisch-bewegt ist (Abb. 339), oder einzelne Flächen in einer höchst subtilen Schraffiertechnik gestaltet werden, wie das in den sogenannten «manieristischen Zeichnungen» von größerem Format oft der Fall ist (Abb. 340). Die graphischen Ausdrucksmöglichkeiten, die Soutter in den «Schulheften» sozusagen durchexerziert hat, sind so vielseitig, daß es hier nicht möglich ist, sie auch nur teilweise durch Abbildungsbeispiele zu belegen (siehe 131, 220). Die Themen sind vielfältig, in erster Linie aber auf die Natur bezogen: Blumen, Bäume, Landschaften, Tiere und Personen in ihrer natürlichen Umgebung. Daneben stehen häufig religiöse Darstellungen; phantastische Architekturbilder erinnern an Zeichnungen von Hill. Aber in keinem Fall hat man den Eindruck, daß nach der Natur gearbeitet wurde. Soutter bringt seine Vorstellungen zu Papier: der Gegensatz zwischen der Reinheit der Natur und den Versuchungen des sündigen Menschen, die Antithese von Unschuld und schmerzlichem Erleiden. Die Stimmung wird immer von einer tragischen Spannung erfüllt; er klagt an.

Im Übergang zur «manieristischen» Periode begrenzt sich der Bildvorwurf zunehmend auf Personen, die ihrer natürlichen Umgebung entrückt sind. Soutter verzichtet jetzt auf das Illustrative zugunsten eines oft krassen Expressionismus' ohne körperhafte Modellierung und räumliche Tiefe; die Darstellung ist streng flächig (Abb. 340). Dann treten geometrische Elemente auf, und

339 Louis Soutter: *Federzeichnung, 22 × 18 cm, Privatbesitz. Kat. Thévoz No. 1542. Späte «Schulheft»-Periode, gegen 1930.*

340 Louis Soutter: *«Mystique», Tusche, 23 × 31 cm, Fondation Le Corbusier, Paris. Kat. Thévoz No. 2114. Beginn der «manieristischen» Periode, nach 1930.*

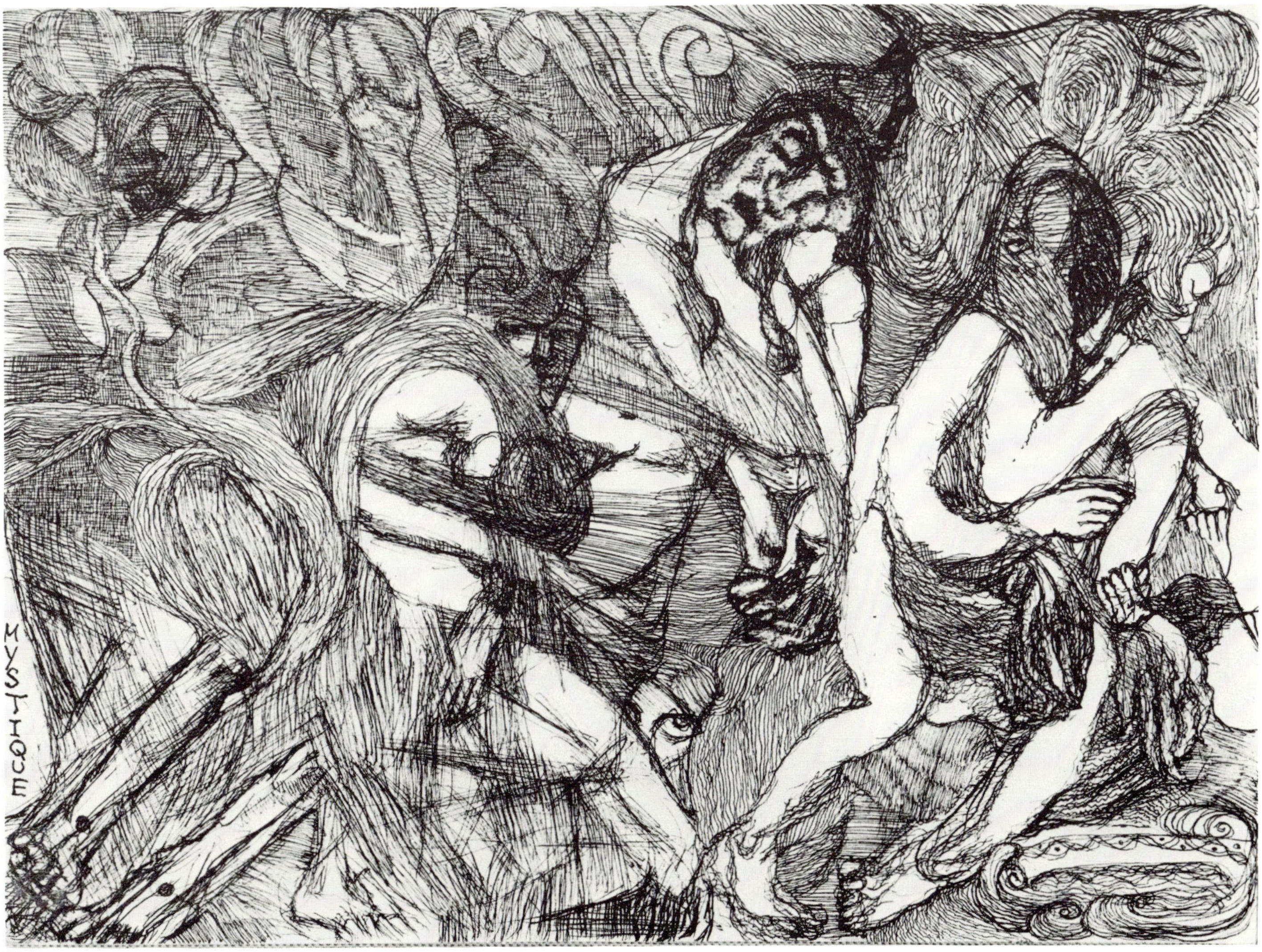

340

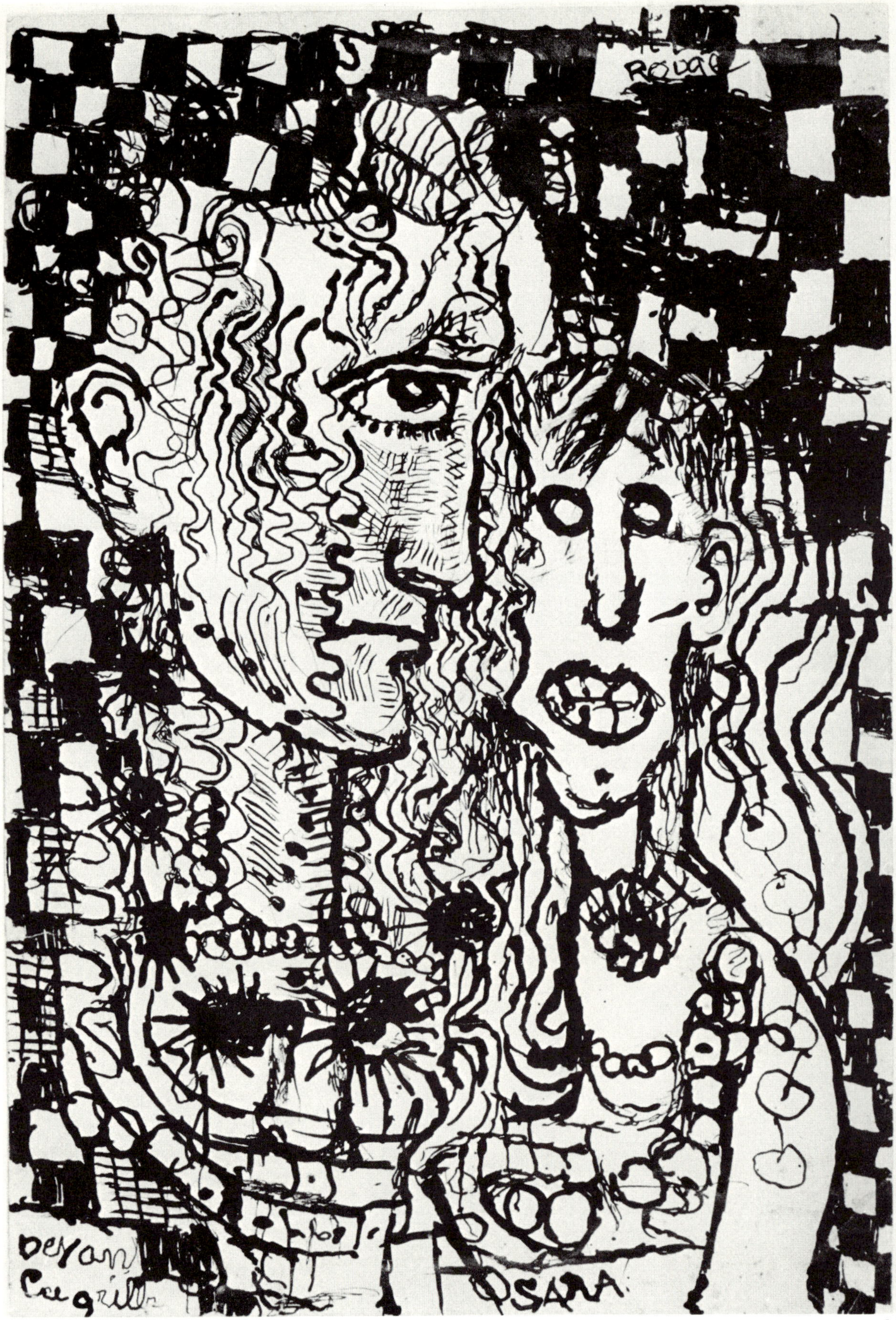

341

der «Hintergrund» wird schließlich auf iterative Weise durch die Wiederholung der gleichen Formen gefüllt (Abb. 341). Der Strich wirkt wie ein Federhieb. Parallel dazu verwandelt sich das menschliche Gesicht in eine starre, fratzenhafte, oft dämonisch anmutende Maske (siehe auch Abb. 342, 343, Farbtafeln XVI, XVII, S. 174). Die statischen formalistischen Züge solcher Blätter (die wohl von allen Werken SOUTTERS am ehesten schizophren wirken, besonders Abb. 341, 342) stehen in krassem Gegensatz zu den dynamisch bewegten früheren Federzeichnungen (Abb. 339, 340), obwohl auch dort schon formalistisch dekorative Momente auftreten.

Zuweilen benutzte SOUTTER Mitte der Dreißigerjahre zur Kolorierung von Federzeichnungen auch Tempera (Abb. 342), und malte, wenn er bei dem Besuch eines Malerfreundes dazu die Gelegenheit fand, auch mit Ölfarbe (Beispiele in 10, 220). In dieselbe Zeit gehört noch eine Reihe von sehr persönlichen, mit der Feder ausgeführten «Kopien» nach Meistern der italienischen Renaissance.

In der «Fingerperiode», seit 1937, verzichtete SOUTTER auf alle handwerklich-künstlerischen Hilfsmittel. Ich bin überzeugt, daß dies weniger auf die Abnahme seiner Sehkraft – er konnte ja immer noch schreiben – als auf eine innere Notwendigkeit zurückzuführen ist. Die Vorliebe für größere Formate und ein Drang nach Monumentalität hatten sich schon in der vorhergehenden Periode bemerkbar gemacht. Jedenfalls gelangen SOUTTER nun höchst eindrucksvolle, stilisierte Bildformulierungen von einzigartiger

341 LOUIS SOUTTER: *«Devant la grille», Tusche, 44 × 29 cm, Privatbesitz. Kat. Thévoz No. 2342. «Manieristische» Periode, wahrscheinlich um 1935.*

344 LOUIS SOUTTER: *«Palmarès», schwarze Farbe, 44 × 58 cm (Ausschnitt), Privatbesitz. Kat. Thévoz No. 2707. Beginn der «Finger»-Periode, um 1937.*

345 LOUIS SOUTTER: *«Le miroir», schwarze Farbe, 48 × 37,5 cm, Privatbesitz. Kat. Thévoz No. 2736. «Finger»-Periode, nach 1937.*

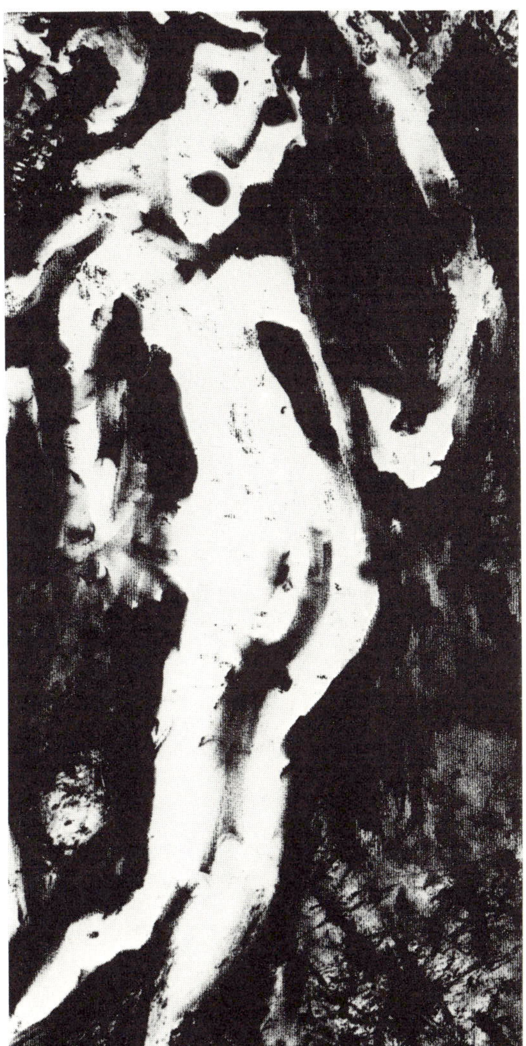
344

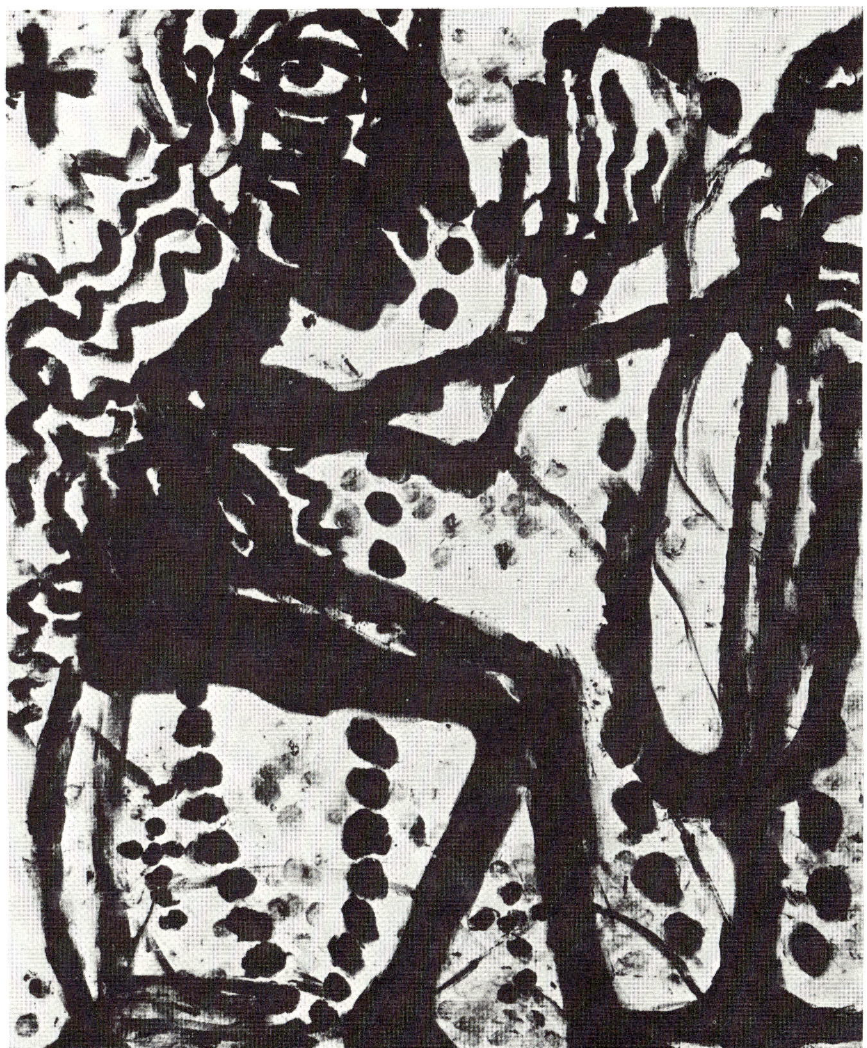
345

expressiver Kraft, obwohl (oder weil) er sich mit großer formaler Einfachheit begnügte (Abb. 344 bis 347). Diese Bilder stellen sicher Soutters ergreifendsten und ursprünglichsten Beitrag zur modernen Kunst dar. Nackt, ja entfleischt, ohne jede Sinnlichkeit, aber von einer unwiderstehlichen inneren Dynamik getrieben, versucht hier der Mensch seinem jämmerlichen Dasein zu entfliehen. Diese Menschen leben und sind doch schon Tote! Man steht vor einem exorzistischen Ritual, mit dem der Maler die unerträgliche Spannung seiner eigenen Existenz zu bannen versucht, um überleben zu können.

Soutters Werk endet in völliger Verinnerlichung. Nachdem die Feder den Bleistift verdrängt hatte, war bei ihm jede tonige Modellierung oder Schattierung ausgeschlossen. Die Darstellung von Boden und Himmel, ja nur die Andeutung von Bildraum wurde unmöglich, als die Form sich geradezu zwanghaft auf den unkörperlichen «Insekt-Menschen» konzentriert hatte. Daß dieser mit dem Finger und schwarzem Autokarosserielack direkt auf das Papier «gezeichnet» wird, so unmittelbar, wie er selbst in seiner Nacktheit erscheint, darf nicht erstaunen. In der künstlerischen Entwicklung des Malers gibt es keine selbstbestimmte Wahl; er wird von seinem Werk

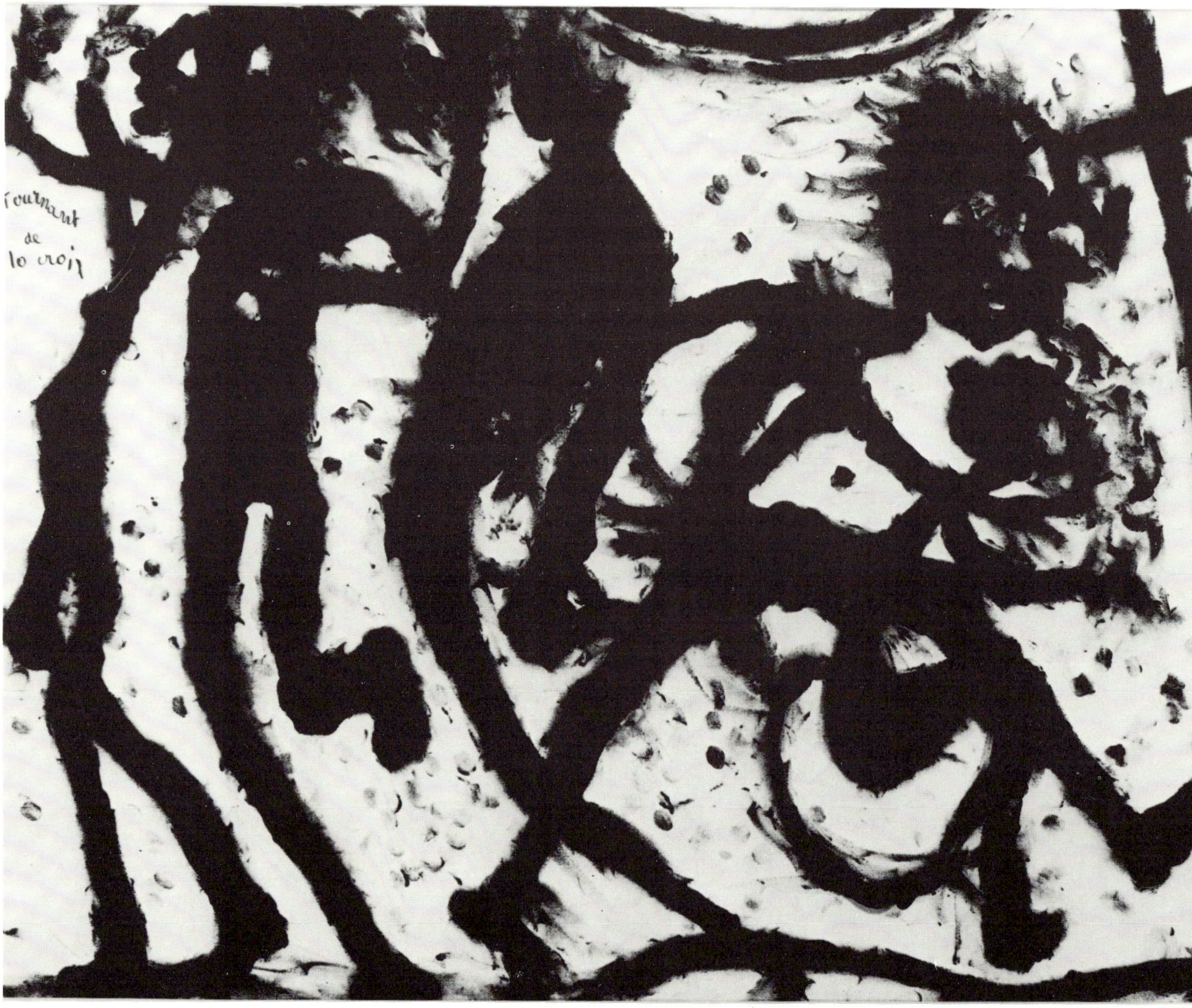

346

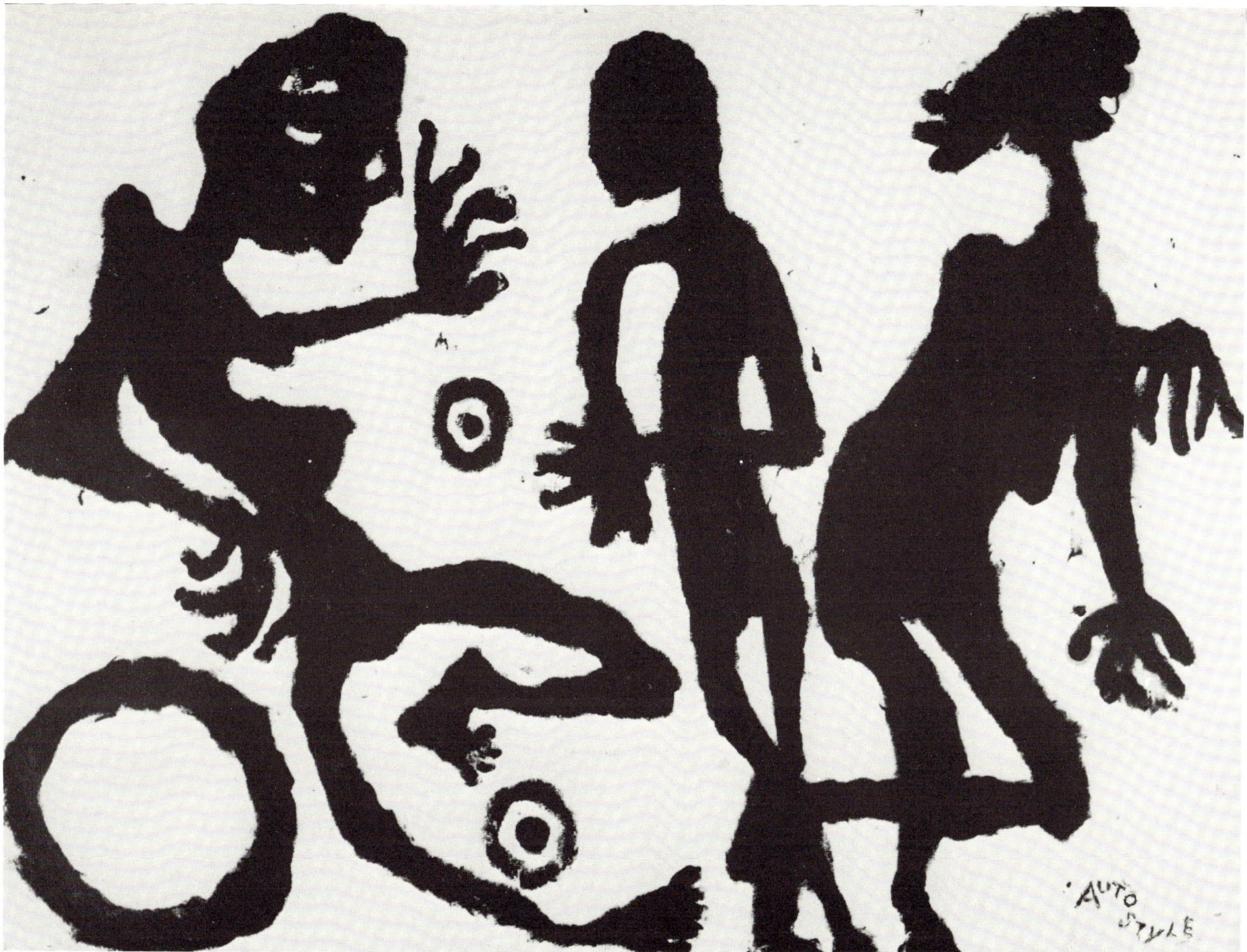

347

beherrscht. Oder wie THÉVOZ es ausdrückt: «Soutter ist zu offensichtlich von einem Spiel in Beschlag genommen, dessen Meister er nicht ist» (220/1).

SOUTTER hat es selbst formuliert: «Leiden ist die einzige Wahrheit.» Jeder seiner Striche ist Ausdruck dieses Leidens und bezeugt den Kampf eines Menschen, der in der Gefahr steht, sich selbst zu verlieren. Ich sehe in Louis SOUTTER das bis heute bedeutendste Beispiel eines Künstlers, der infolge seiner schizophrenen Psychose nicht nur ein Œuvre schuf, das an künstlerischer Qualität sein Frühwerk weit übertrifft, sondern auch vermochte, das hinter dem Krankheitsgeschehen verborgene Leiden zum allgemeingültigen Kunstwerk zu gestalten.

Charles Filiger (1863–1928)

FILIGER wurde 1863 im Elsaß geboren; über seine Jugendzeit weiß man nichts. Im Alter von 26 Jahren ist er in Paris und vervollständigt im Atelier Colarossi seine Ausbildung als Maler. Seit dem 13. Juli 1889 wohnt er in der Pension von Marie-Jeanne Gloanec in Pont-Aven, in der Bretagne, wo er zu jener Gruppe von Malern gehört, die unter der Bezeichnung «Ecole de Pont-Aven» bekannt wurde und deren herausragende Persönlichkeit Paul GAUGUIN war.

FILIGER war homosexuell. Wahrscheinlich war ein Überfall, nach dem man ihn hilflos mit einem Messerstich in der Hüfte und einer schweren Handverletzung auf der

346 LOUIS SOUTTER: *«Tournant de la croix», schwarze Farbe, 50 × 65 cm, Kunstmuseum Lausanne. Kat. Thévoz. No. 2623. «Finger»-Periode.*

347 LOUIS SOUTTER: *«Auto style», schwarze Ölfarbe, 44 × 58 cm, Sammlung A. Bader. Kat. Thévoz No. 2626. «Finger»-Periode.*

Straße gefunden hatte, der Grund dafür, daß er Paris verließ. In Pont-Aven fiel er bald durch seine Trunksucht auf.

Von 1889 bis 1894 stellte FILIGER regelmäßig im Pariser Salon der Unabhängigen aus, seit 1892 auch im Salon der Rosenkreuzer. Graf Antoine de la Rochefoucauld, ein Würdenträger dieser esoterischen Bruderschaft, trat als sein Gönner auf und zahlte ihm zehn Jahre lang eine jährliche Rente von 1200 Franken. 1899 nahm FILIGER nochmals an einer Ausstellung teil; danach verliert sich seine Spur. Die erste Einzelausstellung fand erst 1962, 34 Jahre nach seinem Tod, in der Galerie «Le Bateau-lavoir» in Paris statt; sie kam einer Neuentdeckung gleich.

Im allgemeinen war FILIGER ein eher schüchterner, zurückhaltender Mensch. Wenn er auf seiner Mandoline das Gitarrenspiel von Paul GAUGUIN begleitete, hörte man ihn kaum, so als spiele er nur für sich selbst. Auch an den lebhaften Diskussionen seiner Malerfreunde beteiligte er sich wenig und hörte lieber zu. Doch sein Verhalten wirkte auch oft eigenartig. Wie sein Malerfreund SLEWINSKI berichtet, blieb er häufig tagsüber im Bett und trank. Nach den Angaben eines ortsansässigen Arztes kam es auch vor, daß FILIGER seine Pfeife mit einem Geldschein anzündete – «pour épater les bourgeois» – oder sehr erregt in einer Gaststätte mit der Behauptung erschien, er sei überfallen und verfolgt worden. Gegen Ende seines Lebens soll FILIGER sich konsequent geweigert haben, Bilder zu verkaufen; er verbarrikadierte sich im Haus oder gab sich gar für verstorben aus. Im Jahre 1928 fand man ihn in Plougastel verblutet auf der Straße, nachdem er sich beide Handgelenke zerschnitten hatte.

FILIGER scheint ein ausgesprochener Mystiker gewesen zu sein. Obwohl religiöse Themen einen wichtigen Platz in seinen Bildern einnehmen, war seine Haltung gegenüber der katholischen Kirche zwiespältig. Aus Briefen geht hervor, daß er manchmal wochenlang um eine Christusdarstellung kämpfte oder auch tagelang nicht zu arbeiten vermochte: «als ob meine Hände Angst hätten, an den Traum zu rühren». Oft habe er sich seinen Freunden gegenüber in philosophischen Briefen «de grande morale» ausgedrückt, bezeugt der Maler Armand SÉGUIN.

Im Jahre 1905 wurde FILIGER von der Familie Le Guellec aufgenommen. Le Guellec war Hotelier und Sekretär verschiedener Gemeinden in der Bretagne und nahm den Maler 23 Jahre lang «wie sein Hausgerät» bei allen Versetzungen mit; 1928 wurde FILIGER im Familiengrab der Le Guellecs beigesetzt.

Da das Leben FILIGERS bis auf anderthalb Jahrzehnte – 1889 bis 1905 – weitgehend im Dunkel liegt, ist es nicht erstaunlich, daß sich die Legende seiner bemächtigte. So wird behauptet, daß Homosexuelle seinen Nachlaß zerstört hätten. Doch hat er wahrscheinlich tatsächlich nur wenige Bilder gemalt; bei meinen Nachforschungen sind mir insgesamt nur etwas mehr als 50 Werke bekannt geworden (13). Die Kunsthistorikerin Wladyslawa JAWORSKA, die dem Kreis um GAUGUIN in Pont-Aven eine umfassende und sehr gründliche Arbeit gewidmet hat (97), mußte noch 1969 feststellen, daß über den Künstler FILIGER bis zu diesem Zeitpunkt in der gesamten Literatur nie mehr als zwei Druckseiten erschienen waren.

Die spärlichen biographischen Angaben über FILIGER stimmen darin überein, daß er ein homosexueller Alkoholiker war; belegt ist auch sein Mißbrauch von Schlafmitteln. Er wird als verschlossener, kontaktarmer und schrulliger Einzelgänger beschrieben, der schließlich das Opfer von Verfolgungswahn wurde, sich einschloß und verbarrikadierte. Wahrscheinlich hat er in seinen letzten 25 Lebensjahren überhaupt nicht mehr gemalt; zumindest ist kein Bild bekannt, das nach 1903 entstanden wäre. 1928 schließlich endet sein Leben mit Selbstmord. Leben und Werk von FILIGER – so fragmentarisch unsere Kenntnisse auch sein mögen – legen den Schluß auf eine Psychose vom schizophrenen Typ nahe (13). Nach NAVRATIL könnte es sich auch um eine Alkoholhalluzinose gehandelt haben, die in dieser Form (im Sinn von BENEDETTI [26]) sicher zur Gruppe der Schizophrenien zu rechnen wäre. Obwohl die Anhaltspunkte für eine genaue Diagnose fehlen, ist die Annahme eines psychotischen Geschehens durchaus

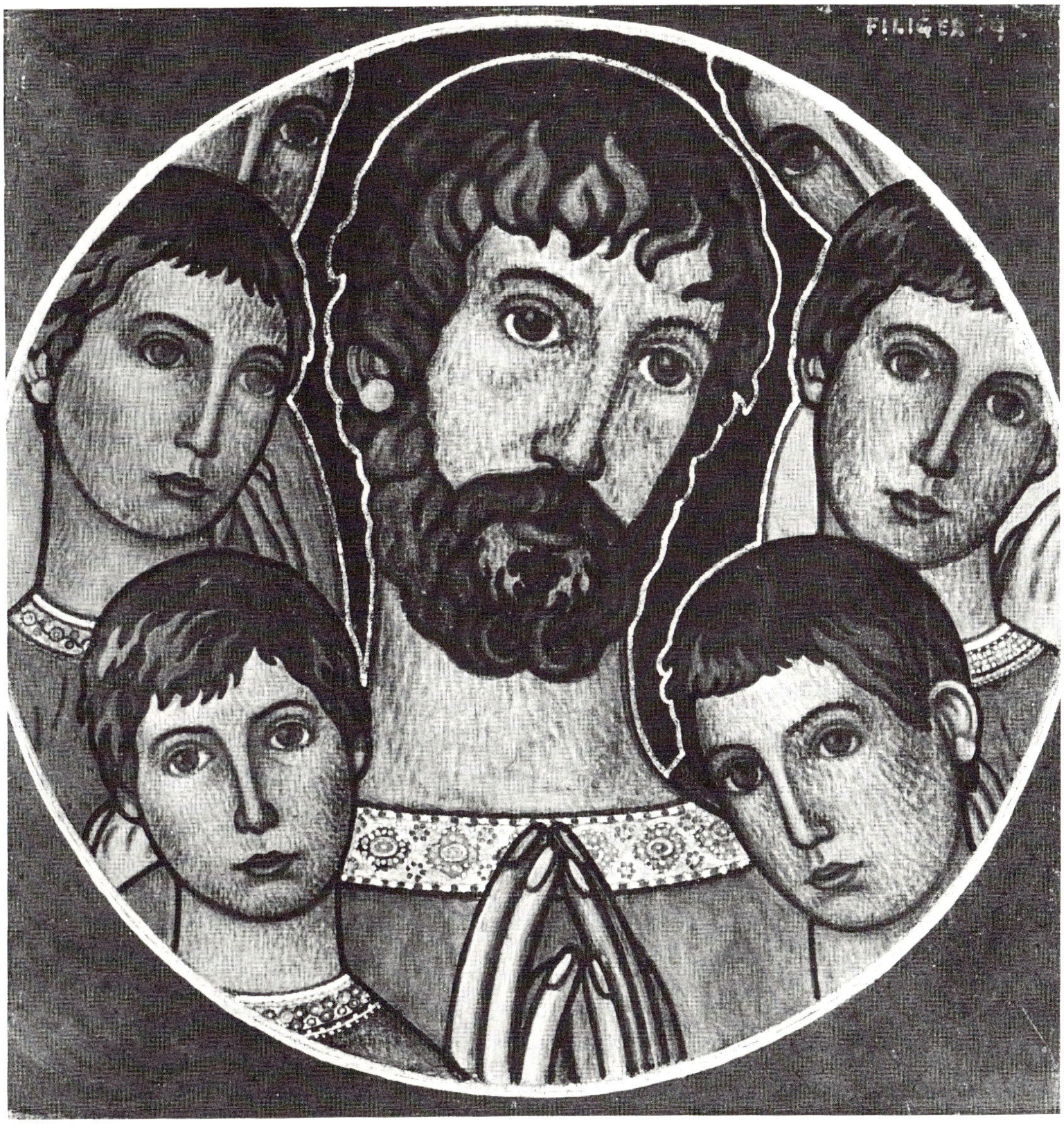

350 Charles Filiger: *«Christus von Engeln umgeben», Tempera, 27 × 25,5 cm, Sammlung Arthur G. Altschul, New York. Datiert 1892.*

begründet, wie im folgenden anhand der künstlerischen Entwicklung gezeigt werden soll.

Filigers Malerei hielt sich zunächst ganz im Rahmen der akademischen Tradition; er war ein guter und geschickter Zeichner. In der Bretagne schloß er sich der von Paul Gauguin, Emile Bernard und Paul Sérusier vertretenen, durch linear umgrenzte, leuchtende Farbflächen gekennzeichneten Malweise des «Cloisonnisme» an, die seine Landschaftsbilder der frühen neunziger Jahre sichtbar beeinflußte (Abb. 348, Farbtafel XVIII, S. 176). Seine Porträts hingegen zeigen mit ihren regelmäßig nebeneinander gesetzten Pinselstrichen nicht selten noch eine fast «pointillistische» Struktur. Seit 1892 werden die figürlichen Darstellungen Filigers zunehmend steifer, die Köpfe sind leicht zur Seite geneigt, die starren Blicke in eine ungewisse Ferne gerichtet. Die Hintergrunddarstellung bleibt vorerst noch flächig konturiert, ehe sie später mehr und mehr verschwindet. Die angedeuteten Gesten wirken gezwungen. Manieristisch ornamentierte Rahmenmotive oder ähnlich verzierte Heiligenscheine, die manchmal aus dem Bild «herauszufallen» scheinen, treten auf. Jaworska spricht von einem «Amalgam aus Byzantinismus, Quattrocento und Cloisonnismus, das Ganze in der Atmosphäre der Naivität von Epinal und des bretonischen Volksmystizismus gebadet». Dafür ist die «Heilige Familie» (um 1892) ein

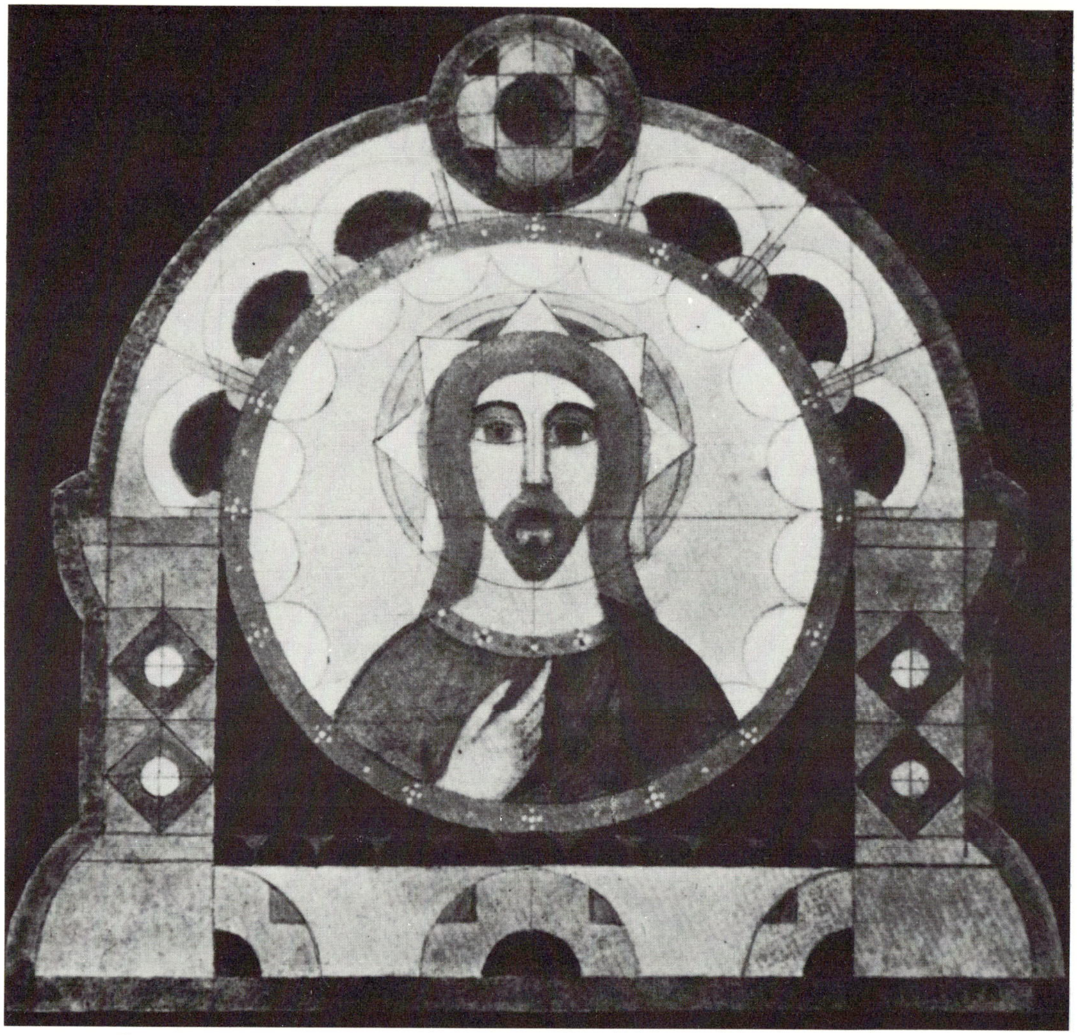

351 Charles Filiger: *«Christ en majesté», Tempera, 20 × 21 cm. Privatbesitz.*

gutes Beispiel (Abb. 349, Farbtafel XVIII, S. 176).

Kennzeichnend für dieses Bild ist die schraffurhafte Pinselführung, die schematisch der jeweiligen Neigung der Köpfe folgt. Die Größenverhältnisse der wachsartig glatten Köpfe entsprechen nicht der Wirklichkeit; ihre subtile Modellierung hält sich nicht an die «natürlichen» Lichtverhältnisse und steht im Gegensatz zur intensiven Farbigkeit des Hintergrundes. Auf anderen Bildern fällt die beinahe serielle Ähnlichkeit der Gesichter auf; so diente zum Beispiel derselbe Knabenkopf als Vorbild für alle sechs Engel, die Christus auf einem 1892 datierten Bild umgeben (Abb. 350, S. 167). Auch hier folgt die Pinselführung wieder der Neigung der Gesichter, und auch manieristische Bordüren fehlen nicht. Bemerkenswert sind der ungewöhnliche Ausschnitt, der das Christusantlitz begrenzt, und die stilisierten Finger in der unteren Bildmitte.

Einige Entwürfe aus den folgenden Jahren erinnern an Kirchenfenster; sie sind betont geometrisch, meist symmetrisch im Aufbau und stellen jeweils ein Christus- oder Marienantlitz dar (Abb. 351), einmal auch ein Selbstbildnis (siehe Abb. S. 288). Und dann taucht plötzlich gegen 1903 eine größere Serie kompliziert strukturierter Zeichnungen in Mandalaform auf, die allgemein als «Notations chromatiques» bezeichnet werden. Einige weisen im Zentrum geometrisch konstruierte Köpfe in Seitenansicht auf, andere Tierköpfe, meist aber handelt es sich um äußerst reduzierte frontale Gesichtsformen. Die eindrucksvollsten Blätter sind geradlinig konstruierte und – auch in der Farbgebung – völlig symmetrische Kompositionen (Abb. 352, Farbtafel XVIII, S. 176). Obwohl der Entwicklung von den starren Öl- und Temperabildern um 1892 über die sogenannten «Kirchenfenster-Entwürfe» bis zu den aquarellierten «Notations chromatiques» eine gewisse Konsequenz nicht abzusprechen ist, drängt sich bei den letzteren doch der Eindruck einer charakteristischen Neuorientierung auf. Die Blätter verlieren den über sie selbst hinausweisenden Bezug, sie sind keine Entwürfe für Fenster oder – wie andere meinen – Mosaiken mehr, sondern eigenständige Werke. Zudem fällt ihre Rahmenbegrenzung weg; zum Teil hat FILIGER selbst sie ziemlich nachlässig ausgeschnitten. Die geometrisch strenge Konstruktion, die harte, mit dem Lineal gezogene Linie und die reine Farbe, sind jetzt die ausschließlichen Mittel, mit denen der Maler versucht, eine neue Ordnung zu finden. Dabei ist es gewiß kein Zufall, daß er zum Ursymbol des Mandala gelangt. Wir sind konfrontiert mit dem vielleicht eindrucksvollsten Versuch, mit Hilfe solcher Urformen eine bedrohte Persönlichkeitsstruktur zurückzugewinnen.

Ohne Kenntnis der wenigen biographischen Daten könnte man in FILIGERS Kunst eine konsequente Entwicklung zur gültigen Form und Aussage vermuten; die langsame Umgestaltung des menschlichen Abbildes über die starre Maske zum streng symmetrischen und geometrischen Symbol entspräche auch durchaus einer rein künstlerischen Zielsetzung. Man denke nur an die «Urform»-Köpfe, die JAWLENSKY mehr als zwei Jahrzehnte lang immer wieder in leicht abgewandelter Gestalt geschaffen hat. Doch JAWLENSKY verfolgte gleichzeitig andere Ziele in seiner Kunst. Bei FILIGER hingegen – und das scheint mir ausschlaggebend – gibt es kein Nebenher und vor allem kein Zurück! Nachdem er das Mandala in gültiger Form gefunden hat, legt er sein Werkzeug nieder, um es während der verbleibenden 25 Jahre nie mehr zu ergreifen. Vielleicht wurde das Mandala zum magischen Objekt, das es ihm überhaupt erst möglich machte, so lange zu überleben. Wohl hat der grandiose Selbstheilversuch von FILIGER, wie er in den «Notations chromatiques» künstlerischen Ausdruck gewann, ihn nur bedingt vor der bedrohenden Leere retten können. Darin liegt FILIGERS persönliche Tragik und wohl auch der Grund für den späten Selbstmord.

Daß er viel später von André BRETON zu einem der wesentlichen Wegbereiter des Surrealismus erkoren wurde (44), ahnte FILIGER nicht.

Was ist den fünf vorstehend beschriebenen Künstlern gemeinsam? In vielem handelt es sich um – wenn auch beeindruckende – äußerliche Übereinstimmungen. Die fünf Maler wurden innerhalb einer Spanne von zwanzig Jahren im vergangenen Jahrhundert geboren und hatten ihre akademische Ausbildung schon hinter sich, als sie sich von der damals herrschenden naturalistischen Malweise abwandten, lange bevor sich solchermaßen die kommende moderne Kunst ankündigte. Alle fünf nahmen dann im Verlauf ihrer langdauernden Psychose künstlerische Ausdrucksweisen vorweg, die erst viel später in die «offizielle« Kunst Eingang fanden. Sie wurden deshalb von ihren Zeitgenossen nicht verstanden und nicht selten sogar angegriffen.

Bei den beiden gleichaltrigen Schweden, HILL und JOSEPHSON, brach die Psychose in Frankreich aus; JOSEPHSON und FILIGER lebten in der Bretagne, nachdem sie sich vom Stadtleben zurückgezogen hatten; FILIGER und SOUTTER waren Schüler des Ateliers Colarossi in Paris. WAIN, SOUTTER und FILIGER konnten nicht mit Geld umgehen und kämpften mit großen finanziellen Schwierigkeiten. FILIGER war homosexuell, HILL ein eingefleischter Junggeselle, JOSEPHSON unglücklich verliebt; die Ehen von WAIN und SOUTTER erwiesen sich als problematische Bindungen. Die letztgenannten hatten lange zwischen der Entscheidung für Musik oder Malerei geschwankt, und beide versuchten vergeblich ihr Glück in Amerika zu machen. Man könnte diese Liste noch fortführen, wobei es schwierig sein dürfte, zufallsbedingte Übereinstimmungen auszuscheiden.

Zu den Farbtafeln XIII–XVIII:

XIII ERNST JOSEPHSON

313 Vor Ausbruch der Schizophrenie: «Porträt von Nennie af Geijerstam», Öl, 72 × 58 cm, Kunstmuseum Göteborg. 1885.

314 Zu Beginn der Psychose: «Ekstatische Köpfe», Öl, 41 × 31 cm, Nationalmuseum Stockholm. Um 1889–1890.

XIV–XV LOUIS WAIN

328–335 Die «schizophrene» Katzenserie, Guttmann-Maclay Collection, Maudsley Hospital, London.

XVI–XVII LOUIS SOUTTER

342 «Orient», Tusche und Tempera, 35 × 25 cm, Privatbesitz. Kat. Thévoz No. 2328. Um 1935.

343 «Kopf», Tempera, 34 × 25,5 cm, Galerie Alice Pauli, Lausanne. Kat. Thévoz No. 2821. Um 1937.

XVIII CHARLES FILIGER

348 «Bretonische Küste», Tempera, 21 × 28,5 cm, Sammlung Arthur G. Altschul, New York. Um 1892.

349 «Jungfrau und Kind», Tempera, 31 × 25 cm, Sammlung Arthur G. Altschul, New York. Um 1892.

352 «Notation chromatique». Aquarell, 24,5 × 29,5 cm, Sammlung Galerie Le Bateau-lavoir, Paris. Um 1903.

Interessant wäre es sicher, die allen fünf Künstlern gemeinsame starke negative oder positive Mutterbindung zu untersuchen. Doch würde ein solches Unterfangen genaueres biographisches Material erfordern, als es vorliegt, und analytische Deutungen der Bildinhalte gehören meist ins Gebiet der unstatthaften Spekulation.

Wenn wir jedoch, in Anbetracht des Mangels verbürgter «innerer Lebensgeschichten», die Bilder als einzige sichere Dokumente ansehen, so zeigen sich Gemeinsamkeiten viel weniger im Inhalt als in formaler Hinsicht. Allerdings ist es beim Psychotiker die Regel, daß die sichtbare Umwelt an Bedeutung verliert, weil die Beziehung zur Wirklichkeit gestört und ihr Abbild deshalb sinnlos ist. An ihre Stelle tritt ein Bedürfnis nach Ausdruck der inneren Realität, des persönlichen Erlebens und Erleidens, das zur Artikulation einer besonderen Sprache (von der in diesem Buch ja durchwegs die Rede ist) mit einer eigenen formalen Grammatik bedarf. Dabei vermag Unbewußtes sich symbolisch verschlüsselt zu äußern. Der Zugang zu einer solchen Bildsprache öffnet sich weniger rational als unmittelbar emotional, vorausgesetzt allerdings, daß persönliches Erleben in einer allgemeinverbindlichen Form künstlerischen Ausdruck gewonnen hat.

Weil sie Psychotiker waren, kehrten unsere fünf Künstler in einem radikalen Stilwandel der Malerei ihrer Zeit den Rücken: der Mensch (oder bei WAIN stellvertretend die Katze) wird vereinfacht, stilisiert, entmaterialisiert bis zum geometrisch-symmetrisch-ornamentalen Symbol bei WAIN und FILIGER, bis zur kalligraphischen Linie bei HILL oder bis zum kabbalistischen Zeichen bei SOUTTER. Die Illusion der Körperlichen, des Stofflichen wird vernachlässigt und der Raum aufgehoben; Hintergrund und Vordergrund verschmelzen zu einem flächenhaften, meist rhythmisch strukturierten graphischen Werk, von dem eine schwer zu beschreibende, beinahe magische Wirkung ausgeht.

Im Verlauf einer solchen Entwicklung machen Pinsel und andere «tonige» Zeichenmaterialien dem harten Blei- oder Farbstift und der spitzen Feder Platz. Das Malen weicht dem eindeutigeren Zeichnen und schließlich der starren Linie. Bei allen fünf Künstlern dominieren – zumindest zeitweise – ausgesprochen formalistische Züge.

Zu den genannten Parallelen kommt als weiteres Moment der zwanghafte Verlauf ihrer künstlerischen Entwicklung, von der sie nicht abweichen und die sie nicht rückgängig machen konnten. So war es ihnen unmöglich, verschiedene Stilmittel nebeneinander zu benutzen oder auf eine früher erworbene und angewandte Darstellungsweise zurückgreifen. Das unabdingbar Folgerichtige eines solchen Entwicklungsverlaufs fehlt bezeichnenderweise bei den noch zu besprechenden «Grenzfällen»: Der Stil ist dort plötzlich ausgeprägt und wird praktisch unverändert beibehalten. Manchmal kommt das auch bei unseren Kranken vor, die ohne jede Vorbildung im Verlauf eines psychotischen Geschehens zu zeichnen beginnen (z.B. bei Jules DOUDIN und Jean RADOVIC), es ist aber nicht die Regel.

Zusammenfassend läßt sich sagen, daß bei den vorgestellten fünf Künstlern ein Ausdruckszwang in der Psychose bestand, der nichts mit der Nachfrage Dritter zu tun hatte. Die trotz allgemeinen Desinteresses immense bildnerische Produktivität bei HILL, JOSEPHSON und SOUTTER, und die Weigerung FILIGERS, seine Bilder zu verkaufen, legen ein beredtes Zeugnis ab für die innere Notwendigkeit ihres schöpferischen Handelns.

Der Künstler hat in der Psychose keine freie Wahl seiner Stilmittel und seiner Ausdrucksweise; er kann seine Kunst nicht lenken, sie nicht beherrschen – er wird von ihr beherrscht.

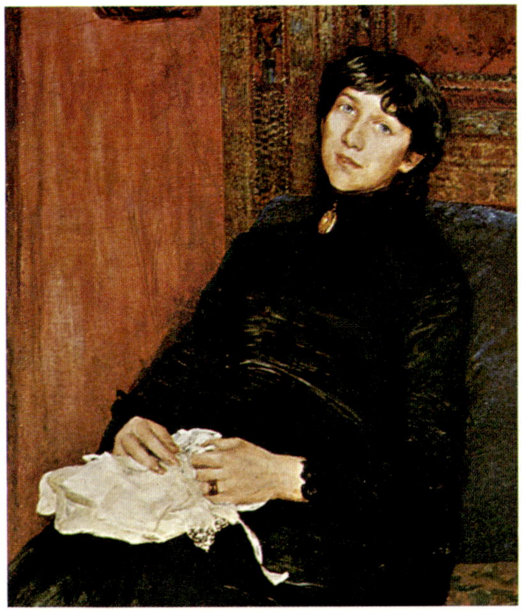

313

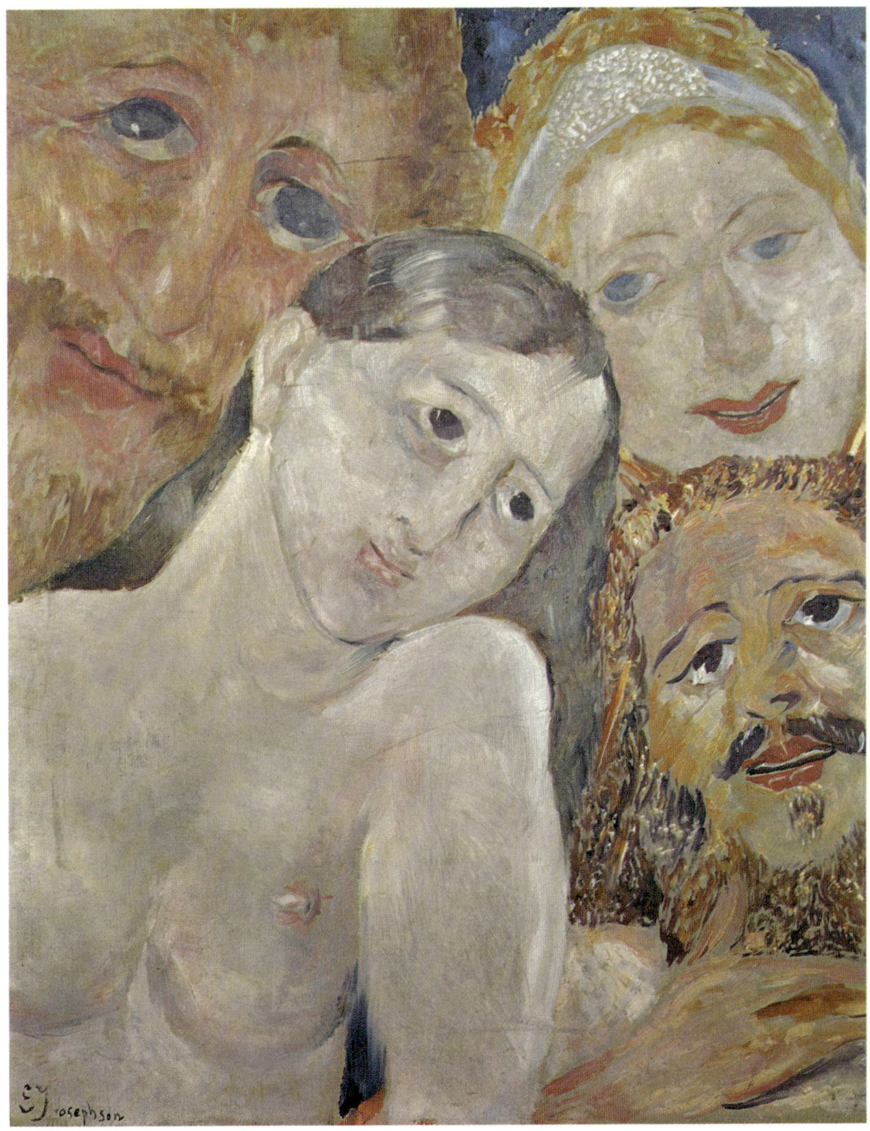

314

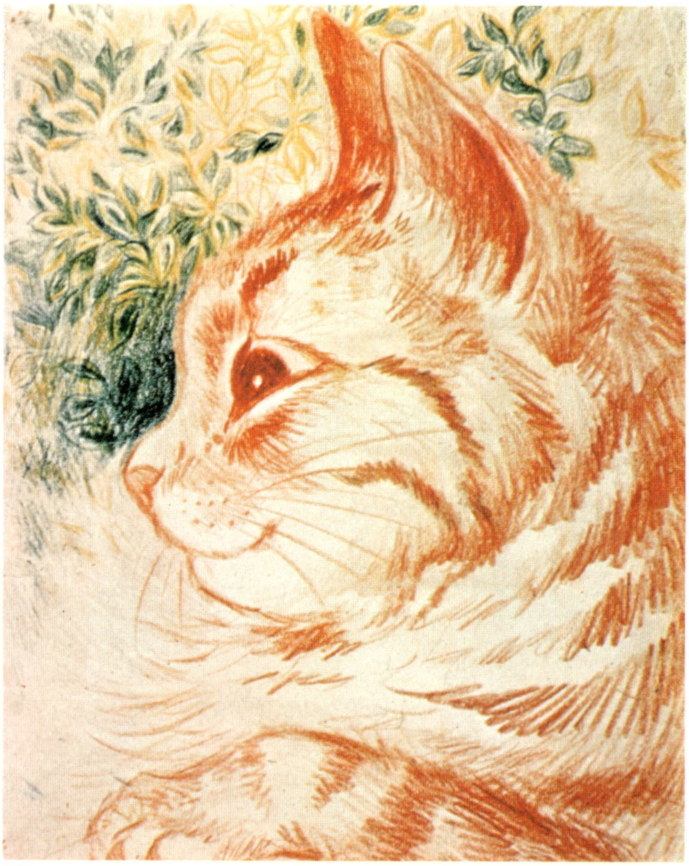
328

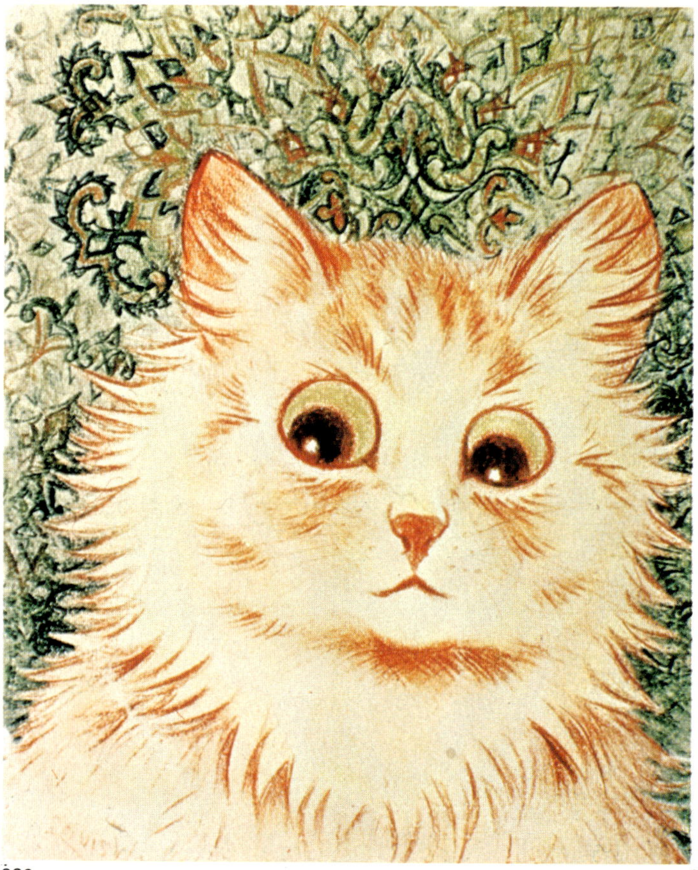
329

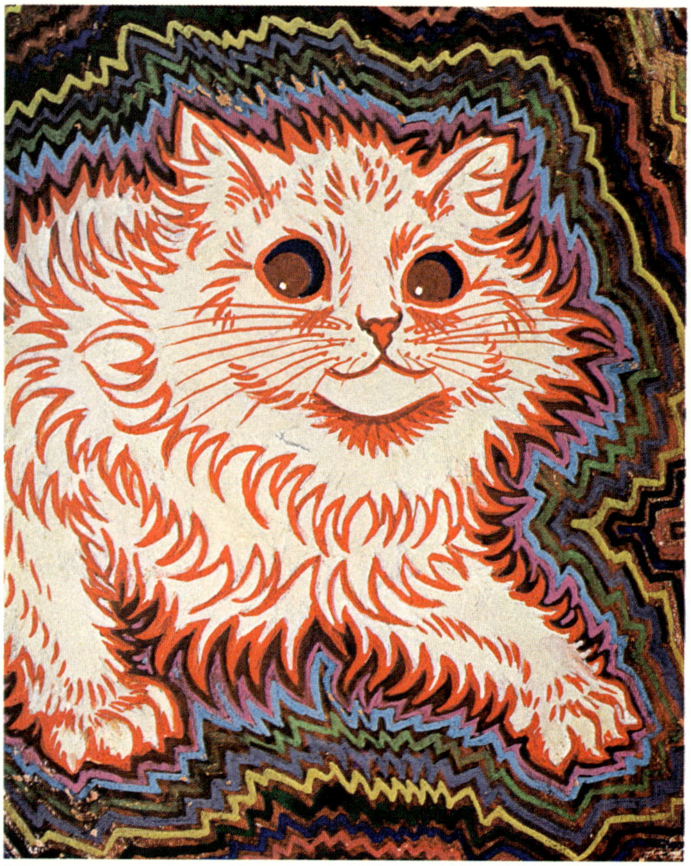
330

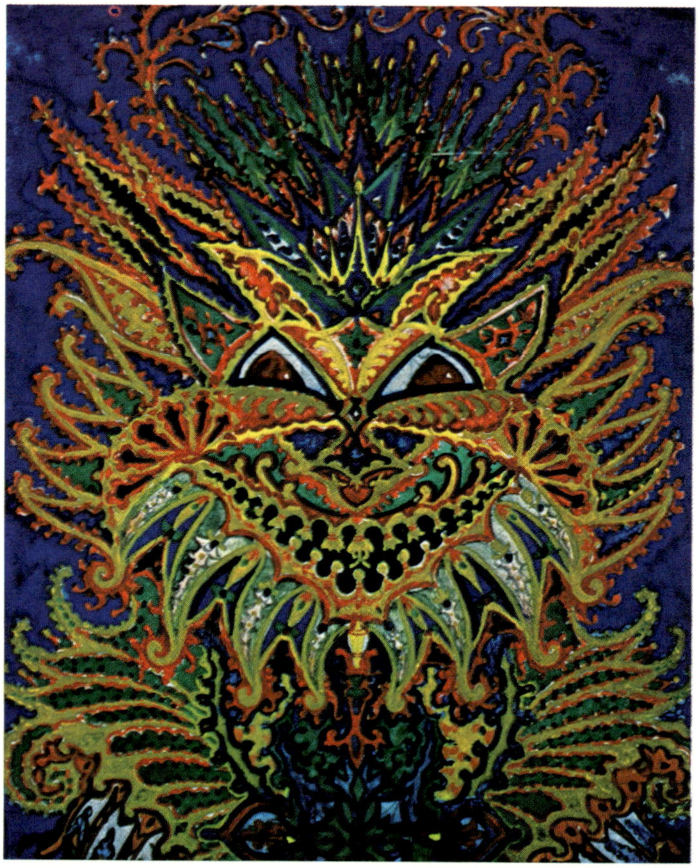
331

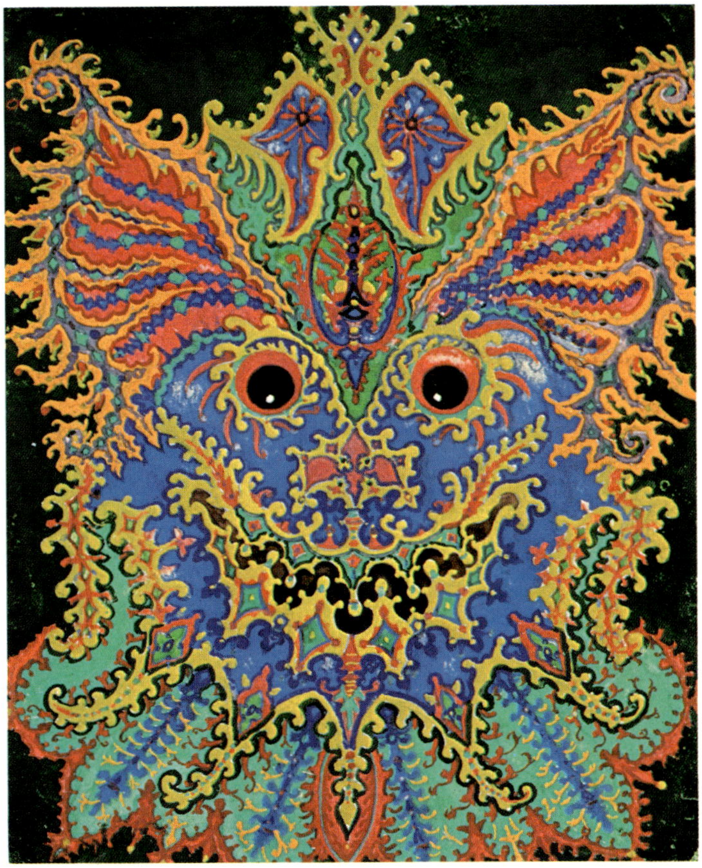

332

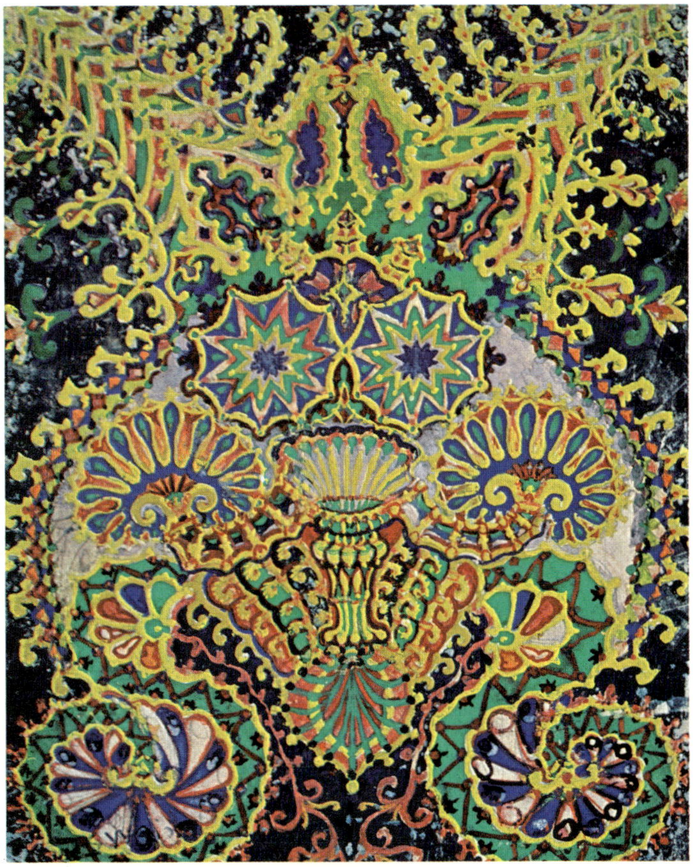

333

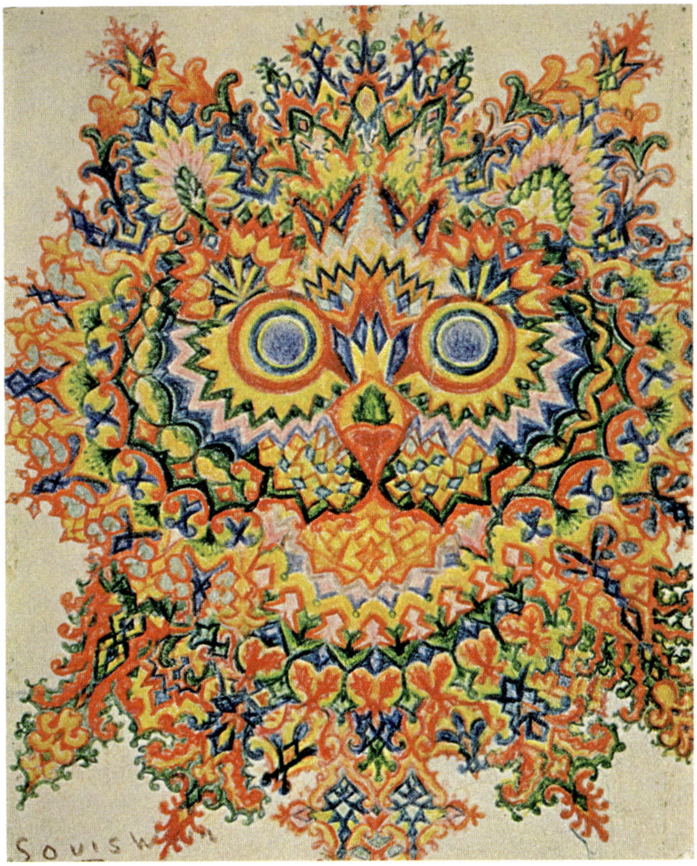

334

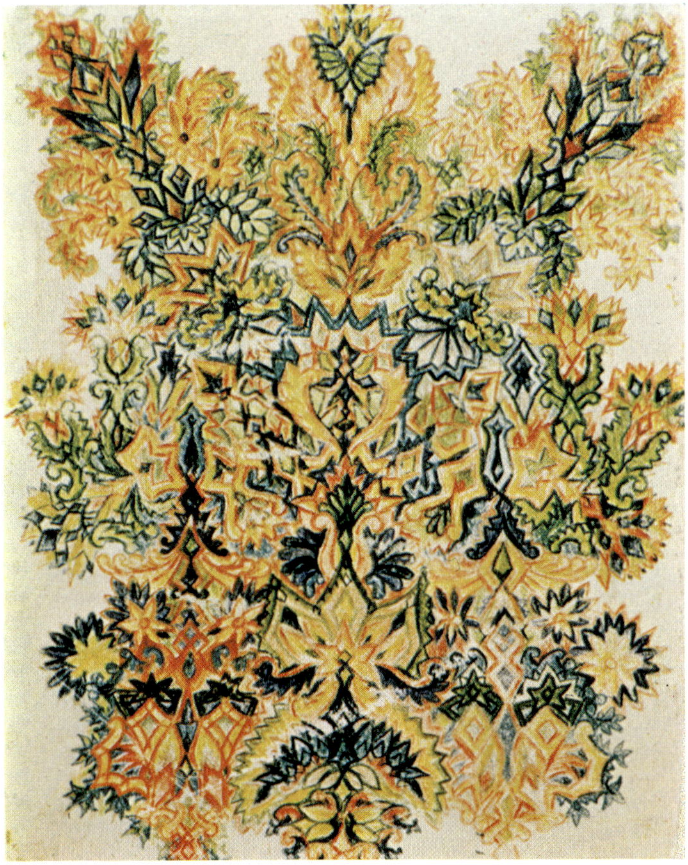

335

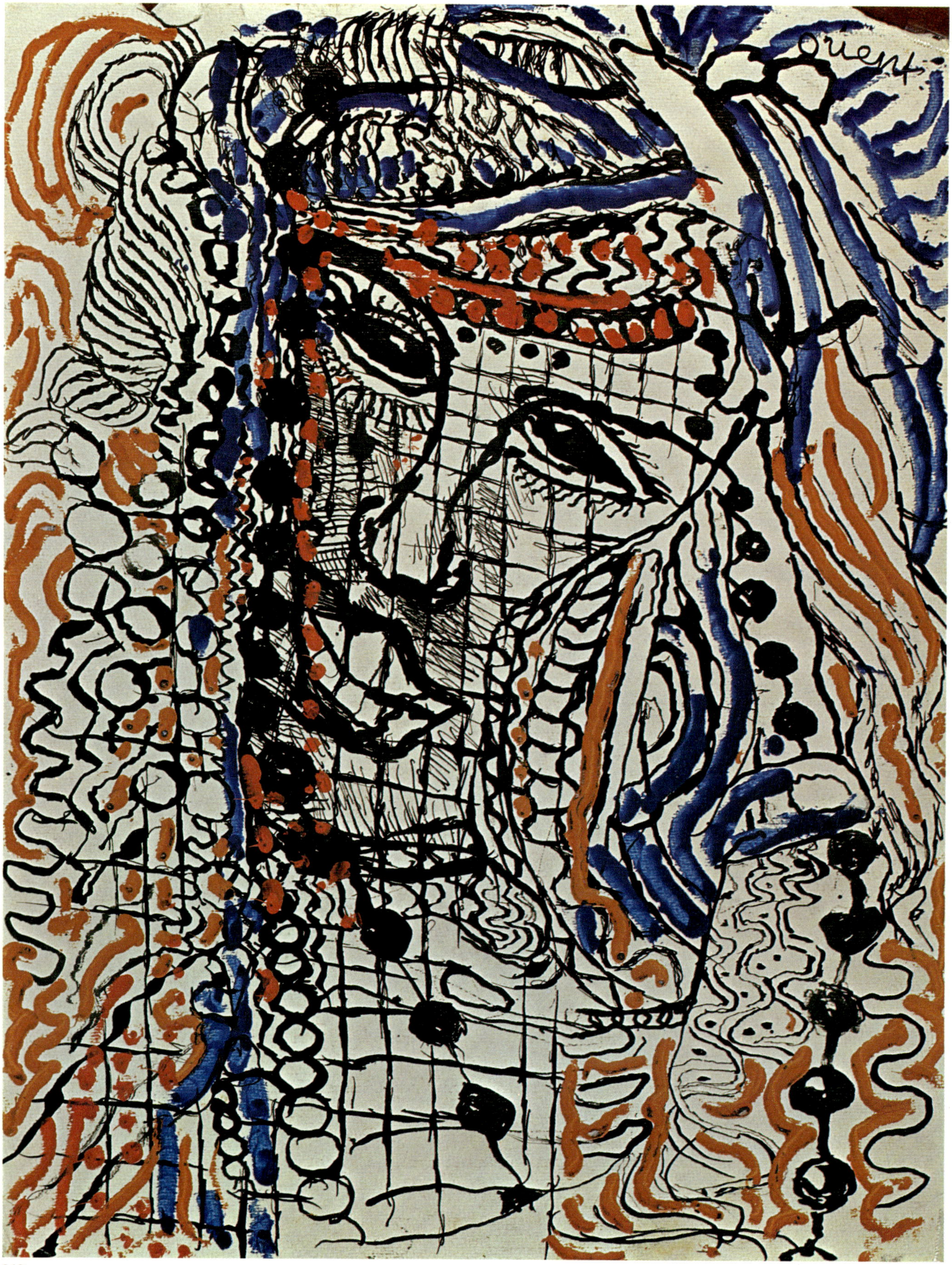

342

XVI LOUIS SOUTTER

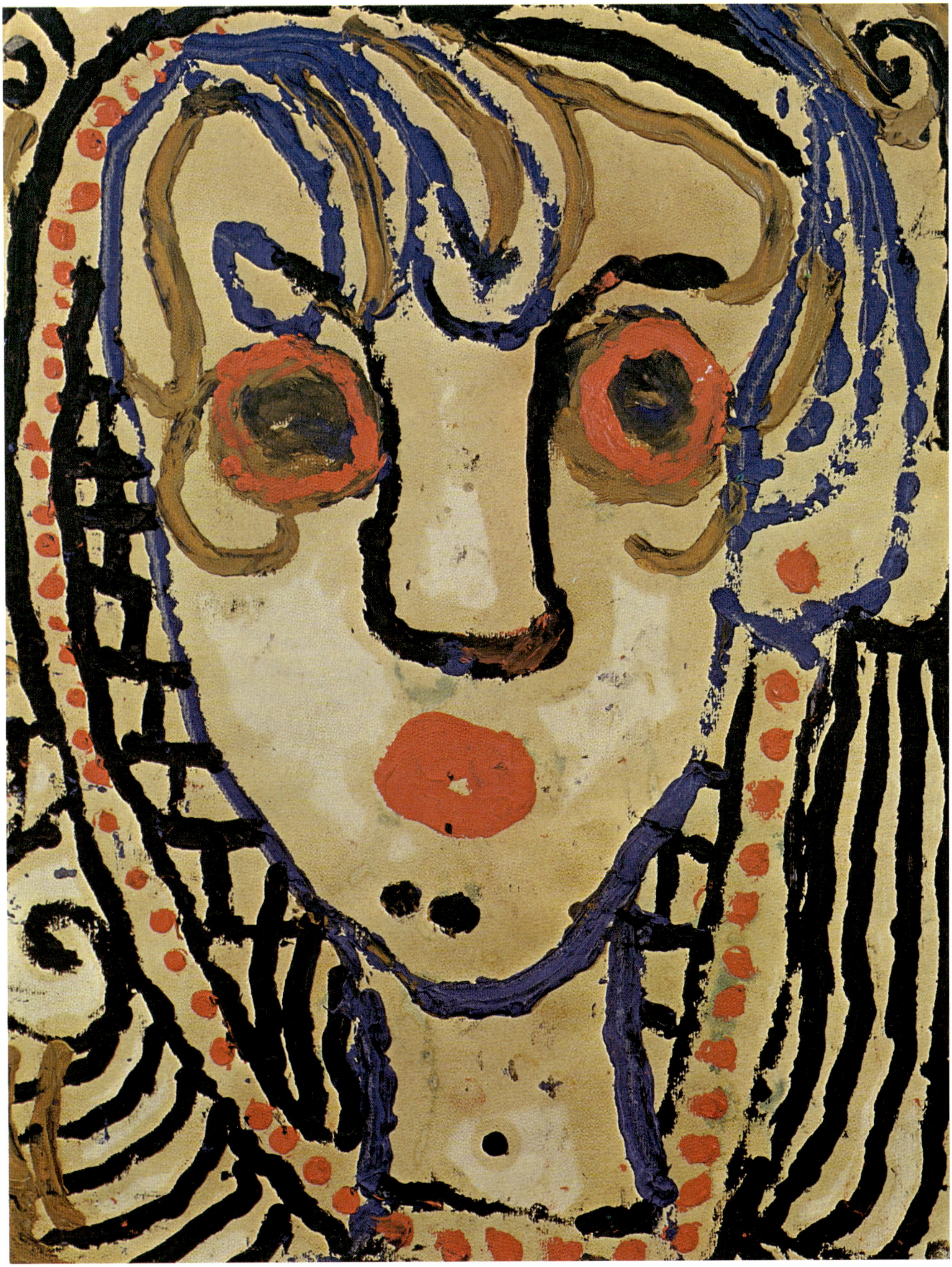

343

LOUIS SOUTTER

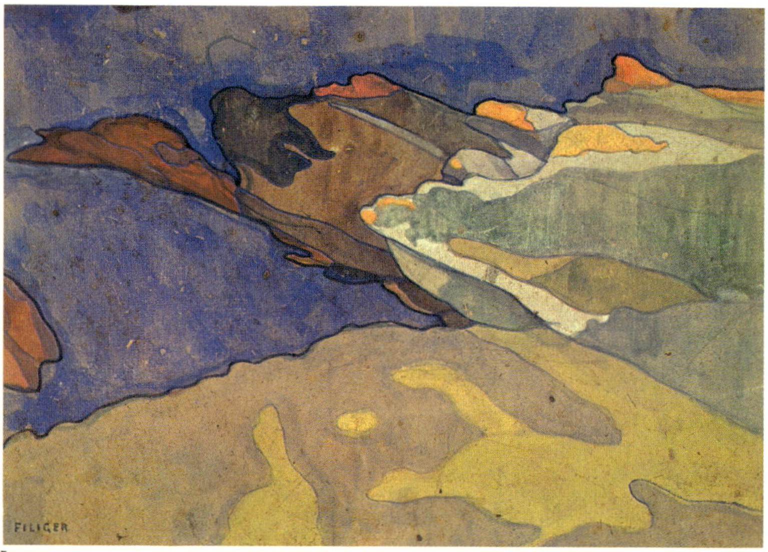

348

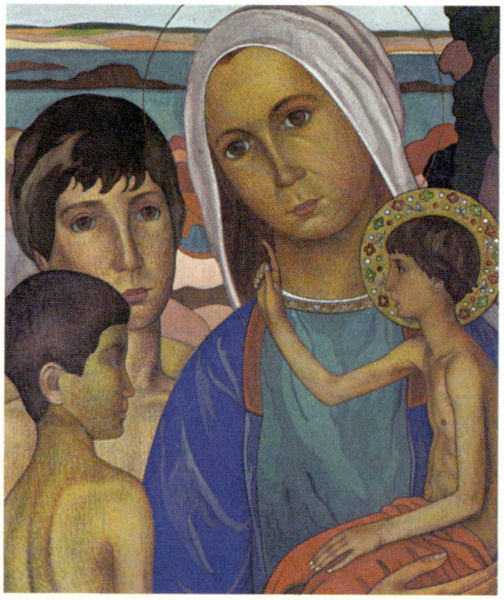

349

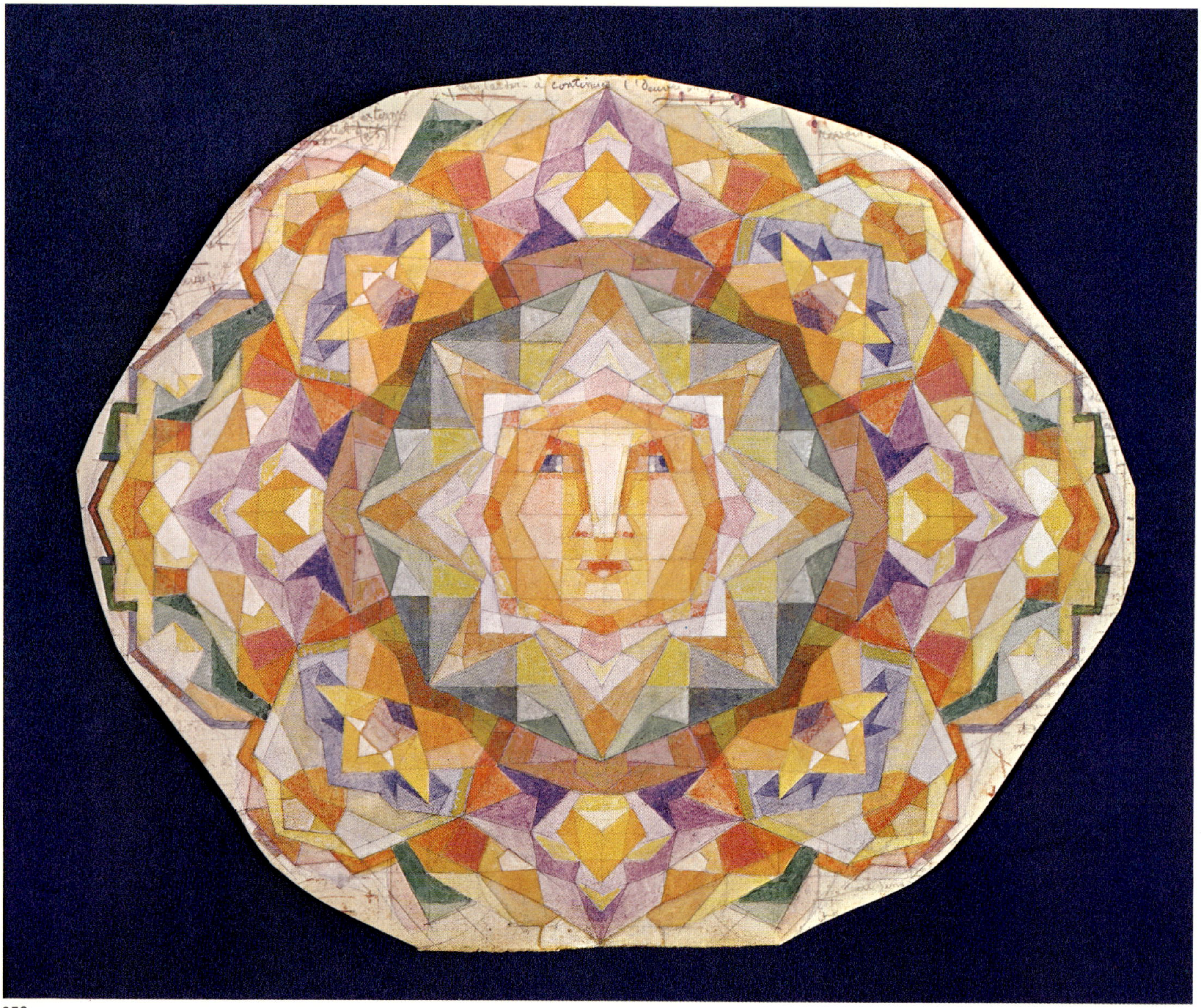

352

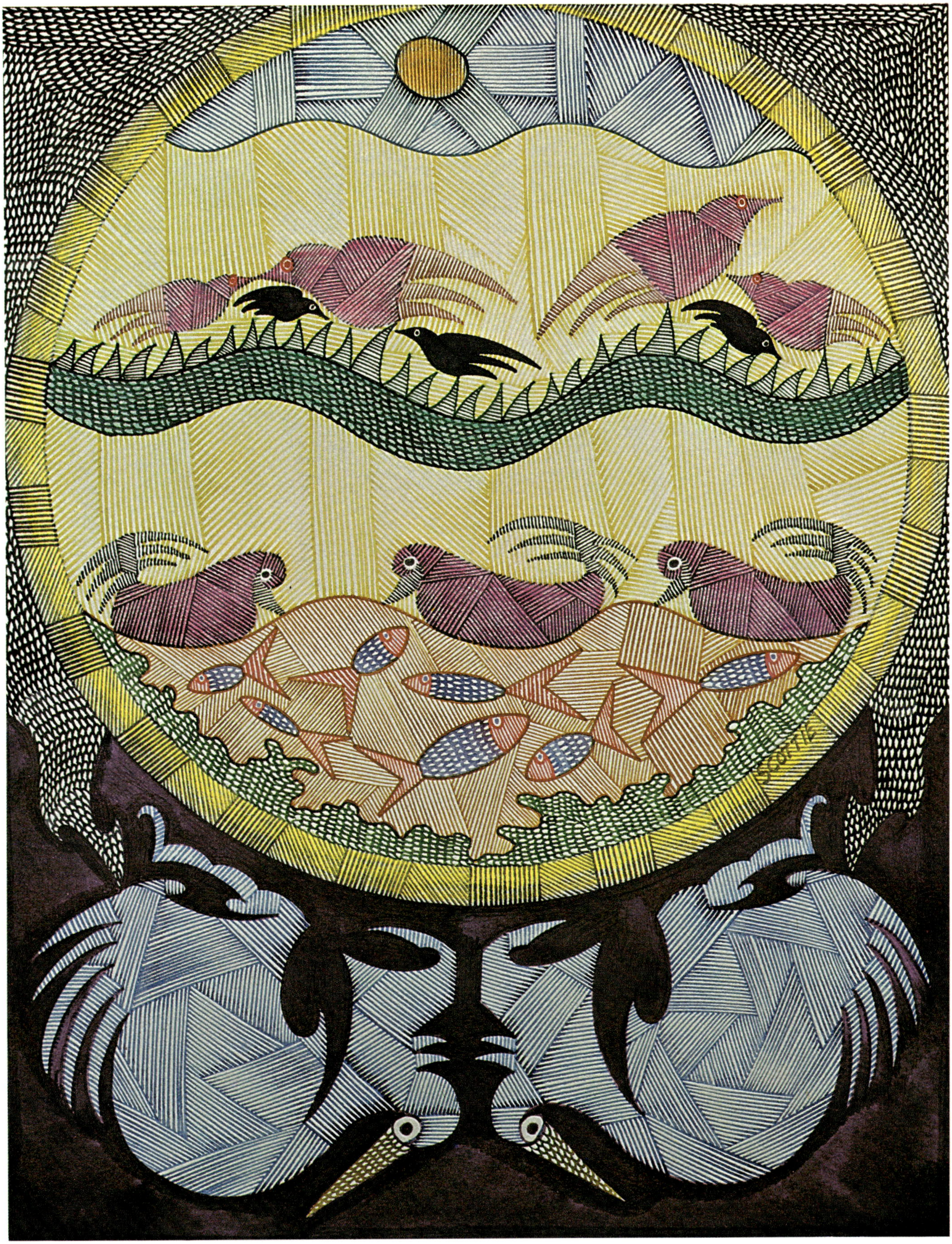

354

SCOTTIE WILSON

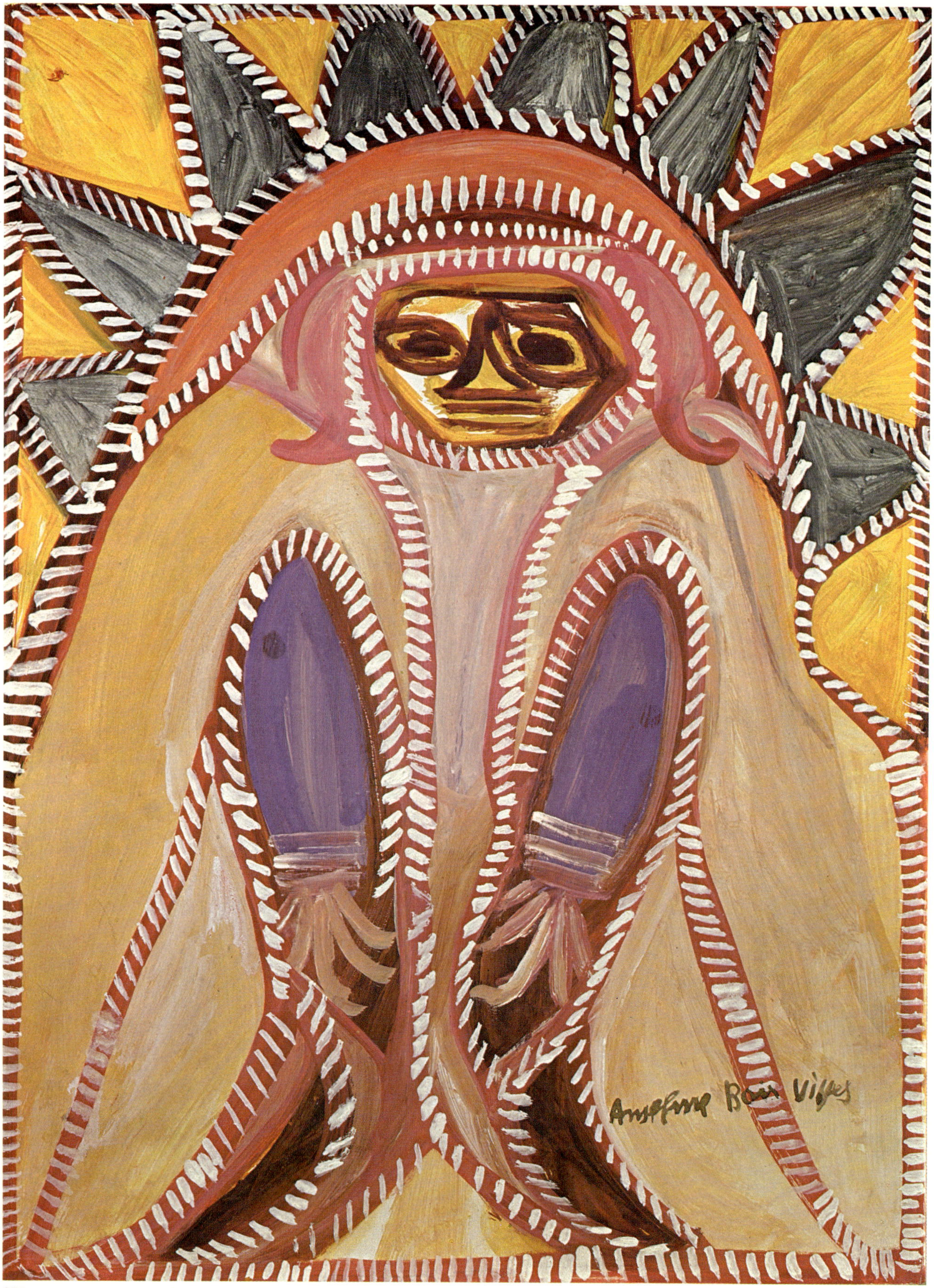

356

XX ANSELME BOIX-VIVES

3. Grenzfälle

Scottie Wilson (1890–1972)

Sein Geburtsdatum ist unsicher – die Angaben schwanken zwischen 1888 und 1892, und Scottie WILSON soll es selbst nicht genau gekannt haben –, sein Geburtsort Glasgow. Scottie stammte aus einer armen Familie, sein Vater arbeitete als Gehilfe eines Tierpräparators; ein Großvater war jüdischer Herkunft. Von seinen vier Brüdern sei nur einer ein «guter Mensch» gewesen. Mit neun Jahren verließ er die Schule und konnte demzufolge nur seinen Namen schreiben und kaum lesen. Über seine Jugend weiß man wenig; angeblich hat er Wunderheilmittel in den Straßen Glasgows verkauft. Mit sechzehn ging er freiwillig zur Armee, er war in Indien und Südafrika und kämpfte im Ersten Weltkrieg an der Westfront. Später tauchte er als Straßenhändler in Glasgow und London auf, eröffnete einen Marktstand und schließlich einen Trödlerladen in der Edgware Road. In den dreißiger Jahren wanderte er nach Kanada aus und führte dort ein Trödlergeschäft in der Yonge Street von Toronto. Er erzählte, er habe alte Füllfederhalter gesammelt, um die Goldfedern zu verkaufen; darunter sei ein besonders dicker Halter gewesen, und der habe ihn so fasziniert, daß er ihn «bulldog pen» nannte.

Eines Tages saß Scottie WILSON am Radio und hörte Musik von Mendelssohn. Dabei begann er ganz automatisch mit dem «bulldog» auf die Kartonunterlage seines Tisches zu zeichnen. Fast zwanghaft habe er zwei Tage lang weitergearbeitet, bis die ganze Fläche gefüllt war. Seitdem war das Zeichnen seine Lieblingsbeschäftigung. Von den fertigen Blättern aber konnte er sich nur schwer trennen. So fand er eine sehr persönliche Lösung: er stellte seine Bilder gegen ein bescheidenes Eintrittsgeld in abbruchreifen Lokalen, später auch in den Vorräumen von Kinotheatern aus. Nach dem Zweiten Weltkrieg kehrte er nach England zurück, wo die kunstinteressierten Kreise bald auf ihn aufmerksam wurden. Einer seiner ersten Bewunderer war der Kunstschriftsteller, Freund PICASSOS und Maler Roland PENROSE. Kunstgalerien veranstalteten Ausstellungen seiner Werke, während Scottie für einen Bruchteil der dort geforderten Preise seine Bilder auf der Straße veräußerte. 1947 war er auf der Surrealistenausstellung der Galerie Maeght in Paris vertreten. Zu Beginn der fünfziger Jahre lebte er ein halbes Jahr in Basel bei dem Maler Joos HUTTER, der damals eine Galerie besaß. In dieser Zeit trank er jeden Morgen seinen Kaffee in der Stehbar eines Warenhauses; ohne irgendwelchen Kontakt mit dem Käuferpublikum zu suchen, fühlte er sich in dieser Atmosphäre wohl. WILSON trug mit Vorliebe eine Arbeiterschildmütze, scheute sich allerdings auch nicht, diese Mütze in einem exklusiven Geschäft des Londoner West End zu kaufen, wenn sein Geldbeutel das zuließ. Von den Intellektuellen hielt er nicht viel.

1966 erschien eine Monographie von Mervyn LEVY über Scottie WILSON (115). Seine Bilder hingen inzwischen schon im Museum of Modern Art in New York, im Musée d'Art moderne in Paris, und seit langem in der Sammlung der «Art brut» (60)

Zu den Farbtafeln XIX–XX:

XIX SCOTTIE WILSON

354 Farbige Tusche auf grünem Papier, 43 × 33 cm, Sammlung A. Bader.

XX ANSELME BOIX-VIVES

356 «Général lunaire», Tempera, 63 × 46 cm, Sammlung A. Bader.

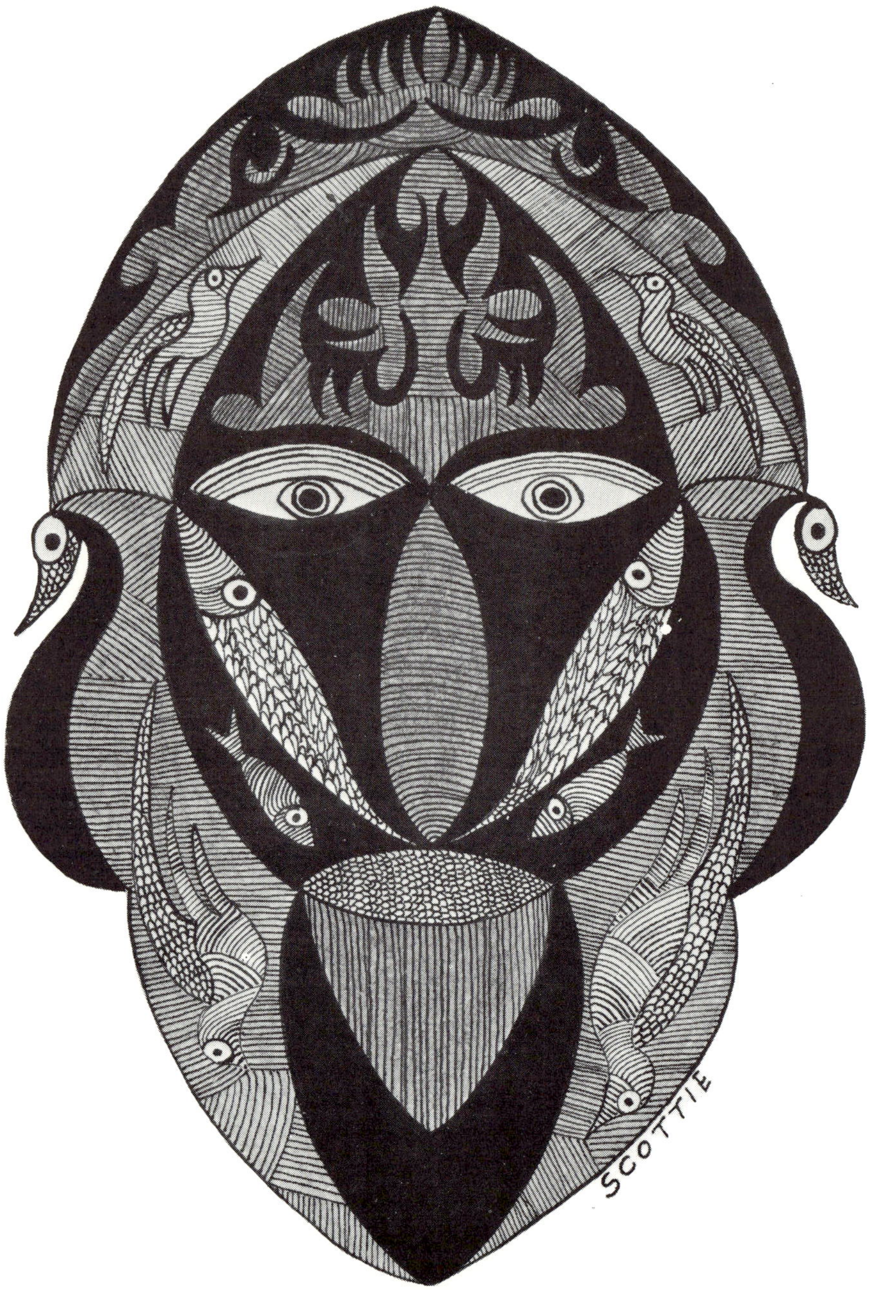

353 Scottie Wilson: *Federzeichnung. Ben Uri Art Gallery, London.*

von Jean Dubuffet (jetzt «Collection de l'art brut», Lausanne); Scottie aber hauste derweil in einem muffigen Hinterraum ohne Tageslicht im Londoner Kilburn-Quartier. Er starb am 26. März 1972.

Es scheint, daß Scottie Wilson beim Zeichnen mit dem «bulldog pen» sofort seinen ganz persönlichen Stil entdeckte. Zunächst beschränkte er sich auf Schwarzweißzeichnungen, später benutzte er auch farbige Tusche und – in den sechziger Jahren – vereinzelt Aquarellfarben, letztere jedoch nur zum Kolorieren ausgesparter Flächen. Der Feder und seiner besonderen Schraffiertechnik (Abb. 353) blieb er immer treu. Seine Arbeiten sind von so großer Eigenart, daß sie aufgrund ihrer charakteristischen Stilmerkmale jederzeit identifizierbar sind; seine unverwechselbare «Handschrift» prägt jedes einzelne Blatt (Abb. 354, Farbtafel XIX, S. 177).

Auch Scottie Wilson ging es nie darum, die äußere Welt abzubilden; er zeichnete «innere Bilder». Seine Freunde und Bekannten sahen in ihm einen Weisen, dessen kritische Weltanschauung und Lebensauffassung ganz auf eigenen Erfahrungen beruhte. Das Wechselspiel zwischen Gut und Böse, zwischen Weisheit und Korruption, war – nach Roger Cardinal, einem der besten Kenner der Art brut (46) – sein persönlichstes Anliegen in seiner Bildwelt. Vor allem während seines Aufenthaltes in Kanada fanden sich in seinen Zeichnungen häufig «Greedies», welche die bösen Triebe verkörperten und gutmütigen «Clowns» gegenüberstanden. Nicht ohne Grund gibt es eine Reihe von Selbstbildnissen, auf denen Scottie von «Greedies» bedrängt wird. Mit naturalistischer Abbildhaftigkeit haben solche Selbstdarstellungen allerdings nichts zu tun, es sei denn, man setze Scotties dicke Nase in Beziehung mit dem in seinen frontalen Gesichtsdarstellungen oft als phallische Gurke imponierenden Riechorgan. Scottie selbst übernimmt die Rolle des Clowns, doch er weiß, daß auch die «Greedies» zu ihm gehören.

Später machen diese Figuren zunehmend utopischen Städten, stilisierten Tieren (vorzugsweise Fischen und Vögeln), wunderhaften Pflanzen, oder auch gänzlich abstrakt wirkenden, dekorativen Gebilden Platz. Die «schönen» Schöpfungen der Natur, von Scottie auf seine persönliche Weise umgestaltet, verdrängen den «scheußlichen» und «schlechten» Menschen. Scottie glaubt an eine paradiesische, utopische Welt, die einmal – «vielleicht in 150 Jahren», wie er meinte – unsere heutige verfahrene Zivilisation ablösen wird. Abgesehen von den maskenartigen, streng frontal oder im Profil gezeichneten Köpfen, ist die menschliche Gestalt sonst übrigens kaum auf seinen Bildern zu finden.

Die Werke von Scottie Wilson strahlen Poesie aus, die neben seinem besonderen Zeichenstil auch durch seine Kompositionsweise erklärbar ist. Es gibt völlig symmetrische Blätter, solche bei denen nur die Grundstruktur symmetrisch ist, und andere ohne symmetrischen Aufbau. Manchmal ist das Papier bis zum Rand gefüllt, manchmal bleibt viel weißer Hintergrund bestehen. Unter vielen hundert Blättern gibt es kaum zwei Zeichnungen, die sich gleichen.

Ob Scottie Wilson es wirklich, wie er behauptete, dem zufälligen Zusammentreffen von Mendelssohnscher Musik und einem besonders dicken Füllhalter verdankte, daß er zum Künstler wurde, ist ziemlich belanglos. Wesentlich erscheint mir, daß er plötzlich den Drang zum zeichnerischen Ausdruck verspürte und dabei als Autodidakt sofort einen unverwechselbaren persönlichen und originellen Stil entdeckte. Über vier Jahrzehnte blieb er diesem Stil treu und schuf ein Werk, das sich trotz der Beschränkung auf relativ wenige Themen nicht in Wiederholungen erschöpfte, sondern mit jedem Blatt erneut seine künstlerische Erfindungsgabe bewies.

Wie ist diese plötzlich auftretende, spezifisch künstlerische Tätigkeit bei einem Menschen zu erklären, dessen Gesamtpersönlichkeit ein solches Geschehen keineswegs erwarten ließ? Straßenhändler, Altwarensammler, Trödler – Tätigkeiten, die unter Umständen bei entsprechendem Geschäftssinn zu Reichtum führen, aber zur Kunst? Und warum versuchte Wilson nicht, als er zu zeichnen begann, wie so viele Sonntagsmaler und «Naive» die wirkliche Außenwelt so schön darzustellen, wie er sie gerne sehen wollte, oder den ihm bekannten Berufsmalern nachzueifern? Warum wurde er zum Darsteller einer eigenen, inneren Welt, deren Schöpfer nur er selbst war?

Nach allem, was wir von Scottie Wilson wissen, ist es wenig wahrscheinlich, daß sein Œuvre mit einer Psychose im Zusammenhang steht. Es spricht zum Beispiel für eine zumindest gut erhaltene Anpassung an die Wirklichkeit, wenn er einen alten Autobus erstand, um seine Bilder als ambulante «One-man-show» gegen Entgelt dem englischen Publikum zu zeigen. Obwohl er sich seines Künstlertums immer sehr bewußt war (was mit einer Psychose nicht unvereinbar ist), fehlte der typische autistische Kontaktverlust mit den Gegebenheiten der wirklichen Welt jedoch ganz bei ihm. Scottie Wilson war ohne Zweifel ein Original «am Rand der Gesellschaft», doch blieb er in ihr verwurzelt.

Anselme Boix-Vives (1899–1969)

Boix-Vives wurde in Morella (Spanien) geboren. Um 1917 kam der Bauernbursche als mittelloser Analphabet nach Frankreich, half bei der Weinlese, arbeitete bei Bauern und in Bergwerken. 1921 lernte er in Ugine seine Frau kennen; zu dieser Zeit begann er mit Früchten zu handeln. Er behauptete später, er habe gewußt, wenn er einzelne Pfirsiche für den Preis verkaufen könne, den er selbst für einige Pfund bezahlt habe, so werde er es zu etwas bringen. So ging er mit einem Karren zu Markt, im Winter nach Avignon, im Sommer nach Brides-les-Bains, in Savoyen. Um 1927 konnte er in Moûtiers (Savoyen) ein eigenes Geschäft eröffnen, später kaufte er das Haus. Als er sich 1962 aus gesundheitlichen Gründen zurückzog, überließ er einem seiner Söhne ein modernes Selbstbedienungsgeschäft. Ein anderer Sohn machte zu dieser Zeit Karriere in der Großindustrie, während sein Jüngster in Pariser Künstlerkreisen verkehrte und malte. Dieser Sohn verabscheute die Geschäftstüchtigkeit des Vaters und riet ihm bei seinem Rücktritt aus dem Handel, ebenfalls zu malen, um endlich dem eigentlichen Sinn des Lebens näherzukommen. Der Vater war interessiert, und sein Sohn zeigte ihm, wie man einen Pinsel hält, wie man Temperafarbe anrührt – und fuhr in die Ferien.

Bei der Rückkehr seines Sohnes hatte Boix-Vives schon Dutzende von Bildern gemalt und bereits mit einer Galerie Kontakt aufgenommen. Zwei Jahre später stellte er in Paris bei Denise Breteau aus und im selben Jahr zeigte Harald Szeemann sein Werk in der Kunsthalle von Bern (Mai 1964), dann folgte die Galerie Charpentier in Paris, wenig später stellte er in Lausanne, in New York und im Schloß Remseck bei Stuttgart aus: eine beispiellose Künstlerkarriere.

Innerhalb von fünf Jahren produzierte Boix-Vives auf seinem Tisch in einem dunklen Zimmer, in das er sich zurückgezogen hatte, Hunderte von farbenfreudigen Blättern. Dann fand er, er habe genug im Leben geleistet, legte seinen Pinsel nieder und wartete gelassen auf seinen Tod, der ihn 1969 ereilte, kurz nachdem ich mit Ernest Ansorge einen Dokumentarfilm über ihn fertiggestellt hatte (6). Eine Monographie über sein Werk gibt es noch nicht.

Anselme Boix-Vives machte den Eindruck eines einfachen, aufgrund langjähriger Arbeit zu Wohlstand gekommenen Spezerei- und Früchtehändlers mit einem außergewöhnlichen Geschäftssinn. Bei näherer Betrachtung aber entpuppte er sich als utopischer Weltverbesserer. Wie Scottie Wilson hatte er sein Wissen dem Radio abgelauscht; er konnte lediglich seinen Namen schreiben und überhaupt nicht lesen. Seit 1927 entwickelte er einen Plan zur Verbesserung der Welt, den er schließlich sogar publizieren und auf eigene Kosten versenden ließ. Dieser Plan beruht bezeichnenderweise vor allem auf finanziellen Überlegungen: Das Vermögen der Nationen sei durch ihren Goldschatz gesichert, so daß der Staat allen Arbeitswilligen Kredite zu 1% Zins und 2% Amortisationsansatz zur Verfügung stellen könne. Auf dieser Grundlage sei ein ewiger Friede und ein paradiesisches Dasein für alle möglich, die arbeitsam sind. Fragte man Boix-Vives, wie er sich den Strafvollzug vorstelle, da er Gefängnisse ablehne, so schlug er vor, das Strafmaß in zu schwimmenden Kilometern abzumessen und die Missetäter ins Wasser zu werfen; für Nichtschwimmer – ohnehin Taugenichtse – würde sich der Fall von selbst erledigen.

Die ausgesprochen naive, ja geradezu kindliche Struktur dieses «Plans für den Frieden durch die Arbeit» erinnert ein wenig an Scottie Wilsons Traum von einem künftigen Paradies auf Erden. Wie alle Utopisten beharrte Anselme Boix-Vives starr auf seiner Überzeugung, auch wenn er deswegen nicht selten verlacht und gehänselt wurde.

Im Gegensatz dazu kann die Malerei von Boix-Vives keineswegs als naiv bezeichnet und abgetan werden. Sie zeigt eher archaisch-primitive Züge und ist von ausgeprägter Originalität, wobei Boix-Vives niemals an der Abbildung der Wirklichkeit oder an der Darstellung seiner Utopie mit naturalistischen Mitteln interessiert war. Wie Scottie Wilson fand er gleich einen persönlichen Stil, dessen Eigenart ebenfalls durch die stilistischen und maltechnischen Mittel geprägt ist: bei Wilson sind es die besonders auffallenden Schraffuren, bei Boix-Vives seine iterativ mit Pinselhieben betonten Konturen, die er gleichsam seinen Bildern «aufhämmerte». Die Farben benutzte er vorzugsweise zur Kolorierung genau umgrenzter Flächen, so daß der Gesamteindruck immer von der eigenartigen Kontur bestimmt bleibt (Abb. 356, Farbtafel XX, S. 178).

Dem ungefügen, kraftvollen Duktus entsprechen die relativ großen Formate. Sein größtes Bild malte er auf eine Leinwand von zwei mal zwei Metern; aus Sparsamkeit und weil er auf dem flachen Tisch arbeitete, benutzte er sonst allerdings ausschließlich billigen Karton.

Die «Pinselhiebe» reichen vom fast runden Punkt bis zur mehrere Zentimeter langen, flächenfüllenden Grobschraffur. Immer entsteht der Eindruck einer dynamisch bewegten, geradezu «triebhaften» Ausdrucksweise. Viele Bilder, insbesondere die Frontalansichten menschlicher Gestalten, sind symmetrisch aufgebaut. Die meist übergroßen Köpfe wirken oft eigenartig starr und sind maskenartig stilisiert («Général lunaire», Abb. 356, Farbtafel XX, S. 178). Nur mit Mühe lassen sich die Dargestellten anhand bestimmter Attribute als Gendarmen, Politiker, Nonnen, Tänzerinnen usw. identifizieren. Oft wird ihnen vom Maler das

Prädikat «lunaire» beigegeben, was sie ohnehin der irdischen Realität entzieht (bei Friedrich Schröder-Sonnenstern ist die Mondwelt böse und verwerflich, im Gegensatz zum gerechten Reich des Sonnensterns!). Auch die Pflanzen- und Tierwelt von Boix-Vives, die in farbiger Pracht vor unseren Augen vorbeizieht, repräsentiert eher das Tier an sich und elementar Pflanzliches, als bestimmte, der Natur entnommene Beispiele. Ein von Boix-Vives «Eichhörnchen» benanntes Tierwesen könnte ebensogut ein Esel sein. In seiner Idealwelt sind alle Lebewesen farbige Harmonie, mit Ausnahme der menschlichen Fratze, die oft ausgesprochen aggressiv mit bleckenden Zähnen ins Weite blickt (Abb. 355), immer aber maskenartig erstarrte Züge trägt. Auch in der Bildwelt von Boix-Vives kann das Böse nur vom Menschen kommen.

Auf allen Blättern von Boix-Vives ist die ganze verfügbare Fläche bis zum Rand ausgemalt. Als er in Paris Werke von Picasso zu Gesicht bekam, fand er es beschämend, daß Bilder auf denen so wenig Farbe sei, so teuer bezahlt würden. Nach seiner Ansicht muß ein ehrlicher Maler die ganze Fläche mit Farbe bedecken. Das paßt zwar gut zu seinen kommerziellen Ansichten, aber haben wir es hier nicht auch mit einer Art von «horror vacui» zu tun? Die Meinung des Malers sagt natürlich nichts über die zugrundeliegenden unbewußten Motivationen. Aber sicher ist seinen Bildern etwas zwanghaft Magisches eigen – sie dürften der Angstabwehr dienen.

Boix-Vives selbst hat seine Malerei nie als ernsthafte «Arbeit» betrachtet. Sie floß ihm gleichsam aus dem Pinsel mit einer Leichtigkeit, die ihn sein eigenes Wirken als eine Art Geschenk erleben ließ. Deshalb ging er auch sehr freigebig mit seinen Bildern um, wobei er es aber nie unterließ, beiläufig den Verkaufswert zu erwähnen, wenn er ein Blatt verschenkte.

Abgesehen vom banalen Aspekt seiner Händler-Laufbahn (Analphabeten, die in unserem Jahrhundert zu großem Wohlstand gelangen, sind allerdings nicht sehr häufig), wies die Persönlichkeit von Boix-Vives widersprüchliche Züge auf. Obwohl er in monomaner Weise immer wieder von seinem utopischen Plan sprach, blieb er stets der Wirklichkeit verhaftet und vernachlässigte weder sein Geschäft noch seine Familie. Sein Berufsleben verlief in totaler Anpassung an die sozialen Gegebenheiten. So wandelte er zum Beispiel sein Geschäft genau zum richtigen Zeitpunkt, den Bedingungen des Marktes entsprechend, in einen Selbstbedienungsladen um, für ein Städtchen wie Moûtiers damals durchaus eine Pionierleistung. Auch im persönlichen Umgang legte sein Verhalten nicht den Verdacht auf ein psychotisches Geschehen nahe, und die Berichte seiner Familie bieten

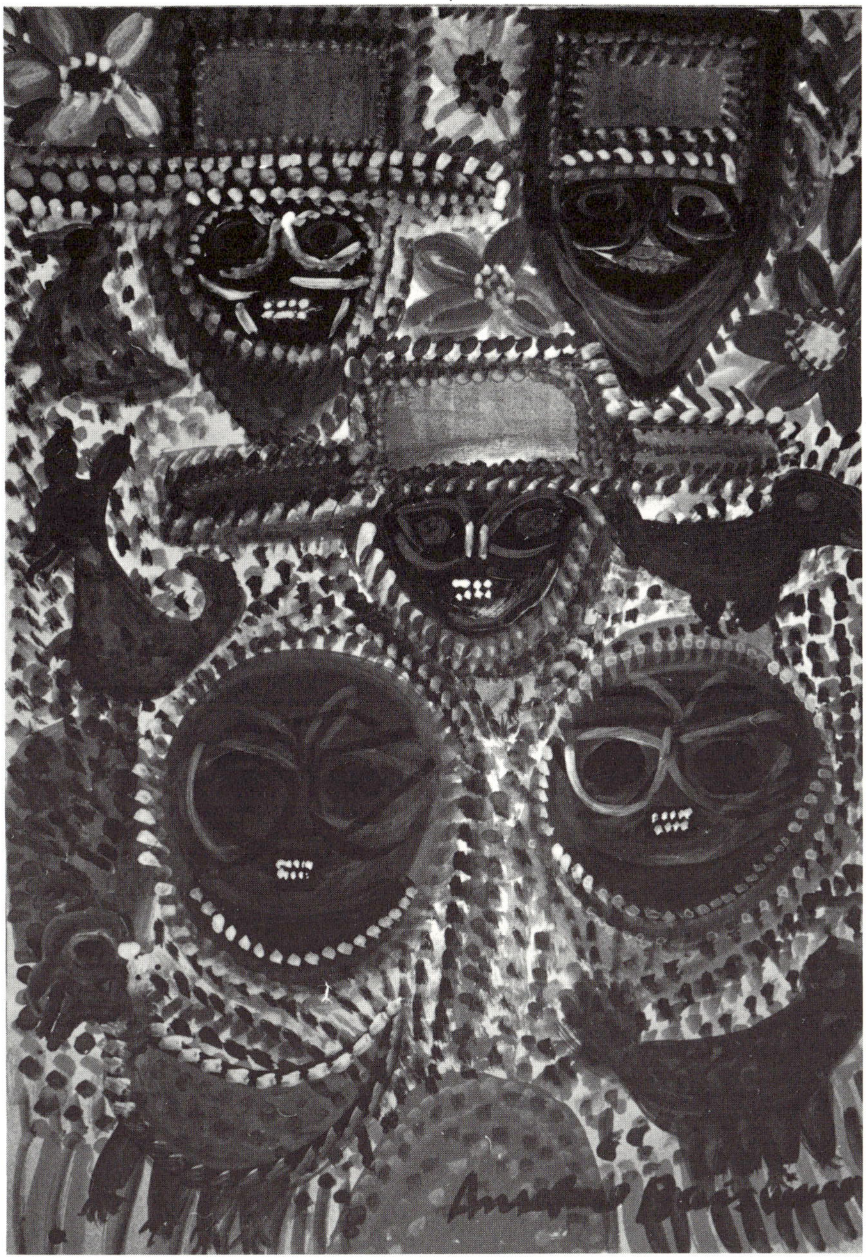

355 Anselme Boix-Vives: *«Cinq têtes lunaires», Tempera, 78 × 54 cm, Galerie Alice Pauli, Lausanne. Beispiel für Köpfe mit bleckenden Zähnen. Datiert 1964.*

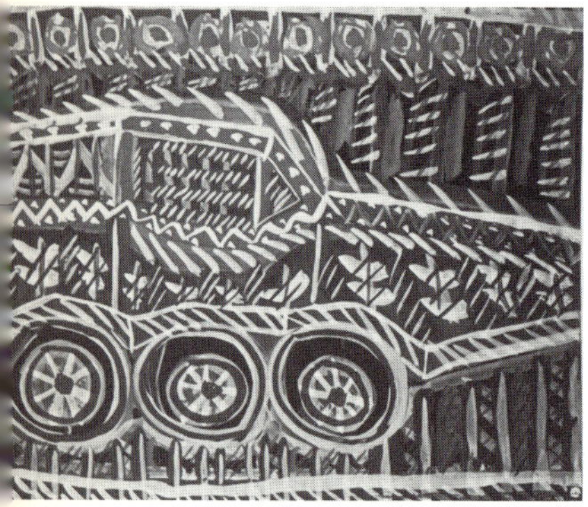

357 Patient L., Sainte-Anne, Paris: «Das große Auto meines Vaters», Tempera, 44 × 58 cm.

dafür ebenfalls keine Anhaltspunkte. Und doch, würden diese Bilder von einem Schizophrenen stammen, welcher erfahrene Psychiater wäre da erstaunt?

Das einzige mir bekannte, den Werken von Boix-Vives formal und zeitlich nahestehende Parallelbeispiel (obwohl unser Künstler nie ein Auto dargestellt hat) stammt von einem schizophrenen Patienten, einem einundzwanzigjährigen Studenten aus Vietnam; es wurde in der Pariser Universitätsklinik Sainte-Anne gemalt und von Volmat (54) publiziert (Abb. 357). Auch Eugen Gabritschevsky (siehe Seite 194) verwandte zeitweise Stilmerkmale, die entfernt an Boix-Vives erinnern (Abb. 382, S. 206). Sonst aber lassen sich stilistische Ähnlichkeiten höchstens in den Baumrindenmalereien der australischen Ureinwohner (110) feststellen, die einer Kulturstufe angehören, welche vor Zehntausenden von Jahren vielleicht auch die unsrige war.

So stehen wir bei Boix-Vives, genau wie bei Scottie Wilson, vor dem Geheimnis eines unauffälligen Menschen, dessen Leben – ohne Verlust des Bezugs zur Wirklichkeit – eine unvorhersehbare Wendung zu originellem Künstlertum nimmt. Bei beiden ist der unverwechselbare eminent künstlerische Stil plötzlich da, und beide änderten deswegen ihre gewohnte Lebensweise nicht im geringsten! Aus dieser Sicht glaube ich, die beiden Künstler als exemplarische Grenzfälle «zwischen Wahn und Wirklichkeit» betrachten zu dürfen.

4. Kranke als Künstler

In vielen Arbeiten über die Bildnerei psychisch Kranker wird vom «schizophrenen Stil» gesprochen. Gaston Ferdière hat 1947/48 in vier Untersuchungen zu diesem Thema Stellung bezogen (63). Seither geistert der Begriff in der Literatur herum, ohne jemals klar definiert worden zu sein.

Nun wäre es methodisch durchaus möglich, einen typischen schizophrenen Künstler auszuwählen und seine Werke paradigmatisch mit den künstlerischen Äußerungen anderer Patienten oder Künstler zu vergleichen, um so zu einer Begriffsklärung zu gelangen. Dem steht allerdings entgegen, daß gerade die bekanntesten kranken Künstler (etwa Adolf Wölfli oder Aloyse) jeweils einen derart persönlichen Stil ausbildeten, daß er sich nur bedingt zum Vergleich heranziehen läßt. So bleibt der sogenannte «schizophrene Stil» letztlich die Sammelbezeichnung für den ganzen Komplex bildnerisch-künstlerischer Phänomene, die von psychisch Kranken hervorgebracht wurden und werden. Dabei wird jeder Psychiater, Kunstwissenschaftler oder interessierte Laie diese Bezeichnung vor dem Hintergrund seiner spezifischen Erfahrungen und Kenntnisse, seines Geschmacks und seiner besonderen Vorliebe interpretieren.

So könnte etwa der Bergmann Augustin Lesage (1876–1954) mit seinen ausgesprochen geometrisch-ornamentalen, durch Bruchlinien zerrissenen, mit unendlich vielen iterativ wiederholten Details angefüllten, monumentalen Darstellungen (Abb. 358) das verkörpern, was eine relativ große Gruppe von Psychiatern als «typisch schizophren» ansieht. Ähnliches gilt für Peter

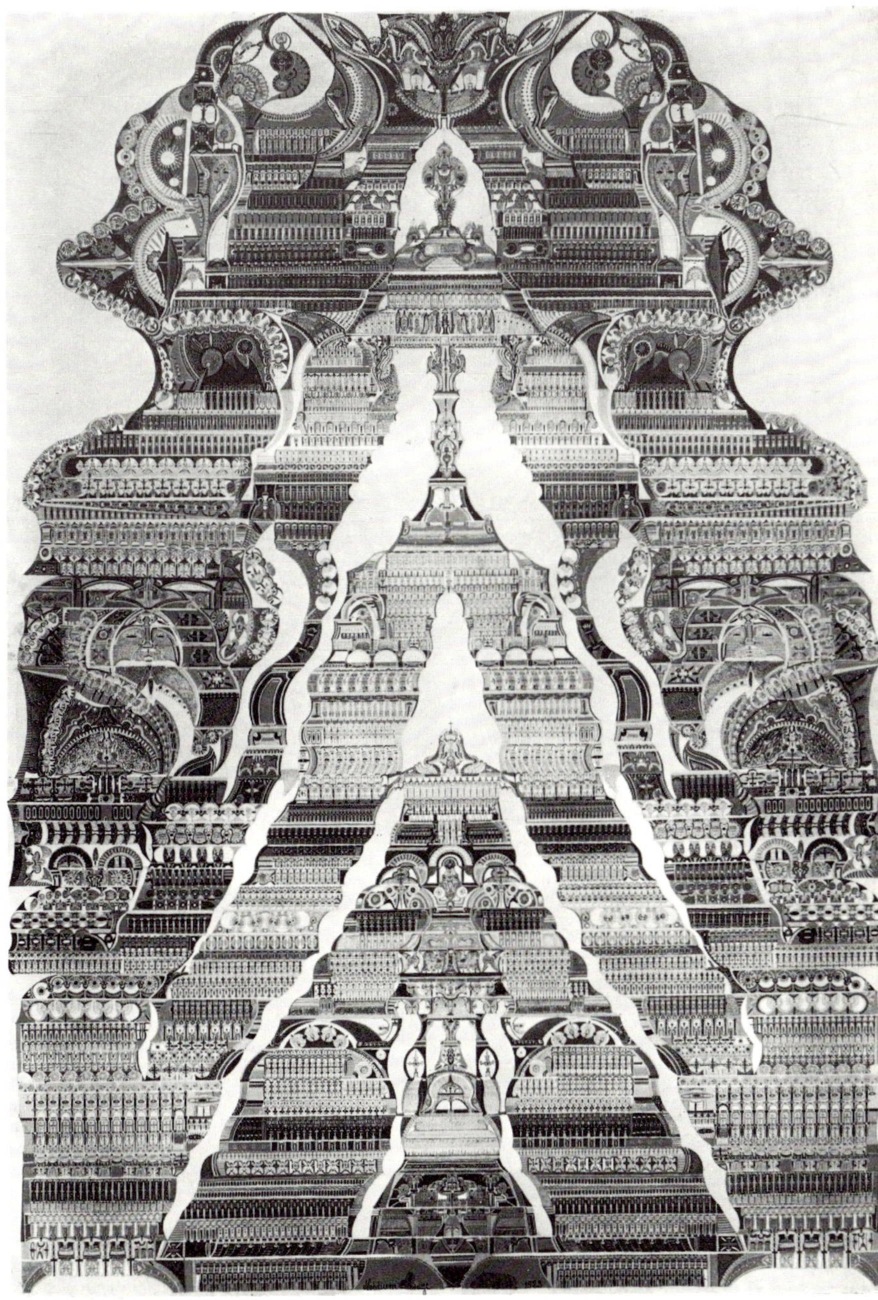

358

358 Augustin Lesage: *Komposition, signiert: Médium Lesage 1923, Öl auf Leinwand, 200 × 150 cm, Institut métapsychique international.*

Moog (Abb. 6, Farbtafel I, S. 47) aus der Prinzhornsammlung und für andere Schizophrene, wenn auch nicht so ausgeprägt. Nun war aber der Bergmann Lesage ein spiritistischer Mystiker, der immer in einer Art Trancezustand malte und vielleicht überhaupt nicht psychotisch war. Jedenfalls wurde sein Fall noch nie eingehend psychiatrisch untersucht, so daß wir lediglich Vermutungen aussprechen dürfen. Gerade dieses scheinbar «typische» Beispiel zeigt aber, wie gefährlich es sein kann, einen Modellfall aus mehr oder weniger gefühlsmäßigen oder auch rein theoretischen Überlegungen konstruieren zu wollen.

Wir stellen auf den folgenden Seiten dreizehn Kranke vor, die wir als Künstler betrachten, oder denen wir wenigstens überdurchschnittliche künstlerische Qualität zubilligen, welche sie aus der Masse von zeichnenden psychisch Kranken heraushebt. Dabei handelt es sich um die von Helmut Rennert (179) etwas herablassend so genannten «Paradefälle», die auf internationalen Ausstellungen «psychopathologischer Kunst» immer wieder gezeigt werden. Rennert will damit unterstreichen, daß jede zeichnerische Produktion von Kranken Interesse verdient, nicht nur die Bilder von besonders künstlerisch begabten Psychotikern. Da diese Ansicht durchgehend auch das vorliegende Buch bestimmt, halten wir uns für berechtigt, einige «Kranke als Künstler» besonders hervorzuheben.

Einige der vorzustellenden dreizehn Patienten gehören inzwischen zu den anerkannten Künstlern, deren Werke in Museen hängen (22). Wir begrüßen es, daß heute an hervorragende Werke von psychisch Kranken genau die gleichen Qualitätsmaßstäbe angelegt werden wie an alle anderen Kunstwerke. Unsere Auswahl ist sehr subjektiv, selbst wenn wir sie gemeinsam vorgenommen haben und uns dabei auf die hohe Bewertung der betreffenden Werke durch viele Experten berufen können. Die Behauptung liegt uns fern, alle dreizehn nähmen den gleichen künstlerischen Rang ein. Darüber kann man unterschiedlicher Ansicht sein; schließlich spielt bei der Meinungsbildung auch die zeitliche Situation eine nicht zu unterschätzende Rolle.

Alle dreizehn Patienten waren mit ihren Werken schon auf Ausstellungen vertreten, mehr als die Hälfte ist darüber hinaus in der «Collection de l'art brut» in Lausanne repräsentiert (61, 221), und über die meisten gibt es bereits monographische Darstellungen.

Bei allen Einschränkungen zeigt unsere Auswahl jedenfalls dies: die künstlerisch interessanten psychotisch Kranken weisen keinen gemeinsamen Stil auf; ganz im Gegenteil legen sie Zeugnis ab über die unerwartet große Vielfalt der stilistischen Möglichkeiten. Jeder einzelne von ihnen verfügt als Künstlerpersönlichkeit über nur ihn kennzeichnende Eigenheiten. Unser wesentliches Anliegen ist es nun, die Variationsbreite des künstlerischen Ausdrucks dieser psychotisch Kranken aufzuzeigen und damit Vergleichsmöglichkeiten zu bieten. Es soll deutlich werden, daß die künstlerische Vielfalt nicht etwa durch das Krankheitsgeschehen beschränkt wird, sondern sich als ebenso unbegrenzt wie die menschliche Kreativität überhaupt erweist. Das wäre kaum erstaunlich, wenn die These von der Identität der «schizophrenen Gestaltungstendenzen» und den «kreativen Grundfunktionen des Menschen» stimmt.

Adolf Wölfli (1864–1930)

WÖLFLI kam am 29. Februar 1864 in Bern als Sohn eines Steinhauers zur Welt. Der Vater trank, verkam und starb im Delirium tremens, der Mutter warf man liederlichen Lebenswandel vor. Mit acht Jahren gab man den verwaisten Jungen in Pflegefamilien; er wurde als Arbeitskraft ausgenutzt und schlecht behandelt. Nach der Schulentlassung verdiente er sein Brot als Bauernknecht und Handlanger. Mit achtzehn Jahren verliebte er sich, wurde aber von den Eltern des Mädchens abgewiesen und geriet darüber in heftige Verzweiflung. Von da an zeigte er sich unstet und wechselte häufig die Stellen. Später unterhielt er ein Verhältnis mit einer Dirne, die ihn mit einer Geschlechtskrankheit ansteckte, die er aber trotzdem heiraten wollte. Wegen eines impulsiven Gelegenheitsdiebstahls musste er acht Tage ins Gefängnis, und schließlich lebte er mit einer mehr als zwanzig Jahre älteren Frau zusammen. Sein Benehmen wurde zunehmend leichtfertiger, bis er im Jahre 1890 in einem Wald versuchte, ein vierzehnjähriges und bald darauf ein fünfjähriges Mädchen zu verführen, wofür er zwei Jahre Zuchthaus erhielt.

1891, während der Haft, erschien ihm bei der Feldarbeit plötzlich der «heilige Geist», wobei er zugleich den Eindruck gewann, es könne sich um eine weibliche Gestalt handeln, die für ihn prädestiniert sei. Später, als er in Bern wieder auf dem Bau arbeitete, traf er ein junges Mädchen, von dem er glaubte, daß es ihm damals auf dem Feld erschienen war. Seit 1895 wurde er von Verfolgungswahn geplagt. Bei seiner Umgebung machte er sich durch ständige hypochondrische Klagen, Reizbarkeit und fürchterliches Fluchen unbeliebt, obgleich er gerne moralisierende Bibelsprüche im Munde führte.

Nach einem erneuten Sittlichkeitsdelikt an einem dreieinhalbjährigen Mädchen am 12. Mai 1895 wurde Adolf WÖLFLI am folgenden 3. Juni zur Begutachtung in die psychiatrische Anstalt Waldau in Bern eingeliefert. Aufgrund einer schweren paranoiden Schizophrenie für unzurechnungsfähig und gemeingefährlich erklärt, mußte er dort bis zu seinem Tod bleiben; er starb am 6. November 1930 an Magenkrebs.

Während der ersten fünf Jahre seiner Internierung war WÖLFLI sehr erregt, halluzinierte auf allen Sinnesgebieten, litt an Größen- und Verfolgungswahn und mußte infolge seiner Gewalttätigkeit meist isoliert werden. Um die Jahrhundertwende fing er plötzlich an zu zeichnen; diese ersten Dokumente sind leider verloren. Obwohl Wahnideen und Halluzinationen weiterhin bestanden, beruhigte er sich zusehends, wenn er genügend Material zum Zeichnen hatte und dabei nicht gestört wurde. Auf großen billigen Papierbogen (50 × 37 cm) schrieb und zeichnete er täglich, so daß bis zu seinem Tod insgesamt 44 Bände einer monumentalen «Autobiographie» mit zusammen 20000 Seiten (mit rund 500 ganzseitigen Zeichnungen, 1500 Zeichnungen im Text und 1000 Collagen) entstanden, ein Riesenwerk, das jetzt in jahrelanger Arbeit von Elka SPOERRI bearbeitet wird. Als Beispiel mag hier eine Seite aus dem Jahr 1909 dienen (Abb. 359 – eine farbige Seite aus demselben Band findet sich auf Farbtafel XXI, S. 195, Abb. 360); der Text lautet:

Kaiser = Marsch, seiner Maijestät, des erhabenen Kaisers, Li-Hang-Shi-in-Pekin: Kaisertumm China. Aasien. MDCCCLXVIII.
Natuhrvorscher, 1868.
Agralong.
Gottlieb Wölfli und königl. Prinzessinn Tanntania.
Agralong.
Insofeern Wihr, nicht mehr wissen: Was Wihr thun, am Kreutz mein Kind. Suche Dihr ein, and'res Kiss=sen! Fliege fort, im Abendwind. Kanst Dihr selbst, die Segel hissen: Wenn ich meine, Schuhe bind.? Willst noch Etwas, And'res wissen! Nun so sind Wihr, Beide Hind. Etwas könntest, untt'rlassen! Sünde, Hohn und Spott zugleich. Nimals einen, Bösen lassen! Ansonst bist Duh, eine Leich. Kanst Duh Etwas, nicht erfassen! Ist der Sünder, nuhr der Scheich. Mit dem Strohm, ist nicht zu spassen! Komm Duh mit, in's Himmel=Reich.
Agralong.
Ist 32 Schläge Marsch. Gez. Adolf Wölfli. Bern. 1,909.

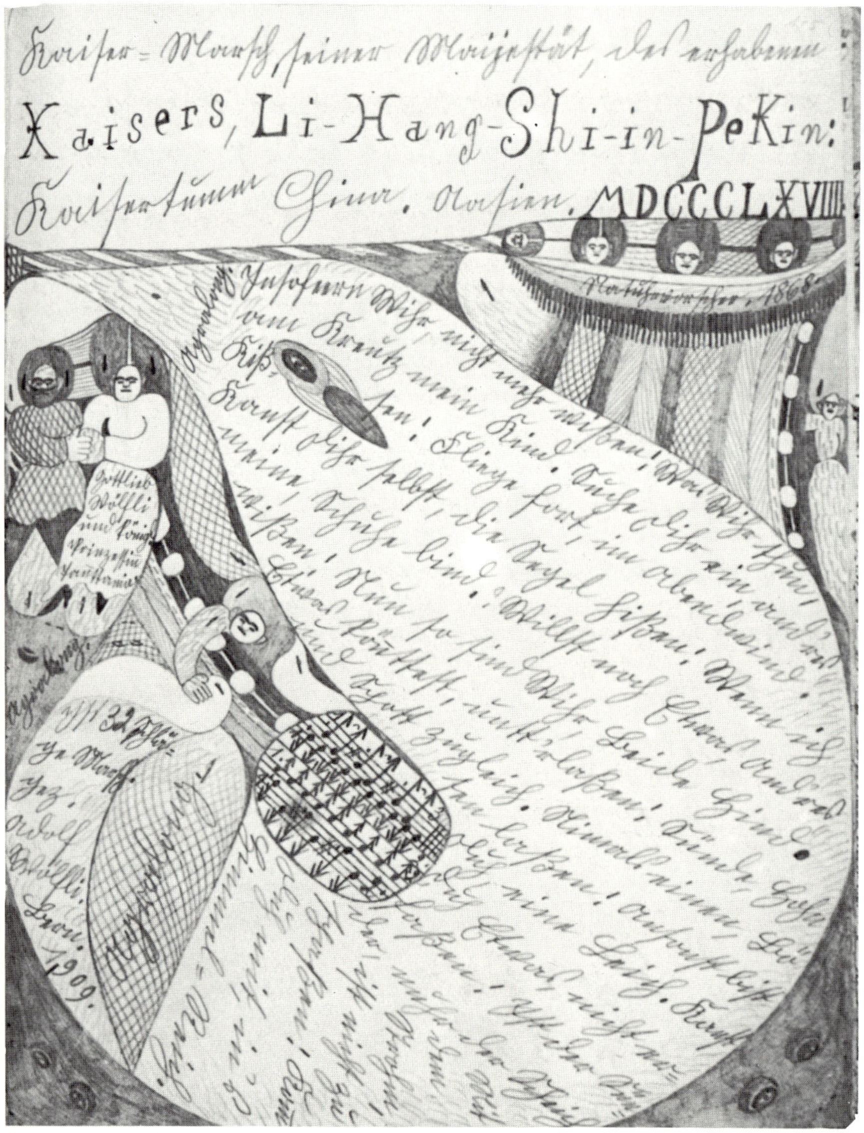

359 ADOLF WÖLFLI: *«Kaiser-Marsch, seiner Maijestät, des erhabenen Kaiser, Li-Hang-Shi-in-Pekin» (Seite 175 aus Heft 3 «Von der Wiege bis zum Graab», 1909, der 20000 Seiten umfassenden Autobiographie), Bleistift, 50 × 37 cm, Wölfli-Stiftung, Kunstmuseum Bern.*

Neben der für WÖLFLI charakteristischen Orthographie fällt hier vor allem die Kommasetzung auf, mit der er einen besonderen Rhythmus erreicht. Wenn er schreibt: «Ist 32 Schläge Marsch», so bedeutet das, daß der Text durch Satzzeichen in 32 Fragmente aufgeteilt ist. Adolf WÖLFLI hat auch viele musikalische Kompositionen in einer eigenen Notenschrift verfaßt, die er selbst auf einer Papiertrompete interpretierte. Schon MORGENTHALER betonte in seiner Monographie von 1921 (140) die ausgeprägt rhythmische Komponente aller künstlerischen Aktivitäten WÖLFLIS. In seinem großen Manuskriptkonvolut fehlen übrigens auf den gezeichneten Seiten die auf den Einzelblättern so typischen rhythmisch-ornamentalen Umrandungen und Einrahmungen (Abb. 364 und Farbtafeln XXII–XXV, S. 196–199).

In seinem Manuskript und auf der Rückseite vieler Einzelzeichnungen schildert WÖLFLI die phantastischen Reisen, die er vor seinem achten Lebensjahr (bevor er Verdingbub wurde!) durch das Weltall unternommen haben will. Dabei habe er sich auf Befehl Gottes all die Bilder eingeprägt, die er jetzt zu Papier bringe. Er selbst ist Gottvater, Jesuskind, Schöpfer oder «Sankt Adolf II». VON RIES (230) konnte nachweisen, daß in der Familie Wölfli ein Knabe namens Adolf gestorben war und unser Kranker bei der Taufe den Vornamen dieses Bruders erhielt, so daß der Titel «Adolf der Zweite» durchaus berechtigt ist. Die Schriften WÖLFLIS weisen viele Wortneubildungen auf, daneben entwickelte er ein ganz persönliches Zahlensystem. Sexuelle Phantasien und Beschreibungen seiner Sittlichkeitsdelikte treten ständig auf, spielen sich aber in seinen Manuskripten mit «Groß-Groß-Göttinnen», Königinnen oder der «heiligen Prinzessinn Santta-Maria» ab, während seine erste unglückliche Liebe oft als «heilige Elisabeth» erscheint.

Hier mag der Hinweis genügen, daß Wölfli für alle Entbehrungen im wirklichen Leben, vor allem in seinem Liebesleben (ähnlich wie Aloyse, siehe S. 206), in seiner unglaublich reichhaltigen Bildproduktion wahnhafte Kompensationen geschaffen hat. In seinen Bildern wird er zum großen, allmächtigen Herrscher und erfolgreichen Eroberer, der über alles gebietet, über Gottes und des Teufels Macht, über die irdische Welt und den ganzen Kosmos. Solcher Reichtum erlaubt dann auch großzügige Geschenke, wofür als Beispiel die Beschriftung des «Widderwald»-Bildes von 1920 (Abb. 363, Farbtafel XXV) dienen mag:

Das Großgroß-Keiser-Reich Widderwald in Japan, bestehend in einer Reschektablen Anzahl Groß-Keiser-Reich, noch viel größerer Anzahl, Groß-Königreiche und nochmals viel größerer Anzahl Königreiche, etzettera, hat rund: Pong (= Verdeutschung von «bon», die er gern vor besonders herrlichen Dingen einschiebt): 5,000,000, Stund, im Ausrechnungs-ansatz: 25 Billiohn Quadraht-Stund, Flächen-Innhalt; 66 Billiarden Stund, vergleichsamen Sänkel-durchmässer: 6 Xylotif (= eigener riesiger Zahlenbegriff) Kubik-Stund Inhalt: Mit 90 Zernant (= Zahlenneologismus) Seelen. Dessgleichen, der Isontzo: Wie überhaupt die sämtlichen, noch zu zeichnenden, Portrait, der 80, japanischen Großgroß-Keiser-Reiche, welche, jeh, Partiienweise, als Geschenke führ die Frauen-Abtheilung, das heißt, führ die Kranken-Währterinnen im Neubau erscheinen werden. Portrait führ Frl. Funk, Währterinn im Neubau, Waldau.

Skt. Adolf II., Allgebratohr. Bern, 1,920. Frrrrrt.

Wert, 1,000,000, Fr.

Da für Wölfli die Summe aller Wissenschaften und Künste die Algebra war, bezeichnete er sich selbst oft als «Allgebratohr».

Im Zusammenhang mit diesem Text erstaunt es kaum, wenn Wölfli sich selbst im Zentrum dieses Bildes als Widder, mit prallem Hodensack und phallusartigem Schweif darstellte.

Inhaltlich bedeutsam und vom formalen Standpunkt aus frappierend sind die auf keiner Zeichnung fehlenden «Vögeli» («vögeln» = Trivialausdruck für Geschlechtsverkehr), die Morgenthaler (140) als dekorative Füllsel beschrieb, während Von Ries (230) ihre symbolische Bedeutung erfaßte, als ihm der überzeugende Nachweis gelang, daß sie nicht nur Vögel, sondern auch Frauenschuhe versinnbildlichen. Derartige Doppelbedeutungen sind bei Schizophrenen nicht selten. Die «Vögeli» dienten Wölfli als eines seiner wichtigsten Formelemente für den Bildaufbau. Auf dem Bildnis der «Groß=Groß=Keiserliche Krohn=Prinzässin» (Abb. 364), einem Beispiel für seine einfachsten Zeichnungen,

364 Adolf Wölfli: *«Gross-gross-keiserliche und gross-göttliche Gross-gross-hoheit Krohnprinzässinn (zukünftige Skt. Skt. Adolf-Gemahlinn)», Farbstifte, 34 × 25,5 cm, 1920, Collection de l'Art brut, Lausanne.*

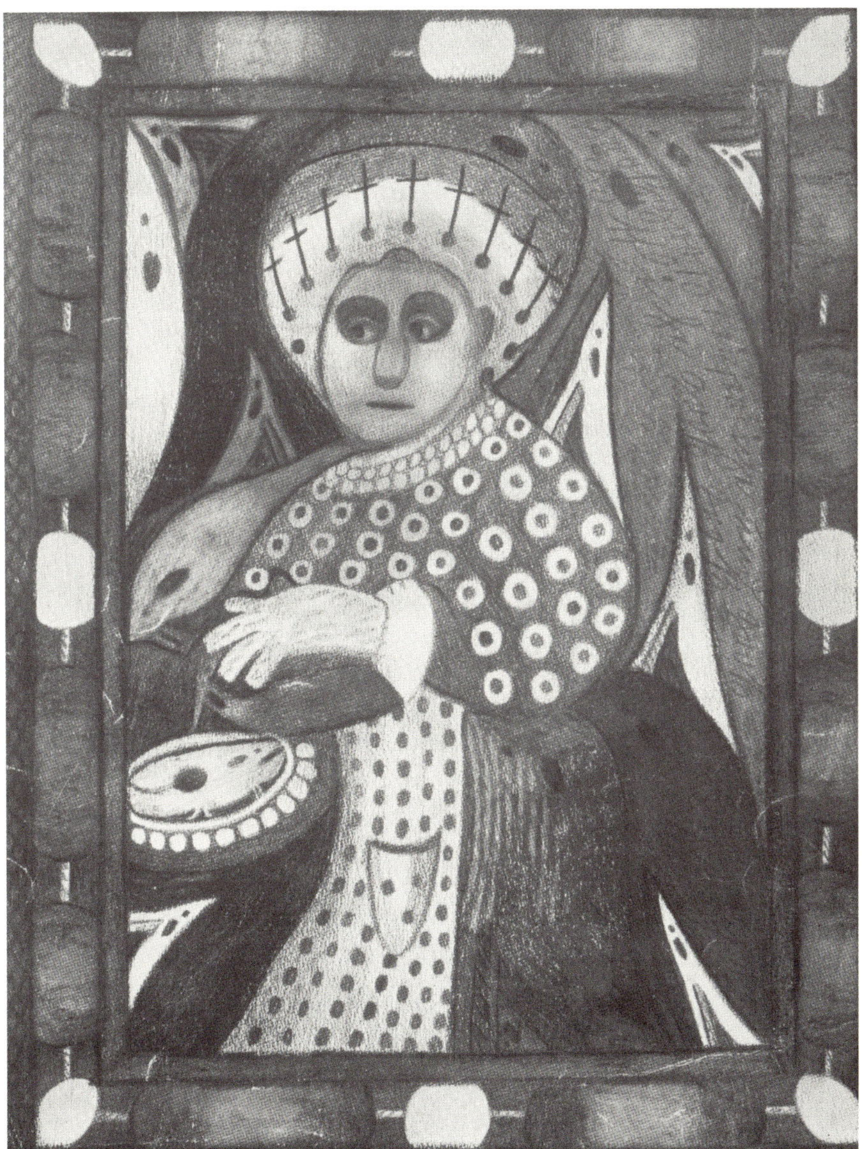

kann man weit mehr als ein Dutzend solcher «Vögeli» auszählen (dasselbe gilt für Abb. 362, Farbtafel XXIV, S. 198), obwohl sie auf den ersten Blick – im Vergleich mit anderen Werken Wölflis – kaum zu erkennen sind. Die «Vögeli» haben semikolonartig ein Auge und ein Ohr; bleibt beim Ausarbeiten der Zeichnung irgendwo ein mehr oder weniger gleichschenkeliges Dreieck übrig, so erlebt die Vögeli-Form eine weitere Vereinfachung: es werden zwei Punkte und ein Oval in das Dreieck eingesetzt, wahrscheinlich zwei Augen und eine Mundöffnung, wie bei einer Frontalansicht (gut sichtbar z.B. auf Abb. 362, unten links). Es kann auch ein von vorn gesehenes menschliches Gesicht aus zwei sich zugekehrten «Vögeli» gebildet werden (siehe Morgenthaler [142], Abb. 50 auf S. 100). Auf dem «Widderwald»-Bild (Abb. 363, Farbtafel XXV, S. 199) lassen sich 39 «Vögeli» mit Schuhabsatz-Beinen zählen, während der dekorativ-ornamentale äußere Zickzack-Ring weitere 40 Dreieckvögelchen enthält. Das Sexuelle ist in dieser spezifischen verschlüsselten Form bei Adolf Wölfli allgegenwärtig; schon Morgenthaler hat von «Pansexualisierung» gesprochen. Das «Vögeli» ist Wölflis ureigenste Erfindung und somit seine eigentliche Signatur, sowohl inhaltlich als auch formal.

Die bekannten schizophrenen Formmerkmale (Rennert [179]) finden sich größtenteils auch in ausgeprägter Weise bei Wölfli, beispielsweise die starke Tendenz zur Symmetrie und der iterative Gebrauch derselben formalen Einzelelemente. Viele Bilder erinnern an Mandalas, entweder in Details (Abb. 362, Farbtafel XXIV, S. 198) oder im Gesamtaufbau (Abb. 361, 363, Farbtafeln XXII/XXIII, XXV, S. 196/197, 199). Immer aber werden die Werke Wölflis vor allem durch eine rhythmisch-ornamentale Komponente (64) geprägt, die in erster Linie die Faszination des Betrachters bewirkt. Schon von weitem üben solche Bilder eine geradezu magische Wirkung aus, lange bevor die Details wahrgenommen werden können (vgl. Abb. 361, Farbtafeln XXII/XXIII, aus der Distanz).

Bedeutungsvoll ist auch die maskenartige Betonung der Augen (siehe besonders die Zentralfiguren in Abb. 361–363), wozu wir eine Parallele in den Mandel-Augen der Figuren von Aloyse (S. 206) antreffen werden. Morgenthaler (140) schreibt: «Von Anfang an werden die Augenbrauen besonders betont. Diese werden dann immer mehr übertrieben, immer breiter, legen sich rings um das Auge herum und werden in den letzten Jahren als eigentliche, die ganze obere Hälfte des Gesichtes bedeckende schwarze Maske gezeichnet». Und Spoerri (201) bemerkt dazu: «Bedenkt man, daß der Blick ein ‹Kontaktorgan› erster Ordnung ist, und daß mit Recht die Störung der Kommunikation mit der Umgebung als Hauptsymptom der Schizophrenie bezeichnet wird, so ist die Deformierung gerade des Augenbezirkes verständlich.»

J. von Ries (230) konnte interessante Beziehungen aufzeigen zwischen der schematischen Gestaltung von Gesichtern bei Wölfli und dem sogenannten «Eulen-Muster» der Heimberg-Keramik, aus der Umgebung von Thun im Kanton Bern. Dieses Muster wurde in der zweiten Hälfte des 19. Jahrhunderts aus einer vegetabilen Ornamentform von einem ganz bestimmten Heimberger Keramiker entwickelt. Und dieser Mann war, wie von Ries nachwies, ebenfalls geisteskrank! Wölfli kannte das Heimberg-Geschirr aus seiner Jugendzeit, ohne daß er allerdings das Eulenmuster später als direkte Vorlage benutzte. Es finden sich zwar auf einigen seiner Zeichnungen Details (wie z.B. zeitweilig eine doppelt-diagonale Schraffur der Stirnpartie), die für das Keramikmuster ganz typisch sind, doch haben wahrscheinlich eidetische Erinnerungsbilder seine Bildformulierung unbewußt geprägt und sich dabei vermutlich auch auf die für ihn charakteristische Gestaltung der Augenpartien ausgewirkt. Es war sicher der formalistisch-geometrische Aspekt des maskenartigen Eulenmusters, der sich dem jungen Wölfli eingeprägt und später in der Psychose ähnlich (schizoide) schöpferische Impulse hervorgerufen hat (vgl. [24]).

Die streng geometrische Ordnung im Bildaufbau und in der Behandlung der Details erlaubte es Wölfli, «sich geradezu eine Art Selbstbefreiung» (140) zu verschaffen, indem er dem drohenden Chaos eine neue Struktur entgegenstellte. In der rhythmisch-ornamentalen Gesamtwirkung liegt zu einem guten Teil das eminent Künstlerische seiner Werke begründet. Die (vgl. Abb. 364) archaisch-primitiv erscheinenden Einzelformen werden mit kreativem Geschick zu monumental wirkenden, geschlossenen Bildern komponiert. Wie viele andere Schizophrene füllte WÖLFLI dabei seine Blätter – ohne vorbereitende Skizzen oder auch nur Hilfslinien – bis die ganze verfügbare Fläche bedeckt war. Mit Recht darf man bei ihm von einer Angst vor der Leere, von einem «horror vacui» sprechen (siehe auch S. 19 u. 65).

Heinrich Anton Müller (1865–1930)

Heinrich Anton MÜLLER wurde 1865 in Boltigen, im Schweizer Kanton Bern, geboren, lebte aber im französisch sprechenden Kanton Waadt, wo er Frau und Kinder hatte und seinen Unterhalt als Weinbauer verdiente. 1903 erfand er eine Maschine zum Schneiden von Reben; die Idee war so gut, daß sie von anderen geschäftlich verwertet wurde und er das Nachsehen hatte. Seitdem arbeitete er nur noch zeitweise, irrte herum und wurde 1905 für einige Monate in einer psychiatrischen Anstalt untergebracht. Am 20. April 1906 wurde er in die Heilanstalt Münsingen bei Bern eingewiesen, in der er 1930 starb.

Bei der Aufnahme halluzinierte MÜLLER viel und unterlag der Wahnidee, daß er als aus Marseille gebürtiger Franzose mit seiner Rebschneidemaschine Millionen verdient habe. In der Folge scheint sein Größenwahn zunehmend der Kompensation seines beruflichen Versagens zu dienen: alle diplomatischen Geheimnisse der europäischen Länder seien ihm bekannt und stünden zu seiner Verfügung; er hielt sich für Gott, signierte Briefe mit «L'Eternel»; seine Frau war die «göttliche Jungfrau».

Seit 1912 wird er aufgeschlossener und konstruiert neue Maschinen. Im Garten der Anstalt gräbt er ein großes Loch, in dem er sich manchmal versteckt; auf einem Baum verfertigt er aus Zweigen eine Hängematte; aus Stoffabfällen fabriziert er sich einen mächtigen Helm. Lange beschäftigte er sich mit dem Problem des perpetuum mobile. 1914 führt er mit Hilfe aller erreichbaren Materialien einige seiner Maschinen in übergroßen Dimensionen aus. Leider sind davon nur wenige vergilbte Fotografien erhalten (Abb. 365, 366), die jedoch die ungemein erfindungsreiche Gestaltung dieser Gebilde erkennen lassen.

Seit 1917 erhält er auf eigenen Wunsch von seiner Familie Zeichenmaterial. Er benutzt grobes Packpapier, das er manchmal zusammennäht, zumeist einen schwarzen Zeichenstift und weiße Kreide (Abb. 367),

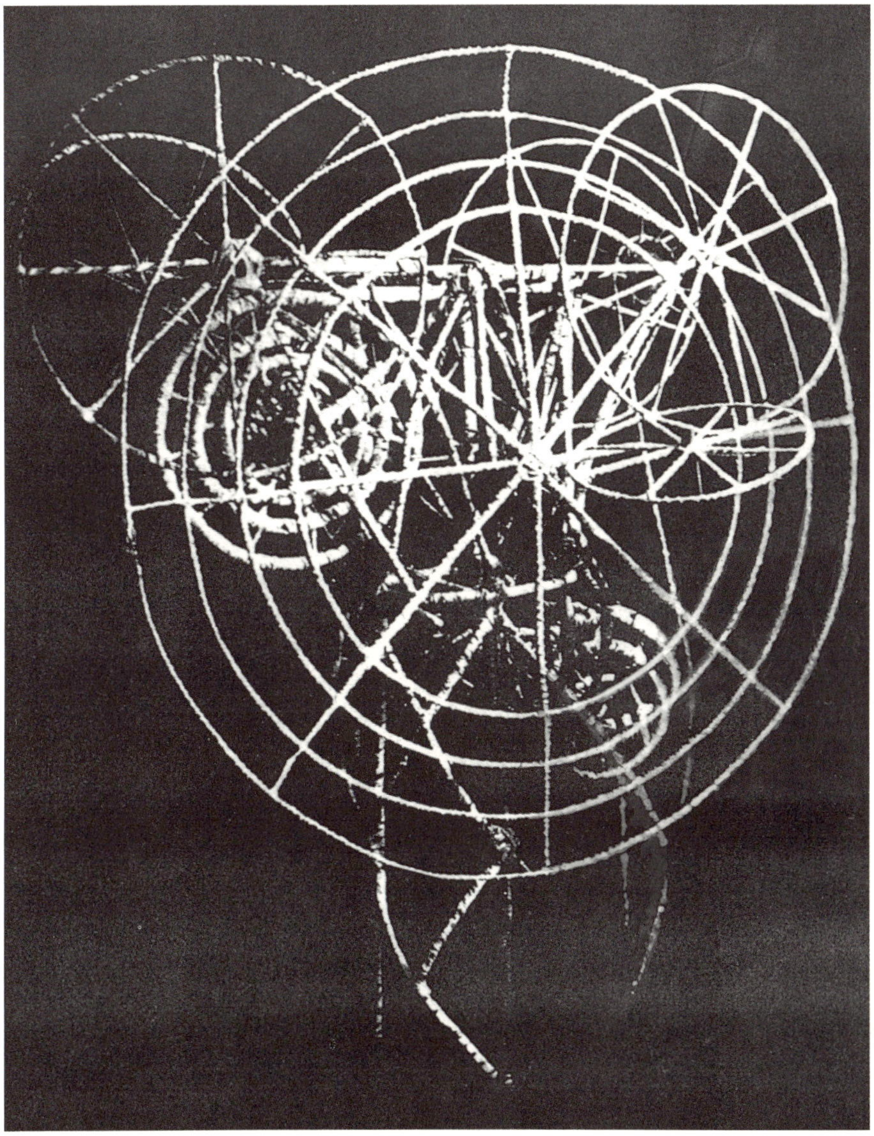

365 HEINRICH ANTON MÜLLER: *Im Garten der «Waldau», um 1914 aus den verschiedensten Materialien zusammengebaute Maschine.*

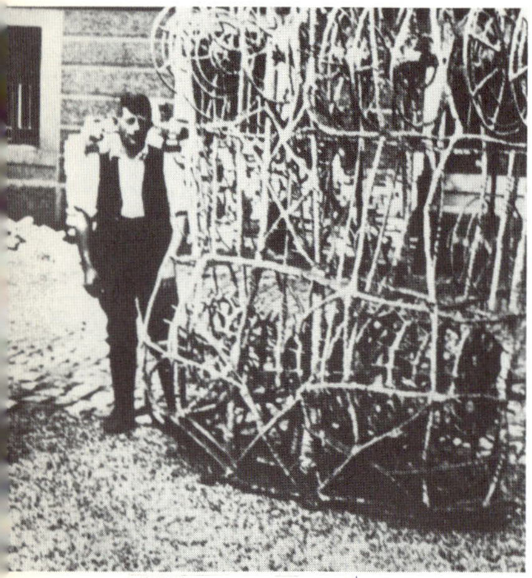

366

366 Heinrich Anton Müller *neben einer seiner großen Maschinen.*

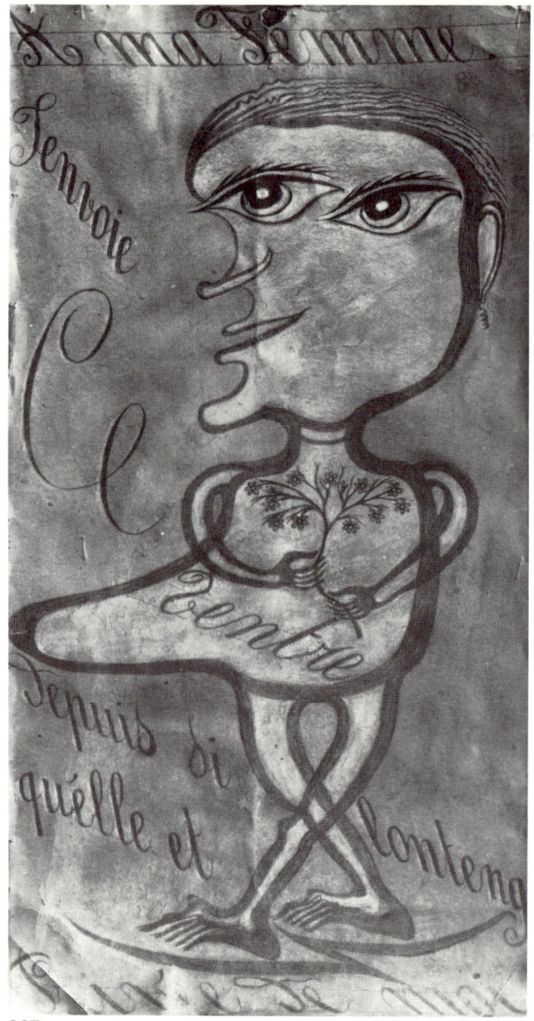

367

367 Heinrich Anton Müller: *«A ma femme j'envoie ce ventre depuis si longtemps qu'elle est privée de moi», Bleistift und Kreide, Sammlung «Waldau», Bern.*

gelegentlich auch dick aufgetragene Wasserfarbe (Abb. 369, Farbtafel XXVI, S. 200). Mit seinen Bildern schmückt er die Wände seines Zimmers. Zu dieser Zeit leidet er viel an Körperhalluzinationen und Verfolgungswahn. Die zeichnerisch produktive Phase dauert bis 1919, dann schreibt er vor allem viel. Als man 1920 die Zeichnungen aus seinem Zimmer entfernt, macht er sich erneut ans Werk, stellt dann aber 1923 seine bildnerische Produktion wieder vollkommen ein. Er magert ab, wird körperlich schwach und erleidet Anfang 1925 eine Lungenentzündung. In der Rekonvaleszenz verlangt er wieder Farbstifte und Papier; es entsteht eine neue Produktion auf meist kleineren Blättern (nur selten in größerem Format: Abb. 371, Farbtafel XXVII, 58 × 43 cm) in einem charakteristisch veränderten Stil. Im folgenden Jahr verbringt er viel Zeit im Garten der Anstalt mit einem großen, aus Karton selbst gebastelten «Fernrohr». Stundenlang beguckt er damit ein aus Steinen und andern Materialien zusammengebautes Objekt, das wohl einer Vulva ähnelt. Erklärungen hat er dazu nie gegeben. Bis zu seinem Tod, am 11. Mai 1930, beschäftigt er sich nur noch mit seinem Teleskop (59).

Die Zeichnungen von Heinrich Anton Müller, auf denen die Kontur meist stark betont und durch mehrfaches Nachziehen präzis ausgearbeitet ist (Abb. 367), weisen u.a. die folgenden interessanten Merkmale auf: «Transparenz» (153), wie sie in der Glocke und im milchgefüllten Euter der Ziege (Abb. 368) sichtbar wird (auf einem anderen Bild von Müller ist das Kind im Bauch einer Schwangeren sichtbar), außergewöhnlich deformierte und überdimensionierte Ziegenhufe (Abb. 368), Physiognomisierung der Blätter eines Baums, ausgesprochene Formalisierung des Körpers des danebenstehenden Mannes und «verkehrte» Perspektive der Türvorlage vor dem Haus (Abb. 369, Farbtafel XXVI, S. 200), phallische Verformung des Unterleibes mit einem hinzugefügten deutlichen Kommentar (Abb. 367), sowie Mischung von Vorder- und Seitenansicht des Gesichtes («gemischtes Profil» [153]). Überraschend ist die doppelte Darstellung des Mannes, der den Karren schiebt (Abb. 370, Farbtafel XXVI): Zweifellos hat Müller hier versucht, die schiebende Bewegung des Mannes sichtbar zu machen (man denkt an «Nu, descendant un escalier» von Marcel Duchamp!), was durch die Schraffur der «bewegten» Gestalt unterstrichen wird. Eine solche Deutung scheint mir plausibler, als wenn man in der Doppelgestalt – im Sinn Jungs – Müller und seinen «Schatten» sehen wollte; vielleicht haben auch beide Interpretationen gleichermaßen ihre Berechtigung.

Die Themen seiner Zeichnungen entnahm Heinrich Anton Müller seinem einfachen Leben. So stellte er zum Beispiel Menschen, Tiere, Pflanzen, Häuser, Fahrräder und andere alltägliche Gegenstände dar, aber keine Schlösser und Kaleschen, wie etwa Aloyse. Er signierte wohl zuweilen eine Zeichnung mit «Gottvater», aber sonst kann man von seinen Blättern nicht auf seinen Größenwahn schließen. Die sexuellen

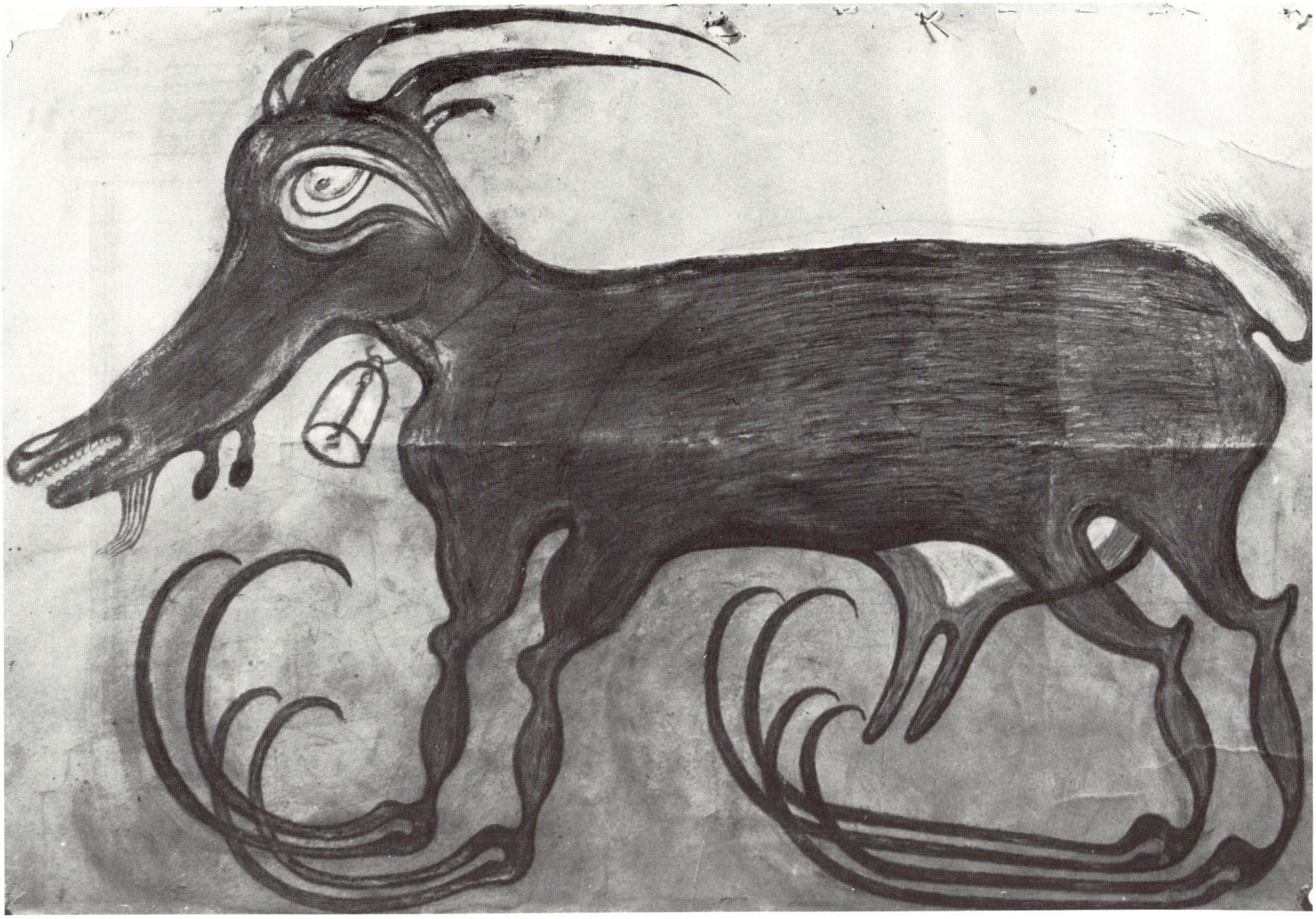

Inhalte sind entweder weitgehend offen (Abb. 367) oder in allegorischer Form dargestellt (Abb. 370, Farbtafel XXVI), zuweilen auch nur durch phallische Deformationen, vorzugsweise an Köpfen, angedeutet.

Im Gegensatz zum intensiv betonten und oft lebhaften Zeichenstil der relativ großformatigen Blätter der ersten Schaffensperiode sind die späteren eher zarte, meist mit Farbstiften ausgeführte Zeichnungen (Abb. 371, Farbtafel XXVII, S. 201), deren «angefressene» Konturen den Eindruck erwecken, als korrespondierten sie nicht nur mit dem sich verschlechternden körperlichen Zustand des Patienten, sondern zeigten ein psychisches Erlahmen, ja einen wirklichen Zerstörungsprozeß an. In unserer letzten Farbabbildung (die für viele derartige Blätter charakteristisch ist) zerfressen Insekten sowohl den abgebildeten Menschen, als auch die bedrohende (triebhafte) Schlange; der «haltgebende» Stuhl kann mit seinen dünnspitzen Füßen nicht mehr als Stütze dienen; der Mensch verwandelt sich in ein vegetativ-pflanzliches Wesen, das nur noch kümmerliche, kraftlose Sprossen hervorbringen kann. Ist es spekulativ, wenn man hier an die Verwesung des Menschen denkt und damit eine Todesahnung aus einem solchen Blatt herausliest? Mir scheint, daß hier der geistige Aspekt des Todes im Sinn einer unabwendbaren psychotischen Auflösung gemeint ist, eine Interpretation, die durch die verfügbaren Angaben aus Heinrich Anton Müllers letzter Zeit bestärkt wird.

368 Heinrich Anton Müller: *Eine seiner charakteristischen Ziegenzeichnungen, Bleistift und Kreide, Sammlung «Waldau», Bern.*

*Eugen Gabritschevsky (*1893)*

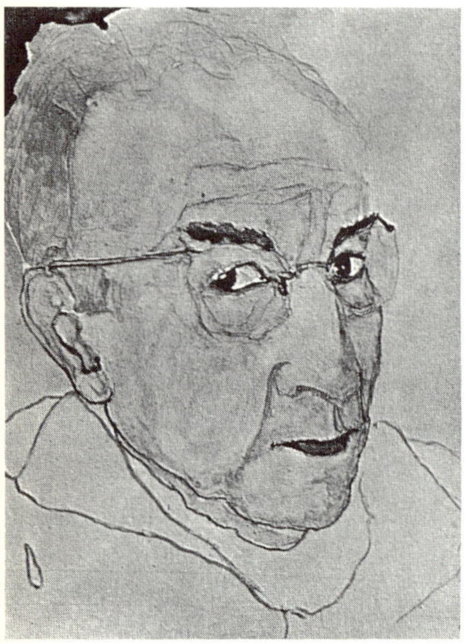

373 Eugen Gabritschevsky: *«Selbstporträt».*

Gabritschevsky wurde 1893 als Sohn eines bekannten russischen Bakteriologen in Moskau geboren. Er erhielt eine hervorragende Erziehung, lebte in einem kultivierten Milieu und zeigte früh naturwissenschaftliche Interessen. Als Jüngling zeichnete er gern und erhielt Privatunterricht durch einen russischen Maler. Nach Studien an der Moskauer Universität spezialisierte er sich auf Erbbiologie und erntete rasch Erfolg mit experimentellen Forschungen; dreißigjährig wurde er von T.H. Morgan, einer Autorität in Vererbungsfragen, in die Vereinigten Staaten berufen. 1926 zog er nach Paris, um drei Jahre am Pasteur-Institut zu arbeiten. In Frankreich litt er zeitweise unter depressiven Verstimmungen. Aus einer solchen Phase stammt die Zeichnung «Das Haus wo ich gestorben bin» (Abb. 372), die von Volmat (228) im Jahre 1956 veröffentlicht wurde. Sein Selbstporträt (Abb. 373) ist vielleicht in jener Zeit entstanden.

Im Jahre 1929 brach bei Gabritschevsky ein akuter Wahnzustand aus. Sein Bruder holte ihn zu sich nach Deutschland, wo Eugen in eine psychiatrische Klinik gebracht werden mußte und eine Schizophrenie von paranoid-halluzinatorischem Gepräge diagnostiziert wurde. Sie verlief zunächst schubförmig, mit Remissionen, wurde aber im Verlauf der nächsten Jahre ausgesprochen chronisch und machte eine Dauerhospitalisierung notwendig. Während Jahrzehnten konnte sich Gabritschevsky fast nur noch schriftlich und durch Zeichnen oder Malen äußern. Darin aber zeigte er sich außerordentlich schöpferisch. Seit dem

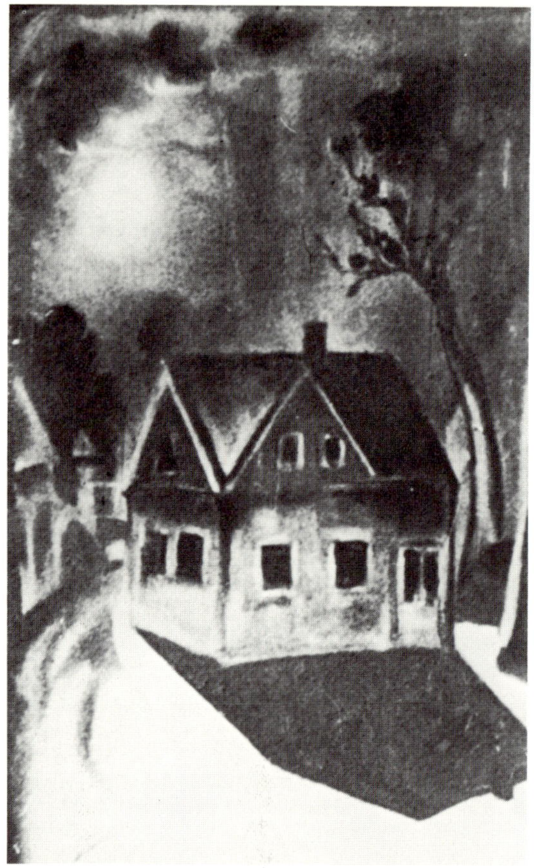

372 Eugen Gabritschevsky: *«Das Haus wo ich gestorben bin», Kohle, um 1927.*

Ausbruch der Psychose sind mehrere tausend Bilder entstanden. Meist ist das Format etwa 20 × 30 cm, viele Blätter sind kleiner, hunderte erreichen 45 × 60 cm. Gabritschevsky benutzt jede Art Papier, die ihm unter die Hand kommt, wobei er die Technik jeweils dem Material anpaßt.

Eugen Gabritschevsky nimmt unter unseren künstlerisch hervorstechenden Kranken dank seiner stilistischen Vielseitigkeit eine Sonderstellung ein. Obwohl seine schizophrene Psychose schon bald einen chronischen Verlauf nahm – was in vielen Fällen eine Fixierung des Zeichenstils zur Folge hat –, experimentierte er in den langen Jahrzehnten seiner Krankheit mit allen nur möglichen graphischen Ausdrucksmitteln und Stilarten. Unsere Abbildungen (die zum größten Teil einer Publikation über ihn entstammen [118]) können davon nur einen sehr begrenzten Eindruck vermitteln. Von einer hieroglyphenartigen Bildsprache (Abb. 374, S. 203) über deformierte, kaum

Zu den Farbtafeln XXI–XXV

Adolf Wölfli

360 «Luftballon seiner Exzellentz» (Autobiographie, Heft 3), 50 × 37 cm, Wölfli-Stiftung Bern. 1909.

361 «Skt. Adolf Kuss, Riesen-Fonttaine», 38 × 50 cm, Wölfli-Stiftung Bern. 1917.

362 «Skt. Adolf-Thron, Flühe-Blume in der Schweiz», 29 × 22 cm, Wölfli-Stiftung Bern. Um 1917.

363 «Das Grossgross-Keiser-Reich Widderwald in Japan», 45 × 33 cm, Slg. A. Bader. 1920.

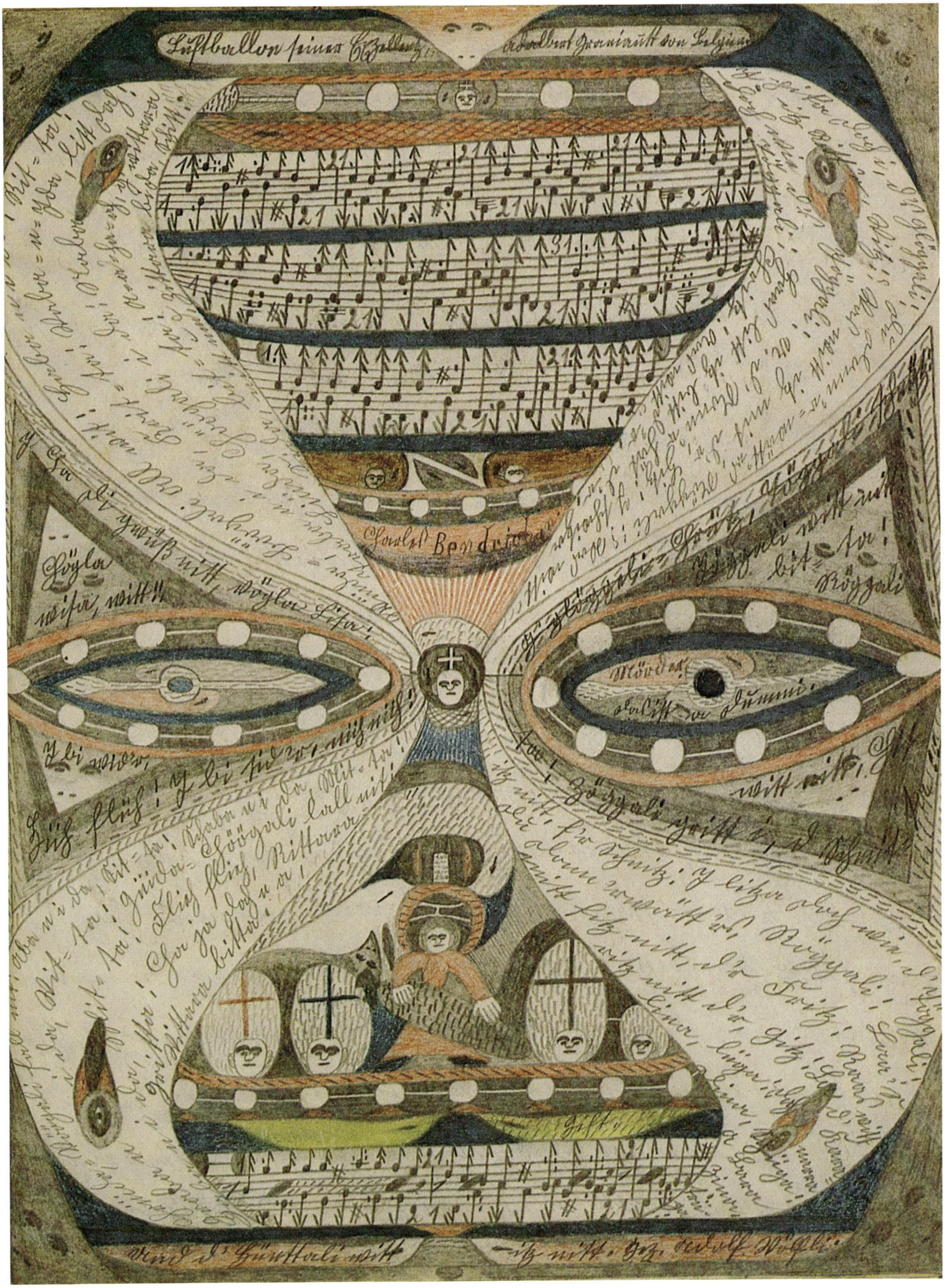

360

ADOLF WÖLFLI XXI

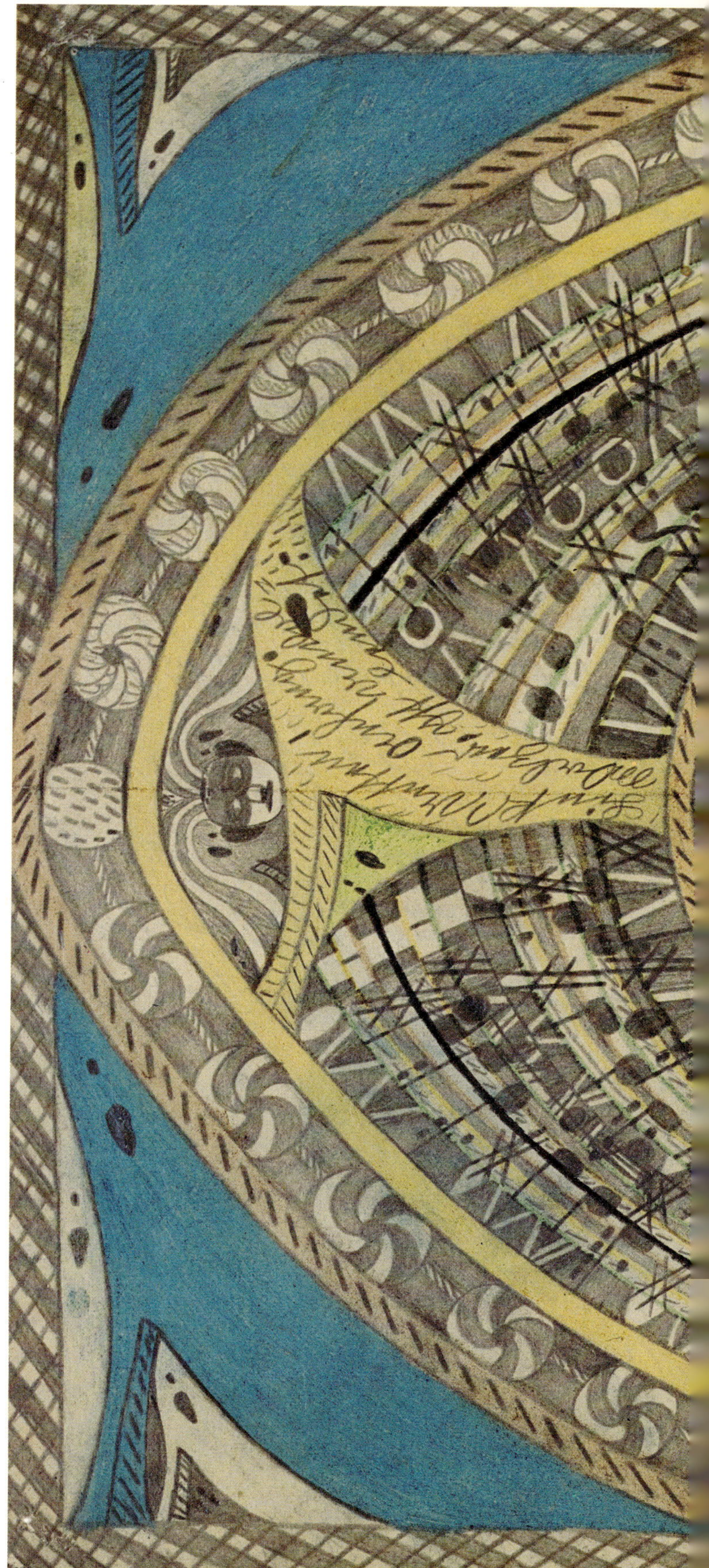

361

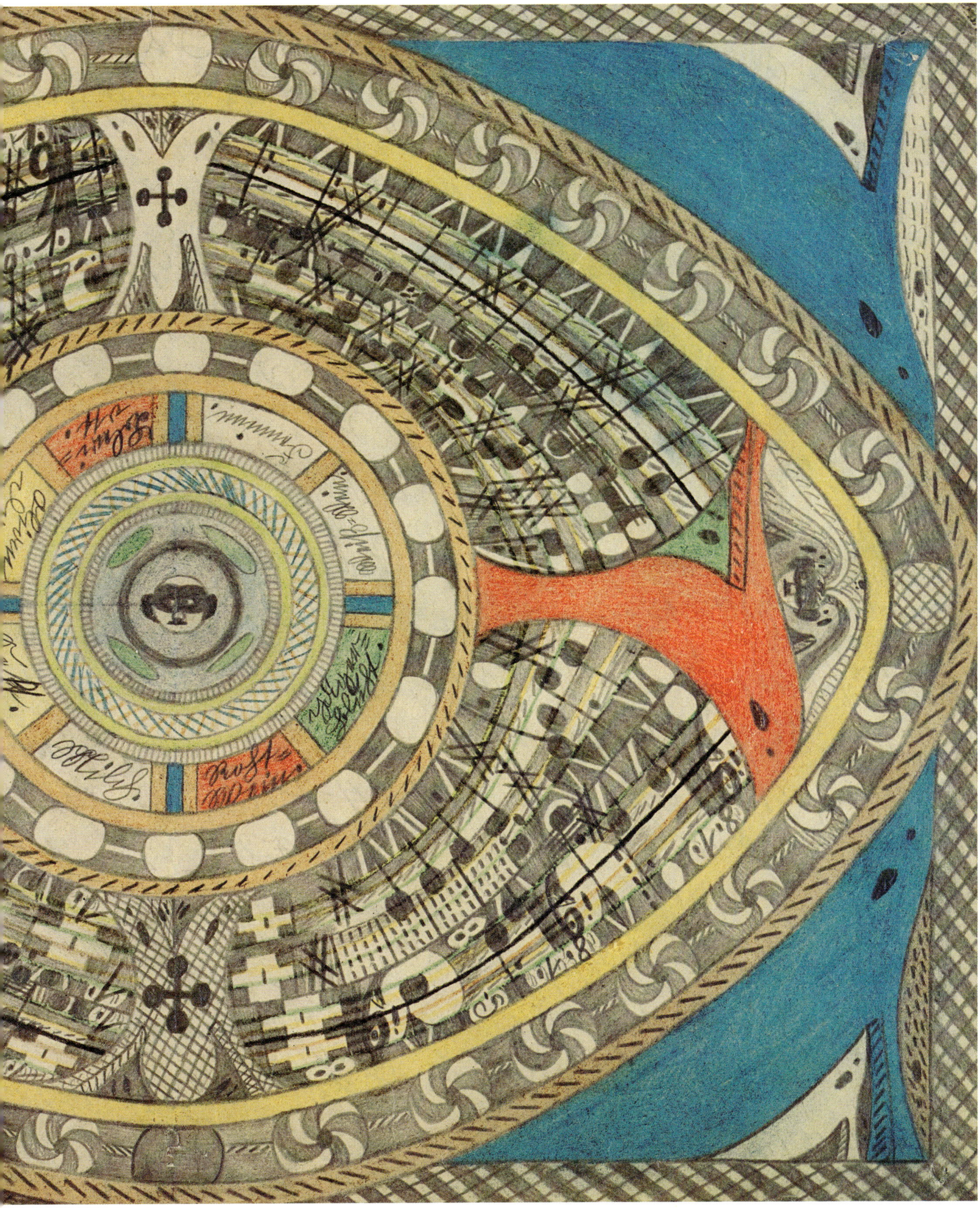

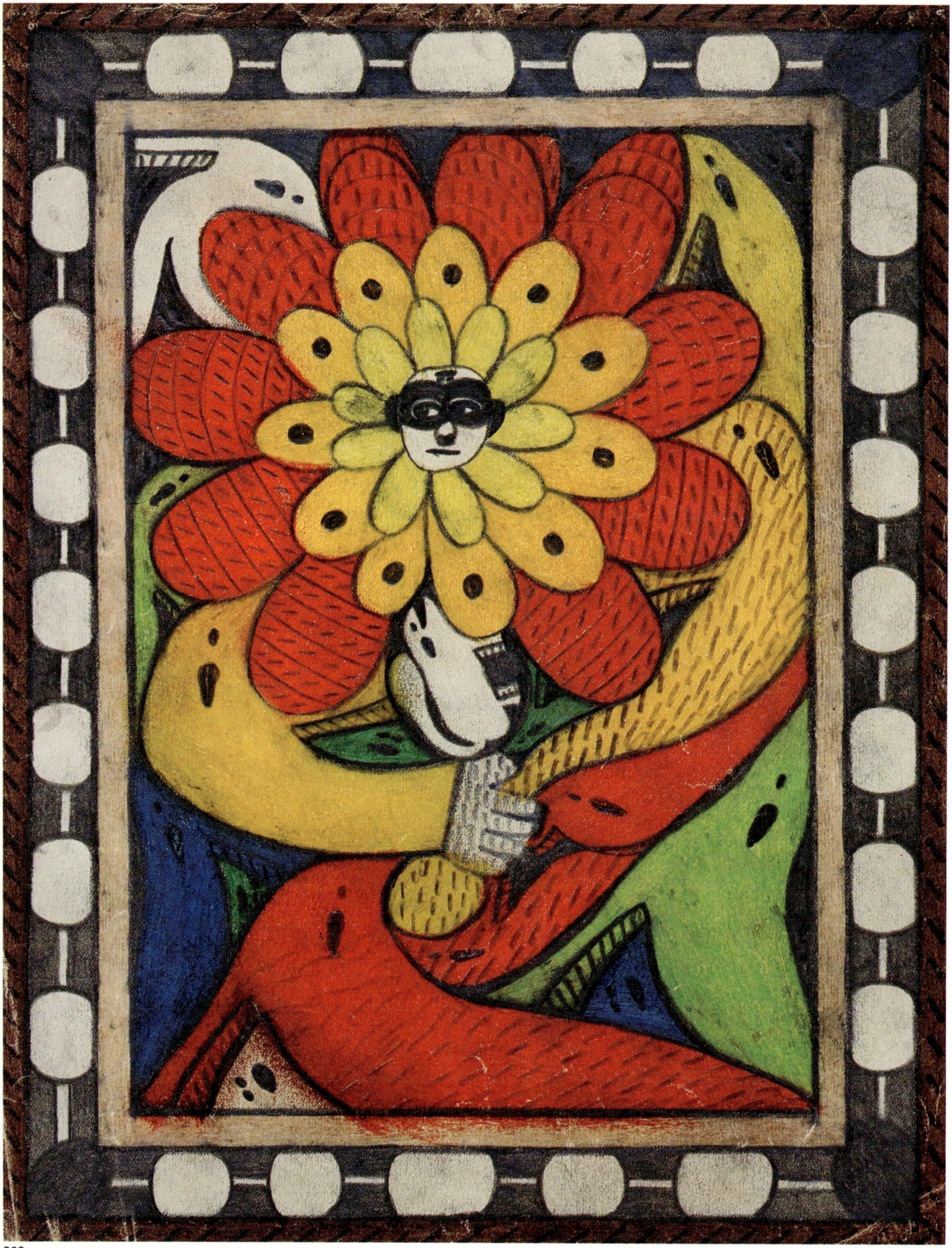

362

XXIV

ADOLF WÖLFLI

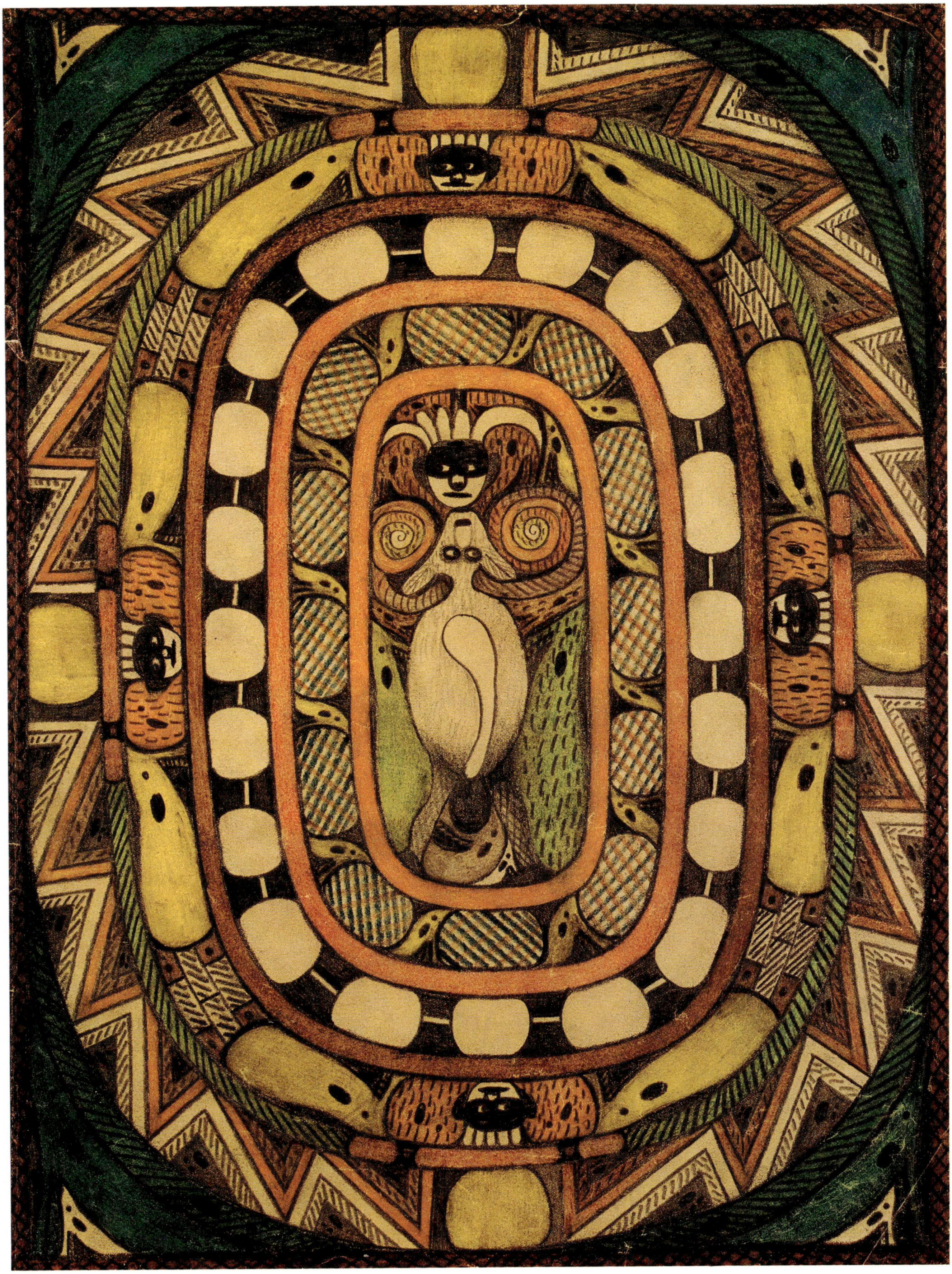

363

ADOLF WÖLFLI

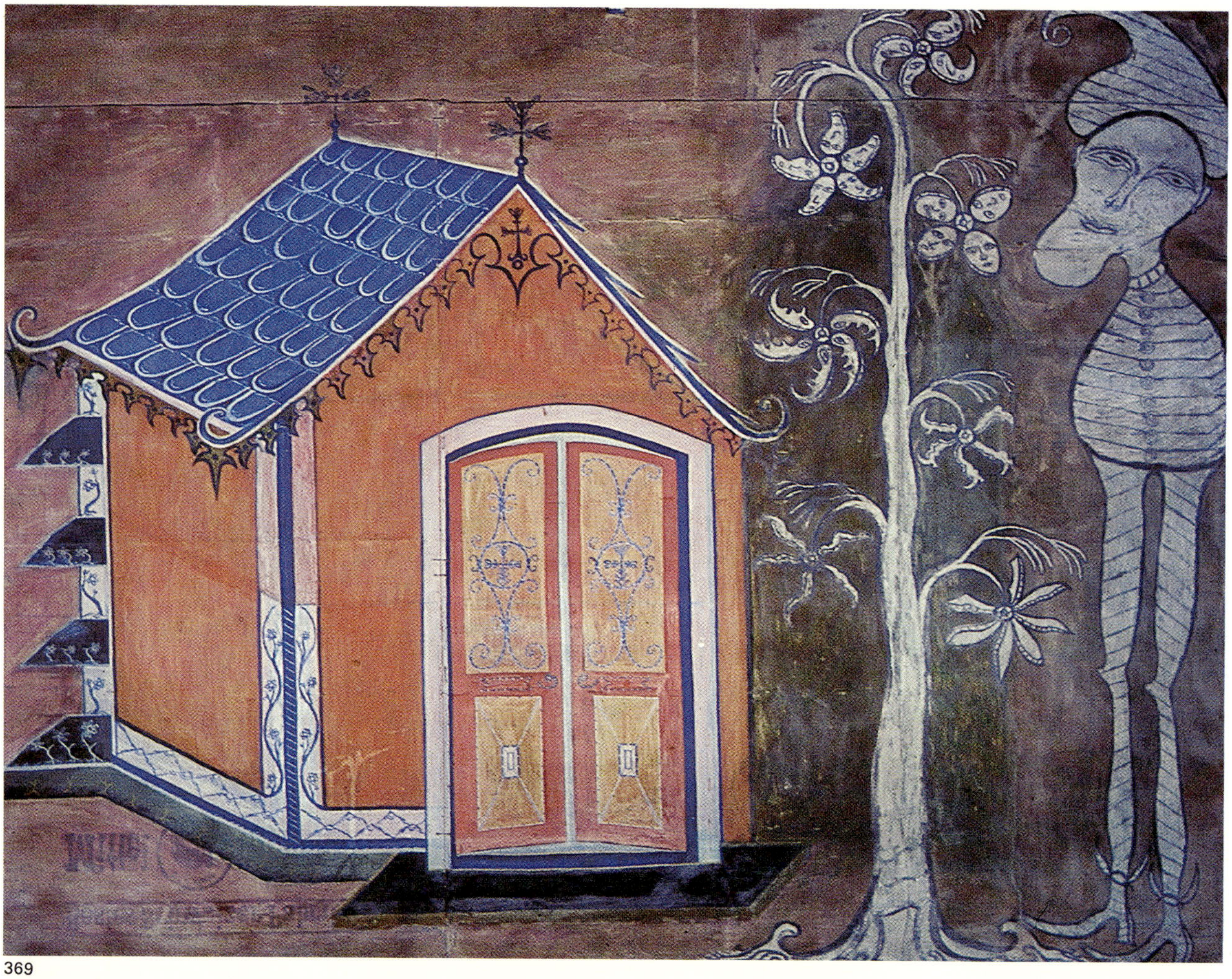
369

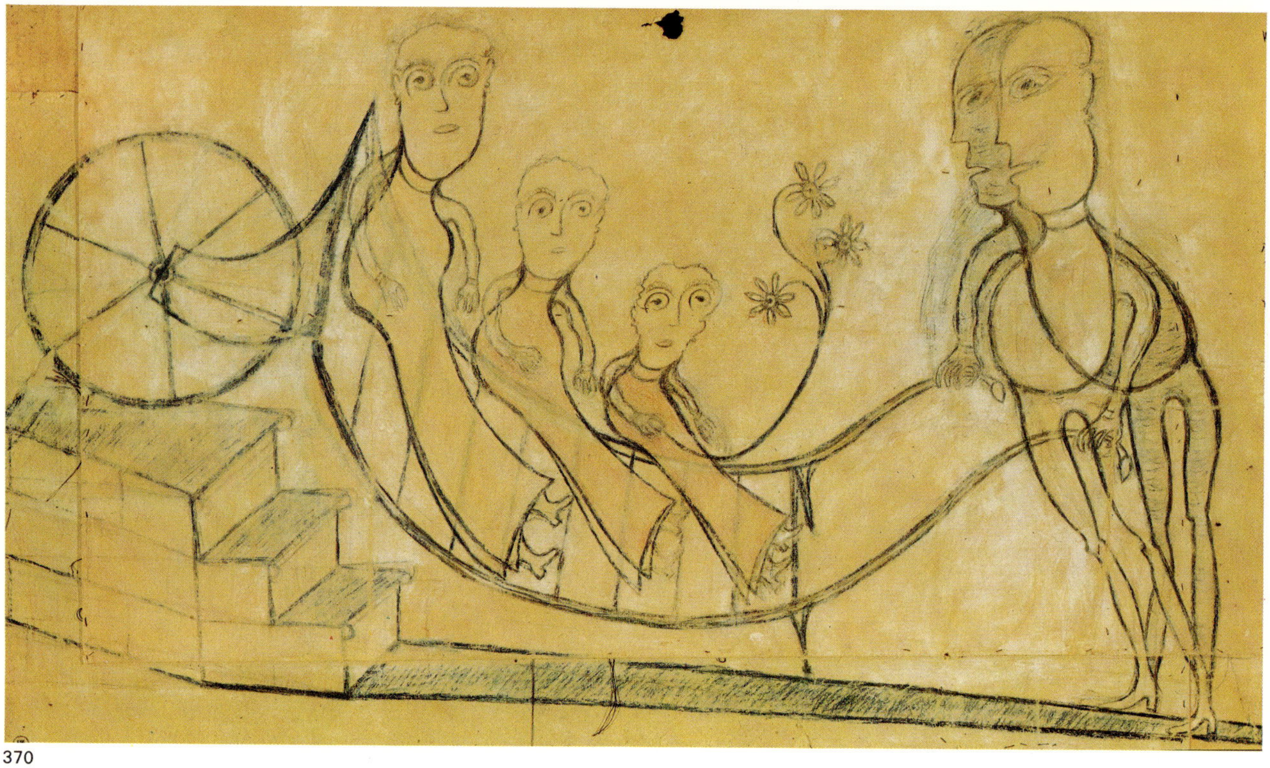
370

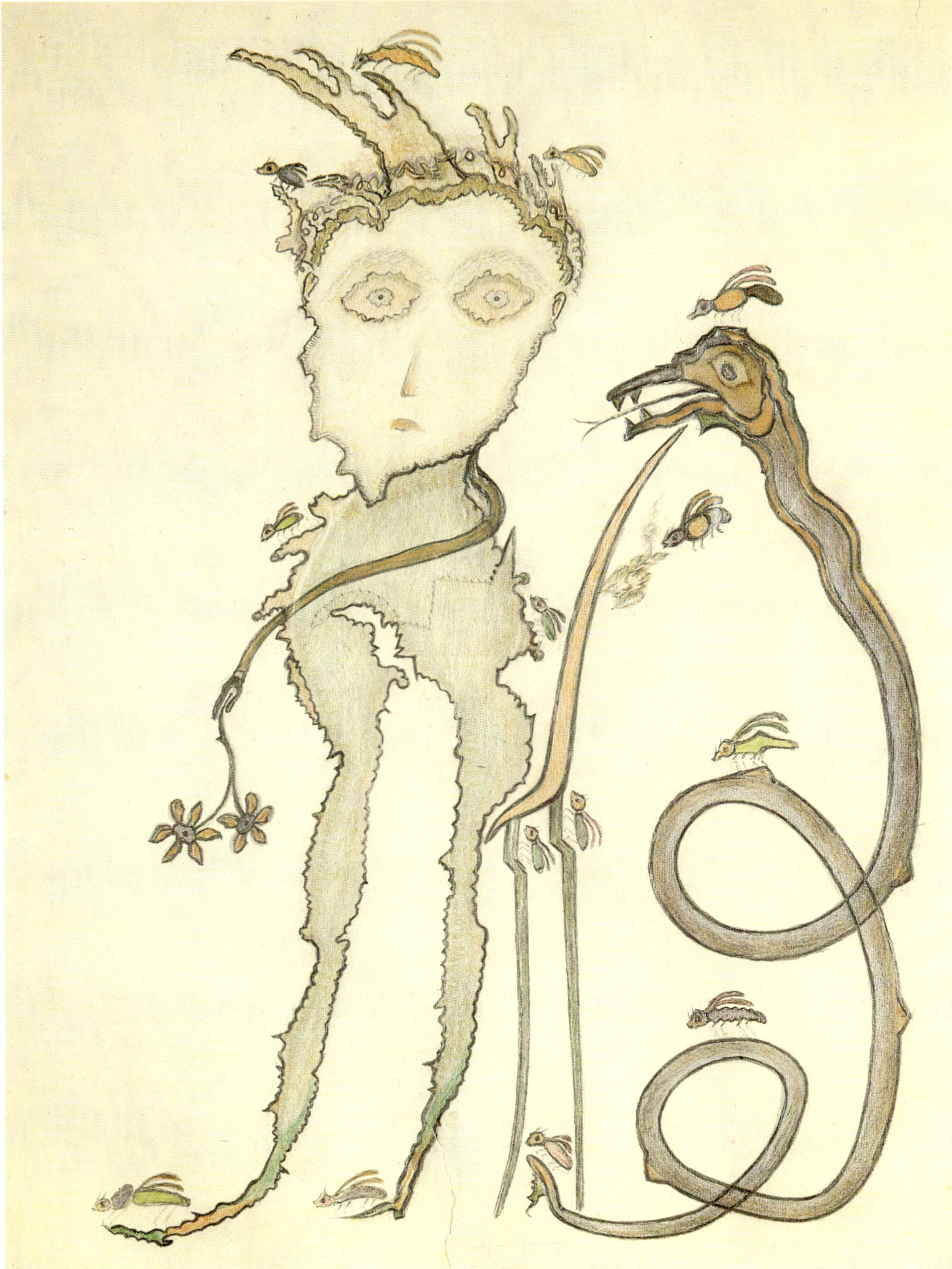

371

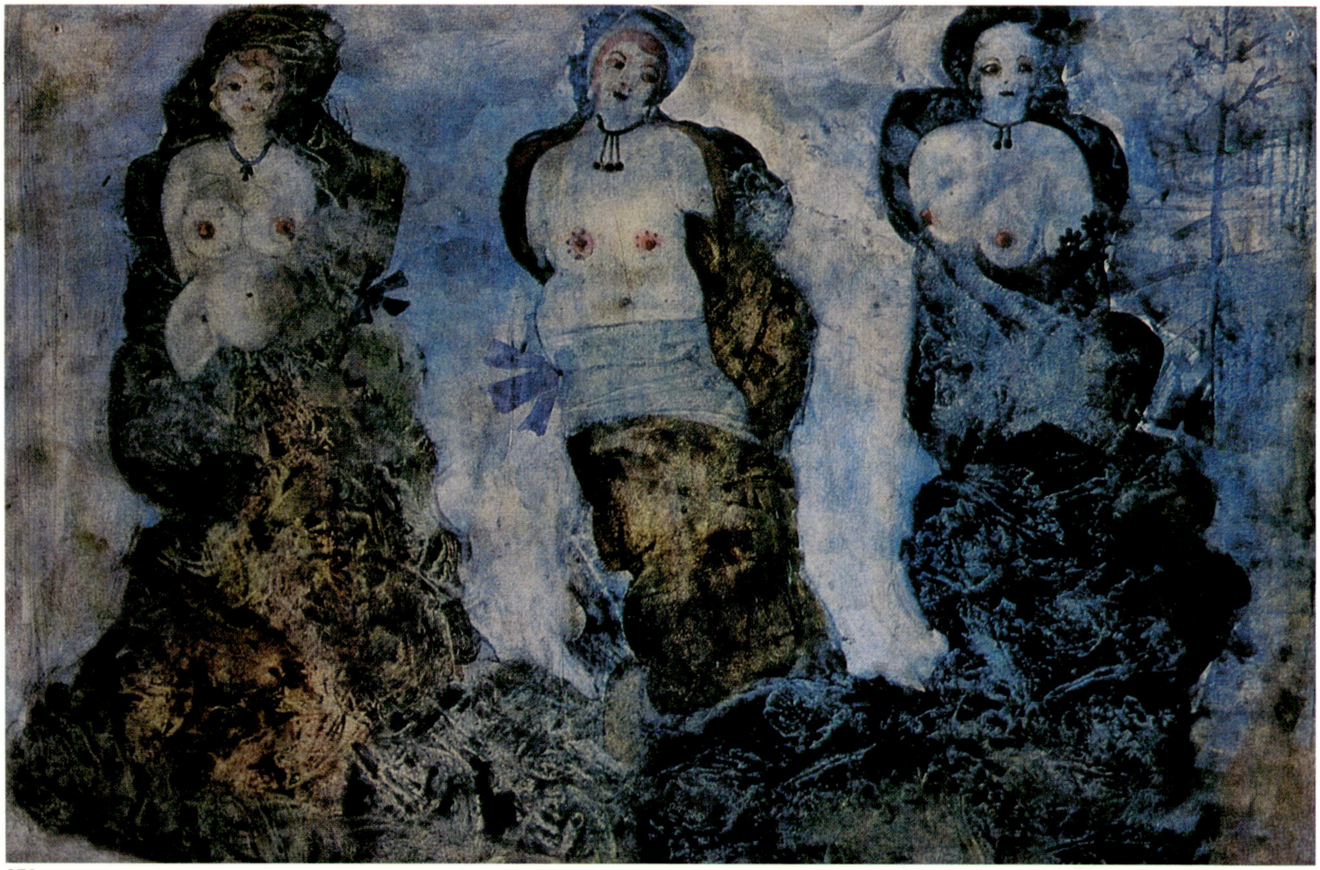

378

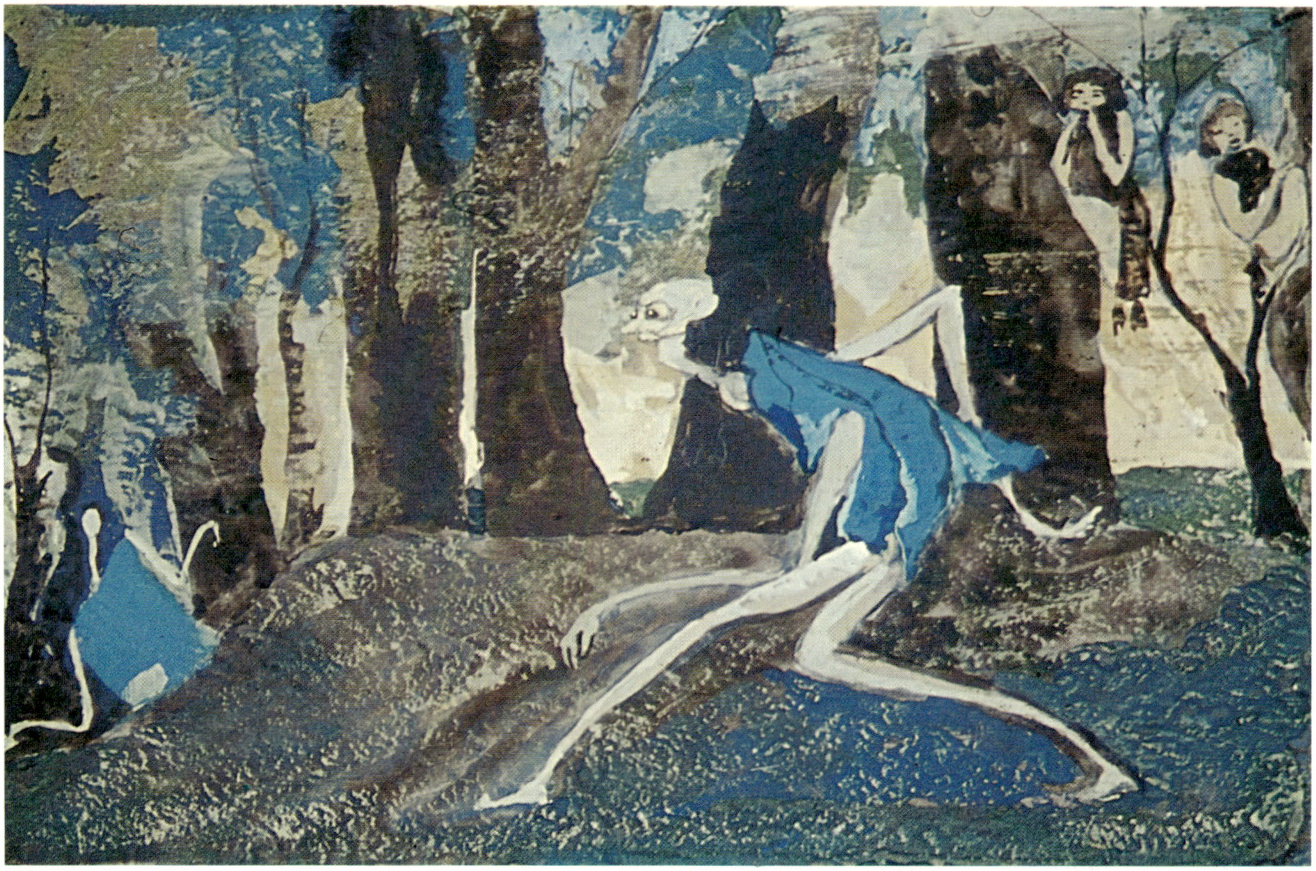

379

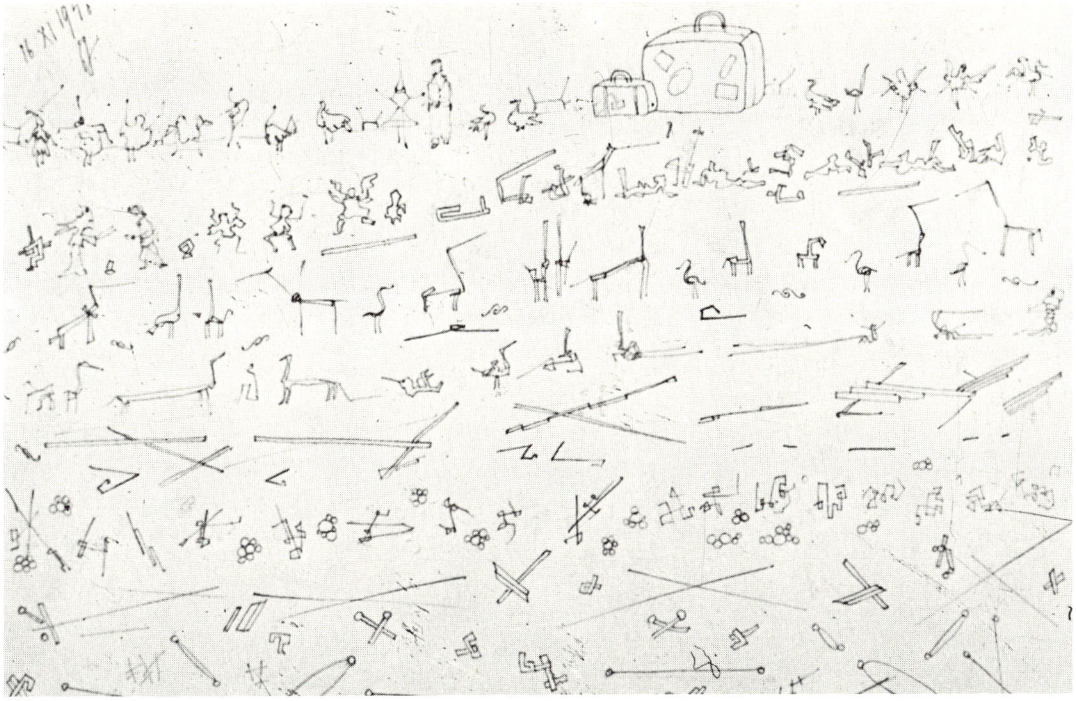

374

Zu den Farbtafeln XXVI–XXVIII

Heinrich Anton Müller

369 Bleistift, Kreide und Tempera auf Packpapier, Waldau Bern. Um 1917/22.

370 Farbstifte und Kreide, 51 × 85 cm, Art brut Lausanne. Um 1917/22.

371 Farbstifte, 57,5 × 42,5 cm, Art brut Lausanne. Nach 1925.

Eugen Gabritschevsky

378–379 Wasserfarben-Malereien.

374–375 Siehe Legende S. 204.

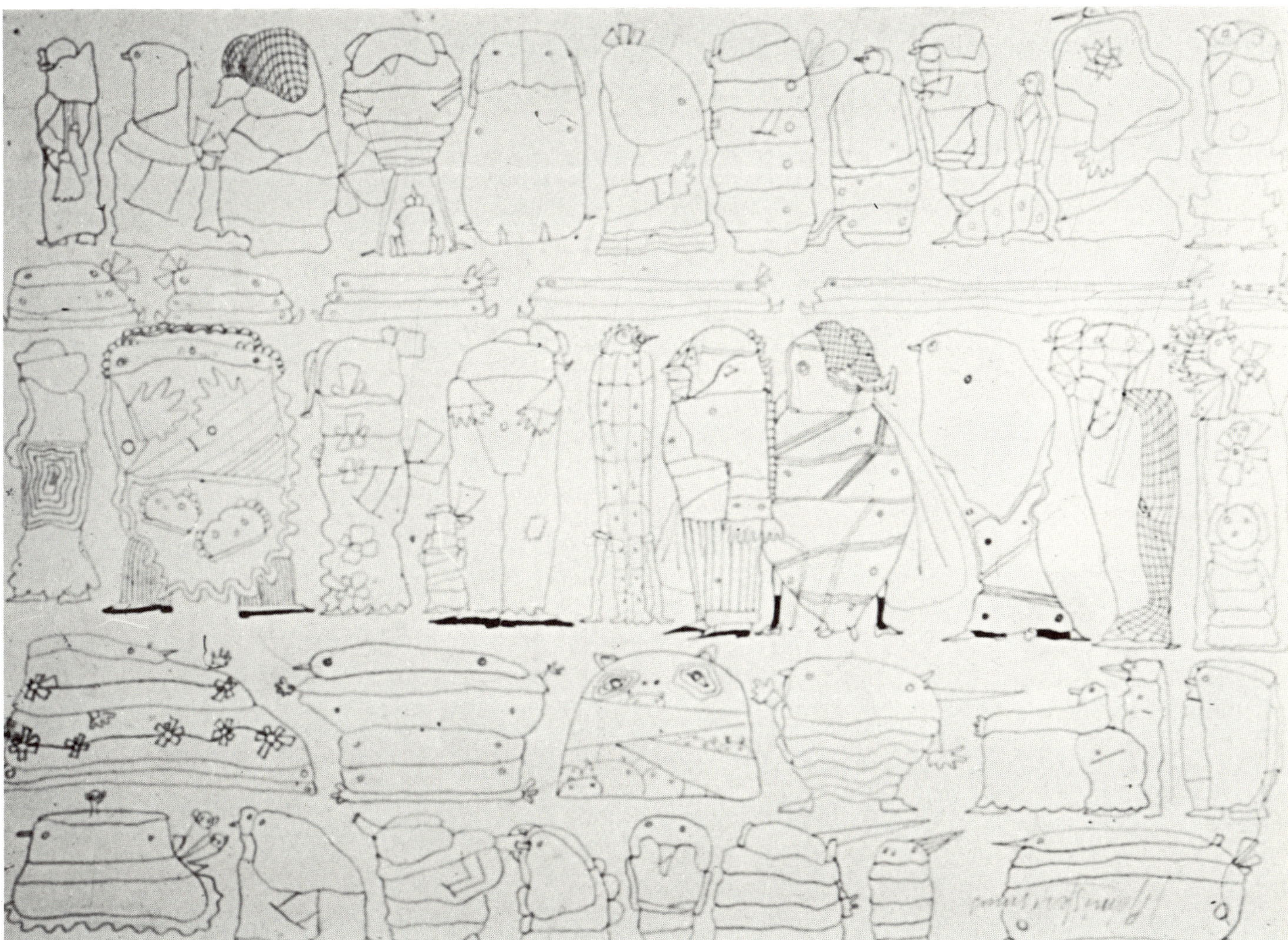

375

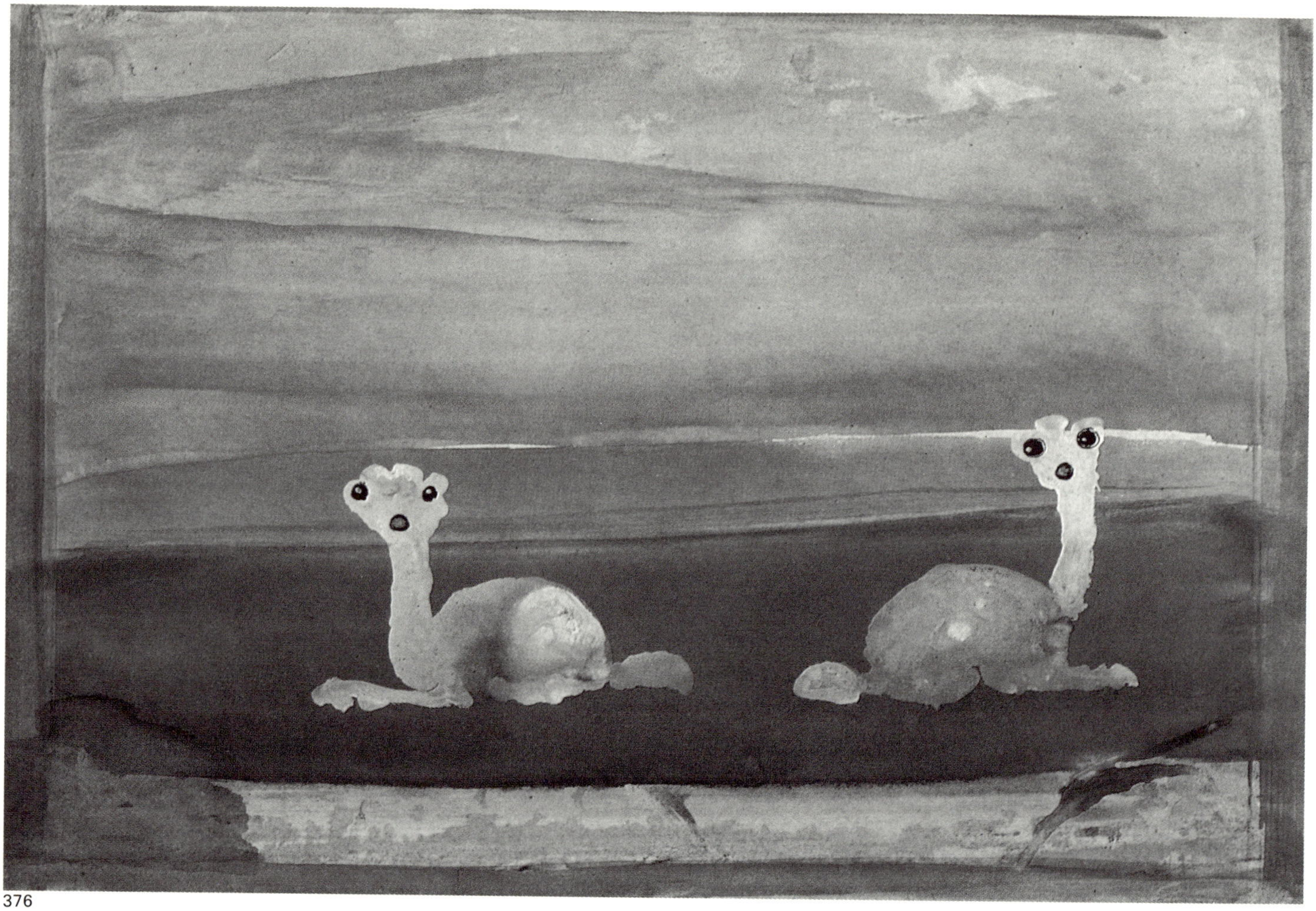

376

374–377 EUGEN GABRITSCHEVSKY: *Vier Beispiele seiner erstaunlich vielfältigen stilistischen Möglichkeiten: Feder, Bleistift, Aquarell- und Temperafarben werden abwechselnd verwendet.*

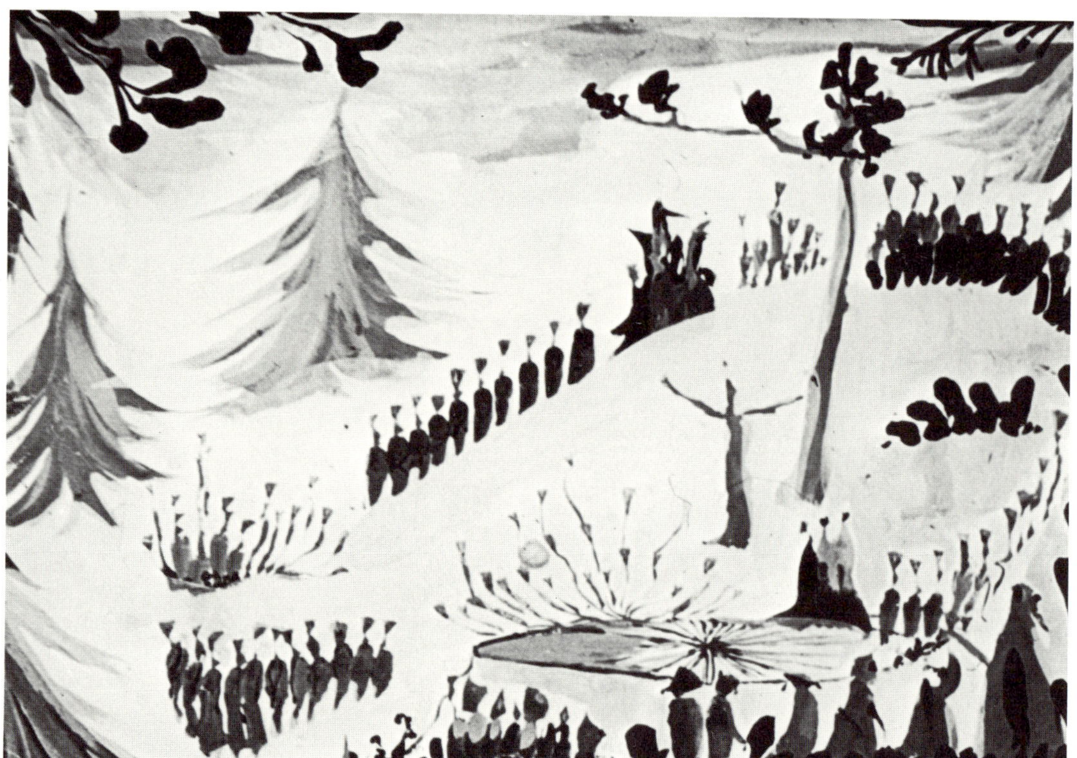

377

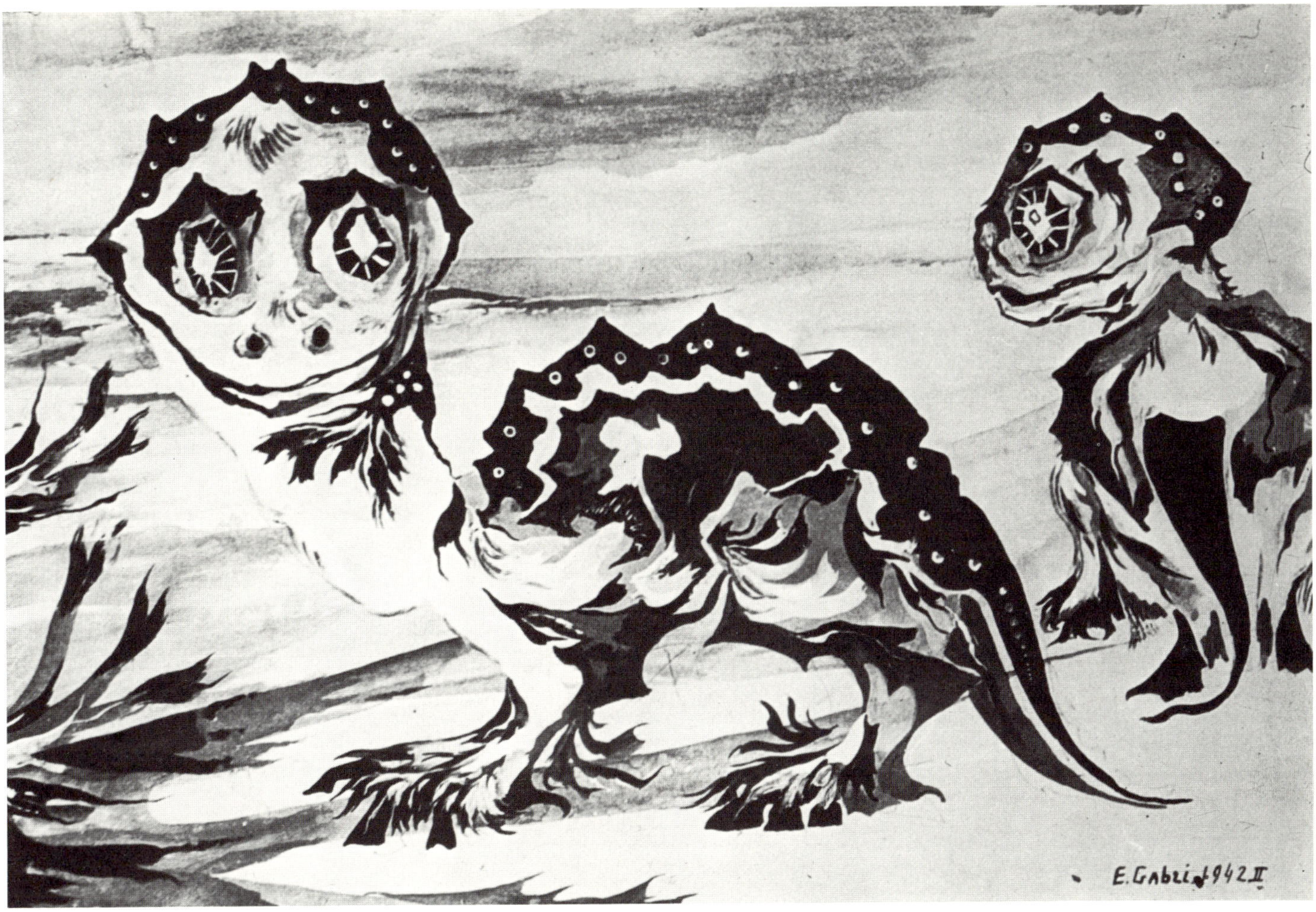

380 Eugen Gabritschevsky: *Vorsintflutliche, zum Teil geometrisierte Ungeheuer. Datiert 1942.*

noch menschliche, unheimliche Wesen (Abb. 375) gelangen wir zu gelassen wirkenden Fabeltieren (Abb. 376, S. 204) oder auch zu vorsintflutlichen, geometrisch betonten, furchterregenden Ungeheuern (Abb. 380). Fast wie kalligraphische Zeichen in einer bewegten Landschaft harmonisch verteilte Menschen scheinen einer kreuzartigen Prophetengestalt zu lauschen (Abb. 377, S. 204). Nackte Frauengestalten entspringen einem raffiniert gestalteten und subtil gefärbten, ungewissen Magma (Abb. 378, Farbtafel XXVIII, S. 202), und eine karikaturhaft verzerrte Männergestalt eilt einem unbeschreiblichen geometrischen Wesen in einem Wald nach, wo Weiber in den Bäumen herumgeistern (Abb. 379, Farbtafel XXVIII).

Gabritschevsky kann mit sparsamsten Mitteln ebensogut eine ausgesprochen monumentale Wirkung erreichen (Abb. 381), wie reizvolle Poesie in der Verteilung der

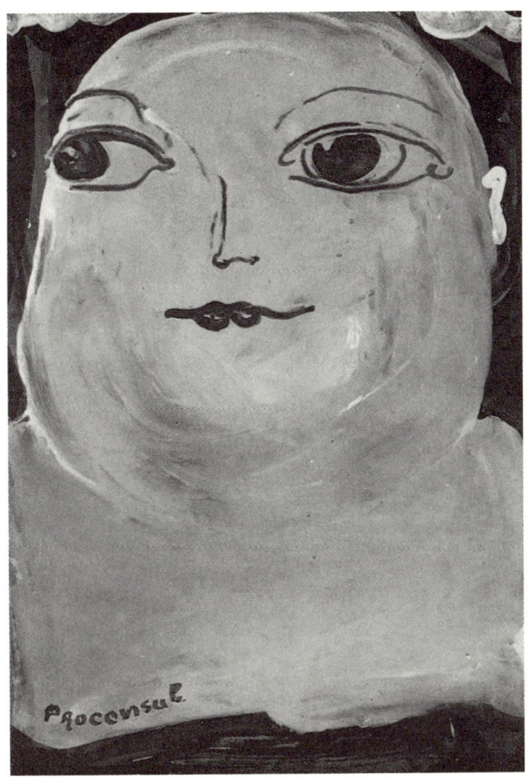

381 Eugen Gabritschevsky: *«Proconsul». Monumental wirkende Vereinfachung.*

382 Eugen Gabritschevsky: *Iterative Verwendung punktförmiger Stilelemente für eine Tierdarstellung.*

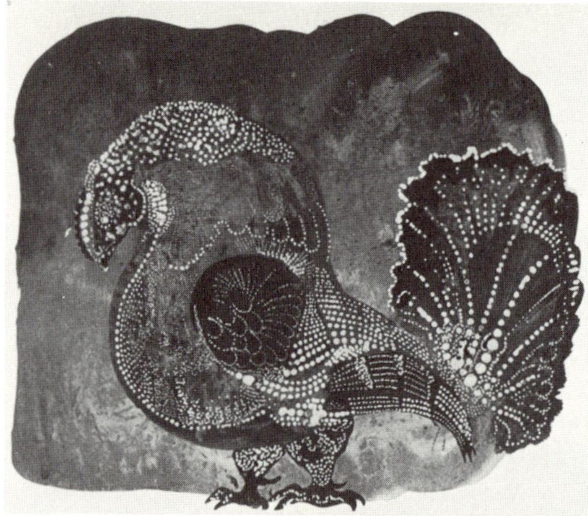

punktförmigen Formelemente einer Tierdarstellung erzielen (Abb. 382). Viele seiner Bilder drücken eine betonte Wahnstimmung aus, andere wieder wirken ruhig und ausgeglichen; die einen sind grell und ungemischt farbig, die anderen zeigen feinste Abstufungen in den Zwischentönen. Seine Ausdrucksmöglichkeiten scheinen sich über alle technischen Grenzen hinwegzusetzen.

Aloyse (1886–1964)

Aloyse wurde 1886 in Lausanne geboren, wo ihr Vater Postangestellter war. Mütterlicherseits war sie erblich belastet: eine Tante und ein Vetter waren wegen Schizophrenie in psychiatrischen Spitälern untergebracht. Der Großvater väterlicherseits war trunksüchtig. Die gleiche Neigung trat zuweilen bei ihrem Vater auf, der im Ruf eines groben und rohen Menschen stand. Eine ihrer beiden Schwestern mußte wegen eines paranoiden Schubes vorübergehend klinisch behandelt werden.

Die Angaben, die wir über die Jugend von Aloyse besitzen, sind spärlich. Sie war intelligent und besuchte die Schulen bis zur Maturität. Von sehr verschlossener Natur zeigte sie sich eigenwillig und gelegentlich herrschsüchtig; dem anderen Geschlecht stand sie abweisend gegenüber. Nach der Reifeprüfung arbeitete sie ein Jahr in einem Pensionat als Volontärin, ein weiteres Jahr als Kinderfräulein. Nach der Rückkehr zu ihrer Familie studierte sie Sprachen und interessierte sich sehr für religiöse Fragen. In dieser Zeit (1907–1911) begann sich eine sexuelle Erregung während ihrer Periode bemerkbar zu machen; sie wirkte dann auf ihre Angehörigen äußerst unangenehm. Sie fing auch an, religiöse Propaganda zu treiben.

1911 reiste sie nach Deutschland, wo sie in Leipzig in einer adligen Familie Privatunterricht erteilte. Dort lernte sie den Hofprediger des deutschen Kaisers kennen, der sie für seine drei Töchter ins Schloß Sans-Souci in Potsdam engagierte. Sonntags sang sie in der Schloßkapelle für den Kaiser. Der Kriegsausbruch überraschte sie in Potsdam; nur unter Schwierigkeiten konnte sie in die Schweiz zurückkehren.

Zu dieser Zeit traten bei Aloyse erstmals deutliche Zeichen geistiger Störungen auf. Als überzeugte Vegetarierin und Pazifistin verfaßte sie religiöse Traktate, wobei sie ihre Person mehr und mehr vernachlässigte. Sie glaubte, mit göttlichen Kräften begabt zu sein, die es ihr erlaubten, die Menschen zu bessern und zum Heil zu führen. Dabei wurde sie zunehmend gleichgültiger und in sich gekehrt, gelegentlich auch grob und bösartig; zeitweise litt sie an Verfolgungswahn. Ihre Tätigkeit beschränkte sich auf kleine Näharbeiten für eine ihrer Schwestern, eine Schneiderin. Ihre Selbstisolierung nahm ständig zu; schließlich behauptete sie, mit einem Pfarrer verlobt zu sein. Von ihrer göttlichen Sendung völlig überzeugt, schrieb sie Briefe an Verbrecher, von deren Missetaten sie in den Zeitungen las.

Im Jahre 1917 richtet sie auf Trauerpapier an Kaiser Wilhelm II. einen Liebesbrief in einer sonderbaren Mischung von hochtrabendem Wortschwall, affektiert klingenden

Versen und echter Poesie. Ein Jahr später, am 20. Februar 1918, muß ALOYSE mit schweren Erregungsanfällen in die psychiatrische Universitätsklinik Lausanne gebracht werden. Dort fallen die Dissoziation ihrer Sprache und ihre Neologismen auf, ebenso ihr mystischer, nicht systematisierter Größen- und Verfolgungswahn. Hinter einer starren Maske mit spärlichem mimischen Ausdruck ist die Affektivität verhältnismäßig gut erhalten. Sie bezeichnet den Direktor der Anstalt als «embryon de la gloire du monde avec ricochet de la vie de famille» (Weltruhm-Embryo mit Abprall des Familienlebens).

Im Jahre 1919 nimmt die Zerfahrenheit zu; ALOYSE wird zunehmend autistisch. Sie beteiligt sich nicht mehr an Gesprächen, ihr Blick ist starr. Man erkennt Ansätze eines verworrenen kosmischen Wahnsystems. Jetzt, mehr als ein Jahr nach ihrer Einweisung und etwa fünf Jahre nach den ersten Anzeichen der Geisteskrankheit, beginnt sie ihre mehr und mehr dissoziierten Schriften mit kleinen, minuziös ausgeführten Bleistiftzeichnungen zu schmücken. Es sind Blumen, wenig später einige Männerporträts (siehe in [8]), die zusehends stilisiert werden und stets frontal gesehen sind. Eine Entwicklung in Richtung auf eine ziemlich schematische, streng symmetrische Darstellung des menschlichen Gesichtes zeichnet sich ab (Abb. 383).

Während des Jahres 1920 bleibt der Zustand von ALOYSE stationär. Sie wird in eine Anstalt für chronisch Geisteskranke in Gimel (Kanton Waadt) verlegt, wo sie bis zu ihrem Tod (1964) bleibt. Dort durchlebt sie einige Jahre eine deutlich erotisch gefärbte Erregungsphase, mit Graphomanie und Logorrhoe, sowie obszönen Redensarten und Aggressivität gegenüber dem Arzt. In ruhigen Momenten zeichnet sie gelegentlich mit Farbstiften (Abb. 384). Erst gegen Ende der zwanziger Jahre, als Hans STECK (207, 208, 209) auf ihre Zeichnungen aufmerksam wird und ihr Schulzeichenhefte und Farbstifte verschafft, entwickelt sich das Zeichnen zu einer regelmäßigen Freizeitbeschäftigung, die nunmehr einem inneren Drang entspricht. Interessant ist, daß dabei vorerst nur wenige Farben gebraucht und die Blätter

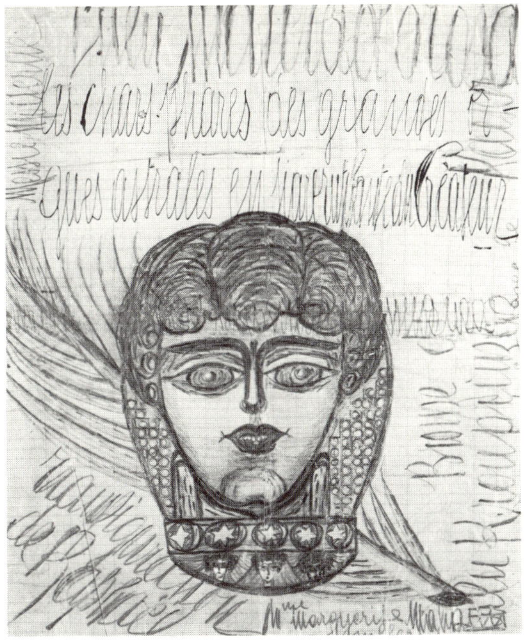

383 ALOYSE: *«Lulu Mater dolorosa», Bleistift, Sammlung Prof. H. Steck, Lausanne. Datiert 1919.*

keineswegs bis zum Rand gefüllt werden; der Hintergrund bleibt meist weiß, und die Körper der Figuren werden oft nur als farbige Konturen gezeichnet. Die Tendenz zu symmetrischer Darstellung ist unverkennbar, vor allem die Gesichter werden zur streng frontalen, seltener im Profil gesehenen Maske. Dabei entsprechen den Augen je-

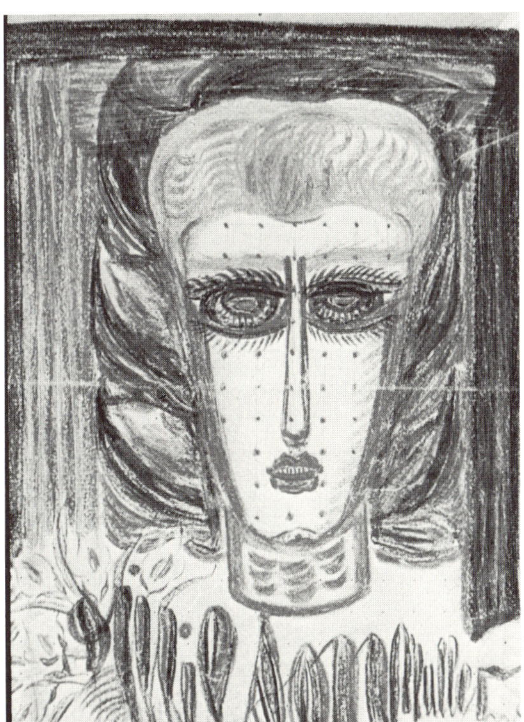

384 ALOYSE: *«Wilson Muller», Farbstifte, 24 × 19 cm, Sammlung «Cery», Lausanne. Datiert 1921.*

Zu Farbtafel XXIX

ALOYSE

387 «Trapézistes Knie», Farbstifte, 60 × 42 cm, Sammlung «Cery», Lausanne. Anfang der Vierzigerjahre.

385 ALOYSE: *«César», Farbkreiden, 72 × 51 cm, Sammlung A. Bader. Datiert 1948.*

386 ALOYSE: *«Marie-Louise à Bonaparte Père Noël», farbige Filzstifte, 29 × 21, Kunstmuseum Lausanne. Um 1963.*

weils blaue oder grüne mandelförmige Gebilde. In den vierziger Jahren wird die bildnerische Produktion umfangreicher, der Strich leidenschaftlicher und dynamisch bewegt, die Farbigkeit intensiver.

Jetzt greift ALOYSE zu größeren Formaten und um 1945 entstehen manchmal schon recht monumental wirkende Blätter (Abb. 387, Farbtafel XXIX, S. 209); zunehmend wird das ganze Blatt bemalt (wie in unserem Beispiel, Abb. 389, Farbtafel XXXI, S. 211). ALOYSE will immer großformatiger arbeiten, benutzt gebrauchtes Packpapier und näht sogar mehrere Bögen zusammen. Wenn eine Seite bemalt ist, kommt die Rückseite dran. Ihr größtes Werk befindet sich auf einer Rolle von vierzehn Metern Länge. Als diese Rolle später im Kunstmuseum von Lausanne gehängt und besichtigt werden konnte, stellte man mit Erstaunen fest, daß es sich nicht um aneinandergereihte Einzelbilder, sondern um eine kompositionell geschlossene Gesamtdarstellung handelt, obwohl ALOYSE beim Arbeiten jeweils nur einen kleinen Abschnitt vor Augen gehabt hatte.

Ihr Drang zur Monumentalität tritt noch deutlicher hervor, als sie 1948 große Bristolkartons und dickere Farbkreiden erhält. Es entstehen Blätter, die dank der großzügigen Vereinfachung und dem dynamischen Duktus an Bilder von MATISSE erinnern (Abb. 385; siehe auch Abb. 388, Farbtafel XXX). Auch in den Malereien ihrer letzten fünfzehn Jahre machen sich immer wieder monumentale Züge bemerkbar (auch auf kleinen Blättern, Abb. 386), zuweilen trotz Integration von Nebenfiguren, Details und Schrift (Abb. 390, Farbtafel XXXII, S. 212). Große helle Flächen bringen eine ungewöhnliche Dynamik ins Bild (Abb. 390 u. 391, Farbtafel XXXII).

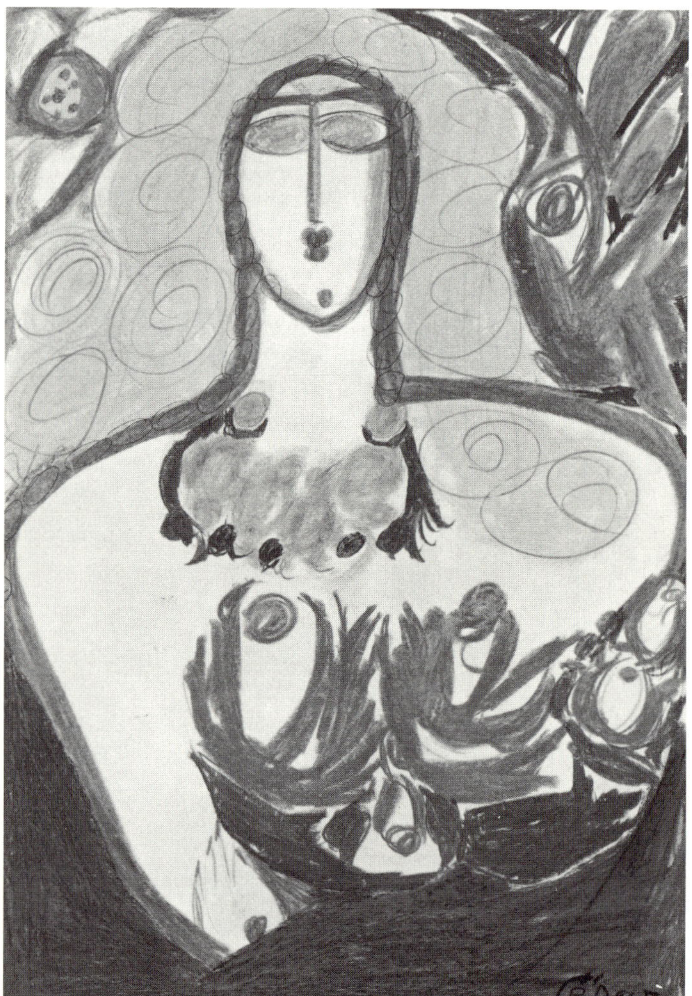

385

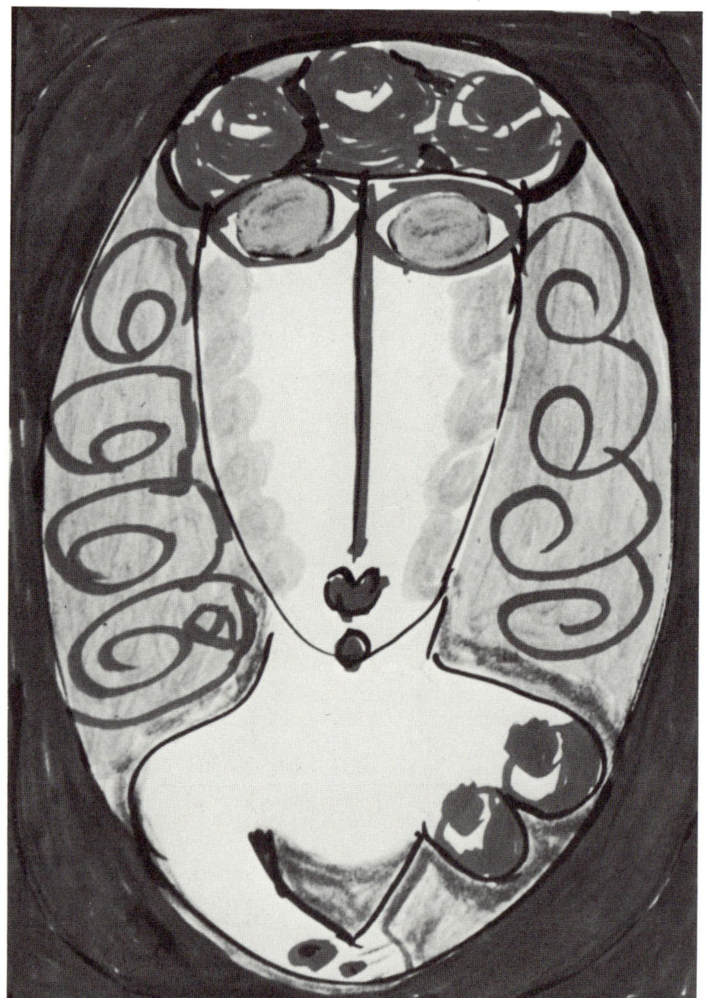

386

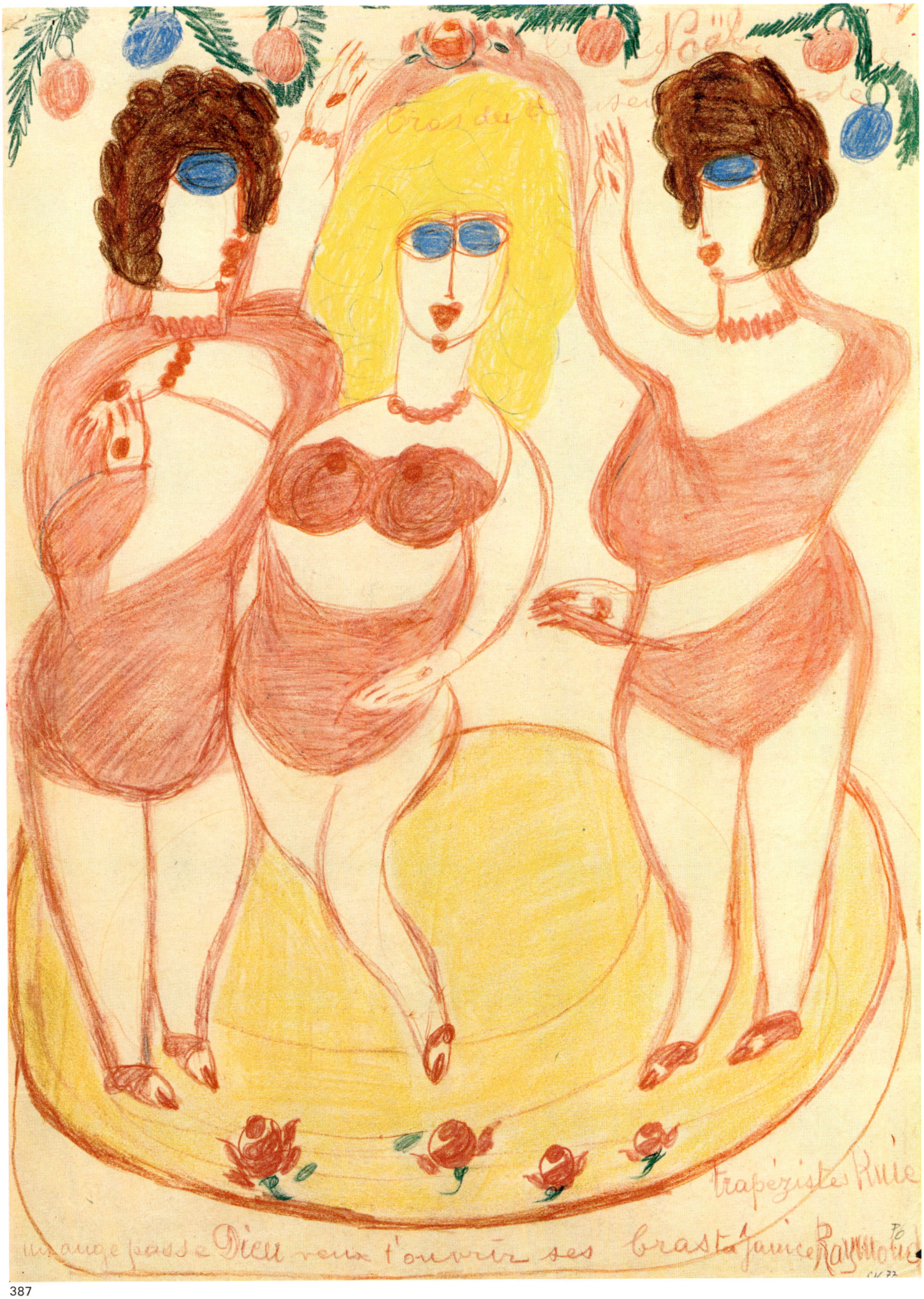

387

ALOYSE

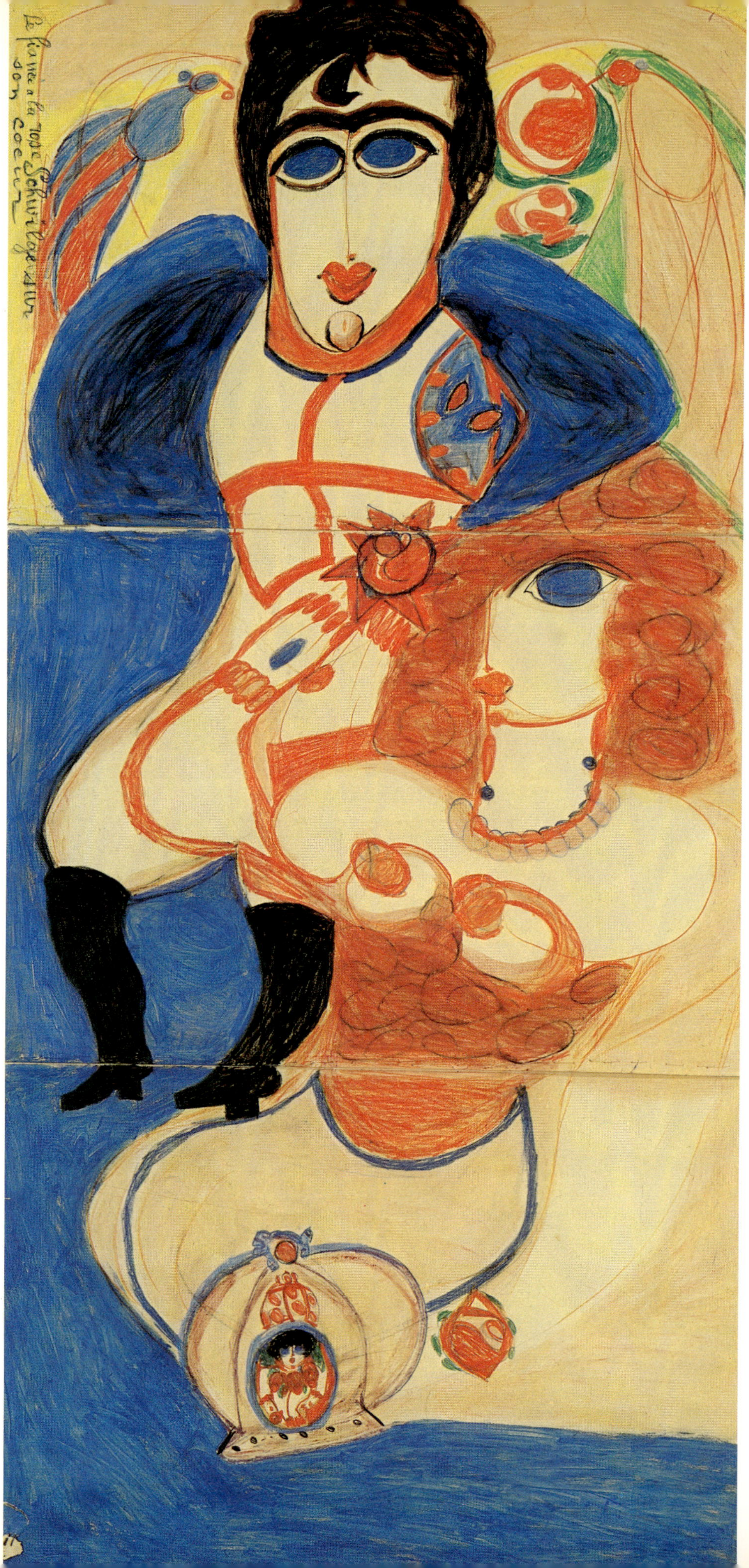

388

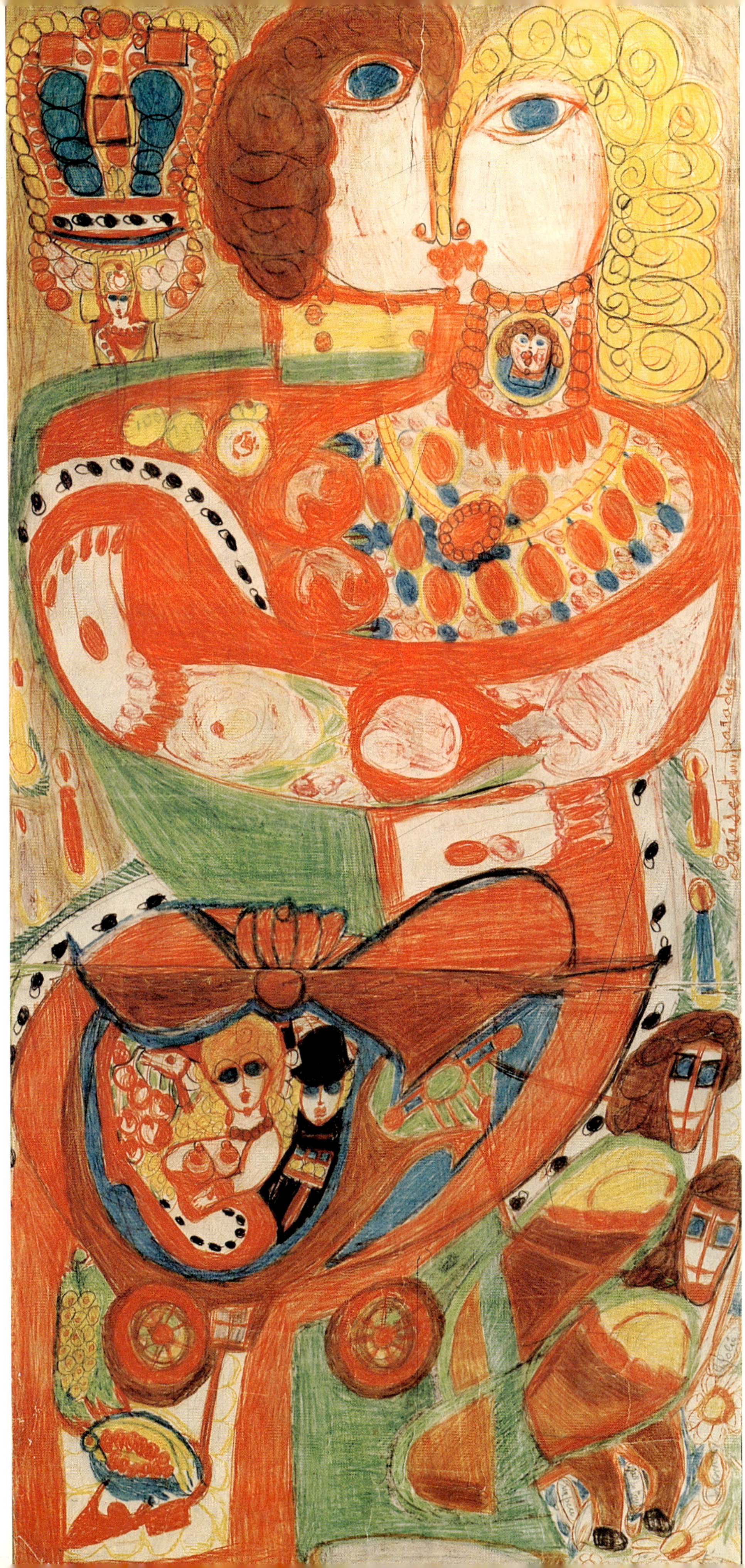

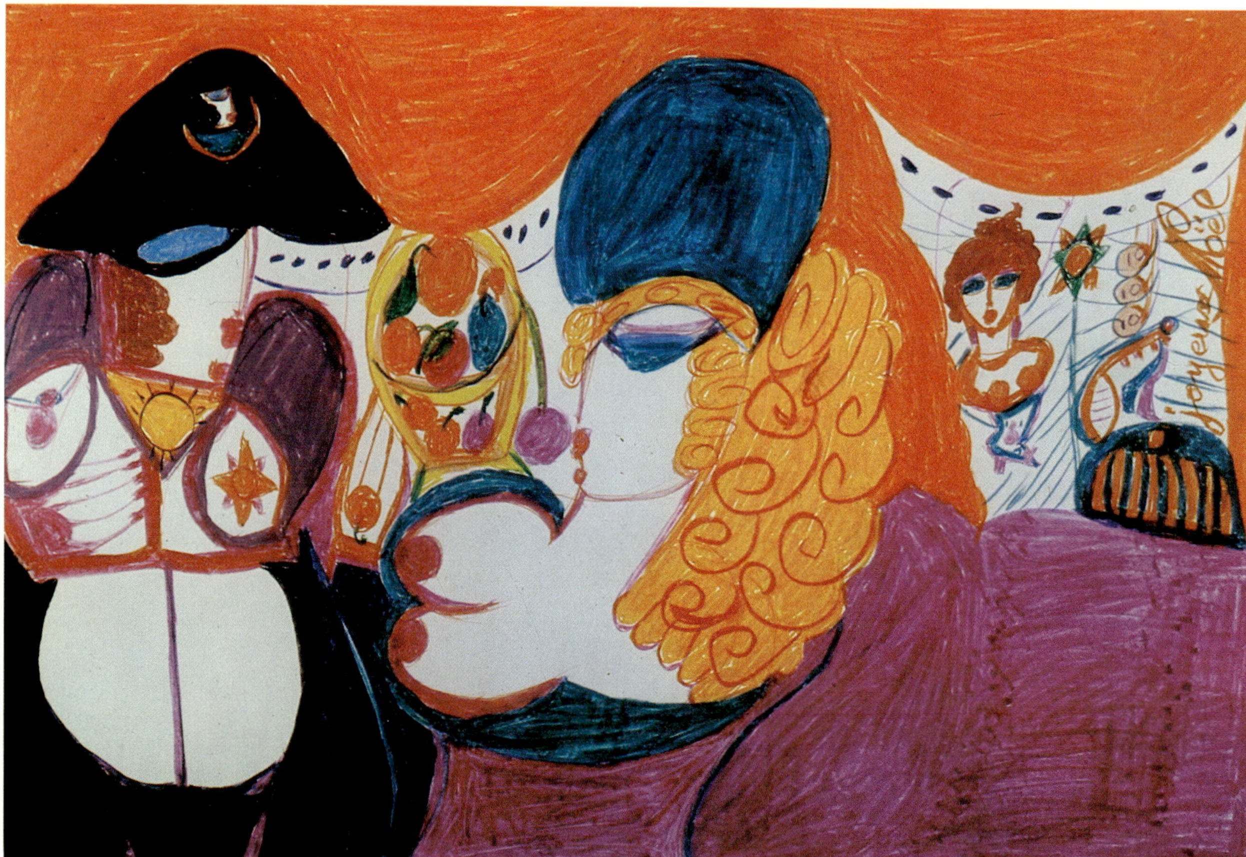

390

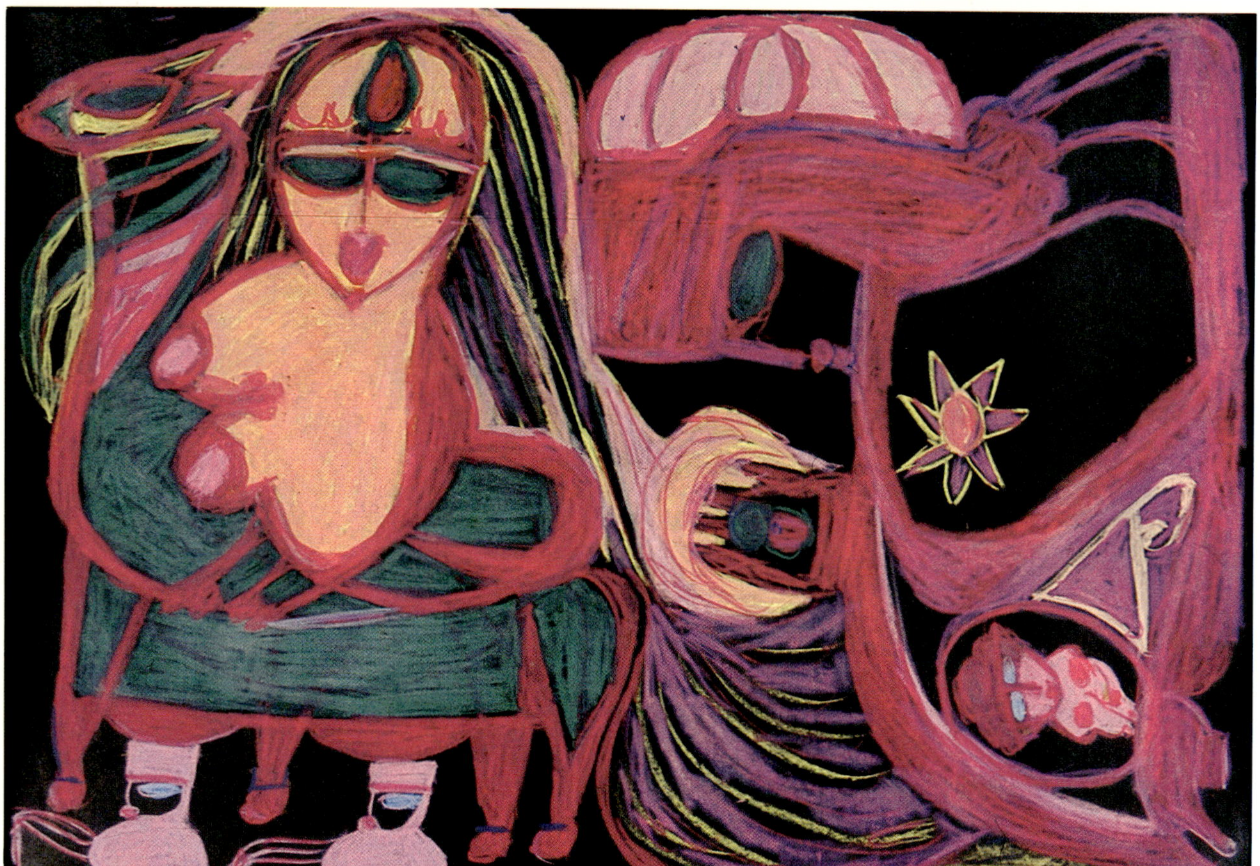

391

So weist der Stil von Aloyse eine eigentliche künstlerische Entwicklung auf (vgl. dazu Carlo, S. 231). Obwohl ihre höchst umfangreiche Produktion immer aufgrund ihrer unverkennbaren stilistischen Eigenheiten die Urheberin erkennen läßt, handelt es sich hier keineswegs um stereotype Wiederholungen; ganz im Gegenteil ist die Fülle der Einfälle und die Reichhaltigkeit ihrer gestalterischen Bewältigung ohne Grenzen.

Im Lauf der Jahre wurde Aloyse zugänglicher und weniger reizbar, sicher auch deshalb, weil sie ihren Wahn in temperamentvoller Weise in malerische Produktion umsetzen und so ihre affektiven Spannungen frei auf dem Papier ausleben konnte. Ihre Sprache blieb indessen meist völlig dissoziiert; relativ selten nur war ein Satz ohne weiteres verständlich. Obwohl sie seit 1943 regelmäßig mit großer Gewissenhaftigkeit in der Anstalt als Büglerin arbeitete, lebte sie ständig in ihrer Wahnwelt, und die Anteilnahme am täglichen Leben blieb beschränkt.

Zweifellos prägten die unbefriedigten sexuellen Wünsche von Aloyse weitgehend ihre bildnerischen Aussagen, da sie in ihrem Wahn das realisierte, was ihr im wirklichen Leben versagt geblieben war. Die Identifikation mit den großen tragischen Liebenden der Geschichte, mit Kleopatra, Maria Stuart, Ophelia, Maria Walewska, Josephine Beauharnais usw., ist das zentrale Thema ihrer Bildnerei. Die wollüstigen Gestalten, deren Busen oft in Blumen umgewandelt, während die Gebärmutter als Fruchtkorb angedeutet ist, erlauben ihr, wenigstens auf dem Papier ihre unbefriedigten Triebe zu verwirklichen, als Kompensation für ihre unerfüllten Liebeswünsche. Sie ist die Verführerin, Prinzessin, Königin, Kaiserin, und alle Großen der Welt, ob Rommel, de Gaulle oder Napoleon, machen ihr den Hof. Die Themen werden ihr, wie sie selber sagt, durch ihre Halluzinationen diktiert: «Ich zeichne das ab, was ich höre» oder «Beim Blick durch die große Schaubrille dachte ich, daß das großartige Gemälde geben würde».

Die Augen der Gestalten sind fast immer mandelartig maskiert. Zu dieser besonderen Art, das Organ des Gesichtssinnes darzustellen, erklärt Aloyse selbst: «Sie kann auf ihm schlafen, so viele Brillen hatte er an. Sie schämten sich voreinander, wenn sie sich umarmen wollten, so legten sie Brillen an.» Indem «die Brille» die Sicht nach außen behindert, scheint sie den Träger vor der Umwelt magisch zu schützen und Handlungen zu ermöglichen, die sonst verboten wären. Je ausgesprochener die Maske ist, desto irrealer erscheint die Gestalt und desto freier kann sie sich einer instinktiven Leidenschaft hingeben. Leo Navratil schreibt den mandelförmigen Augen einen rezeptiven Charakter zu, im Gegensatz zu aktiv blickenden «phallischen» Augen, wie sie meist sein Patient Johann Hauser zeichnet.

Die Bildthemen von Aloyse entspringen nie der äußeren Wirklichkeit. Auch wenn wir manchmal durch die Bildtitel (die häufig in die Zeichnung hineingeschrieben sind) oder durch Details (die immer in assoziativer, meist verschlüsselter Beziehung zum Ganzen stehen) auf das Zeitgeschehen hingewiesen werden, so darf dies nicht darüber hinwegtäuschen, daß das ganze bildnerische Werk von Aloyse immer nur der Verbildlichung ihrer Wahnvorstellungen dient. Doch diese persönliche imaginäre Welt, die um ein sehr menschliches Problem, nämlich um den Eros kreist, vermag uns deshalb anzusprechen, ja zu bezaubern, weil es Aloyse gelungen ist, dafür eine Bildformulierung von hoher künstlerischer Kraft zu finden. Aloyse ist heute weltberühmt (wie Adolf Wölfli), ihre Bilder werden in vielen Ausstellungen gezeigt und wurden durch viele Publikationen verbreitet (ausführliches Literaturverzeichnis in [209]).

Zu den Farbtafeln xxx–xxxii

Aloyse

388 «Napoléon», Farbstifte, 128 × 62 cm, Collection de l'Art brut, Lausanne. 1944.

389 «Paris c'est un paradis», Farbstifte, 111 × 50 cm, Kunstmuseum Lausanne. Um 1950.

390 «Femme, joyeux Noël», Farbkreiden auf Bristolkarton, 70 × 100 cm, Kunstmuseum Lausanne. Nach 1960.

391 «Adoration des Mages», Farbkreiden auf schwarzem Karton, 50 × 70 cm, Kunstmuseum Lausanne. 1963.

Jules Doudin (1884–1946)

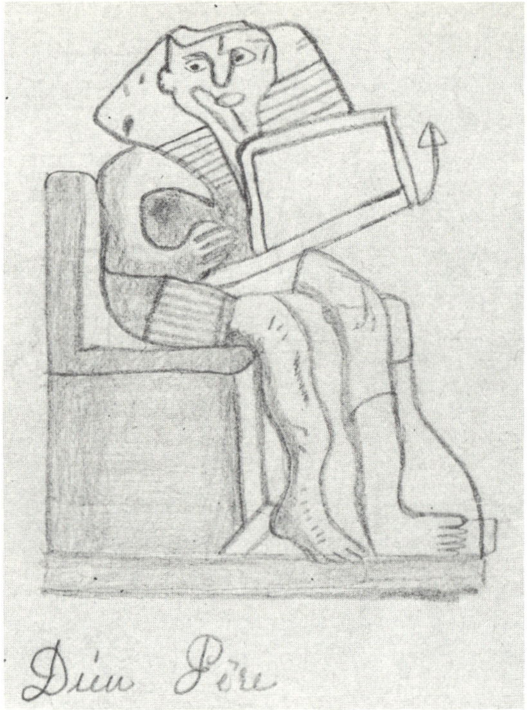

393

393 JULES DOUDIN: *«Dieu Père», Bleistiftzeichnung nach Vorlage, 15 × 13,5 cm, Sammlung «Cery», Lausanne. Um 1930.*

Jules DOUDIN wurde 1884 als Kind einer Familie mit zehn Kindern geboren. Sein Vater, ein Schuhmacher, war trunksüchtig und erhängte sich, als Jules elf Jahre alt war. Nachdem er die Primarschule in einem Städtchen des Waadtlandes in der Schweiz besucht hatte, verdiente er sich seinen Lebensunterhalt als Handlanger. Einige Jahre später fand er eine feste Anstellung bei der Eisenbahn als Weichensteller. Mit 23 Jahren löste er seine Verlobung, begann zu trinken und kündigte plötzlich seine Stelle, nachdem er sich seinen Arbeitskollegen gegenüber unmotiviert mißtrauisch und furchtsam verhalten hatte. Um einsamer leben zu können, verdingte er sich als Bauernknecht, gewann aber trotzdem zunehmend den Eindruck, daß die Menschen hinter seinem Rücken Zeichen und Bemerkungen über ihn austauschten. Dabei verspürte er ein Gefühl der Leere in der Brust, das ihn am Sprechen hinderte, und hatte Herzklopfen. Zusätzlich hörte er ständig ein leises Sprechen.

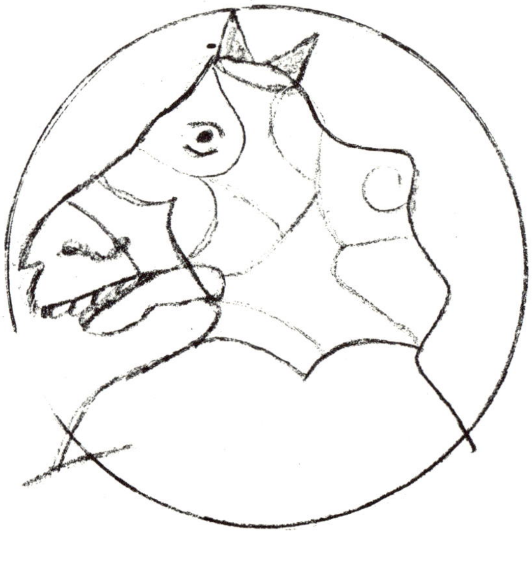

392 JULES DOUDIN: *Bleistiftzeichnung nach Vorlage, 12 × 12 cm, Sammlung «Cery», Lausanne. Datiert 1930.*

Nachdem er seine Mutter mit einem Stock geschlagen hatte, wurde er 1910 in die psychiatrische Universitätsklinik Lausanne eingewiesen, aus der er aber nach einigen Wochen entfloh. Die Diagnose lautete auf paranoide Schizophrenie. Mitte 1911 kam er erneut in die Klinik, da er andere mit dem Revolver bedroht hatte. Er litt an einem ausgesprochenen Verfolgungswahn: die ganze Welt erschien ihm feindlich gesonnen. Seine Gehörshalluzinationen versuchte er dergestalt zu rationalisieren, daß seine Ohren es ihm erlaubten, weit entfernte Gespräche zu verfolgen. Nach einer zweiten Flucht wurde er eine Woche später wegen Landstreicherei aufgegriffen und wieder in die Klinik gebracht. Dort war er so impulsiv und aggressiv, daß er jahrelang auf der Unruhigenabteilung versorgt werden mußte. Schließlich wurde er zunehmend gleichgültiger, seine Sprache war dissoziiert, und er zeigte nur mehr wenig Interesse an seiner Umgebung. Von 1915 bis 1924 verbrachte er die meiste Zeit im Dauerbad, das einzige damals verfügbare Mittel, seine Erregung zu dämpfen. Er kratzte sich unablässig blutig, und wenn er sprach, so meist in Form einer Frage, deren Beantwortung ihm jedoch völlig gleichgültig war. Oft stieß er Drohungen aus und führte grobe Redensarten.

Erst 1925 konnte man ihn bei der Konfektion von Papiertüten, damals eine beliebte Arbeitstherapie, regelmäßig beschäftigen; er erlangte darin sogar eine gewisse Meisterschaft, auf die die Abteilung stolz war. Zuweilen hielt er verworrene Reden über den Einfluß der anderen auf ihn und behauptete auch, seine Gedanken wirkten auf die Umgebung ein. Er kratze sich, weil er auf seiner Haut das Schlürfen der Schuhe der Ärzte verspüre; aus den Kratzstellen würden Zähne und Augen hervorwachsen.

Mit 43 Jahren – 20 Jahre nach Ausbruch der schizophrenen Psychose – beginnt Jules plötzlich zu zeichnen. Er verwendet dazu das Papier, aus dem er Tüten klebt, und Bleistift, selten Feder und Tinte. Hunderte von kleinformatigen Bleistiftzeichnungen entstehen innerhalb weniger Monate. Im Lauf der folgenden zehn Jahre zeichnet er nur noch sporadisch. Dann gibt er diese Beschäftigung ganz auf.

In den schriftlichen Bemerkungen, mit denen er die Zeichnungen oft versieht, wie auch in seinen Briefen und Notizen, benutzt Jules Doudin eine ganz sonderbare, persönliche Orthographie, die mehr oder weniger dem phonetischen Klang folgt, aber manchmal so kompliziert ist, daß das Lesen

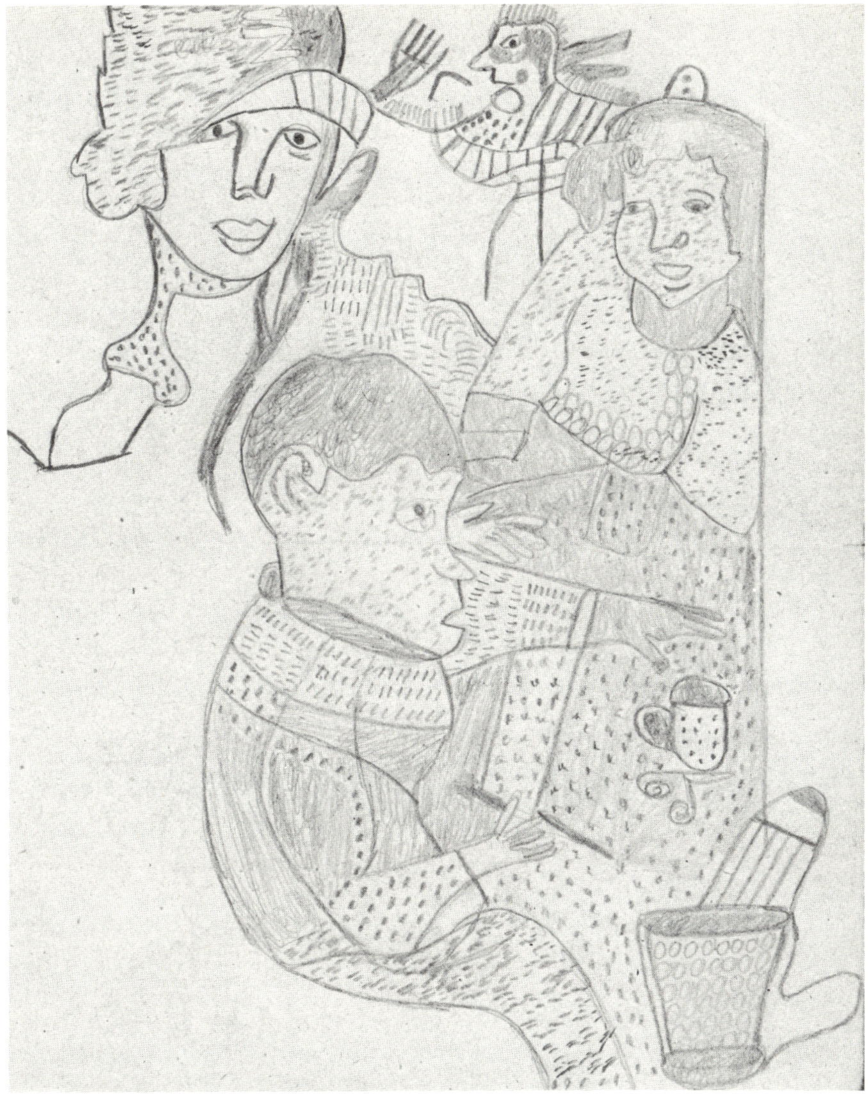

394

394 Jules Doudin: *Bleistiftzeichnung auf Packpapier nach einer Abbildung aus einer illustrierten Zeitung, 20 × 15,5 cm, Sammlung «Cery», Lausanne. Erste Hälfte der dreißiger Jahre.*

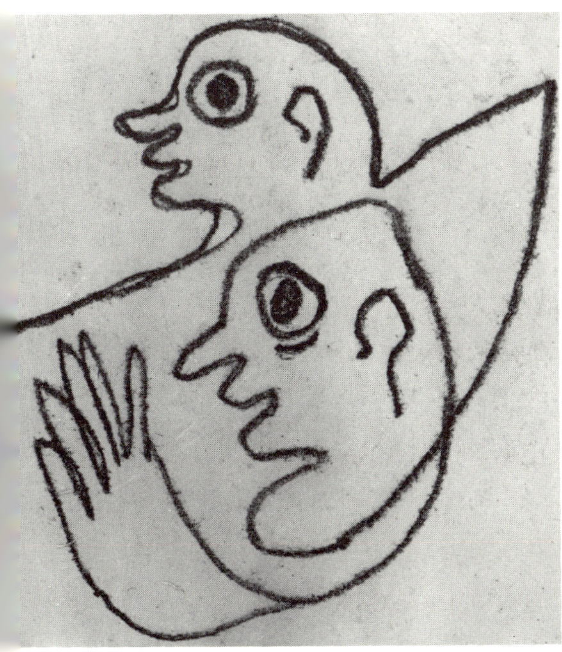

395

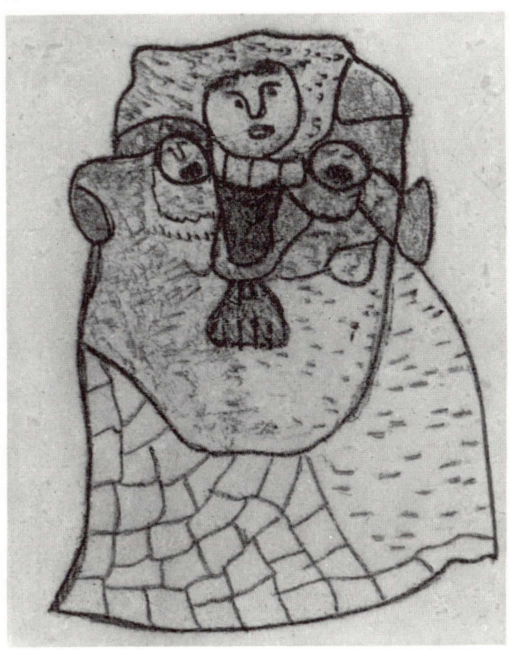

396

395 Jules Doudin: *Freie Bleistiftzeichnung, 4 × 3 cm, Collection de l'Art brut, Lausanne. Wahrscheinlich 1927.*

396 Jules Doudin: *Agglutination verschiedener Köpfe zu einem einzigen, Bleistift, 8 × 6 cm, Collection de l'Art brut, Lausanne. Wahrscheinlich 1927.*

397 Jules Doudin: *«Oiseau de proie», Bleistift, 13,5 × 15 cm, Sammlung A. Bader. Zwischen 1927 und 1936.*

398 Jules Doudin: *«L'agent d'affaires», Bleistift und Tinte, 11 × 9 cm, Collection de l'Art brut, Lausanne. Nach 1927.*

399 Jules Doudin: *«Lion pacha», Bleistift, 9 × 15 cm, Collection de l'Art brut, Lausanne. Nach 1927.*

400 Jules Doudin: *Bleistift und Tinte, 10 × 15 cm, Collection de l'Art brut, Lausanne. Nach 1927.*

schwierig wird. Wie in manchen seiner Zeichnungen kommt hier die «ironisch-spielerische Haltung», die Steck (206) bei den Schizophrenen beschrieben hat, zur Geltung.

Es ist interessant, daß man die Zeichnungen von Doudin in spontane Kopien nach Vorlagen und freie Schöpfungen unterscheiden kann. Die Kopien (Abb. 392, 393, 394) halten sich nie streng an die Vorlage, sondern sind Neuschöpfungen in dem für ihn typischen, von der ersten Zeichnung an ausgeprägten Stil, der sich über die Jahre hinweg in keiner Weise veränderte. Unsere Abb. 394 zeigt links oben einen aus einer illustrierten Zeitung kopierten Frauenkopf. Dabei fällt bei einem Kranken von so einfacher Herkunft und rudimentärer Bildung auf, wie prägnant das Wesentliche dieses Frauenkopfes, seine leichte Neigung, der anmutige Blick unter dem Hutrand, in wenigen Strichen zum Ausdruck gebracht wird. Auch die geradezu raffinierte Umsetzung des Körperlichen in mit iterativen Formelementen gefüllte Flächen erstaunt bei diesem Blatt.

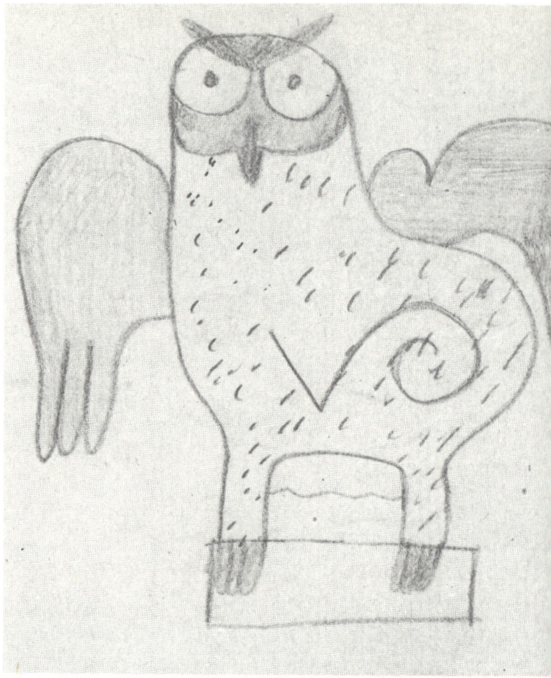

397

Die freien Schöpfungen von Jules Doudin erreichen nicht selten den Charakter von «physiognomischen Stenogrammen» (Abb. 395). Dabei gelingen ihm Formulierungen von ungewöhnlicher graphischer Kraft (Abb. 398), die inhaltlich kaum etwas von seiner Krankheit erkennen lassen; es handelt sich fast durchgehend um Reminiszenzen aus seinem früheren Leben außerhalb der psychiatrischen Anstalt, aus der Welt der Bauern und Handwerker. Sexuelle Themen fehlen, und auch die Sexualsymbolik ist selten, obwohl die Sexualgegend bei Mensch und Tier zuweilen durch eine Spiralform gekennzeichnet wird. Über die Ähnlichkeit gewisser Zeichnungen von Jules mit vorgeschichtlichen Felsmalereien (Abb. 399) und den Runensteinen der Wikingerzeit habe ich früher hingewiesen (7, 8).

Jules Doudin starb 1946 im Alter von 63 Jahren an einer Lungentuberkulose.

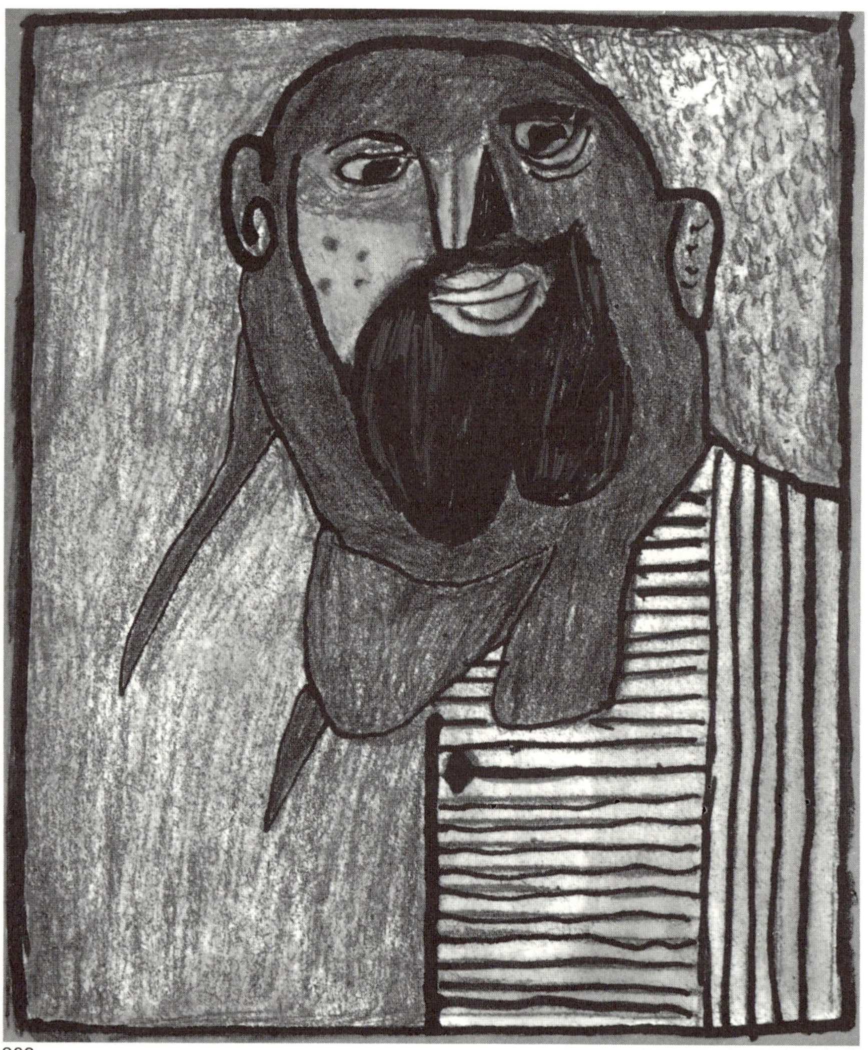

398

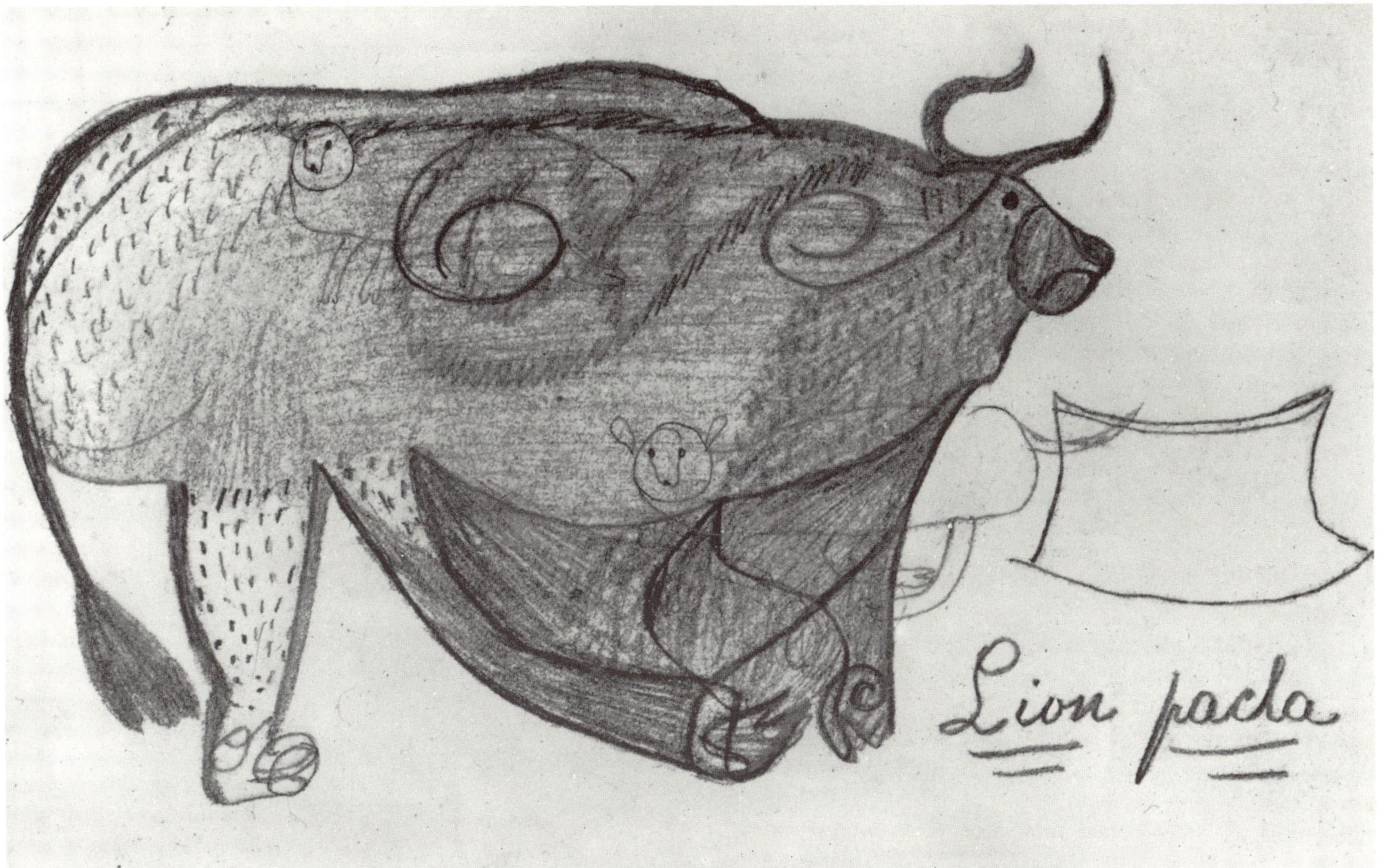

399

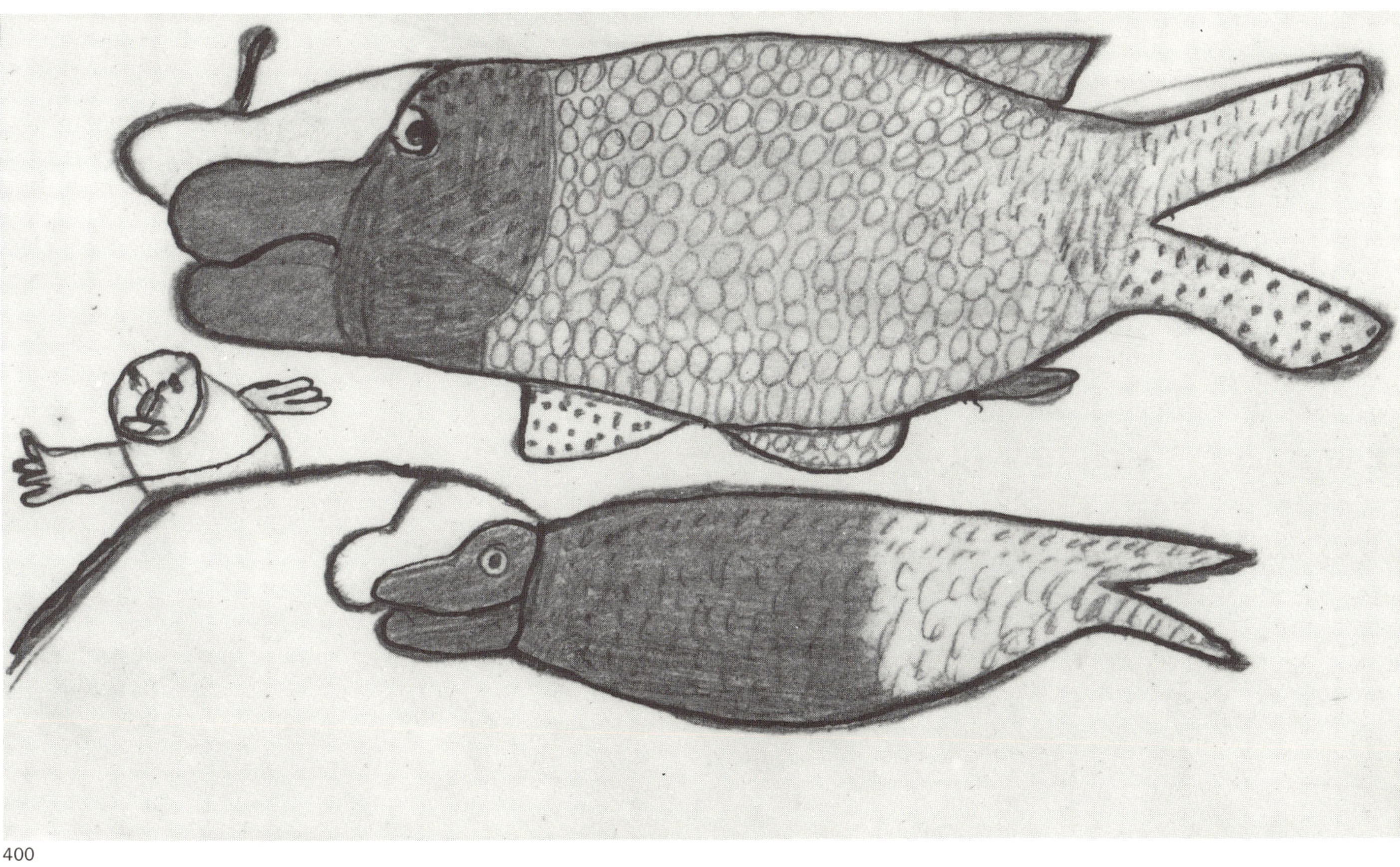

400

*Friedrich Schröder-Sonnenstern (*1892)*

401 Friedrich Schröder-Sonnenstern: *«Der Meeresstern: Talisman des Wasserrattenfängers Zuppke! No. 13?», Bleistift, 30 × 21 cm, Landesheilanstalt Neustadt. Datiert 1933, unterzeichnet mit «Gnaß von Sonnenstern».*

402 Friedrich Schröder-Sonnenstern: *«Schielog: Der Stern der Vorausbestimmung, genannt Rätselstern. Wer lacht da?», Bleistift, 30 × 21 cm, Landesheilanstalt Neustadt. Datiert 1933.*

403 Friedrich Schröder-Sonnenstern: *«Gefangener No. 28 von Eisbären zerrissen? Am 13. I. begraben... und das alles mit lächelnder Miene!», Bleistift, 21 × 30 cm, Landesheilanstalt Neustadt. – Schon in dieser 1933 entstandenen Zeichnung findet man Stilmerkmale, die auf den späteren Bildern regelmäßig wiederkehren werden.*

Friedrich Schröder wurde als Sohn eines trunksüchtigen Briefboten und zweites von dreizehn Kindern 1892 in der Gegend von Tilsit geboren. Mit vierzehn Jahren kommt er in eine Erziehungsanstalt; schließlich arbeitet er als Meiereigehilfe. Mit zwanzig wird er in eine Irrenanstalt eingewiesen, er ist erregt und gewalttätig und leidet an Größenwahn und anderen Wahnvorstellungen. Die Anstaltsdiagnose lautet: Jugendirresein (Dementia praecox). Später führt er ein Vagabundenleben, bettelt, schmuggelt und handelt; als Geisteskranker wird er vom Kriegsdienst befreit. Erneuter Aufenthalt in einer psychiatrischen Anstalt 1918/19, gefolgt von Entmündigung. Er verschwindet nach Berlin, wo er unter dem falschen Namen Gustav Gnass mehr als zehn Jahre verbringt. Als «Sonnenkönig Eliot der Erste» wird er Führer einer religiös-mystischen Sekte mit Tausenden von Anhängern. Weil er seine ganzen Einkünfte an die Armen verteilt, geht er als «Brötchenfürst von Schöneberg» in die Berliner Historie der zwanziger Jahre ein. Dann fristet er sein Leben als Wahrsager und Magnetopath, kommt immer wieder wegen Schwindeleien und unerlaubter Heiltätigkeit mit den Gesetzen in Konflikt und wird 1933 in Norddeutschland wieder in eine Irrenanstalt eingewiesen. Der damalige Gutachter kann keine schizophrene Symptomatologie mehr nachweisen und schließt auf einen pseudologisch veranlagten, asozialen Psychopathen, der voll zurechnungsfähig sei. Aus diesem Anstaltsaufenthalt stammen die ersten bekannten Zeichnungen Friedrich Schröders (Abb. 401–403).

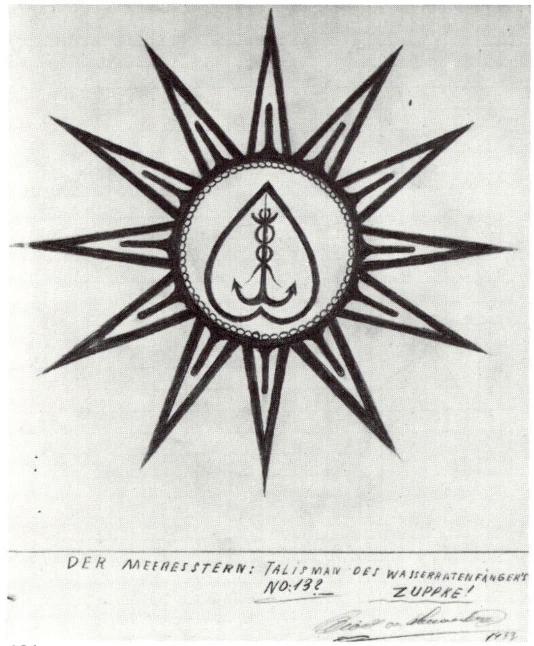

401

Im Krieg taucht er als Magaziner in einem Luftwaffendepot auf, dann in einem Straflager; nach Kriegsende verkauft er gesammeltes Altholz und leidet große Not. Und plötzlich beginnt er wieder zu zeichnen, kleine Blätter mit Blei- und manchmal Farbstift. 1950 sieht der Maler Juro Kubicek diese Zeichnungen und bringt ihn mit der Galerie Springer in Verbindung; Friedrich Schröder verkauft seine ersten zwanzig Blätter (Abb. 404).

«Geheimrat Professor Dr. phil. Eliot Gnass von Sonnenstern, Fachpsychologe für Universitätswissenschaft» hatte in den dreißiger Jahren noch auf seiner Visitenkarte gestanden. Jetzt beginnt er als Maler Schröder-Sonnenstern eine neue Karriere. Die Zeichnungen werden größer, farbiger. Wahrscheinlich seit 1954 benutzt er ausschließlich Malkarton in den beiden Formaten 50 × 70 und 70 × 100 cm. Mir sind 65 Motive bekannt, die in diesen Formaten in den folgenden Jahren mit Farbstiften, zuweilen in sehr dickem Auftrag ausgearbeitet werden. SCHRÖDER-SONNENSTERN hat seine ganz persönliche Technik und seinen Stil gefunden. Der Kunsthandel interessiert sich für ihn und bestellt Bilder. Erfolgreiche Motive werden vom Maler mehrfach wiederholt, indem er die jeweiligen Packpapiervorlagen auf neue Malkartons durchpaust. Suff Bilder signiert, die nicht von ihm stammen. Als 1967/68 die Düsseldorfer Kunsthalle eine Gesamtausstellung seines Werkes zeigt, ist der Erfolg groß, doch verlautet, SCHRÖDER-SONNENSTERN sei erledigt und nicht mehr fähig zu arbeiten. Immerhin führt er noch im Verlauf des folgenden Jahres eines seiner Motive erstmalig in großem Format aus. Aber Ende 1968 muß er in verwahrlostem Zustand ins Spital gebracht werden, sein Zustand ist anderthalb Jahre hindurch sehr ernst. Jetzt lebt er bescheiden und arm in Berlin, während die Preise seiner

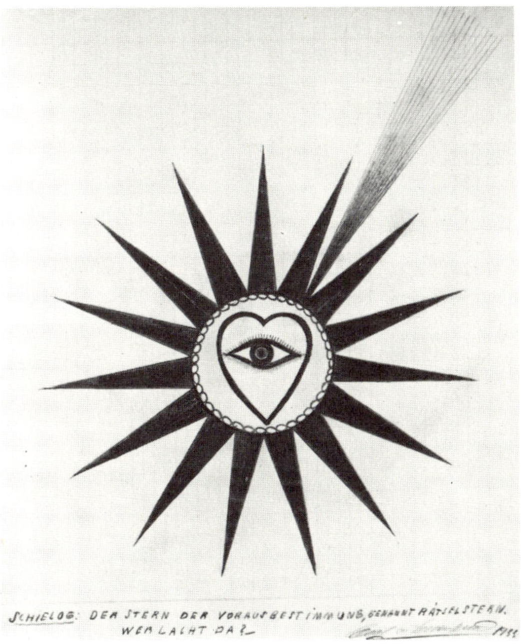

402

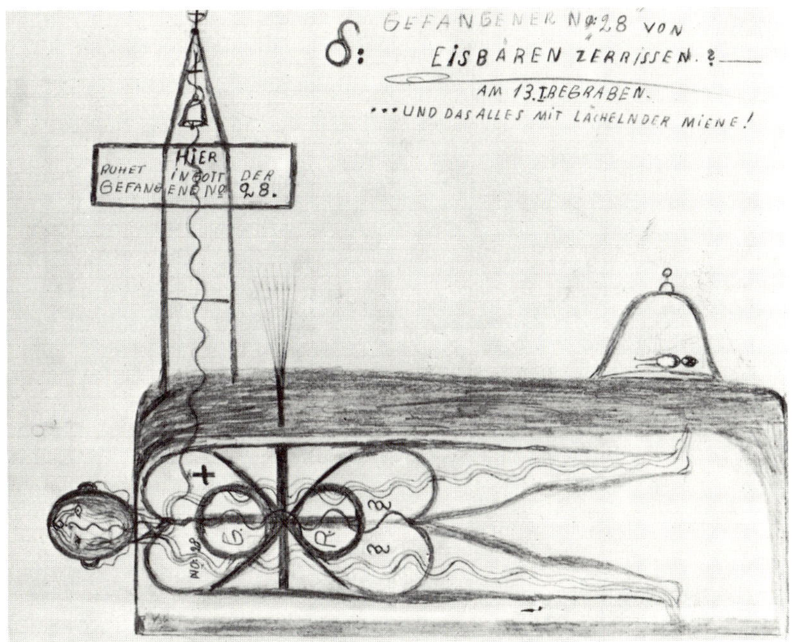

403

Um ihm die langweilige Kleinarbeit abzunehmen, beschäftigt er Helfer, die genau nach seinen Anweisungen die Flächen mit Farbstiften ausfüllen müssen, so daß die verschiedenen Motivvarianten in den Farben und Details voneinander abweichen. Anfang der sechziger Jahre erreicht SCHRÖDER-SONNENSTERN einen gewissen Wohlstand. 1962 erscheinen Bücher über ihn von Carl LASZLO (113) und Peter GORSEN (81). LASZLO ruft ihn zum «größten in Deutschland lebenden Maler» aus.

Im Jahre 1964 stirbt «Tante Martha», seine Gefährtin seit mehr als vierzig Jahren. Er verfällt dem Alkohol und wird das Opfer seiner Trinkkumpane, muß seine Wohnung verlassen und ist bald mittellos. Der Kunsthandel wendet sich von ihm ab, weil er im alten Bilder in schwindelnde Höhen klettern. Es werden Siebdrucke und Lithographien nach seinen Farbkartons in den Handel gebracht, obwohl er selbst immer nur mit Blei- und Farbstift gearbeitet hat. Allerdings ist er noch jederzeit dazu bereit, Blätter von fremder Hand, Authentizitäts-Urkunden, Drucke, Bücher, Zeitungsausschnitte oder auch Banknoten zu signieren. Die großen Retrospektivausstellungen 1973 in Hannover und Berlin und 1974 in Japan haben seinen künstlerischen Ruhm inzwischen besiegelt.

SONNENSTERNS Kunst ist völlig eigenständig und frei von äußeren Einflüssen. Der Zugang zu ihr ist nicht leicht, und lange Zeit haben nur wenige Sammler (allen voran Siegfried POPPE) und Künstler wie Jean

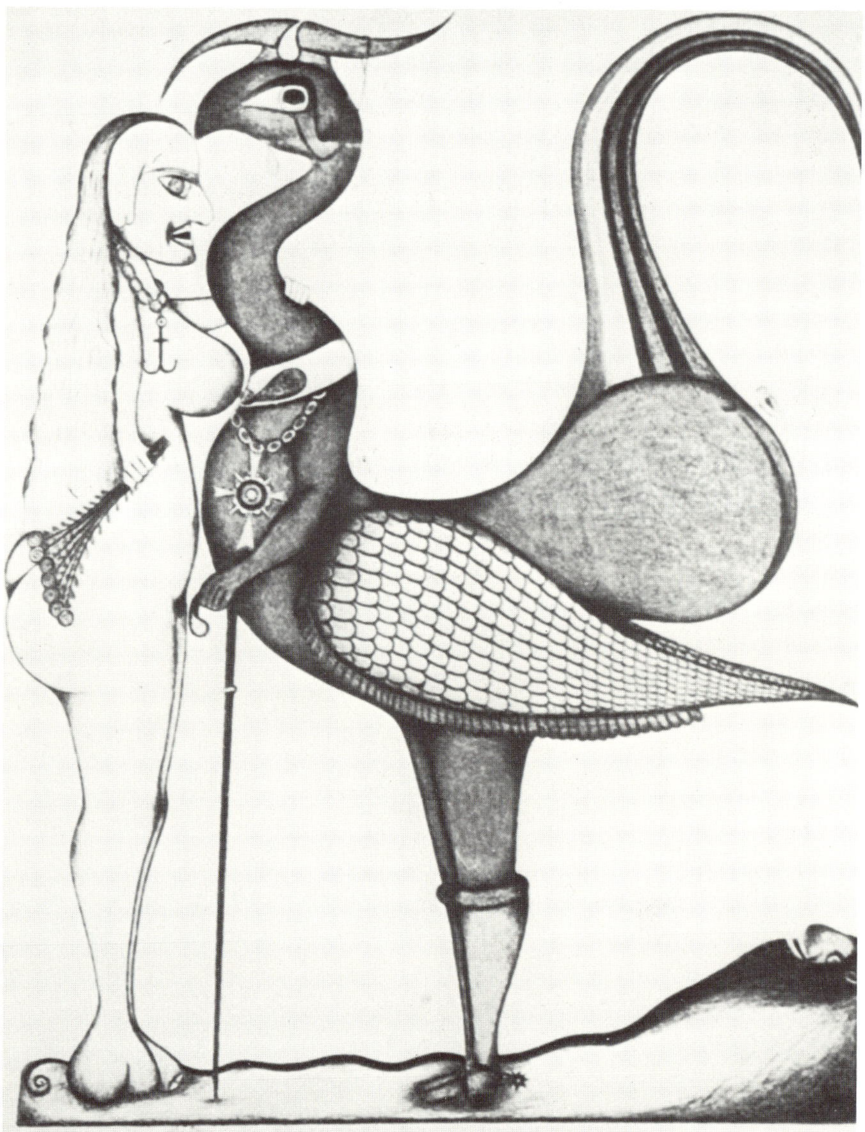

404 Friedrich Schröder-Sonnenstern: *Frühe Fassung von «Meta-Physik mit dem Hahn», Farbstifte auf Papier, ca. 31 × 23 cm, Privatbesitz. Wahrscheinlich zwischen 1950 und 1952.*

Dubuffet, Hans Bellmer und Friedrich Hundertwasser seine Bedeutung erkannt. Wohl beanspruchten und ehrten die Surrealisten Schröder-Sonnenstern anläßlich ihrer internationalen Ausstellung 1959/60 in der Galerie Cordier in Paris als einen der ihren, doch sind ihm die surrealistischen Thesen vollkommen fremd, und seine Malerei ist ganz anderer Herkunft. Die Bilder Sonnensterns können mit den Werken anderer Maler kaum verglichen oder gar verwechselt werden. So ist es verständlich, daß die Schizophrenie-Diagnose in seinem Fall öffentlich zur Diskussion gestellt wurde (82, 83); zu diesem Problem habe ich in einer Monographie Stellung genommen (14). Schröder-Sonnenstern ist wohl der einzige schizophrene Autodidakt, der zu seinen Lebzeiten als Künstler Weltgeltung erreichte.

Hier sei nur vermerkt, daß Sonnensterns Leben durch eine Folge von Widersprüchen gekennzeichnet ist. Er war Unterdrückter und Messias, Gauner und Ankläger, großspuriger Heiratsschwindler und demütiges Opfer einer verspäteten Mutterbindung (vgl. Abb. 408, Farbtafel XXXIV, S. 224), verwahrloster Haltsuchender und wahrsagender Heilbringer, gefeierter Künstler und verlachter Straßennarr. Diese grundsätzliche Ambivalenz gehört zur Persönlichkeit Schröder-Sonnensterns und spiegelt sich in seiner Bildwelt wider. Seine Mythologie ist so komplex wie sein Leben und wird bestimmt durch den Antagonismus zwischen Gut und Böse. Für Friedrich Schröder kann «der Sonnenstern» nur über einer guten und gerechten, von ihm konzipierten Welt leuchten, nicht aber über der «mondmoralischen», verdorbenen Wirklichkeit. Er will in seinen Bildern (Abb. 405, 406, 407, Farbtafel XXXIII, S. 223) Ankläger und utopischer Heilbringer zugleich sein. Die oft hermetisch verschlüsselten, symbolhaften Darstellungen (siehe [14]) sind mit Bedeutungsgehalt überladen.

Und doch ist es Friedrich Schröder-Sonnenstern in hohem Maß gelungen, über seine persönliche Problematik hinauszuwachsen und den darin enthaltenen allgemeinmenschlichen Gegebenheiten in einer gültigen künstlerischen Form Ausdruck zu verleihen. Sein weltweiter Erfolg (der ihn selbst im Grund erstaunlich wenig bewegt) ist kein Zufall.

*Jean Radovic (*1913)*

Jean Radovic wurde 1913 in einem kleinen Bauerndorf des Balkans geboren. Sein Vater kam schon sehr früh während eines Streits ums Leben; zwei seiner Onkel mütterlicherseits waren Trinker und mußten wegen geistiger Störungen interniert werden. Jean hatte acht Geschwister.

Schon in frühester Jugend arbeitete er als Hirte. Die Schule besuchte er nur zwischen dem zehnten und vierzehnten Lebensjahr, dann nahm er seine Tätigkeit als Hirte wieder auf. Mit fünfzehn soll er einen Baum gefällt haben, der im Volksmund «Hexentraube» hieß. Dabei hatte er das Gefühl, daß diese Tat ihm Unglück bringen werde. Später erzählte er, der Teufel und die Hexen wollten ihn angreifen und schlagen, um sich zu rächen. Es schien ihm, als liefe er auf Würmern und Ameisen. Auch klagte er über Schlaflosigkeit, die von den ihn unablässig verfolgenden Hexen bewirkt sei. Obwohl er mehreren Ärzten vorgeführt wurde, konnte er von dieser Vorstellung nicht befreit werden. Dagegen scheint es einer Kurpfuscherin gelungen zu sein, ihn durch ungewöhnliche Praktiken von seinen Ängsten zu heilen: sie soll ein Huhn getötet haben, wobei das Blut in eine kupferne, mit Wasser gefüllte Badewanne floß; darin mußte Jean baden und zwar an einer Wegkreuzung. Seitdem habe er nie mehr Hexen gesehen, und sein Schlaf sei ruhig geworden.

Mit 24 Jahren wurde Jean Radovic Soldat; er machte den Krieg mit und kam 1941 in italienische Gefangenschaft, aus der er im September 1943 in die Schweiz fliehen konnte.

Zunächst verbrachte er einige Monate in einem Lager für geflohene Soldaten, ehe man ihn Anfang 1944 in die psychiatrische Universitätsklinik Lausanne einweisen mußte. Er war aggressiv geworden und erregte sich, besonders in Gegenwart von Frauen. Zunächst wurde eine «Angstreaktion infolge Entwurzelung» diagnostiziert. Es fiel schwer, sich mit ihm zu verständigen, da er nur wenig französisch und italienisch sprach. Mit Hilfe von Dolmetschern erfuhr man schließlich, daß er bereits während seiner Gefangenschaft in Italien sonderbare Sensationen gehabt hatte: er fühlte Ameisen über seinen Körper kriechen, sah Scharen weißer Mäuse und glaubte, nackte Frauen und allerlei merkwürdiges Getier, Bären, Löwen usw. wahrzunehmen. Da Radovics Denkweise jedoch sehr primitiv ist, ließ sich nicht mit Sicherheit feststellen, ob es sich um wirkliche Gesichtshalluzinationen handelte. Im Spital beruhigte er sich übrigens rasch und konnte nach zehn Tagen in sein Lager zurückkehren.

Zwei Monate später wurde er wieder in die psychiatrische Klinik eingewiesen, da er sich in einem immer stärker werdenden Erregungszustand befand. Er hatte sein Bett anzünden wollen und – mit einem Holzschwert, Medaillen, Litzen und Flitterzeug angetan – im Lager verkündet: «Ich bin hier der Befehlshaber, jeder hat mir zu gehorchen» und dabei mit einer Zapfenpistole herumgefuchtelt. Er behauptete, er habe sowohl nackte Frauen gesehen als auch Löwen und Wölfe, die ihn angriffen, so daß er sich mit seiner Zapfenpistole verteidigen mußte. Zudem hatte er ein zwölfjähriges Mädchen belästigt, das er seine Braut nannte. Bei Widerspruch brach er in großen Zorn aus, und auch in der Klinik bekam er häufig heftige Wutanfälle; einem Krankenpfleger brach er mit einem Fußtritt die Wirbelsäule. Die meiste Zeit mußte er in der Abteilung für unruhige Patienten verbringen. Nach einer zweimonatigen Insulinkur war er soweit beruhigt, daß man ihn Ende 1944 in die chirurgische Klinik überführen konnte, da man bei ihm ein Osteosarkom des Schienbeins entdeckt hatte.

Die psychiatrische Diagnose lautete schließlich auf paranoide Schizophrenie, wahrscheinlich mit Gesichtshalluzinationen

Zu den Farbtafeln XXXIII–XXXVII

FRIEDRICH SCHRÖDER-SONNENSTERN

405 «Theoriezynus oder die Lebenstheorie oder der Dämon der Vertrocknung und Verdörrung», Farbstifte, 73 × 51 cm, Sammlung S. Poppe, Hamburg. Wahrscheinlich 1954.

406 «Der Dämon aller moralischen und seelischen Umspannungen», Farbstifte, 51 × 73 cm, Sammlung S. Poppe, Hamburg. 1958.

407 «Der Fluch des Pfluges», Farbstifte, 73 × 102 cm, Sammlung A. Bader. 1963 (vordatiert: 1953).

408 «Meta-Physik mit dem Hahn», Farbstifte, 102 × 73 cm, Sammlung A. Bader. 1968.

JEAN RADOVIC

410 Selbstdarstellung als Offizier, Farbstifte, 30 × 21 cm, Sammlung A. Bader. Zwischen 1945 und 1947.

411 Tinte und Farbstifte, vom Patienten ausgeschnitten, 28 × 20 cm, Collection de l'Art brut, Lausanne. 1947.

412 Kugelschreiber, Farbstifte und Tinte, 18 × 22,5 cm, Sammlung A. Bader. 1947.

413 Selbstdarstellung mit seiner Erwählten, Farbstifte und Tinte, vom Patienten ausgeschnitten, 22 × 26 cm, Collection de l'Art brut, Lausanne. 1947.

verbunden, die durch die primitive Denkweise des Kranken besonders gefärbt erscheinen. Nach mehreren Operationen mußte Anfang 1947 ein Bein von Jean RADOVIC amputiert werden. Anschließend verbrachte er ein weiteres Jahr in der psychiatrischen Klinik, vor allem weil er eine oppositionelle Haltung zeigte, die zum Teil durch seine Krankheit und Isolierung in einem fremden Spitalmilieu erklärt werden kann. Weitere psychotische Erscheinungen entwickelten sich nicht. 1948 wurde RADOVIC in sein Heimatland abgeschoben.

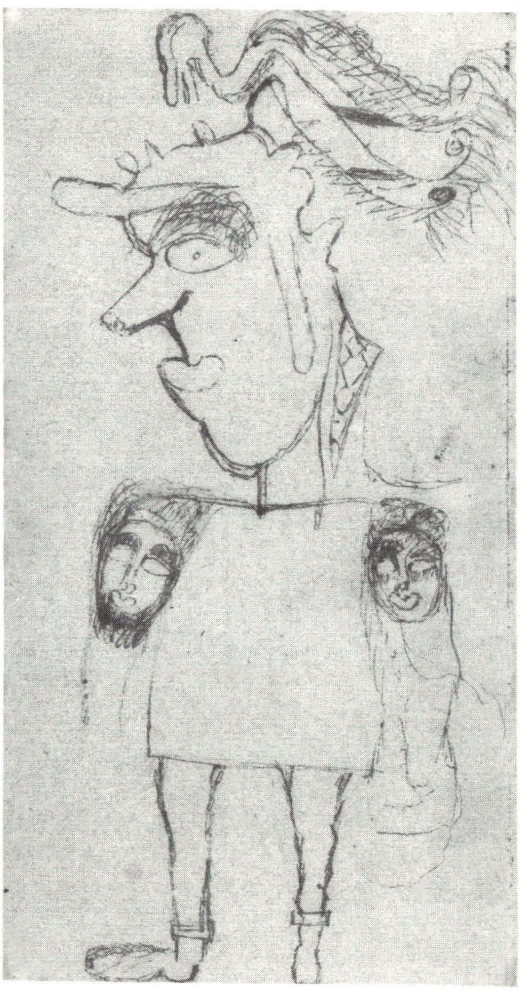

409 JEAN RADOVIC: *Kugelschreiberzeichnung, 22 × 11,5 cm, Sammlung A. Bader. Um 1947.*

Die graphische Produktion von Jean RADOVIC erinnert aufgrund seiner bäuerlichen Herkunft in manchen Elementen an die balkanische Volkskunst. Ohne eigentliche Ausbildung – er besuchte nur vier Jahre die Volksschule – wurzelt Jean in einer magisch-archaischen Vorstellungswelt. Trotz dieser Nähe zum heimatlichen Brauchtum handelte es sich bei der ängstlich-wahnhaften Verstimmung seiner Jugendzeit wahrscheinlich schon um den ersten Schub der Geisteskrankheit. Seine Bildthemen aber sind nur wenig von seinem Wahn beeinflußt, wenn man davon absieht, daß er selbst oft als prächtiger Offizier mit gezogenem Schwert erscheint (Abb. 410, Farbtafel XXXV, S. 225). Sie beschränken sich auf Menschen, Tiere und wenige Blumen, selten ist ein Haus und nie ein Fahrzeug dargestellt. Die Behandlung der Köpfe, oft mit zähnebleckenden Mündern und durch Schwungkritzel betontem üppigen Haarwuchs, zeigt Parallelen zu NAVRATILS Patienten Johann HAUSER (siehe S. 233); bei beiden ist eine manische Stimmungslage offensichtlich (Abb. 412, Farbtafel XXXVII, S. 227). Zwar war es infolge sprachlicher Schwierigkeiten seinerzeit nicht möglich, den Intelligenzquotienten von RADOVIC zu bestimmen, doch habe ich nicht den Eindruck, daß es sich bei ihm um einen Oligophrenen handelte, aber er darf sicher zu den kulturell vollkommen unverbildeten «personnalités frustes» gezählt werden.

Es scheint, daß bei Jean RADOVIC, Johann HAUSER und in einem gewissen Maß auch bei unserem «Grenzfall» Anselme BOIX-VIVES eine ganz spezifische Art der Gestaltung des menschlichen Gesichtes (vor allem Abb. 410, 411, Farbtafeln XXXV, XXXVI, S. 225, 226) gegeben ist, die in der magisch-archaischen Vorstellungswelt wurzeln dürfte. Beziehungen von dort zum schizophrenen Geschehen wurden schon vor Jahren u.a. von STORCH (210) und STECK (204, 205) festgestellt. Auch MORGENTHALER (140) hat in seiner Monographie über WÖLFLI bereits auf primitiv-archaische Züge hingewiesen (vgl. die Gesichtsdarstellungen bei WÖLFLI).

Bei Jean RADOVIC finden wir neben relativ unbeholfenen Blättern (Abb. 409 und Farbabbildung 410) zuweilen überraschende farblich-malerische Qualitäten (Farbabbildung 411) und eine erstaunliche Sicherheit in der Komposition (Farbabbildung 413), die noch dadurch betont wird, daß er oft nachträglich seine Zeichnungen raffiniert ausschnitt. Die künstlerische Wirkung, die von seinen Werken ausgeht, ist nicht allein in ihrer Primitivität begründet (8).

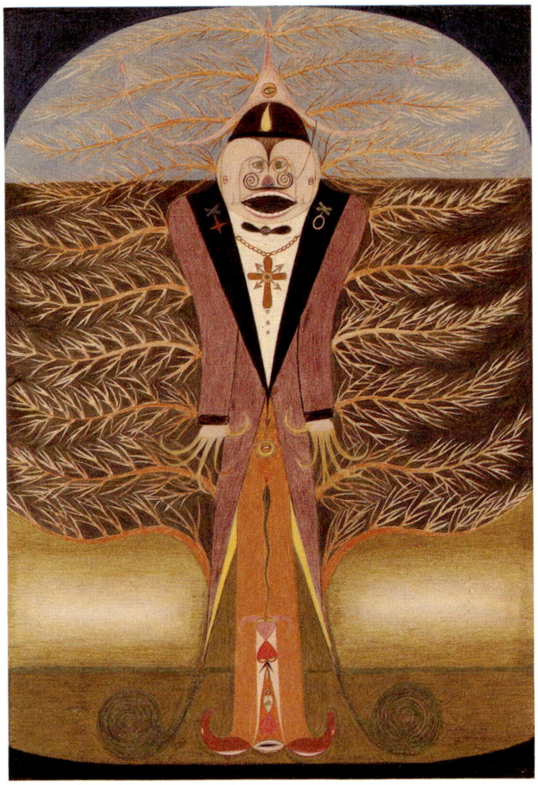
405

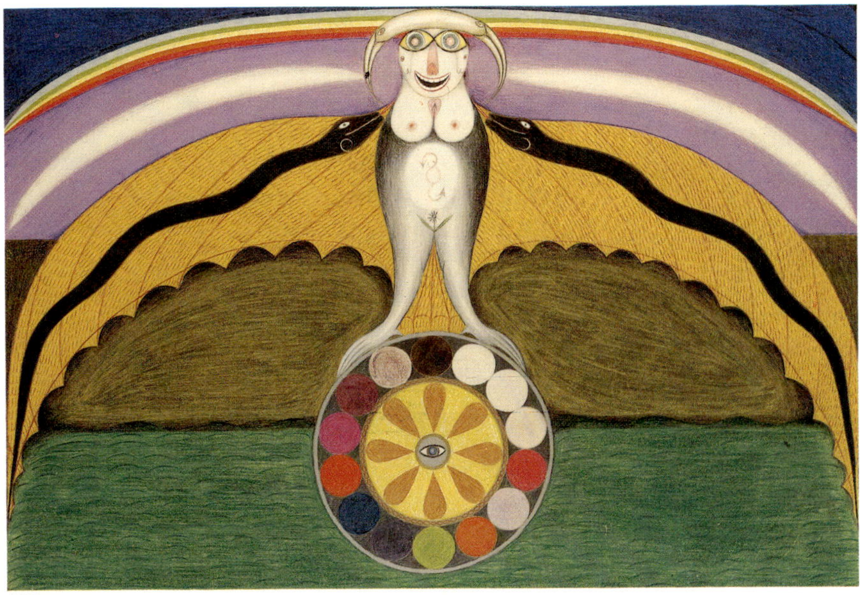
406

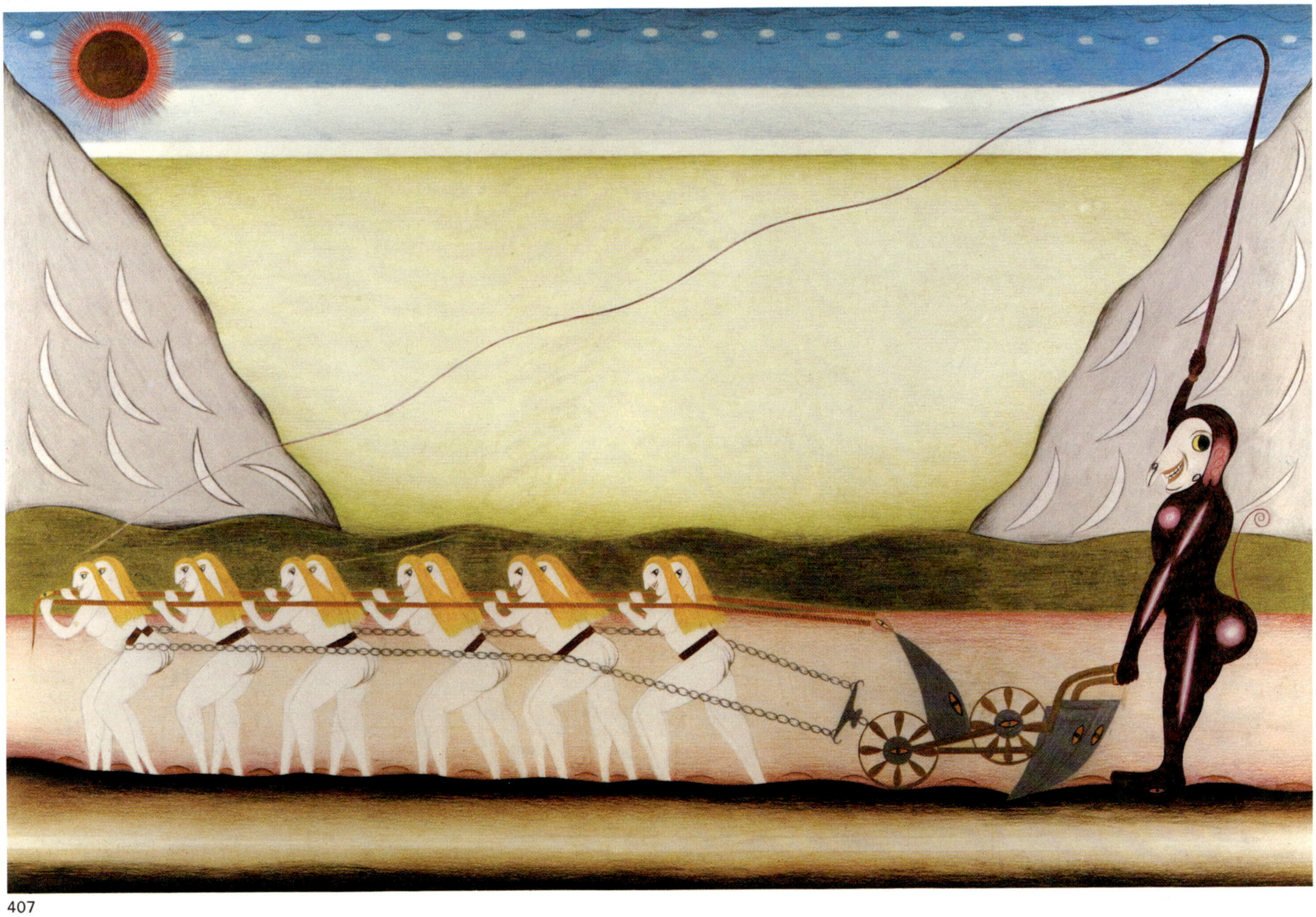
407

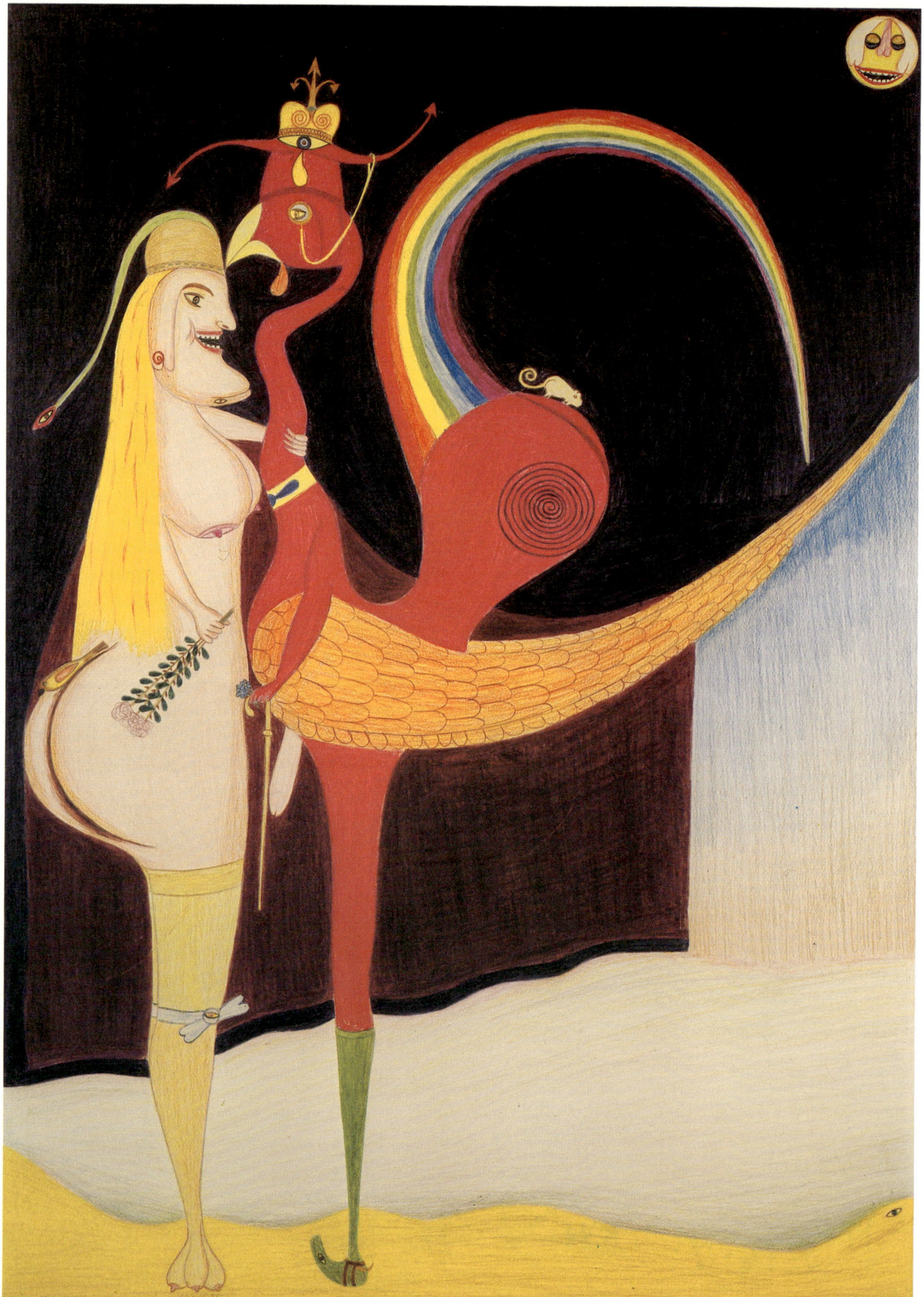

408

XXXIV SCHRÖDER-SONNENSTERN

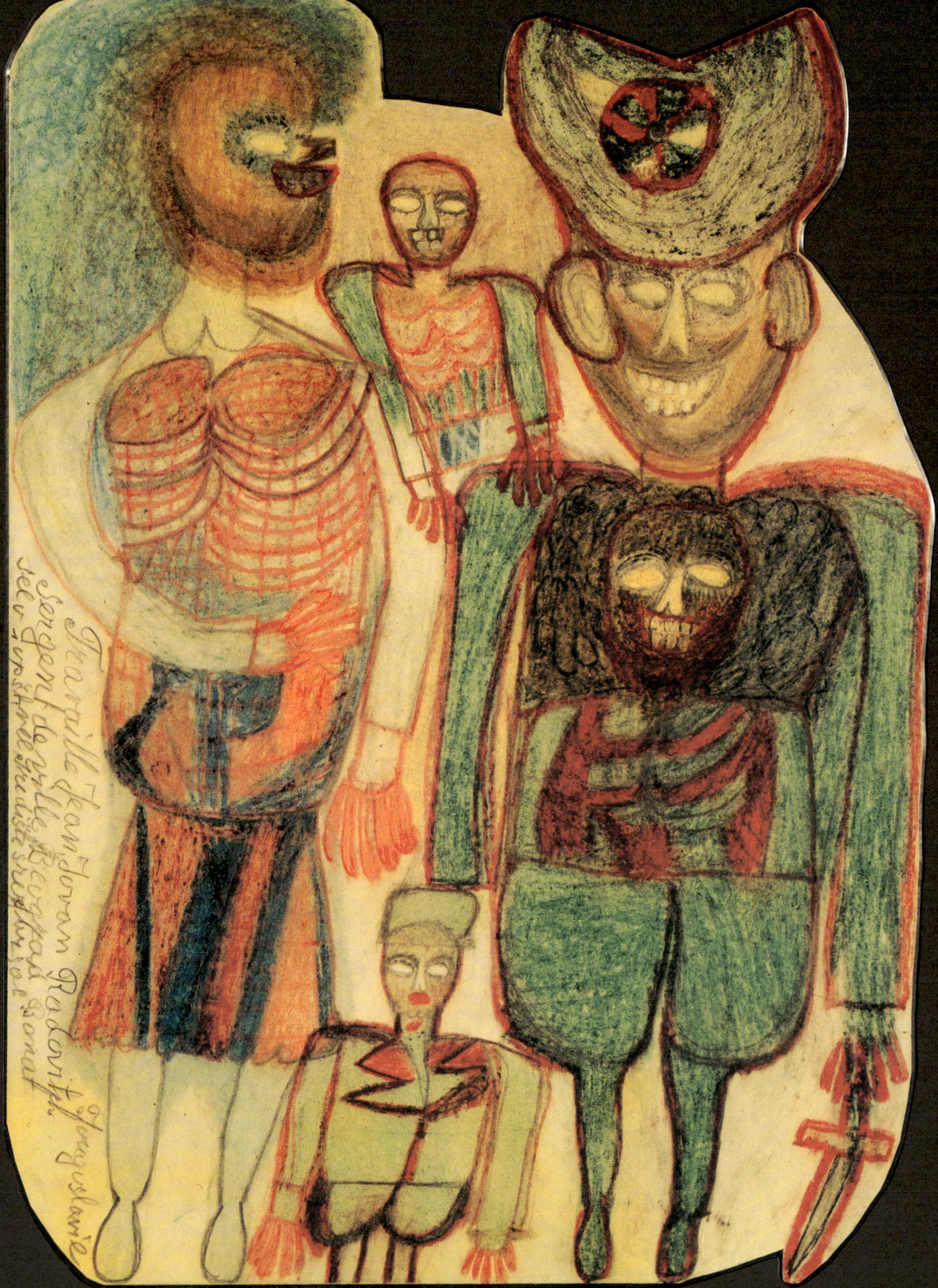

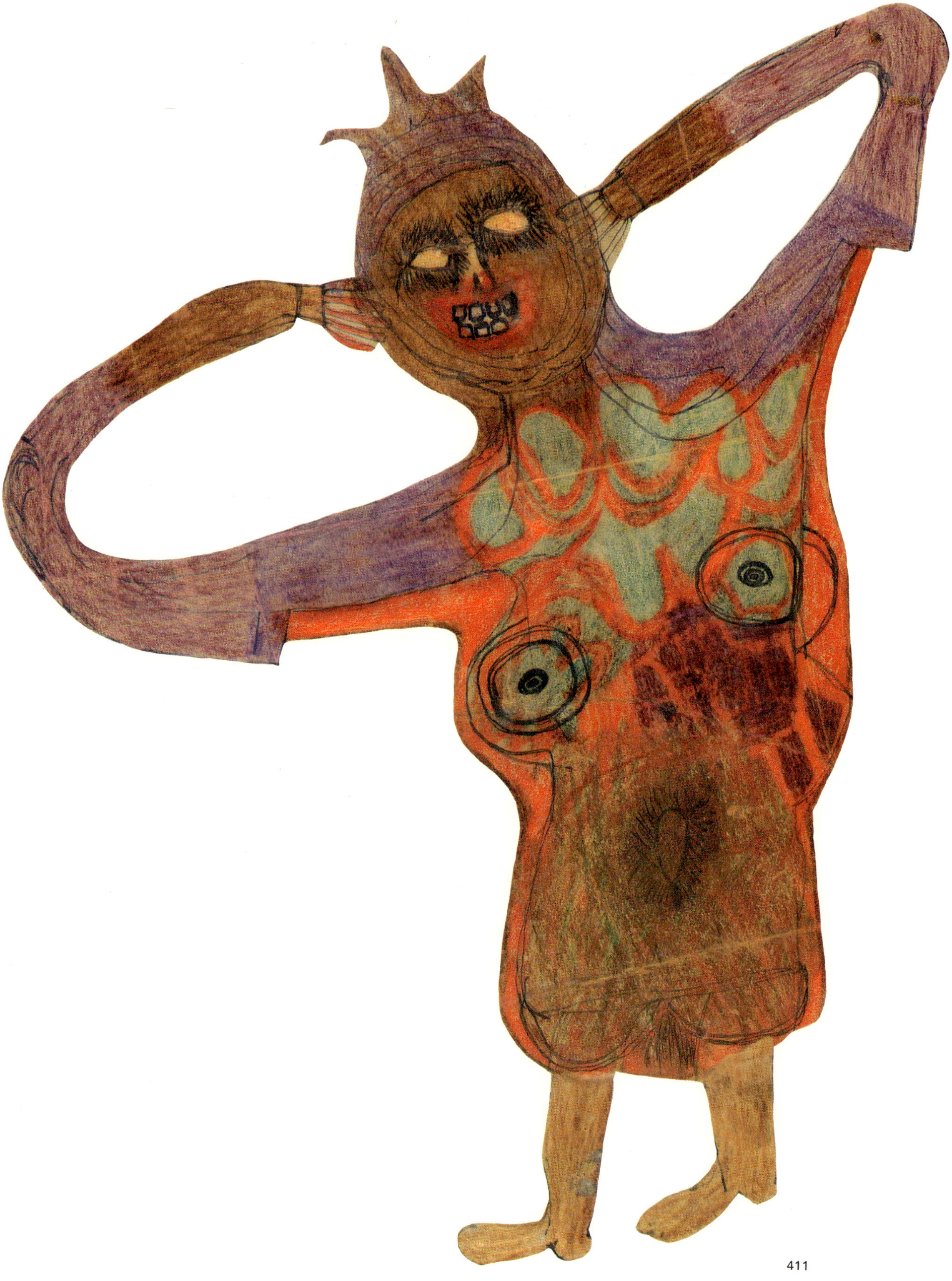

411

JEAN RADOVIC

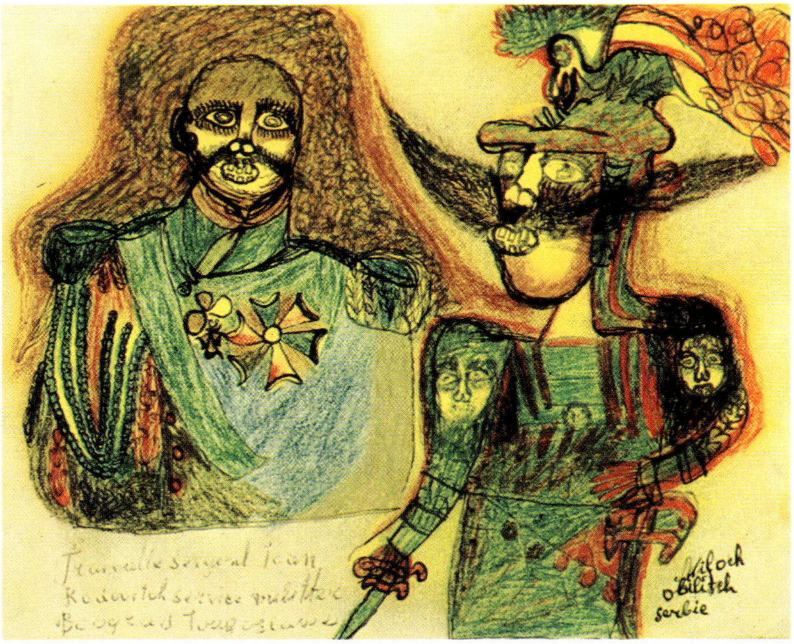

412

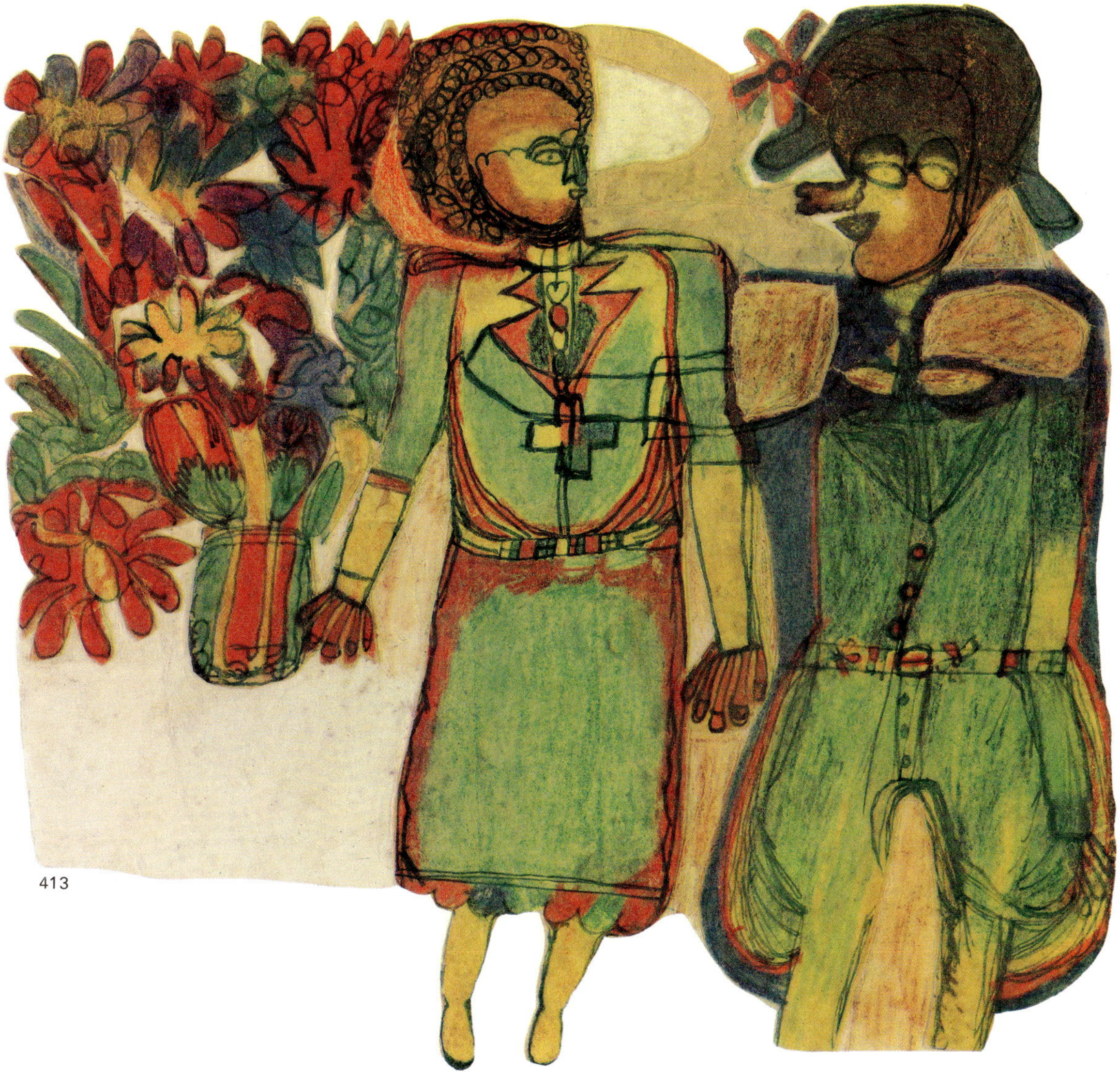

413

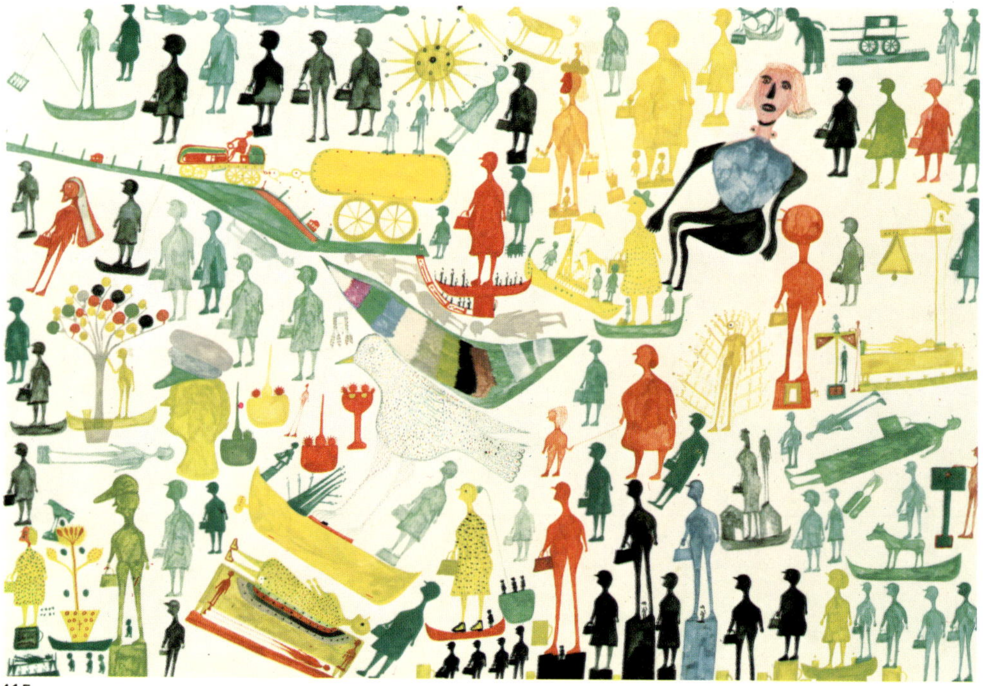

415

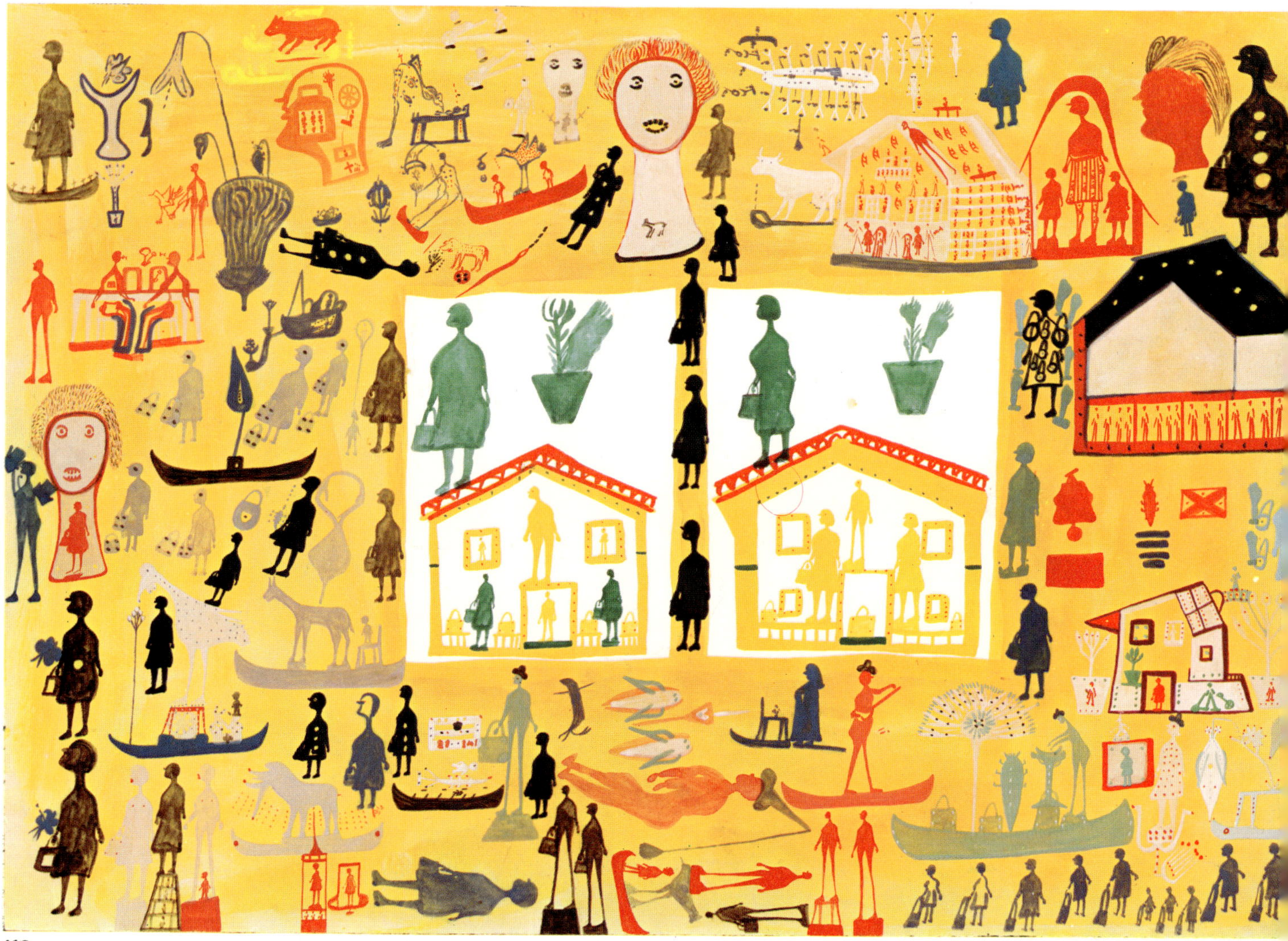

416

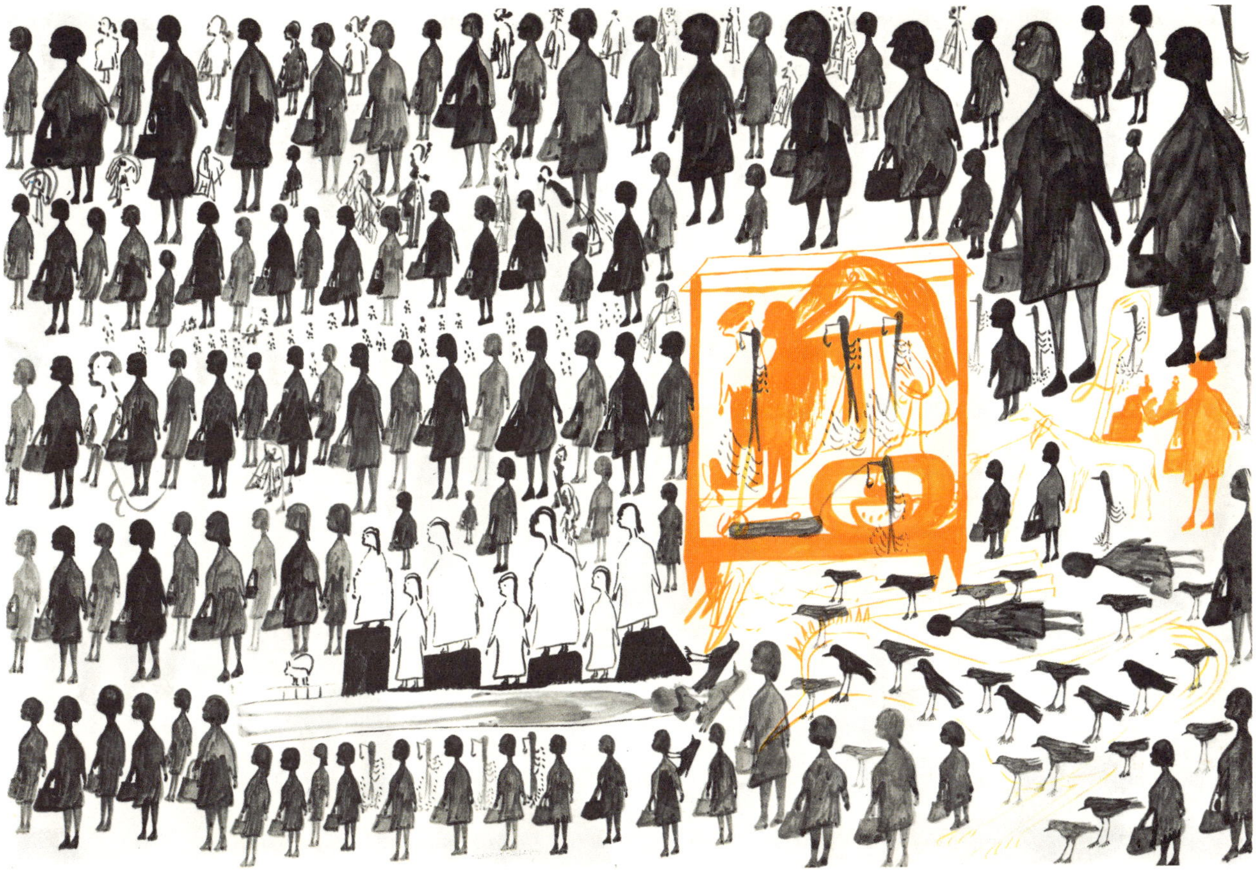

417

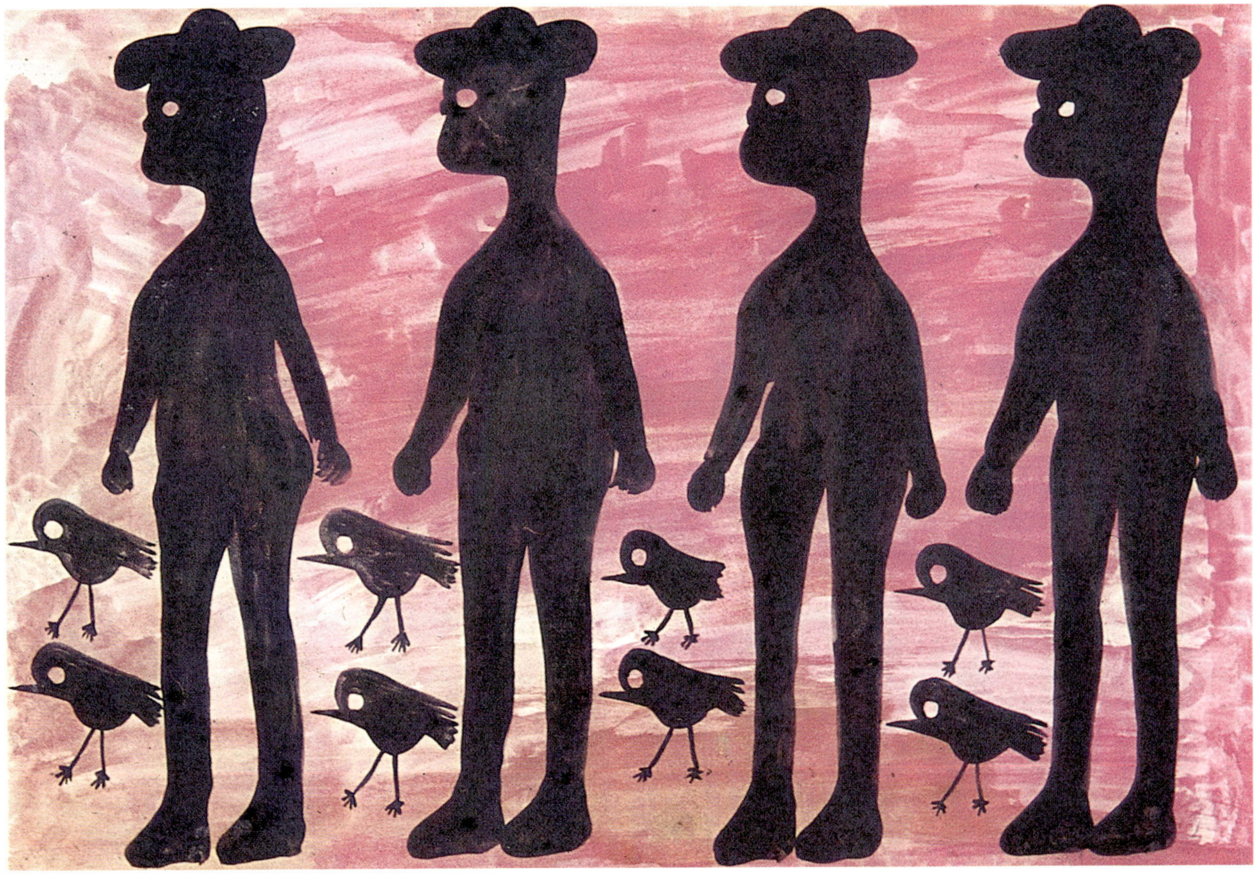

418

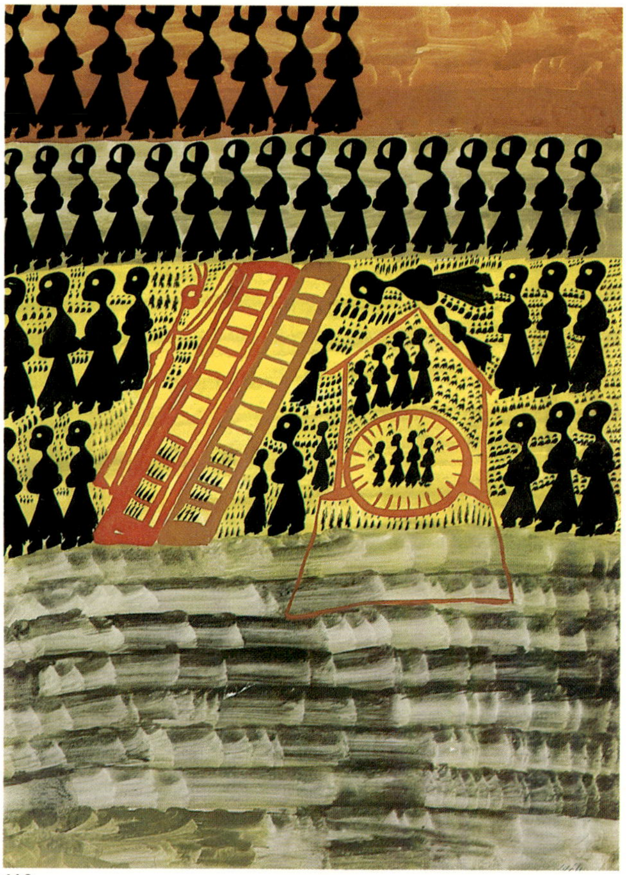
419

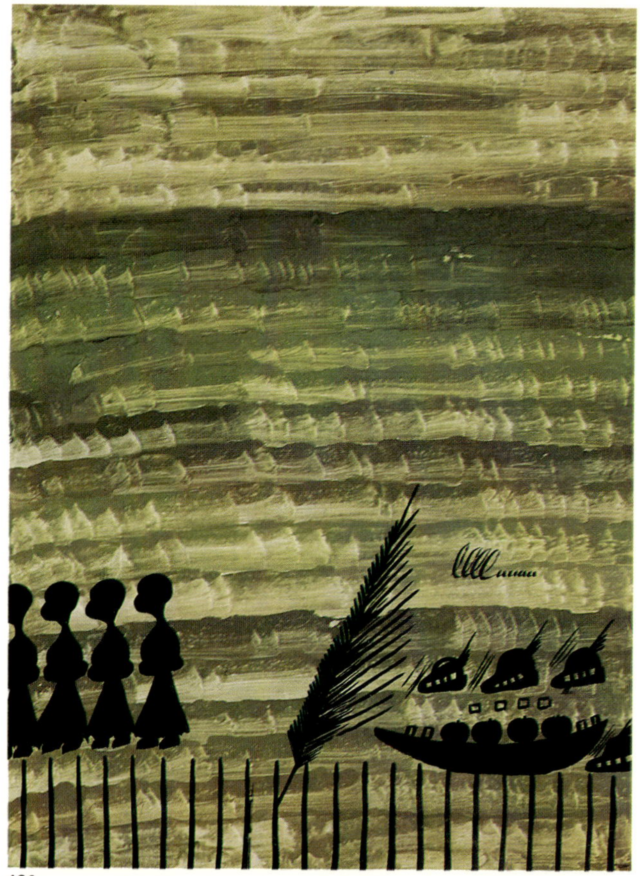
420

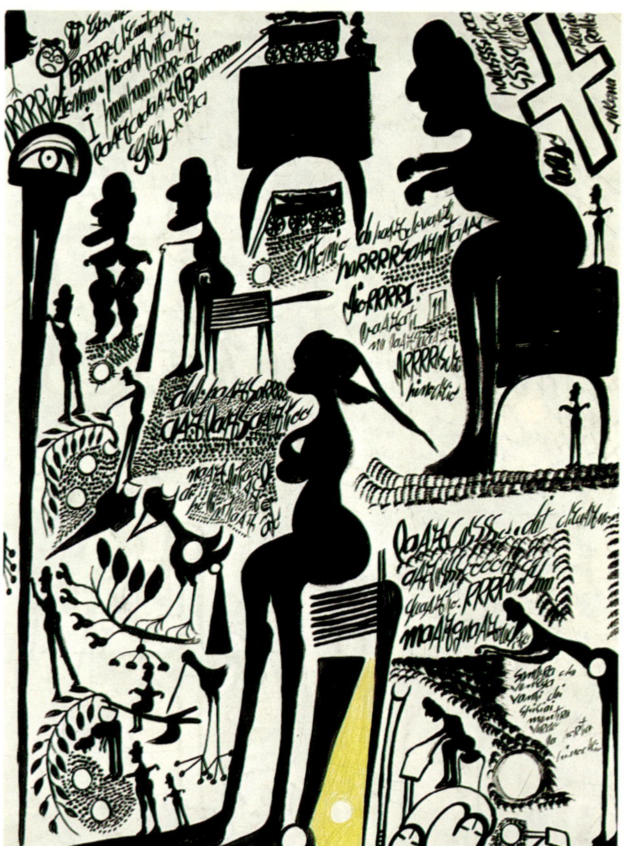
421

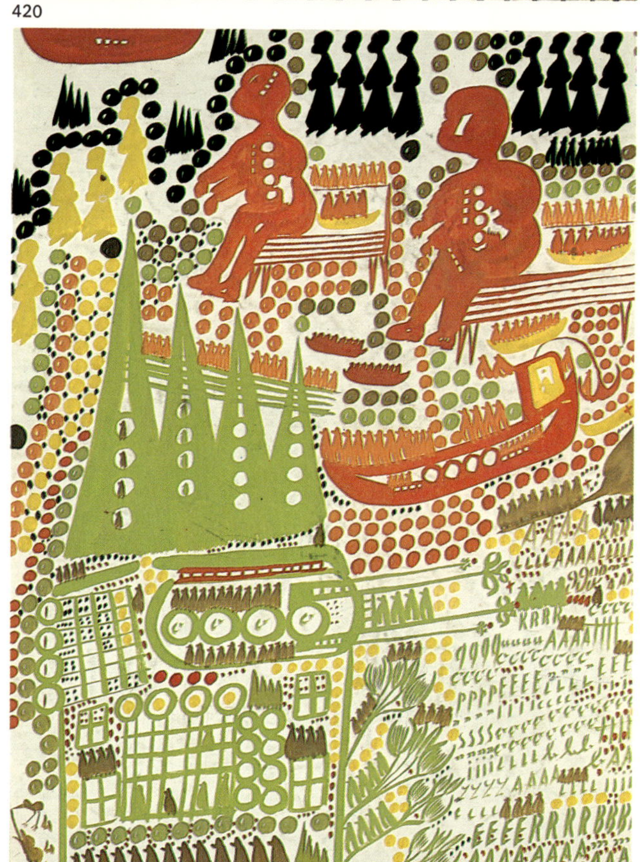
422

Carlo (1916–1974)

CARLO kam am 16. Juli 1916 in einem Bauerndorf bei Verona als viertes von sieben Kindern zur Welt; sein Vater war Schreiner. Schon früh wurde er zum Einzelgänger, liebte die Einsamkeit und ging allen Streitigkeiten aus dem Weg. Mit neun Jahren mußte er die Schule verlassen und arbeiten, zunächst fünf Jahre als Verdingbub auf einem Bauernhof, dann als Landarbeiter. Der Natur stand er näher als den Menschen, so daß es ihn hart traf, als er im Alter von neunzehn Jahren von seinem Vater zu einer Metzgerlehre in Verona gezwungen wurde, um mehr Geld zu verdienen. Seitdem lebte er einsam und menschenscheu nur mit seinem Hund zusammen und verbrachte seine ganze Freizeit mit Wanderungen in der Natur.

CARLO mußte als Alpenjäger am Spanischen Bürgerkrieg teilnehmen; bei Ausbruch des Zweiten Weltkriegs wurde er wieder eingezogen. 1941 griff er plötzlich seinen Hauptmann mit einem Messer an. Er wurde daraufhin in Militärspitälern untersucht und schließlich nach Hause entlassen mit der Diagnose «elementarietà psicologica in soggetto visionario» («visionäres Subjekt von einfacher psychologischer Struktur»). Im Zivilleben fiel er offenbar vorerst nicht auf, obwohl er zeitweise unter Angstanfällen im Zusammenhang mit Verfolgungswahn litt; so floh er vor einem Schmetterling in der Meinung, von einem Kampfflugzeug angegriffen zu werden. ANDREOLI (4) zieht den Schluß, die Kriegsereignisse hätten «seine schizoide Persönlichkeit zur Explosion» gebracht. In den folgenden Jahren mehrten sich die Anfälle von Verfolgungswahn und seine Sprache wurde so dissoziiert, daß er im April 1947 auf Verlangen der Familie endgültig in ein psychiatrisches Spital eingewiesen wurde. Wenn sich sein Verfolgungswahn auch etwas zurückbildete, blieb doch seine Sprache seither vollkommen dissoziiert und unverständlich.

CARLO war familiär belastet: sein Bruder Raffaello wurde schon 1938 wegen einer paranoiden Schizophrenie interniert und ist 1941 im psychiatrischen Spital gestorben. Zwei Schwestern sind Alkoholikerinnen von zweifelhafter Moral und eine Tante mütterlicherseits litt an Verfolgungswahn.

CARLO machte sich im Spital dadurch bemerkbar, daß er in Ermangelung von Zeichenmaterial Graffiti in die Mauern kratzte. Nach der Einrichtung eines Malateliers, das der Initiative des schottischen Bildhauers Michael NOBLE zu danken ist, arbeitete er dort täglich seit 1957. Im Lauf der Jahre wurde er ruhig, sein Verhältnis zu Mitpatienten und Pflegern harmonisierte sich; nach ANDREOLI erlaubte es ihm sein künstlerisches Wirken, ein «psychologisches Gleichgewicht» zu erreichen. Bis zu seinem Tod (1974) malte er etwa 3000 Bilder.

Zu den Farbtafeln XXXVIII–XL

CARLO

415–417 Tempera, 36 × 50 cm, Sammlung A. Bader. Vor 1959.

418 Tempera, 36 × 50 cm, Sammlung A. Bader. 1960.

419–422 Bilder aus den späten Sechzigerjahren, die auf dem V. Weltkongreß für Psychiatrie in Mexiko (1971) ausgestellt waren.

Die ersten im Atelier entstandenen Zeichnungen von CARLO zeigen einen eigenartigen Stil. Er benutzt einen feinen Pinsel wie einen Bleistift, zieht zuerst eine dünne Kontur und füllt anschließend die umgrenzte Fläche mit feinen, mehr oder weniger regelmäßig nebeneinander gelegten Pinselschraffuren. Schon bald schraffiert er die Flächen nicht mehr, sondern malt sie mit verdünnter Temperafarbe aus (Abb. 415, Farbtafel XXXVIII, S. 228). Dadurch entstehen silhouettenartige Gestalten, die seine Bilder künftig kennzeichnen. Manchmal findet man auch «leere», schraffierte und gleichmäßig ausgemalte Figuren nebeneinander; zuweilen wird auch der Körper mit kleinen graphischen Details iterativ aufgefüllt. CARLO stellt Pflanzen, Tiere – vor allem Vögel –, landwirtschaftliche Geräte, Barken, Häuser und vieles andere mehr dar; im Zentrum aber steht immer der Mensch, meist als Frau, oft durch Hut oder Handtasche gekennzeichnet. Die Menschen sind kaum bekleidet; nur bei Frauengestalten ist zuweilen ein Rock angedeutet. Dabei verzichtet CARLO völlig auf eine naturalistische Wiedergabe der Personen.

In den frühen Blättern herrscht manchmal der Eindruck des Zufälligen, der allerdings durch die geschickte Farbkomposition abgeschwächt wird (Abb. 415, Farbtafel XXXVIII, S. 228). Dann kommt mehr Ordnung in die Blätter, einerseits durch die Abgrenzung farbiger Rechtecke, mit denen gleichsam ein Bild im Bild entsteht (Abb. 416, Farbtafel XXXVIII), andererseits durch rhythmische Reihungen vieler gleichartig-schematischer Figuren (Abb. 417, Farbtafel XXXIX, S. 229).

414 CARLO: *Tempera, 70 × 50 cm, Ospedale Psichiatrico di Verona. Um 1960.*

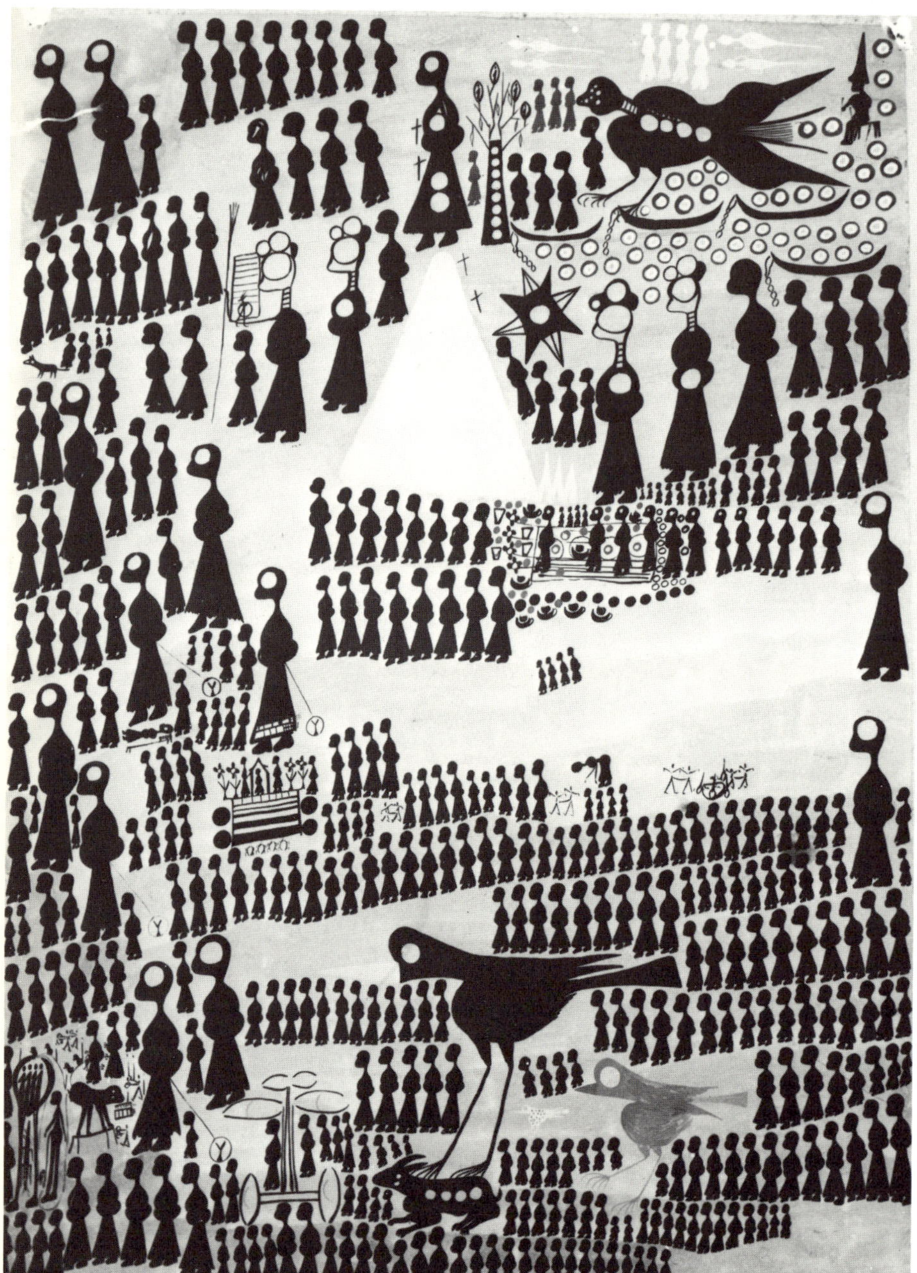

Zu Beginn der sechziger Jahre entdeckt CARLO den Reiz eines in großen Pinselzügen hingestrichenen farbigen Untergrundes, wobei die Frage offen bleibt, ob die Anregung dazu von ihm selbst oder aus dem Malatelier stammte. Jedenfalls löst sie eine geradezu monumentale Formulierung aus (Abb. 418). Seither kommt der Vierzahl eine hervorragende Bedeutung in CARLOS Bildern zu. ANDREOLI konnte bei einem graphischen Neomorphismus, der damals häufig in Erscheinung trat und von dem CARLO behauptete, es handle sich um vier Priester, den Zusammenhang mit vier Fleischerhaken nachweisen (4).

Mit dem farbigen Grundieren der Blätter verschwindet für einige Zeit die Tendenz, das Format bis zum Rand zu nutzen, um später wieder hervorzutreten. Auch ein neues formales Element fällt jetzt auf: zunächst besaßen nur einige der monumentalen Figuren ein rund ausgespartes Auge, das zunehmend vergrößert wurde; nun werden auch im Körper derartige «Augen» ausgespart, immer in der Vierzahl, so daß manche Figuren geradezu «durchlöchert» wirken. Zuweilen werden farbige Kreise in diese «Augenlöcher» eingesetzt.

Unsere letzten Abbildungen vermitteln einen guten Eindruck von CARLOS vielseitigen graphischen Ausdrucksmöglichkeiten, über die er in den sechziger Jahren bis zu Beginn der siebziger Jahre verfügt. Seine ganzen stilistischen und technischen Errungenschaften verbindet er nun zu dekorativ wirkenden, formal raffinierten Bildkompositionen (Abb. 419–422, Farbtafel XL, S. 230, sowie Abb. 414).

ANDREOLI meint, bei CARLO eine Dialektik zwischen Fülle und Leere erkennen zu können, in der er Schwankungen des psychotischen Zustandes sieht. Erstaunlich ist sicher die große Zahl eigener und selbständiger graphischer Möglichkeiten, die CARLO im Lauf von mehr als anderthalb Jahrzehnten sozusagen «durchexerziert» hat. Während sich bei anderen Schizophrenen, etwa bei WÖLFLI, die «Handschrift» jahrelang nicht verändert, erleben wir bei CARLO immer wieder Überraschungen. Die Bildinhalte allerdings bleiben konstant; wir treffen in den letzten Bildern auf die gleichen schablonenartigen menschlichen Profilfiguren wie zu Beginn, die gleichen maskenartigen, frontal gesehenen Gesichter, die gleichen Vögel, Barken usw. Der Stil wird wohl ständig modifiziert, seine Grundlagen aber bleiben dieselben. Nur ist die mehr oder weniger chaotische Unruhe des Anfangs einer streng rhythmisch-ornamentalen Ordnung gewichen, die den Betrachter vor allem anspricht.

ANDREOLI analysiert mehrere inhaltliche Besonderheiten: die Verbindung von Personen und Objekten durch dünne Linien, entsprechend dem schizophrenen, schwierig zu interpretierenden Assoziationsablauf; «Konstruktionen» innerhalb der Bilder ebenfalls als assoziative Verbindungen; Metamorphosen wie die Injektionsspritze, die zum «Spritzenmännchen» wird, u.a.m. Er betont auch die Häufigkeit von Sexualsymbolen und vermerkt, daß seit CARLOS Internierung seine Malerei nicht mehr vom Weltgeschehen berührt wurde; er verharrte in einer autistischen Abkapselung und zehrte von den Erinnerungen aus der präpsychotischen Zeit.

Die Menschen in CARLOS Bildern stehen beziehungslos nebeneinander, sie sind isoliert. Eine Ausnahme bildet lediglich die mit ihrem Kind durch eine dünne Linie verbundene Mutter, vielleicht das Zeugnis für die einzige menschliche Bindung, die CARLO (wahrscheinlich sehr ambivalent) erlebt hat und die ihm mit neun Jahren brutal entzogen wurde. Ist ein treffenderes Bild der anonymen Vereinzelung in der Masse denkbar, als es die Abbildung 417 zeigt (Farbtafel XXXIX, S. 229)?! Wie CARLO selbst erscheinen uns diese Menschen in ihrem Autismus erstarrt. CARLO aber besaß die Gabe einer mehr denn je aktuellen Seinsweise des Menschen, seiner zunehmenden Unfähigkeit zur Kommunikation, überzeugenden künstlerischen Ausdruck zu verleihen.

*Johann Hauser (*1926)*

Johann HAUSER wurde am 30. November 1926 in Preßburg (Tschechoslowakei) geboren. Im Jahre 1943 kam er mit seiner Mutter in das Umsiedlerlager Reichenauerhof bei Amstetten in Niederösterreich und von dort, mit siebzehn Jahren, ins psychiatrische Krankenhaus. Über die Umstände, die zu seiner Einweisung führten, liegen nur spärliche Angaben vor; es ist von Lügen, Stehlen, Einkoten bei hochgradigem Schwachsinn die Rede. Johann HAUSER hat einige Jahre lang die Volksschule besucht, hat aber Lesen, Schreiben, Rechnen nicht erlernt. Später trat dann zusätzlich zu seiner intellektuellen Schwäche eine Psychose auf. Ich habe nun seit mehr als zehn Jahren das Kommen und Gehen manischer und depressiver Phasen bei Johann HAUSER genau beobachtet. Es ist möglich und sogar wahrscheinlich, daß sich schon in den Verhaltensstörungen, die seiner Krankenhausaufnahme vorhergingen, diese psychotische Erkrankung geäußert oder zumindest angekündigt hat.

Im Jahre 1958 – in einer manischen Phase – erfolgten die ersten Zeichenversuche nach dem Vorbild eines Mitpatienten und auf ärztliche Anregung. Dabei zeigte sich eine ungewöhnliche Begabung. Johann HAUSER besitzt graphisches Gestaltungsvermögen in besonders hohem Maß, zeichnet allerdings nur dann, wenn er manisch ist. In diesem Zustand kann sich seine Begabung voll entfalten: er traut sich jede Aufgabe zu, ist dabei erfinderisch, die Zeichnungen sind expansiv, reich an Details und ausdrucksstark. In den depressiven Phasen und im Intervall läßt sich Johann HAUSER bisweilen zum

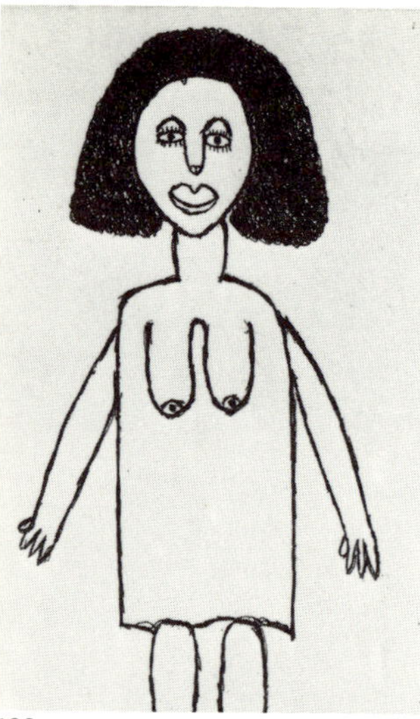

423

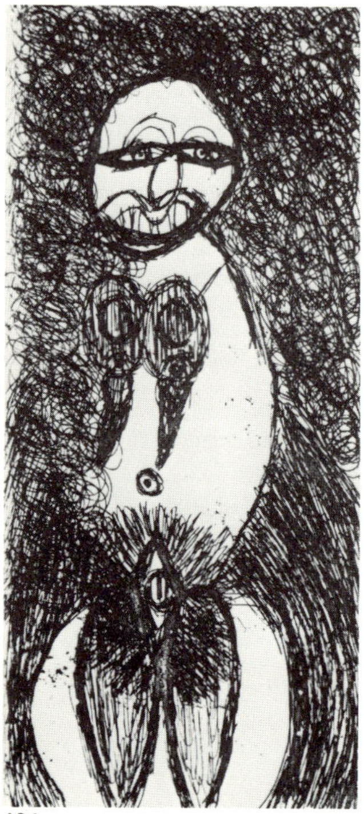

424

423 JOHANN HAUSER: *«Frau». In normalem psychischen Zustand geschaffen.*

424 JOHANN HAUSER: *«Negerin». In manischem Zustand geschaffen.*

Zeichnen anregen und ermuntern. Die Ergebnisse sind dann inhaltlich und formal reduziert, vereinfacht, auf das Wesentlichste beschränkt. Tritt ein Umschwung ins Manische ein, dann gewinnt er aber immer wieder seine volle künstlerische Kraft.

Die Abbildungen 423 bis 426 zeigen vier Radierungen von HAUSER, die deutlich machen, daß er mit dem Stahlstift auf der Kupferplatte zu ebenso guten Ergebnissen wie mit dem Bleistift auf dem Papier gelangt. Da er bei der Herstellung seiner besten Zeichnungen – in manischer Verfassung – stets auch mit besonderer Kraft arbeitet, kommt das Gravieren seiner persönlichen Begabung sogar sehr entgegen. Obwohl diese Technik an ihn herangetragen wurde, hat sie ihm nichts von seiner Spontaneität genommen. Johann HAUSER betrachtet die von ihm hergestellte Gravüre auch nicht anders als eine Zeichnung. Er denkt nicht an die Wirkungen, die sich durch den Druck ergeben, weder an die spiegelbildliche Umkehr von Schrift und Zeichnung, noch an die Beziehung seiner Arbeit zu drucktechnischen Vorgängen. Bei der Anfertigung der Drucke, die durch einen Fachmann erfolgt, werden auch keine Kunstgriffe, wie z.B. stufenweises Ätzen, vorgenommen.

Es werden hier jeweils zwei Arbeiten mit der gleichen Thematik (Frau und Elefant), die von Johann HAUSER in verschiedenen psychischen Zuständen geschaffen wurden, einander gegenübergestellt. Als er die in den Abbildungen 424 und 426 wiedergegebenen graphischen Arbeiten schuf, befand er sich auf dem Höhepunkt einer manischen Phase; die anderen beiden Arbeiten stammen aus einem Intervall. Deutlich erkennt man die zustandsabhängigen Änderungen der künstlerischen Arbeitsweise Johann HAUSERS. In der Manie verstärkt und verbreitert er die Konturen, vergrößert die schraffierten Flächen und füllt die Umrisse mit Schwungkritzelzügen aus: sein motorischer Antrieb ist gesteigert; aber auch die ganze Bildauffassung ist von seiner manischen Erregung bestimmt. Die «Negerin» (Abb. 424) ist für HAUSER eine sehr attraktive, aber auch eine gefährliche Frau mit allen, besonders stark ausgeprägten Attributen der Weiblichkeit: reiches Kraushaar, dunkle «Schlitzaugen», einen großen Mund, dicke Lippen, schöne Zähne, große Brüste mit langen Brustwarzen, Nabel, Genitale mit strahlenkranzartigen Haaren und ein großes Gesäß, das durch die bogenförmigen Linien, welche die Kontur des Unterleibes wiederholen, besonders hervorgehoben ist. Beine und Hüft- bzw. Gesäßgegend sind bei HAUSERS Gestalten oft ineinander verschoben. Im Intervall bedient er sich zur Darstellung der Frau dagegen sparsamster Mittel (Abb. 423). Brüste sind wohl noch gezeichnet, aber die Figur ist bekleidet. Strenge Symmetrie und Geometrismus finden sich nun an Stelle von Erotik.

Im Gegensatz zur eindrucksvollen Dynamik des «manischen Elefanten» (Abb. 426) steht der im Intervall gezeichnete Elefant (Abb. 425) ruhig da. Sein Haar am Schwanz ist vergleichsweise dürftig, Kopfhaar fehlt, das Auge blickt nicht wild und angriffslustig, sondern groß und traurig; die ganze Kopf- und Körperhaltung wirkt im Vergleich mit dem «manischen Elefanten» friedlich-passiv. Die Linien – wenn auch bestimmt geführt – sind zarter, am Körper fehlt die Flächenfüllung, Ohr und Gesäß sind kleiner, unauffälliger dargestellt. Zudem füllt die Figur die Platte nicht ganz aus und die Position der beiden Elefanten ist unterschiedlich: während die Stoßzähne des «manischen Elefanten» bis zum Plattenrand reichen und nur hinten ein kleiner Raum frei geblieben ist, steht der «nicht-manische Elefant» zurückgezogen, der freie Raum liegt vor ihm.

Für die moderne Kunst hat Johann HAUSER kein Verständnis. Sein Geschmack orientiert sich am Fotorealismus illustrierter Zeitungen. Alles, was von naturalistischer Darstellung abweicht, lehnt er entschieden ab, gleichgültig ob er sich in einem manischen, einem depressiven oder in einem normalen Zustand befindet. Er hat seine besten Werke im Verlauf der manischen Phasen geschaffen. Diese Arbeiten sind von konventionellen Vorbildern am weitesten entfernt, sie weisen die stärksten Deformationen auf. Wenn Johann HAUSER in diesem Zustand zeichnet, ist er höchst enthusiasmiert. Nach dem Abklingen der Manie erscheinen ihm diese Werke fremd, sie gefallen ihm nicht

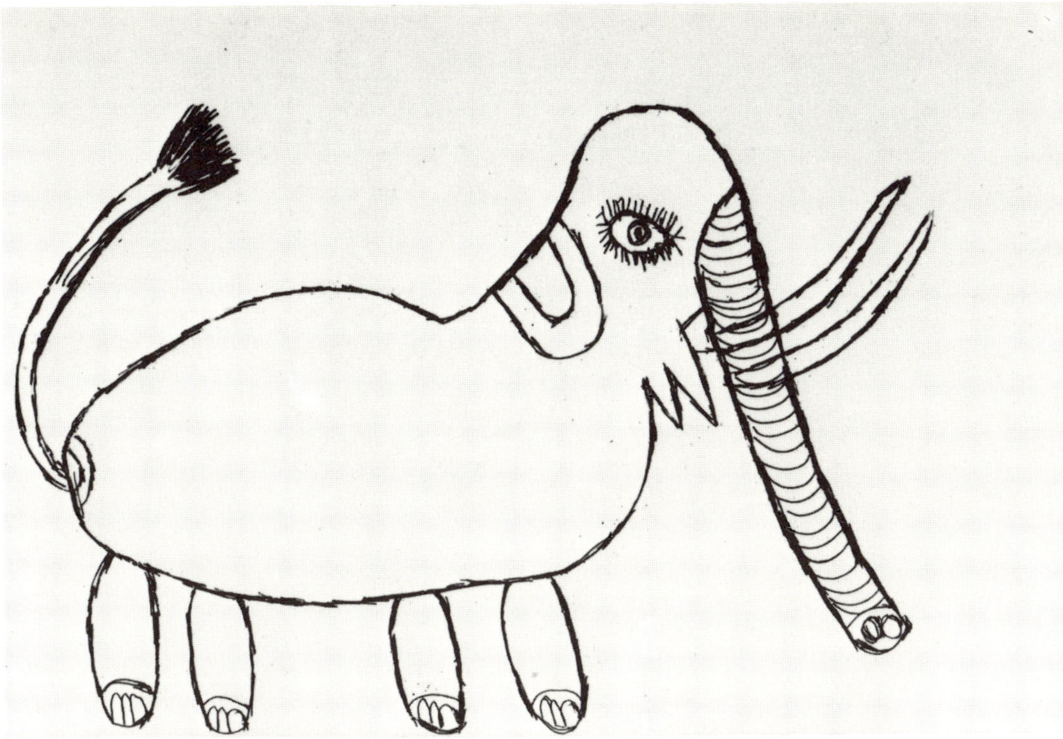

425 JOHANN HAUSER: *«Elefant». In normalem psychischen Zustand geschaffen.*

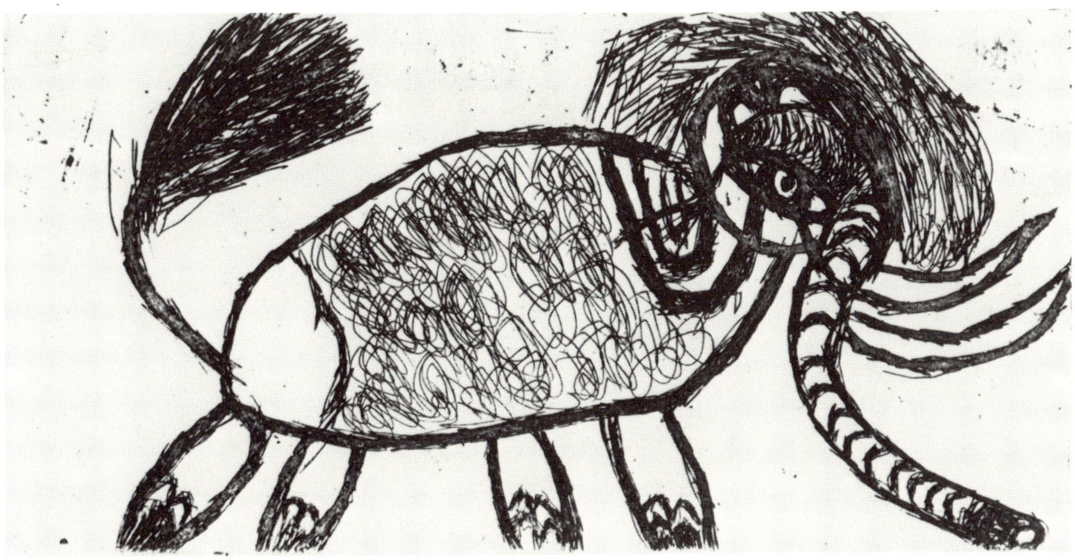

426 JOHANN HAUSER: *«Elefant». In manischem Zustand geschaffen.*

mehr, manchmal findet er, daß sie mißlungen sind. Bisweilen wird er verlegen, wirkt verschämt, wenn er eine in der Manie entstandene Zeichnung später betrachtet; wenn er in einer mehr gehobenen Stimmung ist, amüsieren ihn diese Werke allerdings, und er bewundert seine eigene Leistung. Dabei ist eine eigenartige Gedächtnisstörung vorhanden; im Normalzustand ist ihm vieles entfallen, was er in den manischen Zuständen gezeichnet hat.

Am 17. Januar 1969 – während einer manischen Phase – kam Johann HAUSER mit einer Illustrierten zu mir und zeigte die zweiseitige Abbildung eines Werkes von François BOUCHER (Louison O'Morphi). Er war stark beeindruckt und hatte den Plan, die Reproduktion abzuzeichnen. Er zeichnete rasch, aber konzentriert, mit kräftigem, sicherem Strich, begann mit dem Kopf, dann folgte der Körper, zum Schluß zeichnete er die beiden Polster. Er war mit seiner

427 François Boucher: *«Louison O' Morphi» (Bayer. Staatsgemäldesammlungen, München). Farbige Doppelseite aus einer Illustrierten, 1969. Diente als Vorlage für die folgende Zeichnung.*

428 Johann Hauser: *«Liegende» nach* François Boucher, *Bleistift, 31.5 × 45 cm.*

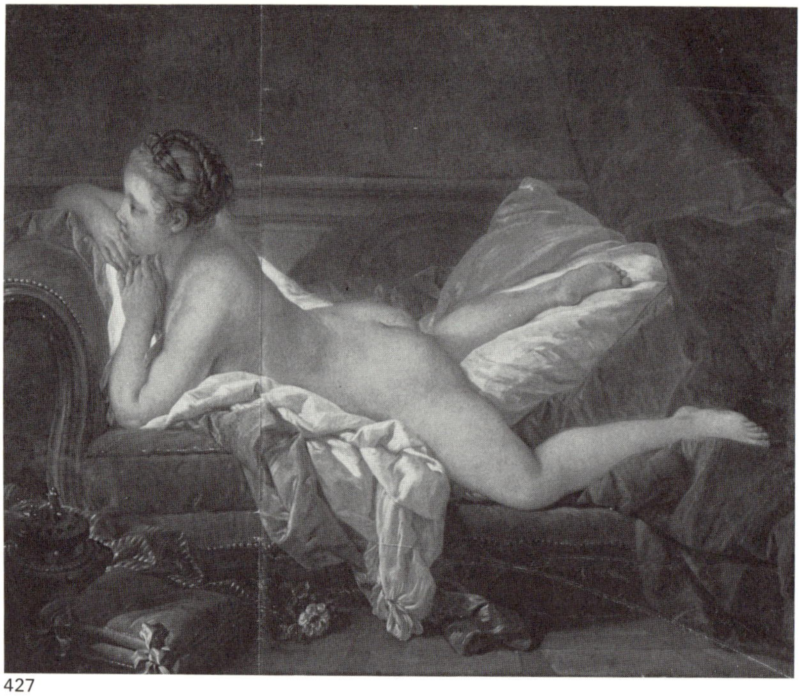

427

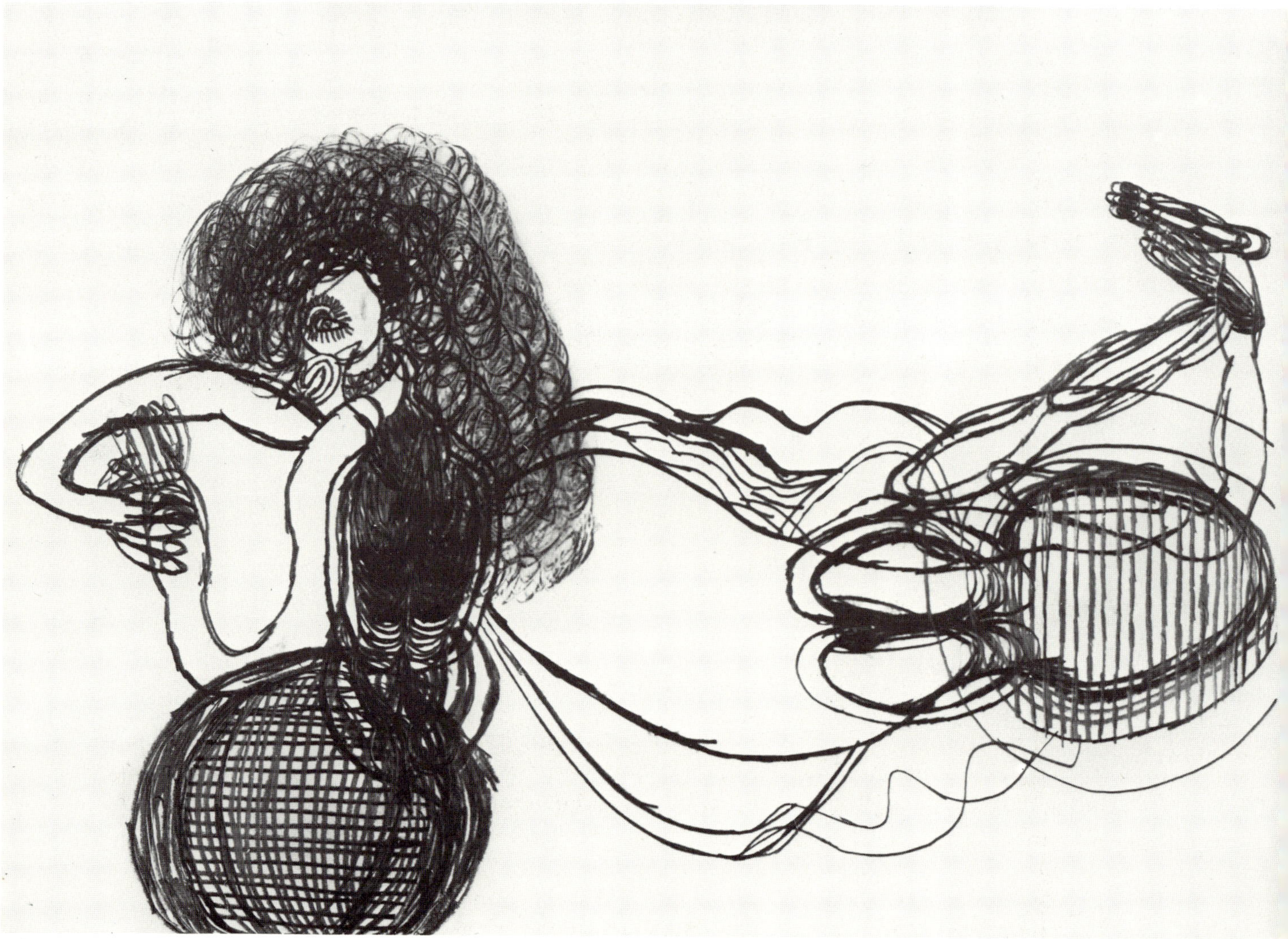

428

Arbeit sehr zufrieden. In der Manie hatte er seine Unfähigkeit zu annähernd getreuer Wiedergabe grandios überspielt (Abb. 427 und 428).

Als ihm diese Zeichnung etwa eineinhalb Jahre später gemeinsam mit der Vorlage wieder gezeigt wurde – die manische Phase war vorüber – gefiel ihm seine Zeichnung nicht mehr; er schüttelte den Kopf und sagte: «Nix, is nix!» Hier zeigte sich die *Zustandsgebundenheit* seiner Kunst.

Für das Zeichnen von Flugzeugen hatte Johann HAUSER schon früh eine besondere Vorliebe entwickelt und häufig auch einen Hubschrauber gezeichnet. Das in Abbildung 429 (Farbtafel XLI, S. 239) wiedergegebene Blatt (wahrscheinlich im Frühjahr 1966, zu Beginn einer manischen Phase entstanden) ist schwungvoll und großzügig, für Johann HAUSER ungewöhnlich flott gezeichnet.

Am 13. Januar 1969 vollendete Johann HAUSER die Zeichnung eines schnittigen Flugzeuges (Abb. 430, Farbtafel XLI, S. 239). Ein Besuch des Wiener Flughafens hatte das Thema angeregt. Die Darstellung wirkt bewegt; die innere Beschwingtheit HAUSERS findet ihre Entsprechung in der differenzierten Farbigkeit. Die Propeller des Flugzeuges sehen aus wie Augen. Hinter seine Unterschrift setzte HAUSER sieben Riesenpunkte.

Johann HAUSER arbeitet in der Regel sauber und ordentlich, ohne Verwendung eines Radiergummis. Die zahlreichen kräftigen Bleistiftstriche werden von ihm während des Zeichnens oft verwischt, so daß das Weiß des Hintergrundes bald schmutziggrau erscheint; das ist bei dieser Arbeit besonders deutlich. HAUSER ist noch nie auf die Idee gekommen, diese Flecken mit dem Radiergummi zu entfernen, da er von dem gezeichneten Objekt so eingenommen ist, daß er solche Belanglosigkeiten nicht bemerkt. Diese Graufärbung gehört zur Authentizität seiner Zeichnung und verleiht dem Blatt seinen eigenen Reiz.

Beim Besuch des Schönbrunner Tiergartens im Mai 1969 gefielen Johann HAUSER die Eisbären besonders gut. Er war entzückt von den großen Tieren, obwohl sie bei ihm wahrscheinlich auch etwas Furcht erregten.

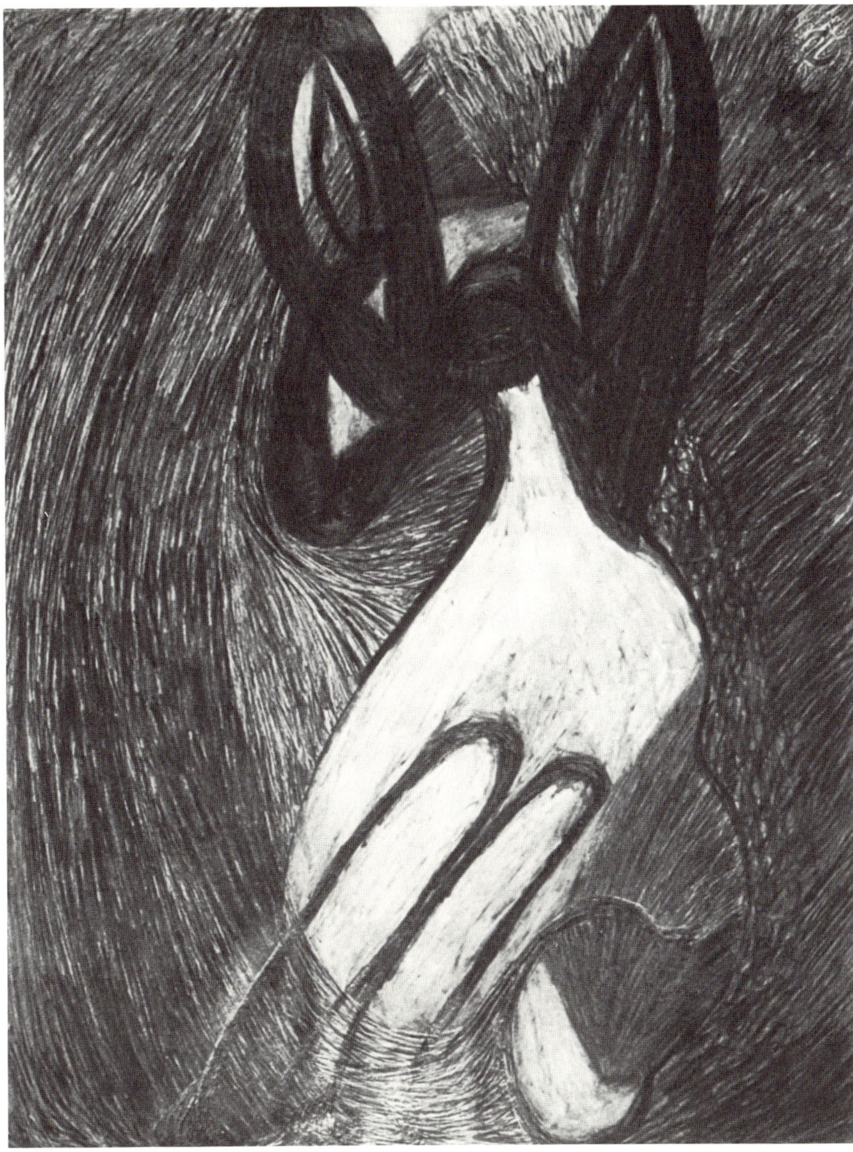

431 JOHANN HAUSER: *«Eisbär», Blei- und Farbstifte, 40 × 30 cm.*

Tags darauf – die manische Phase hatte ihren Höhepunkt bereits überschritten – wollte er aus der Erinnerung einen Eisbären zeichnen. Dabei entstand eine seiner besten Arbeiten (Abb. 431). Das gesamte Blatt ist von Linien bedeckt. Die dunklen Bleistiftstriche des Hintergrundes sollen das dichte Fell des Eisbären darstellen; zum Schluß höhte er den Leib des Bären mit einem weißen Farbstift. Im Bereich des «Felles» ist der Graphit mit dem bis zum Holz abgeschriebenen Bleistift zum Teil wieder weggekratzt – eine Technik, die sich bei HAUSER aus dem sehr intensiven Arbeitsvorgang manchmal von selbst ergibt. Das Auge des Eisbären ist mit einem dunklen Rot, die Pupille mit Blau zart gefärbt. Sonst finden sich auf dem Bild

Zu den Farbtafeln XLI–XLIII

JOHANN HAUSER

429 «Hubschrauber», Blei- und Farbstifte. Zu Beginn einer manischen Phase 1966 entstanden.

430 «Flugzeug», Farbkreiden. Manische Phase 1969.

432 «Rote Frau mit gelben Haaren», Farbkreiden, 40 × 30 cm. Manische Phase 1974.

434 «Gelbe Frau», Farbkreiden, 48 × 32 cm, nach Vorlage gezeichnet (vgl. Textabbildung 433) in der manischen Phase 1969.

keine Farben. Das Blatt ist auf der Rückseite mit großen Buchstaben signiert. Johann HAUSER war auf dieses Werk sehr stolz.

In der Manie versucht Johann HAUSER immer wieder, imposante oder erotisch ansprechende Frauenbildnisse aus illustrierten Zeitungen abzuzeichnen. Im Mai 1969 wählte er hierzu beispielsweise das Titelblatt der Zeitschrift «Wochenend» (Abb. 433) aus. Es zeigt eine Frau mit blondem Haar und gelbem Bikini. HAUSER verfremdete diese Vorlage sehr stark (Abb. 434, Farbtafel XLIII, S. 241). Durch die eigentümliche Linienführung, die an die Maserung von Holz erinnert, hat diese Zeichnung im Gesamtwerk Johann HAUSERS keine Parallelen. Ihre Einmaligkeit ist auf seinen besonderen psychischen Zustand gegen Ende einer manischen Phase zurückzuführen; der Manie waren schon leicht depressive Züge, besonders Hemmungsmechanismen beigemengt. Die gelbe Körperfarbe und das gelbe Haar sind an der Vorlage orientiert. Die seitlichen Ausladungen des Umrisses entsprechen den Ellbogen der abgezeichneten Figur. Auch das Höschen ist wiedergegeben; es hat ähnlich wie auf der Vorlage ein rautenförmiges Muster. Das Sexuell-Erotische ist in den Hintergrund getreten, dafür tritt das Großartig-Dominierende mächtig hervor.

Im Frühjahr 1974 machte Johann HAUSER die bisher letzte manische Phase durch. Er war in sehr gehobener Stimmung, motorisch und sexuell stärker erregt als früher und hatte auch weniger Hemmungen, sein Wunschbild zeichnerisch wiederzugeben (Abb. 432, Farbtafel XLII, S. 240).

Als Anstaltspflegling hatte Johann HAUSER wenig Gelegenheit, Lebenserfahrung zu sammeln. Der Schulunterricht, den er genossen hat, war minimal. Dennoch ist bei ihm eine gewisse Spätreife eingetreten, in deren Verlauf seine Persönlichkeit sich gewandelt hat. Er hat an Intellektualität, an innerer Kontrolle und auch in seiner sozialen Haltung gewonnen. Das verdankt er, wie ich meine, nicht zuletzt seinem Zeichnen.

Arbeiten von Johann HAUSER wurden vielfach ausgestellt und publiziert (153, 155, 157, 162, 163). Aus dem anonymen Patienten ist ein Künstler geworden.

433 Vorlage für JOHANN HAUSERS *Zeichnung der gelben Frau (Abb. 434, Farbtafel XLIII, S. 241).*

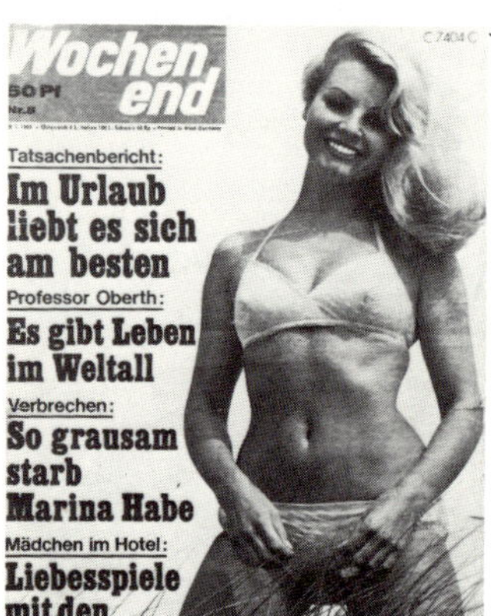

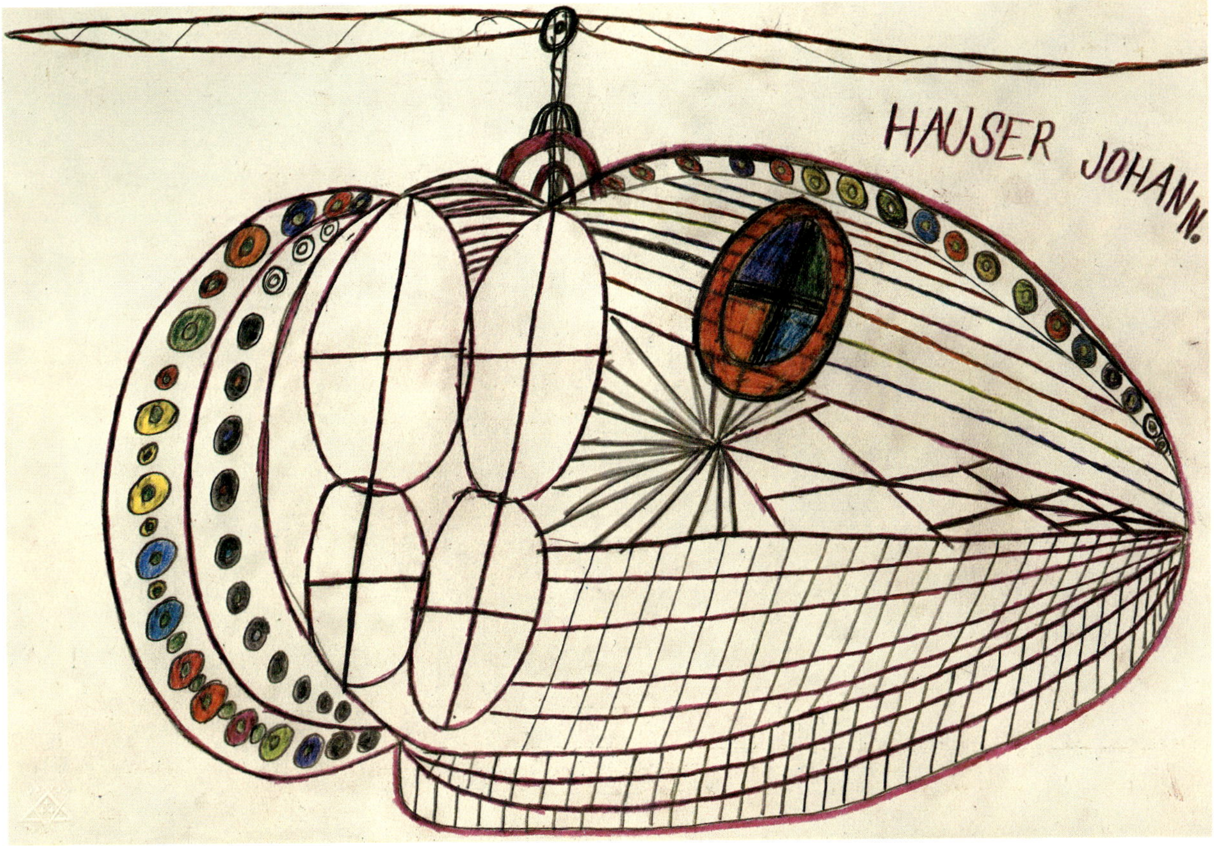

429

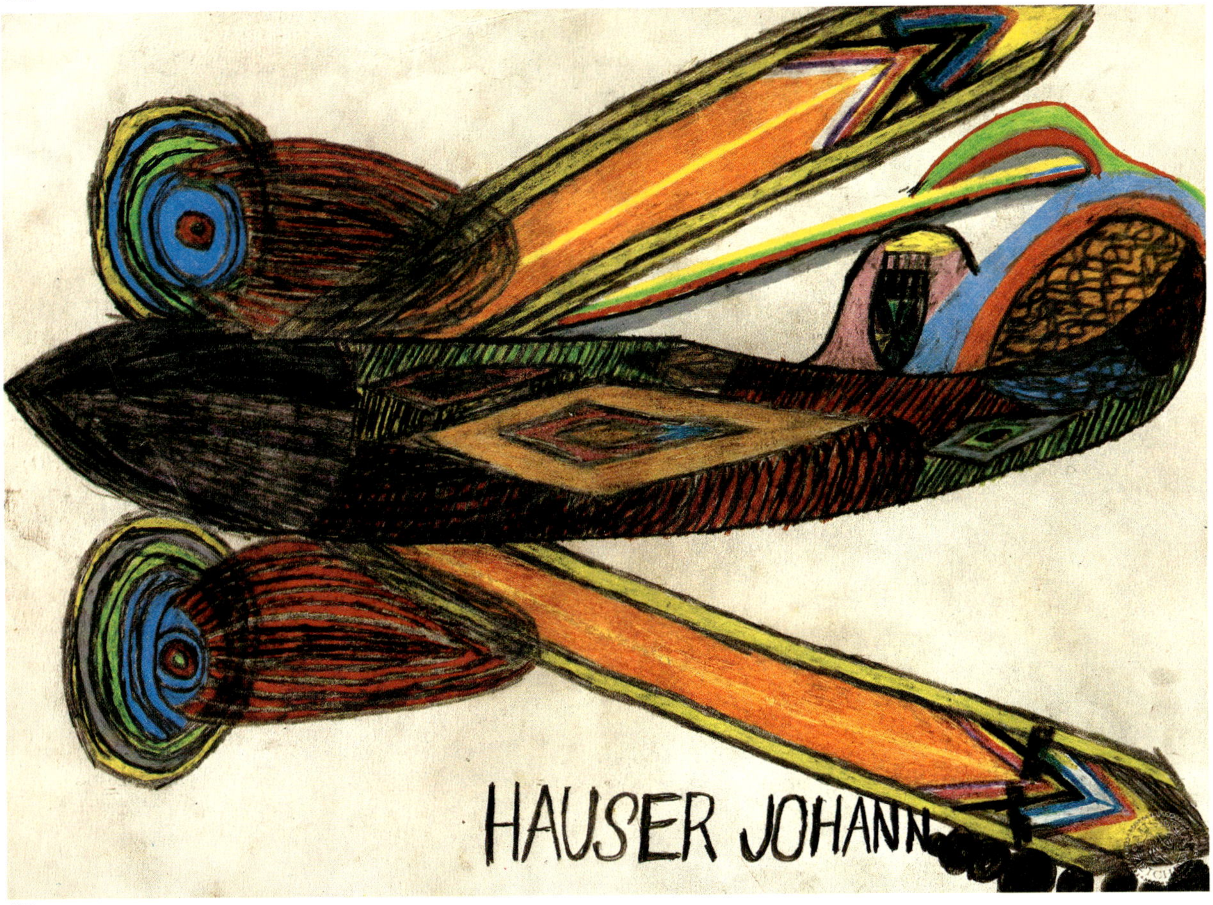

430

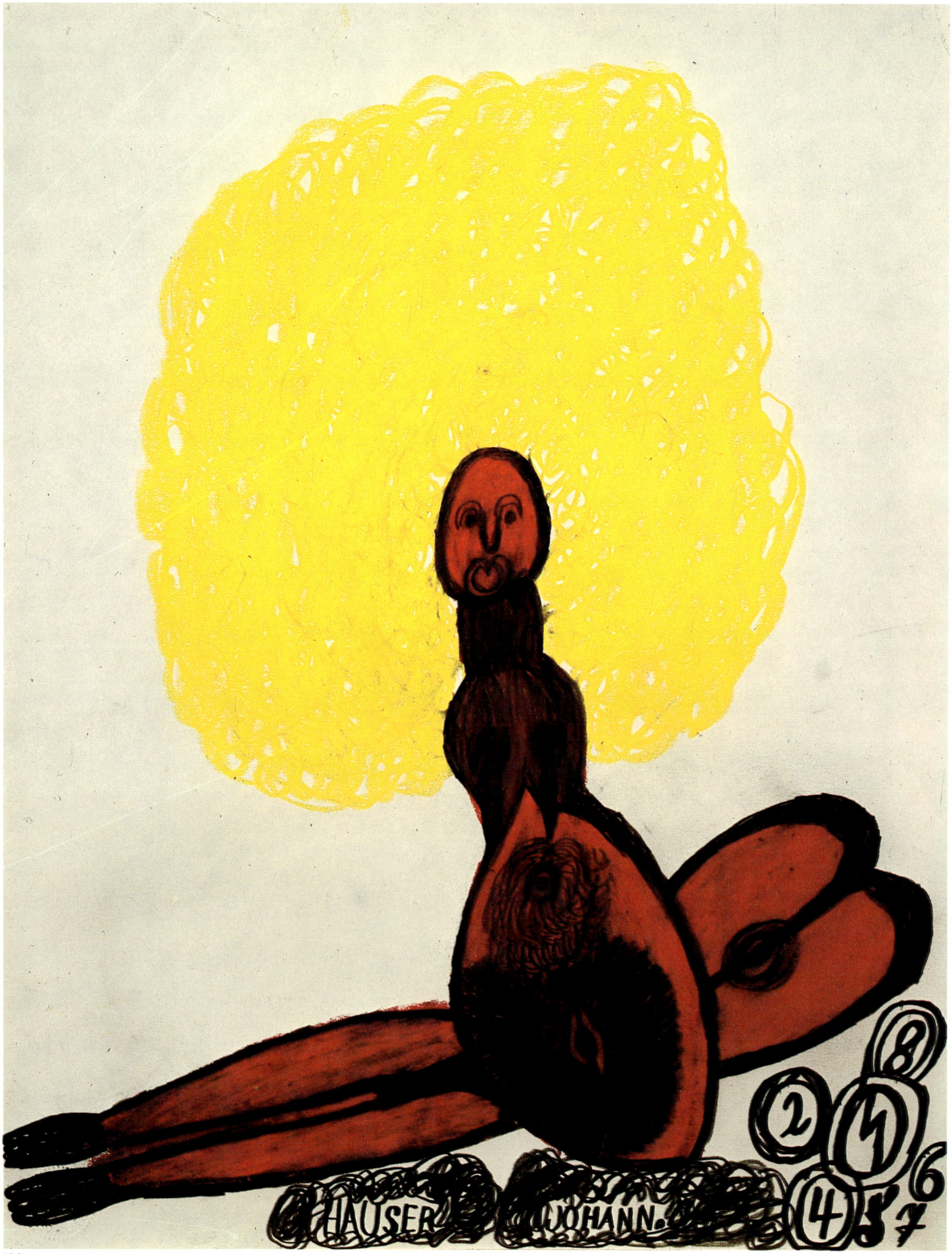

432

XLII

JOHANN HAUSER

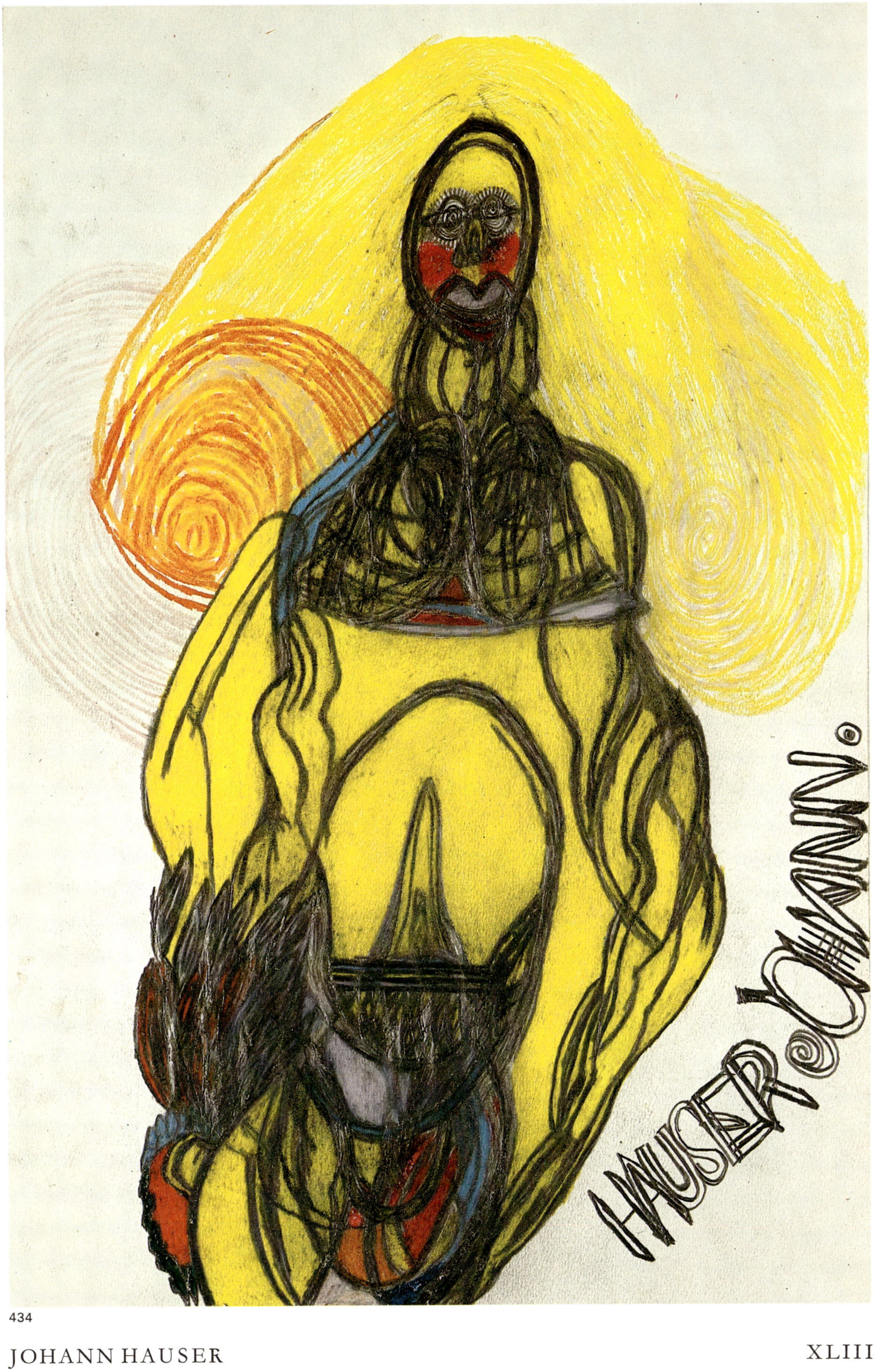

434

JOHANN HAUSER XLIII

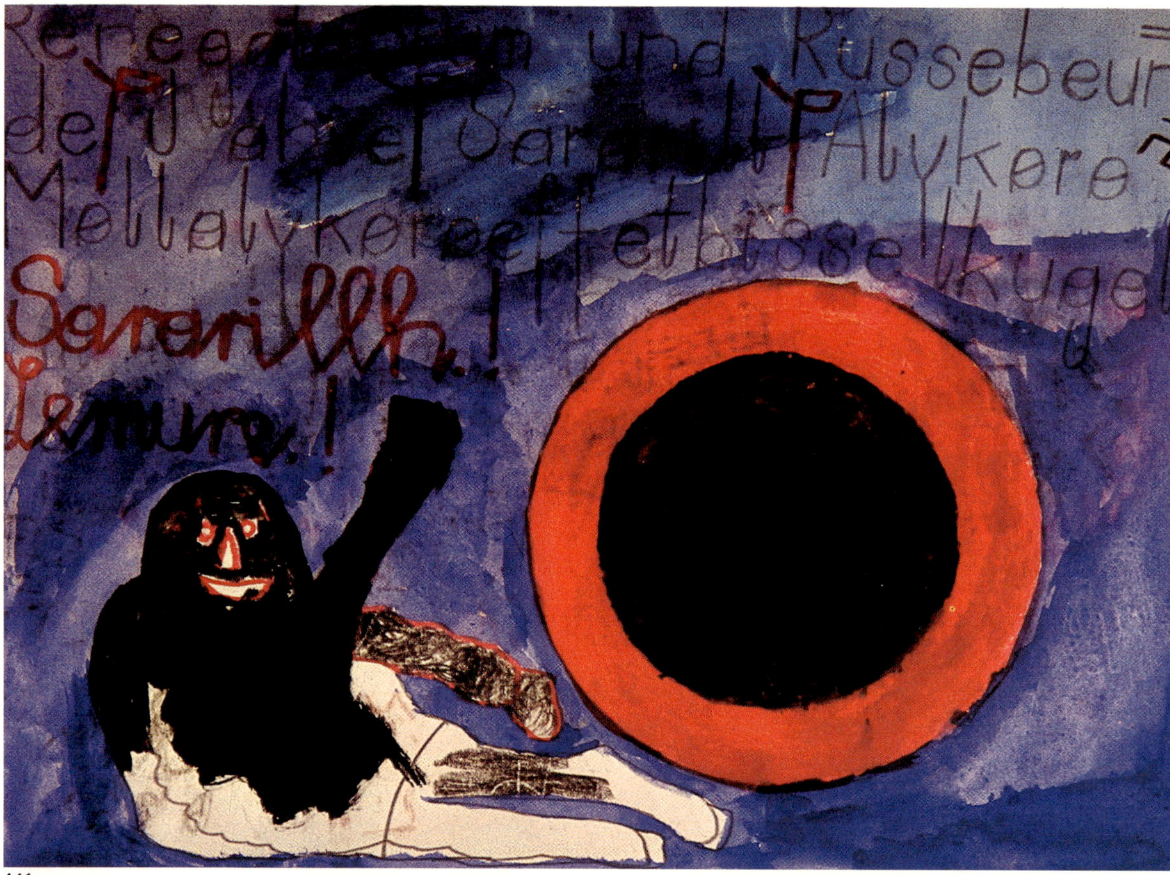
und Russebeun=
Alykere
Sararillh.!
Lemure.!
441

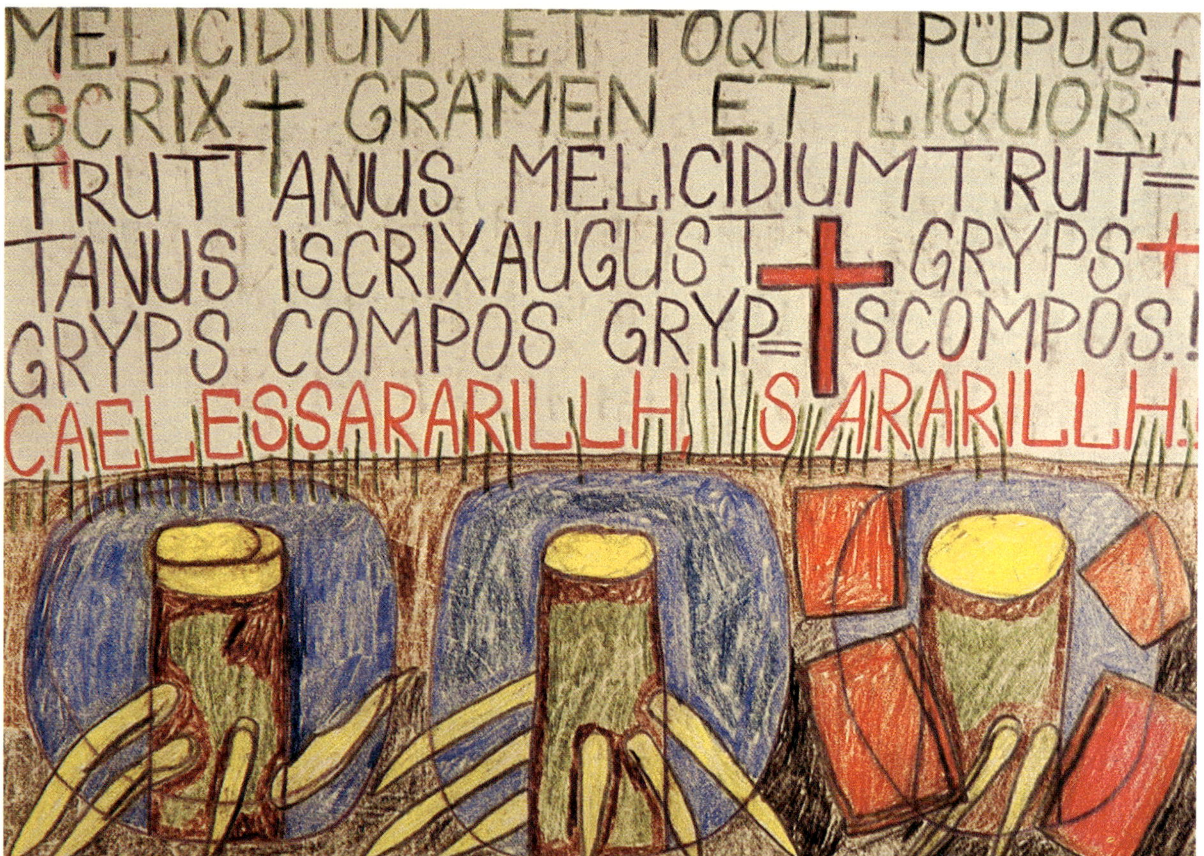
MELICIDIUM ET TOQUE PÜPUS
ISCRIX GRÄMEN ET LIQUOR,
TRUTTANUS MELICIDIUMTRUT=
TANUS ISCRIXAUGUST GRYPS
GRYPS COMPOS GRYP= SCOMPOS.!
CAELESSARARILLH, SARARILLH.!
442

*August Walla (*1936)*

WALLA (159) wurde am 22. Juni 1936 in Klosterneuburg (Niederösterreich) geboren und ist in der Obhut seiner Mutter und Großmutter ohne Geschwister aufgewachsen. Seine Eltern waren nicht verheiratet, der Vater ist früh gestorben. Bis zu seinem neunten Lebensjahr soll August «ein ganz normales Kind» gewesen sein und gut gelernt haben. Er habe besonders «korrekt» gesprochen. Dann sei alles «wie abgeschnitten» gewesen, erzählt seine Mutter. Drei Monate lang habe er nachts nicht geschlafen. In der Schule habe er statt zu schreiben sämtliche Seiten seiner Hefte mit Kritzeleien bedeckt. Er habe gesagt, «alles, was rot ist, ist teuflisch». Er durfte weiter in die Schule gehen, aber man habe ihn als «nicht lernfähig» bezeichnet. Er hatte keine Freunde und spielte nicht mit anderen Kindern. Von Gleichaltrigen ließ er sich alles gefallen, so daß die Lehrerin meinte, «es wäre gescheiter, wenn er ein Mädel wäre».

Diese seelischen Veränderungen, die bei August WALLA im Alter von neun Jahren auftraten, waren der Beginn einer chronischen schizophrenen Psychose (möglicherweise auf enzephalitischer Basis). August wurde in die Sonderschule versetzt. Nach der Schulentlassung fand man für ihn keine Lehre; zu einer regelmäßigen Beschäftigung eignete er sich nicht. Mit sechzehn Jahren kam August zum erstenmal ins psychiatrische Krankenhaus. Er hatte gedroht, sich zu erhängen und das Haus anzuzünden. Seine starre Haltung, die Langsamkeit seiner Bewegungen und das nahezu völlige Fehlen eines Mienenspiels fielen auf. Er redete wenig, leise und undeutlich.

Nach einem vierjährigen Aufenthalt in der Anstalt, wo August WALLA – wie es in der Krankengeschichte heißt – ein «stumpfautistisches» Verhalten und nur «vegetative Interessen» zeigte, wurde er wieder zu seiner Mutter in häusliche Pflege entlassen. Erst seit dem Jahre 1970 – WALLA war nun vierunddreißig Jahre alt – war er wegen wiederholter Erkrankung der Mutter neuerlich mehrmals kurzfristig hospitalisiert. Dabei fiel mir zuerst seine stilisierte Schrift (Abb. 435) auf, dann sah ich seine eigentümlichen Zeichnungen (Abb. 440, Abb. 95) und Malereien (Abb. 441, Farbtafel XLIV, S. 242) und bemerkte seine Neigung, neue Sprachen zu bilden. Ich habe ihn hierauf in seiner Wohnung und in seinem Garten besucht und die große psychotische Eigenwelt, die er im Lauf der Jahre dort aufgebaut hat, entdeckt.

August WALLA und seine Mutter hatten einen Schrebergarten in der Donau-Au. Von dort aus unternahm er Streifzüge, sammelte Altwaren und stapelte die zusammengetragenen Gegenstände in seinem Garten (Abb. 436). Mit dickem Pinsel und Anstreicherfarbe schrieb er seltsame Worte auf alle möglichen Objekte in seiner Umgebung, bemalte auch Bäume und die Asphaltstraße vor seinem Garten (Abb. 437). Er führte mich an den Strand der Donau und zeigte mir das Zeichen «Hölle», welches er mit Steinen in den Sand gelegt hatte (Abb. 438). Einen Ofenschirm hatte er mit runenartigen Zeichen und Emblemen palimpsestartig bemalt (Abb. 439).

August WALLA hat einen unwiderstehlichen Drang, seine Aufzeichnungen aus dem

Zu Farbtafel XLIV

AUGUST WALLA

441 «Dämon und Weltkugel», Blei-, Farbstifte und Wasserfarben.

442 Zeichnung mit Schriftbild, Farbstifte. Schöpfung einer eigenen Kunstsprache (Neophasie).

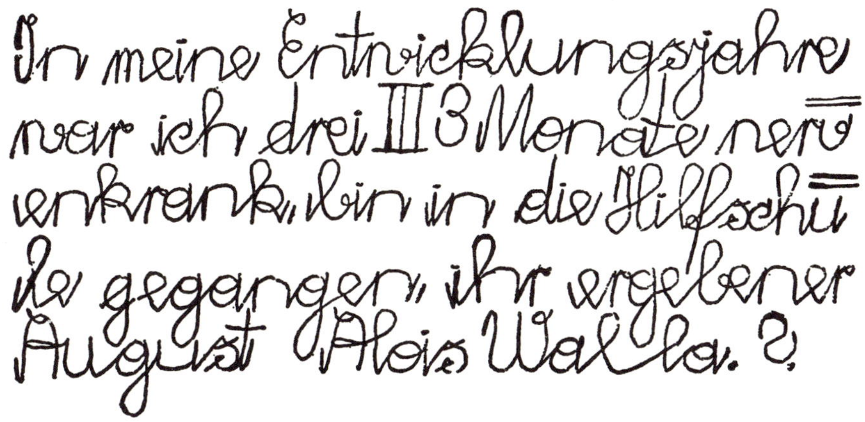

435 AUGUST WALLA: *Stilisierte Schrift.*

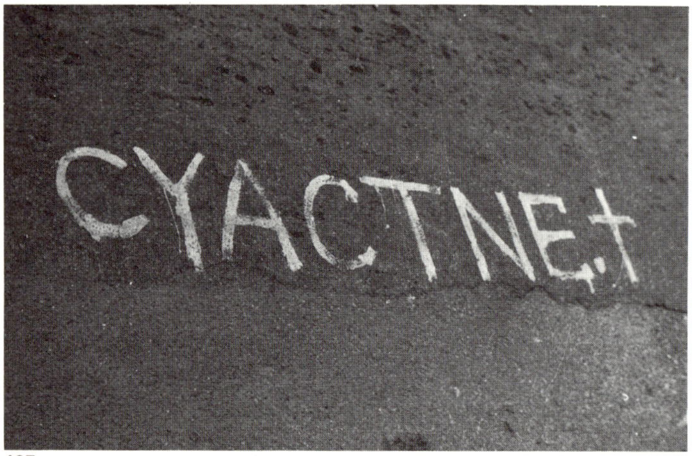
CYACTNE.†
437

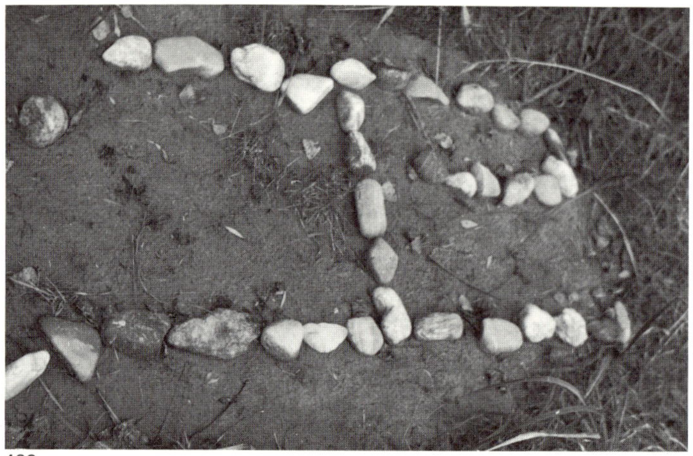
438

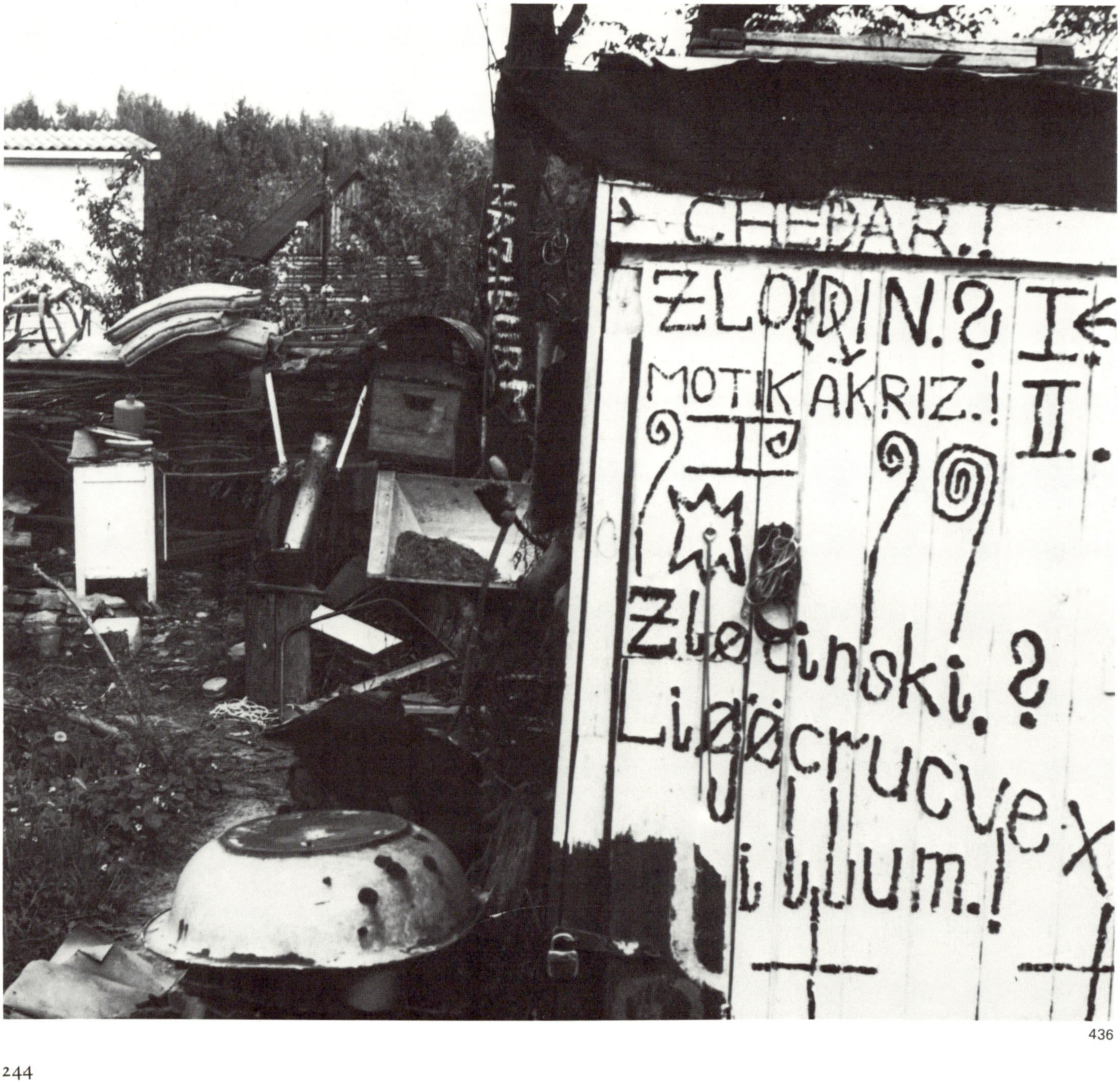
CHEDAR.!
ZLOČIN.? I
MOTIK ÄKRIZ.! II.
Zločinski.?
Liøøcrucvex
illum.!
436

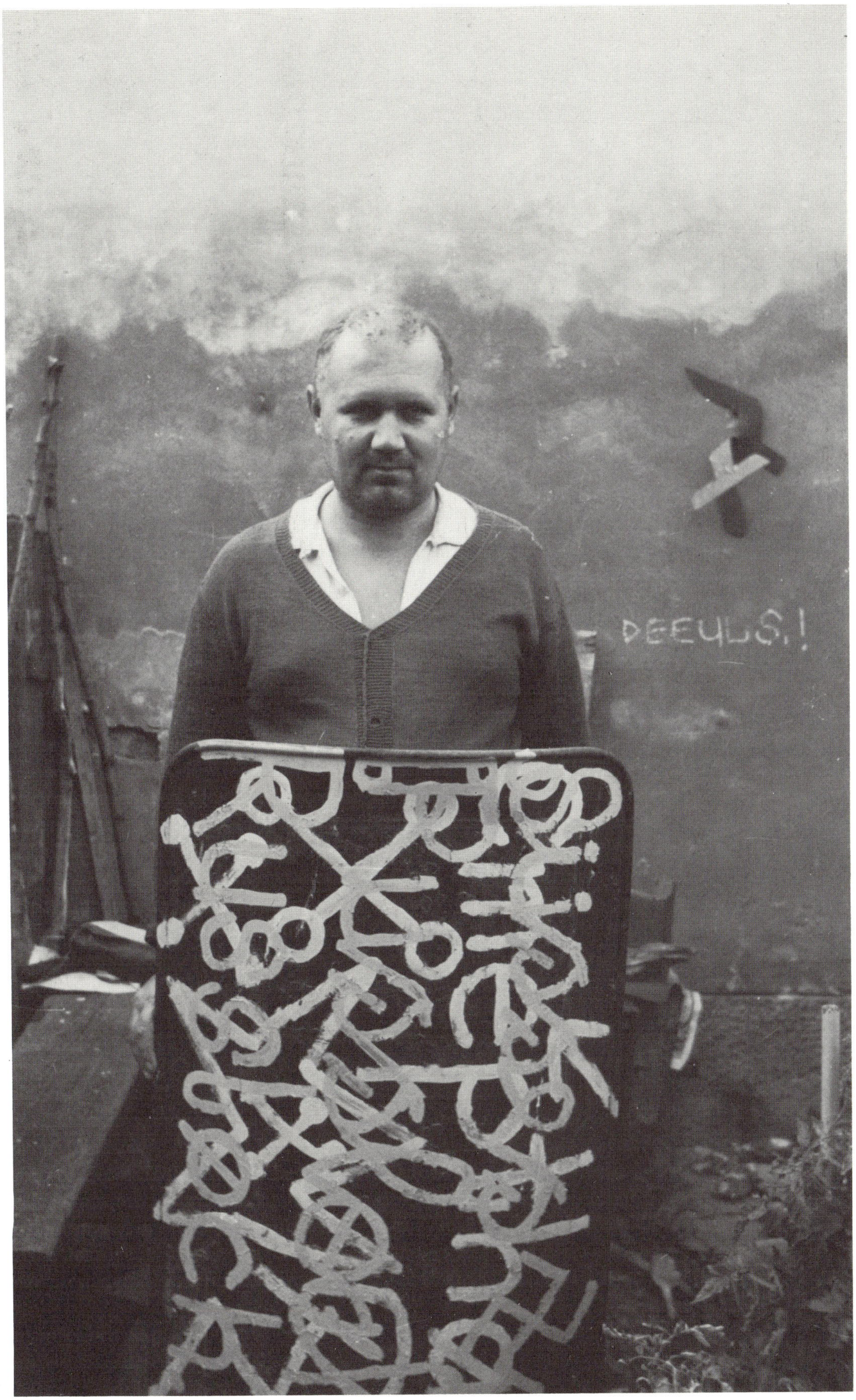

439

436 Der Schrebergarten von August Walla.

437 August Walla: *Straßenbemalung.*

438 August Walla: *Das Zeichen «Hölle».*

439 August Walla *mit palimpsestartig bemaltem Ofenschirm.*

privaten Bereich hinaus in die Öffentlichkeit zu tragen. Diesem Bedürfnis nach Mitteilung steht aber seine Neigung zur Verschlüsselung, die Benutzung von Fremdsprachen, rätselhaften Worten und Symbolen entgegen. Aktionen, wie Straßen- und Baumbemalungen, die ihm des öfteren verboten wurden, wobei er dieses Verbot aber bewußt überschreitet, hält er auch dokumentarisch fest. Er besitzt einen Fotoapparat (er hat ihn grün gestrichen, weil ihm dessen schwarze Farbe nicht gefiel), mit dem ihm erstaunliche Aufnahmen gelingen und fertigt auch tagebuchartige Notizen über diese Ereignisse an. So findet sich zum Beispiel auf einem länglichen Karton, der auf einer Seite durchlöchert und mit einem Zwirn zum Aufhängen versehen ist, die Bemerkung: «Baummalerei war am Dienstag dem 9 neuntem Mai 1972.?»

Nach seinem letzten Anstaltsaufenthalt schrieb August Walla mit großen Lettern auf die Straße: PFLEGER SIND KEINE MÜTTER!

August Walla kauft Wörterbücher der verschiedensten Sprachen, mit deren Hilfe er seine eigenen Sprachen bildet (vgl. Abb. 442, Farbtafel XLIV, S. 242):

440 August Walla: *Kruzifix.*

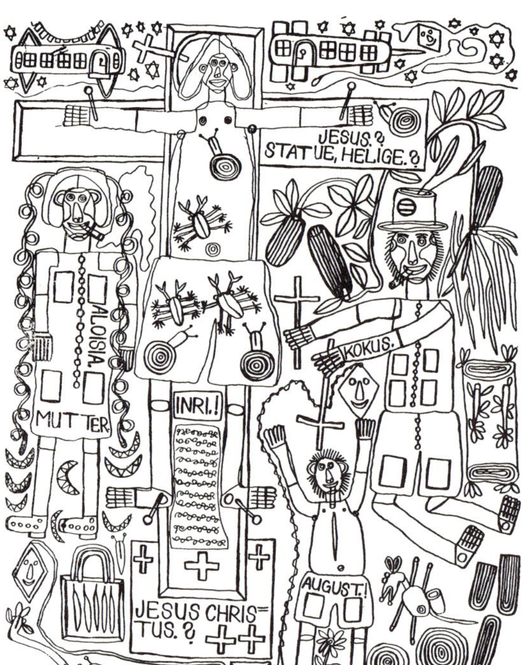

MELICIDIUM ETTOQUE PÜPUS + ISCRIX + GRÄMEN ET LIQUOR TRUTTANUS MELICIDIUMTRUTTANUS ISCRIX AUGUST + GRYPS + GRYPS COMPOS GRYPSCOMPOS.! CAELESSARARILLH, SARARILLH.!

August Walla hat auch eigene politische und religiöse Vorstellungen und eigene physiologische Theorien. Der Gedanke einer Geschlechtsumwandlung beschäftigt ihn. Er hält sich für einen Gott oder für einen Teufelgott, der zaubern kann. So könne er die eigenen Wünsche und die seiner Freunde erfüllen. Sein besonderer Wunsch ist es, sich selbst und seine Mutter zu verjüngen. Er fürchtet nämlich den Tod seiner Mutter sehr, weil er weiß, daß er dann wieder in einem Heim oder in einer Anstalt untergebracht werden wird. Er hat aber einen unbändigen Freiheitsdrang und nennt jenen einen «Ururtrottel», «einen millionenfachen Trottel», der ihm die Unterbringung in einer Anstalt wünscht.

August Walla lebt in ständiger Furcht vor dem Tod, vor Göttern, Geistern und Menschen. Durch seine künstlerisch-schizophrene Tätigkeit ist er jedoch imstande, alle diese Bedrohungen abzuwenden.

Seine Eigenwelt mutet uns fremd an, weil sie unserer heutigen Realität widerstreitet, sie erinnert an frühere Kulturen und Zeiten. Die psychopathologischen Produkte sind aber auch künstlerischen Hervorbringungen gerade unserer Zeit zum Teil auffallend ähnlich.

Ich bin der Überzeugung, daß August Wallas Leben ein vollwertiges, nicht nur von Angst und Leid, sondern auch von Freude und Abenteuer ausgefülltes menschliches Leben ist, wenngleich es sich von unserem Leben unterscheidet und er auch nicht in unserem Sinn glücklich ist. Das geht daraus hervor, daß er sich manchmal in jene Zeit zurücksehnt, als er noch gesund und unbeschwert war. Er schreibt:

Ewigkeitvorherzeit von Ewigkeitzeit.? WELTALLENDEFINSTERNIS UND DIE EWIGKEITENDEZEITRIESENUHR MIT ZEIT VOR DER EWIGKEIT UND MEINEM VERJÜNGERUNGSWUNSCH 11 JAHRE JUNG ZU WERDEN.?

*Oswald T. (*1920)*

Oswald T. (160) stammt aus der Umgebung Wiens. Er besuchte ein humanistisches Gymnasium, legte die Reifeprüfung mit Auszeichnung ab und wollte Priester werden. Nach Militärdienst und Gefangenschaft erkrankte er an Schizophrenie und ist seit 1947 ständig hospitalisiert.

Oswald T. ist entgegenkommend, freundlich, von schülerhaftem Ernst; im Gespräch beschränkt er sich auf kurze Antworten, die er mit leiser, monotoner Stimme, sehr rasch, oft echoartig gibt; sein Verhalten ist von Automatismen beherrscht; er befolgt jede Aufforderung, von sich aus beschäftigt er sich aber nicht; nur gelegentlich unterhält er sich mit Kreuzworträtseln; sich selbst überlassen, sitzt er oft lange in sich versunken, von psychotischen Innenerlebnissen erfüllt.

Seit 1970 wird durch regelmäßiges Zeichnen ein psychotherapeutischer Kontakt mit Oswald T. aufrechterhalten; dabei haben sich Tusche und Feder für ihn als geeignetes Ausdrucksmittel erwiesen. Oswald T. zeichnete zunächst nur Kopffüßler und war mit jeder Zeichnung schnell fertig (Abb. 443). Durch immer wieder neue thematische Aufgaben wurden seine Ausdrucksmöglichkeiten allmählich erweitert (Abb. 444–450). Nachdem Oswald T. gelernt hatte, mit etwas mehr Ausdauer zu arbeiten, entstanden sehr reizvolle Zeichnungen; sie wirken äußerst schizophren durch ihre Einfachheit und die häufige Wiederholung des Kopffüßlerschemas auf einem Blatt (Abb. 461).

Der Rückgriff auf das Kopffüßlerschema gehört zu den mannigfaltigen Regressionsphänomenen der Psychose (vgl. S. 66). Gegenüber diesem «Sichfallenlassen» besteht jedoch – besonders bei Oswald T. – eine ebenso starke Tendenz, sich anzuklammern – an die sozialen und realen Gegebenheiten unserer Welt; daraus entspringt seine Genauigkeit im Detail (man beachte z.B. die Darstellung des Nagels zwischen Hammer und Wand, Abb. 444). Aus dieser Ambivalenz und Ambitendenz gehen aber auch die verschiedenen Vertracktheiten («Ich kämme mich», Abb. 445) und wunderlich seltsamen Lösungsversuche der gestellten Aufgaben hervor. So gibt Oswald T. Handlungen manchmal durch eine Aneinanderreihung momentaner Zustandsbilder im Handlungsablauf wieder: «Ich hebe eine Nadel auf» (Abb. 446); in dieser Zeichnung ergreift der Kopffüßler mit beiden Händen die am Boden liegende Stecknadel; hierauf zeichnet Oswald T. zwei weitere Arme und Hände, die erhoben sind und die Nadel halten.

Als Oswald T. die Aufgabe gestellt wurde «Ein Mann macht einen Purzelbaum» (Abb. 447), zeichnete er, am linken Bildrand beginnend, sechsmal die gleiche Figur, der er eine immer stärker werdende Krümmung zu geben versuchte, was ihm aber nicht gelang; die Figuren wurden nur immer kleiner. Beim Überreichen des Blattes sagte Oswald T.: «Er kann keinen Purzelbaum machen, er kann keinen Purzelbaum machen!»

In der Zeichnung «Ein Handstand» (Abb. 448) ist von einer Figur überhaupt nichts mehr zu sehen; die Zeichnung ist jedoch insofern gelungen, als die Schwierigkeit, Labilität und Gefährlichkeit des Handstandes (auf dem Barren) physiognomisch – als Anmutungswert einer Vorgestalt – wiedergegeben ist.

Anders «Die Schwimmer» (Abb. 449): hier scheint wirklich ein Wettschwimmen von Oswald T.s Figuren in vorgezeichneten Bahnen blitzschnell durchgeführt zu werden; eine physiognomische Darstellung outrierter Bewegung.

«Ein Maskenball» (Abb. 450) ist dagegen eine eher starre und blinde Angelegenheit.

Während Oswald T. beim Zeichnen ohne Vorlage sein Kopffüßlerschema konsequent beibehielt, gelangte er beim Abzeichnen von Vorlagen zu völlig anderen Ergebnis-

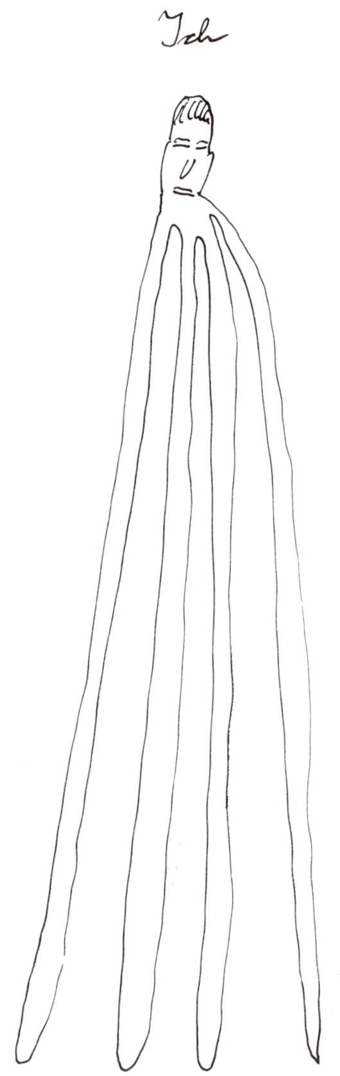

443 Oswald T.: *«Ich».*

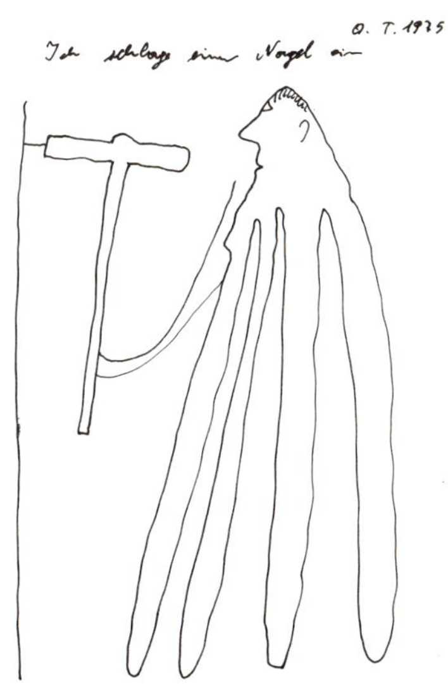

444 Oswald T.: *«Ich schlage einen Nagel ein».*

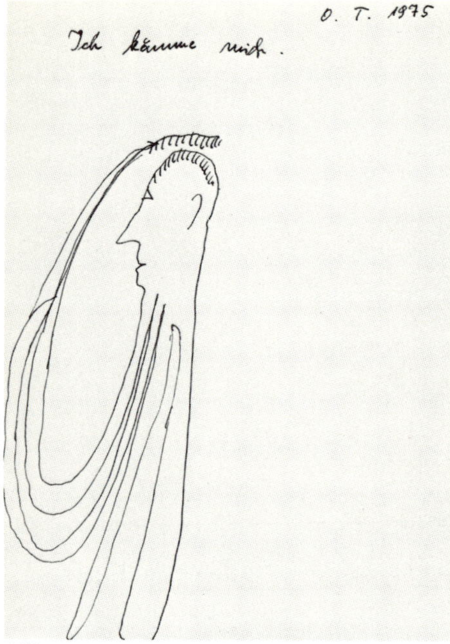

445

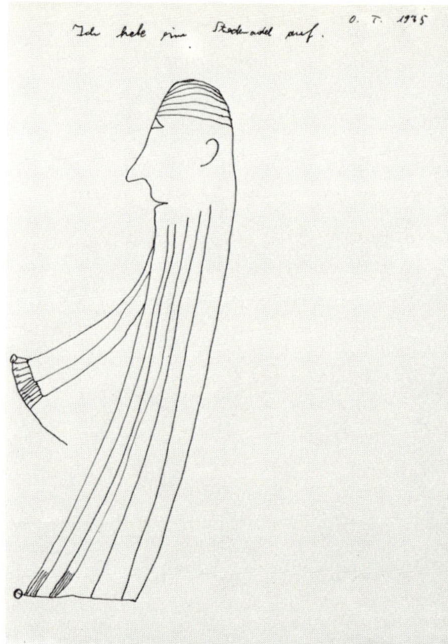

446

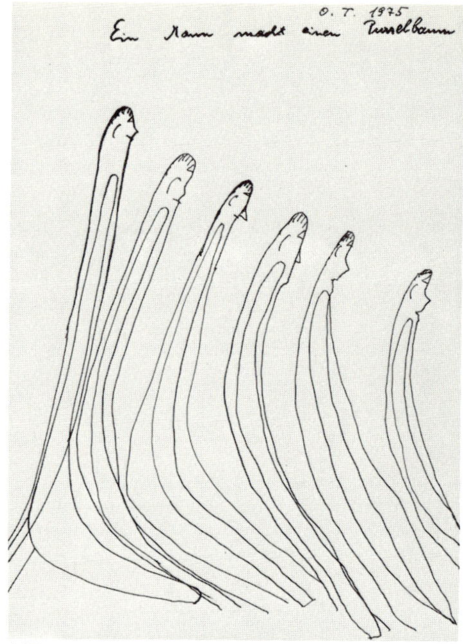

447

445 Oswald T.: *«Ich kämme mich».*

446 Oswald T.: *«Ich hebe eine Stecknadel auf».*

447 Oswald T.: *«Ein Mann macht einen Purzelbaum».*

448 Oswald T.: *«Ein Handstand».*

449 Oswald T.: *«Die Schwimmer».*

450 Oswald T.: *«Ein Maskenball».*

sen. Da ich sehr lange in unmittelbarer Nähe und durch Stellung thematischer Aufgaben mit ihm gearbeitet hatte, glaubte ich nicht, daß er überhaupt imstande sei, etwas anderes als Kopffüßler zu zeichnen. Es überraschte und verblüffte mich daher seine Leistung, als ich ihm eines Tages Bilder zum Abzeichnen gab. Oswald T.s «intentionale Spannweite» schien beträchtlich erweitert, er bedurfte nicht mehr fortwährender Impulse von seiten des Therapeuten, sondern war imstande, selbständig so lange zu zeichnen, bis das Bild fertig war.

Oswald T.s «Drachentöter» (Abb. 452) ist in der figuralen Wiedergabe noch wenig gelungen. Ohne die Vorlage (Abb. 451) kann der Betrachter die dargestellte Szene kaum erkennen. Es sind aber viele Details und

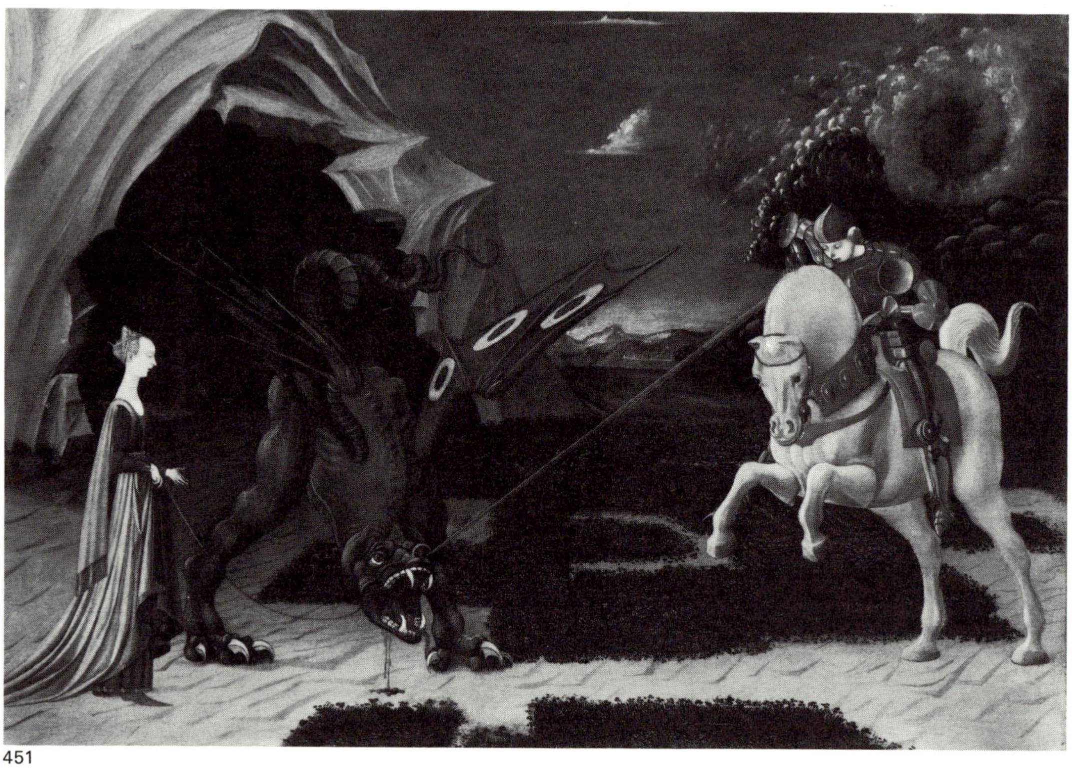
451

451 Paolo Uccello: *«Hl. Georg und Drachen», The National Gallery, London.*

452 Oswald T.: *Nach dieser Vorlage ausgeführte Zeichnung des «Drachentöters».*

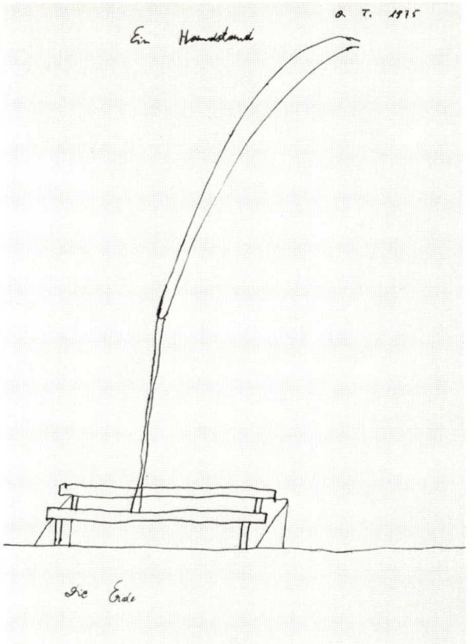

448

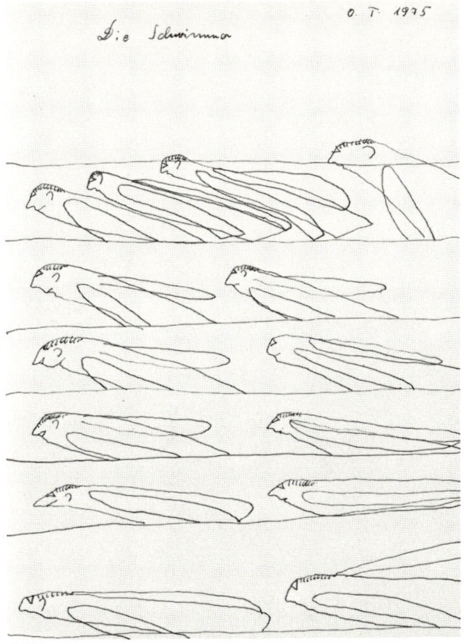

449

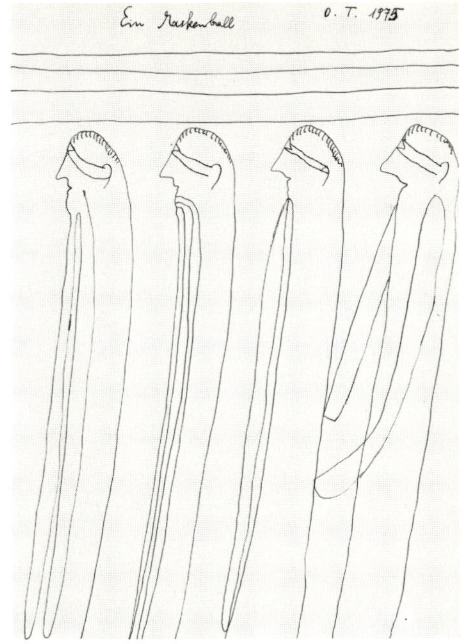

450

Physiognomien wiedergegeben, auch Kleindetails, wie der Mond oder die Begrenzung der Drachenhöhle am oberen Bildrand. Dagegen vermochte Oswald T. verschiedene formale Einzelheiten, wie die Beine und den Schweif des Pferdes, nicht zu einem Ganzen zu vereinigen. Auch die Ganzheit des Bildes wurde durch Formalismen erreicht: Umrahmung, Komposition, Schraffierung.

Oswald T. porträtierte auch zahlreiche seiner Mitpatienten, meist nach Fotos (Abb. 453–456), selten nach der Natur; er glitt nicht so leicht ins Schematische ab, wenn er eine Abbildung vor sich hatte. Seine Porträts sind zwar vereinfacht und ungenau, sie sind aber ausdrucksvoll und halten oft Charakteristisches fest. Oft ist Oswald T.s Aufmerksamkeit auf ein nebensächliches Detail

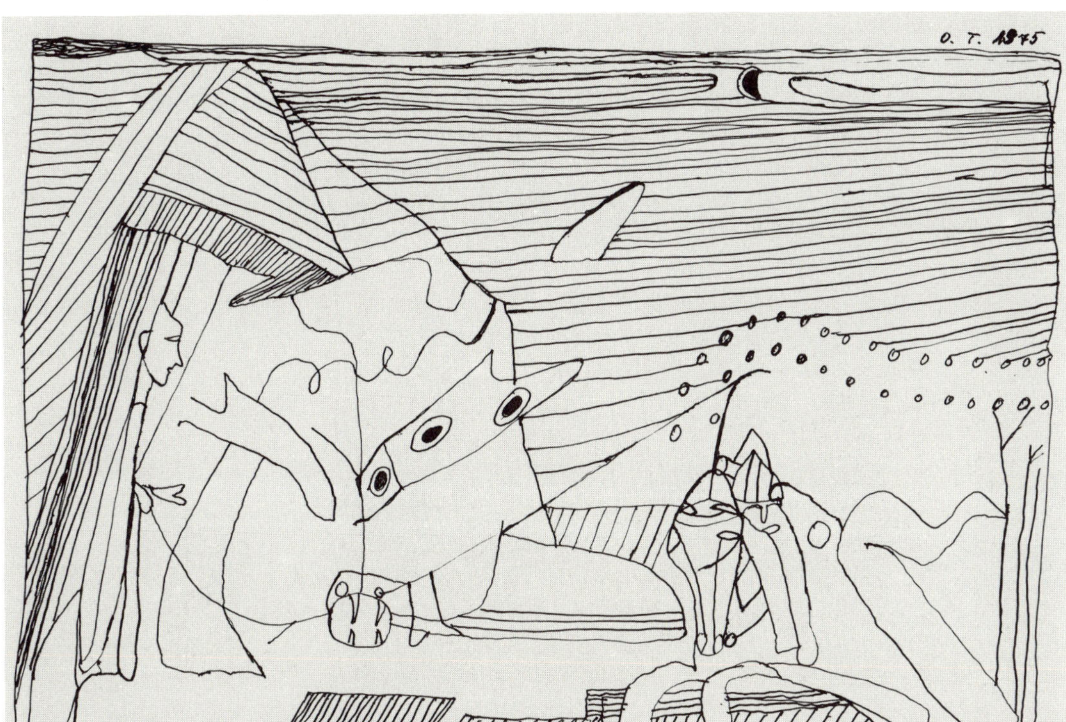

452

453 OSWALD T.: *Johann Hauser.*

454 *Fotografie von* JOHANN HAUSER, *die als Vorlage diente.*

455 OSWALD T.: *Anton Dobay.*

456 *Fotografie von* ANTON DOBAY, *die als Vorlage diente.*

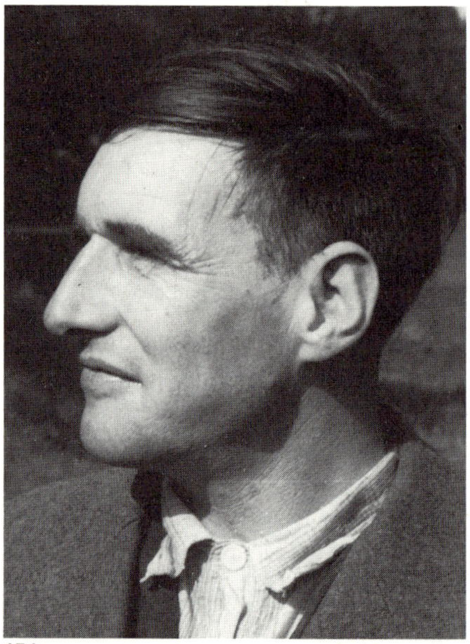

454

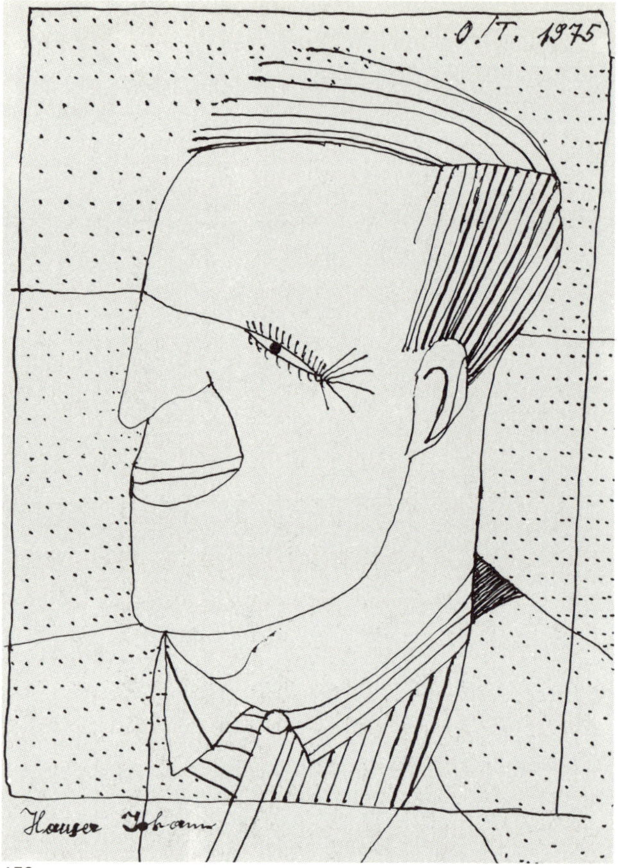

453

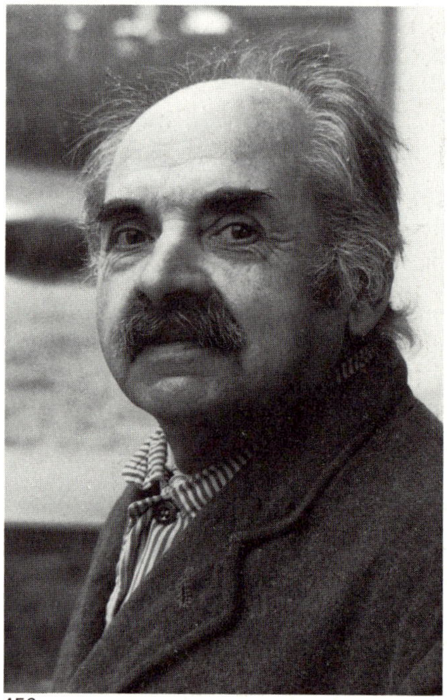

456

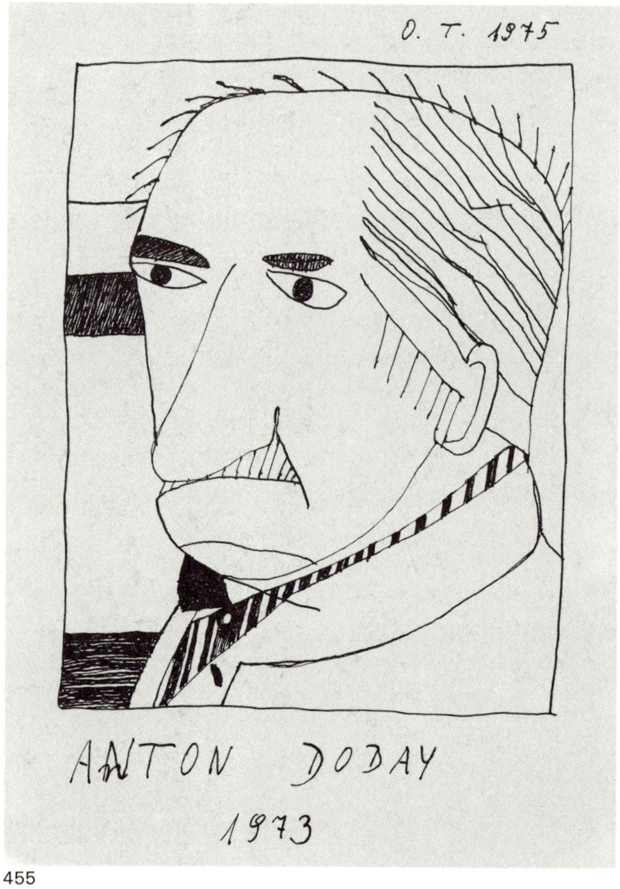

455

gerichtet, das er genau wiedergibt, etwa die feine Linie, welche im Foto Johann HAUSERS von dessen Nasenwurzel zum Bildrand zieht und die Oswald T. mit einer Linie im Gesicht in Verbindung bringt. Solche Fakten der Wahrnehmung werden vom normalen Bewußtsein unterdrückt, nicht hervorgehoben. Wahrnehmung ist eben auch eine Filterung. Bei der Wiedergabe der Umrisse und mehr umfassender Strukturen ist Oswald T. dagegen sehr flüchtig und ungenau. Ausdrucksmerkmale, Kleindetails werden durch Formalismen (Punkte, parallele Striche) zusammengeschlossen.

Der bedeutende Maler Hugo VAN DER GOES (15. Jh.) hat an manisch-depressiver Krankheit gelitten. In seinem letzten Bild, dem «Tod Mariens», sollen sich Spuren der herannahenden Depression erkennen lassen (Abb. 457). Es war Zufall, daß ich Oswald T. dieses Bild zum Abzeichnen gab. Wie auf der Vorlage sieht man in Oswald T.s Zeichnung (Abb. 458) viele Gesichter und Hände. Die Zeichnung ist vereinfacht und deformiert in der Art einer Vorgestaltung, sie hat aber doch vielleicht etwas von der Atmosphäre des berühmten Bildes.

Den Besuch David ROCKEFELLERS in der Wiener graphischen Sammlung Albertina hielt Oswald T. nach einem Foto in einer Wiener Tageszeitung (Abb. 459) graphisch fest (Abb. 460). Eine karikaturistische Absicht ist Oswald T. völlig fremd; dennoch hat seine Wiedergabe eine komische Wirkung. Auch die Karikatur beruht auf der Übertreibung charakteristischer physiognomischer Details.

Oswald T. besitzt heute beim Zeichnen zwei verschiedene stilistische Möglichkeiten: den Kopffüßlerstil und seine Art des Abzeichnens (Abb. 460 und Abb. 461 zeigen zwei extreme Ausprägungen). Je nach der Aufgabe wendet er die eine oder die andere Methode an.

Durch die Erfassung eines «kritischen Details» (BIRKMAYER [30]) entsteht in der Wahrnehmung das Ganze. Man muß aber ein Erinnerungsbild dieser wahrzunehmenden Ganzheit bereits haben, um gerade das «kritische» Detail zu entdecken. Stehen die

457 HUGO VAN DER GOES: *«Der Tod Mariens». Vorlage für die folgende Zeichnung.*

458 OSWALD T.: *«Der Tod Mariens», nach* VAN DER GOES.

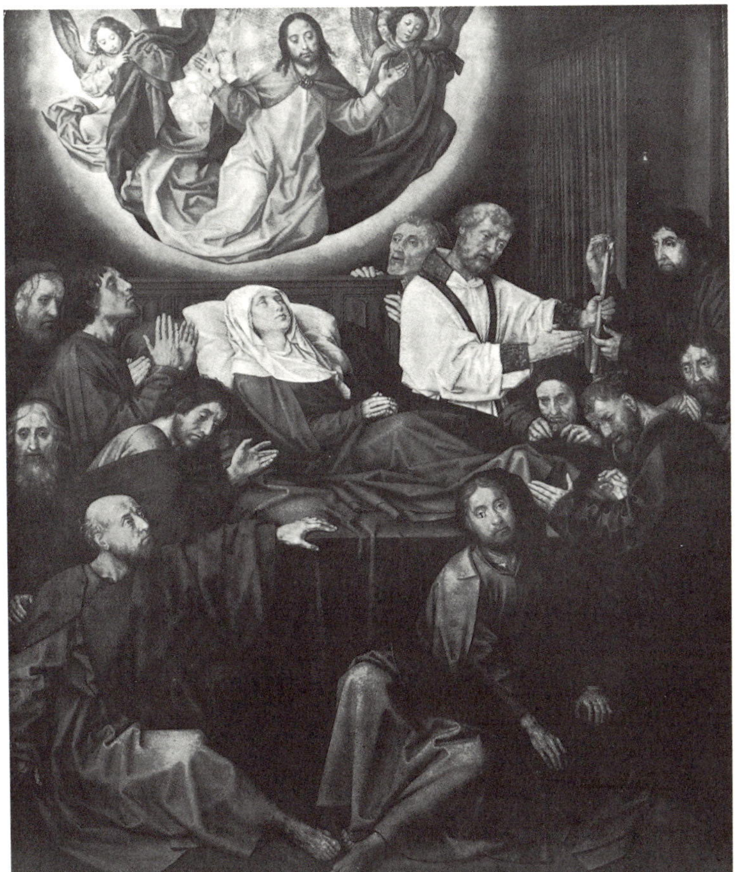

457

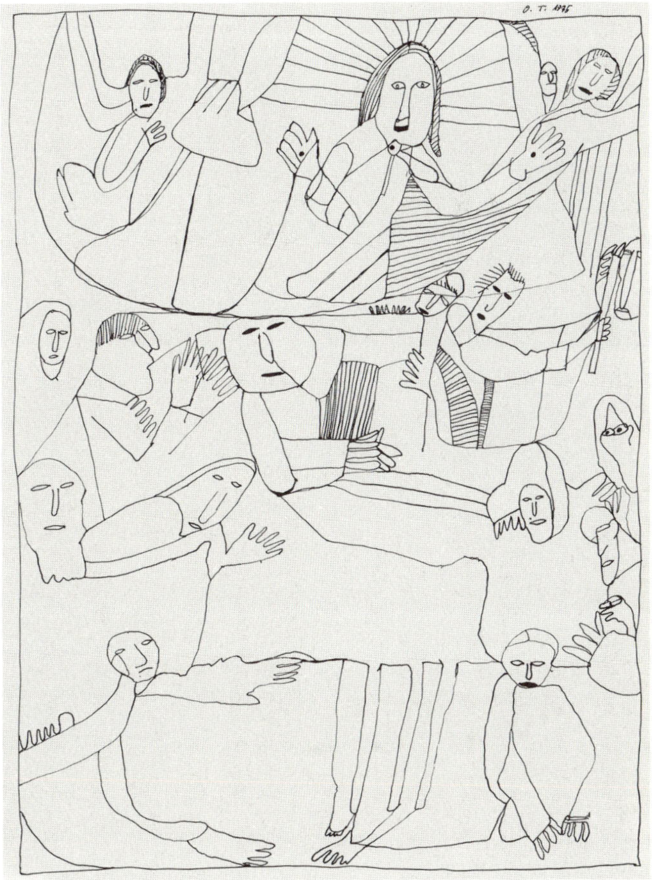

458

461 Oswald T.: *«Kniende Menschen».*

«konstanten» Erinnerungsbilder nicht zur freien Verfügung – etwa in einer Psychose –, dann wird vielleicht ein falsches Detail für das «kritische» gehalten, es treten Verwechslungen auf, oder es werden überhaupt nur Einzelheiten aneinandergefügt, so daß es zu keiner Wahrnehmung des Ganzen kommt. Ursprüngliche Ordnungstendenzen stellen dann oft eine scheinbare Ganzheit her, die unter einem künstlerischen Aspekt aber eine vollkommene, ja sogar eine völlig neue Ganzheit sein kann.

Viele Zeichnungen Oswald T.s haben eine künstlerische Note. Wie der schizophrene Charakter der Zeichnungen beruht diese künstlerische Qualität auf dem Verharren seiner Wahrnehmungs- und Gestaltungsprozesse auf einer Stufe der Vorgestaltung, auf einem Schwinden der normalen Konstanten des Wahrnehmens und Gestaltens und deren Ersatz durch die halluzinatorischen Formkonstanten (vgl. S. 111), auf einer vermehrten Wirksamkeit physiognomisierender und formalisierender Tendenzen, man kann auch sagen, auf einem Zurücktreten konventioneller Erlebnis- und Verhaltensweisen und einem Hervortreten der Kreativität.

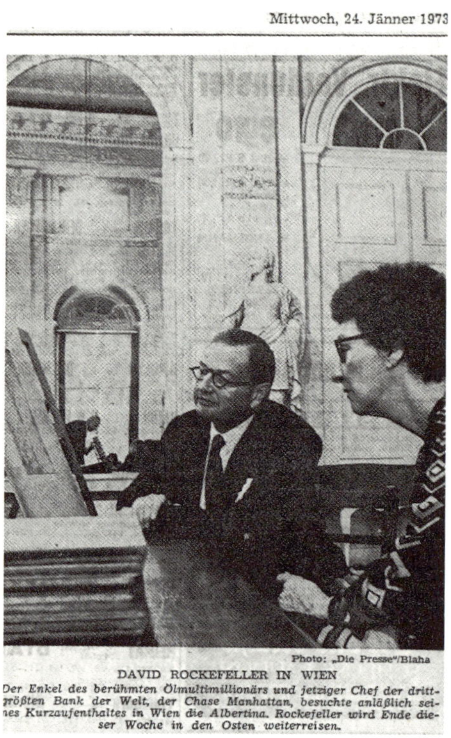
Mittwoch, 24. Jänner 1973

Photo: „Die Presse"/Blaha

DAVID ROCKEFELLER IN WIEN

Der Enkel des berühmten Ölmultimillionärs und jetziger Chef der drittgrößten Bank der Welt, der Chase Manhattan, besuchte anläßlich seines Kurzaufenthaltes in Wien die Albertina. Rockefeller wird Ende dieser Woche in den Osten weiterreisen.

459 *«Die Presse», 24.1.1973: David Rockefeller in Wien.*

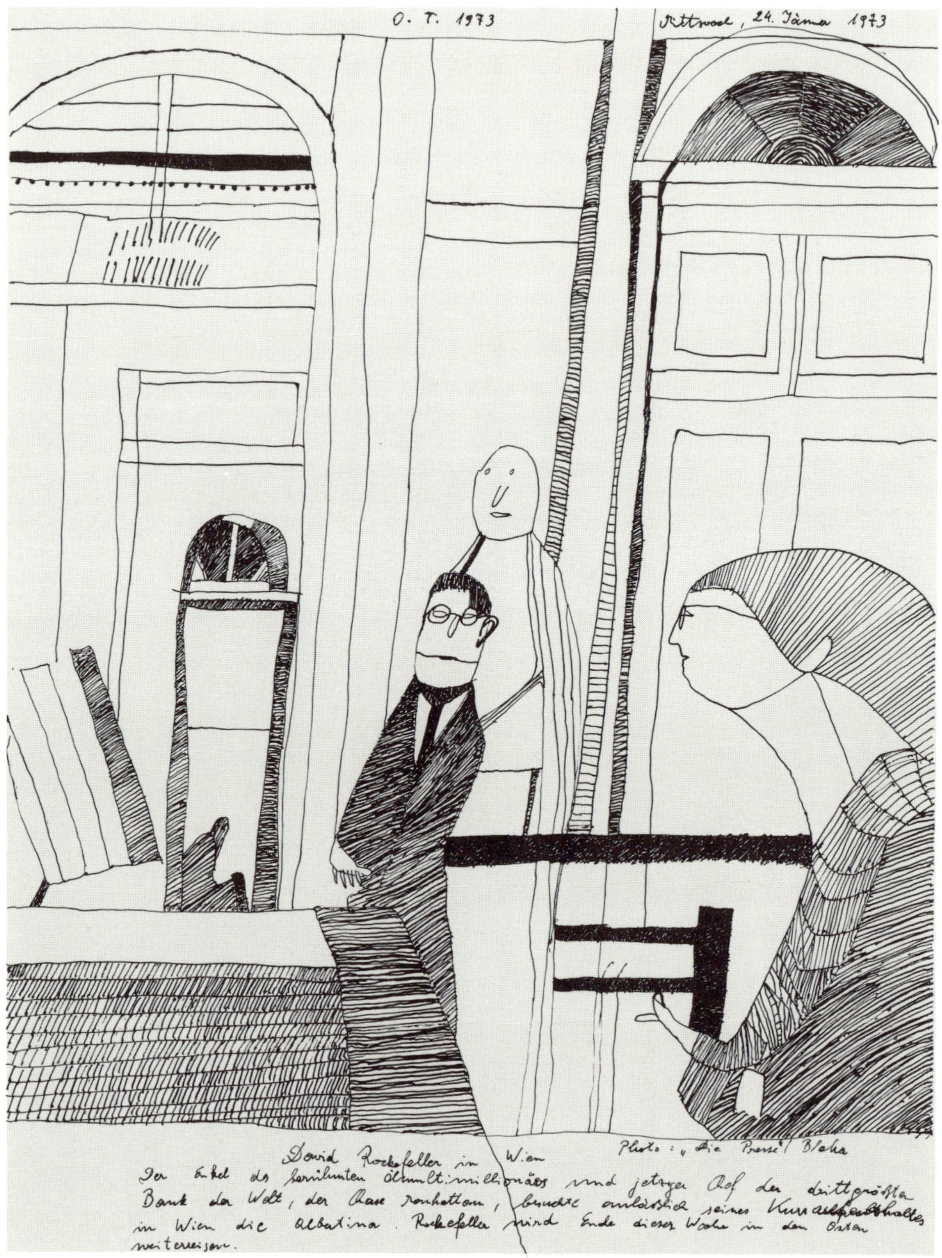

460 Oswald T.: *«David Rockefeller in Wien».*

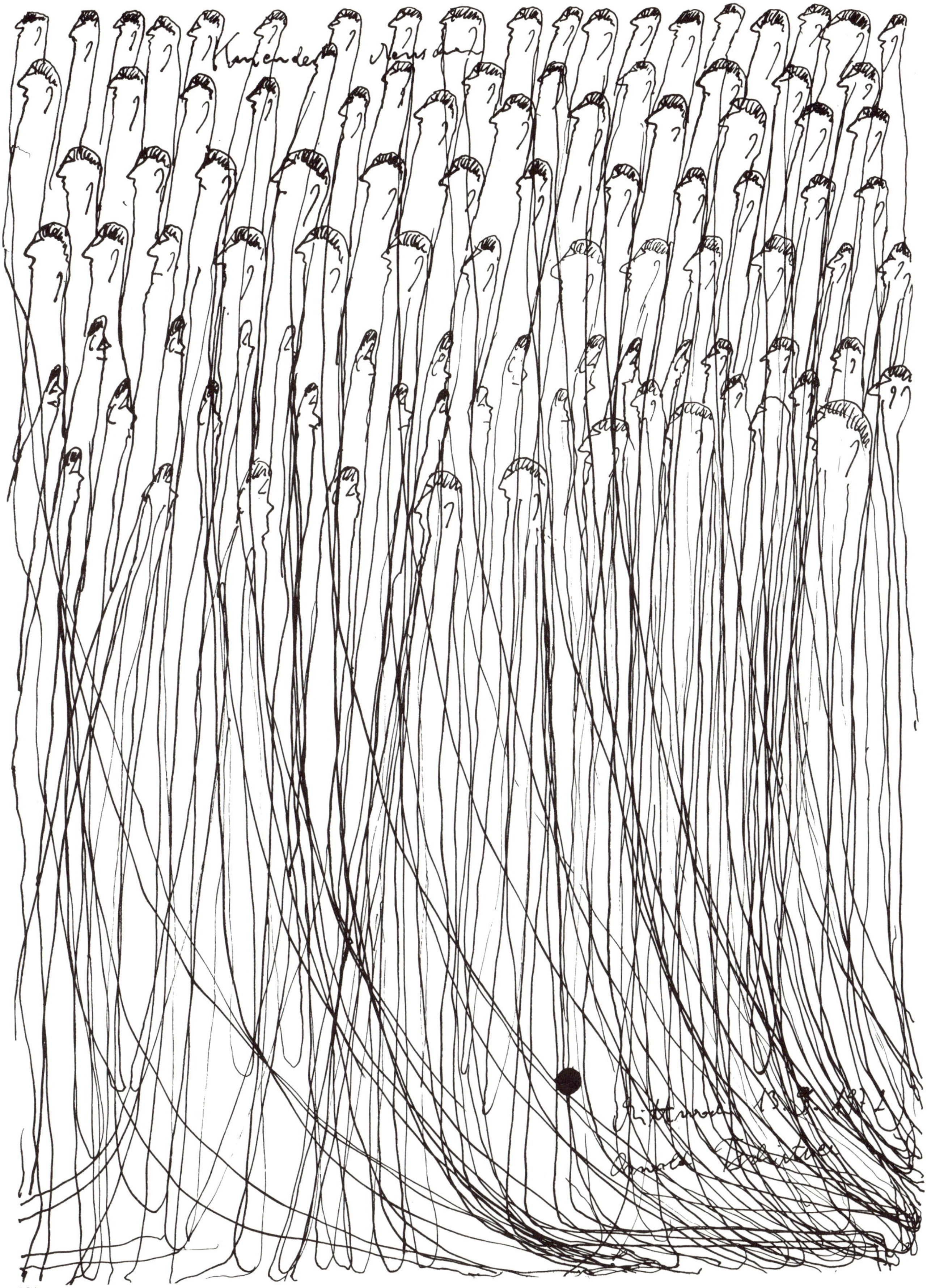

461

*Luis (*1922)*

Luis lebt in Argentinien; er ist das zweite von sieben Kindern und stammt aus ärmlichen Verhältnissen. Sein Vater war ein reizbarer und aggressiver Alkoholiker, der sich kaum um seine Familie kümmerte. Der ältere Bruder von Luis ist ebenfalls als chronisch Schizophrener hospitalisiert.

Die Mutter von Luis ist eine recht energische Frau, die auf ihn einen besonders großen Einfluß zu haben scheint. Er war schon immer schüchtern und wenig zugänglich; mit sieben Jahren litt er an nächtlichen Angstzuständen und zeigte phobische Erscheinungen. Die Primarschule brachte er ohne Schwierigkeiten hinter sich. Er zeichnete gerne, und führte minutiöse Handarbeiten aus und knüpfte Teppiche.

Als Zwölf- bis Fünfzehnjähriger ist er Straßenverkäufer von Süßigkeiten; in den folgenden Jahren bleibt er zu Hause, um der Mutter zu helfen. Nun isoliert er sich zusehends, verläßt seine Freunde und glaubt, seine Umgebung sei ihm feindlich gesonnen. Die Bindung an die Mutter verstärkt sich: «Ich weiß, meine Mutter ist das einzige, was mir wirklich gehört, ich reserviere sie mir.»

Mit zwanzig Jahren interessiert er sich auch für andere Tätigkeiten und wird schließlich sogar Vorarbeiter in einer Fabrik der Metallindustrie. Doch hat er wenig Freunde, sondern zieht sich zurück, um zu lesen, oder er geht allein ins Kino. Mehrmals verliebt er sich, schleicht seinen Auserwählten nach, schreibt ihnen Verse oder sendet ihnen sein Foto; aber nie findet er den Mut, sich offen zu erklären.

Mit achtundzwanzig Jahren lebt er ganz zurückgezogen und beginnt, an Verfolgungswahn zu leiden. Er spricht nur noch mit seiner Mutter und verhält sich den Nachbarn gegenüber aggressiv. Er ißt kaum noch, trinkt zuweilen seinen Urin und verspeist seine Exkremente, was er damit erklärt, daß «sein Organ» schlecht sei und eine derartige Strafe verdiene.

Schließlich muß Luis im psychiatrischen Spital in Barracas (Argentinien) interniert werden. Besserungen und Verschlechterungen wechseln ab, katatone Haltungen führen zu schweren aggressiven Entladungen, zeitweise leidet er stark an Halluzinationen. So geht es jahrelang bis er im Atelier für Fingermalerei eine ihm zusagende Ausdrucksmöglichkeit findet. Er beruhigt sich zunehmend und führt das Dasein eines ins Anstaltsleben relativ gut integrierten chronischen Schizophrenen; sein Verfolgungswahn besteht fort (127).

Die Werke von Luis sind von unterschiedlicher künstlerischer Qualität. Seine besten Arbeiten finden sich in einer Reihe von ausdrucksstarken Tierbildern mit großartigen malerischen und graphischen Eigenheiten. Seine subtile Farbgebung, verbunden mit einer wohl primitiv anmutenden, aber raffinierten Vereinfachung, sowie ein oft mit konzentrischen farbigen Linien monumental behandelter Hintergrund (Abb. 463, Farbtafel XLV, S. 257), ergeben im harmonischen Zusammenspiel Blätter von faszinierender Wirkung.

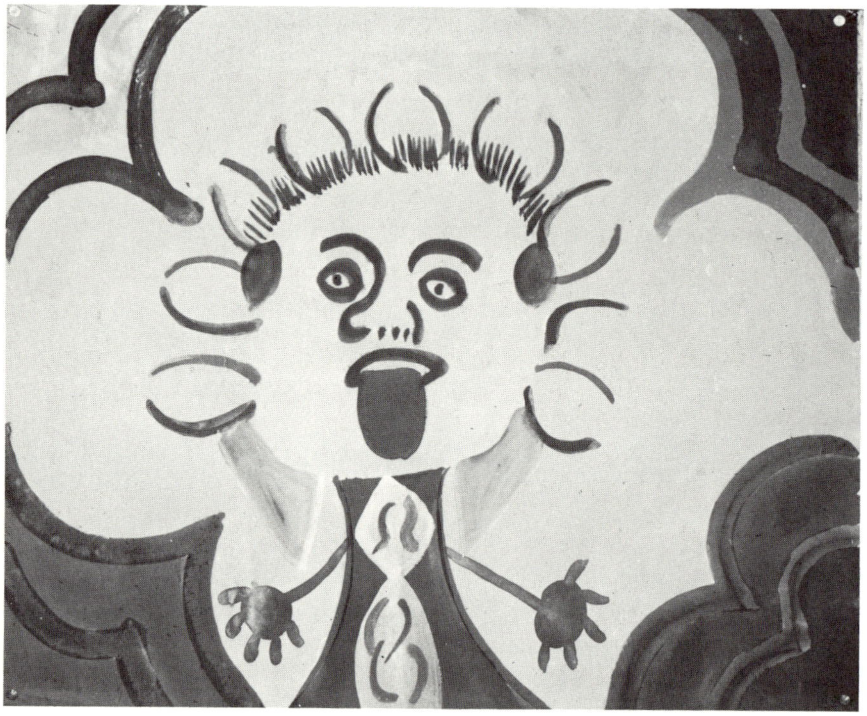

462 Luis: *Temperamalerei, Sammlung Dr. E. Lopez de Gomara, Hospital Borda, Barracas (Argentinien).*

*Elisabeth, die Vorstadtgräfin (*1908)*

ELISABETH wurde 1908 als einziges Kind eines italienischen Maurers in der Schweiz geboren. Genaue Angaben über ihre Jugend fehlen. Während der Primarschulzeit mußte sie eine Klasse wiederholen. Schon mit siebzehn Jahren verlobte sie sich mit einem waadtländischen Gemüsepflanzer und -händler, heiratete ihn bald und brachte 1933 einen Sohn, ihr einziges Kind, zur Welt. Ihr Mann war Alkoholiker, so daß 1955 das kleine Anwesen verkauft und die Gemüsekultur aufgegeben werden mußte. Sechs Jahre später starb er an einem Schädelbruch im Delirium tremens.

Im Lauf der Jahre hatte ELISABETH zunehmend die Aufgaben und die verantwortungsvolle Rolle eines Familienoberhauptes übernehmen müssen. Sie liebte die Arbeit im Freien, war fleißig und hing an ihrem Anwesen, so daß der Verkauf des Hauses für sie den Verlust alles Lebenswerten bedeutete. Es war für sie ein Schicksalsschlag, der einem totalen Schiffbruch nach langen Jahren des Kampfes gleichkam. Die Übersiedlung in die Stadt, wo ihr Mann eine Handlangerstelle gefunden hatte, wurde nicht von ihr akzeptiert; jede Anpassung war ihr unmöglich, und sie versank in einer schweren und langdauernden depressiven Verstimmung.

Anfang März 1956 wird ELISABETH zunehmend erregt und manisch. Plötzlich ist

464 ELISABETH: *«Die drei Schleiereulen», Filzschreiber auf Tempera, 50 × 70 cm. Sammlung «Cery», Lausanne. Datiert August 1970.*

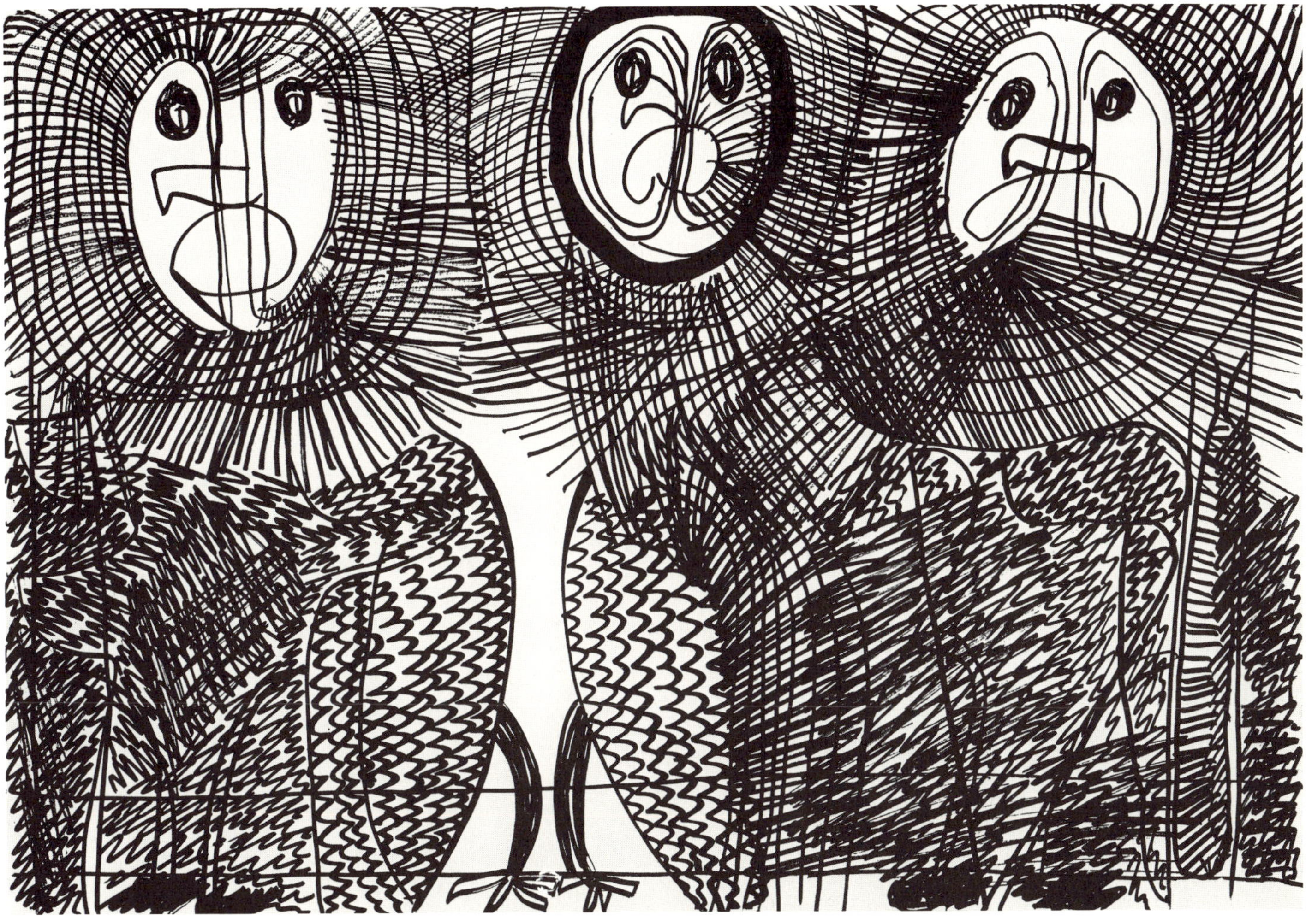

Zu den Farbtafeln XLV–XLVII

LUIS

463 Tierdarstellung, Tempera, 49 × 62 cm, Sammlung A. Bader.

ELISABETH

465 «Julius Caesar mit ausgestochenen Augen», Filzstift und Tempera auf Isolierplatte, 35 × 25 cm, Sammlung A. Bader. Oktober 1970.

466 Selbstdarstellung, Filzstift und Tempera auf Isolierplatte, 50 × 70 cm, Sammlung A. Bader. September 1970.

467 »Vogel», Tempera, 50 × 70 cm, Sammlung «Cery», Lausanne. August 1970.

Zu Farbtafel XLVIII

JEAN-CLAUDE:

Bildnerischer Niederschlag einer rasch vorübergehenden psychotischen Reaktion

468 «Infernale Symphonie», 25. Februar 1964

469 «Der Krieg von Troja wird stattfinden», 3. März 1964

470 Patient und Arzt, 10. März 1964

sie überzeugt, daß man sie vergiften will; ihr Sohn wird bald in den Wahn eingeschlossen. Sie wähnt sich als Opfer einer Schwägerin, die sich Perversionen hingebe. Größenwahn macht sich bemerkbar, ihr Gehaben wird lärmig, alle Hemmungen fallen weg. Am 17. März 1956 muß sie zum ersten Mal in die psychiatrische Universitätsklinik Lausanne gebracht werden. Heute hat sie vierzehn Klinikaufenthalte hinter sich; eine Entlassung kann nicht mehr in Betracht gezogen werden.

Im Lauf der Jahre blieb ihr Wahn unverändert, wenn er auch heute im sozialen Kontakt weitgehend dissimuliert wird. Das Thema der Verfolgung – 1960 glaubte sie, daß man ihr ein halbes Kilo Kokain täglich verabfolge – ist zwar mit der Zeit abgeklungen, doch haben der erotische, der mystische und der Größenwahn allen Behandlungen getrotzt; verschiedene Neuroleptika, Insulinkur, Elektroschock usw. blieben erfolglos. Ihr Verhalten war lange durch eine euphorische Schwatzsucht gekennzeichnet. Zuweilen wies sie ausgesprochene Regressionsphasen auf: sie urinierte in ihrem Zimmer und schrieb dies der Überfülle ihrer Liebesgefühle zu, oder sie «bemalte» mit ihren Fäkalien die Wände.

Die vermeintliche eigene Überlegenheit, die erotische Enthemmung und die mystischen Bezüge verbinden sich in ELISABETHS Größenwahn zum Gefühl unbeschränkter Macht: Sie steht in direkter Verbindung mit Gott; sie stammt von den Grimaldi ab und besitzt ein unermeßliches Vermögen, das sie nicht nur großzügig verteilt, sondern auch für ihre Bedürfnisse einzusetzen versucht: einem ihrer Ärzte verspricht sie für eine Liebesnacht eine Million, anderen vermacht sie Luxuslimousinen und sogar das Schloß von Versailles. Für ihre manischen Höhenflüge kleidet sie sich extravagant und ist überstark geschminkt. Fehlt Schminke, so bemalt sie ihr Gesicht mit Temperafarbe. In ruhigeren Momenten hingegen ist sie nett und zuvorkommend zum Personal, immer bereit Hand anzulegen und die Mitpatienten zu ermuntern.

Vom psychodynamischen Standpunkt aus gesehen ist für ELISABETH mit dem Schiffbruch ihrer Familiensituation eine ganze Welt zusammengestürzt. In der nachfolgenden depressiven Phase konnte sie diesen Schock nicht überwinden, und zurückblikkend drängt sich der Eindruck auf, daß das Abgleiten in die Psychose einer Flucht gleichkam: der einzig mögliche Ausweg aus einem für sie nicht mehr erträglichen Dasein. Ihr Mann trank immer mehr, und Freude und Befriedigung blieben ihr fürderhin versagt. Es ist bemerkenswert, daß die plötzlich aufgetretenen Wahnvorstellungen ihren Verfolgungscharakter recht schnell verloren, um einen «belohnenden» Aspekt in den Vordergrund treten zu lassen: nun zielt alles darauf hin, ELISABETH groß und mächtig erscheinen zu lassen. Sie ist die Schönste, sie ist die Reichste, alle Sorgen sind verflogen!

ELISABETH hat sich selbst den Titel «Vorstadtgräfin» zugelegt. Er zeugt von Bescheidenheit, was ihre Herkunft betrifft, und beinhaltet doch den Gewinn, den ihr das wahnhafte Erleben in ihrer maniformen Schizophrenie gebracht hat. Die Gegenüberstellung von «Gräfin» und «Vorstadt» zeigt, daß sie ihre eigenen Grenzen kennt.

Die Bilder von ELISABETH entsprechen der Konfrontation einer einfachen Marktfrau mit den Problemen des Lebens, auch wenn sie zuweilen die Bildtitel aus von ihr gelesener Literatur übernimmt, um ihren Größenvorstellungen mehr Rückhalt zu verleihen; so nennt sie eine Selbstdarstellung «Julius Caesar» (Abb. 465, Farbtafel XLVI, S. 258). Die leeren Augen, die an die Mandelaugen von ALOYSE oder die Augenmasken von WÖLFLI erinnern,bezeichnete sie nachträglich als «ausgestochen», sicher eine sekundäre Rationalisierung. Sie bringen hier wie dort den Bruch des Kontaktes zwischen der psychotischen Eigenwelt und der realen Umwelt zum Ausdruck. Menschen, Tiere (Abb. 464), Gut und Böse, Liebe und Leid sind die bevorzugten Themen von ELISABETH. Ihre graphischen Ausdrucksmöglichkeiten sind sehr vielseitig und zeugen von großem Erfindungsreichtum (siehe Farbtafel XLVII, S. 259 und [16]).

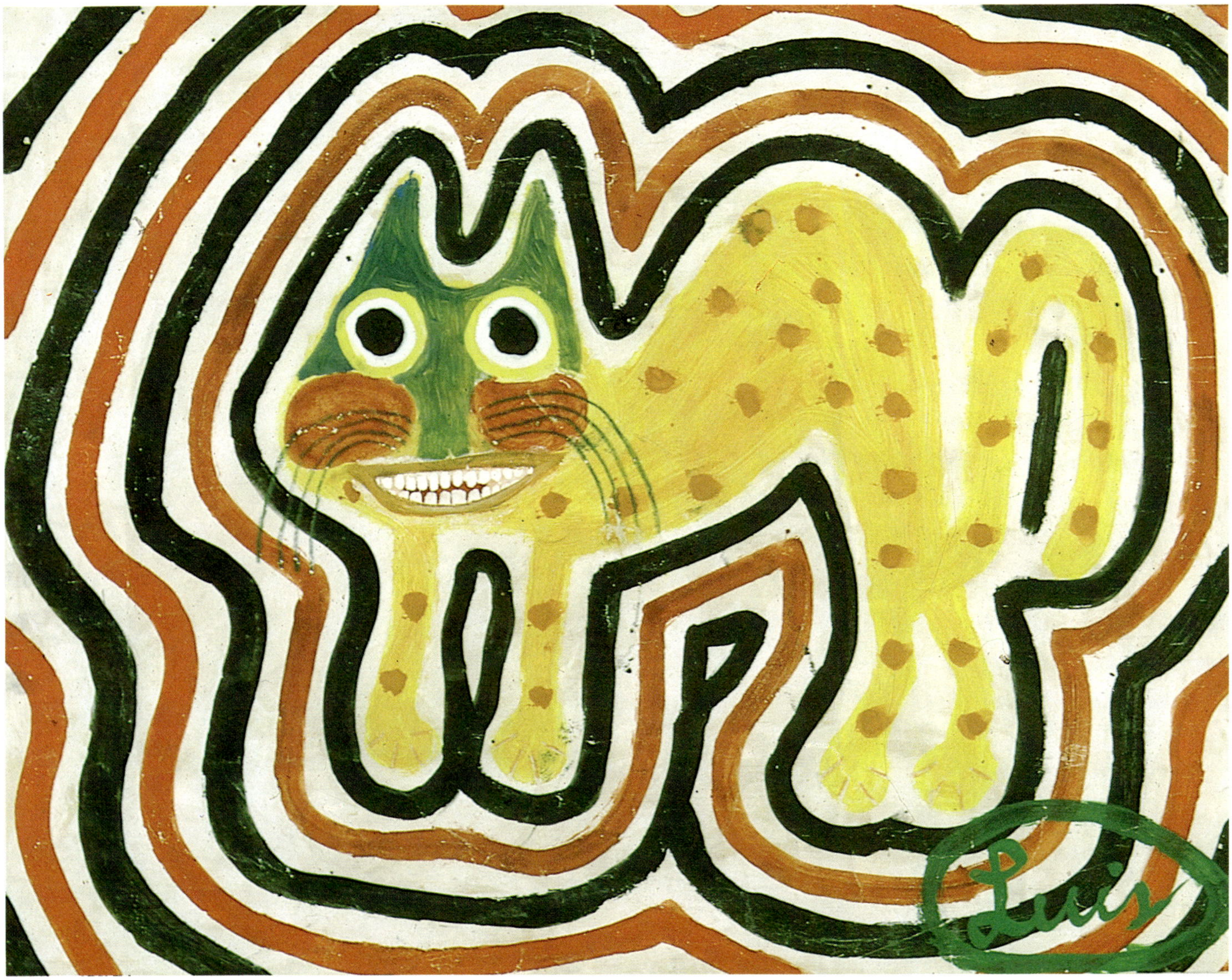

463

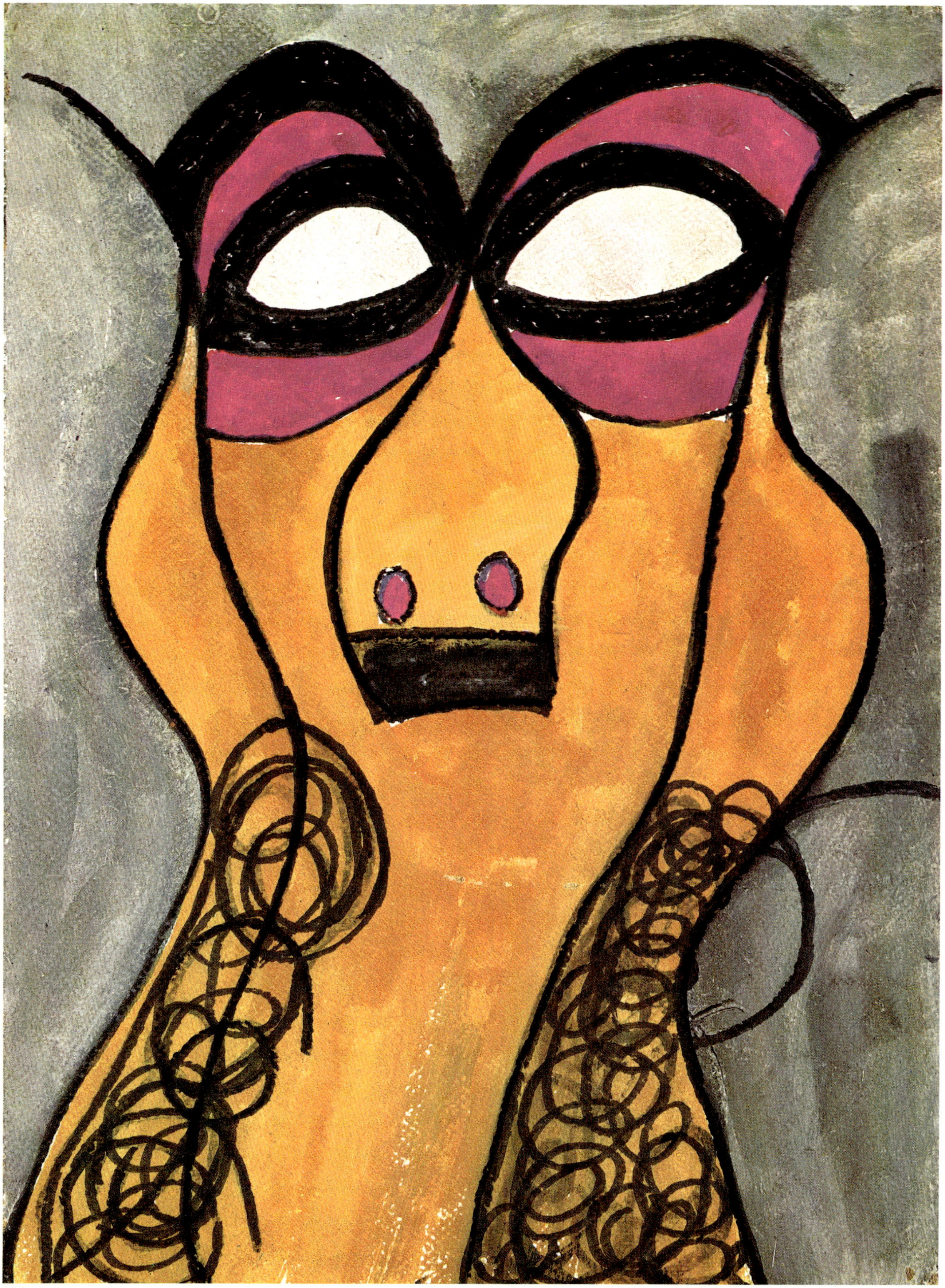

465

XLVI ELISABETH

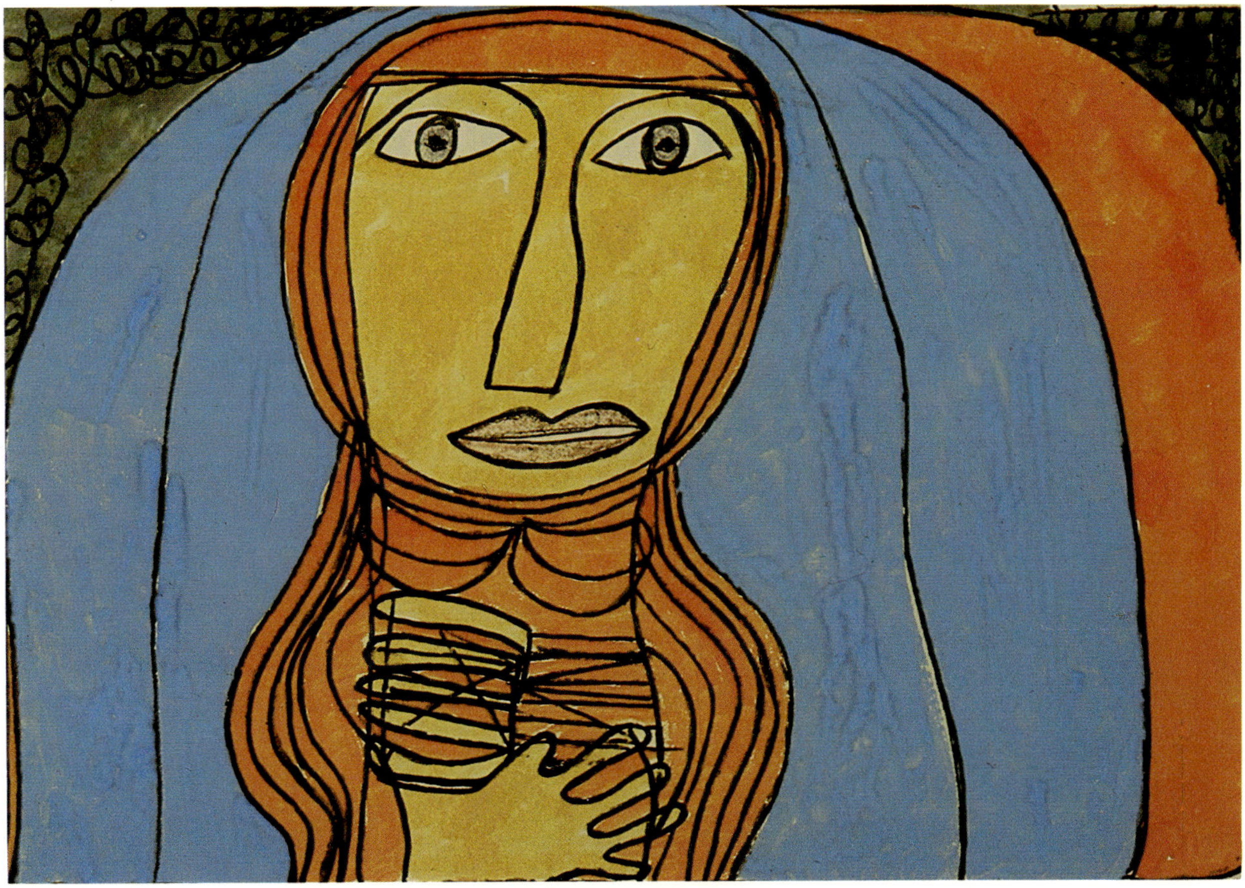
466

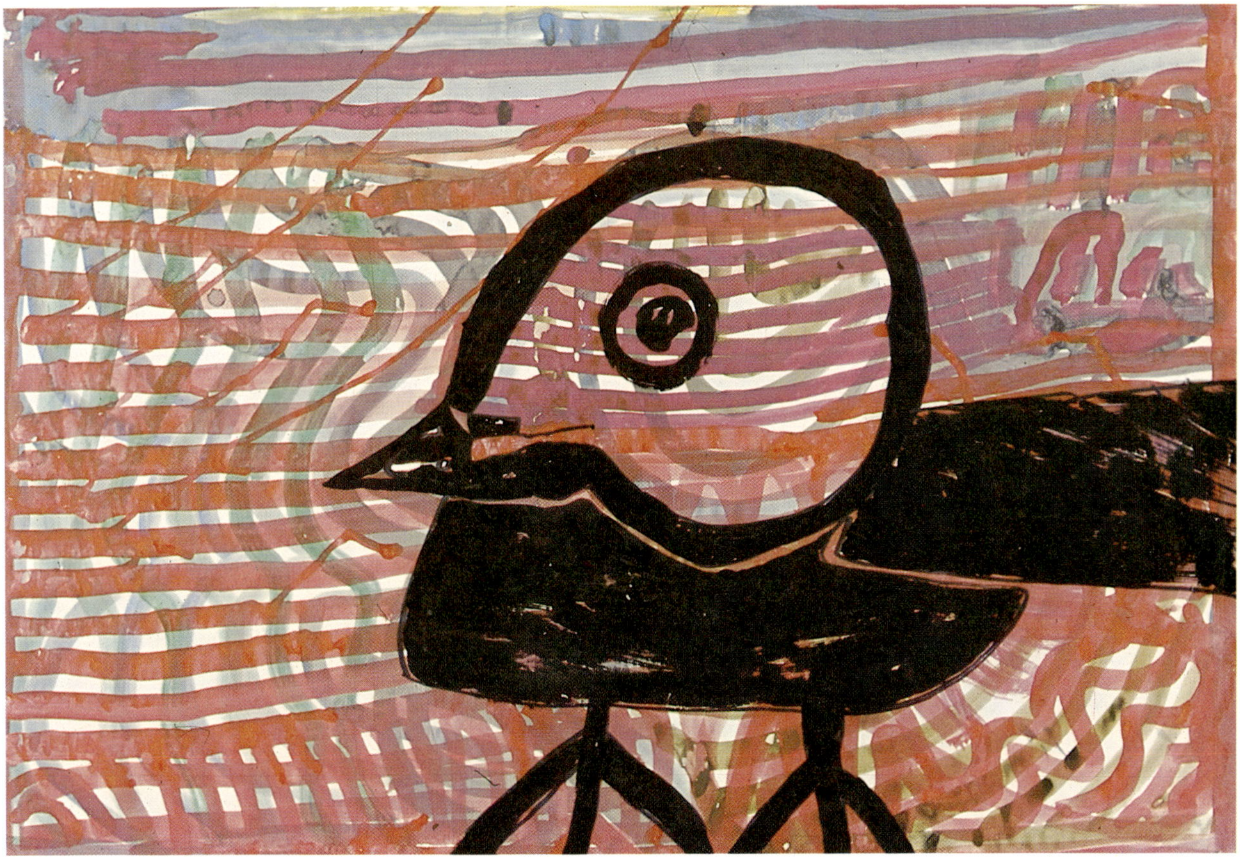
467

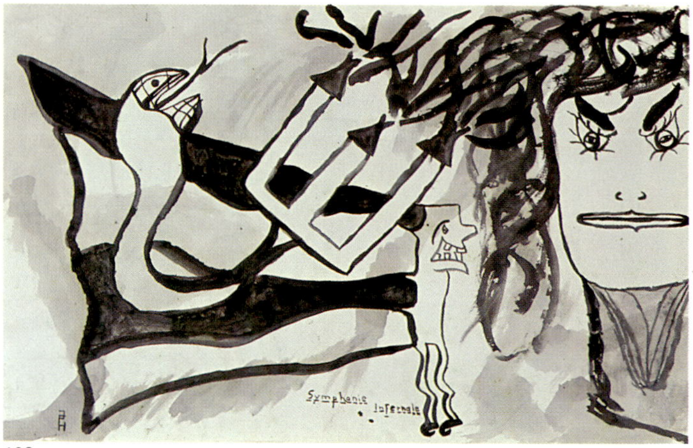

468

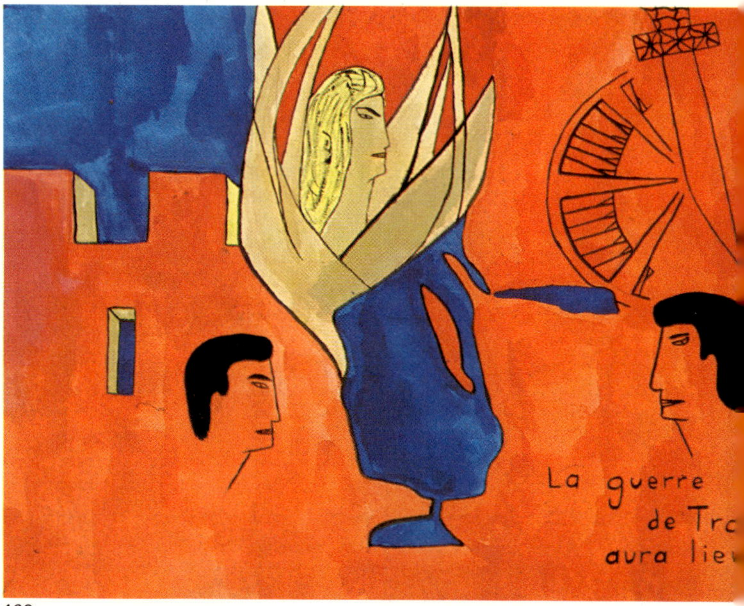

469

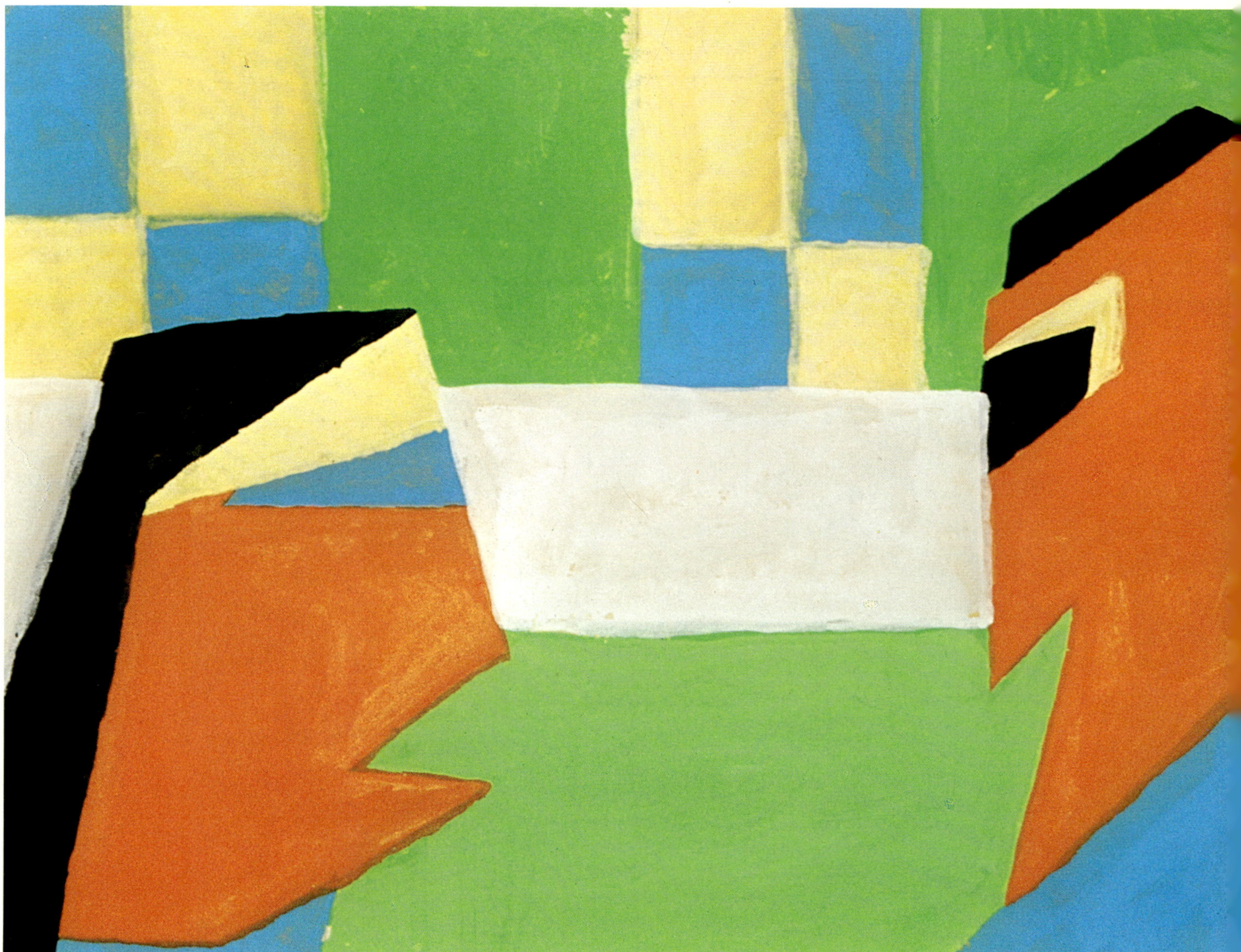
470

V. Diagnostische und therapeutische Aspekte

1. Malateliers und «Art Therapy»

Häufiger als heute begegnete man in psychiatrischen Spitälern früher Patienten, die sich spontan zeichnerisch ausdrückten. Als Material benutzten sie, was ihnen in die Hände kam, beispielsweise gebrauchte Briefumschläge oder Packpapier; da Farben selten zur Verfügung standen, zeichneten sie meist mit Bleistift oder Tinte. Einzelne mit besonders starkem Ausdrucksdrang stellten aufgrund des Materialmangels ihre eigenen technischen Mittel her, indem sie zum Beispiel zerriebene Kreiden oder Blätter von Geranienblüten mit Speichel anrührten. Dabei handelte es sich meist um langjährig internierte Schizophrene. Als die Arbeitstherapie noch nicht existierte und die Kranken sich selbst überlassen waren, löste manchmal Langeweile die zeichnerische Tätigkeit aus. Trotz der großen Zahl chronisch Schizophrener, die früher die psychiatrischen Anstalten bevölkerten, blieben jedoch die Zeichner in der Minderheit; häufiger waren schriftliche Äußerungen. So formulierten Wahnkranke, besonders an Verfolgungswahn leidende, täglich Beschwerden, anklägerische Forderungen oder ähnliches an ihre vermeintlichen Verfolger oder an die Behörden. Die Vermutung liegt demnach nahe, daß bei den spontan zeichnenden und malenden Patienten ein besonderes Bedürfnis zum bildnerischen Ausdruck vorliegen muß.

Mit der Einführung der modernen pharmako-, psycho- und soziotherapeutischen Methoden ist spontanes Zeichnen in psychiatrischen Spitälern zur großen Seltenheit geworden. Die durchschnittliche Aufenthaltsdauer ist stark verkürzt, die Kranken werden beschäftigt und sind nicht mehr sich selbst überlassen. Familienpflege, geschützte Werkstätten und ähnliche Institutionen machen das Leben außerhalb des Krankenhauses möglich, wo dies früher undenkbar war, und erleichtern die soziale Reintegration. Bei den neuroleptischen Medikamenten handelt es sich nicht etwa nur um Beruhigungsmittel; sie besitzen vielmehr eine unmittelbare Wirkung bei Halluzinationen, Wahnvorstellungen und anderen Symptomen. Allerdings verschwindet damit beim Psychotiker meist auch der Antrieb zum spontanen Zeichnen. Wenn deshalb in modernen psychiatrischen Anstalten gemalt und gezeichnet wird, so geschieht dies vor allem innerhalb einer Gruppe in besonderen, dafür bestimmten Ateliers.

Die ersten kollektiven Malateliers entstanden gegen Ende der dreißiger Jahre in nordamerikanischen Heilanstalten (98, 192). Ihr Erfolg beruhte vor allem auf dem zunehmenden Interesse einerseits für bildnerische Produktionen von Kranken und andererseits für arbeitstherapeutische Maßnahmen aller Art. Sehr bald folgte die Gründung weiterer Ateliers, die heute von besonders ausgebildeten «Kunsttherapeuten» betreut werden. In Europa ging die Initiative von dem Maler Adrian Hill (91) aus, der 1942 in englischen Lungenheilstätten eine Maltherapie einführte. Infolge ihrer langdauernden Hospitalisierung aufgrund einer damals noch lebensbedrohenden Krankheit und ihrer damit verbundenen Hinwendung zum seelischen Erleben, erwiesen sich die tuberkulösen Patienten für bildnerische Tätigkeit besonders empfänglich. Bald wurde Hills Methode von Psychiatern übernommen und im Lauf der Zeit entstanden Malateliers in psychiatrischen Spitälern auf der ganzen Welt.

Heute wird auch im Rahmen der fast überall angewandten Arbeits- und Beschäftigungstherapie, im allgemeinen unter der Leitung von ausgebildeten Beschäftigungstherapeuten, gemalt, geklebt, gestickt, geknüpft, gewebt, geflochten, gebastelt, modelliert usw. Dabei handelt es sich um eine mehr oder weniger direktiv und didaktisch orientierte Arbeit, die darauf zielt, dem Kranken seine kreative Begabung bewußt zu machen und damit sein Selbstbewußtsein zu steigern. Wie bei jedem kunstgewerblichen Unterricht wird der Patient von seinem

«Lehrer» beeinflußt, zu einer bestimmten Arbeitsweise angehalten und entsprechend korrigiert.

Ähnliches geschah natürlich auch schon in den ersten amerikanischen und europäischen Malateliers, in denen meist Berufskünstler mit den besten Absichten versuchten, kreative Anlagen bei den Patienten zu mobilisieren. Die amerikanische Bezeichnung «Art Therapy» umschreibt das verfolgte Ziel: die künstlerischen Fähigkeiten zu entwickeln und so zu gebrauchen, daß daraus nicht nur etwas ensteht, das den Titel «Art» verdient, sondern auch eine therapeutische Wirkung mit sich bringt. Seit 1961 gibt es in Amerika ein vierteljährlich erscheinendes «Bulletin of Art Therapy» (heute: «American Journal of Art Therapy»), und seit 1969 besteht eine «American Art Therapy Association». Der «Art Therapist» muß eine sechsjährige kunstgeschichtliche Ausbildung absolvieren, monate- bis jahrelang als Praktikant in psychiatrischen Institutionen arbeiten und daneben Kurse und Seminare in einem der mehr als 40 (!) anerkannten Ausbildungszentren besuchen (in ganz Europa scheint es nur 3 oder 4 Kliniken zu geben, die systematisch solche Therapeuten ausbilden).

Eine Studientagung der französischen «Gesellschaft für Psychopathologie des Ausdrucks» in Paris (26.4.1974 [235]) machte deutlich, daß in Europa noch keineswegs Einigkeit über die Prioritäten der Anforderungen an den Leiter eines psychiatrischen Malateliers herrscht. Während teilnehmende Künstler mit entsprechender Erfahrung bezeichnenderweise unterstrichen, man dürfe die Kranken weder im inhaltlichen noch im zeichen- oder maltechnischen Bereich beeinflussen, forderten die Psychiater in erster Linie visuelle Sensibilität und vertraten die Ansicht, daß die Leiter solcher Ateliers gar keine fachspezifische Ausbildung benötigten.

In der Konzeption der Malateliers gibt es heute zahlreiche Varianten. In Instituten, die stark psychoanalytisch orientiert sind, werden die Produktionen wie Träume analysiert und interpretiert, in anderen wird kollektiv gemalt, so daß Gruppen-Psychodramen auf dem Papier entstehen, in wieder anderen wird wie in einer Kunstschule Unterricht erteilt. Subtiler sind Verfahren, bei denen die Patienten sich zunächst durch graphische Entspannungsübungen entlasten können, aber später durch die Anleitung zum genauen Beobachten der äußeren Wirklichkeit zu einer neuen Realitätsanpassung erzogen werden. In einem Land des Ostblocks war es an einer Klinik üblich, die Mona Lisa zu kopieren, wobei der Patient auf Entlassung hoffen durfte, wenn ihm dies «gut» gelang. Ich habe auch Ateliers gesehen, in denen Reproduktionen von Klee, Picasso, Kandinsky usw. herumlagen und zum Vorbild einer «psychopathologischen Pseudo-Kunst» wurden, die für entsprechende Vergleiche mit der modernen Kunst herhalten mußte. Diese keineswegs vollständige Aufzählung zeigt schon, daß bei der Einrichtung von Malateliers in psychiatrischen Kliniken in diesem Entwicklungsstadium auch Auswüchse keine Seltenheit sind.

Da auf diesem Gebiet bis heute eine allgemeinverbindliche Konzeption fehlt und letztlich jedes Atelier nach dem Gutdünken des verantwortlichen Leiters geführt wird, möchte ich hier auf eine Aufarbeitung der einschlägigen Literatur verzichten und als Beispiel unser seit dreizehn Jahren an der Lausanner Universitätsklinik bestehendes Malatelier vorstellen. Leo Navratil wird auf seine individuelle Methode (die sich von der unsrigen stark unterscheidet) noch eingehen (S. 282).

In unserer Klinik gibt es – wie anderswo – viele beschäftigungstherapeutische Ateliers, in denen unter Aufsicht speziell ausgebildeter Mitarbeiter neben Korbflechten, Teppichknüpfen, Puppenherstellen usw. auch gezeichnet, gemalt und modelliert wird. Von diesen Ateliers ist unser Malatelier jedoch getrennt und vollkommen unabhängig. Bei uns arbeiten weder Ergotherapeuten noch Pfleger und vor allem keine künstlerisch ausgebildeten oder besonders interessierten Helfer. Die einzige Person, die ständig mit den Patienten in Kontakt steht, kommt von außerhalb der Klinik und hat weder künstlerische noch psychiatrische Vorbildung. Sie ist für die Patienten verfügbar, versorgt sie mit dem gewünschten Zeichenmaterial und mit Tee, und geht auf ihre sonstigen Wünsche und Anliegen ein. Sie hat einen freundlichen und natürlichen Kontakt mit den Patienten und versteht es ausgezeichnet, ihnen nicht zu nahe zu treten, wenn dies nicht gewünscht wird. Sie drängt niemanden zum Zeichnen, beeinflußt niemanden, gibt höchstens hier und da einen technischen Ratschlag, wenn zum Beispiel die Temperafarbe zu dünn ist und vom Blatt läuft. Auch wenn die Patienten nicht zeichnen, sondern lieber diskutieren, singen oder spielen, oder (was selten geschieht) wenn sich zwei Patienten raufen, greift sie nicht ein. Sie ist disponibel, verhält sich aber neutral und drängt sich nie auf. Aus Erfahrung weiß ich, daß diese Qualitäten selten anzutreffen sind und wir uns deshalb in einer privilegierten Situation befinden.

Ich bin der Überzeugung, daß eine freundliche, ja spielerische Atmosphäre im Malatelier das wesentliche Stimulans für die Patienten darstellt. So haben denn auch bis jetzt alle neu aufgenommenen Kranken nach kurzer Zeit zu zeichnen begonnen, wenn sie zunächst auch oft vorbrachten, daß sie nicht zeichnen «könnten». Wichtig ist nur, daß der Kranke nicht den Eindruck gewinnt, er müsse etwas leisten, was dann beurteilt wird. Er muß vielmehr spüren, daß er so akzeptiert wird, wie er ist, und daß seine bildlichen Äußerungen ebenfalls ohne negative

Bewertung angenommen werden. Die Versuchung, auf den Patienten einzuwirken, um «gute» Bilder zu erhalten, ist oft sehr groß, vor allem wenn er nachträglich ein solches Bild zerstört; dieser Neigung zu widerstehen, verlangt von der betreuenden Person einige Opfer. Schon aus diesem Grund ist es von Vorteil, wenn die Betreffende selbst keinerlei ästhetische Interessen hat. Es ist viel wichtiger, daß sie sich in erster Linie für die Patienten und nicht für ihre Bilder interessiert.

Wenn der Arzt ein Atelier betritt, muß er sich immer der Übertragungs- und Gegenübertragungs-Mechanismen bewußt sein. Zeigt er sich an bestimmten Zeichnungen zu stark interessiert und spricht Lob aus, so riskiert er, Bilder zu erhalten, die nur ihm zuliebe hergestellt wurden. Auf der anderen Seite muß er disponibel sein, wenn der eine oder andere Patient sich mit ihm über seine Zeichnungen aussprechen will. Häufig werden dabei Fragen gestellt, die versteckt eine Bewertung herausfordern; als Arzt muß man ständig auf der Hut sein, um die notwendige Neutralität zu wahren. Sonst wird die bildnerische Produktion verfälscht, und es entstehen lediglich Artefakte ohne jegliche Authentizität.

Deshalb verlangt die «Einmischung» des Arztes in das Krankenkollektiv eines Ateliers viel Fingerspitzengefühl und individuelle Anpassung intuitiver Art an die persönlichen Bedürfnisse jedes einzelnen Patienten. Es können keine verbindlichen Verhaltensregeln aufgestellt werden. Oft wird es angezeigt sein, bestimmte im Malatelier auftretende Probleme nicht selbst mit dem Patienten durchzuarbeiten, sondern dies dem behandelnden Kollegen zu überlassen. Gute Zusammenarbeit innerhalb des Ärzteteams ist dafür Voraussetzung. Dann können zeichnerische Produktionen aus dem Atelier zum Beispiel auch mit viel Gewinn für eine individuelle Psychotherapie mitverwertet werden.

Bei uns können alle Kranken, die es wünschen, ins Malatelier aufgenommen werden, wenn allerdings auch der behandelnde Arzt in den meisten Fällen den Anstoß gibt. Nach unseren Erfahrungen ist es – vor allem bei den Psychotikern – sehr selten, daß der regelmäßige Atelierbesuch abgebrochen wird. Hat der Kranke erst einmal den Kontakt mit der Gruppe hergestellt, ist die größte Schwierigkeit überwunden. Nicht selten entwickelt gerade ein Patient, der sich zunächst kein bildnerisches Schaffen zutraute, schon nach kurzer Zeit sehr große Freude an seinen eigenen Werken. Eigentlich wäre zu erwarten, daß die in einem Raum arbeitenden Gruppenmitglieder sich gegenseitig beeinflussen. Doch geschieht das nach meiner Erfahrung äußerst selten, und dann kaum bei Schizophrenen. Die Patienten sprechen wohl miteinander über ihre Bilder und man erlebt sogar, daß unter diesem Vorwand von sehr verschlossenen Patienten erstmals ein Kontakt mit dem Mitmenschen hergestellt wird, doch bleiben Inhalt und Stil der Arbeiten in der Regel unbeeinflußt. Schizophrene unter sich sind sehr tolerant; es kommt kaum vor, daß einer dem anderen vorwirft, seine Bilder seien schlecht, oder ihm irgendwelche Verbesserungsvorschläge erteilt. Zuweilen malt ein Kranker wochenlang an einem Bild, ohne es schließlich zu beenden; manchmal hingegen ändert sich die Produktion mit dem Zustand des Patienten sehr rasch (siehe den Fall von Jean-Claude, S. 266).

Die Grundregel unseres Malateliers, die Patienten in keiner Weise zu beeinflussen, ist in der Praxis zwangsläufig gewissen Einschränkungen – meist technischer Art – unterworfen. Will man die anfallende bildnerische Produktion als wissenschaftliches Material verwerten, müssen sich Malträger und -mittel zur Aufbewahrung eignen; Ölfarben und schwer fixierbare Pastellkreiden zum Beispiel erfüllen diese Forderung nicht. Die Farben müssen schnell trocknen, damit die Bilder in einer Sitzung fertiggestellt werden können, und ihre Lagerung soll so wenig Platz wie möglich beanspruchen. Nur so kann man ständig Tausende von Zeichnungen als Vergleichsmaterial zur Hand haben.

Blei- und Farbstifte, unverwischbare Wachskreiden, Aquarell- und Temperafarben haben sich gut bewährt; manchmal ziehen Psychotiker Feder und Tusche vor. Filzstifte erfreuen sich großer Beliebtheit, doch haben einige davon den Nachteil, bei der Aufbewahrung der Zeichnungen abzufärben und dadurch andere Blätter zu zerstören; auch läßt ihre Lichtechtheit oft sehr zu wünschen übrig, wenn Bilder ausgestellt werden. Wir verwenden einheitlich weißes Papier, das eine gute Zerreißfestigkeit aufweist und dessen Oberflächenbeschaffenheit alle erwähnten Techniken erlaubt; spezielles Zeichenpapier mit einer leicht granulierten Oberfläche bringt – abgesehen vom hohen Preis – nach meiner Erfahrung nur Nachteile mit sich.

Als Normformat habe ich eine Bogengröße von 50 × 70 cm eingeführt, die – je nach Bedarf – weiter unterteilt werden kann. Diese Normierung erlaubt die Aufbewahrung der Blätter in nicht zu großen Schränken, ihre Handhabung ohne Gefahr der Beschädigung und die Verwendung von Standard-Wechselrahmen für Ausstellungszwecke. – Unsere Patienten malen sitzend am Tisch oder stehend an einer dafür besonders hergerichteten Wand.

Meine Darstellung sollte deutlich machen, daß wir in unserem Atelier kein vorgefaßtes Ziel verfolgen, weder in künstlerischer noch in therapeutischer Hinsicht. Anpassung an bestimmte Verhaltensnormen oder das Erreichen sowieso fragwürdiger künstlerischer Zielsetzungen wird nicht erwartet. Gerade weil der Kranke nicht den

Eindruck gewinnt, daß von ihm etwas verlangt wird oder daß er etwas leisten muß, ergeben sich jedoch bei einer derartigen gemeinschaftlichen kreativen Tätigkeit sehr positive Auswirkungen in therapeutischer Hinsicht. Auf den Effekt einer ungezwungenen bildnerischen Tätigkeit als Abreaktion, als «Katharsis», muß nicht besonders hingewiesen werden. Von der Möglichkeit der nicht-verbalen Mitteilung im Sinn eines Appells an den Arzt wird im folgenden Abschnitt noch die Rede sein. Zeichnen im Rahmen einer Gruppe erleichtert aber auch ganz allgemein die zwischenmenschliche Kommunikation. Hemmungen, sich dem anderen gegenüber zu öffnen, seine eigenen Probleme zur Sprache zu bringen, fallen weg. Immer wieder können wir beobachten, daß die Eingliederung in das Kollektiv des Malateliers eine starke Verminderung der Angst zur Folge hat. Nicht nur der Zugang zum Mitmenschen, sondern zu sich selbst wird durch das kreative Sich-Ausdrücken erleichtert. Abreaktion, spielerische Lust, freigewählte Arbeit und Angstbefreiung vereinen sich mit der Möglichkeit des persönlichen Ausdrucks zu einem Ganzen, das hier nicht weiter analysiert werden soll, das aber immer das Selbstgefühl steigert, der Ichfindung dient und somit dem Patienten hilft. Die schönste Bestätigung solch komplexer therapeutischer Wirkung ergibt sich bei jenen heute seltenen chronischen Patienten, deren Zustand sich im Lauf der Jahre allein durch den regelmäßigen Besuch des Malateliers, entgegen allen prognostischen Erwartungen erstaunlich bessert. Was dort objektivierbar ist, hat sicher auch für Kranke Gültigkeit, die nur kurzfristig das Atelier besuchen.

2. Dynamik des Inhaltlichen

In seiner zusammenfassenden Arbeit über «Die Merkmale schizophrener Bildnerei» (179) betont RENNERT, es sei den formalen Besonderheiten der Vorrang gegenüber den inhaltlichen einzuräumen. Diese Ansicht ist berechtigt, liegt doch das faszinierende Moment der Bildnerei psychiatrischer Patienten vor allem in den formalen Erfindungs- und Ausdrucksmöglichkeiten, während ihre Bilder sich im Inhalt oft gar nicht von anderen graphischen Produktionen unterscheiden. Dabei muß berücksichtigt werden, daß die Zahl der Motive, die dem Menschen zur Verfügung stehen, an sich begrenzt ist, während sich die Möglichkeiten der formalen Gestaltung – sobald diese sich nicht an die naturgegebene Form hält, sondern frei «deformiert» – als praktisch unbegrenzt erweisen. Auch in der Kunst tauchen ja kaum mehr neue Motive auf, obwohl Jahr für Jahr immer neue künstlerische Ausdrucksmöglichkeiten entdeckt werden. Das gilt auch für den literarischen Bereich: die großen Themen der Weltliteratur wiederholen sich im Lauf der Jahrhunderte, doch ist die Art ihrer Darstellung dauerndem Wechsel unterworfen.

Deshalb ist es kaum erstaunlich, wenn eine katalogartige Zusammenstellung von Themen (auch Teilmotiven) und Szenen nur wenig zutagebringt, was wir nicht aus anderen Bereichen der Kunstgeschichte und ihren Grenzgebieten (Malereien von Kindern, Naiven, Primitiven usw.) bereits kennen. Von den großen menschlichen Alternativen – Werden und Vergehen, Glück und Leid, Liebe und Tod – bis zu den einfachen Gegensatzpaaren – klein-groß, geschlossen-offen, männlich-weiblich usw. – sind alle nur denkbaren thematischen Spielarten vertreten. Wenn ein festgefügtes Wahnsystem das bildnerische Schaffen bestimmt, sind die Bildthemen wohl mehr oder weniger festgelegt (wie z.B. bei WÖLFLI oder ALOYSE), doch kommen auch hier allgemeinmenschliche Probleme in vielen Variationen zum Ausdruck.

Zunächst konzentrierten die Psychopathologen ihre Aufmerksamkeit auf formale Eigentümlichkeiten, weil sie hofften, spezifische, diagnostisch verwertbare Merkmale zu finden. Sie mußten jedoch bald einsehen, daß es keine derartigen krankheitstypischen Zeichen gibt. Dann führte die vordringende Psychoanalyse die Forscher zunehmend dazu, Bilder von ihren inhaltlichen Gegebenheiten her zu deuten, um so vielleicht spezifische Mechanismen zu entdecken, die wesentliches über die Krankheitsvorgänge auszusagen vermöchten. Dabei wurden die in der Traumdeutung bewährten Regeln auf die Bilder übertragen. Geschieht dies im Rahmen einer Psychotherapie im Beisein des Patienten und unter Berücksichtigung seiner freien Assoziationen zu dem von ihm hervorgebrachten Bild, können dabei im Einzelfall oft wesentliche psychische Mechanismen aufgedeckt und bewußt gemacht werden. Aber ebenso, wie man kein allgemeinverbindliches Traumlexikon aufstellen kann, sondern jedes einzelne Traumbild immer nur im Rahmen der ganz persönlichen Situation des Träumers seine Bedeutung erhält, können auch auf diesem Weg keine allgemeinverbindlichen Krankheitsmerkmale inhaltlicher Art in Bildern gefunden werden.

Im Bereich der bildenden Kunst hat die «psychoanalytische Auskratzung» (83) der Werke – ohne Beisein des Künstlers! – manchmal sonderbare Blüten hervorgebracht. Auf diesem Gebiet kommen billige Spekulationen durch reine Theoretiker leider allzu häufig vor. Der Unfug ist zur Mode geworden, und es kann ihm kaum Einhalt geboten werden. Dabei kommt in derartigen «Analysen» meist nur einiges über die verdrängten Wunschbilder und zwanghaften Befangenheiten des Deuters zum Ausdruck.

Bei schizophrenen Zeichnern ist die psychoanalytisch orientierte Deutung der Bildinhalte ganz besonders schwierig und in den meisten Fällen nur im Rahmen eines sehr engen und langdauernden Kontaktes mit dem Kranken möglich. Weil schizophrenes Denken nicht logischen Gesetzen folgt, sondern in seinem Assoziationsablauf viele, oft gar nicht rekonstruierbare Zwischenglieder überspringen kann, ist die daraus resultierende Symbolsprache manchmal besonders hermetisch verschlüsselt. Unbewußtes kann nur bewußt gemacht werden, wenn sich Assoziationsketten verfolgen lassen, jedoch kaum dort, wo Assoziationssprünge die Regel sind. So wie es wochen- und monatelange analytische Arbeit kosten kann, um dem Sinn einer einzigen schizophrenen Wortneubildung auf die Spur zu kommen, braucht es zuweilen unendlich viel Geduld, um den Sinn eines zeichnerischen Neomorphismus zumindest annähernd ergründen zu können. Da der Schizophrene selbst oft seine eigene Symbolsprache nicht versteht, ruft die Neigung des Arztes oder Psychologen, unbedingt interpretieren zu wollen, manchmal beim Kranken Konfabulationen hervor, die überhaupt nichts mit dem wirklichen versteckten Sinn zu tun haben. Schon PRINZHORN hat gesagt (176, 15): «Wer ein Bildwerk nicht anschauend zu erleben vermag, ohne von einem Denkzwang zum Ergründen- und Entlarven-Wollen befallen zu werden, der mag ein guter Psychologe sein, aber an dem Wesen des Gestalteten geht er notwendig vorbei.» Interpretation um jeden Preis ist sicher nicht der Weg, der zu einem besseren Verständnis der inhaltlichen Dynamik der Bildnerei psychotischer Menschen führen kann.

MÜLLER-SUUR hat die sonderbare Welt, die in der faszinierenden Symbolik der Schizophrenen zutage tritt, als «schizophrenen mundus fabulosus» beschrieben (145, 146, 148) und nachgewiesen, daß es innerhalb dieses mundus fabulosus Zonen verschiedener Abstraktionsgrade gibt, die als Bedeutungs- oder Sinnhorizonte für die Konstitution der imaginären Welt wichtig sind. Die imaginäre Welt kommt je nach dem Grad der schizophrenen Grundstörung in den Zeichnungen auf verschiedene Art zum Ausdruck. Zu Beginn der Psychose trifft man auf Darstellungen des Infragegestelltseins der eigenen Existenz, des grüblerischen Versunkenseins, der Angst vor etwas unheimlich Entsetzlichen, wobei eigentliche Symbolik noch gar nicht in Erscheinung treten muß. MÜLLER-SUUR meint, erst beim gedanklichen Verarbeiten der krankhaften Erlebnisse komme es zu ausgesprochen symbolischen Bildern, während in den schwersten Graden schizophrenen Gestörtseins sich überhaupt keine Möglichkeiten zur Erfassung von Sinngehalten mehr böten.

Für die eigentlichen symbolträchtigen Darstellungen hat MÜLLER-SUUR drei Sinnhorizonte herausgearbeitet: «Beachtet man nämlich die Unterschiede in der Symbolik, so findet man drei verschiedene Schwerpunkte übergegenständlicher Bedeutungsbezüge, deren Abstraktheit mit dem Grad der psychischen Störung zunimmt und deren Verständlichkeitsgrad in den Produktionen der Kranken zugleich mit der zunehmenden Abstraktheit der Sinnbezugsmöglichkeiten abnimmt. Man kann diese drei Bereiche als Sinnhorizonte der imaginären Welt bezeichnen.» (148)

Der erste dieser Bereiche entspricht den *mythologisch-archetypischen* Weltbezügen mit Motiven aus dem kollektiven Unbewußten, wie sie in Mythen, Märchen und Legenden auftreten, in Gestaltungen, denen eine traumhafte Atmosphäre von oft starker emotionaler Dynamik eigen ist. Als zweiter Sinnhorizont läßt sich ein Bereich von *transzendental-formal* bestimmter Symbolik abgrenzen. Hier sind die Bildgehalte von mehr rationalem und reflektiert-abstraktem Charakter; ihr Sinn ist an bedeutsame Zeichen, Zahlen und Begriffe gebunden. Die entsprechenden Gestaltungen wirken im ganzen abstrakter, weniger dynamisch, doch bewußter und gedanklich konstruktiv, meist auch befremdender als die Bilder der ersten Gruppe. Die Eigenart des schizophrenen mundus fabulosus tritt hier «mentaler akzentuiert» in Erscheinung. Im dritten Bereich kommt als sinnandeutendes Element die Sprache in Form von Titel, Wort und Schrift zur bildlichen Darstellung hinzu. Die Sinnbezüge sind nicht mehr rational definierbar und wirken meist sehr befremdend, ja absurd. In diesem *irrational-transzendenten* Sinnhorizont zeigen sich vorwiegend religiöse Sinnbezüge.

Den drei Sinnhorizonten, von denen der nachfolgende jeweils den vorhergehenden übergreift, schreibt MÜLLER-SUUR eine «verschieden weit reichende kompensierende Wirkung gegen die Destruktivität der schizophrenen Störung» zu, indem sie der imaginativen Entfremdung sinnerhaltend entgegenwirken. Es ist damit eine Möglichkeit geboten, den versteckten Inhalt solcher Bildnereien in verschiedene Kategorien einzuordnen, denen zudem eine bestimmte psychopathologische Wertigkeit beizumessen ist. MÜLLER-SUUR zeigt damit einen Weg auf, der verspricht, schließlich zu einer wissenschaftlich vertretbaren Erfassung der inneren Dynamik derartiger Bildwerke zu gelangen.

Als Illustrationen zu den beschriebenen Sinnhorizonten möchte ich den Patienten Jean-Claude anführen, zugleich auch ein Beispiel dafür, wie eine rasch vorübergehende psychotische Störung sich in der bildnerischen Gestaltung bemerkbar machen kann, während sie im allgemeinen Verhalten des Kranken mehr oder weniger dissimuliert und damit für Dritte kaum erkennbar wird. Es handelt sich bei Jean-Claude um einen sehr verschlossenen, homosexuellen Jungen, der nach einer stark gestörten Jugendzeit neurotische Mechanismen aufwies und mit zwanzig Jahren in seiner Umwelt nicht mehr zurecht kam, was zur Hospitalisierung führte. Am 25. Februar 1964 zeichnete er in unserem Malatelier sein erstes Bild, das er «Infernale Symphonie» nannte (Abb. 468, Farbtafel XLVIII, S. 260). Der Inhalt ist einsehbar: als ängstlichen Beobachter hat er sich selbst rechts dargestellt, bedroht von einem seltsamen Ungeheuer, einer Schlange und dem Dreizack des Teufels. Das darf als typisches Beispiel für den mythologisch-archetypischen Sinnhorizont angesehen werden. Eine Woche später, am 3. März, entstand die zweite Malerei «Der Krieg von Troja wird stattfinden» (Abb. 469, Farbtafel XLVIII). Wie der Titel, so ist auch das Bild jetzt änigmatisch. Wohl sind einige Details erkennbar, doch das blaue fleckenartige Gebilde, aus dem wie in Blütenblättern eingebettet ein Frauenantlitz erscheint, bleibt unbestimmt. Der Sinn des Ganzen ist nicht mehr einfühlbar, wobei der Titel gar nichts zur Erhellung eines Sinnbezuges beiträgt. Die Assoziationen, die zu dieser Darstellung geführt haben, sind nicht nachvollziehbar; der symbolische Bedeutungsgehalt bleibt hermetisch verschlüsselt. Man darf dieses Bild dem irrational-transzendenten Sinnhorizont zuordnen. Wieder eine Woche später, am 10. März, entstand die dritte Zeichnung, die dem «mentaler akzentuierten» zweiten Sinnhorizont, den MÜLLER-SUUR transzendental-formal nennt, zugehört (Abb. 470, Farbtafel XLVIII). Wiedergegeben ist der ängstliche Patient (links) gegenüber seinem strengen, paternalistisch empfundenen Arzt (rechts), wobei die weiße Fläche zwischen den beiden die Schwierigkeit des Kontaktes unterstreicht. Die weitgehende Geometrisierung der beiden Häupter macht die starken Selbstheilungstendenzen sichtbar, die jetzt bei Jean-Claude wirksam werden (vgl. MÜLLER-THALHEIM [151]).

Nach MÜLLER-SUUR hat unser Patient in seiner zweiten Zeichnung den höchsten Schweregrad seiner psychischen Störung erreicht. Das entspricht hier auch den klinischen Gegebenheiten. Auf der Krankenabteilung vermutete man zu dieser Zeit, daß sich bei Jean-Claude ein psychotisches Geschehen abspielen könne, doch fanden sich dafür in der sonstigen Symptomatologie keinerlei sichere Anhaltspunkte. Die behandelnden Ärzte und Oberärzte waren geteilter Meinung und stritten sich über die Diagnose. Ungewöhnlich ist in diesem Fall, daß sich die Zeichnungen (und das darin dokumentierte psychische Geschehen) nur über einen Zeitraum von vierzehn Tagen erstrecken. Kurz nach dem dritten Blatt konnte Jean-Claude übrigens unter Anwendung verschiedener sozialer Maßnahmen aus der Klinik entlassen werden; wir haben nie etwas von einem Rückfall vernommen. Diese außergewöhnliche Folge von drei Zeichnungen aber erlaubt den sicheren Schluß auf ein psychotisches Geschehen, wobei es mir persönlich unwesentlich erscheint, ob wir dieses «schizophrene Reaktion» oder – wie die Franzosen – «bouffée délirante» nennen. Es ist durchaus möglich, daß der psychotische Ablauf hier durch die plötzlich notwendige Hospitalisierung in einer psychologischen Krisensituation ausgelöst wurde. – Der Fall von Jean-Claude zeigt, daß ein derartiges pathologisches Geschehen bei einem prädisponierten Menschen weitgehend dissimuliert werden und auch sehr rasch wieder ausheilen kann.

In Anlehnung an die modernen Methoden der Linguistik hat die französische Schule aus dem Kreis um VOLMAT (insbesondere WIART [234]) versucht, durch eine peinlich genaue Analyse formaler und inhaltlicher Kriterien und deren entsprechende Codifizierung zu einer durch Computer auswertbaren statistischen Erfassung der psychopathologischen Bildnerei zu gelangen. Ich glaube jedoch kaum, daß sich der dafür notwendige riesige Arbeitsaufwand lohnt, weil so wohl eine Unzahl von Einzelelementen ermittelt wird, das dynamische Wechselspiel dieser einzelnen Elemente untereinander aber weitgehend unberücksichtigt bleiben muß. Grundsätzlich kann eben die eigentliche Aussage, der Sinn eines Bildwerkes, niemals aus einer noch so weitgehenden Vereinzelung der Bilddetails sozusagen mathematisch abgelesen und statistisch verwertbar gemessen werden. Die Summe der Details vermag nichts über das Wesen des Ganzen auszusagen. Ein zerlegtes Uhrwerk läßt nichts über Zeitmessung und noch viel weniger über ihre Genauigkeit erkennen.

NAVRATIL hat einmal gesagt, man könne die schizophrene Geisteswelt (den schizophrenen mundus fabulosus, um mit MÜLLER-SUUR zu sprechen) nur intuitiv, wie ches beim Leser das Verständnis für ein derart intuitives «An-die-Bilder-Herangehen» erleichtern kann (11, 18).

Als Beispiel für das von mir vorgeschlagene Vorgehen mögen vorerst drei aus einem langen Verlauf herausgegriffene Blätter der jungen hebephrenen Graziana dienen. Auf der ersten Zeichnung (Abb. 471) ist für jedermann sofort ersichtlich, daß die Trennung unter Menschen, das heißt die Kontaktschwierigkeit, ausgedrückt wird. Bei näherem Betrachten spürt man auch, daß es um die Trennung der Geschlechter geht: die Figur in der Mitte ist Graziana selbst, abgetrennt von der Welt der Männer. Monate später ist die zweite Zeichnung (Abb. 472) entstanden. Zwar sind die beiden dargestellten Personen ge-

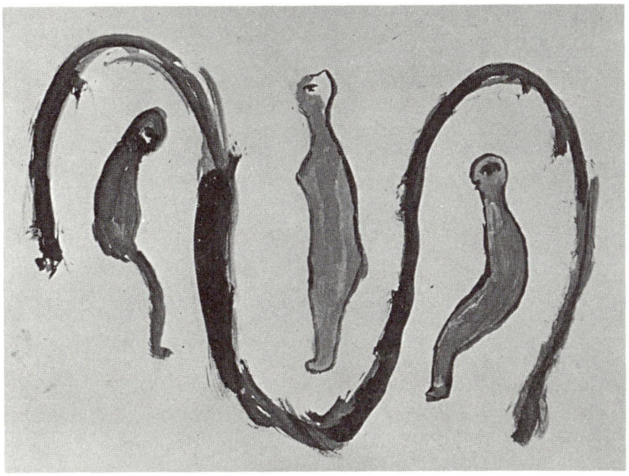

471 GRAZIANA: *Angst vor den Männern.*

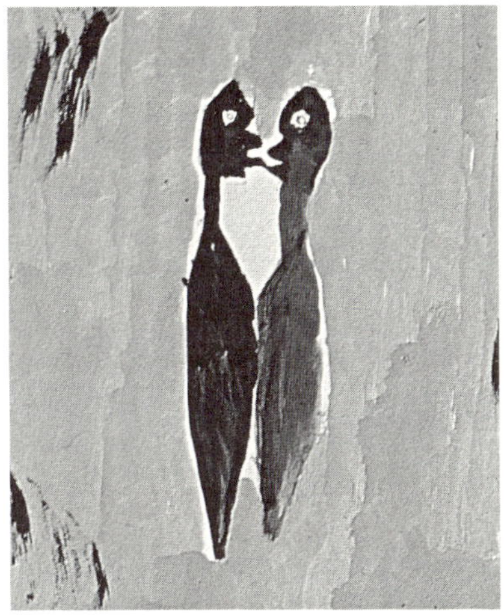

472 GRAZIANA: *Versuch einer Annäherung.*

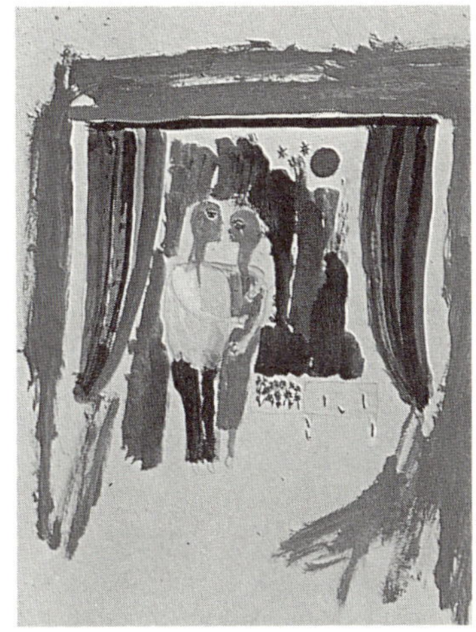

473 GRAZIANA: *Begegnung der Geschlechter wie auf einer Theaterbühne.*

Kunst, erfassen (158). Das gilt ebenfalls für die Bildnerei der Schizophrenen. Ich meine, daß man sich dem dynamischen Gehalt von Bildern psychotischer Patienten intuitiv, aufgrund einer engen Beziehung mit dem jeweiligen Zeichner, nähern sollte. Der Versuch, das Wesentliche herauszuspüren, mitzuempfinden, scheint mir mehr Einsicht in seinen mundus fabulosus zu versprechen, als eine systematische und computergerechte Zergliederung in kleinste Bildelemente. Vieles ist so aus den Bildern zu erfahren, was in der therapeutischen Beziehung zum Patienten unmittelbar verwertbar wird. Als Beispiel dafür möchte ich die besondere Umweltbeziehung des Schizophrenen erwähnen, weil sie in seinem Krankheitsgeschehen eine wichtige Rolle spielt und sich in den bildnerischen Werken in einer Weise widerspiegelt, die den Schweregrad der zugrundeliegenden Kontaktstörung oft ohne weiteres abzulesen erlaubt. Wenn ich dabei zu einer etwas schematischen Gliederung gelange, soll das keineswegs heißen, daß ich die besondere Umweltbeziehung dieser Patienten in ein starres System einordnen will; es handelt sich vielmehr um ein didaktisches Vorgehen, wel-

schlechtlich nicht weiter differenziert, doch ahnt man, daß es um eine mögliche Annäherung geht. Arme, die ein aktives Eingreifen wenigstens potentiell erlauben würden, gibt es auch hier noch nicht. Wie Marionetten stehen sich die beiden Wesen gegenüber. In der dritten Zeichnung aber (Abb. 473) wird plötzlich eine Begegnung der Geschlechter möglich, allerdings in einem Dekor, das stark an eine Theaterbühne denken läßt: hier wird gespielt, wird noch geprobt, doch die Rollen sind zumindest genau bestimmt. Ein solches Beispiel benötigt wohl keinen weiteren Kommentar.

Bei näherer Untersuchung der Umweltbeziehung des Schizophrenen, so wie sie uns in seiner Bildnerei vor Augen tritt, gelangen wir rasch zu der Feststellung, daß der gestörte Kontakt mit dem Anderen eine hervorragende Rolle spielt, auch wenn auf dem betreffenden Bild nur Dinge dargestellt sind. Es kann sich bei dem «Anderen» ebenso um «die Anderen» (nämlich die Familie, eine Gruppe, die Gesellschaft oder ganz einfach die Welt), wie um eine bestimmte Einzelperson (Mutter, Vater, Sexualpartner usw.) handeln. Will man Unterschiede in der

Form dieser Kontaktstörung schematisch gruppieren, ergeben sich hauptsächlich drei mehr oder weniger unterschiedliche Verhaltensweisen des schizophrenen Kranken, die in seinen bildnerischen Erzeugnissen ihren Niederschlag finden.

Eine erste Gruppe kann mit dem Begriff der *Isolierung* charakterisiert werden. Der Kranke zieht sich von seiner Umwelt zurück, wobei er seine Situation zu akzeptieren scheint, ohne sich dagegen aufzubäumen; er resigniert. Die psychischen Vorgänge, die diesem Sich-in-sich-selbst-Zurückziehen zugrunde liegen, zeigen sich besonders im Phänomen des Autismus. Auf Bildern findet diese Haltung ihren graphischen Niederschlag in der *Leere*. Das Wort muß im weitesten Sinn verstanden werden: es ist nicht nur das leere Papier, ausgesparte Stellen, sondern auch ganz allgemein die Inhaltsleere oder – gegenständlich ausgedrückt – die Leere eines Zimmers oder das leere Fenster eines Hauses gemeint. Ein junger Patient stellt sich selbst dar, indem er eine kahle Allee zeichnet, die auf ein leeres, verschlossenes Haus zuführt (Abb. 474).

In einer zweiten Gruppe geht es um das Phänomen der *Abgrenzung*. Hier zieht sich der Kranke nicht einfach zurück, sondern baut eine Schranke auf, mit der er sich von der Umwelt absperrt. Er resigniert nicht einfach, er beschützt sich gewissermaßen selbst, doch fehlen ihm die Möglichkeiten, wirksam auf die Umwelt zu reagieren. Bestenfalls kann seine Revolte zuweilen explosiv zum Durchbruch kommen, sich Luft machen. Im graphischen Ausdruck zeigt sich diese Haltung als *Barriere*, die wirklich dargestellt (Abb. 475) oder auch nur virtuell vorhanden sein kann (Abb. 476). Sie wird vor das Objekt gestellt, so wie die eigene Sperre psychodynamisch zwischen dem Kranken und seiner Umwelt steht. Sie dient zur Bewältigung der Angst beziehungsweise der aus ihr resultierenden Aggressivität.

Was in der dritten Gruppe zum Ausdruck kommt, das möchte ich mit dem Begriff der *Einschließung* umschreiben. Hier steht der Kranke vollkommen unter Zwang, jeder Versuch eines Aufbäumens ist von vornherein zum Scheitern verurteilt. Im Bild kommt das oft dadurch zur Geltung, daß der verfügbare Raum bis zum Rand ausgefüllt, ja vollgestopft wird, wobei das dargestellte Objekt schließlich im wahrsten Sinn eingemauert erscheint (vgl. die Bemerkungen zu MORGENTHALERS «horror vacui», S. 19). Dabei kann – wie in den anderen beiden Gruppen – anstelle des gemeinten Objektes auch nur das Subjekt (der Kranke in Selbstdarstellung) wiedergegeben und das Objekt außerhalb der Zeichnung vorausgesetzt sein, so daß sich trotz *Auffüllung* der Bildinhalt auf ein sozusagen «eingemauertes» Selbstporträt beschränkt (Abb. 477).

Aus der Art, wie Objekt oder Subjekt oder beide zusammen ins Bild «gesetzt» sind, kann also die Verhaltens-

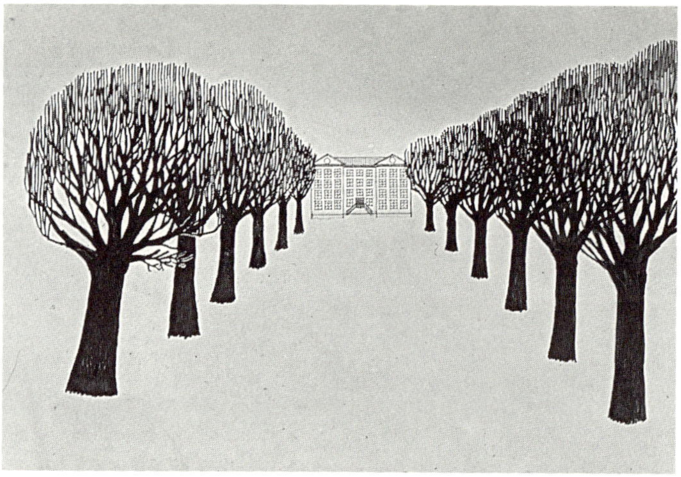

474 Die Leere. Selbstdarstellung eines jungen Psychotikers. Sein Haus ist leer, die Bäume ohne Blätter, erstarrt und tot. Er ist isoliert vom Leben.

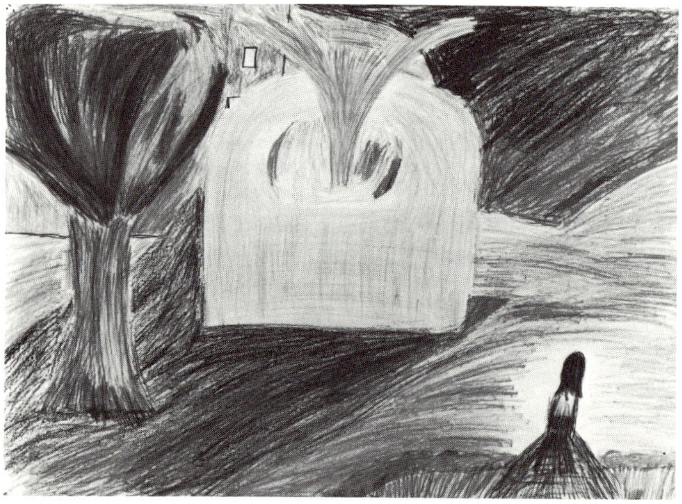

475 Die Barriere. Das ganze Blatt ist mit Farbstiftstrichen besetzt bis auf die leere Stelle, welche die Patientin von ihrer Umgebung isoliert; zudem hat sie sich durch eine grellrote Schranke abgetrennt vom Vater (der hier zum Baum umgestaltet ist) und der Mutter (als Springbrunnen, der einer Gebärmutter ähnelt).

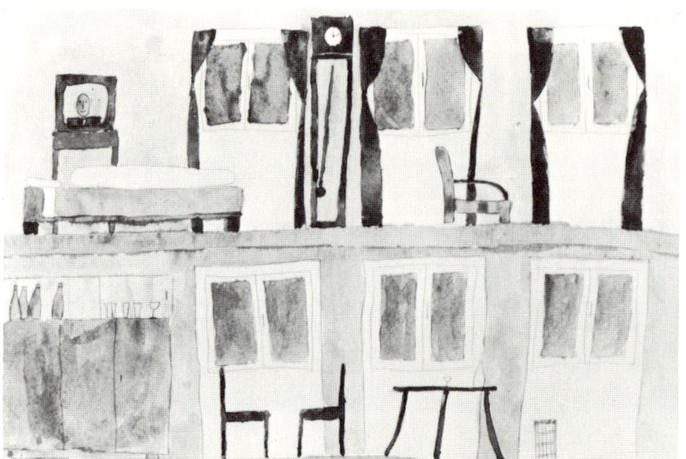

476 Virtuelle Barriere. Schwarzweiß auf dem Fernsehschirm hat sich dieser Patient von seiner farbig gemalten Umwelt distanziert.

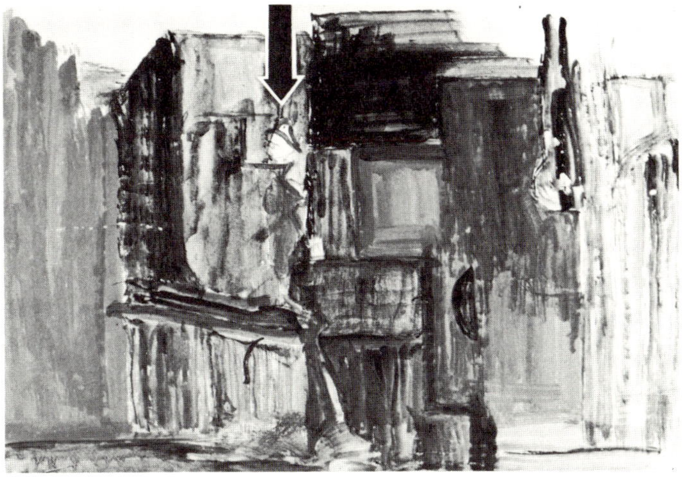

477 Auffüllung. Die dargestellte Person wirkt «eingemauert», so daß sie nur noch schwer zu erkennen ist (Pfeil oben).

weise des Patienten seiner Umwelt gegenüber oft ganz unmittelbar abgelesen werden. Doch ist dies durchaus nicht die einzige Art, in der uns der Zeichner etwas über seine eigene psychische Situation mitteilt. Nicht nur die Beziehungen der einzelnen Bildelemente untereinander reflektieren die zugrundeliegende Psychodynamik, sondern auch die Art, in der die einzelnen Elemente formal bearbeitet sind und sich dadurch voneinander unterscheiden. Als formale Stilmittel verfügt der Zeichner ebenfalls über drei grundsätzlich unterschiedliche Möglichkeiten, um dem Dargestellten eine besondere inhaltliche Dynamik zu verleihen, nämlich das *Weglassen,* das *Betonen* oder das *Umgestalten* des gemeinten Objektes. Es mag sich dabei auch nur um ganz bestimmte Teile des Objektes handeln, und dieses selbst kann auch wieder eine subjektive Selbstdarstellung beinhalten.

Unter «Schwinden des Objektes» *(Weglassen)* verstehe ich eine Darstellungsform, in der zum Beispiel der gemeinte Partner ganz fehlt (zu einer blauen Farbfläche sagt eine Kranke «das ist mein Verlobter, er ist in der Marine»), oder in der Teile weggelassen werden, zum Beispiel Gliedmaßen einer menschlichen Figur (Abb. 478). Das Objekt kann auch in seiner Wertigkeit vermindert werden durch besondere Kleinheit oder Mangel an graphischer Dichte (zarte Kontur, schwacher Zeichendruck usw.). Derartige Besonderheiten haben immer einen tieferen Sinn, der oft unmittelbar abgelesen werden kann. Eine unserer chronisch schizophrenen Patientinnen stellte sich selbst mit sechzig Jahren am Tisch sitzend ohne Arme dar (Abb. 478), wobei sie erkennbar in den Tisch eingeschlossen ist (der damit im oben erwähnten Sinn zur schützenden Barriere wird). Ihr begrenztes In-der-Welt-Sein und ihre eigene Ohnmacht, etwas dagegen zu tun, sind klar ersichtlich. In einer späteren Zeichnung (Abb. 479) malte sie sich in steifer Haltung im Profil. Jetzt ist ein kleines Ärmchen vorhanden. Die Person im Hintergrund soll ihr Verlobter sein. In seinem Körper sieht man Herz, Magen, Nieren und Gedärme, in seinem Gesicht nur zwei Augen. Auf meine Frage, ob da nicht etwas fehle, sagte die Patientin: «er war im Lungensanatorium». Das Fehlen der gesamten Respirationsorgane bedeutet hier Tuberkulose. – Die Patientin Graziana (die wir von den Abb. 471–473 schon kennen) zeichnete einmal sehr eindrucksvoll ihre Angst vor dem männlichen Partner (Abb. 480). Auffallend sind die dünne, kraftlose Kontur und die Durchsichtigkeit ihres eigenen Körpers; auch hier fehlen die Arme. Hingegen ist die riesige Säule farbig akzentuiert; das führt uns zur entgegengesetzten Darstellungsform, zum «Hervorheben des Objektes» *(Betonen).* Durch Wiederholung, Verdoppelung oder Vervielfachung von Einzelteilen (z. B. Vermehrung der Glieder an

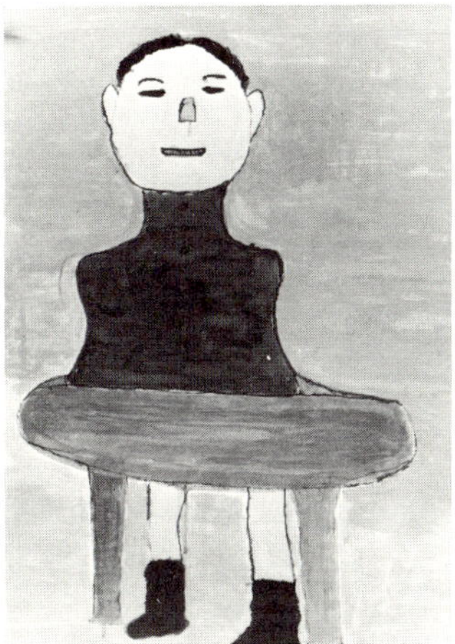

478 «Schwinden des Objektes» und Barriere. Ohne Arme malt sich die chronisch schizophrene Irma *als Gefangene ihres Tisches.*

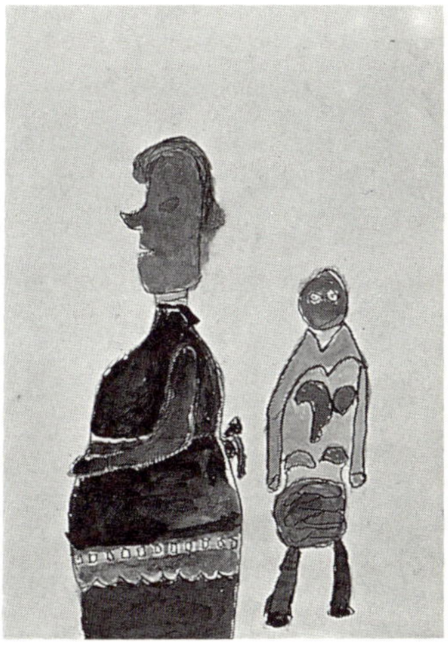

479 «Weglassen des Objektes». Irma *mit ihrem Verlobten: Nase, Mund und Lungen fehlen, denn er war an Tuberkulose erkrankt.*

einer menschlichen Figur), Betonung der Wertigkeit des Objektes durch seine Größe, seine Dichte, seine auffallende graphische Gestaltung usw. wird etwas besonders hervorgehoben.

Die «Transformation des Objektes» *(Umgestalten),* die dritte Möglichkeit, kann in Form einer Allegorie erfolgen, in Form der Symbolisierung oder auch in Form einer reinen Abstraktion. Für die Symbolisierung haben wir in der erwähnten riesigen Säule (Abb. 480) ein sprechendes Beispiel: sie ist ohne Zweifel hier ein Phallussymbol, das für den gefürchteten Partner steht. Als diese Zeichnung entstand, war es Graziana noch nicht möglich, ein männliches Wesen einigermaßen deutlich wiederzugeben, wie es ihr dann später (Abb. 473) gelang. Das umgestaltete Objekt kann mit einem anderen Objekt identifiziert werden, so daß wirkliche Fetische von manchmal sehr verschlüsselter Form entstehen können (sehr häufig im Werk von Schröder-Sonnenstern [14]). Eine besonders hoch-

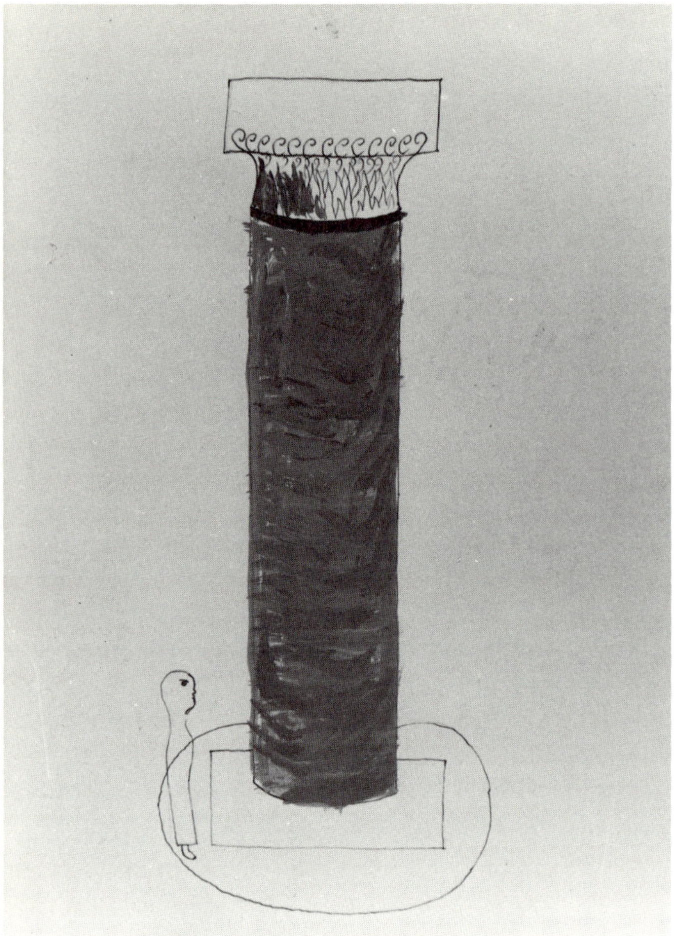

480

480 Weglassen, symbolisches Umgestalten und Betonen des Objektes. GRAZIANA: *Die Kraftlosigkeit der Selbstdarstellung (ohne Arme und mit ganz schwacher Kontur) kontrastiert mit der riesigen phallischen Säule, die für den gefürchteten männlichen Partner steht.*

481 Symbolische Umgestaltung und Barriere. Im Rahmen einer Zirkusszene hat IRMA *rechts von der Mitte, unten, ihr Gebiß abgezeichnet. Ihre Beziehung zur Umwelt geht über den einzigen «Körperteil», der nur tote Materie ist; das künstliche Gebiß dient ihr als Schutzschild und mag zugleich ein Symbol für ihre eigene «tote» geistige Verfassung sein.*

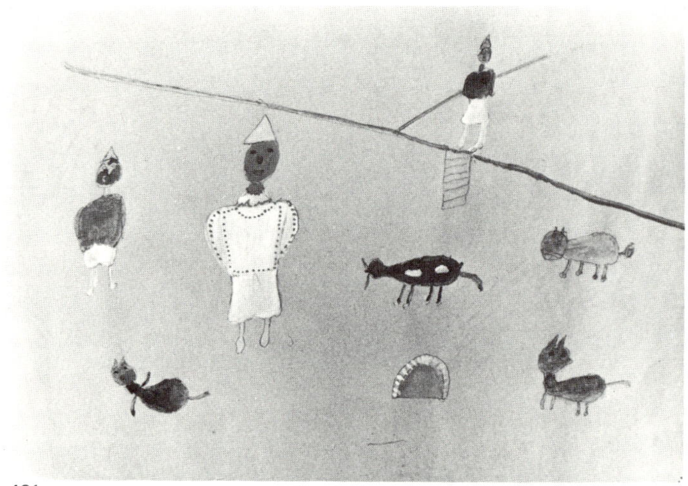

481

gradige Umgestaltung der Objekte führt schließlich zum unlesbaren Kryptogramm.

Von der sechzigjährigen chronischen Schizophrenen, deren Selbstbildnisse ich bereits erwähnte (Abb. 478, 479), stammt ein Blatt, das sie nach einem Zirkusbesuch zeichnete (Abb. 481). Zufällig betrat ich das Malatelier, als die Patientin vor der fast fertigen Zeichnung saß, in der linken Hand ihr Gebiß hielt, und dieses abzeichnete. Ein derartiges Bild kann geradezu als Modell für eine typisch schizophrene Umweltbeziehung gelten. Für unsere langjährig hospitalisierte Kranke gehört der Zirkus zu jener Außenwelt, zu der sie den Kontakt verloren hat; die besuchte Vorstellung hat sie aber sicher affektiv stark berührt, weshalb sie ja auch den Drang verspürte, das Erlebte zeichnerisch festzuhalten. Eine Beziehung dazu kann sie jedoch nur auf dem Umweg über ihren einzigen «Körperteil» herstellen, der lediglich tote Materie ist: ihr künstliches Gebiß. Dieses wird zugleich zu einer Art Schutzschild, einer virtuellen Barriere zwischen sich und der Außenwelt. Man mag es auch als Symbol für ihre eigene «tote» geistige Verfassung betrachten.

In der Bildnerei der Schizophrenen dürfen somit vom Inhaltlichen her die Merkmale, die ich als *Leere, Barriere* und *Auffüllung* bezeichnet habe, als Korrelat der psychodynamischen Verhaltensweisen *Isolierung, Abgrenzung* und *Einschließung* gedeutet werden, wobei zum Schweregrad der psychischen Störung gewisse Parallelen im zunehmenden Sinn bestehen. Das *Weglassen* (bzw. Vernachlässigen), *Betonen* oder *Umgestalten* des dargestellten Objektes gehört in den Bereich jener formalen Stilmittel, die es dem Zeichner erlauben, bestimmte für ihn bedeutsame inhaltliche Akzente zu setzen. Sie entsprechen mehr oder weniger den psychologischen Phänomenen der Verdrängung, der Identifikation (oder Projektion) und der tarnenden Verschlüsselung.

3. Zeichnen als Hilfsmittel psychiatrischer Diagnostik

Es gibt bis heute kein standardisiertes experimentelles Untersuchungsverfahren, das bei wiederholter Durchführung über den Verlauf einer Psychose quantitative Werte liefert, weder einen physiologischen noch einen psychologischen Test. Psychosen sind seelische Veränderungen, die wellenförmig in der Zeit ablaufen. Nicht nur die manisch-depressive Krankheit zeigt eine Periodizität, man kann den wellenförmigen Verlauf der Psychosen bei allen Kranken, die man über Jahre und Jahrzehnte beobachtet, feststellen, auch bei Hebephrenen und anderen chronisch Schizophrenen. Die Periodizität ist ein Wesensmerkmal der Psychosen. Die Frequenz dieser Wellen ist sehr verschieden, einzelne Phasen können Tage, Wochen, Monate, Jahre dauern. Es ist wahrscheinlich, daß es sich dabei um periodische Auslenkungen zentralnervöser Funktionen handelt, die im Erleben und Verhalten des Individuums Korrelate haben. Für einzelne dieser Korrelate gibt es Möglichkeiten quantitativer Bestimmung. Unsere Zeichenversuche im Verlauf von Psychosen legen den Gedanken nahe, daß sich zum Beispiel Komponenten des Bewegungsgeschehens für quantitative Erfassung besonders eignen würden: Antrieb, Kraft, Bewegungsumfang. Versuche in dieser Richtung, etwa mit der Schriftwaage und feiner konstruierten Meßgeräten, wurden schon vor vielen Jahren unternommen. Um die Jahrhundertwende hat man sich bereits mit dynamometrischen Untersuchungen beschäftigt. So fand der Psychiater Theodor Ziehen (240), daß der Händedruck bei dynamometrischer Bestimmung in der manischen Phase wesentlich kräftiger als in der depressiven erfolgt.

Schwieriger schon als die Messung der Psychomotorik wäre es, Veränderungen der Stimmung und der Affekte mit objektiven Methoden zu registrieren, aber auch hier bieten Zeichentests und andere psychologische Verfahren Ansätze. Vorläufig ist vor allem die Umständlichkeit und Aufwendigkeit solcher Untersuchungen ein Hindernis für deren routinemäßige Anwendung. Vielleicht wird man früher oder später physiologische Korrelate der seelischen Veränderungen (schon früh hat man die Gewichtskurve der Patienten als ein solches erkannt) im Laboratorium in regelmäßigen Zeitabständen bestimmen. Die von mehreren Parametern abzulesenden Werte müßten bei jedem Menschen, der an einer Psychose leidet, Jahre und Jahrzehnte hindurch aufgezeichnet werden. Die so erhaltenen Kurvenbilder würden vielleicht den Elektroenzephalogrammen an praktischer Bedeutung gleichkommen. Objektive Verlaufsbilder mit der Feststellung der individuellen Rhythmik wären für die Beurteilung des augenblicklichen Zustandes, die Voraussage des weiteren Verlaufs der Psychose und die Objektivierung der therapeutischen Effekte sehr wertvoll.

Sollte man zur Gewinnung solcher Befunde später einmal auch psychologische Tests verwenden, könnten Zeichentests dabei eine Rolle spielen. In den letzten Jahren unterstrichen zahlreiche Autoren (89, 133, 156, 165, 214, 224) den Wert des forlaufenden Zeichnens und der damit gewonnenen «Verlaufsserien». Fritz Mohr (139), einer der ersten Psychiater im deutschen Sprachraum, der die diagnostische Bedeutung des Zeichnens gewürdigt hat, schrieb schon 1906: «Sehr instruktiv ist es natürlich, Zeichnungen aus der gesunden Zeit mit solchen aus der kranken zu vergleichen und ferner Zeichnungen aus den fortschreitenden Stadien einer fortschreitenden Psychose daraufhin zu untersuchen, welche Elemente dabei zuerst zurück- bzw. hervortreten oder sich verändern.»

Während die einen heute ohne jeden Anspruch auf Wissenschaftlichkeit ihre Patienten zum Zeichnen anregen und die Ergebnisse intuitiv beurteilen, bemühen sich andere, Zeichentests experimentell-statistisch zu standardisieren. Für die Praxis wirklich nützliche, unentbehrliche diagnostische Hilfsmittel dieser Art hat man aber noch nicht gefunden. Es wäre nicht schwierig, mit Hilfe der modernen Technik – empfindlicher Meßgeräte und elektronischer Datenverarbeitung – ein solches Verfahren zu entwickeln, ja man könnte sich eine weitgehend operationell definierte Methode vom Beginn bis zum Abschluß der Behandlung eines Patienten vorstellen. Derzeit werden in dieser Richtung aber noch keine Schritte unternommen. Es scheint deshalb durchaus erlaubt, daß der Psychiater das Zeichnen wie das Gespräch in einer noch vorwissenschaftlichen Weise verwendet, um sich über den seelischen Zustand seines Patienten ein Bild zu machen. Soviel sei für den auf dem Gebiet der Psychiatrie naturwissenschaftlich denkenden Forscher gesagt. Die Erfahrung hat gezeigt, daß das fortlaufende Zeichnen etwa einer Psychose, zu diagnostizieren. Zeichnungen können deshalb heute nicht mehr als ein Hilfsmittel psychiatrischer Diagnostik sein.

Ich habe viele Jahre hindurch das sogenannte thematische Zeichnen bei allen meinen Patienten im Rahmen der psychiatrischen Untersuchung verwendet. Die Patienten wurden aufgefordert, auf einem Blatt Papier von der Größe einer Postkarte einen Menschen zu zeichnen. Ich ließ einen Mann und eine Frau zeichnen. Manchmal gab ich

In einem depressiven Zustand gezeichnete Figuren sind meist sehr klein, wogegen die Darstellungen der Maniker oft riesige Dimensionen haben. FISCHER und Mitarbeiter (68) konnten zeigen, daß sich unter dem Einfluß einer halluzinogenen Substanz die Handschrift der Versuchspersonen vergrößert. HAASE (88) fand, daß die Handschrift kleiner wird, wenn man Menschen, die an einer Psychose leiden, neuroleptische Medikamente verabreicht. Auch die relative Größe ge-

482 LORENZ E.: *Endogene Depression.*

483 LORENZ E.: *Nach Einleitung einer antidepressiven Behandlung.*

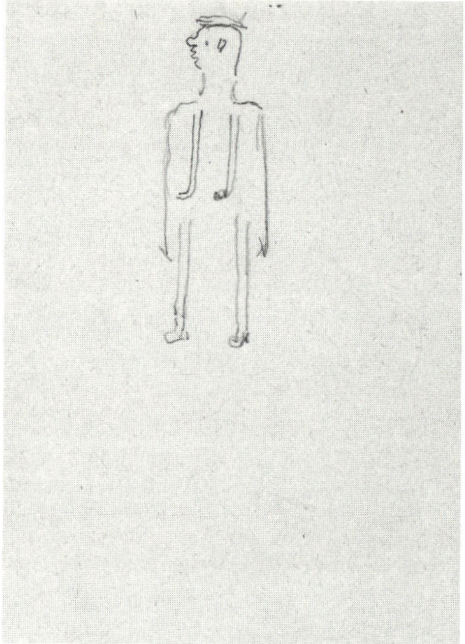

484 LORENZ E.: *Nach Abklingen der Depression.*

und der Vergleich der zu verschiedenen Zeiten gewonnenen Ergebnisse Einblicke in das psychotische Geschehen gewährt, die das Gespräch mit dem Kranken nicht in gleicher Weise vermittelt. Die verbale Kommunikation und die Mitteilung, die wir von dem Kranken auf graphischem Weg erhalten, können einander korrigieren und ergänzen.

Es ist in den vorhergehenden Kapiteln dieses Buches sicher deutlich geworden, daß die Betrachtung einiger Zeichnungen eines Patienten kein ausreichendes Mittel ist, um das Vorliegen bestimmter psychischer Krankheiten, auch ein anderes Thema: der Patient erhielt die Aufgabe, «ein Tier» oder «eine Landschaft» oder «die Sonne» zu zeichnen. Viele Patienten haben Wochen hindurch täglich, andere in größeren Abständen unter gleichbleibenden Bedingungen gezeichnet. Andere Patienten wieder wurden zu «athematischem Zeichnen» veranlaßt, sie waren völlig frei in der Themenwahl.

Es werden nun einige Beispiele gebracht, die für das Zeichnen in der Manie und in der Depression charakteristisch sind, wenn man die Kriterien, die sie aufweisen, in dieser deutlichen Ausprägung auch nur selten findet.

zeichneter Gegenstände ist für manische und depressive Zustände sehr charakteristisch.

Der sechzigjährige Lorenz E., der an einer rezidivierenden endogenen Depression litt, gab in unbehandeltem Zustand eine menschliche Figur als einen nur wenige Millimeter großen Kopffüßler wieder (Abb. 482). Nach Einleitung einer antidepressiven Behandlung wuchs die gezeichnete Figur (Abb. 483) und hatte eine gewisse Größe erreicht, als die Depression geschwunden war (Abb. 484).

Ich habe die Kleinheit der gezeichneten Figuren in depressiven Zuständen zunächst auf die psychomotorische Hemmung des depressiven Patienten zurückgeführt. Diese Beziehung schien mir am eindeutigsten und am wenigsten spekulativ. Man könnte freilich auch das Insuffizienzgefühl des Kranken als mögliche Ursache eines mikrographischen Resultates in Betracht ziehen. Beide Erklärungen scheinen jedoch einer Ergänzung zu bedürfen. Vielleicht war für den Patienten infolge seiner Depression auch alles «in weite Ferne» gerückt. Beobachtungen an Modellpsychosen, die man durch halluzinogene Drogen hervorrief, haben gezeigt, daß die Konstanten der Wahrnehmung in der Psychose verändert werden. So können gesehene Gegenstände zum Beispiel scheinbar näher rücken (Fischer u.a. [69]). Ich möchte auf Grund dieser Untersuchungen und eigener Beobachtungen annehmen, daß der Maniker die Dinge nicht nur größer zeichnet, sondern sie auch größer sieht, wogegen beim Depressiven das Umgekehrte der Fall sein könnte.

Kleinheit der gezeichneten Figuren ist allerdings kein notwendiges Merkmal der Depression; es kann auch fehlen. August F. litt an einer klassisch ausgeprägten manisch-depressiven Krankheit. Viele Jahre hindurch habe ich mit ihm Zeichenversuche durchgeführt. In einer depressiven Phase zeichnete er mit ganz zarten Linien den Umriß einer Gestalt (Abb. 485), er verzichtete auf jegliches Detail, die Figur hatte jedoch normale Größe; der Bewegungsumfang war bei der Herstellung der Zeichnung der Größe des Zeichenblattes angemessen.

Drei Jahre später, in der Manie, löste August F. die gleiche Aufgabe anders (Abb. 486). Diesmal zeichnete er nicht nur einen Menschen, sondern gab einen Typus wieder, einen General. Die Striche sind nun kräftig, die Figur ist gegliedert und ausgeschmückt; durch Schattierungen hat er «Farbe» in das Bild gebracht. Die Bemerkung «Husaren General der Kaiserlichen Armee 1914» sowie die karikaturistische Darstellungsweise sind aus der heiteren Stimmung des Patienten hervorgegangen.

Im «Schwinden des Objektes» (Abb. 485) und «Hervortreten des Objektes» (Abb. 486) spiegelt sich auch die seelische Beziehung des Zeichners zu seiner Umwelt (Bader [18]): der «General» dient als Identifikationsobjekt, wogegen in der Depression der Mitmensch wie die eigene Person abgelehnt, ausgelöscht wird.

rückzuführen, daß seine Bewegung kraftlos war; das Fehlen von Details läßt erkennen, daß er keinen Antrieb hatte. Kraft der Bewegung und Bewegungsantrieb waren dagegen während der Manie vorhanden, auch Einfälle, während in der Depression eine Denkhemmung bestand. Diese Feststellungen ergeben sich aus dem Vergleich der beiden Zeichnungen. Sie erhalten allerdings erst dadurch Gültigkeit, daß sie mit dem psychischen Zustand des Patienten, der sich in der klinischen

485 August F.: *Zeichnung in der Depression.*

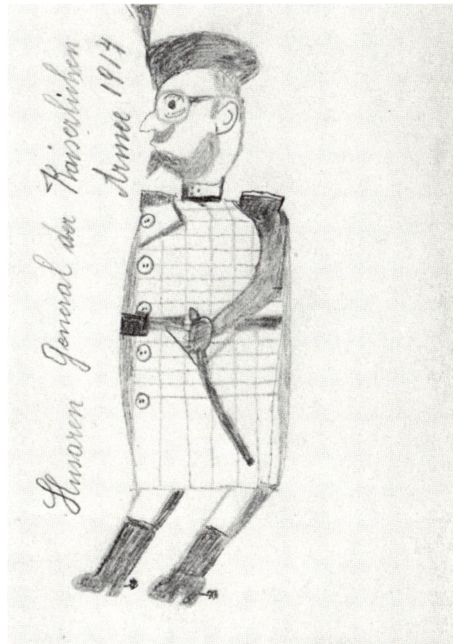

486 August F.: *Zeichnung in der Manie.*

Die von August F. in der Manie hergestellte Zeichnung zeigt neben ihren expressiven Merkmalen auch Formalismen. Jede strenge Formgebung entspringt einer Ordnungstendenz, die einem gesteigerten Affekt entgegenwirkt. Dieser Hang zur Ordnung ist bei August F. schon in der Militärthematik spürbar, in den geometrischen Formen der Zeichnung tritt er besonders hervor.

Der Bewegungsumfang des Zeichnens war während der depressiven Verstimmung bei August F. nicht eingeschränkt. Die Zartheit der Linien in seiner ersten Zeichnung ist darauf zu-

Beobachtung bot, übereinstimmten, daß also die beschriebenen Merkmale in den Zeichnungen tatsächlich als Folgeerscheinungen der manischen und der depressiven Psychose zu deuten sind und nicht etwa einer Laune des Zeichners entsprangen.

Der Einfluß der Behandlung auf das zeichnerische Gestalten in der Manie und in der Depression soll noch durch einige weitere Beispiele illustriert werden.

Paul B. (vgl. S. 105), der sich in einem manischen Erregungszustand befand, wurde aufgefordert, die Sonne zu zeichnen; er war unbehandelt. Die

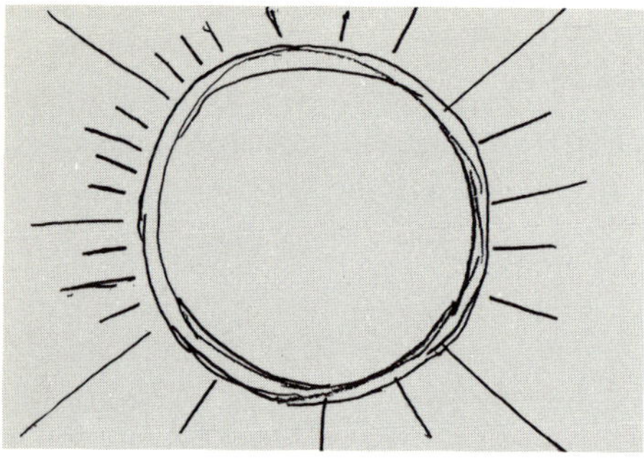

487 Paul B.: *«Die Sonne». Manische Psychose.*

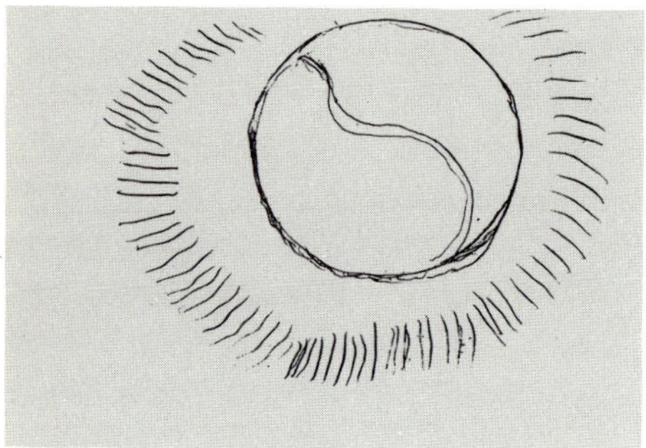

488 Paul B.: *«Die Sonne». Eine Stunde nach der Injektion eines neuroleptischen Medikamentes.*

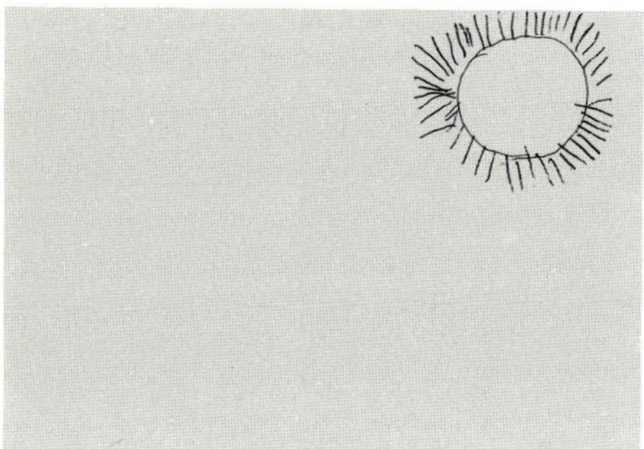

489 Paul B.: *«Die Sonne». Zwei Tage später nach weiterer medikamentöser Behandlung.*

Zeichnung (Abb. 487) zeigt die Merkmale der Manie; der Strich ist großzügig und kräftig; der Umfang der Sonne ist groß; ihre Strahlen reichen bis zum Rand des Blattes; die exakte Formgebung mit geometrisierender Tendenz fällt auf. Inhaltliche Attribute, die auf eine heitere Stimmung hinweisen könnten, oder eine entsprechende Physiognomie der Sonne sind allerdings nicht vorhanden; es überwiegt der Eindruck gesteigerter Energie und Aktivität.

Die Behandlung wurde mit einer intramuskulären Injektion eines neuroleptischen Medikamentes (5 mg Perphenazin) eingeleitet. Eine Stunde später wurde der Zeichentest wiederholt. Das Ergebnis (Abb. 488) hatte sich in charakteristischer Weise verändert: der Umfang der Sonne ist kleiner geworden; die Linien sind schwächer; besonders am Strahlenkranz der Sonne zeigt sich ein eigentümlicher Wandel im psychischen Zustand des Patienten: Kraft und Sicherheit der Bewegung sind geschwunden; die einzelnen Linien sind zwar vermehrt, aber der Bewegungsantrieb scheint zerstückelt; die Zeichenbewegungen erfolgen nicht mehr in wenigen Zügen, sondern sind sakkadiert; an Stelle der kräftigen geraden Striche finden sich nun zahlreiche zarte, weitaus kürzere, vielfach gekrümmte und mit wechselndem Druck leicht hingesetzte Linien. In ähnlicher Weise hatte sich auch das Befinden des Patienten verändert. Paul B. war nun nicht mehr in seinem Denken beschleunigt und in seinem Verhalten entschieden, sondern «gedämpft». Das gleiche Medikament wurde in Tablettenform weitergegeben. Nach zwei Tagen waren gehobene Stimmung, motorische Erregung, Redefluß und Ideenflucht geschwunden. Der Zeichentest (Abb. 489) zeigt diesen Behandlungserfolg auf seine Weise: die Sonne ist klein; sie ist ganz in eine Ecke gerückt; die Strahlen sind kurz und ohne jede Bestimmtheit gezeichnet; das ganze wirkt arm und ausdruckslos.

Ich glaube, daß solche Beobachtungen auch für den erfahrenen Psychiater Eindrücke enthalten, die ihm sein sonstiger Umgang mit den Kranken nicht in gleicher Weise vermittelt. Die drei Zeichnungen zeigen, daß die kreativen Funktionen, die in der manischen Phase gesteigert sind – nämlich in diesem Fall die expressive und die formgebende Funktion –, schon durch die erste Verabreichung eines therapeutisch sehr wirksamen Medikamentes beseitigt werden und daß durch die folgende Medikation die manische in eine depressive Symptomatik umgewandelt wird. Meist kehrt der Patient dann wieder zu jener «normalen Ausgangslage» zurück, in der er sich vor dem Ausbruch der Psychose befand. Eine depressive Nachschwankung tritt allerdings auch auf, wenn eine Manie unbehandelt abklingt. Durch die Behand-

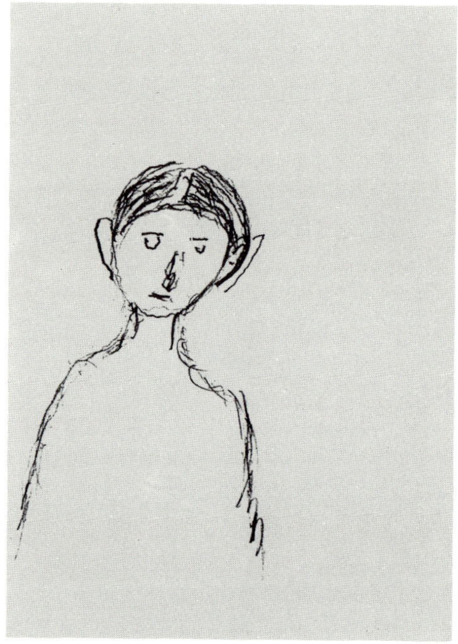

490 Herbert N.: *Endogene Depression mit ernstem Suizidversuch.*

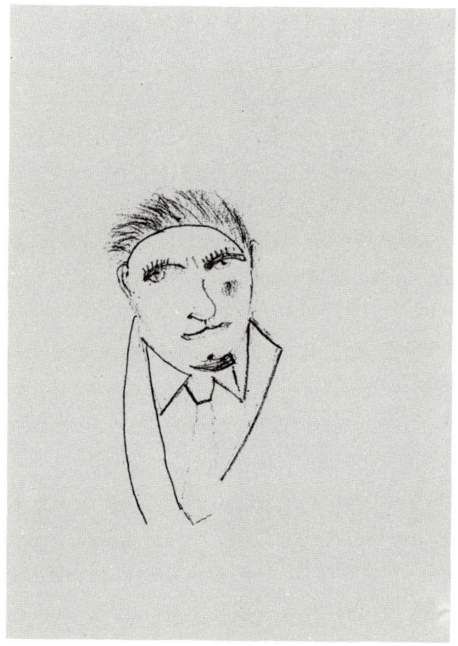

491 Herbert N.: *Nach Abklingen der Depression in der hypomanischen Nachschwankung (nach Vorlage).*

lung wird dieses Geschehen beschleunigt und intensiviert.

Herbert N. erkrankte im Alter von 56 Jahren zum erstenmal in seinem Leben an einer endogenen Depression. Nachdem er sich in suizidaler Absicht eine Schnittverletzung am Hals zugefügt hatte, kam er in unser Krankenhaus. Er hatte Angst, war still, verzweifelt, hoffnungslos; er gab nur kurze Antworten und äußerte die Befürchtung, daß ihm eine Bestrafung bevorstehe, daß er in Kürze verhaftet und eingesperrt werde. Ein plausibler Grund für diese Befürchtung war nicht vorhanden. Herbert N. bedauerte, daß sein Selbstmordversuch nicht geglückt war. In diesem Zustand zeichnete er auf Aufforderung einen Menschen (Abb. 490). Der Ausdruck der gezeichneten Figur paßte genau zu seiner depressiven Verstimmung. Durch Infusionen eines Antidepressivums konnte Herbert N. innerhalb weniger Wochen geheilt werden. Aus der Serie von Zeichnungen, die der Patient während des Behandlungs- und Heilungsverlaufs hergestellt hat, sollen hier zwei Beispiele genügen (Abb. 491, 492).

Nach dem Abklingen der Depression fühlte sich Herbert N. ausgezeichnet, alle Befürchtungen waren geschwunden, er war in gehobener Stimmung und wartete nur auf seine Entlassung. Es hatte sich eine hypomanische Nachschwankung eingestellt. In diesem Stadium benutzte Herbert N. bei der Durchführung der täglichen Zeichenaufgabe heimlich Abbildungen aus illustrierten Zeitungen als Vorlage (Abb. 491); er wollte dadurch ein besseres Ergebnis erzielen, obwohl er wußte, daß er frei zeichnen sollte. Peter Vetter (224) hat in seiner Studie über das Zeichnen Depressiver das gleiche Verhalten bei einigen seiner Patienten am Ende der Behandlung festgestellt. Dieses Verhalten schien ihm typisch für die Überwindung einer Depression in der hypomanischen Nachschwankung; er führte es auf einen besonderen Leistungsehrgeiz zurück. Die gleiche Motivation lag bei unserem Patienten vor.

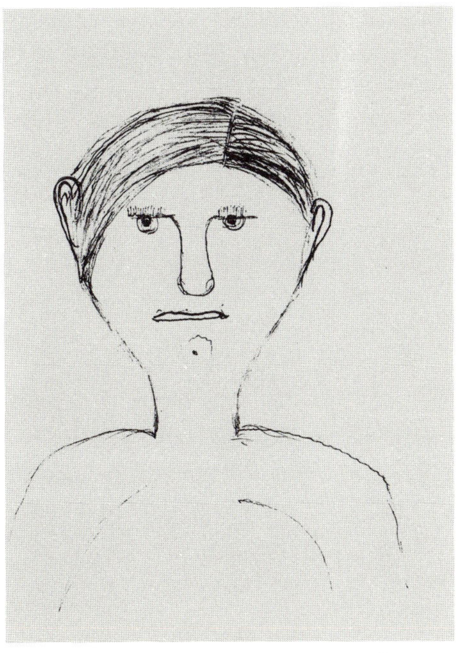

492 Herbert N.: *Nach Abklingen der Depression in der hypomanischen Nachschwankung (ohne Vorlage).*

Unmittelbar vor seiner Entlassung zeichnete Herbert N. – in meiner Gegenwart – jetzt ohne Vorlage (Abb. 492). Nun verwendete er wieder sein einfaches Schema. Vergleicht man diese Zeichnung mit jener, die der Patient in der Depression hergestellt hat (Abb. 490), dann zeigt sich eine Vergrößerung der Figur, eine größere Sicherheit des Striches und der Formgebung. Diese Zeichnung weist mehr «Formalismen» auf als die in der Depression angefertigte. Interessant ist aber auch der Gesichtsausdruck auf dem zuletzt entstandenen Blatt. Obwohl Herbert N. in guter Stimmung war, wirkt diese Figur drohend und starr. Nicht selten sind in einem manischen Zustand depressive Momente unterschwellig vorhanden, die auf irgendeinem Ausdrucksgebiet gelegentlich zum Vorschein kommen können. Die Stimmung des Zeichners drückt sich meist besonders deutlich in den gezeichneten Gesichtern aus (Brade [43]). Sind die formalen Kategorien betont, dann wirkt das depressive Gesicht manchmal «paranoid» und starr.

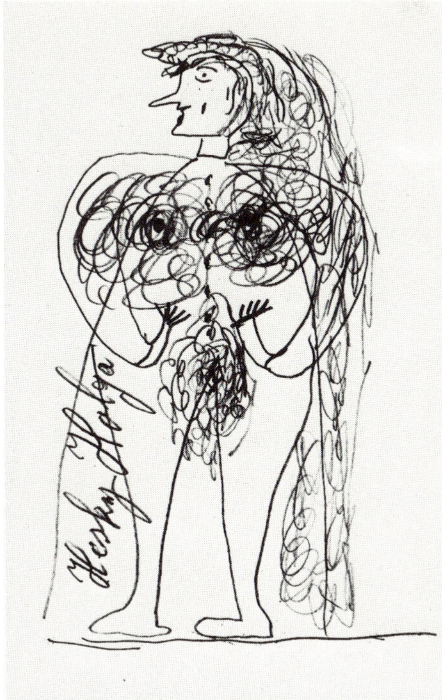

493 Johann B.: *«Frau». Betonung der Geschlechtsmerkmale, schriftlicher Zusatz, Schwungkritzelzüge in der Manie.*

Der achtundfünfzigjährige Landwirt Johann B (vgl. S. 100), der wegen schwerer manischer Zustände wiederholt in unserer Behandlung war, hob bei seinen schwungvollen Menschendarstellungen die Geschlechtsteile besonders hervor (Abb. 493). Oft schrieb er auch Namen und Bemerkungen zu diesen Zeichnungen. Er redete ununterbrochen, kam vom Hundertsten ins Tausendste und machte obszöne Witze. Bei der Darstellung der weiblichen Figuren betonte er die Brüste, Kopf- und Körperhaare, wobei er die Haare durch Schwungkritzelzüge wiedergab, die einen großen Platz einnehmen. Auch unser Patient Johann Hauser (vgl. S. 234) zeichnet in der manischen Phase an seinen Frauenfiguren die Geschlechtsorgane (Abb. 494), schenkt dem Kopfhaar und der Körperbehaarung große Aufmerksamkeit und stellt die Haare mit Schwungkritzelzügen dar. Überhaupt ist nackte weibliche Schönheit ein beliebtes Thema manischer Patienten (Abb. 495).

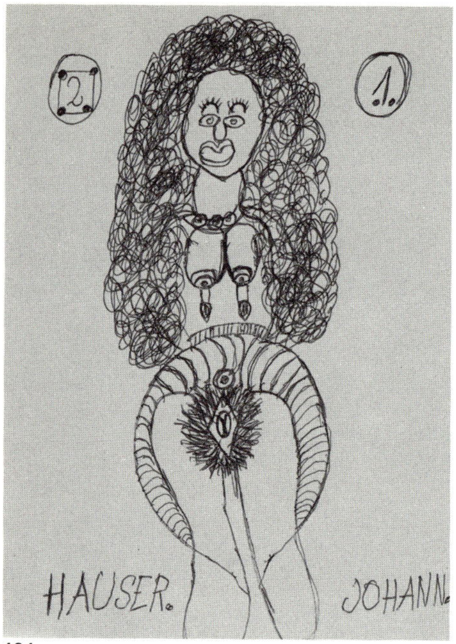

494

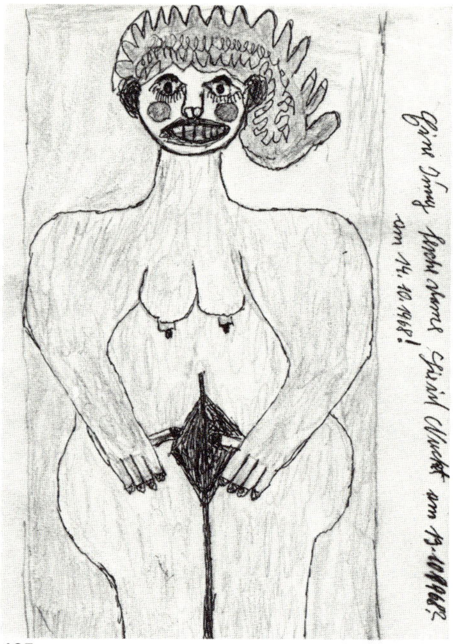
495

494 JOHANN HAUSER: *Sexualisierung der weiblichen Figur in der Manie, Schwungkritzelzüge.*

495 FRANZ GABLECK: *Sexualisierung der weiblichen Figur in der Manie, rautenförmig stilisiertes Genitale, phallische Symbolik der Daumen.*

Schriftliche Zusätze zu Zeichnungen sind ebenfalls für manische Zustände charakteristisch, wie auch die spontane Verbindung von Schrift und Zeichnung. Die Abbildungen 496, 497 und 498 zeigen Zeichnungen mit umfangreichen schriftlichen Kommentaren; sie stammen von drei Patienten, die an einer reinen Form einer manischen Psychose litten (also ohne irgendwelche Beimischungen schizophrener Symptomatik im Sinn einer «Legierungspsychose»). Damit soll dokumentiert werden, daß schriftliche Zusätze zu Zeichnungen ein sehr unspezifisches «Merkmal schizophrener Bildnerei» (RENNERT [179]) sind und besser als Merkmal der «manischen Dimension» einer Psychose oder eines Bewußtseinszustandes zu deuten wären. RENNERT wird diesen Vorschlag wahrscheinlich akzeptieren, da er ohnehin die Lehre von der «Universalgenese der endogenen Psychosen» (RENNERT [181]) vertritt, woraus sich die oft starken Überschneidungen manisch-depressiver und schizophrener Symptomatik am leichtesten ableiten lassen.

Manche Untersucher fanden die Merkmale der Depression und der Manie nicht so sehr in der Form als im Inhalt der Darstellungen. Wenn der Patient durch die Aufgabe nicht an ein bestimmtes Thema gebunden ist, läßt sich aus der Themenwahl auf seine Vorstellungen und damit auf seine Stimmung schließen, wenn er etwa ein Grab (Abb. 499), wie Franz KAUER (vgl. S. 102), oder einen Sarg (Abb. 500), wie der schizophrene Erich SCH., zeichnet. Gerade diese letzten beiden Zeichnungen lassen den Erfahrenen aber vermuten, daß hier keine «reinen» Depressionszustände vorliegen; es ist zuviel Emotionelles, Expressives darin. Den meisten Untersuchern scheint deshalb die Beurteilung der formalen Elemente zuverlässiger als die reine Inhaltsdeutung.

496

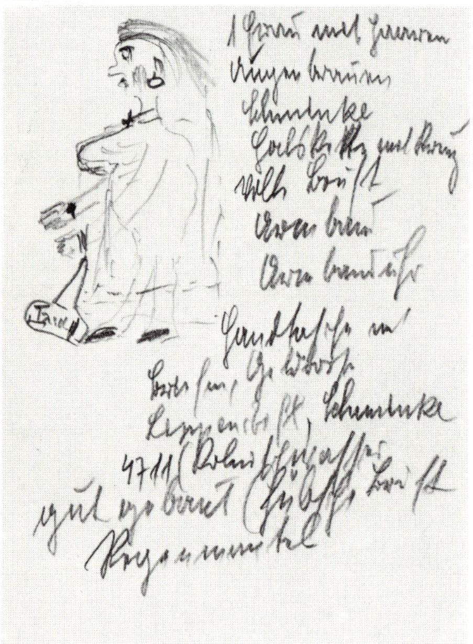

497

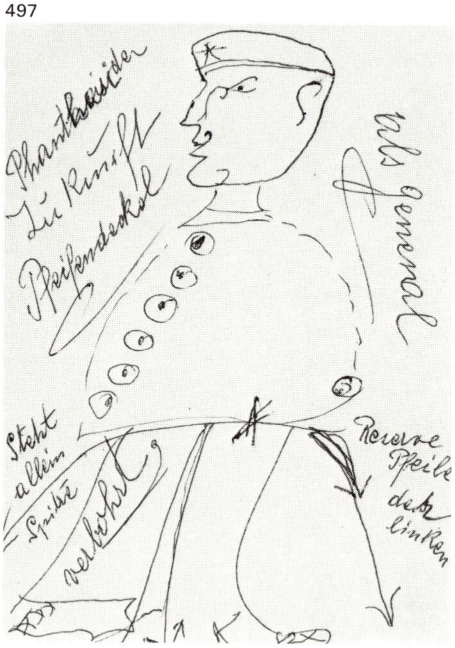

498

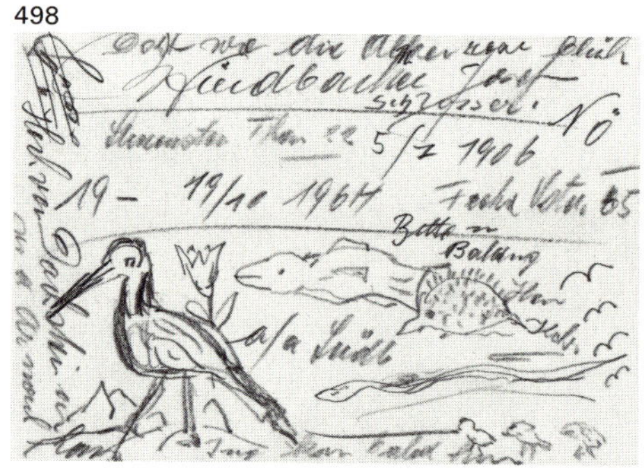

496 FRANZ B.: *Manische Psychose. Schriftliche Zusätze zur Zeichnung.*

497 ANNA B.: *Manische Psychose. Schwungvolle Zeichnung mit humoristischen, leicht obszönen schriftlichen Zusätzen.*

498 JOSEF W.: *Manische Psychose. Überbordende schriftliche Bemerkungen zur «ideenflüchtigen» Zeichnung.*

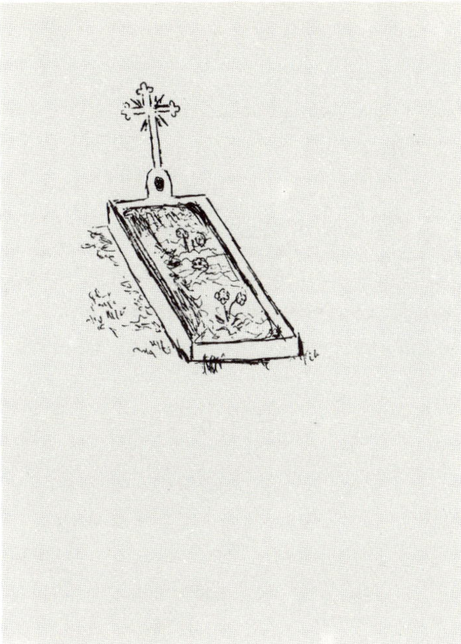

499

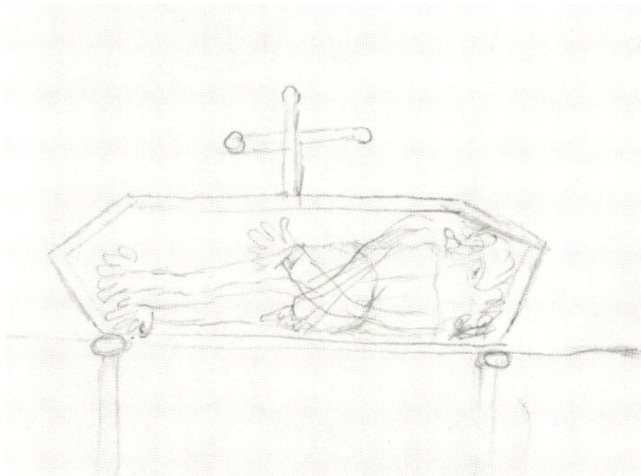

500

499 Franz Kauer: *Freie Zeichnung in depressiver Stimmung.*

500 Josef P.: *Freie Zeichnung. Schizophrenie.*

501 Josef L.: *«Apollo-15-Rakete auf der Startrampe». Phallische Symbolik bei Besserung einer Involutions-Depression.*

502 Johann Hauser: *«Rakete». Phallussymbol in der Manie.*

Bei Josef K. trat nach dem sechzigsten Lebensjahr zum erstenmal eine endogene Depression auf, die sich mehrere Jahre lang hinzog. Durch medikamentöse Behandlung konnte nur eine leichte Besserung erreicht werden; immerhin beschäftigte sich der Patient längere Zeit hindurch mit Zeichnen. In diesem Fall waren die Inhalte der Zeichnungen für den Depressionszustand sehr charakteristisch; so zeichnete Josef K. zum Beispiel bei zunehmender Besserung seines Befindens eine Apollo-15-Rakete auf der Startrampe, deren phallische Symbolik unverkennbar ist, wobei das danebenstehende Gerüst wie eine Gliedstütze wirkt (Abb. 501). Auch Johann Hauser zeichnet gerne Raketen. Die genitale Symbolik ist in beiden Fällen identisch, das «Erfolgsstreben» ist aber bei Johann Hauser mehr optimistisch, manischer getönt (Abb. 502).

Die Zeichnungen von Josef K. bestätigen auch die Beobachtungen Vetters (224), daß Melancholiker in der tiefen Depression keineswegs die schwarze Farbe bevorzugen; sie wählen vielmehr Farben, die so blaß sind, daß sie als Farben kaum zur Geltung gelangen, ein zartes Gelb, ein Lindgrün. Nach meiner Erfahrung spricht die Verwendung von Schwarz und Rot im Rahmen einer Psychose für einen manisch-depressiven Mischzustand. Auf dem Höhepunkt einer Manie werden verschiedene bunte und kräftige Farben gewählt, die der Gegenstandsfarbe oft überhaupt nicht ähnlich sind. So gibt Johann Hauser zum Beispiel in der Manie einem Hasen eine rosa, einem Elefanten eine orangene Farbe, während er Hase und Elefant im Intervall braun und grau färbt.

Zwei Monate nach der Apollo-15-Rakete zeichnete Josef K. einen «Förderturm» (Abb. 503), der das Bemühen, die Depression zu «überwinden», besonders eindringlich symbolisiert: mit Hilfe einer Rolle wird ein Gewicht gehoben, der Förderkorb hochgezogen. Bemerkenswert ist auch die Einfachheit der Darstellung, die Beschränkung auf das Wesentliche, die Stilisierung. Josef K. bevorzugte bei der Überwindung seiner Depression die

501

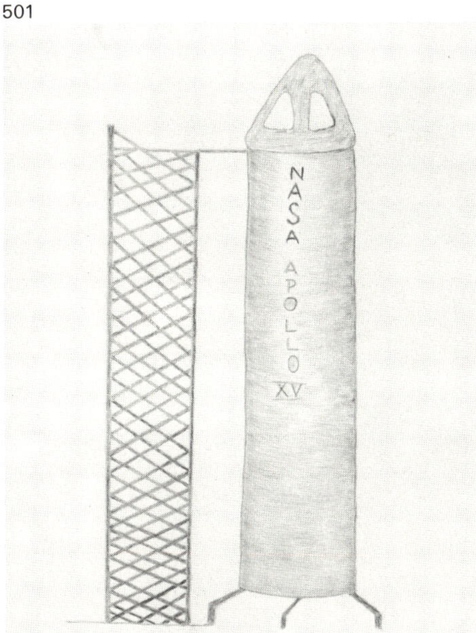

502

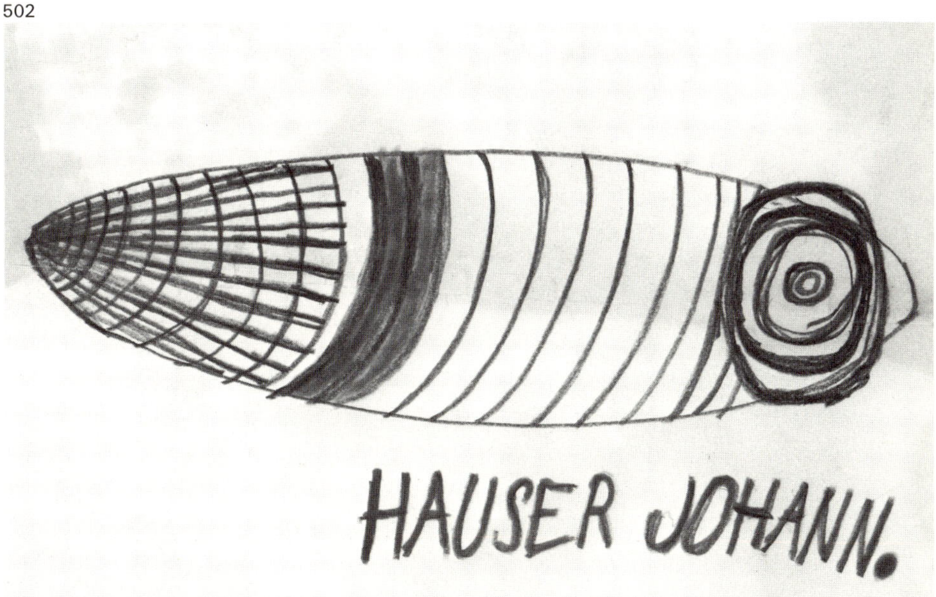

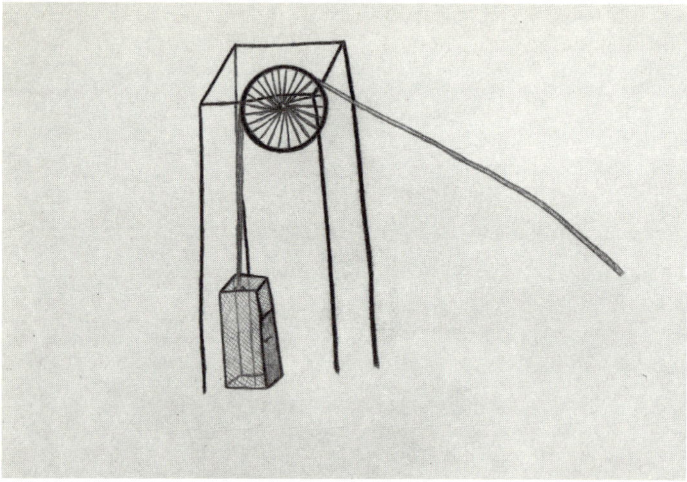

503 Josef L.: *«Förderturm». Symbolische Darstellung des Bemühens, die Depression zu überwinden.*

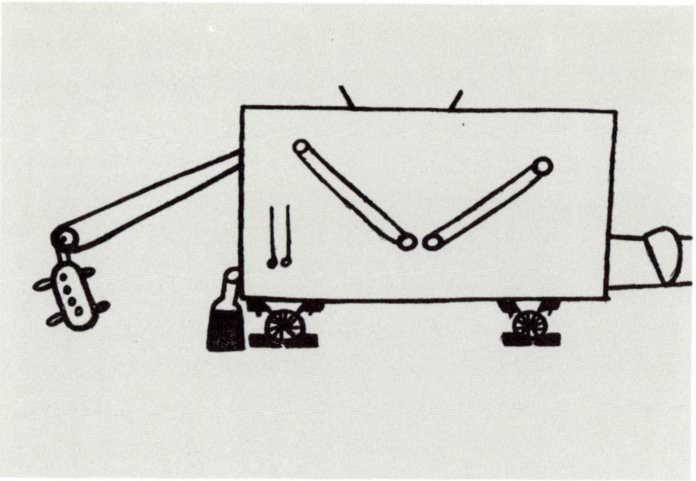

504 Josef L.: *«Dreschmaschine mit Elektromotor». Überprägnante Zeichnung bei weiterer Besserung der chronischen Depression.*

prägnante Wiedergabe einzelner Gegenstände und zeigte keine Neigung, Szenen oder Landschaften darzustellen, obwohl er die intellektuellen Voraussetzungen dazu sicherlich gehabt hätte. Das Objekt ist ein Korrelat des Ichs, es ist auch eine Stütze für das Ich und bietet einen inneren Halt.

Im Lauf der Zeit stellte Josef K. noch etliche Maschinen dar, etwa die «Dreschmaschine mit Elektromotor» (Abb. 504). Diese Maschinen sind alle vereinfacht und «überprägnant» gezeichnet. Darin erweist sich ein formalistischer Zug, der der genauen Formerfassung der Depressiven im Rorschachversuch entspricht. Depressive Menschen neigen zu Pedanterie und Zwang. Ich sehe auch darin eine primär formalistische Tendenz, die den Affekten, besonders dem Affekt der Angst, entgegenwirkt.

Johann M. kam wegen einer Manie in unser Krankenhaus. Er sollte ein Tier nach freier Wahl zeichnen; dieser Versuch wurde täglich wiederholt. Unter neuroleptischer Behandlung schwand die Manie allmählich, wie die Motivwahl des Patienten deutlich macht. Im Lauf mehrerer Wochen wurden die gezeichneten Tiere immer kleiner und harmloser. Auf einen Stier (Abb. 505) folgte ein Schwein

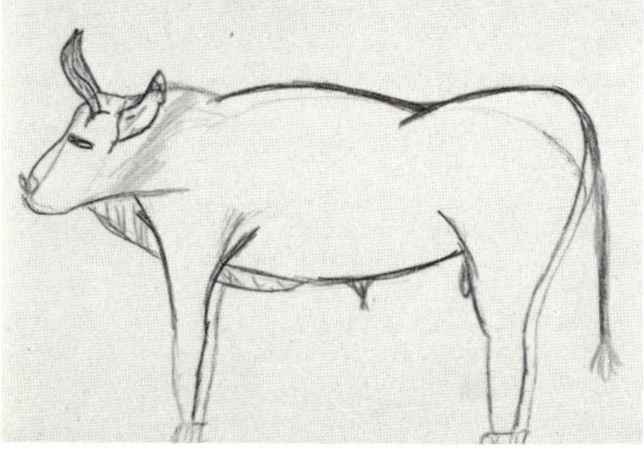

505 Johann M.: *Lösung der Aufgabe, «ein Tier» zu zeichnen in einer manischen Psychose.*

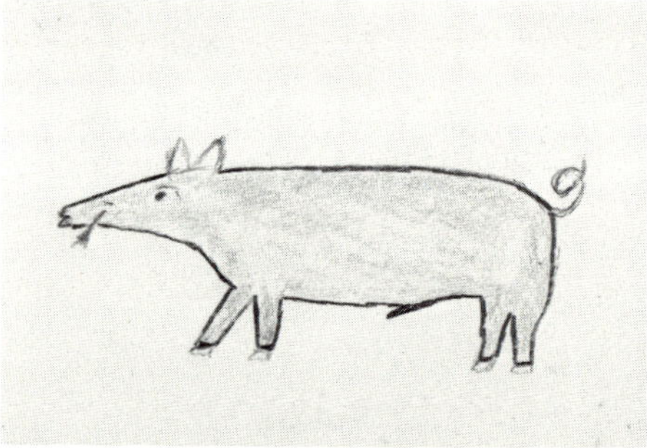

506 Johann M.: *Nach Einleitung einer neuroleptischen Behandlung.*

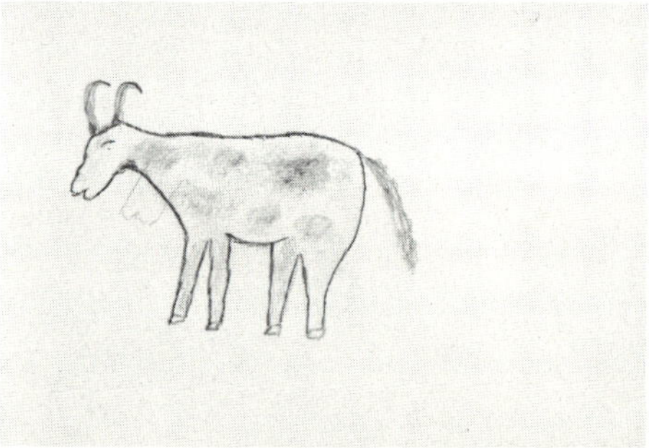

507 Johann M.: *Nach Fortsetzung der medikamentösen Therapie und Besserung der Manie.*

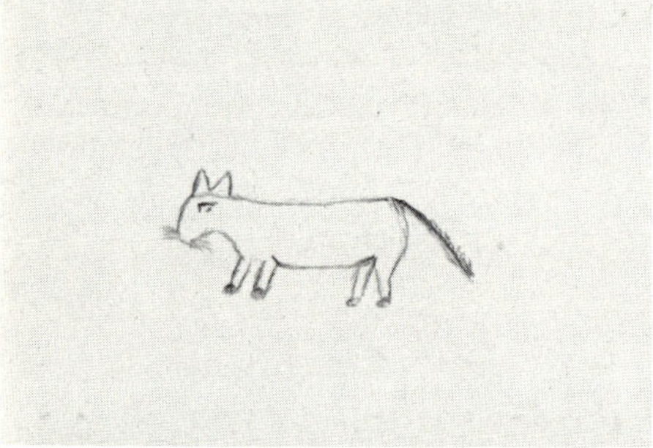

508 Johann M.: *Im weiteren Behandlungsverlauf.*

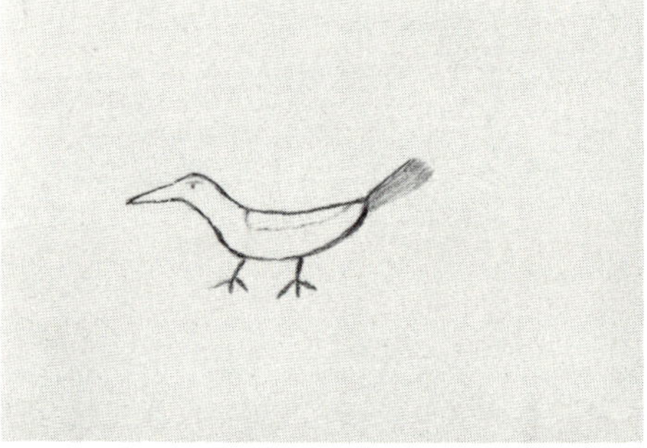

509 Johann M.: *Zeichnet ein noch kleineres und harmloseres Tier, während die Manie weiter medikamentös gedämpft wird.*

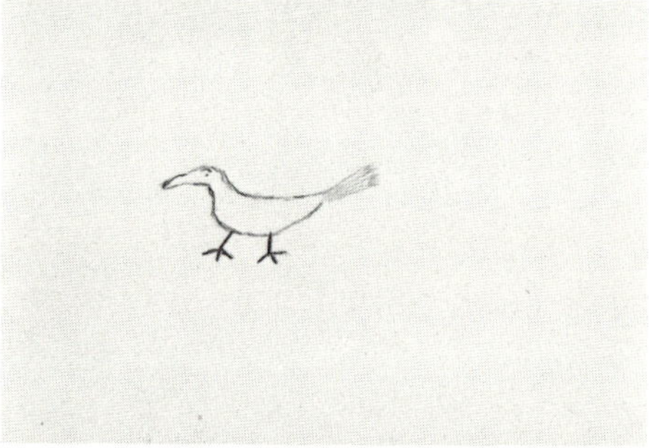

510 Johann M.: *Die Manie ist abgeklungen. Eine herannahende Depression kündigt sich im Motiv und in der Form der Zeichnung an.*

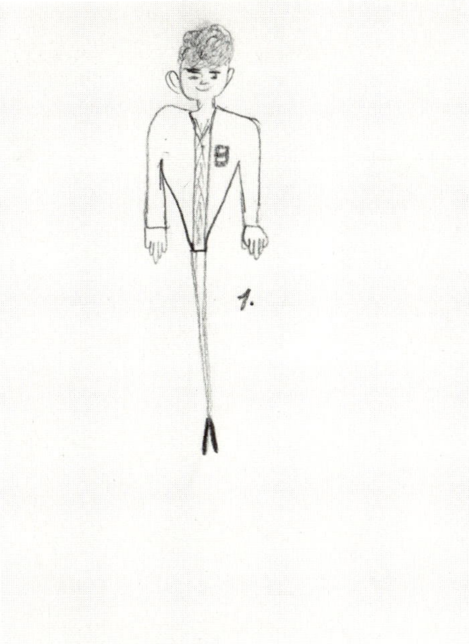

511 Anna E.: *Schizophrenie. Hochgradige Disproportion. Verleugnung männlicher Sexualität.*

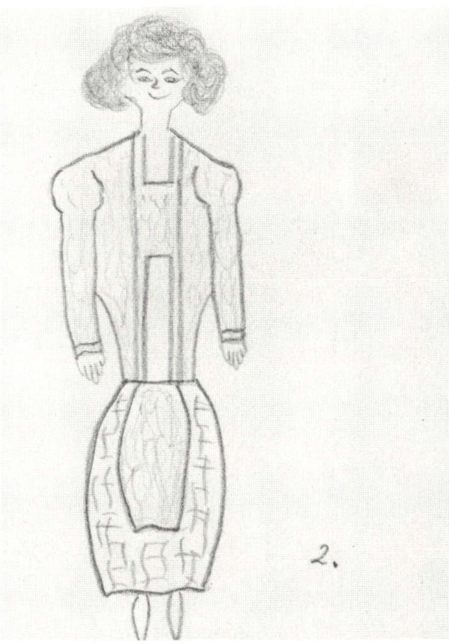

512 Anna E.: *Schizophrenie. Geometrisierung als Abwehr sexueller Wünsche.*

(Abb. 506), dann eine Ziege (Abb. 507) und eine Katze (Abb. 508), bis er zuletzt einen Raben (Abb. 509) und eine Taube (Abb. 510) zeichnete. Bei seiner Entlassung schien Johann M. geheilt; allerdings verübte er leider drei Monate später in einer Depression Selbstmord. Rückblickend könnte man vielleicht annehmen, daß sich in der im Krankenhaus entstandenen Serie von Zeichnungen die kommende Depression bereits angekündigt hat. Ob diese Entwicklung zu verhindern gewesen wäre, bleibt eine offene Frage. Jedenfalls kommt es vor, daß sich in den Zeichnungen seelische Veränderungen andeuten, bevor sie klinisch faßbar sind.

Rennert (179) und Machover (129) weisen darauf hin, daß hochgradige Disproportionen in den Zeichnungen unserer Patienten für Schizophrenie sprechen; diese Feststellung ist zu bestätigen. Die schizophrene Anna E. zeichnete einen Mann mit völlig geschrumpftem Unterkörper (Abb. 511). Der Mann wirkt knabenhaft, während die Frau (Abb. 512) als Hausfrau und Mutter dargestellt ist. Solche Disproportionen sind auf einen Durchbruch

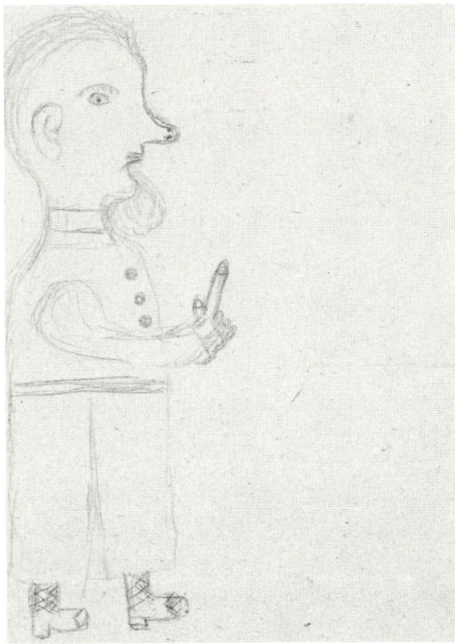

513 Irmgard E.: *Schizophrenie. Der Zeigefinger als Phallussymbol.*

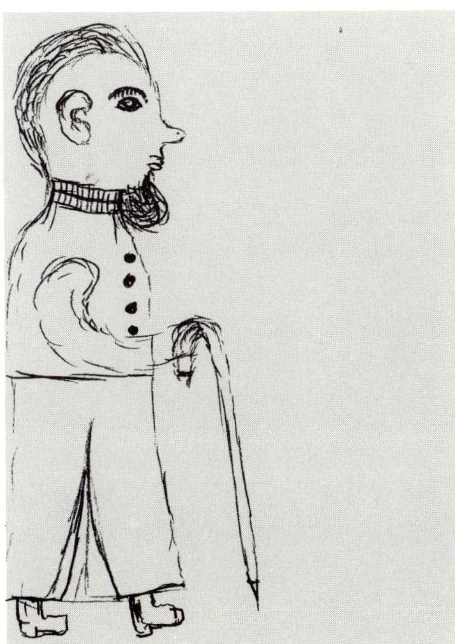

515 Irmgard E.: *Spazierstock als Phallussymbol. Nach Behandlung Besserung der Psychose.*

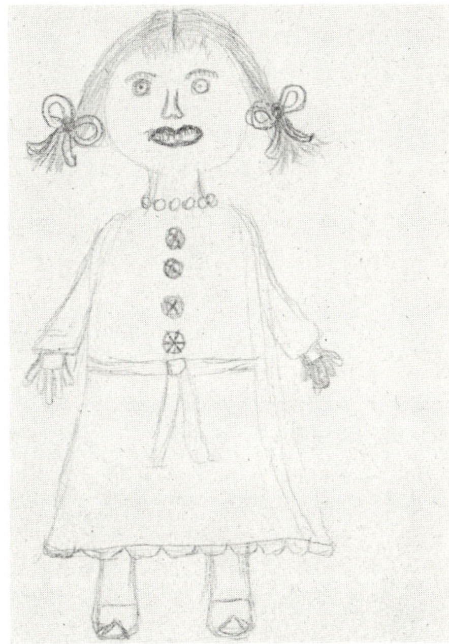

514 Irmgard E.: *Weibliche Figur. Infantilismus, erotische Ambivalenz.*

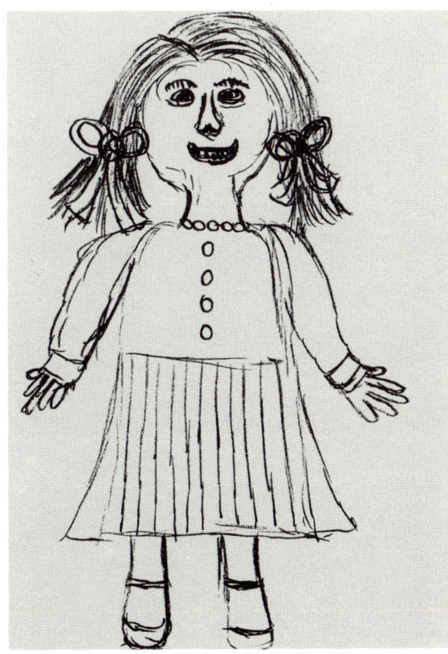

516 Irmgard E.: *Weibliche Figur. Gedämpfte innere Spannung und erotische Ambivalenz.*

gefühlhafter, physiognomischer Anmutung, auf eine «halluzinatorische» Veränderung normaler Konstanten der Bildvorstellung zurückzuführen. Ein solches Phänomen kann auch tiefenpsychologisch gedeutet werden: es liegt hier gleichsam ein «Weghalluzinieren» der männlichen Geschlechtlichkeit vor. Im Geometrismus der weiblichen Figur erkennen wir dagegen eine andere schizophrene Gestaltungstendenz. Die geometrische Darstellung kann hier als eine Abwehr sexueller Wünsche verstanden werden. und Schwere schizophren. Die Darstellung legt aber gleichzeitig den Schluß auf eine unbewältigte sexuelle Problematik der Patientin nahe. In einem späteren Stadium – nach Behandlung – finden wir an Stelle des Zeigefingers den Spazierstock als Phallussymbol (Abb. 515). Diese Symbolbildung wirkt bereits viel «normaler». Gerade die vorhergehende Zeichnung bestätigt aber auch die Symboldeutung bei der folgenden. Die mediane Knopfreihe an der ersten weiblichen Figur ist mit «tabuierenden» Kreuzen verse- luzinanten hören drohende «Stimmen», sie kündigen ihnen Mord und Totschlag, oft auch alle möglichen Martern an: die Kranken vernehmen, daß ihnen die Augen ausgestochen oder der Geschlechtsteil abgeschnitten werden soll. Der Kastrationskomplex kommt in der Psychose zum Vorschein, was mit der nicht seltenen Impotenz des Alkoholikers in Zusammenhang steht.

In den Zeichnungen Gesunder und Kranker kann man – auch unabhängig von der Art einer etwaigen seelischen

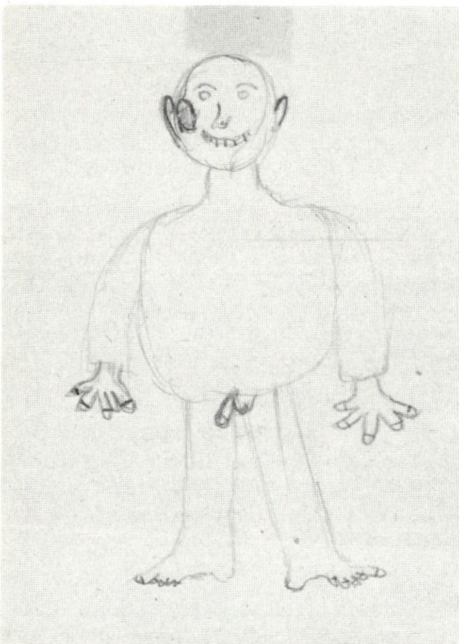

517 Eduard Sch.: *Alkoholhalluzinose. Betonung der Ohren. Finger und Zehen als Phallussymbole.*

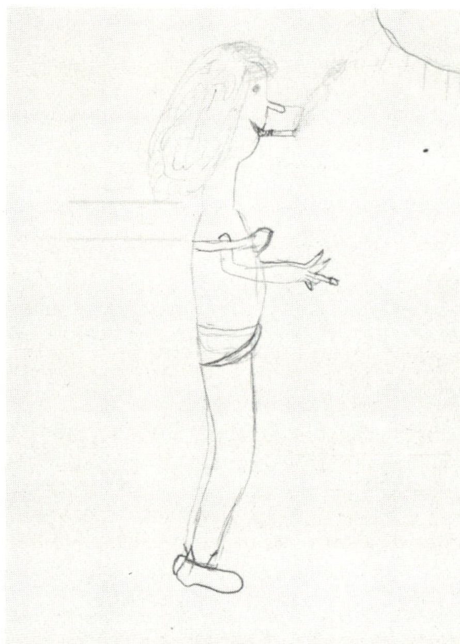

518 Matthias T.: *Debilität, jugendliches Alter. Finger, Nase, Zigarette als Phallussymbol.*

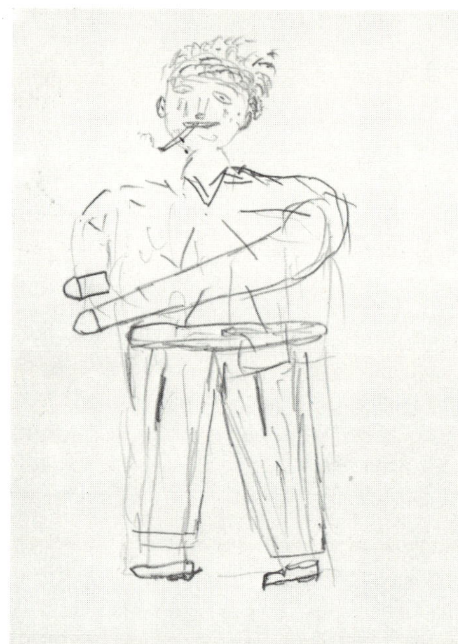

519 Alfred St.: *Schizophrenie. Phallische Symbolik (Arme, Zigarette).*

Dafür sprechen auch die vielen als Muster am Rock angebrachten Kreuzsymbole. Das Kreuz ist in diesem Zusammenhang ein tabuierendes Symbol, ein Verbotszeichen. Man könnte also aus diesen Zeichnungen auf eine Abwehr inzestuöser Wünsche schließen.

Es folgen zwei Paare von Zeichnungen der schizophrenen Therese H. (Abb. 513–516) zur Illustration der Tatsache, daß Körperteile – hier der Zeigefinger – als Genitalsymbole auftreten können (Abb. 513, vgl. auch Abb. 520). Wieder wirkt die Deformation infolge ihrer Ungewöhnlichkeit hen (Abb. 514), während bei der zweiten Figur diese «Abwehr» nicht mehr erforderlich ist (Abb. 516).

Die Zeichnung eines Mannes (Abb. 517) stammt von Eduard Sch., der an einer Alkoholhalluzinose litt. Infolge der ihn ängstigenden Gehörstäuschungen hob er wahrscheinlich die Ohren besonders hervor, wobei er auf einer Seite das zunächst fehlerhaft gezeichnete Ohr korrigieren mußte. Aus der Zeichnung geht für den interpretierenden Betrachter klar hervor, daß Zehen und Finger der gezeichneten Figur Phallussymbole sind. Alkoholhal- Erkrankung – immer wieder auf Genitalsymbolik stoßen: Finger (Abb. 513, 517, 518, 520), Arme (Abb. 519), die Zigarette (Abb. 518 und 519) können Phallussymbole sein. Die Psychoanalytiker haben erkannt, daß zunächst Teile des eigenen Körpers genitale Symbolik erlangen, sekundär erst Gegenstände der Außenwelt (Spazierstock, Zigarette). Diese Sexualsymbole stehen für einen ungelösten inneren Konflikt; oft drücken sie einen Wunsch und gleichzeitig eine damit verbundene Befürchtung aus, bedeuten zum Beispiel Eingeständnis der

Impotenz und Wunsch nach Wiedererlangung der männlichen Potenz.

In der Zeichnung unseres Patienten Franz G. (Abb. 520), der an einer manisch-depressiven Psychose litt, treten physiognomisierende, formalisierende und symbolisierende Tendenzen deutlich hervor. Die Expressivität der Zeichnung und die symbolische Wunscherfüllung, die sie enthält, verraten die manisch gehobene Stimmung; die formalen Kategorien (Konturbetonung, Umrahmung, Symmetrie) stellen ein Gegengewicht dar und lassen die Wirksamkeit von Kontroll- und Hemmungsmechanismen erkennen.

Es konnte hier nur ein Einblick in die diagnostischen Möglichkeiten des Zeichnens, kein umfassender Überblick über dieses Gebiet gegeben werden. Sammelreferate findet man in den Handbüchern der Psychologie (194, 187). Zur Ergänzung der psychiatrischen Untersuchung hat sich der Figur-Zeichentest nach Karen MACHOVER (129) bewährt. Er entstand aus einem Verfahren zur Bestimmung der kindlichen Intelligenz auf Grund der Zeichnung eines Menschen, das von der Amerikanerin Florence L. GOODENOUGH ausgearbeitet und 1926 veröffentlicht wurde (zit. n. [193]). In jüngster Zeit legten BRADE und seine Mitarbeiter (43) den Face-test vor, bei dem der Patient nur ein menschliches Gesicht zu zeichnen hat. Viele Psychiater verwenden den 1949 von KOCH (106) eingeführten Baumtest. Unter den zahlreichen thematischen Zeichentests findet sich auch der Blumentest (LHOTSKY [116]), der sich zur Untersuchung von Kindern besonders eignen soll. Bekannt ist ebenfalls der WARTEGG-Zeichentest (232), bei dem begonnene Zeichnungen aus der Phantasie ergänzt werden müssen.

Im allgemeinen kann man sagen, daß durch Zeichenaufgaben die psychiatrische Untersuchung in wertvoller Weise erweitert und vertieft werden kann. Dazu ist das Studium und die Anwendung standardisierter Tests nicht unbedingt erforderlich. Ähnlich wie im Gespräch teilt sich der Kranke auch im Zeichnen mit, und doch sehen wir seine Persönlichkeit dabei von einer ganz anderen Seite. In der Praxis lernt man bald, diese graphischen Äußerungen wie die verbalen zu verstehen. Außerdem können Zeichnungen der Krankheitsgeschichte beigelegt werden und auch noch zu einem späteren Zeitpunkt und anderen Untersuchern als authentische Dokumente der Eigenproduktivität eines Patienten Aufschlüsse geben.

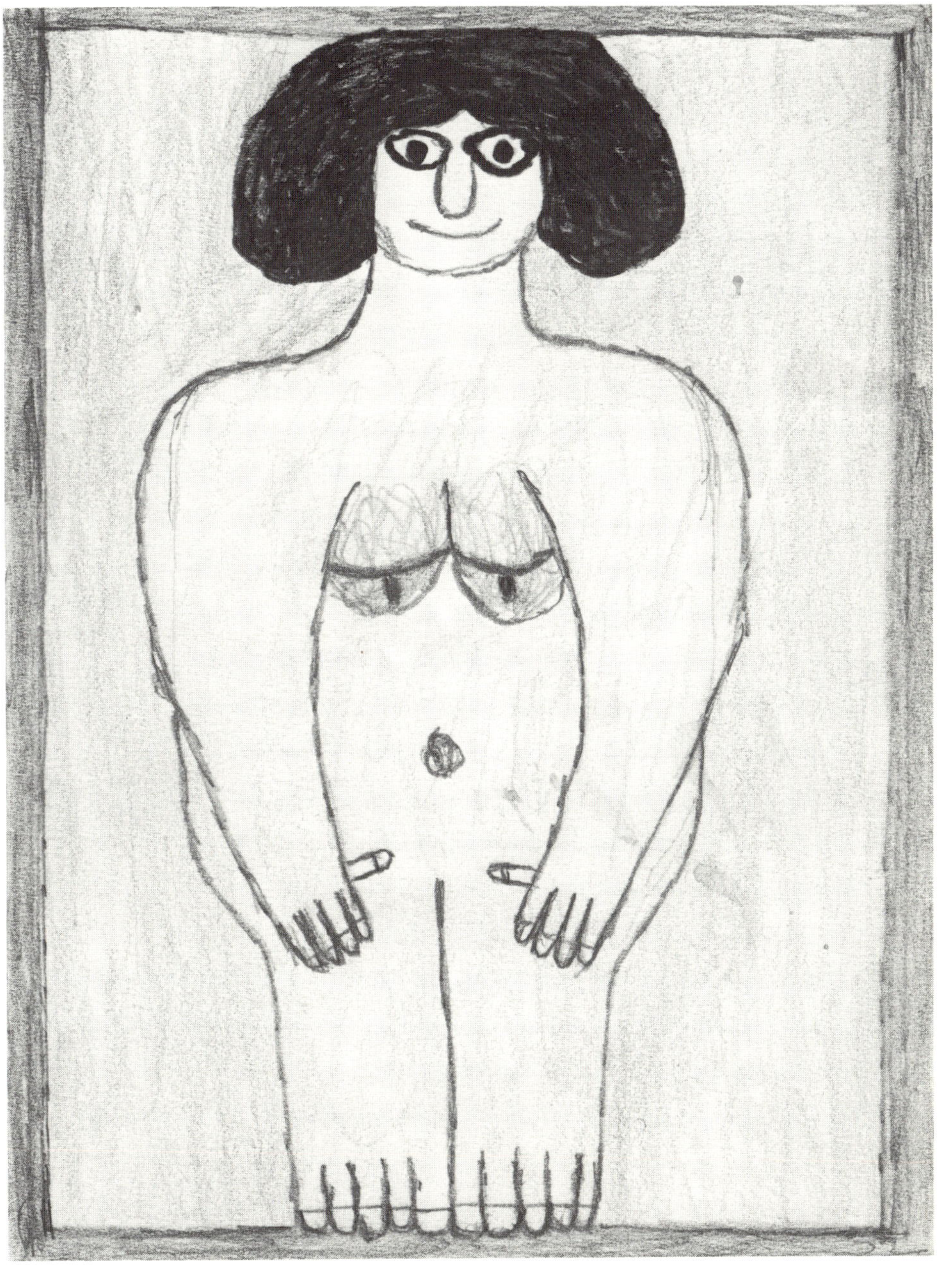

520 FRANZ GABLECK: *Freie Zeichnung. Betonung physiognomischer Qualitäten (Augen, angedeutete Rumpfphysiognomie), Formalismen (Konturbetonung, Symmetrie, Rahmung) und symbolische Wunscherfüllung. Hervortreten der kreativen Grundfunktionen in einer Manie.*

4. Individuelle und spezielle Kunsttherapie

Diese Art der Kunsttherapie entstand bei der ärztlichen Betreuung von Patienten, die an chronischen Psychosen leiden, an schizophrenen, manisch-depressiven Störungen, manchmal im Zusammenhang mit angeborenen Oligophrenien oder im späteren Leben aufgetretenen organischen Psychosyndromen; oft waren diese Menschen bereits jahrelang hospitalisiert. Man kann die «individuelle und spezielle Kunsttherapie» zu den unspezifischen Psychotherapien der Psychosen zählen.

Die Aufgaben des Therapeuten können dabei sehr unterschiedlich sein. Im Extremfall arbeitet der Patient völlig spontan; der Therapeut ist abwesend und stellt keine Aufgabe. Das andere Extrem bilden jene Patienten, die völlig aspontan (wie manche Schizophrene) oder schwer fixierbar (wie hochgradig Manische) sind und nur in Anwesenheit des Therapeuten und in dessen unmittelbarer Nähe bestimmte Aufgaben erfüllen können.

Ich habe mit einzelnen Patienten eine Kunsttherapie durchgeführt, die sich in Hunderten von Sitzungen abgespielt und über Jahre erstreckt hat. Ich glaube, daß aber auch die Aufmerksamkeit, die ich meinen spontan künstlerisch tätigen Patienten zuwende, zu meiner Methode der Kunsttherapie gehört.

Immer ist es die Aufgabe des Therapeuten, Interesse zu zeigen und Anerkennung auszusprechen, er hat Kritik zu vermeiden, darf die Arbeit des Patienten nicht ignorieren, nicht negativ beurteilen und muß ihn zur Fortsetzung seiner künstlerischen Tätigkeit ermuntern.

Es kommt darauf an, bei jedem einzelnen Patienten herauszufinden, mit welchen Mitteln er sich am besten ausdrücken kann. Dabei pflege ich mit sehr einfachen Methoden zu beginnen. Ich biete dem Patienten zunächst nur einen kleinen weißen Karton und einen Bleistift an und ersuche ihn, etwas zu zeichnen; dann gebe ich Farbstifte dazu; nur allmählich und vorsichtig gehe ich zu größeren Formaten über (großen Formaten sind nur manisch gestimmte Patienten gewachsen!), stelle Wachskreiden, in seltenen Fällen Ölkreiden zur Verfügung. Nur wenige meiner Patienten malen – mit Deck- oder Aquarellfarben –, weil die Technik des Malens für die meisten zu schwierig ist. Dagegen habe ich die Erfahrung gemacht, daß Patienten auf jeder Stufe des zeichnerischen Könnens imstande sind, Kupferplatten zu gravieren, von denen man Abdrucke herstellen lassen kann. Das Gravieren ist vielleicht sogar reizvoller als das Zeichnen, denn die Platte bietet mehr Widerstand. (Gerade das Fehlen eines solchen Widerstandes scheint das Malen zu einem schwierigeren Ausdrucksmittel zu machen.)

Ich will auf die verschiedenen Techniken, die im Rahmen der Kunsttherapie angewendet werden, hier nicht näher eingehen, sondern möchte nur hervorheben, daß es Aufgabe des Therapeuten ist, den Patienten zu jener ganz speziellen Technik hinzuführen, mit der er seine Ausdrucksmöglichkeiten am besten entfalten kann.

«Individuelle und spezielle Kunsttherapie» müßte natürlich sämtliche Gebiete des künstlerischen Ausdrucks – also neben dem bildnerischen und sprachlichen Bereich zum Beispiel auch die Musik – in ihr Angebot an den Patienten einbeziehen. Dazu bedürfte es freilich mehrerer spezialisierter Therapeuten.

Viele Psychiater meinen, Kunsttherapie habe nichts mit Kunst zu tun. Das ist richtig, falls der Patient oder der Therapeut glaubt, es gehe primär darum, gewisse ästhetische Standards zu erreichen. Wenn es mir dennoch darauf ankommt, die spezielle Begabung eines Patienten aufzuspüren, dann hat das zunächst vor allem einen therapeutischen Grund: es kann nicht gleichgültig sein, ob sich ein Mensch mit bestimmten Mitteln deutlich und differenziert auszudrücken vermag oder ob es ein solches Medium für ihn nicht gibt.

Da die ästhetischen Normen und Klischees eine echte Ausdrucksleistung meist verhindern, ist es eine der Hauptaufgaben des Therapeuten, sich jeder Beeinflussung im kunstpädagogischen Sinn zu enthalten. Es darf kein «Kanon», keine der üblichen Erwartungen von Kunst und Schönheit an den Patienten herangetragen werden. Vor allem wird das fertige Werk nicht mit konventionellen Maßstäben beurteilt. Um diese Freiheit der Äußerung zu gewährleisten, darf die Arbeit des einzelnen auch nicht der Kritik von Mitpatienten ausgesetzt werden.

Im Gegensatz zur Kunsterziehung und zur Kunstproduktion in einer Gemeinschaft strebt die individuelle Kunsttherapie die möglichst freie, eigene und unkonventionelle künstlerische Äußerung an. Dabei spielt es gar keine Rolle, ob eine Äußerung ungekonnt und technisch mangelhaft ist, wenn sie ausdrucksvoll, eigenartig und echt ist.

Es ist merkwürdig, daß Menschen, die in einem veränderten Bewußtseinszustand leben, wie chronisch Schizophrene, doch auch über Erlebens- und Verhaltensweisen des normalen Bewußtseins verfügen. Manfred Bleuler (35) erblickt sogar ein besonderes Kennzeichen der Schizophrenie darin, daß gesundes und krankes Seelenleben in diesen Menschen gleichzeitig vorhanden ist.

Die Resozialisierungs- und Rehabilitationsbemühungen bei chronisch Schizophrenen können nun an den – wie man sagt – gesunden Teil ihrer Persönlichkeit appellieren, zum Beispiel in Form der Arbeitstherapie, der Gruppen- und Beschäftigungstherapie, oder man kann auf eine Weise, die dem veränderten Bewußtsein des Kranken gemäß ist, mit ihm in Verbindung treten. Die Inhalte veränderter Bewußtseinszustände eignen sich oft nicht zur Wiedergabe in der Umgangssprache. Oft kann der schizophrene Mensch nur auf indirektem Weg, nämlich nur mit Hilfe seiner Formalismen, Reflexionen und zustandsgebundenen Produktionen mit seiner sozialen Umwelt kommunizieren.

Schizophrene befinden sich in einem Bewußtseinszustand, der dem des Künstlers näher steht als dem des Alltagsmenschen. Sie neigen dazu, sich schriftstellerisch oder künstlerisch auszudrücken. Nicht selten erinnert ihr Verhalten an ganz moderne Kunstformen: Land Art, Body Art, Concept Art, Aktionismus und Umweltgestaltung. Es ist aber eine falsche Annahme, daß diese Kranken ihre Werke nur für sich selber schaffen, daß ihre Kunst rein monologisch sei. Ihr Mitteilungsbedürnis tritt klar zutage, sobald man ihren seltsamen Äußerungen Anteilnahme entgegenbringt. Ihre «zustandsgebundene Kunst» entspringt einem «zustandsspezifischen Kommunikationsbedürfnis», und wenn diesem Rechnung getragen wird, entsteht eine «zustandsspezifische Kommunikation».

«Individueller und spezieller Kunsttherapie» liegt eine solche «zustandsspezifische Kommunikation» zugrunde. Und so soll die künstlerische Tätigkeit von dem Patienten auch verstanden werden; er soll also nicht den Eindruck haben, daß er sich während des Zeichnens oder Schreibens in einer Untersuchungssituation befindet. Das Werk ist eine Antwort, die er dem Therapeuten gibt, oder eine Botschaft, die er an ihn richtet. Da die künstlerische Gestaltung nicht mit der Alltagssprache erklärt und nicht mit dem gewöhnlichen Verstand begriffen werden kann, hat das Abverlangen zusätzlicher Interpretationen vom Patienten nur einen beschränkten Wert. Der Therapeut muß auch ohne Erklärung das Wesentliche erfassen können, und es ist weniger der Inhalt einer Zeichnung oder eines Textes, der vermittelt wird, sondern der gesamte Entstehungsprozeß des Werkes aus dem interpersonellen Bezug. Bei der Kunsttherapie braucht es sich allerdings nicht unbedingt um eine nonverbale Kommunikation zu handeln – es werden von den Patienten ja auch Gedichte und Texte geschrieben –, die therapeutische Kommunikation ist aber nonrational.

Früher befürchteten manche Psychiater, daß die bildnerische Gestaltung psychotischen Erlebens das Krankhafte fixieren und die Rückkehr in das soziale Leben verhindern könne. Heute wird wohl niemand mehr annehmen, daß die Darstellung seiner psychotischen Eigenwelt im Rahmen einer psychotherapeutischen Beziehung dem Kranken schade. Im Gegenteil weiß man, daß die Abkapselung gegenüber den Mitmenschen, der schizophrene Autismus und andere ungünstige Hospitalisierungseffekte entstehen, wenn man den Patienten zuwenig beachtet und zu keiner Kommunikation mit ihm fähig ist.

Daß wohl ein Großteil, aber doch nicht alle der chronisch kranken hospitalisierten Patienten und nicht alle mit gleicher Intensität zur Kunsttherapie herangezogen werden, hängt einerseits mit der begrenzten Kapazität eines einzelnen Therapeuten, andererseits mit einer Auswahl der Patienten nach verschiedenen Gesichtspunkten zusammen; dabei spielen deren künstlerische Neigungen und Leistungen eine Rolle. Es ist klar, daß auch bei großer Zurückhaltung bestimmte Wünsche und Erwartungen des Therapeuten unausgesprochen an die Patienten herangetragen werden. Sie beziehen sich vor allem auf eine Ablehnung des gekonnt Konventionellen und sind von den Vorstellungen, die der Therapeut über künstlerische Kreativität besitzt, abhängig.

Psychopathologische oder zustandsgebundene Kunst im heutigen Sinn – wobei jetzt die Betonung auf Kunst liegt – würde es ohne die kunsthistorische Entwicklung im ersten Viertel dieses Jahrhunderts nicht geben. Die Künstler haben uns gelehrt, das schizophrene Ausdrucksgebaren und künstlerische Gebärden anderer Nichtkünstler in ihrer Unvermitteltheit und Rohheit (Art brut) als authentische künstlerische Äußerungen zu verstehen. In den Leitbildern der modernen Kunst und Literatur finden wir die Maßstäbe für die Bewertung der Ausdrucksleistungen unserer Patienten.

Es wäre freilich ein Mißverständnis, würde der Kunsttherapeut die Kranken nun anhalten, statt veralteten akademischen Vorbildern Werken zeitgenössischer Kunst nachzueifern; dadurch würden an die Stelle der alten nur neue Klischees gesetzt. Er muß vielmehr versuchen, seinen Patienten jenen Freiheitsraum der Ausdruckssuche zu geben, den die Kunst unseres Jahrhunderts erschlossen hat. Dabei werden immer mehr Übereinstimmungen zwischen den Berufskünstlern und unseren Patienten zutage treten, und es wird vielleicht zu noch stärkeren Wechselwirkungen kommen.

Bei der Präsentation der künstlerischen Erzeugnisse psychisch Kranker in der Öffentlichkeit sollte nicht der Eindruck entstehen, daß es sich dabei um Produkte einer Beschäftigungstherapie oder überhaupt nur um Ergebnisse einer Therapie handelt. Es müssen vielmehr Werke bekannt gemacht werden, die künstlerische Bedeutung haben oder zumindest als «künstlerisch interessant» zu bewerten sind.

Karl Jaspers (96) sah in der Schizophrenie «ein Rätsel des Menschseins selber», und Manfred Bleuler (37) meint, ein Verständnis der Schizophrenie sei für uns auch deshalb wichtig, damit wir uns selber besser verstehen können. Einen solchen Beitrag zum Selbstverständnis muß also die Präsentation der Werke unserer Kranken – genauso wie zeitgenössische Kunst und Literatur – leisten. Und über diesen Sinn und Zweck einer Publikation oder einer Ausstellung muß auch die Allgemeinheit informiert werden. Eine Ausstellung künstlerischer Arbeiten psychisch Kranker soll, auch wenn Exponate dabei verkauft werden, keine karikativen Gefühlsregungen provozieren.

Ich habe von vielen meiner Patienten Texte publiziert und Bilder in öffentlichen Ausstellungen gezeigt (154, 158, 162). Die Präsentation von Werken, die Patienten in unserem Krankenhaus geschaffen haben, wurde stets stark beachtet und hat in den Medien und bei vielen Interessenten ein Echo gefunden. Die Wirkung auf die öffentliche Meinung ist nicht zu unterschätzen. Die Anteilnahme der Künstler, Schriftsteller und anderer geistig Interessierter scheint mir am größten und am wichtigsten zu sein, und ich habe die Hoffnung, daß die «Öffentlichkeitsarbeit» auf einem langen Umweg über diese Menschen auch den psychisch Kranken wieder zugute kommen wird.

Manche meiner Patienten, die ihre spezielle Technik gefunden und mehrere Jahre hindurch gezeichnet oder geschrieben haben, sind dadurch zu einer Selbstdokumentation und Mitteilung gelangt, die ohne diese Art der Kunsttherapie in keiner Weise möglich gewesen wäre. Ihr Lebensgefühl ist dadurch gehoben, ihr Selbstbewußtsein gestärkt worden, und sie haben eine positivere Einstellung zur Umwelt gewonnen. Wurden damit Heilungen erzielt, Aufenthaltszeiten verkürzt, die Entlassungsziffern beeinflußt?

Jerome D. Frank (74) nennt den Zustand, der eine Psychotherapie verlangt, «Demoralisation», er hänge von Umweltbelastungen ab und sei an keine klinische Diagnose gebunden. Viele Patienten zeigen nach psychotherapeutischer Behandlung eine Besserung ihrer psychischen Verfassung, ohne daß ihre Symptomatik verschwunden ist.

Etwas überspitzt, aber mit guten Gründen nennt Roland Fischer (67) den psychotherapeutischen Prozeß eine transpersonelle «folie à deux», und meint, es sei eine Vorbedingung therapeutischer Wirksamkeit, daß man sie nicht zu objektivieren suche. Das psychotherapeutische Geschehen sei ein zustandsgebundenes Miteinander und Wiedererleben eines nicht gewöhnlichen Bewußtseinszustandes von Sitzung zu Sitzung und könne in einer «Erleuchtung zu zweit» gipfeln.

Mehrere meiner Patienten, die durch Krankheit und jahrzehntelange Hospitalisierung ihre bürgerliche Identität verloren hatten, wurden zu Schriftstellern und Künstlern und genießen als solche ein gewisses Prestige und materielle Vorteile. Es geht ihnen besser im Vergleich zu früher, obwohl sich bei objektiver Betrachtung ihr klinischer und sozialer Status nicht wesentlich geändert hat.

Ich sitze oft mit einigen von ihnen zusammen, einer liest ein Gedicht, ein anderer zeigt ein Bild, wir trinken Kaffee und reden miteinander. Es kommt vor, daß das Gespräch stockt oder ins Irrational-Schizophrene abgleitet. Wir nehmen das als künstlerische Note. Wir lieben diese Zusammenkünfte und möchten nicht darauf verzichten.

VI. Ausblicke

Seit Prinzhorn ist etwa ein halbes Jahrhundert vergangen. Vielleicht sollten wir uns fragen, wie sich die Entdeckung der künstlerischen Fähigkeiten psychisch Kranker in den nächsten fünfzig Jahren auf die Psychiatrie und auf die Kunst auswirken wird und wie man positive Auswirkungen fördern könnte.

Die Integration der psychisch Kranken in die Gesellschaft ist das Hauptziel der heutigen Psychiatrie. In den skandinavischen Ländern spricht man vom «Normalisierungsprinzip». Man soll den geistig Behinderten zu einem möglichst normalen Dasein verhelfen. Das Normalisierungsprinzip verlangt zum Beispiel, daß der Tagesrhythmus der Behinderten vom Aufstehen bis zum Schlafengehen dem der Gesunden angeglichen wird, daß die Arbeit nicht in der gleichen Umgebung geleistet wird, in der auch die Freizeit verbracht wird, daß der Behinderte in den Ferien verreisen kann, daß er zum anderen Geschlecht ein normales Verhältnis hat und daß ein Erwachsener, auch wenn er geistig behindert ist, wie ein normaler Erwachsener angeredet wird. Im großen wie im kleinen soll der geistig behinderte Mensch wie ein Normaler behandelt werden. In Triest zum Beispiel und auch an anderen Orten versuchen die Ärzte und ihre Mitarbeiter möglichst viele psychiatrische Patienten aus der Anstalt zu entlassen und für sie außerhalb der Anstalt verfügbar zu sein. Man bemüht sich, die Bevölkerung für die Wiedereingliederung der Kranken aufnahmebereit zu machen.

So sehr auch Resozialisierung und Normalisierung in dem soeben gekennzeichneten Sinn angestrebt werden sollten, so entschieden sollte jeder Druck und Zwang, der die seelische Verfassung des Kranken nicht berücksichtigt, vermieden werden. Dabei braucht man ja nicht mehr an die mechanischen Zwangsmittel früherer Zeiten, nicht mehr an die «moralische Behandlung» zu Beginn des 19. Jahrhunderts zu denken, womit man die «Irren» damals normalisieren wollte. Gewalt und Zwang können auch in sublimeren Formen der Repression ausgeübt werden: indem man zum Beispiel jede Äußerung, die dem psychotischen Zustand eines Patienten entspringt, als unlogisch und absurd abtut oder auch nur uninteressant findet und nur jene Verhaltensweisen und Appelle der Kranken zur Kenntnis nimmt, die der Situation angemessen sind, in denen sich ihr Genesungswille bekundet, die dem normalen Empfinden gemäß sind. Künstlerische Gestaltungen von psychisch Kranken werden wie von Gesunden immer wieder abgelehnt und mißachtet, wenn sie dem konventionellen Geschmack nicht entsprechen. Niemand mochte die Federzeichnungen und Fingermalereien, die Louis Soutter in Ballaigues zu Hunderten anfertigte und großzügig verschenkte; daß man zeitweise den Ofen im Altersheim damit geheizt hat, ist eine Legende. Verbrieft ist dagegen die Zerstörungstendenz der «Normalen» im folgenden Fall. Carl Schneider (190), Direktor der Psychiatrischen Klinik in Heidelberg, wo sich die Prinzhorn-Sammlung befindet, berichtete 1939, er habe einer schizophrenen Künstlerin «zu beachtlichen Kunstleistungen verholfen», indem er das Gegenteil von dem tat, was Lombroso, Prinzhorn und andere taten: «Wir hoben die krankhaften Erzeugnisse der Künstlerin nicht auf, sondern wir zerstörten sie und wir leiteten die Kranke bei der Lösung ihrer selbstgewählten normalen Aufgabe.»

Heute können wir über solche Mitteilungen lächeln, damals aber war das bitter ernst, denn die «Ideologie der Gesundheit» war alleinherrschend, und sie war unduldsam und brutal gegenüber allen Formen psychischen Leidens und Krankseins.

Innerhalb der modernen Bestrebungen zur Resozialisierung wird Toleranz für die Unzulänglichkeiten und Schwächen der psychisch Behinderten gefordert. Nach unserer Ansicht muß von den Betreuern und von der Öffentlichkeit aber viel mehr verlangt werden, nämlich Toleranz gegenüber dem Krankhaften und gegenüber den ungewöhnlichen Kommunikationsversuchen der Kranken. Wie in einer künftigen Kultur die Freiheit der

Kunst gewahrt bleiben sollte, so muß es auch dem Schizophrenen gestattet sein, seine Erlebnisinhalte sprachlich und bildlich nach eigenem Gutdünken darzustellen.

Kranke und Künstler bringen aus veränderten Zuständen des Bewußtseins oft seltsame Gebilde mit. Wir können ohnehin nur das davon aufnehmen, was sich mit unserem normalen, sozialisierten Bewußtsein vereinbaren läßt. Dennoch wollen wir die Eigenschöpfungen der Künstler und der Kranken nicht von uns fernhalten, sondern uns damit auseinandersetzen. Die Anerkennung veränderter Zustände des Bewußtseins und ihrer vom Alltagsleben verschiedenen Inhalte ist ein notwendiges Gegengewicht zu den Prinzipien der Sozialisierung und Normalisierung. Nur dadurch können Zwang und Indoktrination verhindert, Humanität, Kreativität und geistige Freiheit gewährleistet werden.

Die Sozialisierung psychotischer Menschen und der Respekt vor ihrem Anderssein sind zwei Prinzipien, die in Widerstreit geraten können, im Grund einander aber nicht widersprechen. In Wahrheit ist Rehabilitation die eine Hälfte und Empathie die andere, die einander zur vollkommenen therapeutischen Haltung ergänzen. Das Normalisierungsprinzip allein vermittelt dem psychisch Kranken nicht immer echte Zusammengehörigkeit, wogegen das Eingehen auf seinen veränderten seelischen Zustand immer auch ein Akt der Sozialisierung ist. Große Umwälzungen in der Behandlung psychisch Kranker können von einzelnen nicht herbeigeführt werden, die Aufnahme einer mitmenschlichen Beziehung ist aber jederzeit möglich und stets ein Gewinn.

In Zukunft wird es nicht mehr nur darum gehen, psychotische Zustände vom distanzierten Standpunkt des Normalen objektivierend zu beschreiben oder experimentell-statistisch zu erfassen. Man wird Versuche unternehmen, um sich dem psychotischen Bewußtsein anzunähern, eine Kommunikation auf dessen Ebene herzustellen, vor allem die psychotischen Menschen wieder zu uns sprechen zu lassen. Ihre Äußerungen werden wir wie moderne Kunst und Literatur zu verstehen trachten. In den nächsten Jahren werden weitere Sammlungen künstlerisch und literarisch interessanter psychopathologischer Produkte entstehen, und man wird unter den Kranken viele Künstler entdecken. Man wird dann vielleicht auch jene psychotischen Phänomene, die früher lediglich als Symptome aufgefaßt wurden und die in unserer Zeit den Status eines Randgebietes der Kunst erhalten haben, als ein Quell- und Ursprungsgebiet künstlerischen Schaffens betrachten. Dann wird die erzwungene Isolierung zwischen den Kranken und den Gesunden aufgehoben, der unterbrochene Dialog zwischen Vernunft und Gegen-Vernunft zumindest in einem kleinen Bereich wieder hergestellt sein.

Künstlerverzeichnis

ALOYSE
(1886–1964)

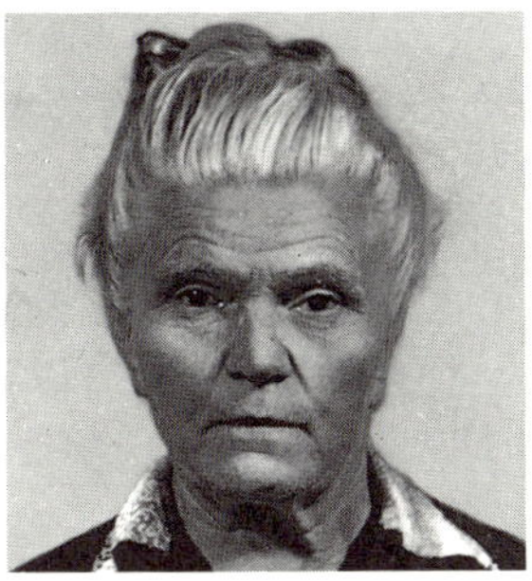

Geboren in Lausanne als Tochter eines trunksüchtigen Postbeamten; Oberschule mit Abschlußprüfung. 1911 bis 1914 Gouvernante in Deutschland, dann in der Schweiz mystischer Größenwahn. 1917 Liebesbrief an Kaiser Wilhelm II. Seit 1918 dauernd in psych. Krankenhäusern wegen paranoider Schizophrenie. Das zeichnerische Hauptwerk entstand in dreieinhalb Jahrzehnten: hunderte, zum Teil großformatige, farbige Blätter (8, 71, 117, Ausstellungsverzeichnis und Bibliographie in [209]). Gehört zur Art brut (174).

BOIX-VIVES ANSELME
(1899–1969)

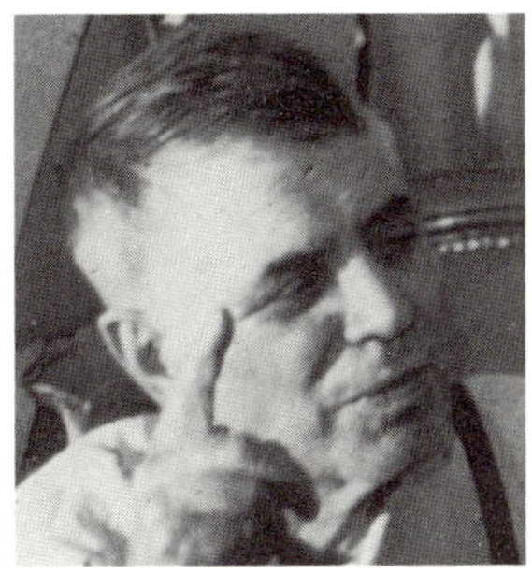

Geboren in Morella (Spanien), Analphabet. Kam mit 17 Jahren als Bauernbursche nach Frankreich; etablierte sich dann als Früchtehändler. 1927 eigenes Geschäft in Moûtiers (Savoyen). Utopischer Weltverbesserungsplan. Zog sich 1962 vom Geschäft zurück und malte als Autodidakt. Ausstellungen in Frankreich, Schweiz, USA, Deutschland. Keine psychische Krankheit. Hörte 1968 auf zu malen und starb ein Jahr später in Moûtiers (6).

CARLO
(1916–1974)

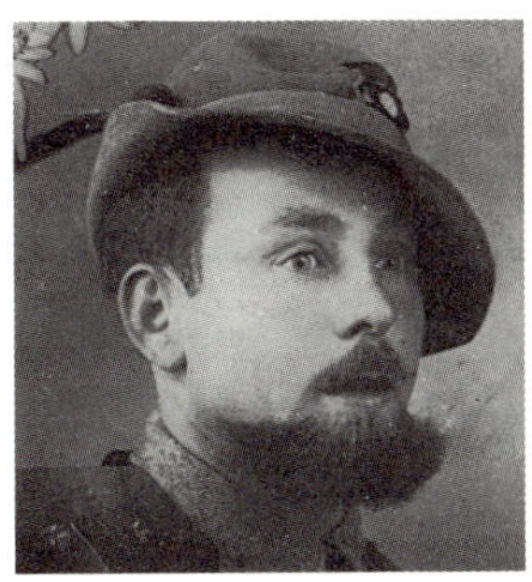

Geboren bei Verona (Italien), Sohn eines Schreiners. Drei Jahre Volksschule, dann Bauerngehilfe; mit 19 Jahren Beginn einer Metzgerlehre. Nahm am Spanischen Bürgerkrieg und am Weltkrieg teil; griff 1941 seinen Hauptmann mit einem Messer an. 1947 Dauerhospitalisierung im psych. Krankenhaus Verona wegen paranoider Schizophrenie. Malte seit 1957 ständig im Atelier des Spitals; sehr umfassende Produktion. Mehrfach ausgestellt (Kunsthalle Bern [217]). Gehört zur Collection de l'Art brut (4).

DOUDIN
JULES
(1884–1946)

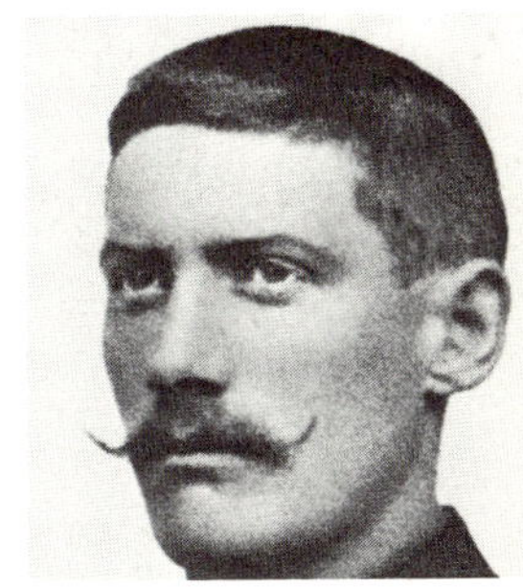

Geboren im Kanton Waadt (Schweiz). Vater Schuhmacher (durch Suizid endender Alkoholiker). Volksschule, dann Bauernknecht und Handlanger. Trunksucht und Verfolgungswahn. 1910 Hospitalisierung in der psych. Univ.-Klinik Lausanne wegen Schizophrenie mit chronischem Verlauf. Verfertigte viele kleinformatige Bleistiftzeichnungen zwischen 1927 und 1937. Starb 1946 in der Klinik an Tuberkulose (8). Gehört zur Collection de l'Art brut.

ELISABETH, die Vorstadtgräfin
(*1908)

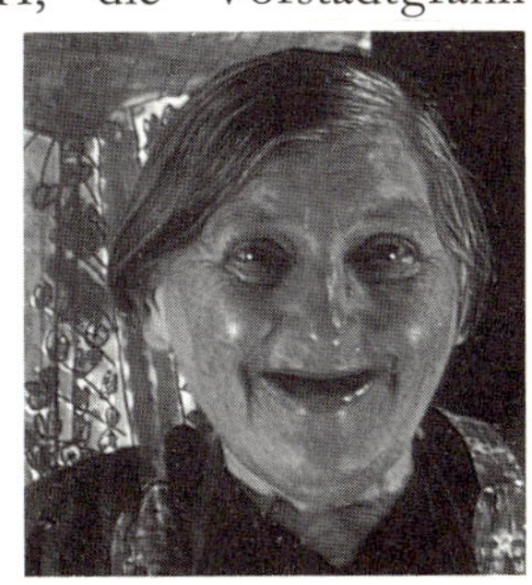

Geboren im Kanton Waadt (Schweiz) als Tochter eines Maurers. Volksschule; heiratete jung einen Gemüsebauern. 1955 Verkauf des Anwesens infolge Trunksucht des Mannes; schwerer Verzicht auf ihre Tätigkeit als Marktfrau. 1956 Verfolgungswahn mit manischen Größenideen; Einweisung in die psych. Univ.-Klinik Lausanne. 1969 vierzehnte Klinikaufnahme, seither dauernd dort. Zeichnet und malt im Atelier seit 1964. Mehrfach ausgestellt (16).

FILIGER CHARLES (1863–1928)

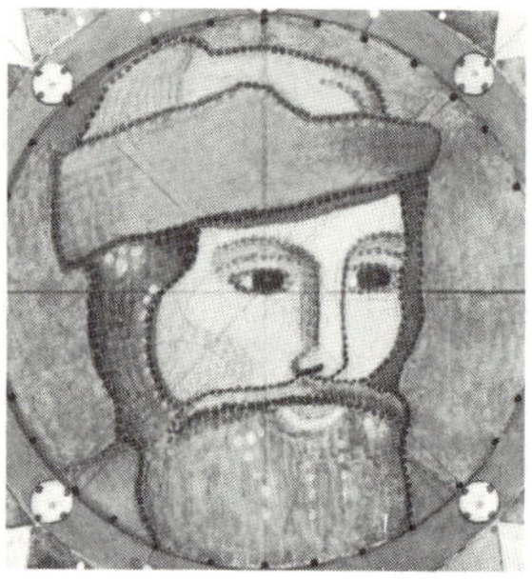

Geboren in Thann (Elsaß). Kam im Alter von 26 Jahren nach Paris, wo er sich als Maler ausbildete. Seit 1889 im Kreis von Gauguin in Pont-Aven (Bretagne). Mystischer Sonderling, Alkoholiker. Malte 1903 eine Serie geometrischer Mandalas, dann überhaupt nicht mehr. Lebte von 1905 bis zu seinem Selbstmord bei der Familie Le Guellec. Von André Breton als Vorläufer der Surrealisten verehrt (44). Erste Einzelausstellung 1962 in der Galerie Le Bateau-lavoir, Paris (13, 97).

GABRITSCHEVSKY EUGEN (*1893)

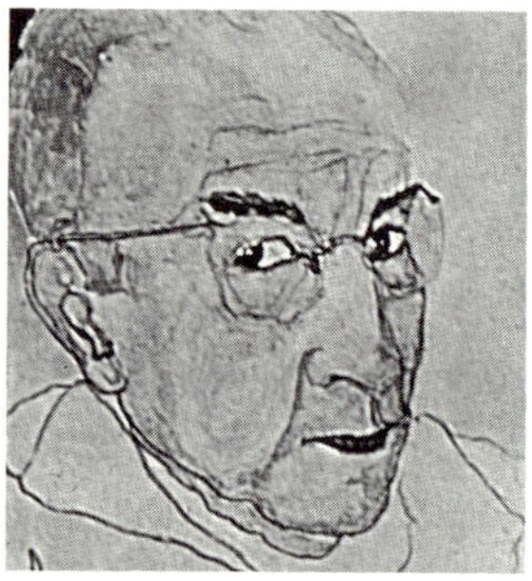

Geboren in Moskau, Sohn eines Bakteriologen. Universitätsstudium, Spezialisierung in Genetik. 1923 Ruf in die USA; 1926 bis 1929 am Pasteur-Institut, Paris. 1929 Wahnideen, Hospitalisierung in Deutschland. Schwere chronische Schizophrenie, lebt in einer Privatklinik. Zwischen 1930 und 1950 malerische Produktion von mehreren tausend Blättern, dann Versiegen. Mehrfach ausgestellt; Einzelaustellungen in der Galerie Chave, Vence (Südfrankreich) (118). Gehört zur Collection de l'Art brut.

HAUSER JOHANN (*1926)

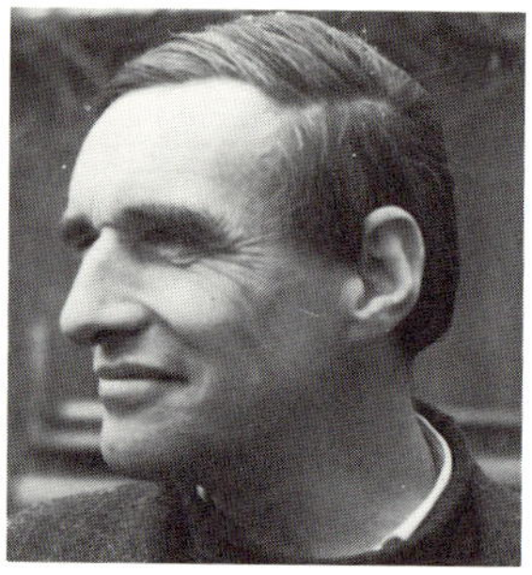

Geboren in Preßburg (Tschechoslowakei). Lernte niemals lesen, schreiben und rechnen. Während des Krieges mit seiner Mutter in Umsiedlerlager in Niederösterreich. Seit dem 17. Lebensjahr hospitalisiert, seit 1949 im Niederösterreichischen Landeskrankenhaus für Psychiatrie und Neurologie Klosterneuburg. Manische und depressive psychotische Phasen. 1958 erste Zeichenversuche auf ärztliche Anregung, seit 1965 intensive individuelle künstlerische Aktivität unter Betreuung. Teilnahme an zahlreichen Ausstellungen (157, 162, 163).

HILL CARL FREDRIK (1849–1911)

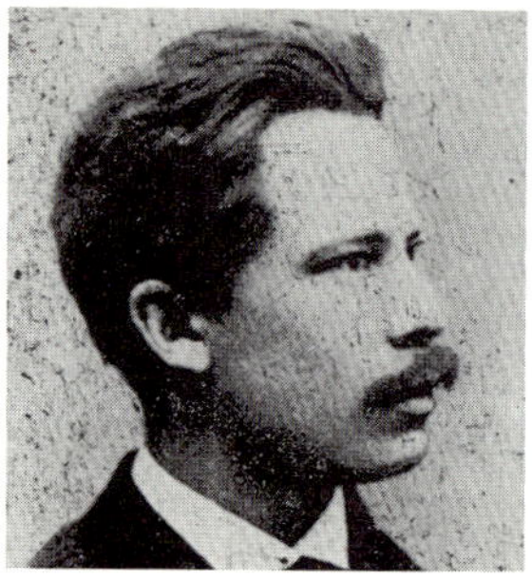

Geboren in Lund (Schweden), Sohn eines Mathematikprofessors. 1871 bis 1873 Akademie Stockholm, dann zwei Jahre in Barbizon (Frankreich). 1876 schizophrener Schub. 1878 hospitalisiert in Privatklinik in Passy. 1880 Überführung nach Schweden; in psych. Krankenhäusern in Lund bis 1911. Letzte Monate in seiner Familie. Das psychotische Hauptwerk (seit 1880) umfaßt etwa 4000 Blätter (111, 123). Erste Einzelausstellung in Lund, kurz nach seinem Tod.

JOSEPHSON ERNST (1851–1906)

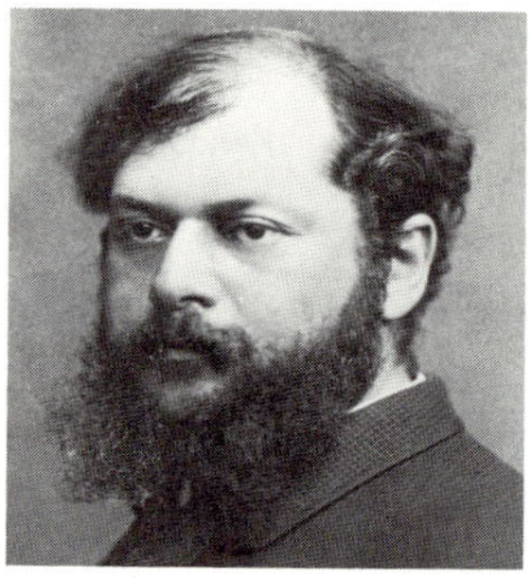

Geboren in Stockholm. Mit 17 Jahren Schüler der Akademie Stockholm; 1874 Paris. Viele Reisen. Zog sich 1887 auf die Insel Bréhat (Bretagne) zurück und gab sich mit Spiritismus ab. 1888 Ausbruch einer paranoiden Schizophrenie. Überführung nach Schweden, mehrere Monate im psych. Krankenhaus Uppsala. Bis zum Tod in Pflegefamilie. Weit über 1000 Zeichnungen nach Ausbruch der Psychose. 1893 erste Einzelausstellung in Stockholm; 1909 Berliner Sezession. Starker Einfluß auf Picasso. Erst 1973 zweite Ausstellung in Deutschland (111, 136).

LUIS (*1922)

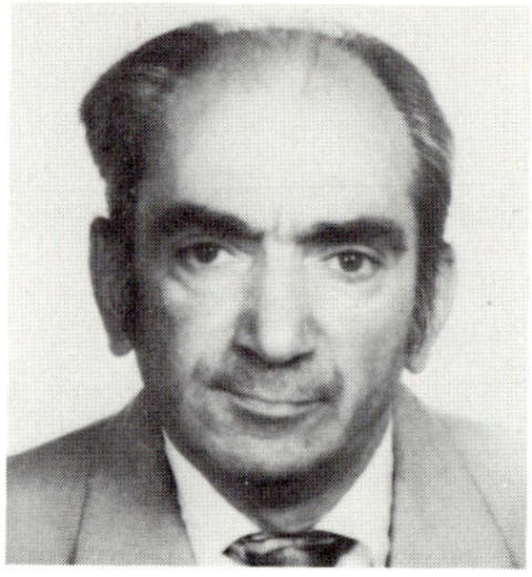

Lebt in Argentinien. Stammt aus einfachen Verhältnissen; Vater Trinker. Primarschule. Mit 12 bis 15 Jahren Straßenverkäufer. Brachte es 1942 bis zum Vorarbeiter in einer Fabrik der

Metallindustrie. Seit 1950 Verfolgungswahn; Einweisung ins psych. Krankenhaus Borda in Buenos Aires. Entdeckt im dortigen Atelier die Malerei. Chronischer Verlauf der schizophrenen Psychose. Mehrfach ausgestellt, Einzelausstellung in einer Galerie in Paris (127).

MÜLLER HEINRICH ANTON (1865–1930)

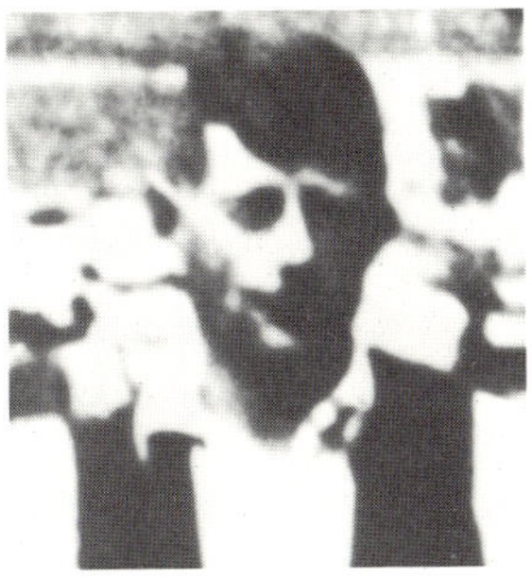

Geboren in Boltigen (Bern), lebte in der französischen Schweiz mit Frau und Kindern. 1905 Wahnideen; 1906 Einweisung in das psych. Krankenhaus Münsingen (Bern), Dauerhospitalisierung wegen paranoider Schizophrenie. Nach Beschäftigung mit dem Problem des Perpetuum mobile konstruierte er dort große Maschinen. Zeichnete viel in der Zeit von 1917 bis 1919 und 1920 bis 1923; neue Serie von Zeichnungen 1925 in verändertem Stil. Arbeitete in seinen letzten Lebensjahren hauptsächlich an einem «Kartonteleskop». Mehrfach ausgestellt (Kunsthalle Bern [217]). Gehört zur Art brut (59).

RADOVIC JEAN (*1913)

Geboren in einem jugoslawischen Bauerndorf, Vater ermordet. Schulbesuch von 10 bis 14 Jahren, dann Hirte. Kam 1937 zum Militär; 1941 italienische Gefangenschaft, 1943 Flucht in die Schweiz. Im Flüchtlingslager akuter Wahnzustand, 1944 psych. Univ.-Klinik Lausanne. 1947 Amputation eines Beines wegen Sarkom, dann noch ein Jahr in der psych. Klinik bis

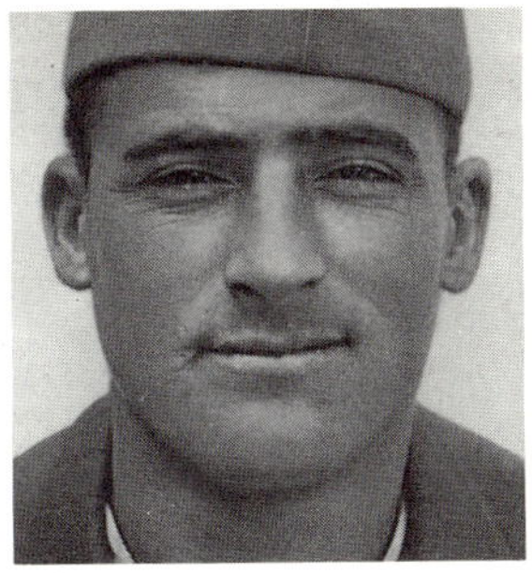

zur Rückkehr in sein Land. Spontane zeichnerische Produktion zwischen 1944 und 1948; gab in seiner Heimat das Zeichnen ganz auf (8). Gehört zur Collection de l'Art brut.

SCHRÖDER-SONNENSTERN FRIEDRICH (*1892)

Geboren bei Tilsit, Sohn eines trunksüchtigen Briefboten. Mit 14 Jahren Zwangserziehungsanstalt. 1912 psych. Krankenhaus Allenberg, Schizophreniediagnose; 1915 psych. Klinik Königsberg, 1918 wieder Allenberg, 1919 psych. Krankenhäuser Tilsit und Ta-

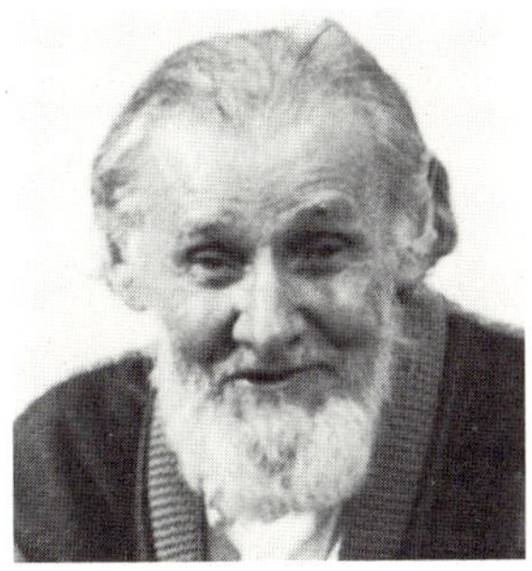

piau. Entmündigung. Zehn Jahre in Berlin Sektenführer als «Sonnenkönig Eliot I.». Dann Quacksalber, Hochstapler, Heiratsschwindler. 1933 bis 1934 psych. Krankenhaus Neustadt (Holstein). Malte als Autodidakt zwischen 1950 und 1968, dann wieder Hospitalisierung wegen Alkoholismus und Verwahrlosung. Malt seither nicht mehr, signiert jedoch alle ihm vorgelegten Bilder und Dokumente. Einzelausstellungen: 1967 Düsseldorf, 1973 Hannover und Berlin, 1974 Japan (5, 12, 14, 81, 113, 171).

SOUTTER LOUIS (1871–1942)

Geboren in Morges (Waadt) als Sohn eines Apothekers. Ingenieur-, Architektur-, Malstudien; Geigenschüler von Ysaye. 1896 bis 1903 Kunstlehrer in Colorado Springs (USA), Heirat und Scheidung. 1906 in psych. Privatklinik. Unmöglichkeit sozialer Einordnung, 1915 Entmündigung. Seit

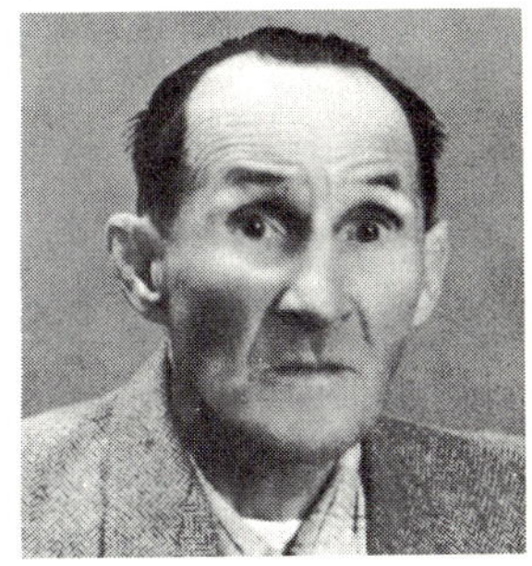

1923 bis zum Tod im Altersasyl von Ballaigues (Waadt) versorgt. Verfertigte dort Tausende von Zeichnungen und Fingermalereien. Starb unbekannt. 1961 erste Einzelausstellung in Lausanne. Gilt seither als einer der bedeutendsten Schweizer Künstler des 20. Jahrhunderts (9, 10, 131, 219, 220).

T. OSWALD (*1920)

Geboren in der Nähe von Wien. Gymnasium, Reifeprüfung mit Auszeichnung; Berufswunsch: Geistlicher. Nach Militärdienst und Kriegsgefan-

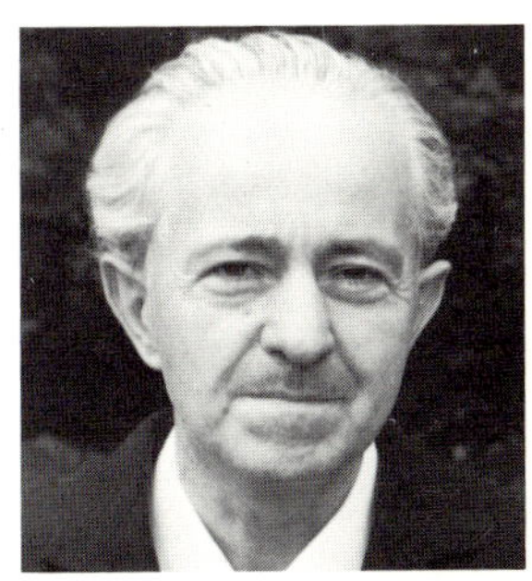

genschaft Erkrankung an Schizophrenie. Seit 1947 Dauerhospitalisierung; lebt seit 1954 im Niederösterreichischen Landeskrankenhaus für Psychiatrie und Neurologie Klosterneuburg. Seit 1970 individuelle Kunsttherapie. Zeichnet mit Tusche und Feder, jedoch nicht aus eigenem Antrieb, sondern nur auf Aufforderung. Schuf ein umfangreiches Werk; Teilnahme an vielen Ausstellungen (160, 162).

WAIN LOUIS (1860–1939)

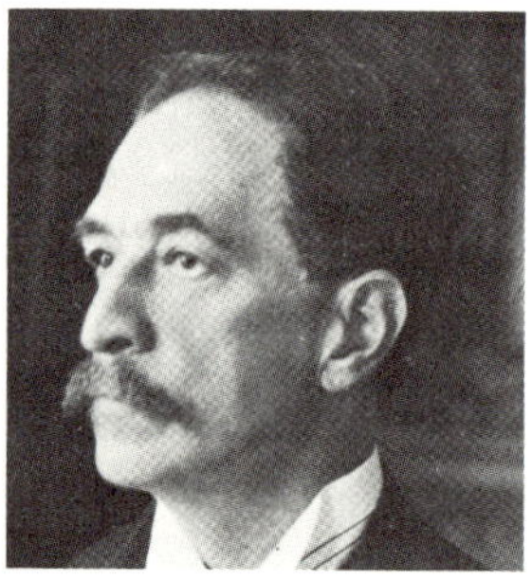

Geboren in London als Sohn eines Textilhändlers. 1880 Zeichenlehrer; zeichnete seit 1882 regelmäßig für Zeitungen. Um 1890 entstand die «Louis-Wain-Katze», die ihn berühmt machte (Vorläufer der «comic-strips»). 1895 mysteriöse Experimente; 1907 wirtschaftlicher Ruin und Beginn eines mehrjährigen USA-Aufenthalts. Seit 1917 zunehmender Verfolgungswahn; seit 1924 wegen Schizophrenie dauernd hospitalisiert. Wain hatte in England eine ungemein große Popularität als Katzenmaler erlangt; er starb mittellos im Napsbury Hospital (52).

WALLA AUGUST (*1936)

Geboren in Klosterneuburg (Niederösterreich). Volksschule, Sonderschule, Jugendheime. 1952 bis 1957 im

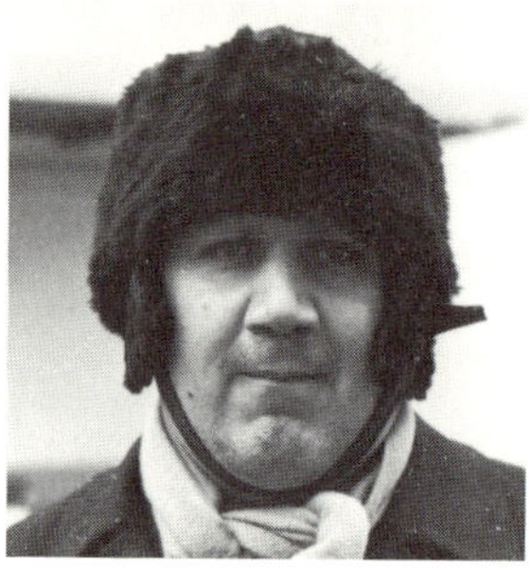

psych. Krankenhaus. Lebt seither bei seiner Mutter; ist ohne Beruf, sammelt Altwaren, wird von der Fürsorge unterstützt. Schreibt und zeichnet viel; führt Baum- und Straßenbemalungen aus und dokumentiert diese Umweltveränderungen fotografisch. Sprachschöpfer und Kalligraph. Teilnahme an mehreren Ausstellungen (159, 162).

WILSON SCOTTIE (1890–1972)

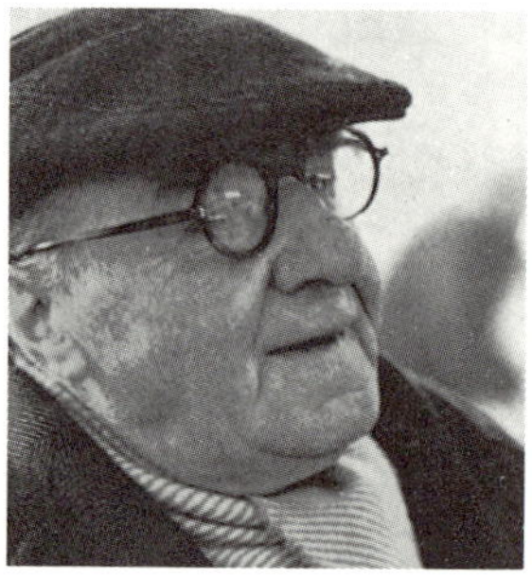

Geboren in Glasgow. Vater Tierpräparator-Gehilfe. Verließ die Schule und wurde im Alter von 9 Jahren Straßenhändler; blieb nahezu Analphabet. Mit 16 bis 28 Jahren in der Armee, dann Trödler. In den 30er Jahren Auswanderung nach Kanada; begann dort zu zeichnen. 1945 Rückkehr nach England; Veranstaltung von Wanderausstellungen gegen bescheidenes Eintrittsgeld. 1945 Entdeckung durch die Surrealisten; kehrte dem Kunsthandel den Rücken. Ausstellungen in einem ausgedienten Autobus. Keine psychische Krankheit. Starb 1972 in London (46, 115). Gehört zur Art brut (60).

WÖLFLI ADOLF (1864–1930)

Geboren in Bern. Vater Steinhauer und Alkoholiker. Mit 8 Jahren Vollwaise; schlechte Behandlung in Pflegefamilie. 1890 Sittlichkeitsdelikte an zwei Mädchen; 1891 mystische Halluzination; 1895 Verfolgungswahn und Sittlichkeitsdelikt, seitdem Dauerinternierung in der psych. Univ.-Klinik

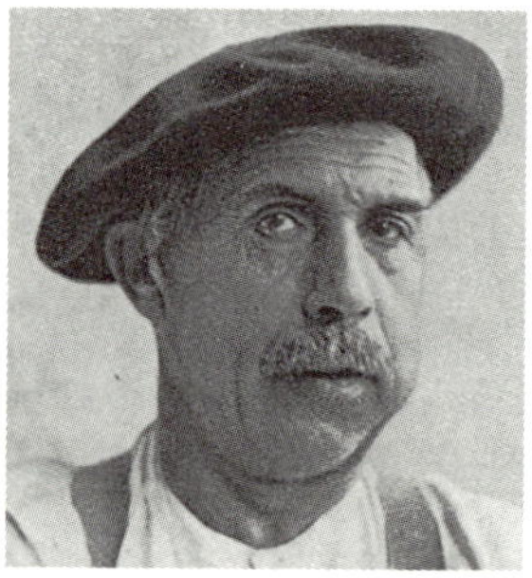

Waldau, Bern. Unerschöpfliche zeichnerische Spontanproduktion, «Autobiographie» auf 20000 großformatigen Seiten (140, 201, 230). Gehört zur Art brut (142). In neuerer Zeit viele Ausstellungen (1963 Kunsthalle Bern [217], 1971 Kunstmuseum Basel [138], 1972 documenta Kassel [202], 1976 Kunstmuseum Bern [22]).

Literaturverzeichnis

1 ACKERKNECHT, E.H.: Kurze Geschichte der Psychiatrie. Enke, Stuttgart 1957.

2 ALEXANDER, F.G., SELESNICK, S.T.: Geschichte der Psychiatrie. Diana, Konstanz 1969.

3 ALLDERIDGE, P.: The Late Richard Dadd. Tate Gallery, London 1974.

4 ANDREOLI, V., TRABUCCHI, C., PASA, A.: Carlo. In: Publications de la Compagnie de l'Art Brut, Fasc. 6, Paris 1966.

5 ANSORGE, E., BADER, A.: Friedrich der Einzige (Originalfassung: Sonnenstern, le moralunaire). Film der psychiat. Univ.-Klinik Lausanne; Sandoz, Basel 1964.

6 ANSORGE, E., BADER, A.: Anselme Boix-Vives, mon père. Film der psychiat. Univ.-Klinik Lausanne; Specia, Paris 1969.

7 BADER, A.: De la production artistique des aliénés. Vie médicale, No. spécial «Art et Psychopathologie», Noël, Paris 1956.

8 BADER, A. (Hrsg.): Wunderwelt des Wahns – Insania pingens. Mit Beiträgen von J. COCTEAU, G. SCHMIDT, H. STECK, A. BADER. DuMont, Köln/Ciba, Basel 1961.

9 BADER, A.: Le cas du peintre suisse Louis Soutter. Vie médicale, No. spécial «L'art et la psychopathologie», Noël, Paris 1966.

10 BADER, A.: Louis Soutter, eine pathographische Studie. Bayer, Leverkusen/Eckhardt, Stuttgart 1968.

11 BADER, A.: La relation avec autrui dans l'expression plastique schizophrénique. In: Art and Psychopathology, Proc. 5th Congr. Int. Soc. Art Psychpath., Paris, June 1967. Excerpta Medica Int. Congr. Series No. 196, 1969.

12 BADER, A.: Die phallischen Mütter des F. Schröder-Sonnenstern. In: Zwischen Eros und Thanatos; Psychopathologie und bildnerischer Ausdruck, 14. Serie, Sandoz, Basel 1970.

13 BADER, A.: Découverte psychopathologique de Charles Filiger, peintre symboliste. Confin. psychiat. *14:* 18–35, 1971.

14 BADER, A.: Geisteskranker oder Künstler? Der Fall Friedrich Schröder-Sonnenstern. Huber, Bern–Stuttgart–Wien 1972 (2. Aufl. 1973).

15 BADER, A.: Zugang zur Bildnerei der Schizophrenen vor und nach Prinzhorn. Confin. psychiat. *15:* 101–115, 1972 (abgedruckt in [19]).

16 BADER, A.: Die «Vorstadt-Gräfin». Bildnerischer Ausdruck und Verlauf einer maniformen Schizophrenie. Psychopathologie und bildnerischer Ausdruck, 18. Serie, Sandoz, Basel 1972.

17 BADER, A.: Psychopathologische Kunst. In: C. MÜLLER: Lexikon der Psychiatrie. Springer, Berlin–Heidelberg–New York 1973.

18 BADER, A.: Die Beziehung zur Umwelt in den Bildnereien Schizophrener. In: J.M. BROEKMAN u. G. HOFER: Die Wirklichkeit des Unverständlichen. Nijhoff, Den Haag 1974.

19 BADER, A. (Hrsg.): Geisteskrankheit, bildnerischer Ausdruck und Kunst. Eine Sammlung von Texten zur Psychopathologie des Schöpferischen. Mit Beiträgen von R. ARNHEIM, A. BADER, M. BLEULER, R. FISCHER, P. GORSEN, F. MEYER, W. MORGENTHALER, H. MÜLLER-SUUR, L. NAVRATIL, H. PRINZHORN, M. RÉJA, H. RENNERT, W. ROTHE, G. SCHMIDT, T. SPOERRI. Huber, Bern–Stuttgart–Wien 1975.

20 BADER, A.: Psychopathologie et créativité artistique. Méd. et Hyg. *33:* 1605–1610, 1975.

21 BADER, A.: La psychopathologie de l'expression dans les pays de langue germanique: essai d'un bilan. Ann. méd.-psychol. *134* (I): 381–400, 1976.

22 BADER, A.: Zur Rezeption von Wölflis Kunst im Verlaufe der Zeit. In Katalog: Adolf Wölfli, Kunstmuseum Bern 1976.

23 BADER, A., NAVRATIL, L.: Vorwort. In: Zwischen Eros und Thanatos; Psychopathologie und bildnerischer Ausdruck, 14. Serie, Sandoz, Basel 1970.

24 BADER, A., PASINI, W.: A propos de l'aspect schizoïde d'un certain art contemporain. Confin. psychiat. *8:* 215–222, 1965.

25 BAUER, M. et al.: Psychiatrie. Thieme, Stuttgart 1973.

26 BENEDETTI, G.: Schizophrenie. In: C. MÜLLER: Lexikon der Psychiatrie. Springer, Berlin–Heidelberg–New York 1973.

27 BENEDETTI, G.: Schizophrenie. In: G. AMMON: Psychotherapie der Psychosen. Kindler, München 1975.

28 BENEDETTI, G.: Psychiatrische Aspekte des Schöpferischen und schöpferische Aspekte der Psychiatrie. Vandenhoeck & Ruprecht, Göttingen 1975.

29 BILLIG, O.: Cross-cultural factors in schizophrenic art. Proc. 4th World Congr. Psychiat., Madrid, Sept. 1966. Excerpta Medica Int. Congr. Series No. 150, 1968.

30 BIRKMAYER, W.: Der Mensch zwischen Harmonie und Chaos. 2. Aufl., Hollinek, Wien 1975.

31 BIRKMAYER, W.: Klinik und Therapie der vegetativen Dekompensation. In: A. STURM u. W. BIRKMAYER: Klinische Pathologie des vegetativen Nervensystems. Fischer, Stuttgart 1976.

32 BLATT, B.: Fegefeuer. In: B. KUGEL u. W. WOLFENSBERGER: Geistig Behinderte – Eingliederung oder Bewahrung? Thieme, Stuttgart 1974.

33 BLEULER, E.: Dementia praecox oder Gruppe der Schizophrenien. In: G. ASCHAFFENBURG: Handbuch der Psychiatrie. Deuticke, Leipzig 1911.

34 BLEULER, E.: Lehrbuch der Psychiatrie. 12. Aufl. neubearb. v. M. BLEULER. Springer, Berlin–Heidelberg–New York 1972.

35 BLEULER, M.: Ursache und Wesen der schizophrenen Geistesstörungen. D. med. Wschr. *89:* 1865–1870 u. 1947–1952, 1946 (2. Teil abgedruckt in [19]).

36 BLEULER, M.: Die schizophrenen Geistesstörungen im Lichte langjähriger Kranken- und Familiengeschichten. Thieme, Stuttgart 1972.

37 BLEULER, M.: Die langen Verläufe und ihre Formbarkeit. In: G. HUBER: Verlauf und Ausgang schizophrener Erkrankungen. Schattauer, Stuttgart–New York 1973.

38 BLOMBERG, E.: Ernst Josephson, painter – poet – precursor. In: Drawings and Paintings by Ernst Josephson 1851–1906. Catalogue Portland Art Association, 1964.

39 BOBON, J.: Psychopathologie de l'expression plastique (mimique et picturale). Note préliminaire sur les «néomimismes» et les «néomorphismes». Acta Neur. Psychiat. Belg. *55:* 923, 1955.

40 BOBON, J.: Psychopathologie de l'expression. Masson, Paris 1962.

41 BOBON, J.: Psych'art. Tableaux d'une exposition. Galerie de l'APIAW, Liège 1969.

42 Bogen, J.E.: The other side of the brain. I. Dysgraphia and dyscopia following cerebral commissurotomy. Bull. Los Angeles Neurol. Soc. *34:* 73–105, 1969. II. An appositional mind. Idem *34:* 135–161, 1969. III. The corpus callosum and creativity. Idem *34:* 191–219, 1969.
43 Brade, J., Drees, L., Schneider, H.J.: Der Face-test, eine neue Zeichenvorlage. Zur Problematik des Zeichentests in der psychiatrischen Diagnostik. VEB Fischer, Jena 1973.
44 Breton, A.: Le surréalisme et la peinture. Paris 1965. Der Surrealismus und die Malerei. Propyläen, Berlin 1972.
45 Bürger-Prinz, H.: Über die künstlerischen Arbeiten Schizophrener. In: O. Bumke: Handbuch der Geisteskrankheiten, Bd. IX, S. 668–704, Springer, Berlin 1932.
46 Cardinal, R.: Outsider Art. Studio Vista, London 1972.
47 Conrad, K.: Aphasie, Agnosie, Apraxie. Fortschr. Neurol. Psychiat. *19:* 231–325, 1951.
48 Conrad, K.: Das Problem der Vorgestaltung. In: J.A. Schmoll-Eisenwerth: Das Unvollendete als künstlerische Form. Francke, Bern–München 1956.
49 Crahay, S., Bobon, J.: De la représentation naturaliste à l'abstraction morbide des formes. Acta neurol. psychiat. Belg. *64:* 103–123, 1964.
50 Crombach, G.: Psychopathologie aus der Sicht veränderter Bewußtseinszustände. Confin. psychiat. *17:* 184–191, 1974.
51 Curtius, E.R.: Europäische Literatur und lateinisches Mittelalter. 4. Aufl., Francke, Bern–München 1963.
52 Dale, R.: Louis Wain – The Man who Drew Cats. Kimber, London 1968.
53 Davies, D.L.: Art and Mental Illness. In: R. Dale: Louis Wain (52).
54 Delay, J., Volmat, R.: Ästhetische Ausdrucksformen des Wahns. Psychopathologie und bildnerischer Ausdruck, 11. Serie, Sandoz, Basel 1966.
55 Dörner, K.: Bürger und Irre. Frankfurt 1969.
56 Dubuffet, J.: L'art brut préféré aux arts culturels. Galerie Drouin, Paris 1949.
57 Dubuffet, J.: L'art brut. Galerie «Les Mages», Vence 1959.
58 Dubuffet, J.: La Compagnie de l'Art Brut. Compagnie de l'Art Brut, Paris 1963.
59 Dubuffet, J.: Heinrich Anton M. In: Publications de la Compagnie de l'Art Brut, Fasc. 1, Paris 1964.
60 Dubuffet, J.: Scottie Wilson. In: Publications de la Compagnie de l'Art Brut, Fasc. 4, Paris 1965.
61 Dubuffet, J.: Place à l'incivisme. In: L'Art Brut. Catalogue Musée des Arts décoratifs, Paris 1967.
62 Fehr, J.J.: De quelques dessins d'un schizophrène délirant. Confin. psychiat. *10:* 36–45, 1967.
63 Ferdière, G.: I. Les dessins schizophréniques: leurs stéréotypies vraies ou fausses. Ann. méd. psychol. *105* (I): 95–100, 1947. II. Introduction à la recherche d'un style dans les dessins des schizophrènes. Idem *105* (II): 35–43, 1947. III. Le style des dessins schizophréniques: Ils sont «bourrés». Idem *106* (I): 430–434, 1948. IV. Le style des dessins schizophréniques: la symétrie et l'équilibre. Idem *106* (I): 434–437, 1948.
64 Fischer, R.: Über das Rhythmisch-Ornamentale im Halluzinatorisch-Schöpferischen. Confin. psychiat. *13:* 1–25, 1970 (Auszug abgedruckt in [19]).
65 Fischer. R.: A Cartography of the Ecstatic and Meditative States. Science *174:* 897–904, 1971.
66 Fischer, R.: Cartography of Inner Space. In: R.K. Siegel and L.J. West: Hallucinations: Behavior, Experience and Theory. Wiley, New York 1975.
67 Fischer, R.: Psychotherapy, Entrainment, Possession, Inspiration and Enlightenment. Vortrag (unveröffentlicht), 1975.
68 Fischer, R. et al.: Measurement of Handwriting Area to Pressure Ratios During Psilocybin-Induced Hallucinations. Agents and Actions *1:* 42–52, 1969.
69 Fischer, R. et al.: Psilocybin-Induced Contraction of Nearby Visual Space. Agents and Actions *1:* 190–197, 1970.
70 Fischer, R., Scheib, J.: Creative Performance and the Hallucinogenic Drug-Induced Creative Experience or One Man's Brain-Damage is Another's Creativity. Confin. psychiat. *14:* 174–202, 1971.
71 Forel, J.: Contribution à l'étude de l'art psycho-pathologique: Aloyse ou la peinture magique d'une schizophrène. Thèse, Lausanne 1953.
72 Forster, E.: Über Josephsons Bilder während der Krankheit. Zschr. bildende Kunst *21:* 175–177, 1910 (Auszug abgedruckt in [111]).
73 Foucault, M.: Psychologie und Geisteskrankheit. Suhrkamp, Frankfurt 1968.
74 Frank, J.D.: Wirkungskomponenten der Psychotherapie. Das Medizinische Prisma 2/75, Boehringer, Ingelheim 1975.
75 Freud, S.: Die Traumdeutung. Ges. Werke Bd. II/III, Imago, London 1940.
76 Freud, S.: Vorlesungen zur Einführung in die Psychoanalyse. Ges. Werke Bd. XI, Imago, London 1940.
77 Freud, S.: Der Realitätsverlust bei Neurose und Psychose. Ges. Werke Bd. XIII, Imago, London 1940.
78 Freud, S.: Neurose und Psychose. Ges. Werke Bd. XIII, Imago, London 1940.
79 Galin, D.: Implications for Psychiatry of Left and Right Cerebral Specialization – A Neuropsychological Context for Unconscious Processes. Arch. Gen. Psychiat. *31:* 572–583, 1974.
80 Goldstein, L. et al.: Psychoactive Drug-Induced Changes in Interhemispheric EEG Amplitude Relationships. Agents and Actions *3:* 124–132, 1973.
81 Gorsen, P.: Friedrich Schröder-Sonnenstern – Eine Interpretation. Sydow, Frankfurt 1962.
82 Gorsen, P.: Friedrich Schröder-Sonnenstern – Beitrag für eine kritische Monographie. In: Katalog Städtische Kunsthalle, Düsseldorf 1967.
83 Gorsen, P.: Das Bild Pygmalions – Kunstsoziologische Essays. Rowohlt, Hamburg 1969.
84 Gorsen, P.: Kunst, Literatur und Psychopathologie heute. In: H.G. Gadamer u. P. Vogler: Neue Anthropologie, Bd. 4: Kulturanthropologie. Thieme, Stuttgart 1973 (Auszug abgedruckt in [19]).
85 Griesinger, W.: Die Pathologie und Therapie der psychischen Krankheiten. Krabbe, Stuttgart 1845.
86 Grohmann, W.: Der Maler Paul Klee. DuMont, Köln 1966.
87 Gruhle, H.W.: Psychiatrie für Ärzte. Springer, Berlin 1918.
88 Haase, H.J.: Das therapeutische Achsensyndrom neuroleptischer Medikamente und seine Beziehungen zu extrapyramidaler Symptomatik. Fortschr. Neurol. Psychiat. *29:* 245–268, 1961.
89 Hardi, I.: Dynamische Zeichnungsuntersuchungen im Laufe von Behandlungen mit psychotropen Mitteln. Arch. Psychiat. u. Z. ges. Neurol. *205:* 49–62, 1964.
90 Hartlaub, G.F.: Der Zeichner Josephson. Genius *2:* 22–29, 1920 (Auszug abgedruckt in [111]).
91 Hill, A.: Art versus Illness: a Story of Art Therapy. Allen and Unwin, London 1948.
92 Hocke, G.R.: Die Welt als Labyrinth. Manier und Manie in der europäischen Kunst. rde Bd. 50/51, Hamburg 1957.

93 Hocke, G.R.: Manierismus in der Literatur. Sprach-Alchimie und esoterische Kombinationskunst. rde Bd. 82/83, Rowohlt, Hamburg 1959.

94 Hoppe, K.D.: Die Trennung der Gehirnhälften. Psyche *29:* 919–940, 1975.

95 Jaspers, K.: Strindberg und van Gogh. Versuch einer pathographischen Analyse unter vergleichender Heranziehung von Swedenborg und Hölderlin. 1. Aufl. Bircher, Bern–Leipzig 1922; 2. Aufl., Springer, Berlin 1926.

96 Jaspers, K.: Allgemeine Psychopathologie. 6. Aufl., Springer, Berlin–Heidelberg 1953.

97 Jaworska, W.: Paul Gauguin et l'Ecole de Pont-Aven. Ides et Calendes, Neuchâtel 1971.

98 Kerschbaumer, L.: Art and Mental Health. Avocations *4:* 165–166, 1939.

99 Keupp, H. (Hrsg.): Der Krankheitsmythos in der Psychopathologie. Darstellung einer Kontroverse. Urban & Schwarzenberg, München–Berlin–Wien 1972.

100 Kiell, N.: Psychiatry and Psychology in the Visual Arts and Aesthetics. University of Winconsin Press, Madison 1965.

101 Kiernan, J.G.: Art in the Insane. Alienist. Neurol. *13:* 244–275; 684–697, 1892.

102 Kietzman, M.L., Sutton, S., Zubin, J. (Hrsg.): Experimental Approaches to Psychopathology. Academic Press, New York–San Francisco–London 1975.

103 Kisker, K.P.: Positives in der Verrücktheit. In: Kreativität in der Psychose; Schriftenreihe d. Med. Hochschule Hannover, Heft 7, 1970.

104 Kisker, K.P.: Schlußwort. In: G. Hofer u. K. Wiechert: Imaginäre Welten – Gestalteter Wahn. Med. Hochschule, Hannover 1970.

105 Klüver, H.: Mechanisms of Hallucinations. In: Q. McNemar and M.A. Merrill: Studies in Personality. McGraw-Hill, New York 1942; Mescal and Mechanisms of Hallucinations. University of Chicago Press, Chicago 1966.

106 Koch, K.: Der Baumtest. 3. Aufl., Huber, Bern–Stuttgart 1957.

107 Kraepelin, E.: Hundert Jahre Psychiatrie. Springer, Berlin 1918.

108 Kretschmer, E.: Medizinische Psychologie. 11. Aufl., Thieme, Stuttgart 1956.

109 Kris, E.: Psychoanalytic Explorations in Art. Allen and Unwin, London 1953.

110 Kupka, K.: Un art à l'état brut. La Guilde du Livre et Clairefontaine, Lausanne–Paris 1962.

111 Lachenal, F.: Schwedische Tage. Katalog, Boehringer, Ingelheim 1973.

112 Lascault, G.: Les monstres dans les œuvres plastiques des malades mentaux. Confin. psychiat. *8:* 102–114, 1965.

113 Laszlo, C.: Schröder-Sonnenstern. Menz, Basel 1962.

114 Lenz, H.: Vergleichende Psychiatrie. Maudrich, Wien 1964.

115 Levy, M.: Scottie Wilson, Brook Street Gallery, London 1966.

116 Lhotsky, B., Lhotsky, J.: Der Blumentest. Ärztl. Praxis *19:* 2696–2701, 1967.

117 Liardon, P.H.: Aloïse. In: R. Berger: Promenade au Musée Cantonal des Beaux-Arts de Lausanne. Lausanne 1970.

118 Lieser, H.: Die inneren Gesichte Eugen Gabritschevskys. Bayer, Leverkusen 1966.

119 Lindhagen, N.: Carl Fredrik Hill 1849–1911. In: F. Lachenal: Schwedische Tage (111). Boehringer, Ingelheim 1973.

120 Lindhagen, N.: «Broder käre som jag famnar...». Konsthistorisk Tidskrift *43:* 44–58, 1974.

121 Lindhagen, N.: The «Doubling» Problem in C.F. Hill's Art. In: I. Jakab (Hrsg.): Transcultural Aspects of Psychiatric Art; Psychiatry and Art, Vol. 4: 116–132, Karger, Basel 1975.

122 Lindhagen, N.: Hill Redivivus. In: Katalog Carl Fredrik Hill, Malmö Konsthall, Malmö 1976.

123 Lindhagen, N.: Carl Fredrik Hill Sjukdomsarens konst. Bernces Förlag. Malmö 1976. (Eine englische Ausgabe ist in Vorbereitung.)

124 Lindwall, B.: Die Malerei in Schweden zur Zeit von Hill und Josephson. In: F. Lachenal: Schwedische Tage (111). Boehringer, Ingelheim 1973.

125 Lombroso, C., Du Camp, M.: L'arte nei pazzi. Arch. Psichiat. Sci. Penali Antrop. Crim. *1:* 333–342, 1880.

126 Lombroso, C.: Genie und Irrsinn. Reclam, Leipzig 1887.

127 Lopez de Gomara, E., Melgar, M.C.: Evolucion de una crisis de angustia paranoide durante una experiencia con dactilo-pintura. Vida y obra de Luis. Rev. argent. Neurol. Psiquiat. *1:* 151–153, 1964.

128 Lorenz, W.: Der Wiener Irrenthurm. Psychiat.-neurol. Wschr. *4:* No. 24, 1902.

129 Machover, K.: Personality Projection in the Drawing of the Human Figure. Thomas, Springfield 1949.

130 Malraux, A.: Psychologie de l'Art. Le Musée Imaginaire. Skira, Genève 1947.

131 Manganel, E., Berger, R.: Louis Soutter. Mermod, Lausanne 1961.

132 Maran, O.F.P.: Ein Urteil von Künstlern und Laien über moderne Malerei ohne Rücksicht auf den psychischen Zustand des Malers. Confin. psychiat. *13:* 145–155, 1970.

133 Marinow, A.: Depressionsbehandlung mit Tofranil in Hinblick auf den Zeichenversuch. Confin. psychiat. *7:* 85–94, 1964.

134 Meier-Müller, H.: W. Morgenthaler: «Ein Geisteskranker als Künstler». Schweiz. Arch. Neurol. Psychiat. *11:* 309–314, 1922.

135 Meili-Dworetzki, G.: Das Bild des Menschen in der Vorstellung und Darstellung des Kleinkindes. Beiheft No. 30, Schweiz. Z. Psychol., Huber, Bern–Stuttgart 1957.

136 Mesterton, I.: Ernst Josephson. Catalogue Centre Culturel Suédois, Paris 1976.

137 Mette, A.: Über Beziehungen zwischen Spracheigentümlichkeiten Schizophrener und dichterischer Produktion. Dion, Dessau 1928.

138 Meyer, F.: Adolf Wölfli 1864–1930. Katalog Kunstmuseum, Basel 1971 (abgedruckt in [19]).

139 Mohr, F.: Über Zeichnungen von Geisteskranken und ihre diagnostische Verwertbarkeit. J. Psychol. Neurol. *8:* 99–140, 1906.

140 Morgenthaler, W.: Ein Geisteskranker als Künstler. Bircher, Bern–Leipzig 1921.

141 Morgenthaler, W.: Kunstwissenschaft und Biologie. Der kleine Bund No. 48, Bern 1925.

142 Morgenthaler, W.: Adolf Wölfli. Publications de la Compagnie de l'Art Brut, Fasc. 2, Paris 1964.

143 Morris, D.: Biologie der Kunst. Rauch, Düsseldorf 1963.

144 Mühle, G.: Entwicklungspsychologie des zeichnerischen Gestaltens. Barth, München 1955.

145 Müller-Suur, H.: Über die Wirksamkeit allgemeiner Sinnhorizonte im schizophrenen Symbolerleben. Stud. generale *6:* 356, 1953.

146 Müller-Suur, H.: Sinnhorizonte in Zeichnungen von Schizophrenen. Confin. psychiat. *10:* 46–52, 1967.

147 Müller-Suur, H.: Zur Frage der Beziehungen zwischen Schizophrenie und Kunst. In: G. Hofer u. K. Wiechert: Imaginäre Welten – Gestalteter Wahn. Med. Hochschule, Hannover 1970.
148 Müller-Suur, H.: Das Schizophrene in künstlerischen Produktionen von Schizophrenen. In: A. Métraux u. C.F. Graumann: Versuche über Erfahrung. Huber, Bern–Stuttgart–Wien 1957 (abgedruckt in [19]).
149 Müller-Suur, H.: Kunst und Normalität – Zur Frage der Bewertung von künstlerischen Produktionen Geisteskranker. In: J.M. Broekman u. J. Knopf: Konkrete Reflexion. Nijhoff, Den Haag 1975.
150 Müller-Suur, H.: Die Kunst Wölflis als Problem für die Psychiatrie. In: Adolf Wölfli, Kunstmuseum Bern 1976.
151 Müller-Thalheim, W.K.: Self-Healing Tendencies and Creativity. In: I. Jakab: Transcultural Aspects of Psychiatric Art; Psychiatry and Art, Vol. 4: 161–170, Karger, Basel 1975.
152 Navratil, L.: Woran litt Vincent? Zur Beurteilung der Krankheit van Goghs auf Grund seines Werkes. Ciba-Symposium *7:* 210–216, 1959.
153 Navratil, L.: Schizophrenie und Kunst. dtv No. 287, dtv, München 1965 (4. Aufl. 1972).
154 Navratil, L.: Schizophrenie und Sprache. dtv No. 355, dtv, München 1966 (2. Aufl. 1968).
155 Navratil, L.: Der Himmel Elleno. Über psychopathologische Kunst. In: O. Breicha u. G. Fritsch (Hrsg.): Protokolle 67, S. 168–186, Jugend und Volk, Wien–München 1967.
156 Navratil, L.: Zeichnungen und Malereien Depressiver. Therapeut. Berichte *41:* 180–186, Bayer, Leverkusen 1969.
157 Navratil, L.: Mutteridole eines Imbezillen. In: Zwischen Eros und Thanatos; Psychopathologie und bildnerischer Ausdruck, 14. Serie, Sandoz, Basel 1970.
158 Navratil, L.: a + b leuchten im Klee. Psychopathologische Texte. Reihe Hanser No. 68, Hanser, München 1971.
159 Navratil, L.: August Alois Walla Georg. In: O. Breicha (Hrsg.): Protokolle 73/2, S. 154/173, Jugend und Volk, Wien–München 1973.
160 Navratil, L.: Über Schizophrenie und Die Federzeichnungen des Patienten O.T. dtv WR No. 4147, dtv, München 1974.
161 Navratil, L.: Zur «Deformation». In: A. Bader (Hrsg.): Geisteskrankheit, bildnerischer Ausdruck und Kunst (19), Huber, Bern–Stuttgart–Wien 1975.
162 Navratil, L.: I. Psychopathologie, Kunst und Sprache. II. Zur Ausstellung. In: O. Breicha (Hrsg.): Der Himmel Elleno. Zustandsgebundene Kunst. Zeichnungen und Malereien aus dem Niederösterreichischen Landeskrankenhaus für Psychiatrie und Neurologie Klosterneuburg; Katalog der Ausstellungen in Graz, Linz, Bregenz. Kulturhaus, Graz 1975.
163 Navratil, L.: Johann Hauser. Monographie. (In Vorbereitung).
164 Navratil, L., Artur: Für dieses Planetarium von Wichtigkeit. Gespräch mit Artur am 22. Juni 1972 bei seiner Wiederaufnahme in das psychiatrische Krankenhaus. In: O. Breicha (Hrsg.): Protokolle 75/1, S. 1–11, Jugend und Volk, Wien–München 1975.
165 Navratil, L., Dorninger, F., Nagy, K.: Die Wirkung von Tofranil im Zeichentest. Schweiz. Arch. Neurol. Neurochir. Psychiat. *88:* 67–83, 1961.
166 Nirje, B.: Amerikanische Anstalten, wie sie ein Besucher aus Skandinavien sieht. In: B. Kugel u. W. Wolfensberger: Geistig Behinderte – Eingliederung oder Bewahrung? Thieme, Stuttgart 1974.
167 Nirje, B.: Das Normalisierungsprinzip und seine Auswirkungen in der fürsorgerischen Betreuung. In: B. Kugel u. W. Wolfensberger: Geistig Behinderte – Eingliederung oder Bewahrung? Thieme, Stuttgart 1974.
168 Ornstein, R.E.: The Psychology of Consciousness. Freeman, San Francisco 1972. Die Psychologie des Bewusstseins. Kiepenheuer & Witsch, Köln 1974.
169 Panse, F.: Persönlichkeit, Werk und Psychose Charles Meryons. Arch. Psychiat. Nervenkr. *187:* 205–230, 1951.
170 Panse, F.: Charles Meryon. Image Roche No. 29, Basel 1969.
171 Petersen, J.: Die Pferdearschbetrachtung des Friedrich Schröder-Sonnenstern. Hanser, München 1972.
172 Pfeifer, R.A.: Der Geisteskranke und sein Werk. Kröner, Leipzig 1923.
173 Pirella, A. (Hrsg.): Sozialisation der Ausgeschlossenen. Praxis einer neuen Psychiatrie. Rowohlt, Hamburg 1975.
174 Porret-Forel, J.: Aloïse et son théâtre. In: Aloïse. Publications de la Compagnie de l'Art Brut, Fasc. 7, Paris 1966.
175 Prinzhorn, H.: Das bildnerische Schaffen der Geisteskranken. Z. ges. Neurol. Psychiat. *52:* 307–326, 1919.
176 Prinzhorn, H.: Bildnerei der Geisteskranken. Springer, Berlin 1922 (Neudruck der 2. Aufl., Springer, Berlin u. Huber, Bern, 1968).
177 Réja, M.: L'art malade: dessins de fous. Rev. Univ. *1:* 913–915 u. 940–944, 1901.
178 Réja, M.: L'Art chez les fous. Mercure de France, Paris 1907 (Auszüge in deutscher Übersetzung abgedruckt in [19]).
179 Rennert, H.: Die Merkmale schizophrener Bildnerei. Fischer, Jena 1962; 2. erweiterte Aufl. 1966 (Tabelle in [19]).
180 Rennert, H.: Eigengesetze des bildnerischen Ausdrucks bei Schizophrenie. Psychiat. Neurol. u. med. Psychol. *15:* 282–288, 1963 (Auszug abgedruckt in [19]).
181 Rennert, H.: Die Universalgenese der endogenen Psychosen. Ein Beitrag zum Problem «Einheitspsychose». Fortschr. Neurol. Psychiat. *33:* 251–272, 1965.
182 Rennert, H.: Die «vertikale Blickwinkelverschiebung» in der schizophrenen Bildnerei. Psychiat. Neurol. u. med. Psychol. *21:* 325–329, 1969.
183 Rennert, H., Mode, H.: Mischwesen und Monstren in der Vorstellungs- und Ausdruckswelt der archaischen und psychotischen Menschen. Nervenarzt *40:* 8–17, 1969.
184 Rigler, O.: Geistige Erkrankung, Heilanstalt und Umwelt. Soziale Berufe *17:* No. 3, S. 34–41, 1965.
185 Rothe, W.: Zur Vorgeschichte Prinzhorns (Auszug abgedruckt in [19]). In: Bildnerei der Geisteskranken aus der Prinzhorn-Sammlung. Ausstellungsbuch 1 der Galerie Rothe, Heidelberg 1967.
186 Sander, F.: Psychopathologie des Abbaus graphischer Leistungen und Gestaltpsychologie. In: R. Suchenwirth: Abbau der graphischen Leistung (212). Thieme, Stuttgart 1967.
187 Schachter, M., Cotte, S.: Der diagnostische Wert der Zeichnung in der klinischen Psychologie. In: E. Stern: Die Tests in der klinischen Psychologie, Bd. I/2. Rascher, Zürich 1954.
188 Schmidt, G.: Was hat die Kunst der Geisteskranken mit Kunst zu tun? (Abgedruckt in [19]). In: A. Bader (Hrsg.): Wunderwelt des Wahns – Insania pingens (8). DuMont, Köln/Ciba, Basel 1961.
189 Schmidt, G.: Umgang mit Kunst. Walter, Olten–Freiburg i.B. 1966.
190 Schneider, C.: Entartete Kunst und Irrenkunst. Arch. Psychiat. Nervenkrh. *110:* 135–164, 1939.
191 Schönbauer, L.: Das medizinische Wien. Geschichte – Wer-

den – Würdigung. Berlin–Wien 1944.
192 Schube, P.G., Cowell J.G.: Art of Psychotic Persons: a Restraint-Activity Index and its Relation to Diagnosis. Arch. Neurol. Psychiat. *41*: 711–720, 1939.
193 Sehringer, W.: Der Goodenough-Test. Psychol. Forschung *25*: 155–237, 1957.
194 Sehringer, W.: Zeichnerische Gestaltungsverfahren. In: R. Heisz: Handbuch der Psychologie, Bd. 6. Hogrefe, Göttingen 1964.
195 Selbach, H.: Das Kippschwingungs-Prinzip. In: A. Sturm u. W. Birkmayer: Klinische Pathologie des vegetativen Nervensystems. Fischer, Stuttgart 1976.
196 Siirala, M.: Die Schizophrenie des Einzelnen und der Allgemeinheit. Vandenhoeck & Ruprecht, Göttingen 1961.
197 Simon, M.: L'imagination dans la folie. Ann. méd.-psychol. *16*: 358–390, 1876.
198 Sluys, F.: Monsu Desiderio, peintre de l'irréel. Vie médicale, numéro spécial «Art et Psychopathologie», Noël, Paris 1956.
199 Smythies, J.R.: Biologische Psychiatrie. Thieme, Stuttgart 1970.
200 Spitznagel, A.: Zur Schreib- und Sprechmotorik der Epileptiker. Z. Psychother. *8*: 30, 1958.
201 Spoerri, T.: Die Bilderwelt Adolf Wölflis. Psychopathologie und bildnerischer Ausdruck, 5. Serie, Sandoz, Basel 1964.
202 Spoerri, T.: Identität von Abbildung und Abgebildetem in der Bildnerei der Geisteskranken (Auszug abgedruckt in [19]). In: Ausstellungskatalog Documenta 5 Kassel; Bertelsmann, Gütersloh 1972.
203 Starobinski, J.: Geschichte der Melancholiebehandlung von den Anfängen bis 1900. Acta psychosomatica No. 4, Documenta Geigy, Basel 1960.
204 Steck, H.: Psychiatrie et biologie. Schweiz. med. Wschr. *57*: 436, 1927.
205 Steck, H.: La mentalité primitive des schizophrènes. Comptes rendus du I. Congrès mondial de psychiatrie, Paris 1950; Psychopathologie générale: 330–344. Hermann, Paris 1952.
206 Steck, H.: Les attitudes schizophréniques – L'attitude ironique et ludique. Evol. psychiat. *21*: 363–378, 1956.
207 Steck, H.: Evolution de la production picturale d'une schizophrène en rapport avec son évolution clinique. Comptes rendus du IIe Congrès international de psychiatrie, Vol. IV: 357–361, Zürich 1957.
208 Steck, H.: Die primitive Geistesart und das magische Denken bei den Schizophrenen. In: A. Bader (Hrsg.): Wunderwelt des Wahns – Insania pingens (8). DuMont, Köln/Ciba, Basel 1961.
209 Steck, H.: Aloyse. Psychopathologie und bildnerischer Ausdruck, 22. Serie, Sandoz, Basel 1975.
210 Storch, A.: Das archaisch-primitive Erleben und Denken der Schizophrenen. Springer, Berlin 1922.
211 Struck, H.: Ernst Josephson. Zschr. bildende Kunst *20*: 243, 1909 (Auszug abgedruckt in [111]).
212 Suchenwirth, R.: Abbau der graphischen Leistung. Zeichen- und Schreibversuche als Hilfsmittel bei der neuropsychiatrischen Untersuchung. Thieme, Stuttgart 1967.
213 Suchenwirth, R.: Bader, A. (Hrsg.): «Geisteskrankheit, bildnerischer Ausdruck und Kunst» (Buchbesprechung). Fortschr. Neurol. Psychiat. *44*: 35, 1976.
214 Suchenwirth, R., Filipidis, V.: Prozeßspezifische und pharmakodynamische Wirkungen bei Verlaufskontrollen mit Zeichenversuchen. In: H. Kranz u. N. Petrilowitsch: Probleme der pharmakopsychiatrischen Kombinations- und Langzeitbehandlung. Karger, Basel 1966.
215 Sullivan, H.S.: Conceptions of Modern Psychiatry. Psychiatry *3*: No. 1, 1940.
216 Szasz, T.S.: The Manufacture of Madness. Harper & Row, New York 1970.
217 Szeemann, H.: Bildnerei der Geisteskranken – Art brut – Insania pingens. Mit Beiträgen von A. Bader, A. Breton, J. Dubuffet, G. Schmidt, R. Wyss. Katalog Kunsthalle Bern, 1963.
218 Tardieu, A.: Etude médico-légale sur la folie. Baillière, Paris 1872.
219 Thévoz, M.: Louis Soutter. Ex Libris/Rencontre, Lausanne 1970.
220 Thévoz, M.: Louis Soutter. Tome I: Ecriture du désir. Tome II: Catalogue de l'œuvre. L'Age d'Homme, Lausanne 1974/1976.
221 Thévoz, M.: L'Art Brut. Skira, Genève 1975.
222 Tramer, M.: Technisches Schaffen Geisteskranker. Oldenbourg, München–Berlin 1926.
223 Ulmann, G. (Hrsg.): Kreativitätsforschung. Kiepenheuer & Witsch, Köln 1973.
224 Vetter, P.: Beziehungen zwischen Krankheitsverlauf und bildnerischem Ausdruck Depressiver. Dissertation, Universität München 1967.
225 Vinchon, J.: L'Art ert et la folie. Stock, Paris 1924. Erweiterte Neuausgabe: Stock, Paris 1950.
226 Volmat, R.: Carl Fredrik Hill, peintre schizophrène. Confin. psychiat. *2*: 172–190, 1959.
227 Volmat, R.: Der Fall des schwedischen Malers Carl Fredrik Hill. Ciba-Symposium *8*: 211–216, 1960.
228 Volmat, R.: L'art psychopathologique. P.U.F., Paris 1956.
229 Volmat, R., Robert, R.: La création délirante et la création artistique: l'œuvre et l'hallucination. In: G. Maccagnani: Psicopatologia dell'espressione. Vol. Atti II. Coll. Int. Espressione Plastica, Bologna 1963. Galeati, Imola 1966.
230 Von Ries, J.: Über das Dämonisch-Sinnliche und den Ursprung der ornamentalen Kunst des geisteskranken Adolf Wölfli. Haupt, Bern 1946.
231 Voth, H.J.: Zur Bedeutung des konvergenten Schielblicks in der indischen Kunst. Cesra-Säule (Wiss. u. ther. Mitteilungen der Cesra-Arzneimittelfabrik Julius Redel) *10*: 215–219. Baden-Baden 1963.
232 Wartegg, E.: Der Zeichentest (WZT). In: E. Stern: Die Tests in der klinischen Psychologie, Bd. I/2. Rascher, Zürich 1954.
233 Werner, H.: Einführung in die Entwicklungspsychologie. 2. Aufl., Barth, Leipzig 1933.
234 Wiart, C.: Expression picturale et psychopathologie. Essai d'analyse et d'automatique documentaires. Doin, Paris 1967.
235 Wiart, C.: L'«art-thérapie» sur la sellette. Expression et Signe *4*: No. 4: 193–211, 1974.
236 Wilhelm, R., Jung, C.G.: Das Geheimnis der goldenen Blüte. Ein chinesisches Lebensbuch. Rascher, Zürich–Leipzig 1939.
237 Winkler, W.: Psychologie der modernen Kunst. Alma Mater, Tübingen 1949.
238 Wyrsch, J.: Heinrich Anton M. Zit. von J. Dubuffet in: Publications de la Compagnie de l'Art Brut, Fasc. 1: 134–135, Paris 1964.
239 Zahn, T.P.: Psychophysiological Concomitants of Task Performance in Schizophrenia. In: M.L. Kietzman, S. Sutton, J. Zubin: Experimental Approaches to Psychopathology (102). Academic Press, New York–San Francisco–London 1975.
240 Ziehen, T.: Psychiatrie für Ärzte und Studierende. 3. Aufl., Hirzel, Leipzig 1908.

Personen- und Sachregister

Die kursiv gesetzten Seitenzahlen verweisen auf die monographischen Darstellungen des Kapitels IV und die jeweils dazugehörenden Farbtafeln.

Bildnachweis

Die Zahlen ohne vorangestellte Seitenabkürzung beziehen sich auf die Abbildungsnummern.

Arthur G. ALTSCHUL, New York 348–350
Vittorino ANDREOLI, Verona 414, S.287 (CARLO)
Ernest ANSORGE, Etagnières S.287 (BOIX-VIVES)
Alfred BADER, Lausanne 1, 2, 6–9, 47, 69–74, 336, 347, 365, 368, 369, 384, 386, 391, 397, 401–404, 409, 412, 415–418, 463, 466, S.287 (ALOYSE, ELISABETH), S.289 (SCHRÖDER)
BAYER, Leverkusen 4, 5, 373–382, S.288 (GABRITSCHEVSKY)
BOEHRINGER, Ingelheim S.288 (HILL)
Jean BOBON, Liège 10–17
Centre d'études de l'expression plastique, Psychiatrische Universitätsklinik, Lausanne 18–46, 48–57, 64–68, 75–80, 387, 392–394, 467–481
Collection de l'Art brut, Lausanne 358, 364, 366, 370, 371, S.289 (MÜLLER)
Rodney DALE, Cambridge 323
Crispin EURICH, Brook Street Gallery, London S.290 (WILSON)
Jean-Jacques FEHR, Bellelay 58–63
Roland FISCHER, Baltimore 293–297
Foto KLEINHEMPEL, Hamburg 405–406
Galerie Le Bateau-lavoir, Paris 352, S.288 (FILIGER)
Galerie Alice PAULI, Lausanne 355
Groeningenmuseum, Brügge 457
André HELD, Ecublens 342, 343, 354, 356, 363, 407, 408, 410, 432
HELIOGRAPHIA S.A., Lausanne 385, 395, 396, 398–400, 411, 413, S.287 (DOUDIN), S.289 (RADOVIC)
HOFFMANN-LA ROCHE, Basel 298, 299
Wladyslawa JAWORSKA, Warschau 351
William KIMBER, Publishers, London 322, 324–327, S.290 (WAIN)
Konstmuseum, Göteborg 313, 315
Kungliga Biblioteket, Stockholm S.288 (JOSEPHSON)
Kunsthistorisches Museum, Wien 289
Kunstmuseum, Lausanne 341, 344, 390, S.289 (SOUTTER)
Raymond LEVY, Maudsley Hospital, London 328–335
Nils LINDHAGEN, Ängelholm 300–312
Eugenio LOPEZ DE GOMARA, Buenos Aires 462, S.288 (LUIS)
Rasmus MEYERS Samlinger, Bergen 317, 319
The National Gallery, London 451
Nationalmuseum, Stockholm 314, 316, 318, 320, 321
Leo NAVRATIL, Klosterneuburg 81–260, 262–281, 283–285, 287, 288, 290–292, 423–426, 428–431, 434, 435, 440–450, 452–456, 458, 460, 461, 482–520, S.288 (HAUSER), S.289 (T.)
Walter NAVRATIL, Wien 436–439, S.290 (WALLA)
PRALINE 261
Die PRESSE/Blaha 459
QUICK 427

SANDOZ, Basel 357, 383, 388, 389, 419–422, 464, 465
Schweiz. Institut f. Kunstwissenschaft, Zürich 337, 338, 340, 345, 346
SPADEM, Paris & COSMOPRESS, Genf (© 1976) 286
SPRINGER-Verlag, Heidelberg 3
Michel THÉVOZ, Lausanne 339
Ben URI Art Society, London 353
Robert VOLMAT, Besançon 372
WALLRAF-RICHARTZ-Museum, Köln 282
WOCHENEND 433

Adolf WÖLFLI-Stiftung, Kunstmuseum, Bern 359–362, S. 290 (WÖLFLI)

Autorenfoto auf dem Umschlag: Lisa MEYERLIST, Luzern
Einbandprägung nach einer Zeichnung von Jules DOUDIN
Innentitel unter Verwendung einer Zeichnung von C.F. HILL (Kat. Lindhagen Nr. 298)

Dieses Buch widmen wir Herrn Professor Dr. Christian MÜLLER, Direktor der Psychiatrischen Universitätsklinik Lausanne, der Forschungen über Psychopathologie des künstlerischen Ausdrucks an seiner Klinik in großzügiger Weise ermöglicht und gefördert hat.

Alfred BADER — Leo NAVRATIL

Das Buch verdankt seine Entstehung einem Forschungsbeitrag des Schweizerischen Nationalfonds zur Förderung der wissenschaftlichen Forschung.

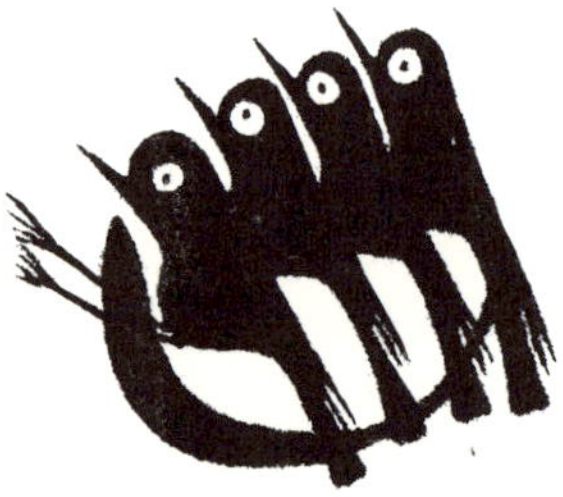